Checkliste
Pneumologie

J. Lorenz

88 Tabellen
68 Abbildungen in 109 Einzeldarstellungen

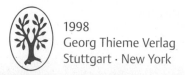

1998
Georg Thieme Verlag
Stuttgart · New York

Zeichnungen: Barbara Gay, Stuttgart

Umschlagsgrafik: Cyclus DTP Loenicker, Stuttgart

Die Deutsche Bibliothek – CIP-Einheitsaufnahme
Lorenz, Joachim:
Checkliste Pneumologie : 88 Tabellen / J. Lorenz. [Zeichn.: Barbara Gay]. –
Stuttgart ; New York : Thieme, 1998
  (Checklisten der aktuellen Medizin)

Wichtiger Hinweis:

Wie jede Wissenschaft ist die Medizin ständigen Entwicklungen unterworfen. Forschung und klinische Erfahrung erweitern unsere Erkenntnisse, insbesondere was Behandlung und medikamentöse Therapie anbelangt. Soweit in diesem Werk eine Dosierung oder eine Applikation erwähnt wird, darf der Leser zwar darauf vertrauen, daß Autoren, Herausgeber und Verlag große Sorgfalt darauf verwandt haben, daß diese Angabe dem **Wissensstand bei Fertigstellung des Werkes** entspricht.

Für Angaben über Dosierungsanweisungen und Applikationsformen kann vom Verlag jedoch keine Gewähr übernommen werden. **Jeder Benutzer ist angehalten,** durch sorgfältige Prüfung der Beipackzettel der verwendeten Präparate und gegebenenfalls nach Konsultation eines Spezialisten festzustellen, ob die dort gegebene Empfehlung für Dosierungen oder die Beachtung von Kontraindikationen gegenüber der Angabe in diesem Buch abweicht. Eine solche Prüfung ist besonders wichtig bei selten verwendeten Präparaten oder solchen, die neu auf den Markt gebracht worden sind. **Jede Dosierung oder Applikation erfolgt auf eigene Gefahr des Benutzers.** Autoren und Verlag appellieren an jeden Benutzer, ihm etwa auffallende Ungenauigkeiten dem Verlag mitzuteilen.

Geschützte Warennamen (Warenzeichen) werden **nicht** besonders kenntlich gemacht. Aus dem Fehlen eines solchen Hinweises kann also nicht geschlossen werden, daß es sich um einen freien Warennamen handele.

Das Werk, einschließlich aller seiner Teile, ist urheberrechtlich geschützt. Jede Verwertung außerhalb der engen Grenzen des Urhebergesetzes ist ohne Zustimmung des Verlages unzulässig und strafbar. Das gilt insbesondere für Vervielfältigungen, Übersetzungen, Mikroverfilmungen und die Einspeicherung und Verarbeitung in elektronischen Systemen.

© 1998 Georg Thieme Verlag, Rüdigerstraße 14, D-70469 Stuttgart
Printed in Germany

Satz und Druck: Druckhaus Götz GmbH, Ludwigsburg
Gesetzt auf CCS Textline (Linotronic 630)

ISBN 3-13-115071-8   1 2 3 4 5 6

Inhaltsübersicht

1	Anamnese	1
2	Klinischer Befund	4
3	Lungenfunktionsprüfung	14
4	Bildgebende Verfahren	66
5	Endoskopie	87
6	Spezielle Labordiagnostik	104

Grundlagen und Arbeitstechniken

7.1	Dyspnoe	116
7.2	Thoraxschmerz	120
7.3	Zyanose	124
7.4	Husten	127
7.5	Bluthusten	132
7.6	Pulmonaler Rundherd	139
7.7	Mittellappensyndrom	143

Leitsymptome und -befunde

8	Atemwegserkrankungen	146
9	Pulmonale Infektionen/Pneumonien	199
10	Pulmonale Infektionen/Mykobakteriosen	250
11	Pulmonale Parasitosen	282
12	Bronchopulmonale Tumoren	294
13	Idiopathische, immunologische und granulomatöse Erkrankungen	335
14	Kollagenkrankheiten	348
15	Vaskulitiden	360
16	Eosinophile Lungeninfiltrate	372
17	Andere, idiopathische Erkrankungen	376
18	Umwelterkrankungen	381
19	Kongenitale Erkrankungen	416
20	Pulmonale Hypertonie	429
21	Erkrankungen der Pleura	451
22	Erkrankungen der Ventilationspumpe	473
23	Mediastinalerkrankungen	478
24	Schlafapnoesyndrom	488
25	Akute Ateminsuffizienz	495

Pneumologische Erkrankungen

26	Raucherentwöhnung	503
27	Patientenschulung	506
28	Hyposensibilisierung	508
29	Inhalationstherapie	513
30	Sauerstofftherapie	517
31	Maschinelle Atemhilfe	527
32	Lungentransplantation	542
33	Endobronchiale Interventionen	549
34	Interventionen an der Pleura	564
35	Videoassistierte Thorakoskopie	575

Therapiemethoden

Checklisten der aktuellen Medizin

Der Grundgedanke:

- Anfänger und Profis benötigen handlungsrelevante Informationen – alles kann man nicht im Kopf haben.
- Der Zugriff zu den Informationen soll einfach und schnell möglich sein.
- Die Fakten müssen umfassend und konkret dargestellt werden.

Das Konzept:

- Ein Stichwort wird *einmal ausführlich* behandelt.
- Die Checklisten sind trotz der Faktenfülle handlich, kompakt und übersichtlich.
- Das ausführliche Sachregister mit Erklärung der verwendeten Abkürzungen ermöglicht einen raschen Informationszugriff.
- Die Informationen lassen sich direkt in die Praxis umsetzen.
- Die Untergliederung in Farbteile erleichtert die Orientierung.

In der Checkliste Pneumologie finden Sie:

im grauen Teil:
Diagnostische Grundlagen
- Die spezielle pneumologische Anamnese und klinische Untersuchung.
- Alle Möglichkeiten der Lungenfunktionsdiagnostik.
- Endoskopie, bildgebende Verfahren, spezielle Labordiagnostik.

im grünen Teil:
Leitsymptome, z. B.
- Dyspnoe.
- Husten.
- Pulmonaler Rundherd.
- Zyanose.

Die Differentialdiagnostik hilft bei der Eingrenzung der Möglichkeiten, die Therapiehinweise helfen beim weiteren Procedere.

im blauen Teil:
Alle pneumologischen Krankheitsbilder
- Zu allen Krankheitsbildern genaue und praxisrelevante Hinweise zu Pathogenese, Pathophysiologie, Diagnostik, Differentialdiagnose, Therapie und Prognose.

im roten Teil:
Therapieverfahren
- Z. B. Raucherentwöhnung, maschinelle Atemhilfe, endobronchiale Interventionen, pleurale Interventionen…

**Checkliste
Pneumologie**

Mit freundlicher Empfehlung
überreicht von

MUNDIPHARMA GMBH
D-65549 Limburg (Lahn)

Checklisten
der aktuellen Medizin

Herausgegeben von A. Sturm, F. Largiadèr, O. Wicki

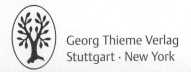

Georg Thieme Verlag
Stuttgart · New York

Inhaltsverzeichnis

34	**Interventionen an der Pleura**	564
34.1	Pleurapunktion	564
34.2	Pleura- und Abszeßdrainagen	568
34.3	Pleurodese	573
35	**Videoassistierte Thorakoskopie**	575
Sachverzeichnis		579

| 21.7 | Pleurametastasen | 467 |
| 21.8 | Malignes Pleuramesotheliom | 470 |

22	**Erkrankungen der Ventilationspumpe**	**473**
22.1	Wirbelsäulenerkrankungen	473
20.2	Zwerchfellerkrankungen	476

23	**Mediastinalerkrankungen**	**478**
23.1	Mediastinaltumoren	478
23.2	Mediastinalemphysem	483
23.3	Akute Mediastinitis	484
23.4	Mediastinalfibrose	486

| **24** | **Schlafapnoesyndrom** | **488** |

25	**Akute Ateminsuffizienz**	**495**
25.1	Akute respiratorische Insuffizienz (ARDS)	495
25.2	Akute Ventilationsinsuffizienz	501

Roter Teil: Therapiemethoden

| **26** | **Raucherentwöhnung** | **503** |

| **27** | **Patientenschulung** | **506** |
| 27 | Patientenschulung | 506 |

| **28** | **Hyposensibilisierung** | **508** |

| **29** | **Inhalationstherapie** | **513** |

30	**Sauerstofftherapie**	**517**
30.1	Normobare Sauerstofftherapie	517
30.2	Hyperbare Sauerstofftherapie	524

31	**Maschinelle Atemhilfe**	**527**
31.1	Nichtinvasive Atemhilfe	527
31.2	Invasive Atemhilfe	532

| **32** | **Lungentransplantation** | **542** |

33	**Endobronchiale Interventionen**	**549**
33.1	Endobronchiale Lasertherapie	549
33.2	Photodynamische Therapie	552
33.3	Endobronchiale Kleinraumbestrahlung	553
33.4	Bronchusdilatation	555
33.5	Bronchusprothesen (Stents)	556
33.6	Bronchusokklusion	559
33.7	Fremdkörperentfernung	561

Inhaltsverzeichnis

15.6	Sarkoide Granulomatose	370
15.7	Churg-Strauss-Syndrom	371
16	**Eosinophile Lungeninfiltrate**	372
17	**Andere, idiopathische Erkrankungen**	376
17.1	Alveolarproteinose	376
17.2	Lipidpneumonie	378
17.3	Alveoläre Mikrolithiasis	380
18	**Umwelterkrankungen**	381
18.1	Anorganische Pneumokoniose: Silikose	381
18.2	Anorganische Pneumokoniose: Asbestose	391
18.3	Andere anorganische Pneumokoniosen	394
18.4	Byssinose	397
18.5	Schäden durch Chemikalien	399
18.6	Schäden durch Medikamente	401
18.7	Strahlenschäden	407
18.8	Beinaheertrinken	410
18.9	Dekompressionssyndrome	412
18.10	Höhenassoziierte Erkrankungen	414
19	**Kongenitale Erkrankungen**	416
19.1	Anomalien: Tracheobronchomegalie	416
19.2	Anomalien: Williams-Campbell-Syndrom	417
19.3	Anomalien: Syndrom der immotilen Zilien	418
19.4	Anomalien: Lungensequestration	420
19.5	Anomalien: Zystische Lungenfehlbildungen	421
19.6	Anomalien: Arteriovenöse Malformation	423
19.7	Neurofibromatose	425
19.8	Tuberöse Sklerose und Lymphangioleiomyomatose	426
19.9	Morbus Gaucher	428
20	**Pulmonale Hypertonie**	429
20.1	Pulmonale Hypertonie: Grundlagen	429
20.2	Akute Lungenembolie	432
20.3	Chronische Lungenembolie	440
20.4	Lungenembolie – Sonderformen	442
20.5	Venookklusive Lungenerkrankungen	444
20.6	Primäre pulmonale Hypertonie	445
20.7	Cor pulmonale chronicum	448
21	**Erkrankungen der Pleura**	451
21.1	Pneumothorax	451
21.2	Pleuraerguß: Transsudat	455
21.3	Pleuraerguß: Exsudat	458
21.4	Parapneumonischer Erguß und Pleuraempyem	461
21.5	Chylothorax	464
21.6	Hämatothorax	466

Inhaltsverzeichnis

10 Pulmonale Infektionen/Mykobakteriosen 250
10.1 Tuberkulose: Grundlagen, Verlauf, Klinik 250
10.2 Tuberkulose: Diagnostik, Differentialdiagnose 259
10.3 Tuberkulose: Therapie 265
10.4 Miliartuberkulose 275
10.5 Pleuritis exsudativa tuberculosa (specifica) 277
10.6 Nichttuberkulöse Mykobakteriosen 279

11 Pulmonale Parasitosen 282
11.1 Pulmonale Parasitosen: Grundlagen 282
11.2 Toxoplasmose 283
11.3 Malaria 285
11.4 Babesiose 286
11.5 Kryptosporidiose 287
11.6 Lungenaskariasis 288
11.7 Larva migrans visceralis 289
11.8 Trichinose 290
11.9 Echinokokkose 291
11.10 Schistosomiasis (Bilharziose) 293

12 Bronchopulmonale Tumoren 294
12.1 Benigne Tumoren 294
12.2 Bronchialkarzinom 297
12.3 Bronchuskarzinoid 322
12.4 Lymphome 324
12.5 Mukoepitheliale Malignome 328
12.6 Andere epitheliale und mesenchymale Malignome 329
12.7 Lungenmetastasen 331

13 Idiopathische, immunologische und granulomatöse Erkrankungen 335
13.1 Sarkoidose 335
13.2 Idiopathische fibrosierende Alveolitis 339
13.3 Exogen allergische Alveolitis 342
13.4 Pulmonale Histiozytosis X (eosinophiles Granulom der Lunge) 346

14 Kollagenkrankheiten 348
14.1 Rheumatoide Arthritis (RA) 348
14.2 Morbus Sjögren 350
14.3 Lupus erythematodes disseminatus 352
14.4 Polymyositis, Dermatomyositis 355
14.5 Progressive systemische Sklerose 357
14.6 Morbus Bechterew 359

15 Vaskulitiden 360
15.1 Wegenersche Granulomatose 360
15.2 Goodpasture-Syndrom 362
15.3 Idiopathische Lungenhämosiderose (Morbus Ceelen) 365
15.4 Hypersensitivitätsangiitis 367
15.5 Lymphomatoide Granulomatose 369

Inhaltsverzeichnis

6.6 α-PI-Proteaseinhibitor
(α-PI-Antitrypsin siehe α-PI-Proteinaseinhibitor) 114

Grüner Teil: Leitsymptome und -befunde

7	**Leitsymptome und -befunde**	116
7.1	Dyspnoe	116
7.2	Thoraxschmerz	120
7.3	Zyanose	124
7.4	Husten	127
7.5	Bluthusten	132
7.6	Lungenrundherde	139
7.7	Mittellappensyndrom	143

Blauer Teil: Pneumologische Erkrankungen

8	**Atemwegserkrankungen**	146
8.1	Obstruktive Erkrankungen der zentralen Atemwege	146
8.2	Akute Tracheobronchitis	150
8.3	Asthma bronchiale	152
8.4	Chronische Bronchitis	169
8.5	Bronchiolitis obliterans	175
8.6	Diffuse Panbronchiolitis	178
8.7	Bronchiektasen	180
8.8	Zystische Fibrose (CF)	185
8.9	Lungenemphysem	189
8.10	Großbullöses Emphysem	195
8.11	$α_1$-Proteaseinhibitormangel	197
9	**Pulmonale Infektionen/Pneumonien**	199
9.1	Pneumonien: Allgemeine Grundlagen	199
9.2	Ambulant erworbene Pneumonie	200
9.3	Nosokomiale Pneumonie	211
9.4	Pneumonie bei Immundefizienz	214
9.5	Pulmonale Manifestationen der HIV-Infektion	219
9.6	Aspirationspneumonie	226
9.7	Lungenabszeß	230
9.8	Bakterielle Pneumonie: Pneumokokken	232
9.9	Bakterielle Pneumonie: Staphylokokken	234
9.10	Bakterielle Pneumonie: Haemophilus influenzae, parainfluenzae	236
9.11	Bakterielle Pneumonie: Legionellen	237
9.12	Bakterielle Pneumonie: Enterobakterien	239
9.13	Bakterielle Pneumonie: Mykoplasmen	241
9.14	Bakterielle Pneumonie: Chlamydien	243
9.15	Viruspneumonie	245
9.16	Pilzpneumonie	247

Inhaltsverzeichnis

Grauer Teil: Grundlagen und Arbeitstechniken

1 Anamnese 1

2 Klinischer Befund 4
2.1 Inspektion 4
2.2 Palpation 7
2.3 Perkussion 8
2.4 Auskultation 10
2.5 Tabellarische Übersicht der klinischen Differentialdiagnose 14

3 Lungenfunktionsprüfung 14
3.1 Lungenfunktionsprüfung: Übersicht und Glossar 14
3.2 Spirometrie: Übersicht 18
3.3 Pneumotachographie 23
3.4 Ganzkörperplethysmographie 27
3.5 Oszillationsmessung 32
3.6 Unterbrechermethode 34
3.7 Compliancemessung 35
3.8 Messung des Transferfaktors (Diffusionskapazität) 38
3.9 Arterielle Blutgasanalyse (BGA) 41
3.10 Pulsoximetrie 46
3.11 Funktionsmessungen der Ventilationspumpe 48
3.12 Ergometrie: Blutgase unter Belastung 52
3.13 Spiroergometrie 55
3.14 Bronchiale pharmakologische Tests 58
3.15 Lungenfunktionsprüfung in der Praxis 62

4 Bildgebende Verfahren 66
4.1 Röntgenaufnahme 66
4.2 Spezialtechniken 73
4.3 Computertomographie (CT) 75
4.4 Magnetresonanztomographie (MRT) 78
4.5 Szintigraphie 80
4.6 Ultraschall, Sonographie 83

5 Endoskopie 87
5.1 Bronchoskopie 87
5.2 Bronchoalveoläre Lavage (BAL) 93
5.3 Transbronchiale Biopsie (TBB) 97
5.4 Bronchographie 99
5.5 Diagnostische Thorakoskopie 100
5.6 Mediastinoskopie 102

6 Spezielle Labordiagnostik 104
6.1 Autoantikörper 104
6.2 Sarkoidosemarker 107
6.3 Tumormarker 109
6.4 Immunglobulin E-vermittelte Allergie 111
6.5 Präzipitin-vermittelte Allergie 113

Vorwort des Autors

„Am Anfang und gegen das Ende zu war und ist die Lunge: göttliche Inspiration, Babys erster Schrei, Sprache als geformte Luft, Stakkatostöße des Lachens, erhabene Weisen des Gesangs, glückliches Stöhnen des Liebenden, unglückliches Klagen des Liebenden, Krächzen des alten Weibes, Pesthauch der Krankheit, ersterbendes Flüstern, und danach die luftlose, lautlose Leere."

Salman Rushdie, The Moor's Last Sigh

Dieses Buch soll Pneumologen, Internisten in pneumologischer Weiterbildung und anderen an der Pneumologie interessierten Ärzten und Studenten dienen.

Es setzt das von meinem allzufrüh verstorbenen Kollegen Peter Endres zuletzt 1991 aufgelegte, gleichnamige Werk fort. Gleichwohl wurde unter inhaltlichen und konzeptionellen Gesichtspunkten eine völlig neue Bearbeitung notwendig. Ziel ist es, dem Leser handlungsrelevante Informationen für den ärztlichen Alltag rasch zugänglich zu machen. Dies entspricht dem aktuell überarbeiteten Checklistenkonzept des Thieme Verlages. Daher kann keine umfassende Systematik der Pneumologie erwartet werden. Hierzu muß auf die großen Lehrbücher der Pneumologie verwiesen werden. Um praxistauglich zu sein, mußten die Angaben in manchen Punkten jedoch durchaus weiter konkretisiert werden, als es dem gängigen Lehrbuchniveau entspricht. So war es unvermeidlich, daß sich der Umfang des Buches mehr als verdoppelt hat. An dieser Umfangsvermehrung hat aber auch die rasante Entwicklung der Pneumologie Anteil. Vieles mußte aufgrund neuer Erkenntnisse ergänzt weren; völlig neue Kapitel (z. B. über Magnetresonanztomographie, Chlamydienpneumonie, schlafbezogene Atemstörungen, Lungentransplantation, endobronchiale Interventionen und andere) eingefügt werden. Da ich daran glaube, daß ohne ein Minimum an pathogenetischen und pathophysiologischen Kenntnissen eine erfolgreiche klinische Arbeit nicht möglich ist, konnte auch auf eine gestraffte Darstellung von Grundlagen nicht verzichtet werden.

Konkrete klinisch orientierte Angaben zwingen zur Festlegung und Wertung der einzelnen diagnostischen und therapeutischen Maßnahmen. Hierbei konnte ich mich, soweit verfügbar, an die Empfehlungen der deutschen und internationalen Fachgesellschaften anlehnen. Auch aktuelle „State of the Art"-Übersichten in renommierten wissenschaftlichen Zeitschriften und Monographien waren mir eine Hilfe. Immer wieder war es aber auch unumgänglich, persönliche Erfahrungen aus meiner eigenen klinischen Tätigkeit der letzten zwei Jahrzehnte einfließen zu lassen. In diesem Zusammenhang würde ich mich über kritische Rückmeldungen sehr freuen.

Ich habe zu danken: Zuerst meinen Patienten und Kollegen, die mein klinisches Bild gebildet und gefestigt haben, meiner Familie, vor allem meiner Frau Sabine, ohne deren Unterstützung dieses Buch nicht entstanden wäre, meinem klinischen Lehrer, Herrn Professor Rudolf Ferlinz für seine Förderung und dem Thieme Verlag, vor allem Herrn Dr. Jochen Neuberger für die gedeihliche Zusammenarbeit und Frau Dr. Bettina Hansen für die Betreuung des Projektes.

Lüdenscheid, im Juli 1998   Joachim Lorenz

Anschriften

Prof. Felix Largiadèr
Dr. med., M.S. in Surgery
Honorarprofessor für Chirurgie
Berglistraße 17
CH-8703 Erlenbach

Prof. Dr. med. J. Lorenz
Kreiskrankenhaus Lüdenscheid, Abteilung Innere II
Paulmannshöher Straße 14
58515 Lüdenscheid

Prof. Dr. med. Alexander Sturm
Ärtzlicher Direktor des Universitäts-
klinikum Marienhospital
Ruhr-Universität Bochum
D-44625 Herne

Dr. med. Otto Wicki
Spezialarzt für Chirurgie
CH-6707 Iragna

Vorwort der Herausgeber

Die Checklisten der aktuellen Medizin dienen als übersichtliche und aktuelle Informationsquelle sowie fachspezifische Gedächtnisstüze; sie sind konzipiert für den klinischen Alltag und gleichermaßen zum gezielten Nachschlagen sowie zum systematischen Lesen geeignet. In ihrer handlichen Form sind sie immer griffbereit und erlauben eine rasche Orientierung über

- wesentliche Haupt- und Nebensymptome einer Erkrankung
- notwendige und wichtige Untersuchungen zur Diagnostik
- konservative und evtl. chirurgische Therapiemöglichkeiten
- differential-diagnostische und differential-therapeutische Überlegungen bei häufigen sowie schwierigen Krankheitsbildern und Symptomen

Die Checklisten sind vornehmlich bestimmt für

- Assistenzärzte
- fortgeschrittene Studenten in den klinischen Semestern
- Klinikärzte, die nicht auf das im einzelnen abgehandelte Fachgebiet spezialisiert sind
- niedergelassene Ärzte aller Fachrichtungen

Die Checklisten wollen und können ein Handbuch und Lehrbuch nicht ersetzen. Zur straffen, aber nicht vereinfachenden Gliederung werden die meisten Angaben nur stichwortartig formuliert. Bewußt wurde zugunsten einer praxis- und kliniknahen Aktualität in Diagnostik und Therapie der Nachteil fehlender Literaturhinweise und der Verzicht auf die Beschreibung sehr seltener Krankheitsbilder in Kauf genommen.

Bisher sind 39 Checklisten aus dem Bereich der konservativen und operativen Medizin erschienen.

Durch den frühen Tod des international anerkannten Pneumologen Prof. Dr. P. Endres verzögerte sich die notwendige Neuauflage der Checkliste Pneumologie. Herausgeber und Verlag sind dankbar, daß Herr Prof. Dr. J. Lorenz bereit war, das gleichnamige Werk fortzusetzen. Die Checkliste erfuhr aber unter inhaltlichen und konzeptionellen Gesichtspunkten eine völlig neue Bearbeitung, die insbesondere auch die enorme Entwicklung des Faches Pneumologie in den letzten Jahren komplett berücksichtigte. Wir sind aufgrund der sehr sorgfältigen Bearbeitung dieses in der interdisziplinären Medizin so wichtigen Themas überzeugt, daß auch diese Neuerscheinung die bisherigen Erfolge der Checklisten-Reihe fortsetzt.

Unverändert sind wir dem Georg Thieme Verlag, insbesondere Herrn A. Hauff, Frau Dr. B. Hansen, Herrn Dr. J. Neuberger und Frau E. Elwing für die tatkräftige Förderung und Organisation dieses Konzeptes zu Dank verpflichtet.

Herne, im Juli 1998　　　　　　　　　　　　　　　　　　　　　　　Alexander Sturm

1 Anamnese

Grundlagen

- **Prinzip:** Gespräch zwischen Arzt und Patient mit folgenden Zielen:
  - Erhebung von Informationen über die Krankheitsvorgeschichte.
  - Kontaktaufnahme mit dem Patienten.
  - Vertiefung der Patienten-Arzt-Interaktion.
  - Etablierung eines engeren Informationsaustausches zwischen Ärzten.
  - Vertiefung der Selbsteinsicht des Patienten.
  - Kennenlernen und Ersttherapie krankheitsbezogener Patientenaffekte.
  - Stellung einer Verdachtsdiagnose und deren Differentialdiagnosen.

Indikationen, Kontraindikationen

- **Indikationen:** Die Erhebung der Anamnese ist bei jedem Patientenkontakt notwendig.
- Keine Kontraindikationen.

Durchführung (s. Tabelle 1)

- **Jetzige Anamnese** (aktueller Anlaß des Patientenkontaktes):
  - Fragen nach den Hauptbeschwerden und schriftliche Dokumentation in den Worten des Patienten.
  - Klärende und vertiefende Fragen zur Herausarbeitung der Leitsymptome.
  - Stets Abfragen der wichtigsten pneumologischen Leitsymptome Dyspnoe, Husten, Auswurf, Thoraxschmerz.
  - Gegenwärtige Nebenerkrankungen bzw. -symptome.
- **Voranamnese, Eigenanamnese:**
  - Frühere Erkrankungen, Traumen, Operationen.
  - Respiratorische Kinderkrankheiten.
  - Respiratorische Infekte (Angabe der ungefähren Frequenz pro Jahr).
  - Abgelaufene Tuberkulose.
  - Angaben über Schnarchen, Atempausen im Schlaf.
  - Raucheranamnese (Angabe in „Pack years" = Zigarettenpäckchen/Tag × Anzahl der Jahre).
  - Alkohol-, Drogenanamnese.
  - Medikamentenanamnese.
  - **Achtung:** Frage nach Röntgenvoraufnahmen nicht vergessen!
- **Familienanamnese:**
  - Gehäuft familiär auftretende Erkrankungen, z. B. allergische Diathese, intrinsisches Asthma bronchiale.
  - Familiär auftretende übertragbare Erkrankungen, z. B. Tuberkulose.
  - Hereditäre Erkrankungen, z. B. Antikörpermangelsyndrome, zystische Fibrose, α_1-Proteinase-Inhibitor(α_1-Antitrypsin)-Mangel, Morbus Osler.
- **Berufs-, Freizeit-, Hobbyanamnese:**
  - Kontakt mit Dämpfen, Stäuben, Chemikalien.
  - Sportliche Belastungen, Tätigkeiten in großer Höhe, Tauchen.
  - Assoziation von Symptomen mit einer Tätigkeit (Symptomatik auch am Wochenende, im Urlaub).
  - Umgebungserkrankungen am Arbeitsplatz.

1 Anamnese

- **Reiseanamnese:**
  - Aufenthalt in Regionen erhöhter Erregerresistenz (z. B. Pneumokokkenresistenz in Osteuropa, Spanien).
  - Übertragbare, regional auftretende Erkrankungen (z. B. Legionellose, pathogene Pilze in Nordamerika, Tropenkrankheiten).
- **Impfanamnese:**
  - Tuberkulin-Status.
  - BCG-Impfung (Zeitpunkt).
  - Impfungen gegen respiratorische Infekte (Pneumokokken, Haemophilus influenzae, Influenza-Virus).
- Tabelle 1 führt die wesentlichen Komponenten der pneumologischen Anamnese mit Beispielen auf.

Tabelle 1 Komponenten der pneumologischen Anamnese

Art der Anamnese	Beispiele
jetzige Anamnese	
– Dyspnoe – Husten – Auswurf – Thoraxschmerz	s. S. 116 ff.
Voranamnese, Eigenanamnese	
– Rauchen (Päckchenjahre)	SAD, Kondensatpneumopathie, COPD
– Tuberkulose	Pleuraschwarte, Lungenrundherd
– respiratorische Infekte	AK-Mangelsyndrom, Bronchiektasen
– Schnarchen, Atempausen, Tagesmüdigkeit	pulmonale Hypertonie, Polyglobulie
– Alkohol, Drogen	Aspiration, HIV, hämatogene Pneumonie
– Medikamente	s. S. 401
– operative Eingriffe am Thorax	restriktive Ventilationsstörung
– Röntgenvoraufnahmen	Lungenrundherd
Familienanamnese	
– hereditäre Erkrankungen	zystische Fibrose, α-1-PI-Mangelsyndrom, Morbus Osler, allergische Diathese, intrinsisches Asthma
– familiär übertragbare Erkrankungen	Tbc, Mykoplasmenpneumonie
Berufs-/Hobbyanamnese	
– Assoziation zw. Symptomen und Tätigkeit	Bäckerasthma
– Umgebungserkrankungen am Arbeitsplatz	Byssinose

1 Anamnese

Tabelle 1 (Fortsetzung)

Art der Anamnese	Beispiele
– Umgang mit Stäuben, Dämpfen, Chemikalien	Diisozyanat-Asthma
Reiseanamnese	Pneumokokkenpneumonie mit Penicillinresistenz, Lungenmykose durch obligat pathogene Pilze
Sexualanamnese	HIV-Folgeerkrankungen
Impfanamnese	BCG, Influenza, Tuberkulintests

α_1PI = α_1-Proteinase-Inhibitor; AK = Antikörper; COPD = chronisch-obstruktive Lungenerkrankung; SAD = small airways disease, Tbc = Tuberkulose

Befunde, Wertung

- Die Anamnese leistet unter allen diagnostischen Methoden den wichtigsten Beitrag zur Diagnosestellung.
- In 60–80 % kann die Diagnose allein aufgrund der Anamnese gestellt werden, durch die klinische Untersuchung in 10–15 %, durch technische Untersuchungen lediglich in 10–20 %.

2.1 Inspektion

Grundlagen

➤ **Prinzip:** Beobachtung des unbekleideten Patienten, womit Rückschlüsse auf Erkrankungsursachen und -folgen getroffen werden können.

Indikationen, Kontraindikationen

➤ **Indikationen:** Die Inspektion des Patienten ist bei jeder körperlichen Untersuchung indiziert, insbesondere in Notfallsituationen.
➤ Keine Kontraindikationen.

Durchführung

➤ In einem mit diffusem Licht gut beleuchteten Raum wird der sitzende Patient mit unbekleidetem Oberkörper von vorne, hinten und seitlich betrachtet.
○ *Hinweis:* Bereits während der Anamneseerhebung und beim Entkleiden sollte die Gelegenheit zur aufmerksamen Beobachtung genutzt werden.

Befunde

➤ **Extrapulmonal:**
 - Zyanose, Plethora, Hautzeichen (z. B. Teleangiektasien, kutaner Lupus erythematodes, Neurofibrome, Sahli'scher Gefäßkranz, Sklerodermie, Lupus vulgaris, Lupus pernio)?
 - Uhrglasnägel und Trommelschlegelfinger?
 - Nikotin-gefärbte Finger (bei Ex-Rauchern sog. „quitters-nails" = ungefärbter dorsaler Teil des Fingernagels)?
 - Tremor, Muskelschwäche, motorische Defizite?
 - Bewußtseinszustand (CO_2-Retention)?
➤ **Thorax:**
 - Gynäkomastie?
 - Chirurgische oder traumatische Narben?
 - Trichterbrust (pectus carinatum), Hühnerbrust (pectus excavatum)?
 - Ankylosierende Spondilitis, Kyphoskoliose?
 - Faßthorax?
 - Thoraxasymmetrie (z. B. bei Pleuramesotheliom, pleuropulmonalen Schwielen)?
➤ **Konstitution:**
 - Adipositas (restriktive Ventilationsstörung, Hypoxämie, Pickwickier-Syndrom)?
 - Kachexie (pulmonale Kachexie, Tumorkachexie)?
 - Leptosomer Habitus (erhöhtes Risiko eines idiopathischen Spontanpneumothorax)?
➤ **Ruheatmung:**
 ○ *Hinweis:* Bereits bei der Anamneserhebung oder Pulspalpation darauf achten, da es zu Veränderungen des Atemmusters und Erhöhung der Frequenz kommen kann, wenn sich der Patient beobachtet glaubt).
 - Atemfrequenz?
 - Dyspnoe beim Entkleiden, beim Sprechen?
 - Husten, Stridor, Aphonie?
 - Einsatz der Atemhilfsmuskulatur?

2.1 Inspektion

➤ **Mögliche pathologische Atemtypen (s. Abb. 1):**
- *Kussmaul'sche Atmung:* Vertiefte Atmung mit normaler oder erhöhter Atemfrequenz (bei metabolischer Azidose).
- *Biot'sche Atmung:* Einzelne, unregelmäßige Atemzüge unterschiedlicher Tiefe, „Schnappatmung" (bei schwerer Störung des Atemzentrums).
- *Cheyne-Stoke'sche Atmung:* Starker rhythmischer Wechsel der Atemtiefe mit regelmäßigen Hypopnoe/Apnoe-Phasen (Störung des Atemzentrums bei zentralnervösem Schaden oder schwerer Herzinsuffizienz).
- *Seufzer-Atmung:* Periodische Atmung mit initial tiefem Atemzug mit regelmäßigen Atempausen (obstruktives Schlafapnoesyndrom, Pickwickier-Syndrom).
- *Ausatembremse* („pursed-lips-breathing"): Exspiration bei fast geschlossenen Lippen zum Überspielen des Bronchialkollaps bei Lungenemphysem.
- *Psychogene Hyperventilation:* Unregelmäßige Ruheatmung mit erhöhter mittlerer Frequenz und Atemzugvolumen.
- *Verlängerte Exspiration* (bei Lungenemphysem, Asthma bronchiale).

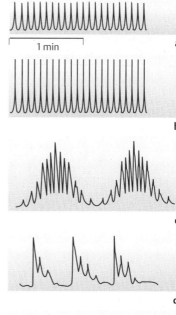
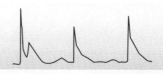

Abb. 1 Spirogramme pathologischer Atemtypen. a) normale Atmung; b) Kussmaul-Atmung; c) Cheyne-Stokes-Atmung; d) Seufzeratmung (Pickwickier-Syndrom); e) Biot-Atmung

2.1 Inspektion

Wertung

- Die Inspektion ist der Grundbaustein der klinisch-physikalischen Untersuchung.
- Stridor, Trommelschlegelfinger, obere Einflußstauung, Kyphoskoliose, Thoraxasymmetrie und pathologische Atemtypen sind entscheidende, diagnostisch wegweisende Befunde.
- Die Bedeutung des Konstitutionstyps sollte nicht überbewertet werden. Lediglich extreme Adipositas hat relevante Folgen auf die Atemfunktion.
- Das Pickwickier-Syndrom (periodische Atmung, Zyanose, Adipositas, imperatives Einschlafen) ist eine Blickdiagnose.
- Thoraxdeformitäten sind mit Ausnahme der Kyphoskoliose funktionell wenig relevant.

2.2 Palpation

Grundlagen

➤ **Prinzip:** Erfassung anatomischer Veränderungen oder atmungsbedingter Vibrationen mit dem Tastsinn.

Indikationen, Kontraindikationen

➤ **Indikationen:** Zusatzuntersuchung zur Bestätigung inspektorischer, perkutorischer und auskultatorischer Befunde.
➤ Keine Kontraindikationen.

Durchführung

➤ **Folgende Regionen, anatomische Strukturen müssen untersucht werden:**
  - Trachea in der Supraklavikulargrube (Nachweis einer Trachealverlagerung).
  - Regionale Lymphknoten der Thoraxorgane in der Axilla, der Supraklavikulargrube und der Zervikalregion.
  - Prüfung von Klopf-, Druck- oder Stauchungsschmerz der thorakalen Wirbelsäule und der Rippen (Frakturen, Metastasen, Entzündungen, Mondor-Syndrom (strangförmige Phlebitis an der vorderen Brustwand), Tietze-Syndrom (schmerzhafte Rippenknorpelverdickung am Sternalansatz)).
  - Beidseitig symmetrische Untersuchung mit der ganzen Handfläche während der In- und Exspiration zur Prüfung auf Nachschleppen einer Thoraxseite.
  - *Prüfung des Stimmfremitus:* Der Patient soll niederfrequente Laute ("99") phonieren, gleichzeitig beidseitige Palpation (großflächig) jeweils symmetrischer Lungenanteile.
  - Palpation des Herzspitzenstoßes (Herzverlagerung, hebender Spitzenstoß bei ventrikulärer Dyskinesie).

Befunde, Wertung

➤ Die Palpation ist die am wenigsten ergiebige klinische Untersuchungsmethode – der menschliche Tastsinn ist nicht ausreichend sensibel.
➤ Im Rahmen der Pneumologie ist sie essentiell bei Wirbelsäulen- oder Thoraxwanderkrankungen und zur Erhebung des Lymphknotenstatus.
➤ **Stimmfremitus:** Sinnvolle Zusatzuntersuchung bei Verdacht auf pulmonale Infiltration oder kleinerem Pneumothorax bei nicht eindeutigem Perkussions- oder Auskultationsbefund:
  - Vermehrt über Lungenregionen mit verbesserter Schallleitung (Infiltration), reduziert bei behinderter Schallleitung (Pneumothorax, Erguß, Atelektase).
  - Sonderformen sind ein vermehrter Stimmfremitus durch stenosierendes, zähes Bronchialsekret oder grobes Pleurareiben.

2.3 Perkussion

Grundlagen

- **Prinzip:** Beurteilung thorakaler Resonanzphänomene nach Perkussion mit einem Finger oder den Fingerkuppen 2–4.
- **Charakteristische Merkmale:**
  - Vermehrte pulmonale Luftfüllung verstärkt den Klopfschall, verminderte Luftfüllung reduziert ihn.
  - Thoraxresonanzeigenschaften sind abhängig vom Thoraxdurchmesser, der Brustwanddicke und den Resonanzeigenschaften der Lunge im Perkussionsbereich.
  - Der thorakale Klopfschall bei jungen Männern liegt im Bereich der Resonanzfrequenz des Thorax von etwa 140 Hz.

Indikationen, Kontraindikationen

- **Indikationen:**
  - Jede körperliche Untersuchung bei Verdacht auf pneumologische Erkrankungen.
  - Vorbereitung von Punktionen und Biopsien.
- **Kontraindikation:** Ausgeprägte lokale Klopfschmerzhaftigkeit.

Durchführung

- **Folgende Varianten sind möglich:**
  - *Direkte Perkussion:* Perkussion symmetrischer Thoraxregionen direkt mit den Fingerkuppen 2–4 zur orientierenden und vergleichenden Untersuchung (Lungen-/Zwerchfellgrenze, qualitativer Nachweis einer Dämpfung im Vergleich zur Gegenseite).
  - *Indirekte Perkussion:* Perkussion mit der Fingerkuppe 2 oder 3 mit einem Finger der anderen Hand als Plessimeter. Ziel ist die differenzierende Perkussion (Ausmaß und Grenzen einer Dämpfungsregion, Zwerchfellbeweglichkeit, gefangener Pleuraerguß, partieller Pneumothorax).
- **Vorgehen:**
  - Die direkte Perkussion geht der indirekten voraus.
  - Applikation von lockeren Schlägen mit der Fingerkuppe aus dem Handgelenk heraus mit möglichst identischer Stärke.
  - Die sogenannte laute Perkussion mit festeren Schlägen dient dem Nachweis der relativen Zwerchfelldämpfung (Zwerchfellkuppel, Rezessus) und tiefer gelegener pulmonaler Veränderungen.

2.3 Perkussion

Befunde, Wertung

- **Differenzierung der Klopfschalldämpfung:**
  - Der normale pulmonale Klopfschall von Erwachsenen wird als sonor bezeichnet (< 20–160 Hz).
  - Eine erloschene Resonanz tritt auf bei Luftleere (Erguß, Tumor, dichtes Infiltrat). Referenz ist die Dämpfung der Leber (= Maß für die absolute Klopfschalldämpfung).
  - Vermehrte Klopfschallresonanz wird als hypersonor (Emphysem, Pneumothorax) oder bei musikalischem Charakter (Trommel) als tympanitisch (Zyste unter Spannung) bezeichnet: Die Resonanzfrequenz bei Tympanie liegt im Bereich von 180 Hz, Referenz ist hier der luftgefüllte Magen.
- Die Perkussion erlaubt eine nähere Charakterisierung von pulmonalen Befunden bis zu einer Tiefe von 5 cm unterhalb der Pleura.
- Der intraindividuelle Vergleich (zur Gegenseite) ist zuverlässiger als der interindividuelle.
- *Achtung:* Starke Beeinflussung der Befunde durch Körpergröße und Körperbau! *Cave:* Vermutung eines Lungenemphysems bei kachektischem oder leptosomem Patienten bzw. einer Klopfschalldämpfung bei Adipositas!

2.4 Auskultation

Grundlagen

- **Prinzip:** Klinische Beurteilung spontaner oder phonatorisch induzierter Atemgeräusche.
- **Entstehungsmechanismen pulmonaler Geräusche:**
  - Turbulenzen an anatomischen Engen (Prinzip der Orgelpfeife).
  - Schwingungen verengter Atemwege (Prinzip der Mundharmonika).
  - Plötzlicher Druckausgleich mit Erreichen der anatomischen Sollform bei Atemwegseröffnung (z. B. Knall bei Einblasen von Luft in eine zerbeulte Plastikflasche).
  - Luftdurchtritt durch Flüssigkeit („Blubbern").
- **Kennzeichen der Geräuscherzeugung und -wahrnehmung:**
  - Ein Geräusch (eine unperiodische Tonschwingung) ist gekennzeichnet durch seine Frequenz, die Intensität, die Dauer und Qualität.
  - Lungengeräusche enthalten Frequenzen von 16–200 Hz und werden auf die In- oder Exspirationsphase bezogen.
  - Das menschliche Hörvermögen im Tieftonbereich beträgt nur ein Drittel des Hörvermögens im Bereich zwischen 1000 und 5000 Hz. Lungengeräusche sind daher schlecht hörbar.
  - Die Geräuschamplitude ist eine Funktion der Stärke des erzeugten Geräusches und der Schalleitungseigenschaften der geräuschtransportierenden Medien. Die normale Lunge hat schlechte Schalleitungseigenschaften. Sie werden verbessert durch Ersatz von Luft durch Flüssigkeit oder Gewebe. Voraussetzung zur Schalleitung sind offene Atemwege hin zum Auskultationsort.
  - Die Geräuschqualität ist eine Funktion der Obertöne. Sie läßt z. B. die Unterscheidung zu, ob der gleiche Ton vom Klavier oder der Violine gespielt wird.
  - *Atemnebengeräusche:* Kurzzeitig auftretende (Dauer < 20 msec) werden als diskontinuierlich, Nebengeräusche von längerer Dauer (> 250 msec) werden als kontinuierlich bezeichnet.

Indikationen, Kontraindikationen

- **Indikationen:** Jede körperliche Untersuchung in der Pneumologie.
- Keine Kontraindikationen.

Durchführung

- Der Oberkörper des Patienten ist entkleidet, ruhige Umgebung.
- **Stethoskop:** Pulmonal immer mit der Membran auskultieren (verbesserte Wahrnehmung tiefer Frequenzen). Eine sinnvolle Auskultation ist nur bei Verwendung hochwertiger mechanischer Stethoskope mit kurzem Schlauchsystem (Länge beim Tragen bis maximal zur Nabelhöhe des Untersuchers) oder elektronischer Stethoskope möglich.
- **Auskultationsstellen:**
  - *Ventral:* Supraklavikulär, Mammillenhöhe, 8. Interkostalraum.
  - *Dorsal:* Supraskapulär, medial und lateral der Skapula, Skapulaspitze, 8. und 10. Interkostalraum.

2.4 Auskultation

- ▶ **Atmung, Mitarbeit des Patienten:**
  - Mit geöffnetem Mund etwas tiefer und schneller als normal.
  - Beschleunigte Ein- oder Ausatmung bzw. willkürlicher Husten zur Provokation schwach auskultierbarer Phänomene.
  - *Bronchophonie:* Der Patient spricht stimmlos „sechsundsechzig" (flüstern lassen) mehrmals hintereinander.

Befunde, Wertung

- ▶ Die pulmonale Auskultation ist die wichtigste klinische Grundlage der Differentialdiagnose und Verlaufsbeurteilung von bronchopulmonalen Erkrankungen.
- ▶ Zusammen mit anderen klinischen Untersuchungsbefunden können weitgehende differentialdiagnostische Schlüsse gezogen werden (s. Tabelle 3).
- ▶ **Vesikuläratmen:**
  - *Kennzeichen:* Normales Atemgeräusch über den Lungenbasen eines Gesunden. Das Geräusch entsteht durch geringgradige Turbulenzen im Bereich der Lappen- und Segmentbronchien. Der Beitrag weiter zentral entstehender Geräusche am Vesikuläratmen ist demgegenüber gering. Der Schalltransport erfolgt aerogen bis in die kleinen Atemwege, dort findet die Umsetzung in Gewebeschwingungen statt.
  - *Geräusch-Charakteristik:* Spindelförmiges, relativ hochfrequentes Geräusch über der gesamten Inspiration mit Übergang in ein hauchendes frühexspiratorisches, wesentlich leiseres Geräusch, welches im ersten Drittel der Exspiration endet. Inspirations-/Exspirationsverhältnis $\geq 3:1$.
- ▶ **Bronchialatmen:**
  - *Kennzeichen:* Atemgeräusch bei pathologisch verbesserten Schalleitungseigenschaften der Lungen und offenen Atemwegen (Infiltration, Pneumonie, Fibrose). Entstehung durch aufgehobene Dämpfungsfunktion des Lungenparenchyms als Folge der Füllung mit Flüssigkeit oder Bindegewebe bei erhaltener aerogener Schalleitung. Hoher Anteil zentraler Atemgeräusche (Turbulenzen an anatomischen Engen).
  - *Geräusch-Charakteristik:* Laut, höherfrequente Anteile als bei Vesikuläratmen, längerer Exspirationsanteil (Inspirations-/Exspirationsverhältnis $< 3:1$), Exspirationsgeräusch ähnlich dem Inspirationsgeräusch.
- ▶ **Trachealatmen:**
  - *Kennzeichen:* Physiologisches Atemgeräusch, hörbar über dem extrathorakalen Anteil der Trachea. Entstehung durch Gewebeschalleitung über anatomischen Engen (Stimmlippen, Carina).
  - *Geräusch-Charakteristik:* Sehr lautes, rauschendes Geräusch mit gleicher Charakteristik in In- und Exspiration, während der gesamten Atemphasen hörbar.
- ▶ **Bronchophonie:** Durch verbesserte Gewebeschalleitungseigenschaften (Infiltration) Übertragung hoher Stimmfrequenzen („sechsundsechzig") bis in die Lungenperipherie. Das normalerweise undeutliche Murmeln wird durch eine verbesserte Transmission der Obertöne klar verständlich.
- ▶ **Kompressionsatmen:** Bronchialatmen (s.o.) über komprimierter Lunge am Oberrand größerer Pleuraergüsse.

2.4 Auskultation

- **Ägophonie:** Stimmliche Übertragung von vokalreichen Wörtern mit Verschiebung der Obertöne. Die Worte werden in der Lungenperipherie klar verständlich und erreichen „blökenden" Charakter. Entstehung durch selektive Übertragung der Stimmobertöne durch Infiltrationen der Lunge, insbesondere am Oberrand von Pleuraergüssen.
- **Amphorisches Atmen:** Rauschendes, hohl klingendes, lautes in- und/oder exspiratorisches Atemgeräusch. Entstehung durch periphere Turbulenzen in gut ventilierten Lungenhohlräumen (Kavernen).
- **Kontinuierliche Nebengeräusche (Giemen, Brummen und Pfeifen):**
  - *Entstehung:* Schwingung der Bronchialwände bei Instabilität oder Obstruktion.
  - *Geräusch-Charakteristik:* Multipel monophone, langgezogene Brumm- oder Pfeifgeräusche mit ähnlicher Wiederkehr bei jedem Atemzyklus.
  - *Bewertung:*
    - Aus der Tonhöhe kann kein Rückschluß auf den Ursprungsort gezogen werden.
    - Diffuses Vorkommen bei Asthma und Emphysem, lokalisiertes Vorkommen bei subtotaler Bronchusstenose (meist durch Tumor).
    - Rein inspiratorisches oder rein exspiratorisches, monophones Pfeifen oder Giemen wird als Stridor bezeichnet: Inspiratorischer Stridor läßt auf eine extrathorakale (z.B. Tracheomalazie), exspiratorischer Stridor läßt auf eine intrathorakale Atemwegsstenose schließen (z.B. Carina-Syndrom bei Bronchialkarzinom).
    - Brummen und Pfeifen bei Asthma bronchiale, Asthma cardiale und akuter Lungenembolie können nicht unterschieden werden.
- **Diskontinuierliche Nebengeräusche (Rasseln):**
  - *Entstehung:* Plötzliches Öffnen schlecht ventilierter Lungenanteile bei der Inspiration (feines Rasseln) oder in- und exspiratorische Atemluftbewegung in flüssigkeitsgefüllten Atemwegen (grobes Rasseln).
  - *Geräusch-Charakteristik:* Feines Rasseln klingt wie das Reiben von Haaren zwischen Daumen und Zeigefinger direkt am Ohr, grobes Rasseln klingt wie ein Blubbern beim Durchtritt von Luft durch Wasser.
  - *Bewertung:*
    - Grobes Rasseln findet sich beim Lungenödem, bei der Bronchitis und bei Bronchiektasen.
    - Frühinspiratorisches feines Rasseln tritt auf bei chronischer Bronchitis.
    - Spätinspiratorisches feines Rasseln ist typisch für Pneumonie, Lungenfibrose und Linksherzinsuffizienz. Die Ausdrücke „Sklerosiphonie" (Lungenfibrose), „Crepitatio" (Lobärpneumonie) und „Knistern" bezeichnen das gleiche Phänomen.
    - Entfaltungsknistern ist ein physiologisches Phänomen bei Gesunden durch Eröffnung schlecht ventilierter Lungenareale bei erstmalig tiefem Durchatmen nach längerer Phase flacher Ventilation.
  - Die alte Terminologie (trockenes-feuchtes Rasseln) sollte im Interesse der internationalen Nomenklatur nicht mehr verwandt werden: Tabelle 2 gibt eine Übersicht über die Nomenklatur und Genese der Lungengeräusche mit Beispielen.

2.4 Auskultation

Tabelle 2 Lungengeräusche

neue Terminologie	Synonyme	Genese	Beispiele
Atemgeräusche			
– vesikuläres AG		periphere Turbulenzen	Normalbefund
– bronchiales AG	Kompressionsatmen (über Pleuraerguß) pueriles Atmen	zentrale Turbulenzen (fortgeleitet)	Lobärpneumonie
– tracheales AG		zentrale Turbulenzen	Normalbefund
– amphorisches AG		Turbulenzen	Lungenkaverne
– Bronchophonie		Schalleitung verstärkt	Lungenfibrose
– Ägophonie		Schalleitung verstärkt	Lobärpneumonie
kontinuierliche NG			
– Stridor		Wandschwingung	Trachealstenose
– Giemen, Pfeifen, Brummen	„trockenes Rasseln"	Wandschwingung	Asthma bronchiale, Bronchialkarzinom
diskontinuierliche NG			
– grobes Rasseln	„feuchtes Rasseln"	Luft durch Wasser	Lungenödem
– feines Rasseln	Knistern, Crepitatio, Sklero(si)phonie	plötzlicher Druckausgleich	chronische Bronchitis, Pneumonie, Lungenfibrose

AG = Atemgeräusch, NG = Nebengeräusch

2.5 Klinische Differentialdiagnose

Tabelle 3 Klinische Differentialdiagnose häufiger pneumologischer Erkrankungen

Erkrankung	Inspektion	Palpation	Perkussion	Auskultation
Asthma bronchiale (Anfall)	Orthopnoe, Volumen pulmonum auctum, Zyanose	Stimmfremitus ↓	hypersonorer KS ZF-Tiefstand, gering beweglich	Exspiration ↑ In-/exspir. KNG "Stumme Lunge"
Lungenemphysem	Thorax in Inspirationsstellung, Sternumbuckel	Stimmfremitus ↓	ZF-Tiefstand, gering beweglich	leises AG, Exspiration ↑ Exspir. KNG
Pneumothorax (total)	Nachschleppen	HSS verschoben, Stimmfremitus ↓	hypersonorer KS	AG aufgehoben
Pneumonie	Tachypnoe, Zyanose	Stimmfremitus ↑	KS-Dämpfung	Bronchialatmen Bronchophonie DKNG (spätinspiratorisch)
Unterlappenatelektase	Nachschleppen	HSS verschoben, Stimmfremitus ↓	KS-Dämpfung	AG aufgehoben
Pleuraerguß	Nachschleppen	Stimmfremitus ↓	KS-Dämpfung	Bronchialatmen + Bronchophonie (Oberrand) DKNG (spätinspiratorisch) AG basal aufgehoben

↓ = vermindert/verkürzt; ↑ = vermehrt/verlängert; AG = Atemgeräusch; KS = Klopfschall; NG = Nebengeräusch (KNG = kontinuierliches NG, DKNG = diskontinuierliches NG); HSS = Herzspitzenstoß; ZF = Zwerchfell

3.1 Lungenfunktionsprüfung: Übersicht und Glossar

Tabelle 4 Glossar klinisch häufig gebrauchter Begriffe der Atemphysiologie

Begriff	Symbol (Einheit)	Definition
statische Atemvolumina		
Atemzugvolumen	V_T (l)	Gasvolumen, das bei Ruheatmung in- oder exspiriert wird
Vitalkapazität	VC (l)	Atemvolumen zwischen maximaler In- und Exspirationsstellung (in- oder exspiratorisch gemessen)
exspiratorisches Reservevolumen	ERV (l)	Gasvolumen, das aus der Atemruhelage noch ausgeatmet werden kann (bei Atemruhelage sind elastische Lungenkräfte – zentripetal – und Thoraxkräfte – zentrifugal – im Gleichgewicht)
inspiratorisches Reservevolumen	IRV (l)	Gasvolumen, das nach einem Atemzugvolumen zusätzlich eingeatmet werden kann
Residualvolumen	RV (l)	Gasvolumen, das nach maximaler Ausatmung in der Lunge verbleibt
funktionelle Residualkapazität	FRC (l)	durch Fremdgasmethode gemessenes Luftvolumen, das bei Atemruhelage in der Lunge verbleibt
thorakales Gasvolumen	TGV (l)	durch Bodyplethysmographie gemessenes Luftvolumen, das bei Atemruhelage in der Lunge verbleibt
inspiratorische Reservekapazität	IRC (l)	Gasvolumen, das aus der Atemruhelage noch maximal eingeatmet werden kann
Totalkapazität	TLC (l)	Gesamtlungenvolumen bei maximaler Inspiration
Deskriptoren forcierter Ventilation		
forcierte Vitalkapazität	FVC (l)	Gasvolumen, das nach maximaler Inspiration durch forcierte Exspiration ausgeatmet werden kann
Einsekundenkapazität	FEV_1 (l)	Gasvolumen, das innerhalb der ersten Sekunde einer maximal willkürlichen Exspiration ausgeatmet wird

Fortsetzung ▶

3.1 Lungenfunktionsprüfung: Übersicht und Glossar

Tabelle 4 (Fortsetzung)

Begriff	Symbol (Einheit)	Definition
relative Einsekundenkapazität	FEV_1/VC (%)	Gasvolumen, das innerhalb der ersten Sekunde einer maximal willkürlichen Exspiration ausgeatmet wird in Prozent der inspiratorischen Vitalkapazität
Atemgrenzwert	MVV (l)	ausgeatmetes Gasvolumen während maximaler Atemmanöver innerhalb eines gewählten Zeitintervalls (z.B 12 Sekunden)
exspiratorischer Spitzenfluß	PEF (l/s)	maximale Atemstromstärke bei forcierter Exspiration
maximaler exspiratorischer Fluß bei x% der FVC	$\dot{V}_{max\,x\%}$, FEF_x (l/s)	Atemstromstärke, wenn x% der forcierten Vitalkapazität ausgeatmet sind
maximaler exspiratorischer Fluß zwischen 25–75% der FVC	$\dot{V}_{max\,25-75}$, MEF_{25-75} (l/s)	mittlere Atemstromstärke zwischen 25 und 75% der FVC
maximaler Inspirationsdruck	Pi_{max} (mm Hg)	von der Atemmuskulatur erzeugter maximaler Sog beim Einatemversuch

Fluß-Druck- und Volumen-Druck-Beziehungen

Begriff	Symbol (Einheit)	Definition
Atemwegswiderstand	RAW (cm H_2O/l/s)	Druckdifferenz zwischen Mund und Alveole (trans-thorakaler Druck), die einen Atemwegsfluß von 1 l/s erlaubt
spezifischer Atemwegswiderstand	Rspez, R/TGV (cmH_2O · s)	Atemwegswiderstand, bezogen auf das TGV
Atemwegsleitfähigkeit	G (1/RAW)	Reziprokwert des Atemwegswiderstandes
statische Lungencompliance	C_{Lstat} (l/cmH_2O)	Lungenvolumen im Verhältnis zur Druckdifferenz zwischen Pleuraspalt und Alveole (transpulmonaler Druck), in Atemruhe gemessen
dynamische Lungencompliance	C_{Ldyn} (l/cmH_2O)	Lungenvolumen im Verhältnis zum transpulmonalen Druck, während der Atemströmung gemessen

3.1 Lungenfunktionsprüfung: Übersicht und Glossar

Tabelle 4 (Fortsetzung)

Begriff	Symbol (Einheit)	Definition
Gasaustauschgrößen		
Transferkapazität für Kohlenmonoxid	T_{LCO} (ml/mmHg/s)	Gasmenge, die pro Einheit Partialdruckdifferenz und Zeit zwischen Alveolargas und Erythrozyt ausgetauscht wird (mit Kohlenmonoxid als Meßgas)
arterieller Sauerstoffpartialdruck	p_aO_2 (mmHg)	Gasdruck von Sauerstoff im arteriellen Blut
arterieller Kohlendioxidpartialdruck	p_aCO_2 (mmHg)	Gasdruck von Kohlendioxid im arteriellen Blut

3.2 Spirometrie: Übersicht

Grundlagen

- **Prinzip:** Spirometrie ist die Messung atemabhängiger Volumenschwankungen an der Mundöffnung im zeitlichen Verlauf. Spirographie bedeutet die Aufzeichnung von Volumen-/Zeitdiagrammen zur Visualisierung spirometrischer Meßdaten.
- **Die Spirometrie erfolgt durch Geräte mit folgenden Funktionsprinzipien:**
  - *Trockenspirometer:* Prinzip des Blasebalgs. Direkte, geschlossene Verbindung zwischen Mundstück und Blasebalg mit Übertragung der Balgexkursionen auf eine Registriereinheit.
  - *Glockenspirometer:* Atmung über ein Mundstück in eine gasgefüllte Spirometerglocke, die sich in einem wassergefüllten Gefäß atemabhängig bewegt. Durch atemabhängige Volumenänderungen erfolgt die Bewegung der Spirometerglocke, die über eine Registriereinheit in Kurven umgewandelt wird.
  - *Pneumotachographie* (s. S. 23): Messung der Gasströmungsgeschwindigkeit pro Zeiteinheit über ein offenes Rohr durch Messung der über die Rohrlänge auftretenden Druckdifferenzen. Diese sind proportional zur Strömungsgeschwindigkeit. Durch Integration der Strömung (Volumen/Zeiteinheit) wird das Volumen bestimmt.
- Da Gasvolumina abhängig von Temperatur und Dampfdruck sind, werden spirometrische Volumina auf „BTPS-Bedingungen" (Körpertemperatur- und -druck, unter diesen Bedingungen wasserdampfgesättigt) korrigiert.
- **Erweiterte Spirometrie** (Bestimmung des Residualvolumens mittels Fremdgasverdünnung): Da das Produkt aus Gaskonzentration und Gasvolumen in einem geschlossenem Raum bei gleicher Temperatur konstant ist, kann man bei bekanntem Spirometervolumen und Füllung des Spirometers mit einem inerten Fremdgas das Lungengesamtvolumen aller ventilierten Anteile spirometrisch messen.

Indikationen

- **Allgemein:** Erfassung der Konsequenzen bronchopulmonaler Erkrankungen für zeitabhängige Volumenänderungen bei der Atmung unter Ruhebedingungen und maximaler Anstrengung (über die Messung der Lungenvolumina).
- **Hauptanwendungsgebiete:**
  - Differentialdiagnose restriktive/obstruktive Ventilationsstörung und die Beurteilung des Schweregrades.
  - Diagnose der bronchialen Hyperreagibilität und der bronchialen Allergie (Expositionstests).
  - Präoperative Funktionsdiagnostik zur Risikobeurteilung.
  - Pharmakologische Tests der Reversibilität von Einschränkungen (v. a. Bronchospasmolysetest).
  - Längsschnittuntersuchungen im Spontanverlauf oder unter Therapie.
  - Begutachtung von Einschränkungen der Lungenfunktion.
  - Epidemiologische Fragestellungen in großen Kollektiven.

3.2 Spirometrie: Übersicht

Kontraindikationen

➤ Ausgeprägter Dauerhusten.
➤ Ausgeprägte zerebrale Krampfneigung infolge Hyperventilation.
➤ Starke Ruhedyspnoe mit Tachypnoe.
➤ Stark ausgeprägtes Spirometer-Asthma (Bronchialobstruktion infolge forcierter Atmung).

Durchführung

➤ **Technische Voraussetzungen:**
  – In der Regel ein Pneumotachograph, der parallel die Fluß-Volumen-Kurve aufzeichnet.
  – Die graphische Darstellung der Spirogramme ist notwendige Voraussetzung zur Auswertung und zur Qualitätskontrolle.
  – Verbrauchsmaterialien: Mundstücke, Nasenklemmen, destilliertes Wasser, Absorberkalk und Reinigungs-/Desinfektionsmaterial.
➤ **Patientenvorbereitung:** Die Atemmanöver müssen dem Patienten zuvor erklärt werden. Vor der eigentlichen Messung Gewöhnung an das Gerät bis zum Erreichen einer ruhigen Spontanatmung ohne Drift.
➤ **Praktische Durchführung:**
  – Nur geeichtes Gerät verwenden!
  – Patient in körperlicher Ruhe und aufrecht sitzender Position, Kontrolle der Dichtigkeit des Mundstückes, Verschluß der Nase mittels Klemme.
  – Zunächst bei langsamer Registrierung konstante Ruheatmung, danach langsame maximale Exspiration, anschließend maximale langsame Inspiration, bei Erreichen der Vitalkapazität (waagerechte Linie) Umschalten auf schnelle Registrierung und Durchführung der maximal forcierten Exspiration bis zur forcierten Vitalkapazität (Tiffeneau-Manöver), siehe Abb. 2.
  – Nach drei Manövern dieser Art wird der Versuch mit den besten Ergebnissen verwertet.
  – Zur Qualitätskontrolle ist zu achten auf gleichmäßige Volumina bei Ruheatmung, glatte Parallelkurve bei Erreichen der Vitalkapazität sowie eine glatte, reproduzierbare Kurve beim Atemstoßmanöver.
➤ **Erweiterte Spirometrie:** Nach einer normalen Ausatmung schnelle Umschaltung an das geschlossene System mit dem Fremdgas (Helium), anschließend tiefe Exspiration zur Bestimmung des exspiratorischen Reservevolumens (ERV), danach mehrminütige Ruheatmung zur vollständigen Mischung des Fremdgases. Bei Einstellen einer konstanten Fremdgaskonzentration ist die Messung abgeschlossen:
  – Das Lungenvolumen (funktionelle Residualkapazität, FRC) berechnet sich aus dem Spirometervolumen und der Fremdgaskonzentration vor und nach der Messung. Hierbei muß auf eine exakte Sauerstoffstabilisation geachtet werden.
  – Das Residualvolumen errechnet sich aus der FRC nach Abzug des exspiratorischen Reservevolumens.

3.2 Spirometrie: Übersicht

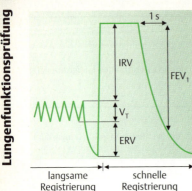

Abb. 2 Schematisiertes Spirogramm. ERV = exspiratorisches Reservevolumen; FEV_1 = Einsekundenkapazität; IRV = inspiratorisches Reservevolumen; V_T = Atemruhevolumen; Vitalkapazität (VC) = IRV + V_T + ERV.. ...

Befunde

- **Durch die Spirographie ergeben sich die statischen und dynamischen Lungenvolumina:**
  - *Statisch:* Atemzugvolumen (V_T), inspiratorisches und exspiratorisches Reservevolumen (IRV, ERV), Vitalkapazität (VC), funktionelle Residualkapazität (FRC), Residualvolumen (RV), Totalkapazität (TLC).
  - *Dynamisch:* Forcierte Vitalkapazität (FVC), exspiratorische Einsekundenkapazität (FEV_1), bei fortlaufender maximaler Ventilation Ermittlung des Atemgrenzwertes (MVV) = maximales ventiliertes (exspiriertes) Volumen über 10–20 s, bezogen auf 1 Minute (theoretische MVV).
- Durch Vergleich mit alters-, geschlechts- und gewichtsabhängigen Normwerten ergeben sich typische Befundmuster, die eine Einordnung in die Kategorien Normalbefund, obstruktive Ventilationsstörung, restriktive Ventilationsstörung oder kombinierte Ventilationsstörung erlauben.
- **Typische Befundkonstellationen** (Abbildung 3 zeigt typische Ventilationsstörungen in der Spirographie im Vergleich zum Normalbefund):
  - *Obstruktive Ventilationsstörung:*
    - Einschränkung der ventilatorischen Flußreserven.
    - VC normal oder vermindert, FVC vermindert, V_T unverändert, IRV unverändert, ERV unverändert oder vermindert, FEV_1 absolut und relativ vermindert, MVV vermindert.
  - *Restriktive Ventilationsstörung:*
    - Einschränkung der ventilatorischen Volumenreserven bzw. Verkleinerung des maximal mobilisierbaren Lungenvolumens.
    - Erniedrigung aller Volumina (VC; FVC, V_T, IRV, ERV, RV, FRC, TLC und FEV_1), Einschränkung der MVV, jedoch (hoch)normale oder erhöhte relative Einsekundenkapazität.
  - *Lungenüberblähung:* IRV vermindert, RV erhöht, FRC erhöht, RV/VC stark erhöht.
  - *Kombinierte Ventilationsstörung:* VC vermindert, FEV1 absolut und relativ vermindert, TLC vermindert, normal oder vergrößert.

3.2 Spirometrie: Übersicht

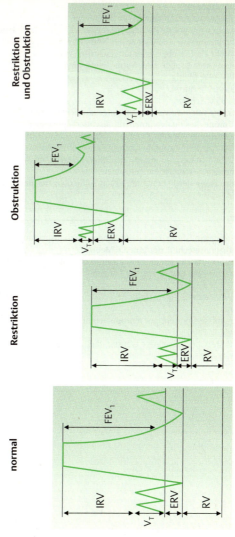

Abb. 3 Typische spirographische Befunde. *Restriktion*: Verkleinerung aller Volumina, FEV_1/VC ist normal; *Obstruktion*: Vergrößerung des Residualvolumens (RV) und der Totalkapazität (TLC = IRV + V_T + ERV + RV) auf Kosten des IRV, der VC und der FEV_1; *Restriktion und Obstruktion*: Vergrößertes RV bei Reduktion aller anderen Volumina

3.2 Spirometrie: Übersicht

- **Residualvolumen:**
  - Normalwerte sind abhängig vom Geschlecht, vom Gewicht und vom Alter. Sie sind durch integrierte Rechensysteme nach Eingabe der Personendaten heute direkt ablesbar. Die Grenze der Norm ist erreicht, wenn der Normalwert um mehr als 15% über- oder unterschritten wird.
  - *Schweregrade bezüglich der Norm-Abweichung:*
    - 15–35%: Mäßig.
    - 35–65%: Mittel.
    - > 65%: Schwer.
  - *Erfassung von nicht ventilierten Lungenarealen:* Das durch Fremdgasmethode bestimmte Residualvolumen repräsentiert ausschließlich die ventilierten Lungenanteile (Zysten, Emphysemblasenwerden damit nicht erfaßt!). Das ganzkörperplethysmographisch gemessene Residualvolumen bezieht diese Volumina mit ein. Je größer die Differenz zwischen beiden Werten, desto mehr nichtventilierte Lungengebiete liegen vor.
- Eine Bewertung der Patientenmitarbeit sollte obligater Bestandteil des Befundes sein.

Wertung

- Die Spirometrie ist die Basis jeder Lungenfunktionsprüfung und eine grundlegende Diagnosetechnik der Inneren Medizin.
- Sie erlaubt die wichtige Kategorisierung in obstruktive und restriktive Störungsmuster sowie die Erkennung der Lungenüberblähung durch die Fremdgasmethode.
- Die mechanischen Eigenschaften der Atemorgane können indirekt beurteilt werden.
- Die Ergebnisse sind sehr gut reproduzierbar und meßtechnisch nur wenig störanfällig.
- Es muß stets berücksichtigt werden, daß alle Parameter mitarbeitsabhängig sind.

3.3 Pneumotachographie

Grundlagen

- **Prinzip:** Pneumotachographie bedeutet Messung und Darstellung der Gasströmungsgeschwindigkeit über die Zeit.
- **Darstellung der Meßergebnisse:** Typischerweise wird die Gasströmungsgeschwindigkeit (Atemfluß in l/sec) gegen das geatmete Volumen aufgetragen. Klinisch am aussagefähigsten ist die Darstellung des maximal willkürlichen exspiratorischen Flusses über die forcierte Vitalkapazität (FVC) während des Tiffeneau-Manövers.
- **Meßprinzip:**
  - Einfachstes Meßprinzip ist ein im Atemstrom befindlicher Propeller, dessen Drehgeschwindigkeit dem Atemfluß proportional ist.
  - Zuverlässiger und empfindlicher ist die heute übliche Detektion von Druckdifferenzen, die in einem Rohr über die Rohrlänge proportional zur Strömung auftreten. Diese werden elektronisch verstärkt.
  - Durch Integration kann aus der Strömung (dV/dt) das Volumen (V) berechnet werden. Moderne Pneumotachographen werden daher auch als Spirometer genutzt.

Indikationen, Kontraindikationen

- **Indikationen ähnlich der Spirometrie:**
  - Differentialdiagnose Restriktion/Obstruktion.
  - Diagnose der Hyperreagibilität und der bronchialen Allergie in Expositionstests. Flußänderungen nach bronchialer Exposition gegenüber Allergenen oder Bronchokonstriktoren sind jedoch keine diagnostischen Hauptkriterien.
  - Verlaufsuntersuchungen.
  - Differentialdiagnose obstruktiver Atemwegserkrankungen.
  - Beurteilung von Flußlimitationen in den kleinen Atemwegen („small airways disease") zur Beurteilung früher Atemwegsstörungen.
  - Bronchospasmolysetest.
- **Kontraindikationen:**
  - Patienten mit Ruhedyspnoe und Tachypnoe (keine verwertbaren Befunde).
  - Vorsicht bei hyperventilationsbedingtem Bronchospasmus („Spirometer-Asthma") oder erhöhter zerebraler Krampfbereitschaft.

Durchführung

- **Technische Voraussetzungen:**
- Offener, elektronisch arbeitender Pneumotachograph (aufgrund seiner geringen Größe mobil einsetzbar, damit auch direkt am Krankenbett verwendbar).
- Das Pneumotachographiesieb sollte beheizt sein, der Flußaufnehmer sollte zwei Druckaufnahmepunkte (mundnah und mundfern) aufweisen.
- Dokumentation der Meßwerte und der Kurvenform durch einen Ausdruck.
- Möglichkeit der Referenzwertberechnung nach Eingabe anthropometrischer Daten zur Darstellung der Abweichung zum individuellen Sollwert (der maximal willkürliche Fluß ist abhängig von Alter, Geschlecht und Körpergewicht).
- Einweg-Mundstücke und -Nasenklemmen sowie gute Reinigungsmöglichkeiten der Geräte.
- **Patientenvorbereitung:** Siehe Spirographie S. 18.

3.3 Pneumotachographie

> **Praktische Durchführung:**
> - Tägliche Eichung des Pneumotachographen!
> - Messung des sitzenden Patienten in körperlicher Ruhe ohne Neigung des Kopfes, guter Sitz des Mundstückes, Verschluß der Nase mittels Klemme.
> - Zunächst Ruheatmung bis zur Einstellung konstanter Bedingungen, anschließend langsame maximale Exspiration und maximale Inspiration, dann erfolgt eine forcierte maximale Exspiration bis zur FVC.
> - Nach mindestens zwei verwertbaren Durchgängen (glatte Kurvenform, keine Drift der Atemruhelage) wird die jeweils beste Messung verwertet.
> - Dokumentation als Fluß-Volumen-Kurve mit Darstellung des Inspirations- und Exspirationsschenkels (meist parallele Wiedergabe der Volumen-Zeit-Kurve = Spirogramm).

Befunde

> **Gesunde Person:** Bei der forcierten exspiratorischen Fluß-Volumen-Kurve plötzlicher Anstieg der Atemströmung bis zum Spitzenfluß (peak-flow), danach nahezu linearer Flußabfall bis zum Erreichen der FVC (s. Abb. 4)

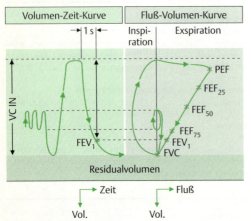

Abb. 4 Die Fluß-Volumen-Kurve in Beziehung zum Spirogramm. PEF = exspiratorischer Spitzenfluß, $FEF_{75, 50, 25\%}$ = maximaler exspirat. Fluß bei 25, 50, 75 % der FVC

> **Homogene Obstruktion aller Atemwege** (z. B. Asthma bronchiale): Reduzierter exspiratorischer Spitzenfluß und konkaver Verlauf der Flüsse mit Reduktion von FEF_{75}, FEF_{50} und FEF_{25} (s. Abb. 5).
> **Dynamische Obstruktion** (Kollaps der Atemwege infolge forcierter Exspiration, z. B. bei Lungenemphysem): Abrupter Flußabfall nach Erreichen des reduzierten Spitzenflusses, asymptotische Annäherung der Flußkurve an die x-Achse (Volumen). Geringe Differenz zwischen FEF_{75}, FEF_{50} und FEF_{25} (s. Abb. 5).

3.3 Pneumotachographie

- **Obstruktion kleiner Atemwege:** Ein Hinweis darauf ist eine Flußbeschränkung bei niedrigen Volumina aber normalem FEF_{75} (s. Abb. 5).
- **Beurteilung früher Funktionsstörungen bei Zigarettenrauchern** („small airways disease"): Erhöhte Differenz zwischen dem maximalen exspiratorischen Fluß bei 50 und 25% der VC (FEF_{25-50}) als ein sensibler Parameter hierfür.
- **Restriktive Ventilationsstörung:** „Miniaturisierung einer normalen Fluß-Volumen-Kurve" mit Erniedrigung aller Flüsse und der FVC (s. Abb. 5).
- **Fixierte, extrathorakale Trachealstenose:** Kastenförmige Form der Fluß-Volumenkurve mit Ausfall eines Spitzenflusses und fast konstantem Fluß bis zum Erreichen der FVC (s. Abb. 5).
- **Variable extrathorakale Trachealstenose:** Starke inspiratorische Plateaubildung mit teilweise erhaltener Exspirationskurve (Ausbildung eines Peak-Flow).
- **Variable intrathorakale Trachealstenose:** Ausgeprägtere exspiratorische Plateaubildung mit Ausbildung eines kopierten Spitzenflusses und teilweise erhaltenem inspiratorischem Fluß.

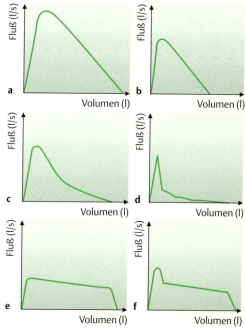

Abb. 5 Typische pneumotachographische Befunde. a) Normalbefund; b) Restriktion; c) Homogene Obstruktion (Asthma bronchiale); d) Emphysem; e) fixierte extrathorakale Trachealstenose; f) variable extrathorakale Trachealstenose

3.3 Pneumotachographie

Wertung

- Spirogramm und Flußvolumenkurve werden gerätetechnisch bedingt meist gemeinsam wiedergegeben.
- Die Pneumotachographie ist eine wichtige Zusatzuntersuchung zur Spirographie, da aus der Formanalyse der Fluß-Volumen-Kurve weitergehende Schlüsse gezogen werden können (s.o.).
- Der Flußverlauf bei größeren Volumina (bis FEF_{75}) ist stark von der Patientenmitarbeit abhängig, während die Flüsse im weiteren Verlauf (FEF_{50} und FEF_{25}) weitgehend mitarbeitsunabhängig sind. Die Patientenmitarbeit muß daher bei der Befundung mit einbezogen werden.

3.4 Ganzkörperplethysmographie

Grundlagen

- ➤ **Definition:** Verfahren zur Messung des Residualvolumens (durch Messung des Gesamtlungenvolumens am Ende einer normalen Exspiration, TGV) und des bronchialen Strömungswiderstandes.
- ➤ **Prinzip:** In einer geschlossenen Kammer werden geringgradige Druck- bzw. Volumenänderungen gemessen:
  - *Druckkonstante Geräte:* Atembedingte Kompressions- und Dekompressionsvorgänge werden als Volumenschwankungen registriert.
  - *Volumenkonstante Geräte:* Atembedingte Kompressions- und Dekompressionsvorgänge werden als Druckschwankungen registriert.
  - Die Meßwerte werden bezogen auf Körpertemperatur und vollständig wasserdampfgesättigte Luft (BTPS-Bedingungen).
- ➤ **Anforderungen an das Gerät:**
  - Verzögerungsfreie Messung schneller Atemvorgänge.
  - Rasche thermische Stabilisierung.
- ➤ **Mögliche Formen der Messung:**
  - *Atemwegswiderstandsmessung:*
    - Nach dem Ohm'schen Gesetz entspricht der Strömungswiderstand derjenigen Druckdifferenz, die eine definierte Strömungsgeschwindigkeit erlaubt ($R = dp/d\dot{V}$).
    - Die Strömungsgeschwindigkeit $d\dot{V}$ (l/s) wird durch einen Pneumotachographen aufgezeichnet. Die thorakalen Atemexkursionen führen im volumenkonstanten Ganzkörperplethysmographen zu Kammerdruckschwankungen p_k (kPa, cmH$_2$O). Diese Druckdifferenz entspricht der Druckdifferenz zwischen Mund und Alveole.
    - Die fortlaufende simultane Messung von $\dot{V}$ und p_k während eines Atemzyklus ergibt eine Schleife, deren Steigung den Atemwegswiderstand (RAW) repräsentiert (siehe Abb. 6).
  - *Messung des thorakalen Gasvolumens (TGV):*
    - Bei Isothermie ist das Produkt aus Druck (p) und Volumen (V) konstant ($p \times V$ = konstant, Gesetz von Boyle-Mariotte).
    - Unter Ruheatmung erfolgt endexspiratorisch ein Verschluß des Atemrohrs. Der Proband führt weiter Atembewegungen durch, was zur Fortführung der atembedingten alveolären Druckschwankungen führt. Bei Ausgleich von Alveolar- und Munddruck unter Verschlußbedingungen werden die Druckschwankungen als Munddruck (ΔP_M) registriert und simultan gegen die Kammerdruckschwankungen (ΔP_K) aufgezeichnet.
    - Bei bekanntem Kammervolumen kann aus der Formel TGV = $\Delta P_K/\Delta P_M \times$ Konst. das tatsächliche pulmonale Gasvolumen bestimmt werden
    - TGV entspricht dabei dem Kotangens des Winkels α zwischen ΔP_M und ΔP_K (siehe Abb. 7).
    - Nach Subtraktion des exspiratorischen Reservevolumens (ERV) kann das Residualvolumen errechnet werden.
    - In die Berechnung von TGV gehen ventilierte und nichtventilierte Lungenanteile ein, während in die durch Fremdgasmethode bestimmte FRC nur ventilierte Lungenanteile eingehen. Die Differenz zwischen TGV und FRC ist ein Maß für pulmonal gefangene Luft („trapped air").

3.4 Ganzkörperplethysmographie

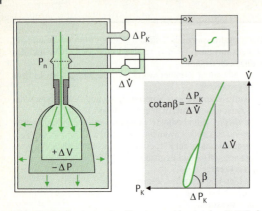

Abb. 6 Bestimmung des Atemwegswiderstandes (RAW) durch Ganzkörperplethysmographie. $+\Delta V$ = zunehmendes Lungenvolumen; $\Delta \dot{V}$ = Flußänderung am Mund; ΔP_K = Kammerdruckänderung; $-\Delta P$ = abnehmender pulmonaler Druck; cotanβ = Cotangens des Winkels β (entspricht RAW, Angabe in kPa/l/s oder cm H_2O/l/s)

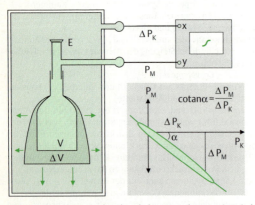

Abb. 7 Bestimmung des thorakalen Gasvolumens (TGV) durch Ganzkörperplethysmographie. E = elektromagnetisches Verschlußventil; V = TGV; ΔP_M = Munddruckänderung; ΔP_K = Kammerdruckänderung; cotanα = Cotangens des Winkels α (entspricht TGV zum Verschlußzeitpunkt)

3.4 Ganzkörperplethysmographie

Indikationen, Kontraindikationen

➤ **Indikationen:**
- Diagnose und Differentialdiagnose obstruktiver Atemwegserkrankungen
- Abklärung von Dyspnoe unklarer Genese.
- Pharmakologische Tests und Provokationstests bei Atemwegserkrankungen.
- Diagnose einer Lungenüberblähung.
- Nachweis pulmonal gefangener Luft (in Verbindung mit der Bestimmung der FRC, s. S. 27).
- Objektivierung von Funktionsstörungen bei gestörter Patientenmitarbeit.
- Funktionsdiagnostik bei Unfähigkeit zur Spirometrie.

➤ **Kontraindikationen:**
- Klaustrophobie.
- Vital bedrohte Patienten.

Durchführung

➤ **Technische Voraussetzungen:**
- Ganzkörperkammer mit schnellem Druckausgleich und hochsensibler Druck/Volumenmessung, integrierter Pneumotachograph.
- Computer zur Datenverwaltung.

➤ **Patientenvorbereitung:**
- Aufklärung über das Atmen in geschlossener Kammer, Vorbereitung auf die TGV-Messung.
- Atmung in der Kammer bis zur konstanten Ruheatmung nach Temperaturausgleich ohne Drift. Geforderter Fluß > 0,5 l/s.

➤ **Messung:**
- Drei Meßdurchgänge mit verwertbaren Resistance-Schleifen bei konstanter Ruheatmung.
- Danach Messung des TGV durch mindestens dreimaligen Verschluß am Ende einer normalen Ruheexspiration.

Befunde

➤ **TGV erhöht:**
- Volumen pulmonum auctum im Asthmaanfall.
- Lungenüberblähung bei Lungenemphysem.

➤ **TGV erniedrigt:** Restriktive Ventilationsstörung.

➤ **Atemwegswiderstand** (erhöht bei inspiratorischem = extrathorakalem oder exspiratorischem = intrathorakalem Strömungshindernis):
- *Gesamtströmungswiderstand R_T* (Gerade zwischen inspiratorischer und exspiratorischer Strömungsumkehr, integrativer Gesamtwert des RAW mit der größten Ausagekraft): Nur erhöhte Werte sind pathologisch: Obstruktion der (zentralen) Atemwege.
- *Inspiratorischer Atemwegswiderstand:* Gerade zwischen Strömungs-Null und inspiratorischem Umkehrpunkt.
- *Exspiratorischer Atemwegswiderstand:* Gerade zwischen Strömungs-Null und exspiratorischem Umkehrpunkt.

3.4 Ganzkörperplethysmographie

> **Formanalyse der Resistance-Schleife** (siehe Abb. 8):
> - *Extrathorakale Stenose (Restlumen < 8 mm):* S-förmige Deformierung der Schleife bei Überwiegen des inspiratorischen Atemwegswiderstandes (oberer Schleifenteil).
> - *Intrathorakale Stenose von Trachea oder im Bereich der Carina:* Erhöhung des exspiratorischen Widerstandes (Abknickung des unteren Schleifenteils).
> - *Hauptbronchusstenose:* Muster der inhomogenen Ventilation mit Öffnung der normal geneigten Schleife durch in-/exspiratorische Druckdifferenz.
> - *Homogene Atemwegsobstruktion (Asthma bronchiale):* Geneigte, nur gering deformierte Resistance-Schleife mit Verkleinerung des Winkels β.
> - *Lungenemphysem:* Golfschlägerartige Deformation des exspiratorischen Schleifenanteils durch in-/exspiratorsiche Druckdifferenz bei Strömungsnull infolge des dynamischen Bronchialkollaps.

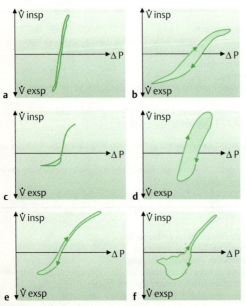

Abb. 8 Typische Resistance-Schleifen. a) Normalbefund; b) Extrathorakale Trachealstenose; c) Intrathorakale Trachealstenose; d) Hauptbronchusstenose; e) Asthma bronchiale; f) Lungenemphysem

3.4 Ganzkörperplethysmographie

Wertung

- **Allgemein:**
    - Aussagekräftigste Methode zur Beurteilung obstruktiver Atemwegserkrankungen und zuverlässigste Methode zur Bestimmung des Residualvolumens.
    - Der RAW korreliert gut mit der Atemarbeit, die zur Überwindung visköser Widerstände aufgebracht werden muß.
- **Vorteile:**
    - Messung in Ruheatmung, daher mitarbeitsunabhängig.
    - Auch bei schwerer Dyspnoe einsetzbar.
    - Zeitsparende Untersuchung (etwa 5 Minuten pro Messung).
    - Gute Reproduzierbarkeit bei einem Meßfehler < 5%.
- **Nachteile:**
    - Hohe Investitionskosten (> DM 50.000,–).
    - Die Durchführung und Bewertung erfordert atemphysiologische Kenntnisse.

3.5 Oszillationsmessung

Grundlagen

- **Definition:** Messung des Gesamt-Atemwegswiderstandes mit Hilfe von Luftoszillationen (Schwingungen hoher Frequenz).
- **Prinzip:**
  - Die Messung erfolgt durch pumpengetriggerte Luftoszillationen, die dem Atemstrom aufgeprägt werden. Der unbekannte Atemwegswiderstand errechnet sich durch das Verhältnis von Wechseldruck/Wechselströmung bei Vergleich mit einem bekannten Widerstand (Mundrohr).
  - In die Messung geht nicht nur der bronchiale Strömungswiderstand, sondern auch visköse Widerstände des peribronchialen Gewebes mit ein.
  - Aufgrund der Messung der Gesamtwiderstände ist die Normwertgrenze höher als bei der Ganzkörperplethysmographie.
  - Eine Zusatzeinrichtung analysiert das zeitliche Verhältnis von Druck- und Strömungsverhältnissen zueinander sowie die Phasenverschiebung ihrer Maxima. Dieser sogenannte Phasenwinkel erlaubt Rückschlüsse auf die Art der Lungenerkrankung.

Indikationen, Kontraindikationen

- **Indikationen:**
  - Grobe Abschätzung des bronchialen Strömungswiderstandes im Rahmen der Basisdiagnostik (z. B. als Zusatz zur Spirometrie).
  - Atemwegswiderstandsmessung am Patientenbett.
  - Arbeitsmedizinische Fragestellungen (mobiler Einsatz ist möglich).
  - Im Rahmen von Bronchospasmolyse- und bronchialen Provokationstests.
- Keine Kontraindikationen.

Durchführung

- **Technische Voraussetzungen (Gerät):**
  - Robustes, leichtes und portables (kleine Abmessungen) Gerät.
  - An Verbrauchsmaterial Mundstücke, Nasenklemme und eine Wangenklemme (verhindert das Mitschwingen).
  - Für Zusatzeinrichtungen (Phasenwinkel u. a.) wird ein XY-Schreiber mit Registrierpapier benötigt.
- **Messung:**
  - Tägliche Geräteeichungen sind notwendig.
  - Der Proband atmet ruhig und gleichmäßig über den Referenzwiderstand mit aufrechtem Oberkörper und leicht angehobenem Kopf.
  - Über einen Zeiger wird der Oszillationswiderstand (R_{os}) direkt angezeigt. Die Messung ist beendet bei Einpendeln eines konstanten Wertes.

3.5 Oszillationsmessung

Befunde, Wertung

- Die Befundung des R_{os}-Wertes entspricht der des bronchialen Strömungswiderstandes in der Ganzkörperplethysmographie (s. S. 27):
  - Durch Erfassung der Gesamtwiderstände sind die Meßwerte jedoch generell höher.
  - Bei leichter/mittelgradiger Obstruktion korreliert R_{os} gut mit dem ganzkörperplethysmographisch gemessenen R_{AW}.
  - Bei höhergradiger Obstruktion (> 7 cm $H_2O/l/s$) ist die Messung unempfindlicher und die Obstruktion wird unterschätzt.
- Die Analyse des Phasenwinkels hat sich in der Praxis nicht durchgesetzt. Die Zuordnung zu bronchopulmonalen Krankheitsbildern ist zu ungenau.
- In Präzision und Aussagekraft ist die Oszillationsmethode dem Ganzkörperplethysmographen deutlich unterlegen, es entfallen die wichtigen Zusatzinformationen durch Analyse der Resistance-Schleife.
- Vorteile liegen im geringen Investitionsaufwand (etwa DM 3.000,-), geringen Unterhaltungskosten, einfacher Bedienung, dem mobilen Einsatz und der Möglichkeit der kontinuierlichen Registrierung.

3.6 Unterbrechermethode

Grundlagen

- **Definition:** Messung des Atemwegswiderstandes durch komplexe Rechenverfahren mit Hilfe kurzzeitiger exspiratorischer Atemwegsverschlüsse mit einer Frequenz von 2 Hz (6–8 mal pro Atemzug).
- **Prinzip:**
  - Atemstromstärke (dV/dt) und Alveolardruck P_A (notwendig zur Bestimmung des Strömungswiderstandes $R = dP_A : dV/dt$) werden nacheinander gemessen.
  - Meßvoraussetzung ist ein vollständiger Druckausgleich zwischen Alveole und Mundöffnung während des Verschlusses.

Indikationen, Kontraindikationen

- Wie bei der Oszillationsmethode, s. S. 32.

Durchführung

- **Technische Voraussetzungen (Gerät):** Relativ robustes, leichtes und mobiles Gerät mit kleinen Abmessungen.
- **Messung:**
  - Aufklärung des Patienten über die spürbaren exspiratorischen Atemwegsverschlüsse während der Messung.
  - Durchführung der Messung wie bei der Oszillationsmethode (s. S. 32).

Befunde, Wertung

- **Befunde und Aussagekraft sowie Vorteile und Nachteile entsprechen denen der Oszillationsmethode:**
  - Durch fehlenden Druckausgleich wird mit steigendem Strömungswiderstand die Obstruktion zunehmend unterschätzt.
  - Im Therapieverlauf ist eine leichte Besserung einer schweren Obstruktion oft nicht erkennbar.
  - Investitionsaufwand von nur etwa DM 3.000,–.

3.7 Compliancemessung

Grundlagen

- **Definitionen, Prinzip** (siehe Abb. 9):
  - Messung der Dehnbarkeit der Lunge: Änderung des transpulmonalen Drucks, die bei einer definierten Änderung des Lungenvolumens auftritt ($C = dP/dV$).
  - Der transpulmonale Druck ist hierbei die Druckdifferenz zwischen Alveole und Pleuraspalt.
  - Der Druck im Pleuraspalt wird in der praktischen Messung durch den Ösophagusdruck ersetzt, der Alveolardruck entspricht nach Druckausgleich dem Munddruck.
  - Das Produkt aus transpulmonalem Druck und Volumen beschreibt die Atemarbeit zur Überwindung elastischer Widerstände.
  - Der Reziprokwert der Compliance ist die Elastance (Elastizität).
  - Die pulmonale Compliance beschreibt die mechanischen Eigenschaften der Lunge. Sie steigt an bei einer Versteifung der Lunge und fällt ab bei einer Erschlaffung der Lunge.
  - Bei einer steifen Lunge müssen hohe transpulmonale Druckänderungen für geforderte Volumenänderungen aufgebracht werden. Daher korreliert die Compliance gut mit der Atemarbeit bei restriktiven Ventilationsstörungen.

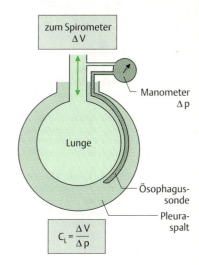

Abb. 9 Meßprinzip der pulmonalen Compliance (Lungendehnbarkeit). C_L = pulmonale Compliance; ΔV = Änderung des Atemvolumens; Δp = Änderung des transpulmonalen Drucks (Differenz zwischen Pleura- und Alveolar-/Munddruck)

$$C_L = \frac{\Delta V}{\Delta p}$$

- **Compliance-Formen:**
  - *Statische Compliance:* Messung von Druck und Volumen unter Atemstillstand bei unterschiedlichen Volumina.
  - *Quasi-statische Compliance:* Kontinuierliche Messung von Druck und Volumen bei niedriger Atemfrequenz (4 Atemzüge pro Minute). Die Werte entsprechen weitgehend der statischen Compliance. Diese Methode wird in der Praxis eingesetzt.

3.7 Compliancemessung

- *Dynamische Compliance:* Druck-Volumenbeziehung, kontinuierlich gemessen bei Atmung mit einer bestimmten Frequenz, z. B. Normalfrequenz. In die dynamische Compliance gehen neben elastischen auch visköse Widerstände (Reibungswiderstand des Lungengewebes, Strömungswiderstand der Atemwege) ein. Je niedriger die dynamische Compliance gegenüber der statischen, desto bedeutender ist der Anteil visköser Widerstände bei der Atemarbeit.
- *Volumische Lungencompliance (C_L/FRC):* Elimination von Volumeneinflüssen bei der Compliancemessung.

Indikationen, Kontraindikationen

- **Indikationen:**
  - Diagnostik und Verlaufskontrolle restriktiver Ventilationsstörungen.
  - Ausschluß einer fibrosierenden Lungenerkrankung auf funktioneller Grundlage.
  - Diagnostik und Verlaufskontrolle des Lungenemphysems.
  - Gutachterliche Einschätzung restriktiver Ventilationsstörungen.
- **Kontraindikationen:**
  - Schwere koronare Herzkrankheit.
  - Ösophaguserkrankungen.
  - Schwere respiratorische Insuffizienz, schwere Atemwegsobstruktion, Hyperventilationssyndrome (Auswertbarkeit nicht gegeben).
  - Phobische Reaktionen.

Durchführung

- **Technische Voraussetzungen (Geräte):**
  - *Meist in einen Ganzkörperplethysmographen integriert:*
    - Spirometer oder Pneumotachograph zur simultanen Messung des Lungenvolumens.
    - Ösophagusballonsonde (Naso-Ösophageal-Sonde) zur Relativmessung des Ösophagusdrucks (einlumige Sonde mit distalem Latexballon zum Auffüllen mit einem definierten Sollvolumen).
    - XY-Schreiber zur simultanen Messung von Volumen- und Druckänderungen.
  - An Zusatzmaterial Gel zur Schleimhautanästhesie, Spray mit Lokalanästhetikum, Trinkbecher, Nierenschalen, Zellstoff.
- **Patientenvorbereitung:**
  - Aufklärung über Indikation, Alternativen und Vorgehen.
  - Der Patient muß nüchtern sein.
  - Schleimhautanästhesie von unterem Nasengang (Gel) und Rachen (Spray).
- **Praktisches Vorgehen:**
  - Volumen- und Druckeichung des Gerätes.
  - Dichtigkeitsprüfung der Ballonsonde.

3.7 Compliancemessung

- *Sondenplazierung:*
  - Im Sitzen, der Untersucher sitzt dem Patienten gegenüber.
  - Einführen der Sonde durch den unteren Nasengang, Füllen des Mundes mit wenig Wasser, bei Passage des Ösophaguseingangs soll der Patient schlucken (gegebenenfalls wiederholen).
  - Plazierung der Ballonsonde in Höhe der Markierung an der Nasenöffnung, gegebenenfalls optimale Lage korrigieren durch Nachweis der maximalen Druckamplituden.
  - Den Ballon mit Luft füllen.
  - Zunächst Messung der quasi-statischen Compliance bei einer Atemfrequenz von 4/min, anschließend Registrierung der dynamischen Compliance bei einer Frequenz von 15, 20, 40, 60/min bis zur Hechelatmung. Registrierung von mindestens drei auswertbaren Druck-Volumenkurven.
  - Anschließend Entblocken, Entleeren und Entfernung der Ballonsonde.

Befunde

- **Normale Compliance:** Physiologisch oder Kombination von Fibrose und Emphysem (pseudonormale Compliance).
- **Erhöhte pulmonale Compliance:** Erschlaffung der Lunge (Lungenemphysem).
- **Erniedrigte pulmonale Compliance:**
  - Kleine Lunge (Kinder, kleine Erwachsene).
  - Vermindertes Lungenvolumen (nach Resektionen).
  - Alle diffusen interstitiellen Lungenerkrankungen.
  - Pulmonale Narben (Verletzungen, karnifizierende Entzündung, Tuberkulose, Pneumokoniosen).
  - Interstitielles und alveoläres Lungenödem.
  - Surfactantmangel mit Zunahme der alveolären Oberflächenspannung.
  - Pleurarerkrankungen (Pleuraschwarte, Pleuratumoren).
- **Transpulmonaler Druck:** Bei pleural bedingter Complianceerniedrigung ist die pulmonale Compliance erniedrigt, der transpulmonale Druck jedoch nicht erhöht. Eine gesonderte Absolutmessung ist notwendig (Messung mit Ösophagussonde nach Kalibration oder invasiv nach Präparation der Pleura parietalis (Implantation eines Elektromanometers)).

Wertung

- **Aussagekräftigster Parameter zur Beurteilung restriktiver Ventilationsstörungen:** Von der Mitarbeit unabhängig, höchste Empfindlichkeit, gute Reproduzierbarkeit und Genauigkeit.
- **Meßfehler** entstehen meist durch inkorrekte Ballonlage und falsche Atemfrequenz des Patienten.
- **Nachteile:**
  - Recht hoher technischer Aufwand.
  - Erfahrung des Untersuchers notwendig.
  - Finanzieller Investitionsaufwand von etwa DM 10.000,–.
  - Zeitaufwand von etwa 30 Minuten.
  - Für den Patienten unangenehme Messung.

3.8 Messung des Transferfaktors (Diffusionskapazität)

Grundlagen

- **Definition:** Der pulmonale Transferfaktor T_L beschreibt das globale Gasaustauschvermögen der Lunge zwischen dem ventilierten Alveolarraum und dem erythrozytären Hämoglobin. Er entspricht der Gasmenge, die pro Minute aus dem Alveolarraum in das Blut gelangt und an Hämoglobin gebunden wird.
- **Dabei auftretende Widerstände:**
  - Alveoläre Diffusionsstrecke (Verlängerung und Stratifikation bei Lungenemphysem).
  - Alveolokapilläre Membran mit Alveolarendothel, Interstitium und Kapillarendothel (Verdickung bei Fibrose, Oberflächenverringerung nach Resektion).
  - Blutplasma.
  - Erythrozytäre Membranoberfläche (Anämie, Polyzythämie).
  - Erythozytenstroma.
- Auch Verteilungsstörungen von Ventilation und Perfusion bei an sich normaler Diffusion bedingen eine Einschränkung der Diffusionskapazität, weswegen man heute die Diffusionskapazität D_L als Transferfaktor T_L bezeichnet.
- **Prinzip:**
  - Indikatorgas ist aus methodischen Gründen nicht O_2, sondern Kohlenmonoxid (CO).
  - CO hat eine 210-fach stärkere Affinität zum Hämoglobin als O_2. Bereits bei einem CO-Partialdruck < 1 mmHg ist eine vollständige Sättigung erzielt.
  - Die Gasdiffusion in der Lunge erfolgt nach dem Fick'schen Diffusionsgesetz.
  - T_{LCO} berechnet sich aus dem Quotienten der CO-Aufnahme (V_{CO}) und der alveolo-kapillären CO-Partialdruckdifferenz (= alveolärer CO-Partialdruck, da kapillärer CO-Partialdruck = Null). Somit ist $T_{LCO} = \dot{V}_{CO}/P_{ACO}$ (ml/min mmHg).
- **Meßmethoden:**
  - *Steady-State-Meßmethode:*
    - Der Untersuchte atmet ein Luftgemisch mit 0,1 % CO für 3–5 Minuten bis zum Steady-State.
    - Die V_{CO} berechnet sich aus endexspiratorisch gewonnenen Atemgasproben.
  - *Single-Breath-Meßmethode:*
    - Berechnung der V_{CO} nach Einatmung einer Vitalkapazität einer 0,2%-igen CO-Gasmischung mit nachfolgender Apnoe-Phase von 10 s.
    - Die CO-Differenz zwischen Inspirationsluft und Exspirationsluft nach Apnoe ist ein Maß für den CO-Transfer.
    - Zur Berechnung muß das Alveolarvolumen bekannt sein (parallele Heliumverdünnung).

Indikationen, Kontraindikationen

- **Indikationen:**
  - Diagnostik und Verlaufskontrolle interstitieller Lungenkerkrankungen.
  - Diagnostik und Verlaufskontrolle des Lungenemphysems.
  - Frühdiagnostik von Diffusionsstörungen aufgrund der Empfindlichkeit des Verfahrens.

3.8 Messung des Transferfaktors (Diffusionskapazität)

➤ **Kontraindikationen:**
  - *Single-Breath-Methode:* Bei starker Atemnot (Apnoezeit = 10 s) und sehr kleiner VC von < 1,5 l nicht durchführbar.
  - *Steady-State-Methode:* Hier treten zuweilen grenzwertig toxische CO-Hb-Werte auf, vor allem bei Belastungsuntersuchungen (sie sollte daher bei starker Hypoxämie (p_aO_2 < 50 mmHg) unterbleiben).

Durchführung

➤ **Technische Voraussetzungen (Geräte):**
  - Mindestvoraussetzung ist ein Spirometer und CO-Analysator.
  - Meist Bestimmung des CO-Transfers in Kombinationsmeßplätzen mit integriertem PC.
➤ **Patientenvorbereitung:** Für das Steady-State-Verfahren nicht notwendig, für das Single-Breath-Verfahren zuvor Üben des Atemmanövers.
➤ **Praktische Druchführung:**
  - *Steady-State-Verfahren:* 3–5-minütige Ruheatmung bei einer Atemluft mit 0,1% CO-Anteil.
  - *Single-Breath-Verfahren:* Nach maximaler Exspiration Einatmen eines Gasgemisches aus 0,2% CO, 10% Helium und Luft mit langsamer, maximaler Inspiration bis zur IVC, danach Atemwegsverschluß mittels Shutter für 10 s, danach langsame und vollständige Exspiration. Verwerfen der ersten 750 ml des Exspirationsgases als Totraum, Analyse des Restexspirates. Mindestens 2 Meß-Durchgänge sind erforderlich. Simultan erfolgt die Messung des Alveolarvolumens durch Helium-Verdünnung. Der Gesamt-T_{LCO} wird auf das Alveolarvolumen (T_{LCO}/V_A) bezogen.

Befunde

➤ **Verminderter T_{LCO}:**
  - Interstitielle Lungenerkrankungen mit Dominanz des Membranfaktors: Verdickung der alveolo-kapillären Membran, Verlust von Membranoberfläche, Ventilations-Perfusions-Verteilungsstörungen.
  - Lungenemphysem und chronisch obstruktive Atemwegserkrankung mit Dominanz der Verteilungsstörungen: Verlust von Membranoberfläche, Vergrößerung der Diffusionsstrecke, Stratifikation, Verteilungsstörungen.
  - Lungenembolie (Verlust an Gasaustauschfläche).
  - Nikotinkonsum (Erhöhung des Hb_{CO}).
  - Anämie (Verlust von Hämoglobin).
➤ **Erhöhter T_{LCO}:**
  - Alveoläre Hämorrhagie (Bindung von CO an alveoläres Hb).
  - Polyzythämie, Polyglobulie (vermehrte Bindung an kapilläres Hb).
  - Pulmonaler Rechts-Links-Shunt (vermehrte Bindung an kapilläres Hb).

3.8 Messung des Transferfaktors (Diffusionskapazität)

Wertung

➤ **Vorteile:**
- Hochsensitives Verfahren zur globalen Messung pulmonaler Gastransferstörungen.
- Rasche und einfache Meßdurchführung.

➤ **Nachteile:**
- Der T_{LCO} bietet keine Möglichkeit der Differentialdiagnose, da er ein integrativer Parameter ist.
- Zur weitergehenden Beurteilung der Lokalisation einer Diffusionsstörung sind zusätzliche Analysen notwendig:
  - Verteilungsanalysen.
  - Bestimmung des Membrantransfers.
- Relativ hoher Investitionsaufwand (über DM 30.000,-).

3.9 Arterielle Blutgasanalyse (BGA)

Grundlagen

> **Definitionen, Methoden:**
> - *Allgemein:* Messung des Gasdrucks von Sauerstoff und Kohlendioxid, des pH, des Basenüberschusses (BE) und der Standardbikarbonatkonzentration im arteriellen Blut.
> - *Arterieller Sauerstoffpartialdruck* (p_aO_2, gemessen in mmHg oder kPa): Beschreibung des im arteriellen Blut befindlichen O_2-Anteils anhand seines Gasdrucks und damit global des alveolären Gasaustausches. Die Messung erfolgt mittels Änderung der Potentialdifferenz, die an einer Platinelektrode durch die Umwandlung von O_2 zu Wasser induziert wird. Eine Erniedrigung kann zahlreiche Ursachen haben.
> - *Arterieller pH-Wert:* Negativer dekadischer Logarithmus der H^+-Ionen-Konzentration im arteriellen Blut. Er wird gemessen mit einer Glaselektrode, umgeben von einer für H^+-Ionen permeablen Glasmembran. Die H^+-Ionen aus dem Blut induzieren eine Potentialdifferenzänderung, die von deren Konzentration abhängig ist. Der Blut-pH-Wert wird austauschbar metabolisch (Stoffwechsel, Niere, Magen-Darm-Trakt) und pulmonal (alveoläre Ventilation) reguliert, Beispiele:
>   - Respiratorische Azidose: pH-Abfall durch alveoläre Hypoventilation ohne metabolische Kompensation.
>   - Respiratorische Alkalose: pH-Anstieg durch alveoläre Hyperventilation ohne metabolische Kompensation (Säureretention).
> - *Arterieller CO_2-Partialdruck p_aCO_2:* Beschreibung des im arteriellen Blut befindlichen CO_2-Anteils in mmHg oder kPa. Die Messung erfolgt wie die des pH, hier mit einer CO_2-durchlässigen Teflonfolie um die Glaselektrode. CO_2 induziert eine pH-Änderung, die über die Konzentrationsänderung der H^+-Ionen gemessen wird. Aufgrund der guten Diffusion von CO_2 beschreibt der p_aCO_2 lediglich die alveoläre Ventilation:
>   - Hypokapnie: Alveoläre Hyperventilation.
>   - Hyperkapnie: Alveoläre Hypoventilation.
> - *Standardbikarbonat (Alkalireserve):* Menge gebundener Kohlensäure im Plasma, die bei Standardbedingungen (37 °C, 44 mmHg p_aCO_2, vollständige Sättigung des Hämoglobins) an CO_2 gebunden ist. Der Wert – angegeben in in mval/l – ergibt sich rechnerisch aus den oben genannten Werten.
> - *Base excess (BE):* Rechnerisch erzielter Wert zur Beschreibung des Gesamt-Säure-Basen-Haushalts. Ein positiver Wert beschreibt einen Basenüberschuß, ein negativer Wert einen Basenmangel. Angabe in mval/l.
> - BE und Standardbikarbonat beschreiben die metabolische Antwort oder Ursache bei veränderter alveolärer Ventilation.

Indikationen, Kontraindikationen

> **Indikationen:**
> - Jede Lungenfunktionsprüfung.
> - Diagnostik kardialer Funktionsstörungen.
> - Diagnostik der Polyglobulie.

3.9 Arterielle Blutgasanalyse (BGA)

- Therapiekontrolle und Verlaufsbeobachtung kardiopulmonaler Erkrankungen.
- Diagnostik von Hirnerkrankungen, Niereninsuffizienz, Störungen des Wasser- und Elektrolythaushaltes.
- Monitoring in der Intensivmedizin.
➤ Keine Kontraindikationen.

Durchführung

➤ **Technische Voraussetzungen (Geräte):**
  - Integrierte Platin- und Glaselektroden.
  - Digitalanzeige und Direktausdruck.
  - Tägliche Grundeichungen mit definierten Kalibrierlösungen.
  - Regelmäßige, am besten automatische Zwischeneichungen.
  - Als Zubehör hyperämisierende Salbe, heparinisierte Mikrokapillaren, Tupfer, Alkohollösung, Einmallanzetten, Eichgas, Eichlösung, Ersatzelektroden, Ersatzmembranen.

➤ **Patientenvorbereitung:**
  - *Definition der Untersuchungsbedingungen:*
    - Ruhe-Steady-State: 10 Minuten unverändertes Sitzen oder Liegen.
    - Sauerstoff-Steady-State in Ruhe: Bei Gesunden nach 20 Minuten nasaler O_2-Insufflation, bei pulmonal Kranken nach 30–40 Minuten.
    - Belastungs-Steady-State: 4 Minuten pro Belastungsstufe.
  - *Vorbereitung der Gewinnung arteriellen/arterialisierten Blutes:*
    - Palpation der A. radialis oder femoralis. Arterielle Punktion nur notwendig bei peripherer Mikrozirkulationsstörung und hyperoxischen p_aO_2-Werten.
    - Hyperämisiertes Ohrläppchen (hyperämisierende Salbe, Einwirkungszeit 10 Minuten). Ohrkapillarblut entspricht arteriellem Blut bei hypoxisch/normoxischem p_aO_2, normaler Ohrläppchendurchblutung und normaler Zirkulation.
  - *Gewinnung der Blutprobe:*
    - Punktion der A. radialis oder A. femoralis mit Mikrokanüle.
    - Lanzettierung des Ohrläppchens, der erste Blutstropfen wird verworfen.
    - Aufsaugen in Spritze oder Kapillare ohne Luftblasen (ggf. sofort entfernen!).

➤ **Meßvorgang:**
  - Messung möglichst sofort nach Blutgewinnung, bei Verzögerung von mehr als 5 Minuten Bluttransport auf Eis.
  - *Häufigste Fehlerquellen:* Luftblasen, Gerinnung der Blutprobe, Punktion einer Vene, „Melken" des Ohrläppchens, Membranverschmutzungen oder Membrandefekte.
  - Doppelbestimmungen sind zur Erhöhung der Zuverlässigkeit wünschenswert.

3.9 Arterielle Blutgasanalyse (BGA)

Befunde

> p_aO_2:
> - Geschlechts-, gewichts und altersabhängig (starke Abnahme mit dem Alter, siehe Abb. 10).

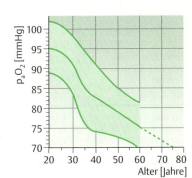

Abb. 10 Altersabhängiger Normbereich des arteriellen Sauerstoffpartialdrucks (nach Loew und Thews, 1962)

- Abweichungen über die doppelte Standardabweichung hinaus werden als Hypoxämie (bei Unterschreiten) oder Hyperoxämie (bei Überschreiten) bezeichnet.
- *Respiratorische Insuffizienz:*
  - Manifest: Hypoxämie unter Ruhebedingungen.
  - Latent: Normoxämie unter Ruhe, Hypoxämie unter Belastung.
- Änderungen des Barometerdrucks sind unerheblich, der p_aO_2 fällt jedoch stark mit der Höhe über Meeresniveau ab.
- Aus einer Hypoxämie alleine kann kein Rückschluß auf die Ursache gezogen werden. Hauptursachen sind:
  - Hypoxie in der Atemluft (Höhe, Sauerstoffmangel).
  - Alveoläre Hypoventilation.
  - Alveolokapilläre Diffusionsstörungen.
  - Pulmonaler Rechts-Links-Shunt.
  - Verteilungsstörung zwischen alveolärer Ventilation und pulmonaler Perfusion.

> p_aCO_2:
> - Der normale p_aCO_2 ist altersunabhängig und liegt zwischen 36 und 44 mmHg.
> - Das Verhalten des p_aO_2 und des p_aCO_2 in Ruhe, unter körperlicher Belastung und unter Sauerstoffatmung erlaubt Rückschlüsse auf die Ursache der Ateminsuffizienz (s. Tabelle 5):
>   - Eine Hypoxämie bei Normo-/Hypokapnie wird als respiratorische Insuffizienz (früher: respiratorische Partialinsuffizienz) bezeichnet.
>   - Eine Hypoxämie bei Hyperkapnie wird als Ventilationsinsuffizienz (früher: respiratorische Globalinsuffizienz) bezeichnet.

3.9 Arterielle Blutgasanalyse (BGA)

Tabelle 5 Arterielle Blutgase bei verschiedenen Formen der Ateminsuffizienz

	in Ruhe		unter Belastung		unter O_2-Atmung	
	p_aO_2	p_aCO_2	p_aO_2	p_aCO_2	p_aO_2	p_aCO_2
Normalbefund	n	n	↑	↓	↑	=
Diffusionsstörung	↓↓	n/↓↓	↓	n	↑	=
Rechts-Links-Shunt	↓↓	n/↓↓	=	↓	=	=
Ventilations-Perfusions-Verteilungsstörungen	↓↓	n/↑↑	↑	↓	↑	=
Hypoventilation	↓↓	↑↑	=	↑	↑	↑

n: normal; ↑↑: erhöht; ↓↓: erniedrigt; ↓: Abfall; ↑: Anstieg; =: unverändert

- **Häufige Ursachen der Ventilationsinsuffizienz:**
  - Atempumpversagen.
  - Funktionelle Atemdepression (metabolische Alkalose, Sedativa).
  - Zerebrale Schädigungen (z.B. Ischämie, Blutung, Raumforderung, Myelitis, Enzephalitis, Atemregulationsstörungen).
  - Neuromuskuläre Erkrankungen (z.B. Amyotrophe Lateralsklerose, Muskeldystrophie, spinale Muskelatrophien, Polymyositis, Myasthenia gravis, Guillain Barré-Syndrom).
  - Atemwegsstenose (obstruktives Schlafapnoe-Syndrom, Trachealstenose).
- **Wichtige Ursachen der alveolären Hyperventilation:**
  - Pulmonale Stimulation (Hypoxie, vermehrte Atemarbeit).
  - Zentrale Stimulation (Schmerz, Angst, Erregung, Fieber, arterielle Hypotension, zerebrale Läsion, metabolische Azidose).
  - Andere Stimuli (Schwangerschaft).
- Die Konstellation von pH, p_aCO_2 und BE-Standarddikarbonat erlaubt Rückschlüsse auf die verursachende Störung des Säure-Basen-Haushaltes (s. Tabelle 6).

Wertung

- Die arterielle Blutgasanalyse ist eine einfache und zuverlässige Meßmethode (der Meßfehler beträgt weniger als 3%), mit der eine Aussage über die Globalfunktion der Lunge und den Säure-Basen-Status möglich ist. Die spezielle Befundkonstellation erlaubt meist Rückschlüsse auf die zugrunde liegende Störung.

3.9 Arterielle Blutgasanalyse (BGA)

Tabelle 6 Befundkonstallationen bei Störungen des Säure-Basen-Haushalts

	pH	p_aCO_2	Basen-Überschuß
akute respiratorische Azidose	↓	↑	n
chronische respiratorische Azidose	n/↓	↑	↑
akute respiratorische Alkalose	↑	↓	n
chronische respiatorische Alkalose	n/↑	↓	↓
kompensierte metabolische Azidose	n	↓	↓
dekompensierte metabolische Azidose	↓	n/↓	↓
kompensierte metabolische Alkalose	n	↑	↑
dekompensierte metabolische Alkalose	↑	n/↑	↑

n: normal, ↑ : erhöht, ↓ : erniedrigt

3.10 Pulsoximetrie

Grundlagen

- **Definition:** Nichtinvasive Methode zur Messung der arteriellen Sauerstoffsättigung (S_aO_2, pulsoximetrisch $S_{pa}O_2$).
- **Prinzip:**
  - Messung der pulssynchronen Adsorptionsänderung durch oxygeniertes Hämoglobin gegenüber dem reduzierten Hämoglobin der Venen durch Transmissionsphotometrie bei 2 Wellenlängen (660 nm und 940 nm).
  - Durch selektive Messung der pulsatilen Anteile spielen Gewebe- und Hautbeschaffenheit keine wesentliche Rolle.

Indikationen, Kontraindikationen

- **Indikationen für eine kontinuierliche Registrierung der S_aO_2:**
  - Schlaf (Schlaf-Apnoe-Syndrom, chronische respiratorische Insuffizienz).
  - Monitoring auf Intensivstation.
  - Narkose.
  - Bronchopulmonale diagnostische und interventionelle Eingriffe.
  - Nichtinvasive Beatmung und Sauerstofftherapie.
- **Kontraindikationen:**
  - Schock und Mikrozirkulationsstörungen.
  - Starke Hypoxämie ($S_aO_2 < 70\%$).
  - Pathologisch erhöhte Kohlenmonoxidkonzentration ($HbCO > 3\%$, hier ist der S_aO_2 falsch hoch).
  - Ikterus (S_aO_2 falsch niedrig).

Durchführung

- **Technische Voraussetzungen (Geräte):**
  - Interne automatische Kompensation und Korrektur gegenüber den nicht pulsatilen Anteilen des akralen Blutes.
  - Interner Speicher zur Trendanalyse von mindestens 12 Stunden.
  - Wünschenswert: Integrierte Einstellung von Alarmgrenzen mit optischem und akustischem Signal, Ausdruck der Daten in digitaler oder graphischer Form.
- **Praktische Durchführung:**
  - Keine Patientenvorbereitung, keine Hyperämisierung erforderlich.
  - Befestigung des Sensors an Ohr oder Finger mit Meßfühlern in selbsthaltenden Klemmen oder in Fingerhüten.
  - Vermeiden von Bewegungen am sensortragenden Glied.

Befunde, Wertung

- Die Pulsoximetrie erlaubt ein kontinuierliches Monitoring erwünschter und unerwünschter Sauerstoffsättigungsänderungen, die Anzeigeverzögerung eines Meßwertes beträgt < 15 s.
- Im klinisch wichtigen Bereich einer S_aO_2 von 70–90% ist die Messung sehr zuverlässig und sensitiv. Der Meßfehler beträgt 2–3%.
- Unterhalb einer S_aO_2 von 65% ist der Meßfehler groß.
- Die Pulsoximetrie hat die transkutane Messung der Sauerstoffsättigung weitgehend verdrängt.

3.10 Pulsoximetrie

> **Schlußfolgerungen auf den p_aO_2 sind nur bedingt möglich:**
> - Die Sauerstoffbindungskurve verläuft bei einer $S_aO_2 > 90\%$ sehr flach (s. Abb. 11), die Messung der S_aO_2 ist deshalb in diesem Bereich wenig sensitiv.
> - Der Verlauf der Sauerstoffbindungskurve ist abhängig vom pH (s. Abb. 11), vom p_aCO_2, von der Temperatur und von erythrozytären Energieträgern (z.B. 2,3-Diphosphoglycerat).

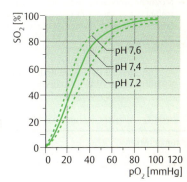

Abb. 11 Sauerstoffbindungskurve des menschlichen Blutes bei unterschiedlichem pH. SO_2 = Sauerstoffsättigung in %; pO_2 = Sauerstoffpartialdruck in mmHg

3.11 Funktionsmessungen der Ventilationspumpe

Grundlagen

- **Definition:** Die Ventilationspumpe ist der Motor der Ventilation. Sie vergrößert inspiratorisch das Lungenvolumen, die Exspiration erfolgt passiv.
- **Komponenten:** Das System der Ventilationspumpe besteht aus dem Atemzentrum, den motorischen Neuronen, der Atemmuskulatur (Zwerchfell, Interkostalmuskeln, zervikothorakale Muskeln) und dem Brustkorb.
- **Mögliche Störungen:** Jedes der Glieder des Systems kann durch Krankheit betroffen sein (s. Tabelle 7). Folge der Insuffizienz des Gesamtsystems ist die Ventilationsinsuffizienz (früher: respiratorsiche Globalinsuffizienz) mit Abfall des p_aO_2 und Anstieg des p_aCO_2. Man unterscheidet:
  - Atemantriebsstörungen.
  - Neuromuskuläre Störungen.
  - Störungen der thorakalen Kraftübertragung.
  - Störungen der Übertragung von Alveolardruck in Ventilation.

Tabelle 7 Mögliche Störungen der Ventilationspumpe

Atemzentrum
- zentrale Hypoventilationssyndrome
- Sedativa, Narkotika
- Hirnstammläsionen
- endokrine Insuffizienz (Myxödem)
- Elektrolyt- und Säure-Basen-Störungen

Nervensystem/Atemmuskulatur
- Myelonschäden
- Multiple Sklerose
- Amyotrophe Lateralsklerose
- Polio, Guillain-Barré-Syndrom
- Myasthenia gravis, Muskeldystrophie
- Myositis, Stoffwechselerkrankungen
- Zwerchfellparese

Kraftübertragung in Alveolardruck
- Kyphoskoliose, Rippenserienfraktur
- leuraschwarte, Thorakoplastik
- Lungenüberblähung, Lungenfibrose

Übertragung Alveolardruck in Ventilation
- obstruktive Schlafapnoe
- Stimmbandparese, Trachealstenose
- obstruktive Bronchialerkrankungen

3.11 Funktionsmessungen der Ventilationspumpe

Globale Funktionstests

- Arterielle Blutgasanalyse (BGA, s. S. 41).
- **Spirometrie (Vitalkapazität VC, s. S. 18):** Eine Einschränkung der VC tritt erst bei schwerer Pumpstörung auf. Bei isolierter Zwerchfelläsion beträgt die VC im Liegen > 25 % weniger als bei aufrechter Position.
- **Elektromyographie (EMG) der Atemmuskulatur (Interkostalmuskel):** Hier führt die Ermüdung zur Erniedrigung der Signalfrequenz. Die Aussage ist unsicher.
- **Transdiaphragmale Druckmessung (P_{di} und $P_{di\ max}$, $P_{di} = P_g - P_{oes}$):**
  - Voraussetzung zur Messung ist die Plazierung von je einer Ösophagus- und Magensonde.
  - Bei Einatmung aus der FRC in Ruhe wird der Abdominaldruck P_g positiv, der Pleura-/Ösophagusdruck P_{oes} negativ.
  - P_{di} ist ein Parameter der Zwerchfellfunktion in Ruhe oder Belastung (P_{dimax}).
- **Mundverschlußdruckmessung:**
  - Die Messung der inspiratorischen Mundverschlußdrücke ist technisch einfach und erlaubt eine Aussage über die Funktion der gesamten Ventilationsmuskulatur.
  - *Mundverschlußdruck $P_{0.1}$:*
    - 0,1 s nach Beginn einer normalen Inspiration schließt ein Ventil das Mundstück für 0,1 s.
    - $P_{0.1}$ ist proportional zum Inspirationsdruck/Pleuradruck und repräsentiert die inspiratorische Druckentwicklung über den gesamten Atemzug.
    - Atemwiderstand und Lungendehnbarkeit beeinflussen die Messung nicht.
  - *Maximaler statischer Inspirationsdruck Pi_{max}:* Maximal erreichter inspiratorischer Munddruck bei maximaler willkürlicher Inspiration.
  - *Maximaler Mundverschlußdruck ($P_{0.1\ max}$):* Druck zwischen Ventil und Mundöffnung 0,1 s nach Beginn einer maximal willkürlichen Inspiration.

Indikationen, Kontraindikationen

- **Indikationen für alle Funktionsmessungen:**
  - Differentialdiagnose bei unklarer Dyspnoe.
  - Verlaufskontrolle neuromuskulärer Erkrankungen.
  - Differentialdiagnose bei Hyperkapnie, Polyglobulie.
  - Verlaufsuntersuchung bei fortgeschrittener, chronischer bronchopulmonaler Erkrankung (vor allem Lungenemphysem, chronische Bronchitis).
  - Verlaufsbeurteilung der nichtinvasiven Heimbeatmung.
  - Entwöhnungskriterium bei maschineller Beatmung.
- **Kontraindikationen:** Ösophaguserkrankungen (gilt für transdiaphragmale Druckmessung).

Durchführung

- Spirometrie s. S. 18, EMG und transdiaphragmale Druckmessung s. o.
- **Mundverschlußdruckmessung:**
  - *$p_{0.1}$:*
    - Während Ruheatmung Messung mit einem Pneumotachographen mit eingebautem Verschlußventil zwischen Pneumotachograph und Mund des Probanden.

3.11 Funktionsmessungen der Ventilationspumpe

- Ventilverschluß 0,1 s nach Inspirationsbeginn aus der FRC heraus, Blockade des Atemflusses für 0,1 s. Ein Manometer mißt den subatmosphärischen Verschlußdruck (Angabe in Positivwerten in cm H$_2$O o. kPa) zwischen Ventil und Mundöffnung.
- Durchführung von 10 Messungen in unregelmäßiger Reihenfolge, Errechnung eines Mittelwertes.
- Parallel wird durch den Pneumotachographen V$_T$, die Atemfrequenz und das Atemminutenvolumen (V̇$_E$), die mittlere Inspirationsgeschwindigkeit und Inspirationszeit im Vergleich zur Gesamtdauer des Atemzuges (T$_i$/T$_{tot}$) aufgezeichnet.

– *Pi$_{max}$*:
  - Ausatmung aus der Ruheatmung bis zum RV.
  - Inspirationsgetriggerter Ventilverschluß am Beginn einer maximal starken und schnellen Inspiration bis zur Ventilöffnung nach 1 s.
  - Aufzeichnung der Druckkurve bis zur Ventilöffnung, der maximale Inspirationsdruck wird nach 0,3 – 0,5 s erreicht.
  - Von 7 – 10 Versuchen wird die maximale Druckkurve ausgewertet.

– *P$_{0.1\,max}$*: Meßpunkt ist hier der Schnittpunkt mit der Druckkurve des Pi$_{max}$-Manövers zum Zeitpunkt 0,1 s nach Beginn des Inspirationsversuchs.

Befunde

➤ **Normwerte:**
  - *Transdiaphragmale Druckmessung:* Die Werte sind abhängig von der Atemphase und dem Atemzugvolumen:
    - P$_{di}$ etwa 10 cmH$_2$O.
    - P$_{di\,max}$ = 115 – 215 cmH$_2$O je nach Atemmanöver.
  - *Mundverschlußdruckmessung:* Siehe Tabelle 8.

Tabelle 8 Normwerte der Mundverschlußdruckmessung

Parameter	Normwert
P$_{0.1}$	0,6 – 1,5 mmHg (0,08 – 0,2 kPa)
Pi$_{max}$	Männer: > 60 mmHg (> 8 kPa)
	Frauen: > 45 mmHg (> 6 kPa)
P$_{0.1\,max}$	40 – 60 % von P$_{imax}$ (da p$_{0.1}$ abhängig von V$_E$ wird p$_{0.1}$ darauf bezogen: P$_{0.1}$/V̇$_E$ (kp$_a$/l)
P$_{0.1}$/P$_{0.1\,max}$	0,01 – 0,05 (1 – 5 % des Maximalwertes)
P$_{0.1}$/P$_{imax}$	0,01 – 0,03 (1 – 3 % des Maximaldrucks)

3.11 Funktionsmessungen der Ventilationspumpe

Wertung

- **Allgemein:**
  - Die Messung der Funktion der Ventilationspumpe hat eine hohe Bedeutung bei zerebralen, neuromuskulären und chronisch progredienten bronchopulmonalen Erkrankungen.
  - Die Messung hat zunehmende Bedeutung für die Therapieführung und führt seit Etablierung der intermittierenden Selbstbeatmung zu unmittelbaren therapeutischen Konsequenzen.
  - In der Praxis repräsentieren die Mundverschlußdrücke, evtl. in Kombination mit der CO_2-Rückatmung, eine differenzierte Analyse der Ventilationspumpe und sind den anderen Parametern überlegen.
- **Spirometrie** s. S. 18.
- **Elektromyographie:** Wegen schlechter Standardisierbarkeit und Reproduzierbarkeit in der klinischen Diagnostik nicht etabliert.
- **Transdiaphragmale Druckmessung:** Sensitives, aber anfälliges Meßverfahren. Sie berücksichtigt nur die Zwerchfellfunktion.
- **Mundverschlußdruckmessung:**
  - $P_{0.1}$:
    - Repräsentiert die Last der Atempumpe unter Ruhebedingungen.
    - Wenig mitarbeitabhängig und unabhängig vom Atemwiderstand und der Lungendehnbarkeit.
    - $P_{0.1}$ wächst proportional mit dem Atemminutenvolumen und der Inspirationsgeschwindigkeit.
    - Erhöhte Werte zeigen eine vermehrte Last der Atemmuskulatur an (bei thorakalen oder bronchopulmonalen Erkrankungen).
    - Ein erniedrigter $p_{0.1}$Wert zeigt eine zentrale Atemdepression oder eine manifeste Atemmuskelschwäche an.
    - Bei Vorliegen einer Übertragungsstörung von Kraft in Druck (Lungenemphysem, Kyphoskoliose) wird die in Ruhe benötigte Atemmuskelkraft durch die Messung unterschätzt.
    - Bei $P_{0.1}/P_{imax} > 25\%$ ist mit einer Ventilationsinsuffizienz zu rechnen.
    - Bei $P_{0.1}/P_{imax} > 35\%$ ist die spontane Ventilation auf Dauer nicht aufrecht zu erhalten.
  - Pi_{max}:
    - Index für die Kapazität der Ventilationspumpe.
    - Mitarbeitsabhängiger Parameter, Unabhängigkeit von Resistance und Compliance.
    - Die intraindividuelle Variation von Messung zu Messung beträgt 6–10%.
    - Erniedrigte Kapazität der Ventilationspumpe bei neuromuskulären, Brustwand- und chronischen bronchialen Erkrankungen, vor allem beim Lungenemphysem.
    - $P_{0.1}/Pi_{max}$ gibt die Last im Verhältnis zur Kapazität der Atempumpe an.
  - $P_{0.1\,max}$:
    - Sehr gute Korrelation zu Pi_{max}.
    - $P_{0.1}/P_{0.1\,max}$ ist ein Index für die bei gegebener Ventilation eingesetzte Inspirationskraft und damit ein Index für den Atemantrieb (Messung z. B. bei CO_2-Rückatmung).

3.12 Ergometrie: Blutgase unter Belastung

Grundlagen

> **Prinzip, physiologischer Ablauf:**
> - Bei körperlicher Belastung steigt der Gewebesauerstoffbedarf, Lunge und nachgeschaltet das Herz kommen dem durch vermehrte Sauerstoffaufnahme ($\dot{V}O_2$) nach. Hierzu steigen das Atemminutenvolumen ($\dot{V}_E$) (zunächst durch Erhöhung des Zugvolumens, später auch durch Erhöhung der Atemfrequenz) und die Herzfrequenz an. Die Herzfrequenz steigt linear, das $\dot{V}_E$ nicht linear mit der $\dot{V}O_2$ an (s. Abb. 12).
> - Als Anpassung verringert sich der physiologische Totraum und das pulmonale Ventilations-/Perfusionsverhältnis verbessert sich durch Rekrutierung von Alveolarbezirken und Kapillaren. Hierdurch steigt der Sauerstoffpartialdruck langsam linear an (s. Abb. 12).
> - Bei weiter steigender Belastung müssen zusätzlich zur aeroben Energiegewinnung anaerobe Mechanismen hinzukommen. Dies führt zum vermehrten Anfall saurer Valenzen (Laktat). Als Folge fällt das Standardbikarbonat ab und der Basenüberschuß (base excess, BE) wird negativ.
> - Zur Säureelimination (respiratorische Kompensation) wird das Atemzeitvolumen weiter gesteigert und der p_aCO_2 fällt ab.
>
> ◙ *Anmerkung:* Beim Gesunden ist nicht die Lunge, sondern das Herz leistungslimitierend.

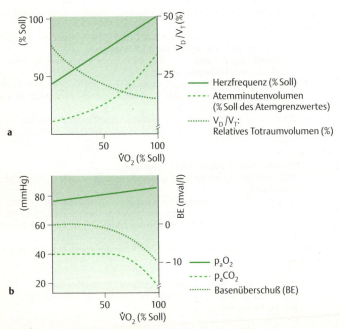

Abb. 12 Kenngrößen der physiologischen Belastungsreaktion

3.12 Ergometrie: Blutgase unter Belastung

Indikationen, Kontraindikationen

- **Indikationen:**
  - Differentialdiagnose unklarer Dyspnoe.
  - Differentialdiagnose pulmonaler Gasaustauschstörungen.
  - Schweregradbeurteilung und Verlaufskontrolle pulmonaler Gasaustauschstörungen.
  - Indikationsstellung zur Sauerstofftherapie.
- **Kontraindikationen:**
  - *Absolut:* Symptomatisches Asthma bronchiale, arterielle Ruhehypertonie (symptomatisch, > 200/100 mmHg), Myokarditis, höhergradige Rhythmusstörungen, Angina pectoris in Ruhe, dekompensierte Herzinsuffizienz, nichtkardiogenes Lungenödem, im EKG Zeichen der akuten Koronarinsuffizienz, Endokarditis, Perikarditis, akute fieberhafte Erkrankung.
  - *Relative Kontraindikationen:* Innerhalb von 4 Wochen nach akutem Myokardinfarkt, Aortenklappenstenose (mittlerer Gradient > 50 mmHg, maximaler Gradient > 80 mmHg), Aortenaneurysma, Aortendissektion, Ruhetachykardie (> 120/min), schwere Elektrolytstörungen, Epilepsie, entgleister Diabetes mellitus, abnormes Ruhe-EKG, zerebrovaskuläre Insuffizienz, Ruhedyspnoe.

Durchführung

- **Technische Voraussetzungen (Geräte):**
  - Fahrradergometer (mechanisch oder elektronisch).
  - Gerät zur Blutgasanalyse.
  - EKG und Blutdruckmeßgerät.
  - Komplette Notfalleinrichtung mit Defibrillator.
- **Patientenvorbereitung:**
  - Anamneseerhebung und klinische Untersuchung zur Indikationsstellung und zum Ausschluß von Kontraindikationen (s.o.).
  - Aufklärung über das Belastungsprotokoll.
  - Hyperämisierung eines Ohrläppchens oder Legen einer arteriellen Verweilkanüle (A. radialis) zur Blutgasanalyse (und forlaufenden RR-Messung).
- **Praktische Durchführung:**
  - *Auswahl des Belastungsprotokolls:*
    - Für pneumologische Fragestellungen stufenförmige Belastungssteigerung mit Erhöhung der Belastung nach Erreichen des Steady-State (nach jeweils 4 Minuten).
    - Wahl der Ausgangsbelastung nach der pulmonalen Leistung (FEV_1 < 1 l: 25 Watt; FEV_1 1–1,5 l: 25–50 Watt; FEV_1 1,5–2 l: 50–75 Watt; FEV_1 > 2 l: 75 Watt).
    - Belastungssteigerung um jeweils 25 Watt bis zum gewünschten Ziel oder bis zum Erreichen eines Abbruchkriteriums (s.u.).
    - RR-Messung und EKG am Ende jeder Belastungsstufe oder kontinuierlich.

3.12 Ergometrie: Blutgase unter Belastung

- *Abbruchkriterien:*
  - Herzfrequenz (220 minus Lebensalter).
  - Blutdruck: Systolisch > 270 mmHg, diastolisch > 140 mmHg, systolischer Druckabfall unter den Ruhewert, systolischer Druckabfall > 20 mmHg nach zunächst normalem Anstieg).
  - Neu aufgetretene EKG-Veränderungen: Gehäufte ventrikuläre Extrasystolen, ventrikuläre Tachykardie, Vorhofflimmern, sinoatrialer oder atrioventrikulärer Block II° oder III°, Schenkelblock, pathologische Q-Zacke, ST-Strecken-Senkung (horizontal oder deszendierend), ST-Strecken-Hebung, T-Negativierung.
  - Klinische Ereignisse: Angina pectoris, Schwindel, Zyanose, neurologisches Defizit, psychische Alteration, starke Dyspnoe, Blässe und Kaltschweißigkeit, Bewußtseinsänderungen, ischämische Beinschmerzen, muskuläre Erschöpfung.

Befunde

➤ **Physiologischer Ablauf:** Abfall des p_aO_2 während der ersten Minute einer Belastungsstufe, danach leichter Anstieg gegenüber der vorhergehenden Stufe, Einstellen eines Steady-State in der dritten oder vierten Minute. Im Belastungsverlauf langsamer linearer p_aO_2-Anstieg. Der p_aCO_2 bleibt unverändert bis zu einer Belastung von 50–60 % der $\dot{V}O_{2\,max}$, danach kontinuierlicher Abfall auf hypokapnische Werte. Bezüglich des Säure-Basen-Status kommt es ab 40–50 % der $\dot{V}O_{2\,max}$ zu einem deutlichen Abfall des Standardbikarbonats und zu einer Negativierung des BE.

➤ **Mögliche pathologische Veränderungen (s. Tabelle 5):**
  - *P_aO_2:* Abfall bei Normoxämie oder Hypoxämie in Ruhe als Hinweis auf pulmonale *Diffusions*störung, Anstieg bei Ruhehypoxämie als Hinweis auf pulmonale $\dot{V}/\dot{Q}$-*Verteilungs*störung.
  - *P_aCO_2:* Anstieg unter Belastung Hinweis auf pathologische Ermüdung der Atemmuskelpumpe.
  - *Unveränderte Blutgaswerte:* Nichtkardiopulmonale Leistungslimitierung (z. B. bei Ischämie der Extremitäten) oder ungenügende Mitarbeit.
  - **Hinweis:** Unterschiedliches Verhalten unter Belastung bei pulmonalem Rechts-Links-Shunt.

Wertung

➤ Einfache und aussagekräftige Methode zur Schweregradeinschätzung, Verlaufsbeurteilung und Differentialdiagnose pulmonaler Gasaustauschstörungen.
➤ Häufigster Einsatz zur Verlaufsbeurteilung interstitieller Lungenerkrankungen und obstruktiver Atemwegserkrankungen.
➤ Zunehmende Bedeutung in der Steuerung des muskulären Trainings bei Sauerstofflangzeittherapie.

3.13 Spiroergometrie

Grundlagen

➤ **Definition:** Simultane Analyse kardialer und pulmonaler Parameter unter Belastung zur genaueren Beurteilung von Störungen des kardiopulmonalen Systems.
➤ **Einflußfaktoren auf die individuelle Belastungsgrenze:**
  - Physiologische Atemregulation.
  - Leistungsfähigkeit der Atempumpe (neuromuskuläres System und Thoraxmechanik).
  - Atemmechanik (Umsetzung des Pleuradrucks in alveoläre Ventilation).
  - Alveoläre Gasdiffusion.
  - Pulmonales Ventilations-/Perfusionsverhältnis und pulmonale Zirkulation.
  - Quantität und Qualität des Hämoglobins.
  - Kardiovaskuläre Funktion.
  - Intrazelluläre Energiebereitstellungssysteme (Energiesubstrate und Enzyme).
➤ **Spiroergometrische Kennparameter:**
  - *Anaerobe Schwelle („anaerobic treshould", AT):* Punkt bei einer zunehmenden körperlichen Belastung, an dem nach Zuschalten der anaeroben Energiegewinnung die alveoläre Ventilation ($\dot{V}_E$) und die CO_2-Abgabe ($\dot{V}CO_2$) zur Elimination saurer Valenzen überlinear ansteigen (s. Abb. 14). Die $\dot{V}O_2$ steigt dagegen linear an. Der respiratorische Quotient (RQ = $\dot{V}CO_2/\dot{V}O_2$) wird > 1.
  - *Dauerleistungsgrenze (Arbeitskapazität, W_{170}):* Punkt bei einer zunehmenden körperlichen Belastung, an dem die metabolische Azidose ventilatorisch nicht mehr kompensiert werden kann und der pH abfällt. Dabei fällt der alveoläre pCO_2 leicht ab und die V_E steigt weiter exponentiell an (s. Abb. 13).
  - *Maximale Sauerstoffaufnahme ($\dot{V}O_{2\,max}$):* Absolute Kurzbelastungsgrenze bei einem Blut-pH von etwa 7,25 und einer $\dot{V}_E$ von 60–70% des Atemgrenzwertes MVV.

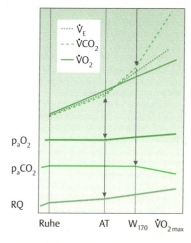

Abb. 13 Ventilationsparameter unter Belastung – Definition der anaeroben Schwelle und der Dauerbelastungsgrenze. AT = anaerobe Schwelle; p_aO_2 = alveolärer Sauerstoffpartialdruck; p_aCO_2 = alveolärer Kohlendioxidpartialdruck; $\dot{V}_E$ = Atemminutenvolumen; $\dot{V}O_2$ = Sauerstoffaufnahme; $\dot{V}O_{2\,max}$ = maximale Sauerstoffaufnahme; $\dot{V}CO_2$ = Kohlendioxidabgabe; W_{170} = Dauerbelastungsgrenze

3.13 Spiroergometrie

▶ **Meßwerte der Spiroergometrie:**
- Alveolärer O_2 und CO_2-Partialdruck.
- Arterieller O_2 und CO_2-Partialdruck.
- Inspiratorisches und exspiratorisches Atemminutenvolumen, Atemzugvolumen.
- Atemfrequenz, Herzfrequenz.
- Totraum V_D (V_D/V_T).
- Sauerstoffaufnahme, CO_2-Abgabe, respiratorischer Quotient.
- Sauerstoffpuls (Sauerstoffaufnahme/Herzfrequenz).
- Atemäquivalent (exspiratorisches Atemminutenvolumen/Sauerstoffaufnahme).

Indikationen, Kontraindikationen

▶ **Indikationen:**
- Objektive Messung der körperlichen Leistungsfähigkeit bei Gesunden (Sportler) und bei Krankheit.
- Schweregradbestimmung und Verlaufsbeurteilung kardiopulmonaler Leistungseinschränkungen, auch im Rahmen der Therapieführung.
- Gutachtliche Beurteilung der Leistungsfähigkeit in der Sozial- und Arbeitsmedizin.
- Präoperative Risikoeinschätzung bei Risikoeingriffen oder Risikopatienten.
- Differentialdiagnose der kardialen und pulmonalen Dyspnoe.

▶ **Kontraindikationen:** Siehe S. 52.

Durchführung

▶ **Technische Voraussetzungen (Geräte):**
- Elektronisches Fahrradergometer.
- Pneumotachograph.
- O_2- und CO_2-Sensor (atemsynchrone Messung via Atemmaske).
- Blutgasmeßgerät.
- EKG-Monitor.
- RR-Meßgerät.
- Integrierende Rechneranlage zur Berechnung der abgeleiteten Größen und zur simultanen Darstellung der Parameter.
- Komplette Notfallausrüstung mit Defibrillator.

▶ **Patientenvorbereitung:**
- Siehe S. 52.
- *Zusätzlich:* Vorbereitende Lungenfunktionsprüfung und Ergometrie mit EKG und Bestimmung der Blutgase zur Untersuchungsplanung.

▶ **Praktisches Vorgehen:**
- Stufenförmige Belastungssteigerung, Proband sitzend.
- Grobe Abschätzung der Belastbarkeit mit Wahl der Initialbelastung nach der Einsekundenkapazität:
  • Initialbelastung siehe S. 53.
  • Atemgrenzwert (MVV) = $FEV_1 \times 35$; $\dot{V}O_{2\,max} = 0{,}6 - 0{,}7 \times MVV$.
- Allgemein wird eine submaximale Belastung angestrebt: 75% der maximalen Herzfrequenz oder 75% der alters- und gewichtsbezogenen Maximalbelastung.

3.13 Spiroergometrie

- Bei Sportlern und jungen Patienten Steigerung der Belastung bis zur $VO_{2\,max}$.
- Belastungssteigerung im Steady-State (alle 4 Minuten) um jeweils 25–50 Watt.
- Atemsynchrone Dauerableitung der spiroergometrischen Parameter, Messung der Blutgase am Ende jeder Belastungsstufe.

Befunde

- Anaerobe Schwelle (AT), Dauerbelastungsgrenze (W_{170}) und maximale Sauerstoffaufnahme ($VO_{2\,max}$) definieren die individuelle körperliche Belastbarkeit.
- **$VO_{2\,max}$ als aussagekräftiger Prognoseparameter vor lungenchirurgischen Eingriffen:**
  - $\dot{V}O_{2\,max} < 20$ ml/kgKG: Operationsrisiko stark erhöht.
  - $\dot{V}O_{2\,max} < 15$ mlO_2/kgKG: Inakzeptabel hohes Operationsrisiko.
- **Herzinsuffizienz:** AT, $\dot{V}O_{2\,max}$ und Sauerstoffpuls erniedrigt. Für die zu beobachtende $\dot{V}O_{2\,max}$ findet sich ein relativ starker Herzfrequenzanstieg.
- **Pulmonale Hypertonie:** Fehlender Anstieg der $\dot{V}O_2$ unter Belastung, die anaerobe Schwelle ist erniedrigt.
- **Pulmonale Belastungseinschränkung:** $\dot{V}O_{2\,max}$ erniedrigt, $\dot{V}_E$ erreicht den Grenzwert bei submaximaler Herzfrequenz.
- **Restriktive Ventilationsstörungen:** V_E erreicht früh ein Plateau, die Atemfrequenz steigt inadäquat an, V_D/V_T ist pathologisch erhöht.
- **Obstruktive Atemwegserkrankung:** Anstieg der $\dot{V}O_2$ unter Belastung verlangsamt, $\dot{V}O_{2\,max}$ und der Atemgrenzwert sind reduziert. Die Meßwerte lassen sich unter Gabe von Beta-2-Mimetika verbessern.
- **Adipositas:** Belastungabbruch trotz normaler $\dot{V}O_{2\,max}$ und AT. $\dot{V}O_2$ ist bezogen auf die erbrachte Leistung zu hoch.
- **Ungenügende Mitarbeit:** Alle Kenndaten sind normal bei frühzeitigem Belastungsabbruch.

Wertung

- Die Spiroergometrie läßt die individuelle Belastbarkeit von Gesunden und Kranken objektivieren und quantifizieren. Sie dient dabei als Referenzmethode.
- Therapieeffekte auf die körperliche Belastbarkeit bei chronischen Erkrankungen (z.B. Herzinsuffizienz, COPD, pulmonale Hypertonie) lassen sich objektivieren.
- Der investitive, personelle und interpretative Aufwand begrenzen die Verbreitung der Methode.

3.14 Bronchiale pharmakologische Tests

Grundlagen

- **Prinzip:**
  - Bronchokonstriktion auf inhalative Stimuli (Allergene, kalte Luft, Histamin, cholinerge Substanzen) und Bronchospasmolyse nach Inhalation von Bronchospasmolytika (β_2-Sympathikomimetika, Anticholinergika) sind ein Diagnosekriterium des Asthma bronchiale.
  - Reaktivität in unterschiedlicher Ausprägung besteht auch bei anderen obstruktiven Atemwegserkrankungen. Sie ist therapeutisch relevant.
  - Bei der exogen allergischen Alveolitis (EAA) Reaktivität gegenüber Präzipitinen mit Ausbildung einer restriktiven Ventilationsstörung und einer Gasaustauschstörung. Auch sie ist diagnostisch verwendbar.
  - Die Reaktivität auf Allergene ist diagnostisch qualitativ verwertbar. Auf unspezifische Bronchokonstriktoren reagieren aber auch Gesunde bei hoher Dosierung. Unspezifische Provokationstests müssen daher quantitativ im Sinne einer Dosis-Wirkungsbeziehung erfolgen.

Indikationen, Kontraindikationen

- **Indikationen:**
  - *Allgemeine, unspezifische Provokationstests:*
    - Differentialdiagnose von Husten und Atemnot unklarer Genese bei normalem Lungenfunktionsbefund.
    - Prüfung der Wirkung von Arzneimitteln auf den Bronchialtonus (Bronchospasmolysetest) und die Schleimhautreagibilität.
    - Gutachterliche Fragestellungen in der Arbeits- und Sozialmedizin.
  - *Spezifische Provokationstests:*
    - Nachweis der aktuellen bronchialen Relevanz von Allergenen bei diskrepanten allergologischen Untersuchungsergebnissen.
    - Beurteilung des bronchialen Reaktionstyps (Früh-/Spätreaktion).
    - Indikationsstellung für Karenzmaßnahmen.
    - Indikationsstellung für die Hyposensibilisierungstherapie.
    - Gutachtlicher Kausalitätsnachweis.
- **Kontraindikationen aller Provokationstests:**
  - Einschränkung der absoluten Einsekundenkapazität: < 80% des Sollwertes oder < 1.500 ml bei obstruktiven oder restriktiven Ventilationsstörungen.
  - Bronchialer Strömungswiderstand von über 0,5 kPa/l/s.
  - Signifikante Reaktion nach Inhalation isotoner NaCl-Lösung (Leerwert).
  - Aktuelle behandlungsbedürftige Begleiterkrankungen.
  - Schwangerschaft.
  - Therapie mit β-Blockern, Cholinergika.

Durchführung/Befunde: Bronchospasmolysetest

- Native Lungenfunktionsprüfung als Ausgangsbefund mit Spirometrie, Pneumotachographie, Messung des bronchialen Strömungswiderstandes und kapillärer Blutgasanalyse.
- **Anschließend Inhalation von:**
  - 400 µg Fenoterol (Frage: maximal mögliche Bronchospasmolyse).
  - Oder: Inhalation von 2 Hub des vom Patienten verwendeten Bronchospasmolytikums (Frage: Effekt der Routinemedikation).
- 15 Minuten später erneute Prüfung der gleichen Meßwerte.

3.14 Bronchiale pharmakologische Tests

➤ **Befunde:**
- Der Nachweis einer klinisch signifikanten Bronchospasmolyse (Normalisierung der Parameter, zumindest Besserung um mehr als 20%) beweist die teilweise oder vollständige Reversibilität der Bronchialobstruktion und ist zugleich ein Wirksamkeitsnachweis für die verwendete Substanz.
- *Fehlende Reversibilität im Bronchospasmolysetest kann bedeuten:*
  - Fehlende bronchospastische Komponente (z. B. bei rein dynamischer Obstruktion durch den flußabhängigen Bronchialkollaps beim Lungenemphysem).
  - Fixierter, schwerer Bronchospasmus, der durch eine antiinflammatorische Therapie (Kortikosteroide) durchbrochen werden muß.
- Das Verhältnis des spasmolytischen Effektes von 400µg Fenoterol zu dem der eigenen Medikation erlaubt eine Beurteilung der aktuellen Therapie.
- Bei Nachweis einer unspezifischen bronchialen Hyperreagibilität bei ansonsten normaler Lungenfunktion sind Symptomäquivalente des Asthma bronchiale (Husten, Luftnot) diagnostisch aufgeklärt. Damit ist auch die Indikation zur Therapie (inhalative antiinflammatorische Therapie + inhalatives β_2-Mimetikum) gegeben.

Durchführung/Befunde: Unspezifische bronchiale Provokation

➤ **Allgemeine Voraussetzungen:**
- Überprüfung der Kontraindikationen, Ausschluß eines Bronchialinfektes in den vorangehenden 6 Wochen, Ausschluß eines aktuellen Allergenkontaktes.
- *Überprüfung der empfohlenen Arzneimittelkarenz:* Kurz wirksame β_2-Mimetika 8 Stunden, lang wirksame β_2-Mimetika 12 Stunden, Theophyllin 12 Stunden, Antihistaminika 48 Stunden, Kortikosteroide 96 Stunden, Anticholinergika 8 Stunden.

➤ **Genauer Testablauf:**
- *Ausgangsbefund:* Lungenfunktionsprüfung mit Spirometrie, Pneumotachographie, bronchialer Strömungswiderstand, Blutgasanalyse sowie dringend empfehlenswert Ganzkörperplethysmographie. Abbruch der Untersuchung bei pathologischem Befund ($R_T > 0,5$ kP/l/s, $FEV_1 < 80\%$ Soll).
- *Leerwertermittlung:* Durch Inhalation der Trägerlösung, Abbruch bei Reaktivität (bzw. ausgeprägter Hyperreagibilität!).
- *Anschließend schrittweise inhalative Provokation:*
  - Dosiskumulation über maximal 30 Minuten mit wiederholter Inhalation der gleichen Provokationskonzentration.
  - Oder: Jeweils Verdopplung der Konzentration der Testlösung.
- *Ermittlung der Provokationsdosis (PD):*
  - Wiederholte Messung der Zielparameter nach jeder Provokation (Dosis- bzw. Konzentrationsschritt).
  - Ermittlung einer linearen Regression der 5 Provokationsparameter (siehe Abbruchkriterien/Befunde).
  - Die PD ist erreicht, wenn einer der Parameter die Signifikanzgrenzen erreicht.
  - Je niedriger die PD, um so ausgeprägter die bronchiale Hyperreagibilität. Eine PD bis 20% unterhalb des Grenzwertes weist auf eine lediglich grenzwertige bronchiale Reaktivität hin.

3.14 Bronchiale pharmakologische Tests

> ◘ *Hinweis:* Die Grenzwerte wurden an gesunden Kollektiven ermittelt. Es gibt keine allgemein akzeptierten Grenzwerte und Schweregrade, da die Reaktion stark abhängig ist von den jeweiligen Laborvariablen (vor allem vom Inhalationssystem). Jedes Labor muß daher seine eigenen Grenzwerte definieren.

➤ **Empfohlende Substanzen und Dosierungen:**
  - *Provokationssubstanzen:* Metacholin oder Histamin.
  - *Dosierung (identisch für Metacholin und Histamin):*
    - Bei Dosiskumulation (immer dieselbe Konzentration): 3 mg/ml.
    - Bei Dosissteigerung: Gesamtdosis bis 2 mg, Konzentrationen von 0,03; 0,06; 0,125; 0,25; 0,5; 1,0; 2,0; 4,0 und 8,0 mg/ml.

➤ **Abbruchkriterien/Befunde:**
  - Keine Reaktion bei Erreichen der Grenzdosis.
  - Anstieg der R_T um 100% (mindestens auf 0,5 kPa/l/s).
  - Abfall der spezifischen Conductance ($1/R_T \times TGV$) um 40%.
  - Abfall der absoluten FEV_1 um 20%.
  - Abfall des exspiratorischen Spitzenflusses (PEF) um 20%.
  - Abfall des maximalen exspiratorischen Flusses ($FEF_{25, 50, 75}$) um 30%.

➤ Bei Nachweis der Hyperreagibilität anschließende Durchführung eines Bronchospasmolysetests.

Durchführung/Befunde: Spezifische bronchiale Provokation

➤ **Wesentliche Voraussetzungen:**
  - Stationäre Aufnahme des Patienten.
  - Notfalleinrichtung mit Intubations- und Nottracheotomieset.
  - Ständige Arztanwesenheit.
  - Geschlossene Provokationskammer/Absaugeeinrichtung.
  - Intensive Patientenaufklärung über Risiken und Alternativen (z.B. in-vitro-Tests, kutane Tests).
  - Beschränkung auf kommerziell erhältliche Provokationslösungen. Wichtig ist, daß in-vitro-, kutane und inhalative Provokationsallergene von einem Hersteller verwendet werden.

➤ **Genauer Testablauf:**
  - *Ausgangsbefund:* Lungenfunktion, Abbruch bei pathologischem Befund.
  - *Leerwertermittlung:* Inhalation der Trägerlösung, Abbruch bei Reaktivität.
  - *Bronchiale Allergie:*
    - Inhalation von 1 ml der höchsten Verdünnungsstufe (in der Regel 1 : 10.000 der Stammlösung).
    - Lungenfunktionsprüfung jeweils nach 5, 10, 20, 30, 45 und 60 Minuten. Das Reaktionsmaximum ist nach etwa 30 Minuten zu erwarten (mit breiter Varianz).
    - Bei ausbleibender Reaktion anschließend Inhalation von 1 ml der nächsthöheren Konzentrationsstufe (ansteigend 1 : 1.000, 1 : 100, 1 : 10, unverdünnte Stammlösung) in stündlichen Abständen: Abbruch entweder bei Reaktion oder spätestens nach Verwendung der Stammlösung. Nach erfolgter Reaktion Bronchospasmolysetest.

3.14 Bronchiale pharmakologische Tests

- *Bei Verdacht auf exogen allergische Alveolitis (EAA):*
  - Inhalation der empfohlenen Reaktionsdosis.
  - Lungenfunktionsprüfung + klinische Untersuchung (mit Blutbild, Temperatur) in Abständen von einer Stunde.
  - Eine Reaktion ist nach 3–6 Stunden zu erwarten, das Maximum nach 10–15 Stunden.
  - Bei starker Reaktion Prednison 50–100 mg i.v.
  - ○ *Achtung:* An einem Untersuchungstag stets nur ein Allergen testen!
- ▶ **Abbruchkriterien/Befunde:**
  - *Bronchial:*
    - Anstieg der R_T auf $> 0{,}4$ kPa/l/s.
    - Abfall der absoluten FEV_1 um über 15%.
  - *Bei Verdacht auf exogen allergische Alveolitis (EAA):*
    - Lungenfunktion (2 Kriterien müssen erfüllt sein): Abfall der VC um mindestens 20%, Abfall der T_{CO} um mindestens 15%, Abfall des p_aO_2 um mindestens 7 mmHg (1 kPa).
    - Systemische Reaktionen (2 Kriterien müssen erfüllt sein): Temperaturanstieg um mindestens 1 °C, Blutleukozytenanstieg um mindestens 2.500/µl, Auftreten von Gliederschmerzen, Übelkeit, Krankheitsgefühl, Schüttelfrost.

Komplikationen

- ▶ **Bronchospasmolysetest:** Gelegentlich Tachykardie, Muskelzittern.
- ▶ **Unspezifischer Provokationstest:**
  - Höhergradige Obstruktion mit Atemnot, Husten (im Bronchospasmolysetest reversibel).
  - Bedrohliche Obstruktionen bei schrittweisem Vorgehen äußerst selten.
  - Bei Histamin Kopfschmerzen, Flush-Symptomatik (nur bei hoher Dosis und vorübergehend).
- ▶ **Spezifische Provokation:**
  - Lebensbedrohlicher Asthmaanfall.
  - Häufige, zuweilen bedrohliche Spätreaktion (nach 4–8 Stunden).
  - Bei exogen allergischer Alveolitis (EAA) lebensbedrohliche akute respiratorische Insuffizienz mit gelegentlich irreversiblem Lungenversagen (daher sehr strenge Indikationsstellung).

Wertung

- ▶ **Bronchospasmolysetest:** Obligat bei jedem Nachweis einer Bronchialobstruktion während der Lungenfunktionsprüfung.
- ▶ **Unspezifischer inhalativer Provokationstest:** Essentieller Bestandteil der Lungenfunktionsdiagnostik im Rahmen der Differentialdiagnose und Therapieführung. Bei nichtquantitativer Druchführung ist seine Aussagekraft stark eingeschränkt.
- ▶ **Spezifische inhalative Provokation:** Nur selten indiziert (v.a. in der Arbeits- und Sozialmedizin) und nur bei gesicherter Handlungsrelevanz (Karenzmaßnahmen, wirksame Hyposensibilisierung) zu rechtfertigen.

3.15 Lungenfunktionsprüfung in der Praxis

Grundlagen

- **Prinzip:**
  - Stufendiagnostik zur schrittweisen Abklärung von Symptomen, Befunden und Erkrankungen des respiratorischen Systems.
  - Beginn mit verbreiteten, einfachen Screening-Methoden, woran sich eine gezielte Diagnostik mit sensitiven und spezifischen, aufwendigen Verfahren anschließen kann.

Indikationen, Kontraindikationen

- **Indikationen:**
  - Pneumologische Leitsymptome (Atemnot, Husten, Auswurf).
  - Verdacht auf Erkrankungen der Bronchien, der Lunge, der Pleura, der Thoraxwand und der Atemmuskulatur.
  - Verlaufsbeurteilung der oben genannten Erkrankungen.
  - Stellung der Therapieindikation und deren Erfolgskontrolle.
  - Objektivierung von pulmonalen Therapie-Nebenwirkungen.
  - Überprüfung des pulmonalen Operationsrisikos.
  - Arbeitsmedizinische Überwachung bei pulmonalem Berufsrisiko.
  - Sozialmedizinische Beurteilung des respiratorischen Systems.
- **Kontraindikationen:** Selten, sie sind vor allem bei Belastungsuntersuchungen zu beachten.

Durchführung

- **Erste Diagnosestufe (Screening):** Kapilläre Blutgasanalyse, Spirometrie, Fluß-Volumen-Diagramm.
- **Zweite Diagnosestufe:** Auswahl der weiterführenden Methoden nach der klinischen Verdachtsdiagnose:
  - *Atemnot unklarer Genese:* Unspezifischer bronchialer Provokationstest, Ganzkörperplethysmographie, Compliancemessung, Spiroergometrie.
  - *Husten unklarer Genese:* Unspezifischer bronchialer Provokationstest.
  - *Verdacht auf obstruktive Atemwegserkrankung:* Ganzkörperplethysmographie, unspezifischer bronchialer Provokationstest, Bronchospasmolysetest.
  - *Verdacht auf Lungengerüsterkrankung:* Compliancemessung, Messung der Diffusionskapazität, Ganzkörperplethysmographie, Blutgase unter Belastung.
  - *Verdacht auf Pleura-/Thoraxwanderkrankung:* Ganzkörperplethysmographie, Compliancemessung, Messung der Funktion der Ventilationspumpe.
  - *Verdacht auf Lungengefäßerkrankung:* Arterielle Blutgasanalyse, Messung der Diffusionskapazität, Spiroergometrie.
  - *Verdacht auf Störung des Atemantriebs, des neuromuskulären Systems:* Spirometrie, kapilläre Blutgasanalyse, Messung der Funktion der Ventilationspumpe, Blutgase unter Belastung.
  - *Präoperative Risikodiagnostik:* Ganzkörperplethysmographie, Spiroergometrie.

3.15 Lungenfunktionsprüfung in der Praxis

➤ **Sinnvolle andere weiterführende Methoden:**
  - Röntgenuntersuchung, Computertomographie (strukturelle Lungenerkrankung).
  - Bronchoskopie (Atemwegserkrankung).
  - Echokardiographie (Atemnot, pulmonale Gefäßerkrankung).
  - Polysomnographie (pulmonale Hypertonie, Polyglobulie).
  - Rechtsherzkatheter (pulmonale Gefäßerkrankung).
  - Perfusions-/Ventilationsszintigraphie (Gasaustauschstörungen, präoperative Risikodiagnostik, Lungengefäßerkrankung).

Befunde

➤ **Obstruktive Ventilationsstörung** (s. Tabelle 9): Einschränkung der ventilatorischen Flußreserven bei Asthma bronchiale, Lungenemphysem, obstruktiver Bronchitis und Atemwegsstenosen.
➤ **Restriktive Ventilationsstörung** (s. Tabelle 9): Einschränkung der ventilatorischen Volumenreserven und der Lungendehnbarkeit bei Lungenparenchymerkrankungen und Erkrankungen des Zwerchfells, der Pleura und der Thoraxwand.
➤ **Kombinierte Ventilationsstörung** (s. Tabelle 9): Einschränkung der ventilatorischen Volumen- und Flußreserven.
➤ **Zentral und neuromuskulär bedingte Ventilationsstörungen** (s. Tabelle 9).
➤ Durch Synopse mehrerer Methoden werden differentialdiagnostische Aussagen ermöglicht (s. Tabelle 10).

Tabelle 9 Ursachen restriktiver und obstruktiver Reaktionsmuster

obstruktive Ventilationsstörung	restriktive Ventilationsstörung
– Kehlkopfparese/-tumor/-ödem – Trachealkompression/-tumor, Tracheomalazie – Carinatumor/-kompression – Asthma bronchiale – chronische Bronchitis – Lungenemphysem	– Wirbelsäulenskoliose – Rachitis – Zwerchfellparese/-hernie – Amyotrophe Lateralsklerose – Myasthenia gravis, Muskeldystrophie – Pleuraerguß, Pleuraschwarte – Pneumothorax – Pneumonie – Lungentumor, Atelektase – diffuse Lungenparenchymerkrankungen – Lungenödem – Lungenresektion
kombinierte Ventilationsstörung	
– zystische Fibrose, Bronchiektasie – Asthma + Lungenresektion – Tuberkulose, Silikose	

3.15 Lungenfunktionsprüfung in der Praxis

Tabelle 10 Funktionsanalytische Differentialdiagnostik

	Spirometrie	Fluß-Volumen-Kurve	Ganzkörperplethysmographie	Sonstiges
Asthma bronchiale	$FEV_1 \downarrow$	$PEF, FEF_{25,50,75} \downarrow$	$R_T, TGV \uparrow$	Provo +; BST +
Lungenemphysem	$VC, FEV_1 \downarrow$; $TLC \uparrow$	$PEF \downarrow$, abrupter Flußabfall; $FEF_{25,50,75} \downarrow$	$R_T \uparrow$, Golfschlägerform; $TGV \uparrow$	Provo -; BST-; $TCO \downarrow$; Compl $\uparrow$
Trachealstenose (extrathorakal)	$FEV_1 \downarrow$; andere Volumina $\rightarrow$	$PEF, FEF_{75} \downarrow$, Kastenform	$R_T \uparrow$, S-Form; $TGV \uparrow$	Provo -; BST -
Hauptbronchusstenose	$FEV_1 \downarrow / \rightarrow$; andere Volumina $\rightarrow$	$PEF, FEF_{75} \downarrow / \rightarrow$	$R_T \uparrow$, Kurvenöffnung; $TGV \rightarrow$	Provo -; BST -
fibrosierende Alveolitis	alle Volumina $\downarrow$, FEV_1 relativ $\rightarrow$	alle Flüsse $\downarrow$, $FVC \downarrow$, Miniaturisierung	$R_T \rightarrow$, $TGV, RV \downarrow$	$TCO \downarrow$; Compl $\downarrow$
neuromuskuläre Erkrankung	$VC, FEV_1 \downarrow$; FEV_1 relativ $\rightarrow$	alle Flüsse $\downarrow$, $FVC \downarrow$, Miniaturisierung	$R_T \rightarrow$ $TGV \downarrow$; $RV \rightarrow$	$TCO \rightarrow$; Compl $\rightarrow$
Lungenembolie	$\uparrow$	$\uparrow$	$\uparrow$	$TCO \downarrow$, Compl $\downarrow / \rightarrow$

BGA: Blutgasanalyse; Provo: Provokationstest (+: Reaktivität); BST: Bronchospasmolysetest (+:Reaktivität); Compl: Pulmonale Compliance; FEF: Forcierter exspiratorischer Fluß; FEV_1: Einsekundenkapazität; FVC: Forcierte Vitalkapazität; PEF: Exspiratorischer Spitzenfluß; R_T: Totale Resistance; TCO: Kohlenmonoxid-Transferfaktor; TLC: Totalkapazität; VC: Vitalkapazität; TGV: Thorakales Gasvolumen; $\uparrow$: vermehrt, erhöht; $\downarrow$: vermindert, erniedrigt; $\rightarrow$: normal

3.15 Lungenfunktionsprüfung in der Praxis

➤ **Gasaustauschstörungen** durch Fehlverteilung von Ventilation und Perfusion (s. Tabelle 10), Diffusionsstörungen, Rechts-Links-Shunt oder alveoläre Hypoventilation: Siehe S. 44.

Wertung

➤ Die Lungenfunktionsprüfung ist eine internistische Basisuntersuchung.
➤ Die Screening-Verfahren sind technisch einfach durchführbar, die Interpretation setzt jedoch oft besondere Erfahrungen voraus.
➤ Weiterführende Untersuchungen erfordern ein spezialisiertes Labor.

4.1 Röntgenaufnahme

Grundlagen

- **Prinzip:** Summationsbild durch kumulative Schwächung der Intensität von Röntgenstrahlen bei Durchtritt durch Gewebe. Die Abschwächung der Röntgenstrahlen ist eine Funktion der Gewebedichte und der atomaren Gewebezusammensetzung (entsprechend der atomaren Ordnungszahl).
- **Anwendung in der Pneumologie:**
  - Aufgrund der geringen Gewebeadsorption ist die Lunge der Röntgendiagnostik gut zugänglich.
  - Durch Hartstrahltechnik werden bildliche Lücken (durch knöchernen Thorax, Herz und Mediastinalgewebe) teilweise eliminiert: Nivellierung der Schwächungseigenschaften.
- **Bildinterpretation:**
  - Es muß berücksichtigt werden, daß ein Bildeindruck durch alle durchstrahlten Strukturen entstehen kann.
  - Bildobjekte sind größer als in Wirklichkeit (unter Standardbedingungen etwa um 10%).

Indikationen, Kontraindikationen

- **Indikationen:**
  - Abklärung aller pneumologischen Symptome und Befunde, insbesondere:
    - Husten mit einer Dauer über 2 Wochen.
    - Luftnot.
    - Thoraxschmerz.
    - Blutiger Auswurf.
  - Verlaufsuntersuchungen aller radiologisch darstellbaren Erkrankungen.
- **Kontraindikationen:**
  - Massenscreening.
  - Schwangerschaft (relative Kontraindikation, strenge Indikationsstellung!).

Durchführung

- **Patientenvorbereitung:**
  - Ausschluß einer Schwangerschaft.
  - Patientenaufklärung über Ziel, Durchführung, Risiken und Kontraindikationen.
  - Nahrungskarenz lediglich bei Anwendung von intravenösem Kontrastmittel.
- **Technische Voraussetzungen (Geräte):**
  - Generatorleistung mindestens 30 kW, besser 50 kW.
  - Röhrenbelastbarkeit mindestens 50 kW.
  - Fokus-Film-Abstand zwischen 150–200 cm.
  - Fokusgröße 1,0–1,2 mm Kantenlänge.
  - Folien mittlerer Empfindlichkeit mit niedrigem Rauschen.
  - Hartstrahltechnik mit 120 (100–150) kV.
  - Raster 12/40, eventuell 8/40.
  - Expositionszeit < 40 ms, günstiger < 10 ms.
  - Ständige Kontrolle der Filmverarbeitung, Konstanzprüfung des Bilderzeugungssystems.

4.1 Röntgenaufnahme

- **Praktisches Vorgehen:** Die Standardaufnahme erfolgt im Stehen am Stativ und während Atemstillstand in Inspirationsstellung. Dabei werden zwei Aufnahmen im dorsoventralen (sagittalen) und im seitlichen (frontalen) Strahlengang durchgeführt. In der Seitaufnahme ist auf eine filmnahe Positionierung des interessierenden Befundes zu achten.
- **Besondere Aufnahmetechniken:**
  - *Aufnahme im exspiratorischen Atemstillstand:* Bei Verdacht auf Pneumothorax, lokalisiertes Emphysem oder bronchiale Ventilstenose.
  - *Bei bettlägerigen Patienten:* Beschränkung auf eine sagittale Untersuchung im ventrodorsalen Strahlengang mit einem Fokus-Film-Abstand von 1 m (stärkerer Vergrößerungseffekt, geringere Bildschärfe).
  - *Neue Technik:* Digitale Lumineszenzradiographie (DLR) mit Bildspeicherung – als latentes Bild – in einer Halbleiterplatte. Bei Lesen des Bildes ist eine Modulation der Bildinformation möglich, z.B. als konventionelles Bild oder als kantenverstärktes Bild zur besseren Beurteilung von Fremdkörpern (Katheter), Mediastinum, Gefäßen und Retrokardialraum sowie Knochen.

Befunde: Allgemein

- **Gütekriterien:**
  - Präzise Einblendung, Darstellung aller Lungenanteile (auch des kostophrenischen Winkels beidseits).
  - Maximale Inspirationsstellung.
  - Keine Bewegungsunschärfe.
  - Gute Detailerkennung der Lungenstruktur bei mittlerem Grauwert.
  - Ausreichende Transparenz des Herzschattens und der Rippen.
  - Keine entfernbaren Fremdkörper dargestellt.
  - Aufnahmen in zwei Ebenen.
- **Systematisierte Beurteilung:**
  - Neben Lunge und Atemwegen auch Analyse von knöchernem Thorax, Halsweichteilen, Schulterregion, Mediastinum, Herz, Zwerchfell sowie Abdominalorganen (soweit abgebildet).
  - Die Bildinformationen erlauben vor dem Hintergrund der klinischen Informationen eine differentialdiagnostische Befundinterpretation.
- Die anatomische Zuordnung im Röntgenbild ist eine wichtige Voraussetzung weitergehender Diagnostik (Bronchoskopie!). Abb. 14 zeigt die Darstellung der Lungensegmente im Röntgenbild.

Typische pulmonale Befunde mit Differentialdiagnosen

- **Flächenschatten** (gut abgrenzbare, weitgehend homogene Verdichtungen, Maximaldurchmesser > 4 cm):
  - Lobärpneumonie (respektiert anatomische Grenzen).
  - Legionellenpneumonie (Mißachtung anatomischer Grenzen).
  - Lungensequester (meist im linken Unterfeld).
  - Pleuraerguß (subpulmonal oder begrenzt durch Ellis-Demoiseau'sche-Linie).
  - Lungenabszeß ohne Bronchusanschluß.
  - Struma (apikal, paramediastinal).
  - Atelektase (segmental oder lobär begrenzt).
  - Lungeninfarkt (Basis pleural, deltaförmig oder halbrund – „Hamptons Hump" – begrenzt).

4.1 Röntgenaufnahme

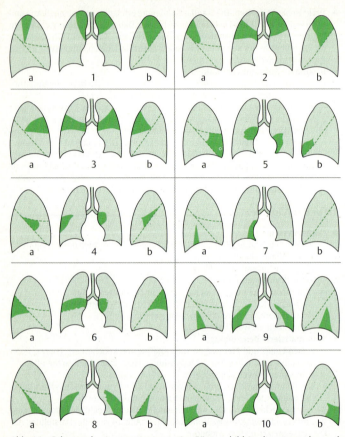

Abb. 14 Schema der Lungensegmente im Röntgenbild in dorsoventraler und lateraler Projektion

- **Kleinherdig-zerstreute Infiltrate** (multipel-disseminierte Verdichtungen, gut abgrenzbar, jedoch unscharf begrenzt):
  - Bronchopneumonie (s. Abb. 25 S. 202).
  - Hämatogene Pneumonie.
  - Atypische Metastasen.
  - Mykose.
  - Silikose.
  - Tuberkulose mit bronchogener Streuung.

4.1 Röntgenaufnahme

- ▶ **Diffuse, überwiegend retikuläre Zeichnungsvermehrung** (weitgehend homogene Verteilung, feinnetzartiges Muster, kleinknotige Strukturen nicht dominant):
  - Asbestose (s. Abb. 50 S. 392).
  - Hartmetallstaublunge.
  - Sarkoidose (s. Abb. 44 S. 336).
  - Exogen-allergische Alveolitis.
  - Rheumatoide Arthritis.
  - Progressive systemische Sklerose.
  - Lupus erythematodes visceralis.
  - Polymyositis.
  - Churg-Strauss-Syndrom.
  - Morbus Wegener.
  - Idiopatische Lungenfibrose (spät).
  - Histiozytosis X.
  - Tuberöse Sklerose, Lymphangioleiomyomatose.
  - Speicherkrankheiten (Morbus Gaucher, Morbus Niemann-Pick).
  - Neurofibromatose (Morbus Recklinghausen).
  - Amyloidose.
  - Lymphangiosis carcinomatosa.
  - ARDS (Folgestadium).
- ▶ **Diffuse, überwiegend noduläre Zeichnungsvermehrung** (homogen verteilt, kleinknotige Strukturen, retikuläres Muster nicht im Vordergrund):
  - Miliartuberkulose (Dominanz der Oberfelder; s. Abb. 35 S. 261).
  - Viruspneumonie (Dominanz des Lungenkerns).
  - Mykoplasmenpneumonie (inhomogen verteilt; s. Abb. 28 S. 242).
  - Chlamydienpneumonie (inhomogen verteilt).
  - Mykose (inhomogen verteilt; s. Abb. 29 S. 247).
  - Pneumocystis carinii Pneumonie (s. Abb. 27 S. 224).
  - Silikose.
  - Berylliose, Sarkoidose.
  - Exogen-allergische Alveolitis.
  - Churg-Strauss-Syndrom.
  - Polyarteriitis nodosa.
  - Alveoläres Hämorrhagie-Syndrom.
  - Goodpasture-Syndrom (s. Abb. 46 S. 363).
  - Idiopathische Lungenfibrose (früh).
  - Bronchiolitis obliterans mit organisierender Pneumonie (BOOP).
  - Idiopathische pulmonale Siderose (Morbus Ceelen).
  - Tuberöse Sklerose, Lymphangioleiomyomatose.
  - Alveolarproteinose.
  - Eosinophilenpneumonie (inhomogen verteilt).
  - Bronchioloalveoläres Karzinom (inhomogen verteilt; s. Abb. 38 S. 299).
  - Akute Leukämie, malignes Lymphom.
  - Klebsiellenpneumonie (inhomogen verteilt).
  - Medikamententoxische Alveolitis.
- ▶ **Perihiläre Zeichnungsvermehrung** (im Lungenkern, schmetterlingsförmig, unscharf begrenzt, meist alveolär-mikronodulär oder homogen getrübt):
  - Hyperhydratation.
  - Kardiogenes Lungenödem.

4.1 Röntgenaufnahme

- ARDS (Beginn).
- Pneumocystis-carinii-Pneumonie (s. Abb. 27 S. 224).
- Viruspneumonie.
- Polyarteriitis nodosa.
- Lupus erythematodes visceralis.
- Alveolarproteinose.
- Sarkoidose (s. Abb. 44 S. 336).

▶ **Rundherde:** s. S. 139.

▶ **Große Herde** (Maximaldurchmesser ≥ 5 cm, gut abgrenzbar, unregelmäßig begrenzt):
- Bronchialkarzinom (s. Abb. 39 S. 304).
- Silikotischer Ballungsherd.
- Lungenabszeß ohne Bronchialanschluß.

▶ **Unscharf begrenzte Trübungen** („Milchglasinfiltrate"):
- Löffler-Infiltrat.
- Chlamydienpneumonie.
- Klebsiellenpneumonie.
- Mykoplasmenpneumonie (s. Abb. 28 S. 242).

▶ **Ringstrukturen** (äußerlich scharf begrenzt, innere Aufhellungszone):
- *Dünnwandige Ringstruktur:*
  - Kongenitale Lungenzyste.
  - Emphysemblase.
  - Pneumotozele (bei Staphylokokkenpneumonie).
  - Lokalisierter Pneumothorax.
  - Zwerchfellhernie (meist retrokardial).
- *Dickwandige Ringstruktur:*
  - Zerfallendes Bronchialkarzinom (innere Oberfläche unregelmäßig, Meniskusphänomen).
  - Zerfallende Metastase.
  - Kavernöse Tuberkulose (Drainagebronchus sichtbar).
  - Morbus Wegener (meist multipel).
  - Histiozytosis X.
  - Myzetom (Höhleninhalt: bewegliche Kugel).
  - Lungenabszeß mit Bronchusanschluß (Luft-Flüssigkeitsspiegel).
  - Bronchiektase (orthograd getroffen).
  - Abgekapseltes Pleuraempyem.
  - Parasitose.
  - Pulmonales Hämatom.

▶ **Wabenstruktur** (bienenwabenähnlich):
- Sarkoidose Typ III.
- Idiopathische Lungenfibrose (spät).
- Tuberöse Sklerose, Lymphangioleiomyomatose.
- ARDS (Folgestadium).
- Histiozytosis X.
- Progressive Systemsklerose.
- Zystische Lungendegeneration.
- Pulmonary Dysmaturity Syndrome.
- Speicherkrankheiten.
- Adenomatoide Malformation.

4.1 Röntgenaufnahme

- **Kerley-B-Linien** (horizontale, zarte bis 2 cm lange Linien, Abstand etwa 1,2 cm (Lobulus), rechts häufiger als links):
  - Dekompensierte chronische Linksherzinsuffizienz.
  - Lymphangiosis carcinomatosa (untypisch lokalisiert).
  - Tuberöse Sklerose, Lymphangioleiomyomatose.
- **Strangförmige Verdichtungen** (grobe, strangförmige, dichte Gebilde, Länge > 2 cm):
  - Sarkoidose Typ III.
  - Silikose.
  - Asbestose (s. Abb. 50 S. 392).
  - Strahlenpneumonie (Folgestadium).
  - Entzündliche Narben (Pneumonie, Infarkt, Tuberkulose).
  - Lappenatelektase.
- **Regional fehlende Lungenstruktur:**
  - Pneumothorax.
  - Lungenzyste.
  - Emphysemblase.
  - Einseitig helle Lunge (Mc-Leod-Syndrom).
- **Verkalkungen** (Dichte ensprechend knöchernen Strukturen, siehe Abb. 15):
  - Alveoläre Mikrolithiasis.
  - I.v.-Drogenabhängigkeit (Injektion aufgelöster Tabletten).
  - Tuberkulöse Narben.
  - Talkose, Fluorose.
  - Silikose.
  - Parasiten (Echinokokkus, Trichinen, Zystizerken, Filarien, Toxoplasma).
  - Varizellenpneumonie (Folgestadium).
  - Lues, Abszeß, Aktinomykose (Folgestadium).
  - Histoplasmose, Aspergillose, Kokzidiomykose (Folgestadium).
  - Phlebolithen, Broncholithen.
  - Hämatom, Infarkt (Folgestadium).
  - Chondrom, Neurofibrom, Neurinom, Teratom (s. Abb. 37 S. 295).
  - Karzinom (selten).
- **Strukturen hoher Dichte** (höhere Dichte als Knochen):
  - Fremdkörperaspiration.
  - Venös verschleppte Fremdkörper (i. v.-Drogenabhängigkeit, iatrogen).
  - Penetrierende Traumen (Projektile, iatrogen).

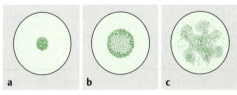

Abb. 15 Radiomorphologie benigner Verkalkungen in Lungenrundherden. a) zentraler Nidus (charakteristisch für Granulome und Hamartome), b) schießscheibenförmige Läsion (charakteristisch für Histoplasmom), c) „Popcorn-Läsion" (charakteristisch für Hamartome)

4.1 Röntgenaufnahme

Wertung

- Die Röntgenaufnahme des Thorax ist eine pneumologische Basisuntersuchung.
- Eine optimale Bildinformation ist nur bei Durchführung in Standardtechnik zu erwarten.
- Die Durchführung ist nur „in Ausübung der Heilkunde" erlaubt, die Indikation hierfür jedoch aufgrund der geringen Strahlendosis großzügig zu stellen.
- Im Vergleich zu anderen radiologischen Techniken ist die Röntgenuntersuchung in der Pneumologie sehr breit einsetzbar (s. Tabelle 11)

Tabelle 11 Eignung radiologischer Verfahren in der Pneumologie (nach Kauczor, 1994)

Fragestellung	Röntgenbild	CT	Spiral-CT	HR-CT	MRT
Bronchialkarzinom (Staging)	+	+	++	0	+
Lungenrundherd:					
Nachweis	+	+	++	0	(+)
Verlaufskontrolle	++	+	++	0	(+)
Pneumonie:					
Nachweis	++	+	+	+	0
Verlaufskontrolle	++	0	0	0	0
Bronchiektasen	+	+	+	++	0
Lungenfibrose	+	+	+	++	0
Sarkoidose:					
Lymphknoten	+	+	++	0	+
Lungenbeteiligung	+	+	+	++	0
Lungenemphysem	+	+	+	++	0
Lungenembolie	(+)	+	++	0	+
Mediastinum	(+)	+	++	0	+
Pleura, Thoraxwand, Zwerchfell	+	+	+	0	++

CT: Computertomographie, HR-CT: hochauflösende Computertomographie, MRT: Magnetresonanztomographie
0: ungeeignet, (+): eingeschränkt geeignet, +: geeignet, ++: Methode der Wahl

4.2 Spezialtechniken

Grundlagen

- **Definition:** Variationen der radiologischen Nativdiagnostik zur verbesserten Darstellung bestimmter thorakaler Regionen.
- **Angewandte Techniken:**
  - *Thoraxaufnahme in Lordosestellung:* Ventrodorsaler Strahlengang, weitgehend überlagerungsfreie Darstellung der Lungenspitzen und Pleurakuppen.
  - *Aufnahme in Seitenlage (Liegendaufnahme):* Darstellung kleiner Pleuraergüsse und Flüssigkeitsnachweis durch Umlagerung.
  - *Durchleuchtung, Zielaufnahme:* In unkonventionellen Projektionen und bei unterschiedlichen Funktionsstellungen zur Funktions- und Lokalisationsdiagnostik im Zusammenhang mit der rotierenden Durchleuchtung.
  - *Konventionelle Tomographie in verschiedenen Ebenen:* Methode zur Darstellung wählbarer Körperschichten durch Verwischung von Strukturen außerhalb der Schicht (Gegensinnige Bewegung von Röntgengerät und Film während des Belichtungsvorgangs bei bewegungslosem Objekt. Alle Punkte der gewählten Objektschicht projizieren sich auf dieselbe Stelle, während Bildpunkte aus anderen Schichten ihre Projektion auf die Abbildungsebene kontinuierlich ändern). Das Ergebnis ist eine scharfe Darstellung der gewählten Schichtebene, die restlichen Strukturen werden ohne störende Konturdarstellung unscharf und verwischt abgebildet.

Indikationen, Kontraindikationen

- **Indikationen:**
  - *Lordoseaufnahme:* Lungenspitzenprozesse, Pleurakuppenprozesse (Alternative: Computertomographie, Sonographie).
  - *Liegendaufnahme:* Verdacht auf Pleurarandwinkelerguß, Differentialdiagnose Schwarte/Erguß, kleiner Pneumothorax (Alternative: Sonographie, Computertomographie).
  - *Durchleuchtung, Zielaufnahme:* Differentialdiagnose Rundherd/Gefäß, Pleuraschwarte/Erguß, Verdacht auf Zwerchfellparese (Schnupfversuch), Zuordnung eines Befundes zur Lunge/Brustwand (Alternative: Sonographie, Computertomographie).
  - *Tomographie:* Mediastinaldiagnostik, hiläre und perihiläre Prozesse, zentrale Atemwege (Alternative: Computertomographie, Magnetresonanztomographie).
- **Kontraindikationen:**
  - Durchführung bei fehlenden Standardaufnahmen.
  - Schwangerschaft.
  - Patientenbedingt: Patient kann nicht flach liegen, Atemstillstand nicht durchführbar.

Durchführung

- **Lordoseaufnahme:** Ventrodorsaler Strahlengang, Thorax nach apikodorsal um 45° gekippt, Inspirationsstellung, Aufnahme am Routinestativ.
- **Liegendaufnahme:** Flach und auf der Seite liegender Patient, Befundseite nach unten (Erguß) oder oben (Pneumothorax) gerichtet. Aufnahme in Exspirationsstellung im dorsoventralen oder ventrodorsalen Strahlengang.

4.2 Spezialtechniken

- **Durchleuchtung, Zielaufnahme:**
  - Erforderlicher Gerätestandard: Bildverstärker-Fernsehkette.
  - Patientenaufklärung (Kooperation, Strahlenbelastung).
  - Planung anhand der Standardaufnahme.
  - Einblendung der interessierenden Region.
  - Rotierende Durchleuchtung an der Bildverstärker-Fernsehkette.
  - Befunddokumentation durch möglichst überlagerungsfreie Zielaufnahmen in unterschiedlichen Projektionen.
- **Tomographie:**
  - Erforderlicher Gerätestandard: Tomographiearbeitsplatz für lineare Longitudinalschichten (die nichtlineare Tomographie hat sich in der Thoraxdiagnostik nicht bewährt).
  - Patientenaufklärung (Lagerung, Strahlenbelastung).
  - Stabile Patientenlagerung je nach Schichtebene (ventrodorsal, Schrägschicht).
  - Schichtwinkel etwa 30°, Schichtabstände 1 cm, identische Atemlage von Schicht zu Schicht.

Befunde, Wertung

- Spezialaufnahmen sind weitgehend von modernen Techniken verdrängt worden (v. a. von Computertomographie und Sonographie).
- Einsatz vor allem noch unter Kostengesichtspunkten.
- Eine Durchleuchtung ist ohne vorherige Standardaufnahmen und Bilddokumentation als Kunstfehler zu werten. Vor allem hier zum Teil nennenswerte Strahlenbelastung.
- Seitliche Liegendaufnahmen sollten im Zeitalter der Sonographie nicht mehr durchgeführt werden.
- Zielaufnahmen sind vor allem sinnvoll bei Pseudorundherden in einer Ebene der Standardaufnahmen.
- Tomographien sind zuweilen sinnvoll zur Darstellung des Drainagebronchus bei Verdacht auf tuberkulöse Kavernen, in der Mediastinaldiagnostik sind sie zu unzuverlässig.

4.3 Computertomographie (CT)

Grundlagen

- **Definition:** Radiologisches Schnittbildverfahren zur Erstellung von Transversalschichten (überlagerungsfreie Darstellung von Körperschichten mit im Vergleich zu Röntgenbildern höherem Kontrast, aber geringerer Struktur- oder Formauflösung).
- **Prinzip:**
  - Erstellung der Tomogramme durch eine um die Körperachse rotierende Röntgenröhre mit zahlreichen fächerförmig ausgeblendeten Röntgenstrahlen. Die Schwächungsprofile von zahlreichen kreisförmig angeordneten Detektoren werden durch einen Rechner mathematisch zu einem Bild umgewandelt. Dabei wird die durchstrahlte Schicht in ein Raster diskreter Volumenelemente (CT-Matrix) unterteilt. Das errechnete Bild gibt die räumliche Verteilung der Strahlenabsorption in einem Körperquerschnitt wieder.
  - Insgesamt recht hohe Strahlenbelastung.
- **Hounsfield-Einheiten (HE)** (Beschreibung der Gewebeadsorptionseigenschaften):
  - Die Adsorption von Wasser entspricht 0 HE.
  - Zur Anpassung an menschliche Sehgewohnheiten werden bestimmte HE-Bereiche ausgeblendet, um bestimmte Organe differenziert darzustellen:
    - Lungenfenster: Fensterbreite 800 – 2.000 HE, Mittellage 800 – -400 HE.
    - Weichteilfenster: Fensterbreite 350 – 500 HE, Mittellage 40 – 60 HE.
    - Knochenfenster: Fensterbreite 100 – 2.500 HE, Mittellage 150 – 400 HE.
- **Verwendung von Kontrastmittel (wäßrig, jodhaltig):**
  - Markierung von Gefäßen (Abgrenzung gegenüber Lymphknoten).
  - Beurteilung der Vaskularisation eines Prozesses.
  - Beurteilung der Gefäßinfiltration durch Tumoren (Ausspareffekt).
- **Spezielle Formen:**
  - *Konventionelles CT:* Tomogramme von 8 – 10 mm Schichtdicke mit einem Tischvorschub von jeweils 8 – 10 mm, räumliche Auflösung etwa 1 mm.
  - *Hochauflösendes (high-resolution, HR-) CT:*
    - Bündelung der Röntgenstrahlen auf 1 – 2 mm dicke Schichten. Durch hochauflösende Rekonstruktionsalgorithmen erreicht die Bildmatrix eine Auflösung von ≤ 0,1 mm.
    - Hierdurch Darstellung der Pleuraspalten (Abgrenzung der Lappen)
    - Abbildung von sekundären Lungenlobuli als kleinste abgrenzbare anatomische Einheit (besteht aus drei bis fünf terminalen Bronchiolen, von dünnen Interlobärsepten mit Pulmonalvenen und Lymphgefäßen umgeben, in der Mitte Pulmonalarterien- und Bronchialast).
    - Pulmonalarterien sind bis zur sechzehnten Teilungsgeneration darstellbar.
    - Bronchien sind bis zur achten Teilungsgeneration darstellbar.
    - Durch hohen Aufwand und Strahlenbelastung durch HR-CT keine Darstellung des gesamten Thorax möglich, daher Beschränkung auf repräsentative Regionen.
  - *Spiral-CT:* Herstellung der Tomogramme in einer kontinuierlichen Spiralbewegung, dadurch kann eine lückenlose Organdarstellung (Lymphknoten und Lungenrundherde!) erreicht werden. Die Auflösung entspricht derjenigen der konventionellen CT.

4.3 Computertomographie (CT)

Indikationen, Kontraindikationen

- **Indikationen:**
  - Tumordiagnostik.
  - Mediastinaldiagnostik.
  - Darstellung des zentralen Bronchialsystems.
  - Darstellung organübergreifender Prozesse.
  - Darstellung radiologisch „schwieriger" Regionen (Lungenspitze, Brustwand, kostophrenischer Winkel, Paravertebralregion).
  - Artdiagnostik diffuser Lungenparenchymerkrankungen (HR-CT).
  - Rundherde und Lymphknotenbeurteilung, Emboliediagnostik (Spiral-CT).
- **Kontraindikationen:**
  - Unkooperatives Verhalten (Atemmanöver, Atemstillstand).
  - Ruhedyspnoe, Orthopnoe.
  - Schwangerschaft (strenge Indikationsstellung).
  - Klaustrophobie.

Durchführung

- Aufklärung.
- Nahrungskarenz (Kontrastmittel i.v.).
- Patient liegt flach auf dem Rücken.
- Umlagerung bei Interventionen (CT-gesteuerte Punktion) und Beurteilung von Lagerungsartefakten (dorsale Flüssigkeit, Dystelektasen).
- Aufnahmen während inspiratorischen Atemstillstandes.
- Untersuchungsdauer 20–30 Minuten.

Befunde, Wertung

- **Thorakale Tumoren:**
  - In der Beschreibung der T- und M-Klassifikation Trefferquoten > 80%.
  - Korrekte Beschreibung der N-Klassifikation lediglich in etwa 60%.
  - Bewertung von Lymphknoten lediglich aufgrund ihrer Größe.
  - Unsichere Aussage in Regionen mit großen Adsorptionssprüngen (aortopulmonales Fenster, Paravertebralregion).
- **Pleura und Thoraxwand:**
  - Zuverlässige Unterscheidung von Schwarte und Erguß sowie Ergußvolumetrie.
  - Differenzierung Abszeß/Empyem in den meisten Fällen möglich.
  - Zuweilen schwierige Unterscheidung Mesotheliom/Schwarte.
  - Der Sonographie unterlegen in der Feinbeurteilung von Ergüssen und pleuralen Tumoren.
- **Mediastinalorgane:** Zuverlässige Zuordnung von physiologischen und pathologischen Strukturen (außer bei starken Adsorptionssprüngen, s.o.).

4.3 Computertomographie (CT)

➤ **Lungenparenchym (HR-CT):**
  – Die Unterscheidung zwischen zentrilobulärem und panlobulärem Emphysem ist prinzipiell möglich.
  – Eingrenzung der Differentialdiagnose diffuser Parenchymerkrankungen anhand des regionalen Verteilungsmusters (auf Ebene des sekundären Lobulus):
    • Aktive Alveolitis: Panlobuläre Verdichtung im Sinne einer milchglasartigen Trübung, Abgrenzbarkeit von Gefäßen und Bronchien.
    • Lungenfibrose: Retikuläre Verdichtungen der subpleuralen Regionen mit irregulären Verdichtungen und Wandverdickungen der Bronchioli, verdickte Interlobulärsepten, spät Traktionsdilatation der Bronchiolen, zunehmende Verdickung von Septen und Pleura, Auftreten von Waben.
    • Sarkoidose: 1–2 mm große perilobuläre Noduli, noduläre Verdickung der Pleura entlang der Lappenspalten, bevorzugt zentral und im Bereich der Ober-, Mittelfelder lokalisiert.
    • Asbestose: Subpleurale, lineare Verdichtungen parallel zur Pleura in ca. 1 cm Entfernung (subpleurale Fibrose) ohne Lageabhängigkeit, verkalkte und nichtverkalkte Pleuraplaques, Verdickung der Interlobulärsepten.
    • Lymphangiosis carcinomatosa: Noduläre Verdickung des bronchovaskulären Bündels und perilobulärer Befall mit verdickten Interlobulärsepten senkrecht zur Pleura der Lungenperipherie.
    • Lymphangioleiomyomatose/Tuberöse Sklerose: Erweiterte Lymphspalten, Zysten bis 5 cm Größe mit dünner, scharf abgrenzbarer Wand und homogener Verteilung.
    • Histiozytosis X: Zentrilobuläre Knötchen < 5 mm Größe, darin entstehende kleine Hohlräume, Verteilung auf Oberlappen, Mittellappen und Lingula mit Aussparung der kaudalen Spitzen.
➤ **Herz:** Größe, Beziehung der Herzkammern, Perikarderguß, große Gefäße, Brustwirbelsäule, Zwerchfell.
◘ *Hinweis:* Die CT ist immer als *Ergänzung* der konventionellen Röntgendiagnostik einzusetzen.
➤ Eignung der CT-Verfahren im Vergleich zur Röntgenuntersuchung s. Tabelle 11.

4.4 Magnetresonanztomographie (MRT)

Grundlagen

- **Definition:** Schnittbildverfahren mit frei wählbarer Schnittebene ohne Verwendung von Röntgenstrahlen.
- **Prinzip:** Nutzung der Kernspin-Resonanz (Atomkerne mit ungerader Protonenzahl weisen einen Eigendrehimpuls – „Kernspin" – und ein magnetisches Moment auf): Die Atomkerne richten sich unter dem Einfluß starker Magnetfelder aus und verändern diese Ausrichtung durch einen Hochfrequenzimpuls. Nach Impulsende kommt es zur Relaxation der Magnetfelder und dabei zur Emission schwacher elektromagnetischer Strahlung, die zur Bildgebung verwendet wird.
- **Medizinische Anwendung:**
  - In der Praxis Verwendung der ubiquitären Wasserstoffatome.
  - Modulation der empfangenen Signalintensität durch die Protonen-(Gewebe-)dichte und Relaxationszeiten T_1 und T_2 der untersuchten Gewebe (longitudinale Relaxationszeit = T_1, transversale Relaxationszeit = T_2), technische Einflußmöglichkeiten bestehen durch die Repetitions-, Echo- und Verzögerungszeit sowie durch die magnetische Feldstärke.
  - Schwache Signalintensität der protonenarmen, gesunden Lunge. Negativsignal des strömenden Blutes (angeregte Atome bei der Bildgebung außerhalb der Schicht).
  - Geringere räumliche Auflösung gegenüber der CT.
  - Bessere Weichteildifferenzierung durch geeignete Wahl der Einflußfaktoren und multiplanare Darstellung optimaler Schichten sowie durch fehlende Störeffekte von Absorptionssprüngen.
  - Kontrastmittel-Darstellung mit der Substanz Gadolinium möglich.

Indikationen, Kontraindikationen

- **Indikationen:**
  - Ergänzende Diagnostik mediastinaler Raumforderungen.
  - Ergänzende Darstellung von Prozessen an der Knochen-Weichteil-Lungengrenze.
  - Differenzierte Zusatzdiagnostik thorakaler Gefäßprozesse.
- **Kontraindikationen:**
  - Klaustrophobie.
  - Strenge Indikatonsstellung bei intensivpflichtigen und beatmeten Patienten (eingeschränkte Betreuung).
  - Unkooperative Patienten.
  - *Cave:* Schrittmacherträger, ferromagnetische Metallimplantate!

Durchführung

- Patientenaufklärung.
- Entfernung aller beweglichen und magnetisierbaren Teile.
- Untersuchung in Rückenlage.
- Aufgrund der recht langen Untersuchungsintervalle kann es zu Bewegunsartefakte bei Tachypnoe und Tachykardie kommen.
- Gesamtuntersuchungsdauer 30–45 Minuten.

4.4 Magnetresonanztomographie (MRT)

Befunde, Wertung

- Aufgrund beschränkter pulmonaler Detailauflösung, hoher Kosten und subjektiver Patientenbelastung ist die MRT eine Zusatzuntersuchung bei unklaren CT-Befunden.
- Stärke der MRT ist die Darstellung von im Röntgenbild und im CT „schwierigen" Regionen wie Pleura, Brustwand, Zwerchfell, Paravertebralregion.
- **Vergleich mit anderen diagnostischen Verfahren (s. Tabelle 11):**
  - *Tumordiagnostik:*
    - Schlechterer Nachweis kleinerer Herde, besserer Signalkontrast zwischen Befund und umliegendem Gewebe.
    - Bessere Darstellung paramediastinal, paravertebral und im Bereich der Thoraxwand.
    - Zuverlässige Darstellung einer Gefäßinfiltration.
    - Keine Fortschritte in der Lymphknoten- und Mediastinaldiagnostik (gegenüber CT).
  - *Pleura, Thoraxwand:* Höhere Spezifität in der Analyse von Pleuraergüssen, aufgrund des Aufwandes jedoch keine Alternative zur Sonographie mit Punktion.
  - *Bronchialsystem, fokale Lungenerkrankungen:* schlechtere Bildgebung gegenüber CT.
  - *Diffuse Lungenerkrankungen:* Nachweis eines erhöhten Wassergehaltes bei akuter Entzündung, Aussage jedoch weniger zuverlässig und differenziert als die der bronchoalveolären Lavage.

4.5 Szintigraphie

Grundlagen

- **Prinzip:** Darstellung des ventilierten oder perfundierten Lungenparenchyms durch Inhalation oder venöse Injektion von Gammastrahlern.
- **Pulmonale Perfusionsszintigraphie:**
  - *Prinzip:* Peripher-venöse Injektion von ^{99m}Tc (Technetium)-makroaggregiertem Albumin (Durchmesser 30 µm). Dabei Mikroembolisierung etwa jedes 10 000. Pulmonalarterienastes.
  - *Darstellung* (bildlich mit einem großflächigen Gamma-Detektor in ventraler, dorsaler und schrägdorsaler Projektion):
    - Momentane pulmonale Verteilung des Herzzeitvolumens.
    - Primär (Thrombembolie) oder sekundär (von Euler-Liljestrand-Reflex) nicht- oder minderperfundierte Areale bleiben ausgespart.
- **Ventilationsszintigraphie**
  - *Prinzip:* Inhalation von ^{133}Xe (Xenon) im geschlossenen System bis zum Steady-State. (Funktionsuntersuchung nach dem Prinzip der Edelgasverdünnung – „Radiospirometrie").
  - *Darstellung* (mit dem Gamma-Detektor):
    - Alle ventilierten Lungenkompartimente.
    - Nicht- oder schlecht ventilierte Regionen bleiben ausgespart.
- Die Bildauflösung ist mehrere Größenordnungen schlechter als die von Röntgenverfahren.

Indikationen, Kontraindikationen

- **Indikationen:**
  - Diagnostik der Lungenembolie (Perfusions- und Ventilationsszintigraphie).
  - *Beurteilung der regionalen Funktionsverteilung in der Lunge:*
    - Risikodiagnostik vor parenchymresezierenden Eingriffen (Perfusionsszintigraphie).
    - Einschätzung funktionsverbessernder Eingriffe (Perfusions- und Ventilationsszintigraphie).
- **Kontraindikationen:**
  - Allergie (selten).
  - Frühgravidität (strenge Indikationsstellung!).
  - Unkooperativer Patient.

Durchführung

- **Perfusionsszintigraphie:**
  - Der Patient muß einen Fragebogen (nach dem Strahlenschutzgesetz) ausfüllen.
  - Mindestens 1 Woche Abstand zu einer vorangegangenen Bronchographie.
  - Sicher venöse Injektion des Pharmakons im Sitzen oder Liegen (Perfusionsgradient je nach Körperlage) und Protokollieren der Körperposition.
  - Gamma-Detektion bis zu 1 Stunde nach Injektion, digitale Bildverarbeitung für quantitative Aussagen über die relative Perfusion interessierender Lungenregionen, Erstellen einer Hardcopy zur bildlichen Betrachtung.
  - *Hinweis:* Keine postinterventionelle Isolierung des Patienten (physikalische Halbwertszeit 6 Stunden, Strahlenbelastung 81 µGy/MBq).

4.5 Szintigraphie

- **Ventilationsszintigraphie:**
  - Intensive Patientenvorbereitung (er darf das Mundstück auf keinen Fall selbständig entfernen – Gefahr der radioaktiven Raumkontamination durch ^{133}Xe!).
  - Zur statischen Messung Inhalation im geschlossenen System bis zum steady state (3 Minuten), sofort danach Messung.
  - Zur dynamischen Messung sofortige Gamma-Detektion während der maximalen Inspiration (Aktivitäts-Zeit-Kurven).
  - Digitale Bildverarbeitung.
  - Eventuell Darstellung einer Radiospirometrie im Sinne von Aktivitäts-Zeit-Kurven getrennt für interessierende Lungenanteile (Nachweis regionaler Ventilationsdefekte).
  - Nach Auswaschung des Edelgases (Einatmung von Raumluft, Ausatmung in eine sog. Xenonfalle) ist keine Isolation notwendig.
  - Physikalische Halbwertzeit von ^{133}Xe 5,3 Tage, Strahlenbelastung 5,4 µGy/MBq.

Befunde

- **Lungenembolie:**
  - *Hochwahrscheinliche Embolie:* ≥ 2 segmentale Perfusionsdefekte bei normalem Ventilationsszintigramm und unauffälligem Röntgenbild.
  - *Wahrscheinliche Lungenembolie:* Perfusionsdefekt in 1 Segment oder 2 Subsegmenten, Ventilation in diesem Bereich normal bei unauffälligem Röntgenbild.
  - *Embolie geringer wahrscheinlich:* Nichtsegmentale Perfusionsdefekte oder Defekte bei fehlender regionaler Ventilation oder pathologischem Befund im Röntgenbild.
  - *Unwahrscheinliche Embolie:* Diffus verteilte Ventilations-/Perfusionsstörungen.
- **Beurteilung des funktionellen Operationsrisikos:** Berechnung der früh-postoperativen Einsekundenkapazität $FEV_{1\,postop.}$ bei parenchymresezierenden Eingriffen als Entscheidungshilfe auf objektivierbarer, quantitativer Grundlage (s. Tabelle 12), siehe auch Abbildung 40, S. 309.
- **Funktionsverbessernde Eingriffe:** Indikation zur Dekortikation bei mindestens 50%iger Perfusionsminderung des betroffenen Lungenflügels durch die Pleuraschwarte (außerdem zumindest mittelgradige restriktive Ventilationsstörung bei nach Bronchoskopie und CT funktionsfähigem Lungenflügel).

Tabelle 12 Postoperative FEV_1 ($FEV_{1\,postop.}$)

Berechnungsformel:
$FEV_{1\,postop.} = FEV_{1\,präop.} \times 100\text{-}A\text{-}k \times B/100$ (l)

$FEV_{präop.}$: Beste präoperative Messung nach Inhalation eines Beta$_2$-Mimetikums; A: Perfusion des Resektats in % der Gesamtlunge (perfusionsszintigraphisch bestimmt); B: Perfusion des Rests der zu operierenden Seite in % der Gesamtlunge (perfusionsszintigraphisch berechnet); k = 0,37 (Konstante für die Funktionseinschränkung in der frühpostoperativen Phase)

4.5 Szintigraphie

> **Andere Befunde:**
> - *Lungenemphysem (chronische Bronchitis):* Nicht perfundierte Regionen sind auch nicht ventiliert (= V/Q-Match), unterschiedlich große Perfusions- und Ventilationsausfälle.
> - *Asthma bronchiale:* Durch Bronchospasmolytika reversible, gemachte Ausfälle.
> - *Bronchialkarzinom:* Lobäre oder segmentale Ventilationsausfälle mit Perfusionsminderung.
> - *Artefakte:* „Hot Spots" (Aktivitätsanreicherung) im Perfusionsszintigramm.

Wertung

> Die Szintigraphie ist eine Zusatzuntersuchung zur Gewinnung gezielter Informationen über die regionale Funktionsverteilung von Perfusion und Ventilation.
> Vorwiegender Einsatz bei Verdacht auf Lungenembolie im Stadium I und II.
> Die Interpretation der Befunde ist nur in Zusammenhang mit klinischen, radiologischen und endoskopischen Befunden möglich und sinnvoll.

4.6 Ultraschallsonographie

Grundlagen

➤ **Definitionen, Prinzip:**
- *Schnittbildverfahren* auf der Basis örtlich ausgelöster Reflexionsreliefs hochfrequenter Schallwellen im Bereich von 3,5–10 MHz. Die Schallsonde ist gleichzeitig Schallquelle und Detektor. Sie ist beweglich, die Schnittebene damit frei wählbar.
- *Niedrige Schallfrequenzen (3,5–5,0 MHz):* Große Eindringtiefe, geringe Detailauflösung. Verwendung zur transhepatischen und translienalen Darstellung von Zwerchfell und basalen Lungenprozessen sowie großen wandständigen Lungenprozessen.
- *Hohe Schallfrequenz (5,0–10,0 MHz):* Geringe Eindringtiefe, hohe Detailauflösung von maximal 0,1 mm. Verwendung für normale Thoraxwand, kleine wandständige pulmonale Prozesse sowie für transösophageale, transvaskuläre und transbronchiale Darstellungen (transluminale Sonographie bis zu einer Frequenz von 20 MHz möglich).
- *M-Mode:* Eindimensionale Ultraschallmessung auf der Zeitachse (Darstellung schnell bewegter Strukturen wie z. B. Herzklappen).
- *B-Mode:* Zweidimensionale Schnittbilddarstellung, Signalumwandlung in Grauwertstufen.
- *Duplex-Sonographie:* Kombination von B-Mode mit Analyse der Strömungsgeschwindigkeit in Herz und Gefäßen mit Hilfe der Doppler-Methode.
- *Farbdoppler-Sonographie:* Kombination von B-Mode mit einer flächenhaften Doppleranalyse in Farbkodierung. Daurch wird eine zweidimensionale Darstellung von Strömungsrichtung und -geschwindigkeit im B-Bild ermöglicht.
- *Multiplanarer Modus:* B-Mode mit wählbarer Schnittebene, bei Ultraschallsonden transluminal verwendet.
- Eine Organdarstellung ist aufgrund unterschiedlicher, aber ähnlicher Schallwellenwiderstände (= Impedanzen) möglich. An der Grenzfläche Brustwand/Lunge kommt es wegen des großen Impedanzunterschiedes thorakaler Organe zur Totalreflexion an der Lungenoberfläche und damit zu einer fehlenden Darstellung des gesunden Lungenparenchyms. Knöcherne Strukturen (Rippen, Skapula, Wirbelsäule) führen zu Schallabsorption mit „Schallschatten". Als diagnostische Fenster kommen Brustwand, Zwerchfell, Pleurablätter, Herz und Teile des Mediastinums in Frage.
- *Darstellbare pathologische Strukturen:* Pleuraerguß, solide Pleuraprozesse, Brustwandprozesse, wandständige pulmonale Raumforderungen und Infiltrationen mit weitgehender Luftleere.
- *Neue diagnostische Fenster durch Entwicklung miniaturisierter Schallsonden:* Tracheobronchiale Schleimhaut, Ösophagus, Herz und große mediastinale Gefäße.

Indikationen, Kontraindikationen

➤ **Indikationen:**
- Erkrankungen von Brustwand, Pleura, Zwerchfell.
- Brustwandständige mediastinale und pulmonale Prozesse (solide, liquide oder infiltrative).

4.6 Ultraschallsonographie

- Transluminale Abklärung mediastinaler und hilärer Prozesse.
- Ultraschallgesteuerte Punktionen und Biopsien.
- Kardiopulmonale Erkrankungen (Echokardiographie).
➤ Keine Kontraindikationen.

Durchführung

➤ Keine Patientenvorbereitung notwendig.
➤ **Technische Voraussetzungen (Geräteausstattung):**
- Schneller B-Bild-Aufbau mit niedrig- und hochfrequenten Schallfrequenzen (unterschiedliche Schallköpfe, s. u.), Dokumentations- und Speichereinheit (Ausdruck, Videoaufzeichnung). Optional Punktionsschallkopf, Farbdopplereinrichtung, Echokardiographieschallkopf.
- Routineschallfrequenzen und deren Indikation:
  - 3,5 MHz oder 5,0 MHz: Abdomineller Zugang, Ergußdiagnostik.
  - 7,5 MHz: Feinbeurteilung der Brustwand.
➤ **Ablauf der Untersuchung:**
- *Erster Schritt:* Zunächst abdominelle Sonographie am liegenden Patienten mit retroperitonealer Beurteilung der Vena cava inferior (Rechtsherzinsuffizienz) und systematischer Zwerchfelldarstellung.
- *Zweiter Schritt:* Am sitzenden Patienten Prüfung der Zwerchfellbeweglichkeit in tiefer In- und Exspiration, systematische Untersuchung der Brustwand interkostal (beidseits dorsal und ventral von kaudal nach kranial), abschließend Darstellung des Mediastinums von parasternal und transjugulär. Daran anschließend optional Echokardiographie.
- *Punktionen und Biopsien:* Entweder unter direkter Sichtkontrolle mittels steril umkleidetem Punktionsschallkopf oder nach zweidimensionaler Markierung auf der Hautoberfläche (am stabil gelagerten Patienten) mit Beachtung der Punktionsrichtung und -tiefe.
- *Achtung:* Postinterventionell immer Ultraschallkontrolle und Röntgenaufnahme in Exspiration!

Befunde

➤ **Brustwand:** Zuverlässige und differenzierte Darstellung entzündlicher und raumfordernder Prozesse, insbesondere bei pulmonalen Tumoren und Infektionen mit organübergreifendem Charakter.
➤ **Pleura:**
- *Ergußcharakterisierung und -quantifizierung:*
  - Volumetrie durch Näherungsformeln und Nomogramme. Abb. 16 zeigt die Kennlinie zur Volumenbestimmung am sitzenden Patienten nach Berechnung der maximalen Ergußfläche in vertikaler Ebene (meist dorsolateral).
  - Echogenität des Ergusses (Eiweiß- und Zellreichtum führen zu erhöhter Echogenität, siehe Abb. 17).
  - Differenzierte Beurteilung des Organisationsgrades (verdickte Pleurablätter, Fibringerinnsel, Septenbildung).
  - Sichere Punktion auch kleinster und abgekapselter Ergüsse durch sonographische Steuerung.

4.6 Ultraschallsonographie

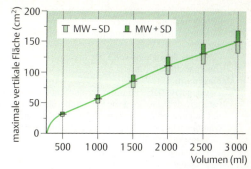

Abb. 16 Kennlinie zur Bestimmung des Pleuraergußvolumens am sitzenden Patienten

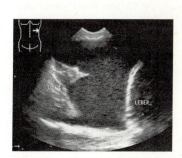

Abb. 17 Sonographischer Nachweis eines echogenen Pleuraergusses

- *Pneumothoraxnachweis:* Darstellung des aufgehobenen „Gleitzeichens" (bewegungsabhängige Reflexionen der Pleurablätter) bei normaler Pleuradicke.
- *Pleuraschwarten, Tumoren:* Darstellung und Beurteilung der Lage zu Zwerchfell, Herz und Brustwand.
► **Zwerchfell:**
  - Bei langsamer tiefer Atmung direkte Beobachtung der Beweglichkeit, Nachweis einer paradoxen Beweglichkeit im Schnupfversuch (Phrenikusparese).
  - Durch variable Ankopplung ist eine direkte Beurteilung thorakoabdominaler Prozesse möglich (Durchwanderungsinfektion, Pankreatitis, kompartimentübergreifende Tumoren).
► **Lunge:**
  - Nur bei Kontakt eines Befundes zur Pleura ist eine sonographische Darstellung möglich.
  - *Solide Prozesse:* Fixiertes Reflexmuster unterschiedlicher Dichte.
  - *Liquide Prozesse:* Echofrei (wässrig) bis zu dicht-körnigem Reflexmuster mit atemabhängiger Beweglichkeit. Pus stellt sich dar als grob-granuläres, stark echogenes Reflexmuster.

4.6 Ultraschallsonographie

- *Infiltration:* „Hepatisation" des Organs mit tubulären Gefäßstrukturen und hellen – totalreflektierenden – Bronchialstrukturen.
- *Atelektase:* Hepatisation mit fehlender Totalreflexion der Bronchialstrukturen.
- Exzellente Beurteilung von Einschmelzungen in dichten Prozessen (z.B. bei Lobärpneumonie, Tumor).

➤ **Mediastinum:**
- Transjuguläre Darstellung des vorderen, oberen Mediastinums.
- Parasternale Darstellung von Raumforderungen des vorderen Mediastinums mit pulmonaler Verdrängung (Thymome, Dermoidzysten, Lymphome).
- *Transluminale Darstellung einzelner Mediastinalregionen:*
  - Transösophageal: Mittleres, vorderes Mediastinum, aortopulmonales Fenster, links besser als rechts.
  - Transtracheal/transbronchial: Paratrachealraum, Subkarinalraum, Hilus beidseits.
  - Transvaskulär: Vorderes, oberes Mediastinum, Hili beidseits.
  - Das hintere und untere Mediastinum bleibt unzugänglich.

➤ **Herz:**
- Untersuchung im M-Mode, B-Mode, multiplanar und mit Farbdoppler durchführbar.
- *Pneumologische Hauptindikationen:*
  - Emboliediagnostik.
  - Charakterisierung und Quantifizierung der pulmonalen Hypertonie (Voraussetzung: Trikuspidalinsuffizienz).
  - Differentialdiagnose der pulmonalen Überwässerung.
  - Abklärung bei hämatogener Pneumonie.
  - Herzbeteiligung bei thorakalen Tumoren.
  - Funktionsdiagnostik bei geplanter Lungen-/Herz-Lungen-Transplantation.
  - Differentialdiagnose des Schlafapnoesyndroms (periodisches Atmen bei Low-Output).
  - Diagnostik bei inflammatorischen Systemerkrankungen (Kollagenosen, atypischen Pneumonien mit Herzbeteiligung, Eosinophilie).
  - Diagnose und Behandlung des Perikardergusses.

Wertung

➤ Ultraschall ist das am meisten durch Artefakte gefährdete Untersuchungsverfahren: Methodenbedingte Artefakte (Spiegelartefakte an der Grenze Parenchym/Lunge), nichtstandardisierte Schnittebenen, leichte technische Handhabung auch durch unerfahrene Untersucher.

➤ Daher besteht eine Dokumentationspflicht für alle pathologischen Befunde mit Angabe der Patientenidentifikation, Schnittebene und der Darstellung in je zwei Standardebenen.

➤ Trotz methodenbedingter Einschränkungen vielseitig einsetzbares Verfahren, große Vorteile sind die fehlende Strahlenbelastung und hohe Mobilität sowie der geringe Aufwand an Kosten, Personal und Zeit.

5.1 Bronchoskopie

Grundlagen

- **Definition:** Visuelle Untersuchung des Tracheobronchialsystems mittels Stablinsenoptiken (Hopkins-Optiken), starrer Endoskopie oder mit flexiblen Fiberglasoptiken.
- **Prinzip:**
  - *Starre Bronchoskopie:* Weitgehend therapeutisch ausgerichtet und wird ab S. 555 beschrieben (s. auch Abb. 18).
  - *Flexible Fiberglasbronchoskopie:* Das distale Ende ist in einer Ebene abwinkelbar (zu einer Seite um 180°, zur Gegenseite um 90°) und enthält neben dem aus Fiberglas bestehenden Bild- und Lichtleitbündel einen Instrumentierkanal.
    - Standardgröße: Länge von 45 cm, Durchmesser von 3–6 mm und ein Instrumentierkanal mit einem Durchmesser von 2,0–3,2 mm.
    - Geräte mit geringem Durchmesser (3–4,5 mm) verfügen über eine ausreichende Bildinformation, der Instrumentierkanal dagegen ist sehr klein oder fehlt ganz. Sie werden zur Kinderendoskopie und als Intubationshilfe verwendet.
    - Geräte mit mittlerem Durchmesser (5–6 mm) bieten eine gute Bildqualität und einen für Gewebeproben ausreichenden Instrumentierkanal (2,2–2,8 mm Durchmesser). Sie finden Verwendung im diagnostischen Routinebetrieb und in der Intensivmedizin (weitlumiger Arbeitskanal).
    - Geräte mit großem Durchmesser (6–6,5 mm) verfügen über eine hervorragende Bildqualität oder einen weitlumigen Arbeitskanal (3,2 mm Durchmesser). Verwendung zur Dokumentation oder zu interventionellen Maßnahmen, jedoch auch im Routinebetrieb einsetzbar.
  - Neue Bildleitsysteme digitalisieren die am proximalen Endoskopende ankommenden Bildinformationen über einen Halbleiter-Chip. Die Bildinformation kann dann extern entschlüsselt und moduliert werden.

Indikationen, Kontraindikationen

- **Indikationen:**
  - Husten über mehr als 2 Wochen.
  - Blutiger Auswurf.
  - Verdacht auf Bronchialkarzinom.
  - Verdacht auf zentrale, fixierte Atemwegsobstruktion in der Lungenfunktionsprüfung.
  - Atelektase.
  - Ausschluß einer Retentionspneumonie.
  - Erregerdiagnostik bei Status febrilis mit Lungeninfiltrat.
  - Thorakales Trauma.
  - Diffuse Lungenparenchymerkrankung.
  - Mediastinale und hiläre Prozesse.
  - Therapiekontrolle bei malignem Tumor.
  - Nach Lungenoperation.
  - Intubationshilfe.
  - Therapeutisch: Sekretabsaugung, Fremdkörperentfernung.

5.1 Bronchoskopie

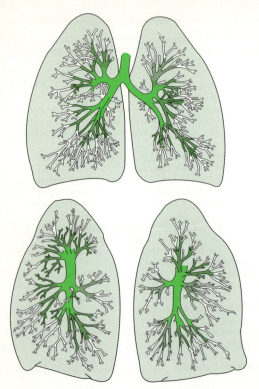

Abb. 18 Bronchialbaum von ventral und beidseits lateral. Darstellung des endoskopisch einsehbaren Bereiches. Hell: Starres Bronchoskop, dunkel: Fiberglasbronchoskop (nach R. Dierkesmann, A. Huzly, 1992)

➤ **Kontraindikationen:**
 - Für reine Inspektion: Keine Kontraindikationen.
 - Für Schleimhautbiopsie: Thrombozytenzahl < 100.000/ul, partielle Thromboplastinzeit > 50 s.
 - Für Untersuchung unter Spontanatmung: paO_2 < 50 mmHg, $paCO_2$ > 50 mmHg bei gleichzeitig abfallendem Blut-pH.
 - Hochgradige Trachealstenose.

5.1 Bronchoskopie

Durchführung

- **Technische Voraussetzungen (Geräte):**
  - In alle Richtungen beweglicher Untersuchungstisch, strahlendurchlässig im thorakalen Bereich.
  - Durchleuchtungseinrichtung mit Bildverstärker-Fernsehkette (C-Bogen).
  - Mindestens 2 Fiberglasbronchoskope (mittlerer und großer Druchmesser).
  - Kaltlichtquelle.
  - Beißringe.
  - Zubehör: Absaugkatheter (röntgendicht), 2 Saug-Biopsie-Kanülen, 2 Standardzangen, 1 Dornzange, 1 Krokodilzange.
  - Dokumentationseinheit (Videorekorder, Monitor, Sofortbildkamera oder digitale Dokumentation).
  - Desinfektionseinrichtung.
  - Aufbewahrungsschrank (optimal ist eine hängende Aufbewahrung).
  - Medikamenten-Kühlschrank.
  - Komplette Notfalleinrichtung.
  - EKG-Monitor, Pulsoximeter.
- **Personal:**
  - Endoskopeur.
  - Pflegekraft (Endoskopieschwester).
  - Gegebenenfalls eine zusätzliche Hilfskraft (z.B. zum Anreichen der Geräte).
- **Allgemeine Untersuchungsvorbereitungen:**
  - Beurteilung der vorliegenden CT- und Röntgenaufnahmen.
  - Überprüfung der Indikation.
  - Ausschluß von Kontraindikationen (Lungenfunktionsprüfung, Blutgasanalyse, EKG, Anamnese, Gerinnungsparameter).
  - Lokalisation peripherer Befund (z.B. Rundherde) nach Röntgenbild in 2 Ebenen oder nach CT/MRT zur Planung einer Biopsie.
- **Patientenvorbereitung:**
  - Aufklärung über Sinn, Alternativen, Durchführung und mögliche Komplikationen mit schriftlicher Dokumentation.
  - Nahrungskarenz über mindestens 4 Stunden.
  - *Monitoring:* EKG und Pulsoximetrie bei arterieller Hypertonie, Arrhythmie, koronarer Herzkrankheit, Hypoxämie, Hyperkapnie, schlechtem Allgemein- und Bewußtseinszustand.
  - *Eventuell notwendige spezielle Prämedikation:*
    - Bei bronchialer Hyperreagibilität Prednison 50 mg i.v. am Vorabend und 1 Stunde vor Untersuchung sowie 2 Hub eines β_2-Mimetikums vor Untersuchungsbeginn.
    - Einnahme notwendiger Medikamente am Morgen des Untersuchungstages mit einem Schluck Wasser.
  - *Allgemeine Prämedikation:*
    - 30 Minuten vor der Untersuchung Atropin 0,5 mg s.c., Hydrocodon 7,5 – 15 mg s.c.
    - Midazolam ≤ 5 mg peripher i.v.
    - Sauerstoffinsufflation 2 l/min (außer bei schwerer Hyperkapnie).

5.1 Bronchoskopie

- *Lokalanästhesie:*
  - Inhalation von Novesine 0,4% (Oxybuprocain) 5 ml über Vernebler.
  - Bei nasaler Intubation Lidocain-Gel über Watteträger an nasale Schleimhäute.
  - Über den Endoskopiekanal Novesine 0,4% je 1 ml an folgende Strukturen: Glottis, subglottisch, Trachea, Bifurkation, beide Hauptbronchien, Arbeitssegment.

▶ **Inspektion:**
  - Beurteilung des Intubationsweges.
  - Inspektion und Phonationsprüfung der Glottis.
  - Inspektion und Stabilitätsprüfung der Trachea (bei Husten).
  - Systematische Inspektion aller Segmente bis zu den Subsegmentabgängen, dabei Beginn mit der nichtbetroffenen Seite.

▶ **Biopsien:**
  - Bei Biopsie im einsehbaren Bereich zur Vasokonstriktion Instillation von 3–5 ml Arterenol-Lösung (Verdünnung 1 : 10 000).
  - *Differenzierter Einsatz folgender Werkzeuge:*
    - Löffelzange: Carinae, pathologischer Schleimhautbefund.
    - Dornzange: Tangentiale Biopsie an normaler Schleimhaut.
    - Krokodilzange: Gewinnung großer Biopsien.
    - Hohlnadel-Saugbiopsie: Einsatz transmural bei submukösen Befunden. Hierzu Füllen des Hohlnadelkatheters mit isotoner NaCl-Lösung, anschließend tiefe Penetration in den fraglichen Befund unter maximalem Sog (Einstellung durch die Pflegekraft). Danach Rückzug unter Sog, Ausspülen des Bioptates in ein Glasgefäß.
    - Sekretfalle: Sekretgewinnung zur zytologischen/mikrobiologischen Diagnostik.

▶ **Weitere Maßnahmen:**
  - Kontinuierliche Beobachtung des Patienten und der Monitoringwerte (Puls, -oximetrie) während und nach der Untersuchung.
  - Foto- und/oder Videodokumentation pathologischer Befunde.
  - Vor Extubation Kontrolle auf Blutungsstillstand, Ausschluß von Endoskopieschäden, abschließend durch Phonation („Hi") Kontrolle der Glottis.
  - Festlegung der Weiterbearbeitung des gewonnenen Materials, Probenzuordnung und Identifikation.
  - Schriftlicher Untersuchungsbericht.
  - Überwachung des Patienten bis zur Entlassung oder Weiterleitung an die Station (bis der Patient wach ist, adäquat reagiert und beschwerdefrei ist; mindestens jedoch über $1/2$ Stunde).

Befunde

◯ *Achtung:* Große anatomische Variabilität der Segmentabgänge!

▶ **Bronchitis-Zeichen:**
  - *Akut:* Schleimhautödem, Hyperämie.
  - *Chronisch:* Schleimhauthypertrophie/-atrophie, erweiterte Drüsenausführungsgänge, Deformation.

5.1 Bronchoskopie

- **Tumorzeichen:**
  - *Direkt:* Polypoide Strukturen, Schleimhautinfiltration mit Verlust der spiegelnden Oberfläche, unregelmäßige Struktur.
  - *Indirekt:* Pathologische Gefäße, Verschwellung, Deformation von Ostien, Bronchien und Carinae.
- Pathologische Pulsationen (z. B. bei Aneurysmen).
- Sekretmenge und -beschaffenheit: Serös, mukös, purulent, blutig.
- Blutungsquelle: Einsehbar/peripher, Segmentlokalisation.
- Traumen: Schleimhauteinriß, Wanddefekt, Trachea-/Bronchusabriß.
- Fisteln: Tracheo/broncho-ösophageal, bronchopleural, bronchoperikardial.
- **Periphere Befunde:**
  - Unter Durchleuchtung erkennbar?
  - Ansteuerbarkeit mit Zange/Katheter/Kanüle?
  - Segmentlokalisation?
  - Erfolgskontrolle bei Biopsie: Lage zum Befund unter rotierender Durchleuchtung, Mitbewegung bei der Biopsie.
  - Beschaffenheit des Bioptates: Schwimmend, bröckelig?

Komplikationen

- **Allgemeine Angaben zur diagnostischen Bronchoskopie:**
  - *Morbidität* (ohne transbronchiale Biopsie): Etwa 2/100 Untersuchungen.
  - *Mortalität:* Etwa 2–4/10 000 Untersuchungen.
- **Hypoxie** (Abfall des p_aO_2 in der Regel um 7–15 mmHg):
  - *Mögliche Folgen:* Atemstillstand, Arrhythmie, kardiale/zerebrale Ischämie.
  - *Prophylaxe:* Nasale O_2-Insufflation (1–3 l/min), pulsoximetrische Kontrolle.
  - *Therapie:* Abbruch der Untersuchung.
- **Blutung:**
  - *Mögliche Ursachen:* Transbronchiale Biopsie, Tumorberührung, Entfernung von Blutkoageln.
  - *Mögliche Folgen:* Gefahr der raschen Ateminsuffizienz.
  - *Prophylaxe:* Ausschluß von Risikopatienten (Thrombozytopenie, hämorrhagische Diathese, pathologischer Gerinnungsglobaltest), vor Biopsie zentraler Prozesse Vasokonstriktion mit Noradrenalin, besser oberflächliche Koagulation mit Neodym-YAG-Laser oder Argon-Beamer (s. S. 549).
  - *Therapie:*
    - Periphere Blutung: Belassen des Endoskopes im Bronchus und Anlegen eines maximalen Soges über den Instrumentierkanal bis zum Blutungsstillstand.
    - Zentrale Blutung: Patientenlagerung auf die betroffene Seite, kontinuierliches Absaugen. Bei massiver Blutung starre Umintubation des gegenseitigen Hauptbronchus.
- **Bronchospasmus:**
  - *Mögliche Ursachen:* Schleimhautmanipulationen bei ausgeprägter bronchialer Hyperreagibilität.
  - *Prophylaxe:* Bei bekannter Hyperreagibilität Nikotinkarenz von mindestens 24 Stunden, 50 mg Prednisolon i. v. am Vorabend und 1 Stunde vor Endoskopie, vor Lokalanästhesie 2 Hub eines β_2-Mimetikums.
  - *Therapie:* Lokale Instillation eines β_2-Agonisten via Instrumentierkanal (200 mg Theophyllin i. v., 100 mg Prednisolon i. v.), Untersuchungsabbruch.

5.1 Bronchoskopie

- **Laryngospasmus:**
  - *Mögliche Ursachen:* Seltene Folge der Erstberührung mit dem Endoskop.
  - *Prophylaxe:* Suffiziente Schleimhautanästhesie, schonende Intubation (während ruhiger, tiefer Inspiration).
  - *Therapie:* Untersuchungsabbruch, 100 mg Prednisolon i.v., Prednisoloninhalation, im Notfall Nottracheotomie (Rarität).
- **Infektion:**
  - *Mögliche Ursachen:* Deszendierende Bronchopneumonie durch Keimverschleppung aus dem oberen Respirationstrakt.
  - *Prophylaxe:* Umgehung von Infektionsquellen (purulente Rhinitis) bei der Intubation, Absaugen von Sekret.
  - *Therapie:* Kombination von Penicillin + β-Laktamase-Inhibitor (z.B. Ampicillin/Sulbactam 1,5 g/8 h i.v.).

Wertung

- Zentrales Diagnoseverfahren der Pneumologie.
- Zunehmende Verbreitung der Fiberglasbronchoskopie über pneumologische Zentren hinaus.
- Zur Qualitätssicherung sollte der selbständig arbeitende Untersucher folgende Voraussetzungen erfüllen:
  - Teilnahme an einem 3tägigen Einführungskursus.
  - 3monatige Hospitation in einem Zentrum mit wenigstens 500 Untersuchungen jährlich.
  - Mindestens 50 selbständig durchgeführte Untersuchungen.

5.2 Bronchoalveoläre Lavage (BAL)

Grundlagen

- **Definition:** Methode zur Gewinnung löslicher und zellulärer Komponenten aus dem Alveolarsystem.
- **Prinzip:**
  - Nach Bronchusokklusion mit dem Endoskop Spülung der inneren Oberfläche eines Lungensegmentes oder Subsegmentes mit 100–300 ml isotoner NaCl-Lösung.
  - Die Spülflüssigkeit (50–70 % des Ausgangsvolumens) enthält zu über 95 % alveoläre Bestandteile. Lösliche Komponenten (Surfactant und zahlreiche Proteine) sind vor allem von wissenschaftlichem Interesse, die zellulären Komponenten spiegeln die Zusammensetzung nichtsessiler, vor allem inflammatorischer Zellen in der Alveole wieder und ermöglichen diagnostische Rückschlüsse.
  - Die BAL kann zur Entfernung von flüssigem Material auch therapeutisch eingesetzt werden.

Indikationen, Kontraindikationen

- **Indikationen:**
  - Diagnostik pulmonaler Infektionen und Lungengerüsterkrankungen.
  - Beurteilung der entzündlichen Aktivität diffuser Lungenerkrankungen.
  - Therapeutisch bei Alveolarproteinose, Aspiration von Flüssigkeiten und bei Sekretverhalt im Rahmen von Asthma bronchiale.
- **Kontraindikationen:** Entsprechend der Bronchoskopie (s. S. 88).

Durchführung

- **Lavagetechnik (im Rahmen einer Bronchoskopie):** Wahl eines ventralen (Mittellappen, Lingula) oder des radiologisch befallenen Segments: Ausbeute bei dorsalen Segmenten meist schlechter.
- Unter tiefer Inspiration und mit leichtem Druck Einführen des Bronchoskopes bis zum Verschluß des Bronchus unter Ruheatmung. Danach müssen Lageänderungen vermieden werden. (Empfohlener Durchmesser des Bronchoskopes: 6 mm).
- Anschließend Einführen eines Spülkatheters in den Instrumentierkanal, das Katheterende sollte am Ende des Endoskops positioniert werden.
- Fraktioniertes manuelles Einspülen und Absaugen von je 20–60 ml 0,9 %iger NaCl-Lösung (vorgewärmt auf 37 °C) über eine Spritze, der maximal mögliche Sog wird durch das Katheterlumen limitiert. Alternativ Verwendung eines Absauggerätes.
- *Hinweis:* Verwerfen der ersten Portion erhöht die Qualität der BAL.
- Wiederholung und Fortführung bis zur Rückgewinnung von 100 ml Flüssigkeit bzw. mindestens 50 % des instillierten Ausgangsvolumens.
- Die gewonnene Flüssigkeit in ein Polyethylen- oder silikonisiertes Glasgefäß umfüllen, vor der Analyse den Inhalt mehrerer Gefäße mischen.
- Anschließend wird der Katheter entfernt, nachlaufendes Sekret wird am Lappenostium abgesaugt.
- **Laboraufarbeitung:**
  - Sofortige Weiterverarbeitung bei 4 °C oder Lagerung (≤ 6 Stunden auf Eis, > 6 Stunden in Zellkulturmedium (2–5 % RPMI 1640).

5.2 Bronchoalveoläre Lavage (BAL)

- Grobfiltration durch zwei Lagen steriler Mullkompressen.
- Zentrifugation bei 500 G für 15 Minuten.
- Absaugen des Überstandes, Resuspension der Zellen in einige ml gepufferter Salzlösung (frei von Magnesium und Kalzium, um eine Zellagglutination zu vermeiden).
- Bestimmung der Gesamtzellzahl in der Neugebauer-Kammer.
- Bestimmung der Zellvitalität mit der Trypan-Blau-Methode (sollte > 90 % betragen). Vitale Zellen nehmen hierbei keinen Farbstoff auf.
- Differentialzytologie (Zellausstrich, Zytozentrifugenpräparat, Millipore-Filterpräparat) anhand einer May-Grünwald-Giemsa-Färbung.
- Eventuell Spezialfärbungen (Berliner-Blau-Reaktion zum Nachweis von Eisen, Fettfärbungen u. a.).
- Lichtmikroskopische Auswertung von 300–500 Zellen in zufällig gewählten Gesichtsfeldern.

➤ **Bestimmung von Lymphozytensubpopulationen:**
- *Durchflußzytometrie.*
- *Immunperoxidase-Reaktion:* Etwa 40 000 Zellen/Reaktionsfeld werden auf Poly-L-Lysin-beschichtete Objektträger aufgetragen und mit Glutaraldehyd fixiert. Danach Inkubation mit dem Erstantikörper, anschließend Inkubation mit dem Brückenantikörper zur Verstärkung. Zugabe des Peroxidase-Antiperoxidase-Immunkomplex und des Chromogens Diaminobenzidin (toxisch!). Schließlich lichtmikroskopische Auszählung der bindenden Zellen (braun-schwarzer Ring).

➤ **Näherungsweise Berechnung des gewonnenen Alveolarfilms:**
- Bestimmung der Harnstoffkonzentration im Plasma und in der Lavageflüssigkeit.
- Alveolarfilm-Volumen (ml) = Gesamtharnstoffmenge der Lavageflüssigkeit (mg) : Harnstoffplasmakonzentration (mg/ml).
- Zur Quantifizierung können die Zellzahlen und lösliche Lavagekomponenten darauf bezogen werden.
- Das Verfahren ist artefaktanfällig.
- Ziel ist das Ausschalten von Verdünnungsschwankungen (wichtig v. a. bei löslichen Bestandteilen).

Befunde

➤ **Normalbefund:**
- *Differentialzytologie:* Epitheliale Zellen < 1 %, Eosinophile < 1 %, Mastzellen < 1 %, Neutrophile < 4 %, Lymphozyten < 16 %, Makrophagen 84–99 %.
- *Lymphozytensubpopulationen:*
  - CD3-positive Zellen: 70–100 %.
  - Natürliche Killerzellen (CD16): 0–13 %.
  - Lymphozyten mit Aktivierungsmarker HLA-DR: < 13 %.
  - Verhältnis der T-Helfer-Lymphozyten (CD4) und der T-Suppressor-Lymphozyten (CD8): 1,3–1,8.

➤ **Diagnostisch wegweisende mikroskopische/serologische Befunde:**
- Maligne Zellen: Malignom.
- Asbestkörperchen: Asbestose.
- Makrophagen mit Erythrozyteneinschlüssen oder Hämosiderinbeladung: Alveoläres Hämorrhagiesyndrom.

5.2 Bronchoalveoläre Lavage (BAL)

- PAS-positive azelluläre Korpuskeln: Alveolarproteinose.
- Erregernachweis: Pneumocystis carinii, Toxoplasma gondii, Strongyoloides stercoralis, Legionella, Histoplasma, M. tuberculosis, M. pneumoniae, Influenzaviren oder RS-Viren.
- Mehr als 4% CD1-positiver Zellen: Histiozytosis X.
- Positiver Transformationstest der BAL-Lymphozyten mit Beryllium-Salz: Berylliose.

▶ **Wegweisende makroskopische Befunde:**
  - Milchig-trübe BAL-Flüssigkeit: Alveolarproteinose.
  - Von Portion zu Portion zunehmende rotorange oder rostbraune Verfärbung: Alveoläres Hämorrhagiesyndrom.

▶ **Differentialdiagnostisch wegweisende Befunde:**
  - CD4/CD8-Ratio > 5: Sarkoidose, Berylliose.
  - CD4/CD8-Ratio < 1,3 und Lymphozyten > 50% der Gesamtzahl: Exogen allergische Alveolitis.
  - Eosinophilenanteil > 25%: Eosinophile Lungenerkrankung.
  - Lymphozytenanteil > 25%, Eosinophilenanteil 2–25%, CD4/CD8-Ratio < 1: Bronchiolitis obliterans mit organisierender Pneumonie (BOOP).

▶ **Differentialdiagnose bei Vermehrung einzelner Zellfraktionen:** Siehe Tabelle 13.

▶ **Differentialdiagnose bei BAL-Lymphozytose:** Siehe Tabelle 14.

Komplikationen

▶ **Fieber** in etwa 5% der Fälle (meist spontan rückläufig). Bei einer Dauer von > 12 Stunden besteht die Indikation für eine Antibiotikatherapie (z.B. Ampicillin/Sulbactam 1,5 g/8 h i.v.).

Tabelle 13 Differentialdiagnose pathologischer Befunde in der BAL-Zytologie (nach: Deutsche Gesellschaft für Pneumologie, 1993)

zytologischer Befund	Differentialdiagnose
Lymphozytose (> 15%)	– Sarkoidose, Berylliose – exogen-allergische Alveolitis – Tuberkulose – Bronchiolitis obliterans mit organisierender Pneumonie (BOOP) – arzneimittelinduzierte Alveolitis – malignes Lymphom, Lymphangiosis carcinomatosa – Alveolarproteinose – Pneumokoniosen – Kollagenosen – Morbus Crohn – primär biliäre Zirrhose – HIV-Infektion – Virusinfekt

Fortsetzung ▶

5.2 Bronchoalveoläre Lavage (BAL)

Tabelle 13 (Fortsetzung)

zytologischer Befund	Differentialdiagnose
Neutrophilie (> 4%)	– idiopathische Lungenfibrose – ARDS – Kollagenosen – Morbus Wegener – Pneumokoniosen – Infekt durch Bakterien oder Pilze
Eosinophilie (> 1%)	– eosinophile Pneumonie – Churg-Strauss-Syndrom – Hypereosinophiles Syndrom – allergische bronchopulmonale Aspergillose – idiopathische Lungenfibrose – arzneimittelinduzierte Alveolitis – Asthma bronchiale

Tabelle 14 Aussage des CD4/CD8-Quotienten bei BAL-Lymphozytose (nach: U. Costabel, J. Guzman, 1996)

CD4/CD8-Quotient	Differentialdiagnose
erhöht (> 1,8)	– Sarkoidose, Berylliose – Asbestose – Morbus Crohn – Kollagenosen
normal (1,3 – 1,8)	– Tuberkulose – Lymphangiosis carcinomatosa
erniedrigt (< 1,3)	– exogen-allergische Alveolitis – Arzneimittelinduzierte Alveolitis – Bronchiolitis obliterans mit organisierender Pneumonie (BOOP) – Silikose – HIV-Infektion

- **Alveoläre Infiltration** im Lavagebezirk für eine Dauer von etwa 24 Stunden.
- **Abfall des paO$_2$** (etwas stärker als bei der bronchoskopischen Inspektion) für eine Dauer von einigen Stunden.
- Die übrigen Risiken entsprechen denen der diagnostischen Bronchoskopie.

Wertung

- Die BAL erlaubt Einblicke in das alveoläre Entzündungsgeschehen.
- Die Befunde sind ähnlich vorsichtig zu bewerten wie die des Blutbildes.
- Zur Befundung bedarf es besonderer Erfahrung und der Kooperation mit einem Pathologen (Beurteilung ungewöhnlicher Zellen, Tumorzellen).

5.3 Transbronchiale Biopsie (TBB)

Grundlagen

- **Definition:** Bronchoskopisch-bioptische Methode zur Gewinnung von peribronchialem Lungenparenchym zur morphologischen und mikrobiologischen Diagnostik.

Indikationen, Kontraindikationen

- **Indikationen** (zur Artdiagnose):
  - Disseminierte Lungenparenchymerkrankungen.
  - Pulmonale Infiltraten.
  - Lungentumoren.
- **Kontraindikationen:**
  - Funktionslose kontralaterale Lunge.
  - Weit fortgeschrittenes Lungenemphysem.
  - Ateminsuffizienz ($p_aO_2 < 55$ mmHg, $p_aCO_2 > 50$ mmHg).
  - Gerinnungsstörung (Hämorrhagische Diathese, Thrombozytenzahl $<$ 100.000/µl, Partielle Thromboplastinzeit > 50 s).
  - Schlechter Allgemeinzustand, schwere Komobidität (z.B. Koronarinsuffizienz).

Durchführung

- **Allgemeine Voraussetzungen:**
  - Patientenaufklärung über das erhöhte Untersuchungsrisiko, Erläuterung von diagnostischen Alternativen. Schriftliche Einwilligung.
  - Übliche Vorbereitung einer Fiberglasbronchoskopie (s. S. 89).
  - CT-Aufnahmen: Notwendig bei inhomogen verteilten, disseminierten Lungenerkrankungen und bei Tumoren.
- **Biopsieort:**
  - *Disseminierter Prozeß:* Bevorzugung des laterobasalen Unterlappensegmentes oder des ventralen Oberlappensegmentes (gute Beurteilung bei sagittaler Durchleuchtung).
  - *Lokalisierter Prozeß:* Steuerung entsprechend dem CT-Befund nach Sondierung mit der Biopsiezange unter rotierender Durchleuchtung.
- **Technik der Gewebeentnahme:**
  - Position der Zange (Löffelzange oder Krokodilzange, möglichst großmäulig) in Herdmitte oder etwa 3 cm von der Pleura entfernt.
  - Langsame, tiefe Inspiration des Patienten, dabei Öffnen der Zange.
  - Während der Exspiration Zange gegen Widerstand geöffnet halten, endexspiratorisch schließen und anschließend entfernen.
  - Dabei das Endoskop im zuführenden Segment belassen, bei einer eventuellen Blutung muß ein hoher Sog an den Instrumentierkanal angelegt werden.
  - Insgesamt sollten 4, besser 6 mindestens stecknadelkopfgroße Gewebestücke gewonnen werden. Die „Schwimmprobe" beweist belüftetes Parenchym in der Biopsie.
  - Ein Wechsel des Segmentes ist bei disseminierten Prozessen nach 2–3 Biopsien sinnvoll.
  - *Hinweis:* TBB auf einen Lungenflügel beschränken!

5.3 Transbronchiale Biopsie (TBB)

- Abschließende Durchleuchtungskontrolle (Einblutung, Pneumothorax).
- Extubation bei Bluttrockenheit.
- Nachbeobachtung für mindestens sechs Stunden. Am Ende der Nachbeobachtungphase Röntgenaufnahme des Thorax in Exspiratonsstellung p.a. zum Ausschluß eines Pneumothorax.

Befunde

- **Disseminierte Lungenerkrankungen:**
  - Sarkoidose: Trefferquote etwa 90%.
  - Alveolitis anderer Genese: Trefferquote etwa 50%.
- **Pneumoniediagnostik:**
  - Pneumocystis carinii-Pneumonie: Trefferquote über 90%.
  - Andere Pneumonien: Trefferquote 50–70%.
- **Herdbiopsie von Tumoren:**
  - *Durchmesser > 3 cm:*
    - Peripher: Trefferquote 50–70%.
    - Zentral: Trefferquote etwa 50%.
  - *Durchmesser < 3 cm:*
    - Peripher: Trefferquote etwa 50%.
    - Zentral: Trefferquote 20–30%.
  - *Durchmesser < 2 cm:* Trefferquote unter 30%.

Komplikationen

- **Blutung:**
  - Selbstlimitierende Blutungen unter 10 ml treten regelmäßig auf.
  - Größere, konservativ beherrschbare Blutungen in etwa 5%.
  - Konservativ nicht beherrschbare, große Blutungen bis zu 0,1%.
- **Pneumothorax:** Insgesamt in etwa 5% der Fälle:
  - Partieller Pneumothorax mit Pleuraabhebung bis zu 3 cm: Abwartendes Verhalten (stündliche Patientenbeobachtung, 12-stündliche Röntgenkontrollen).
  - Mediastinalverlagerung, Zunahme innerhalb von 24 Stunden oder größerer Abhebung: Einlage einer Thorax-Saug-Drainage mit Heimlich-Ventil oder geringem Dauersog von etwa 5 cm H_2O.
- Andere Komplikationen entsprechen denen der Fiberglasbronchoskopie (s. S. 91).

Wertung

- Wichtiges Verfahren, zusammen mit der BAL vor allem in der Diagnostik disseminierter Lungenerkrankungen.
- In der Tumordiagnostik ist die bronchoskopische Zangenbiopsie aus Sicherheitsgründen der transthorakalen Biopsie vorzuziehen.
- In mindestens jedem zweiten Fall kann eine weitergehende Gewebeentnahme (videoassistierte Throakoskopie, offene Lungenbiopsie) unterbleiben.

5.4 Bronchographie

Grundlagen

- **Definition:** Kontrastmitteldarstellung des Bronchialsystems.
- **Prinzip:** Verwendung gewebefreundlicher, jodhaltiger Kontrastmittel, die aufgrund ihrer Konsistenz eine Doppelkontrastierung erlauben (zugelassenes Präparat: Hytrast).

Indikationen, Kontraindikationen

- **Indikationen:**
  - Verdacht auf bronchiale Fistel.
  - Verdacht auf Bronchiektasen.
- **Kontraindikationen:**
  - Floride bronchopulmonale Infektion.
  - Hochgradige bronchiale Hyperreagibilität, aktuelles Asthma bronchiale.
  - Kontraindikationen der Fiberglasbronchoskopie (s. S. 88).

Durchführung

- **Allgemein:** Beste Ergebnisse werden erzielt in Allgemeinanästhesie und bei seitengetrennter Ventilation.
- **Genaues Vorgehen:**
  - Penible bronchoskopische Bronchialtoilette.
  - Kontralaterale Ventilation.
  - Kontrastmittelinstillation (körperwarm) über einen röntgendichten Katheter in alle Segmentostien, Kontrastmittelmenge 5 – 8 ml/Lungenflügel.
  - Hyperventilation und Blähen der darzustellenden Seite.
  - Aufnahme in dorsoventraler, streng lateraler und schräger Position.
  - Anschließend sofortiges Absaugen des Kontrastmittels.
  - Bronchographie der Gegenseite.
- **Selektive Darstellung eines Lappens, Fistelkontrastierung:** Bronchographie im Rahmen der Fiberglasbronchoskopie. Kleinlumige Fisteln können häufig nur mit wasserlöslichem, nichtionischem Röntgenkontrastmittel dargestellt werden.

Komplikationen

- Alveolarfüllung („Bild des belaubten Baumes") bei Überfüllung mit Kontrastmittel und zu langem Zeitintervall zwischen Instillation und Röntgenaufnahme.
- Erheblicher Hustenreiz mit protrahiertem Abklingen.
- Infektiöse Exazerbation, vor allem bei Bronchiektasen.
- Asthmaanfall.
- Kontrastmittelunverträglichkeit.
- Komplikationen der Bronchoskopie (s. S. 91).

Wertung

- Das früher häufig verwendete Verfahren ist heute nur selten indiziert.
- Einzige verbliebene sichere Indikation: Darstellung bronchialer Fistelgänge.
- Durch Spiral-CT und HR-CT ist eine sichere nichtinvasive Diagnostik von Bronchiektasen möglich (s. S. 75).

5.5 Diagnostische Thorakoskopie

Grundlagen

> **Definition, Prinzip:** Direkte Inspektion der Pleurahöhle durch starre Stablinsensysteme. Im Vergleich zur videoassistierten Thorakoskopie (VATS) geringerer Aufwand und eingeschränkte Möglichkeiten.

Indikation, Kontraindikationen

> **Indikation:** Pleuraerguß unklarer Genese.
> **Kontraindikationen:**
> - Schwere Ventilationsinsuffizienz: $paCO_2 > 55$ mmHg, respiratorische Azidose.
> - Einsekundenkapazität $FEV_1 < 1$ l (soweit nicht durch den Pleuraerguß erklärbar).
> - Akute, bedrohliche Zweiterkrankung.
> - Gerinnungsstörung: Hämorrhagische Diathese, Thrombozyten $< 100.000/\mu l$, partielle Thromboplastinzeit > 50 s.

Durchführung

> **Patientenvorbereitung:**
> - Aufklärung über Sinn, alternative Methoden, Komplikationen.
> - *Voruntersuchungen:*
>   - Lungenfunktionsprüfung, EKG.
>   - Bildgebung: Röntgenaufnahme des Thorax in zwei Ebenen, Ultraschall des Thorax.
>   - Labor: Blutbild, Gerinnungsstatus, Elektrolyte, Blutgruppe.
> **Instrumentarium:**
> - Trokar, starres Thorakoskop mit 0°-, 30°- und 90°-Optik, integrierte Biopsiezange.
> - Werres-Nadel zur Anlage eines Pneumothorax.
> - Leistungsfähiges Absauggerät, CO_2-Gerät nach Senn.
> - Elektrokoagulator.
> - Zubehör: Skalpell, Schere, Pinzette, Naht, Nadelhalter, Verbandmaterial.
> - Thoraxdrainage (16–24 Ch).
> **Genaues Vorgehen:**
> - Lokalanästhesie oder Intubationsnarkose (bei schlechter Lungenfunktion).
> - Beste Übersicht in Intubationsnarkose und seitengetrennter Beatmung über Doppellumentubus.
> - Seitenlagerung auf die gesunde Seite, Eingehen in der Axillarlinie im 6.–8. Interkostalraum.
> - 2–3 cm Hautschnitt, stumpfe Präparation bis zur Muskulatur, Penetration mit dem Trokar.
> - Nach Erreichen der Pleurahöhle Trokar entfernen und Optik über die Trokarhülse einführen.
> - Erguß absaugen, CO_2-Insufflation bis zum Erzielen guter Inspektionsbedingungen.
> - Bei Bedarf können Fibrinsepten oder Stränge entfernt werden.

5.5 Diagnostische Thorakoskopie

- Gründliche Inspektion des gesamten Pleuraraumes, des Zwerchfells, des Perikards und der einsehbaren Mediastinaloberfläche, Prüfung der Lungenoberfläche, gegebenenfalls unter Zuhilfenahme einer Sonde.
- Gezielte Zangenbiopsie, vorzugsweise aus der Pleura parietalis.
- Kontrolle auf Bluttrockenheit, gebenenfalls Elektrokoagulation.
- Einlage der Pleuradrainage durch den Trokarkanal, Sog 5 cmH$_2$O.
- Zweischichtiger Wundverschluß.
- Kontrolle der Vitalparameter über einen Zeitraum von 4–6 Stunden nach Untersuchungsende.
- Röntgenbild des Thorax nach Untersuchungsende und nach 24 Stunden.
- Entfernung der Pleuradrainage nach Resorption des Restpneumothorax, gegebenenfalls zuvor Pleurodesebehandlung.

Befunde

➤ **Allgemein:** Maximale diagnostische Ausbeute erreichbar durch:
  - Zytologische, bakteriologische und biochemische Analyse des Ergusses.
  - Histologie und Immunhistochemie der Biopsate.
  - Bakteriologie aus einem Biopsat.
  - Gegebenenfalls Staubfaseranalyse aus Biopsaten.

➤ **Speziell:**
  - Hydrothorax (z. B. kardial, hepatisch, urämisch, bei Meigs-Syndrom): Normalbefund.
  - Maligne Erkrankungen (häufiger sekundär als primär): Infiltrativ oder exophytisch wachsendes Fremdgewebe oder diffuse Pleuraverdickung (Mesotheliom), Trefferquote etwa 90%.
  - Entzündliche Prozesse: Hyperämie, granulomatöse Pleuraoberfläche (TBC), Fibrinbildung inselartig oder diffus, später mit Septen zwischen viszeraler und parietaler Pleura, Trefferquote etwa 90%.
  - Selten: Kollagenose, Trauma (hämorrhagischer Erguß).

Komplikationen

➤ Persistierender Pneumothorax (2%).
➤ Metastasierung durch den Untersuchungskanal (selten, vor allem bei Pleuramesotheliom).
➤ In jeweils weniger als 0,5% der Fälle: Ateminsuffizienz, Pleuraempyem, Lungenödem (Entfaltungsödem), Hämatothorax.

Wertung

➤ Der Indikationsbereich der klassischen, optischen Thorakoskopie ist durch die Einführung der videoassistierten Thorakoskopie stark eingeschränkt worden (s. S. 575).
➤ Bei nahezu gleicher diagnostischer Ausbeute und erheblich geringerem Aufwand hat sie ihren Platz weiterhin in der Diagnostik des Pleuraergusses.
➤ Definitive Methode in der Ergußdiagnostik nach erfolgloser Punktion bzw. Analyse des Ergusses.

5.6 Mediastinoskopie

Grundlagen

➤ **Definition, Prinzip:**
- Endoskopische Exploration (starres Gerät) von Teilen des Mediastinums über einen suprasternalen Zugang.
- Explorationsbereich: Para- und Prätrachealraum bis zur Bifurkation.
- Nichteinsehbarer Bereich: Unteres Mediastinum, Paraösophagealraum, aortopulmonales Fenster, Lungenhili, Paraaortalregion, hinteres Mediastinum.
- Biopsie folgender Lymphknoten möglich: Prä- und paratracheal, tracheobronchial und subkarinal.

Indikationen, Kontraindikationen

➤ **Indikationen:**
- Definitive Diagnosesicherung bei mediastinalen oder mediastinal infiltrierenden Tumoren nach erfolgloser perkutaner Punktion oder Bronchoskopie.
- Bei Bronchialkarzinom Verdacht auf Befall ipsilateraler oder kontralateraler mediastinaler Lymphknoten bei therapeutischer Konsequenz.
➤ **Kontraindikationen:**
- *Absolut:*
  - Akut entzündliche Mediastinal- und Lungenprozesse.
  - Ausgeprägte Deformationen von Halswirbelsäule und Trachea.
- *Relativ:*
  - Obere Einflußstauung.
  - Große, auch retrosternale Struma.
  - Vorausgegangene Mediastinoskopie.
  - Nach mediastinaler Bestrahlung.

Durchführung

➤ **Patientenvorbereitung:**
- Gründliche klinische Untersuchung des zervikalen, supraklavikulären und axillären Lymphknotenstatus und der thorakozervikalen anatomischen Verhältnisse: Ziel ist die Prophylaxe von Komplikationen und die Vermeidung unnötiger Untersuchungen.
- Aufklärung über Sinn, mögliche Komplikationen und Alternativen.
- Voruntersuchungen: Gerinnungsstatus, EKG, Röntgenaufnahme des Thorax, CT-Thorax, Elektrolyte, Blutgruppenbestimmung.
- Bereitstellung von 2 Blutkonserven.
➤ **Schrittweises Vorgehen:**
- Aseptischer Operationssaal, die Möglichkeit für eine Thorakotomie muß zu jedem Zeitpunkt gegeben sein.
- Intubationsnarkose (Spiraltubus) mit Relaxation.
- Rückenlagerung mit angehobener Schulter und rekliniertem Kopf.
- Kollare Mediastinotomie.
- Stumpfe Eröffnung des Mediastinums und digitale Exploration.
- Unter Sicht Einführung des Mediastinoskops in den Prätrachealraum.

5.6 Mediastinoskopie

- *Inspektion und Gewebsentnahme:*
  - Systematisches Vorgehen mit topographischer Zuordnung der Biopsien zu Lymphknotenregionen.
  - Getrenntes Sampling.
  - Möglichst Entnahme zusammenhängender, größerer Biopsien oder ganzer Lymphknoten.
- Abschließend Blutstillung und Wundverschluß.
- Nachsorge: Kontrolle der Vitalparameter für 4–6 Stunden, Röntgenkontrolle nach 1–3 Tagen.

Befunde

- Keine falsch positiven Befunde.
- Falsch negative Befunde in 20–30%: Mikrometastasen (begrenzter Explorationsradius).
- Treffsicherheit von > 90% im für das Bronchialkarzinom wichtigen para- und prätrachealen Lymphabflußgebiet.
- Hohe diagnostische Zuverlässigkeit bei Lymphknotenerkrankungen: Sarkoidose, malignes Lymphom.

Komplikationen

- Arrosionsblutungen, Mediastinitis, Rekurrensparese, Phrenikusparese (vor allem links), Verletzung der Trachea, des Perikards und der Lunge.
- Komplikationsrate 1–2%, Letalität 0,1–0,7% (vor allem durch Blutungen).

Wertung

- Immer noch Referenzmethode in der onkologischen Beurteilung des Mediastinalstatus mit deutlicher Überlegenheit gegenüber CT und MRT: Gegenüber der CT beträgt der Gewinn an Sensitivität etwa 10–15%.
- Entscheidend ist die 100%ige Spezifität im Nachweis von Lymphknotenmetastasen. Nach alleinigen CT-Kriterien würden 20–30% der Patienten falsch als inoperabel bewertet werden.
- Aufgrund möglicher Komplikationen ist die Indikation beim Bronchialkarzinom vor allem auf suspekte Lymphknoten (N2-, N3-Konstellation bei Fehlen von Fernmetastasen) beschränkt.

6.1 Autoantikörper

Grundlagen

- **Prinzip:** Die Lunge ist ein häufiges Manifestationsorgan von Kollagenosen und Vaskulitiden. Dabei werden Antikörper gegen körpereigene Strukturen nachweisbar, die Ausdruck der verlorengegangenen Immuntoleranz sind. Sie treten als Epiphänomene auf oder haben pathogenetische Bedeutung. Als Untersuchungsmaterial kommen Serum oder repräsentative Gewebsschnitte zur Immunhistochemie in Frage.

Indikationen, Kontraindikationen

- **Indikationen:** Verdacht auf autoimmune Erkrankung der Atemwege, des Lungenparenchyms oder der Pleura im Rahmen der Screening-Diagnostik (antinukleäre Antikörper, ANA und Rheumafaktor, RF) oder der Differentialdiagnostik (alle anderen Auto-AK).

Durchführung

- **ANA (Antinukleäre AK):**
    - Theoretisch ist eine Reaktion mit allen Kernantigenen möglich.
    - Nachweis mit indirekter Immunfluoreszenzmikroskopie unter Verwendung von Zellinien mit großen Zellkernen (z. B. HEp2-Zellen).
    - Unterschiedliche Immunfluoreszenzmuster: Homogen, inhomogen verteilt, zentromer, andere.
    - Bei ANA-Nachweis weitere Analyse der Antikörperspezifität: Antikörper gegen doppelsträngige DNS (ds-DNS), Einzelstrang-DNS (ss-DNS), extrahierbares nukleäres Antigen (ENA = nRMP), Zentromer (Zentromer-AK), Sm, Scl-70, Jo-1 sowie SS-A/Ro und SS-B/La.
- **RF (Rheumafaktor):**
    - Autoantikörper gegen Immunglobulin G.
    - Nachweis durch Latex-Fixationstest.
- **ANCA (Antizytoplasmatische AK):**
    - Nachweis durch indirekte Immunfluoreszenzmikroskopie.
    - Gesunde, humane, alkoholfixierte Granulozyten als Substrat.
    - Es finden sich unterschiedliche Immunofluoreszenzmuster.
- **ABM-AK (Antibasalmembran-AK):** Nachweis durch Enzym-Immunotest (ELISA) oder durch Western-Blot (Auftrennung der Proteine im SDS-Polyacrylamidgel vor der Immunreaktion).

Befunde (s. Tabelle 15)

- **RF:**
    - Nachweis bei vielen Autoimmunerkrankungen (s. Tabelle 15), am häufigsten und mit den höchsten Titerstufen bei der rheumatoiden Arthritis (RA).
    - Gelegentlich Nachweis auch bei subakut-chronischen Infektionen (TBC, bakterielle Endokarditis, Syphilis, Lepra), idiopathischer Lungenfibrose, Sarkoidose, Hepatitis sowie nach vorangegangener Transfusion o. Transplantation.
    - Die weitere Interpretation ist abhängig von der klinischen Konstellation.
- **ANA:**
    - Der Nachweis gilt als Suchtest für Autoimmunität und gelingt bei vielen Kollagenosen, niedrigtitrig auch im höheren Lebensalter bei Gesunden. Bei hohem AK-Titer sollte sich die Suche nach spezifischen ANA anschließen.

6.1 Autoantikörper

- Das Immunofluoreszenzmuster hat differentialdiagnostische Bedeutung (s. Tabelle 15):
  - DNA-AK: Recht spezifisch für systemischen Lupus erythomatodes (LE).
  - ds-DNA-AK und Sm-AK: Diagnose LE wahrscheinlich.
  - ss-DNA-AK: Charakteristisch für medikamentös ausgelösten LE.
  - Jo-1-AK: Spezifisch für Polymyositis/Dermatomyositis.
  - Zentromer-AK: Spezifisch für systemische Sklerose (Sklerodermie), häufig mit Kalzinosis, Raynaud-Syndrom, Ösophagusmotilitätsstörungen, Sklerodaktilie und Teleangiektasien (CREST-Syndrom) vergesellschaftet.
  - Scl-70-AK: Ebenfalls spezifisch für systemische Sklerose.

➤ **ANCA:**
  - *Allgemein:*
    - Alle Autoantigene sind in den azurophilen Granula der Granulozyten lokalisiert.
    - Durch Alkoholfixation driften saure Proteine in Richtung Zellkern und verursachen das perinukleäre Muster.
    - Die Titerhöhe korreliert mit der Krankheitsaktivität.
    - Wichtige Differenzierung von p- und c-ANCA beim pulmorenalen Syndrom (s. S. 363).
  - *c-ANCA:*
    - In der Immunfluoreszenzmikroskopie diffus, feingranulär im Zytoplasma.
    - Reaktion mit der granulozytären Proteinase-3.
    - Spezifisch für die Wegener Granulomatose, im Einzelfall gelingt der Nachweis bei der mikroskopischen Polyarteriitis.
  - *p-ANCA:*
    - In der Immunfluoreszenzmikroskopie diffus, feingranulär perinukleär.
    - Reaktion mit der granulozytären Myeloperoxidase, darüber hinaus mit Laktoferrin, Elastase und Kathepsin G.
    - Der Nachweis spricht generell für das Vorliegen einer Vaskulitis, insbesondere der mikroskopischen Polyarteriitis.
    - Niedrige p-ANCA-Titer sind auch bei Morbus Schönlein-Henoch, dem Goodpasture-Syndrom, dem LE, dem Churg-Strauss-Syndrom und der RA nachweisbar.

➤ **ABM-AK:**
  - Spezifisch für das Goodpasture-Syndrom.
  - (Domäne des Allergen IV, eines Strukturproteins aller Basalmembranen, vor allem in der Lunge und der Niere. Das Antigen ist eine pathogenetische Bedeutung des AK).

Wertung

➤ Aufgrund des hohen Laboraufwands und der Kosten stufenweises Vorgehen:
  - Screening-Test (Frage der Autoimmunität): RF, ANA.
  - Weitere Differenzierung abhängig von der klinischen Konstellation.
➤ Der Nachweis differenzierter ANA, ANCA und ABM-AK ist noch wenig standardisiert. Hier lohnt sich die Zusammenarbeit mit erfahrenen Immunlabors.
➤ Befundinterpretation immer im Licht der klinischen Befunde: Antikörper gegen Basalmembranstrukturen (ABM-AK) und gegen zytoplasmatische Antigene neutrophiler Granulozyten (ANCA) spielen wahrscheinlich eine wichtige Rolle im Krankheitsgeschehen.
➤ Der Nachweis im Lungengewebe hat die höchste Aussagekraft.

6.1 Autoantikörper

Spezielle Labordiagnostik

Tabelle 15 Serumautoantikörper bei pulmonalen Kollagenosen und Vaskulitiden (in Prozent der Fälle)

Autoantikörper	Lupus Erythematodes	Sharp-Syndrom	Rheumatoide Arthritis	Sklerodermie	Polymyositis	Morbus Wegener	Goodpasture-Syndrom	Polyarteriitis nodosa
Rheumafaktor	20	20–30	70–80	20–30	40	40–60	0–20	0–20
ANA	> 95 (homogen)	> 90	20–30	40 (speckled)	0	0	0	0
ds-DNA-AK	30–70	0–10	0–10	0	0	0	0	0
ss-DNA-AK	80[1]	0	0	0	0	0	0	0
Sm-AK	30–40	0	0	0	0	0	0	0
Jo-1-AK	0	0	0	0	30	0	0	0
Zentromer-AK	0	0	0	50[2]	0	0	0	0
Scl-70-AK	0	0	0	70	0	0	0	0
STEc-ANCA	0	0	0	0	0	80–90	0	0–10
p-ANCA	0–10	0	0–10	0	0	10–20	0–10	0–10
ABM-AK	0	0	0	0	0	0	60–80	0
nRNP(ENA)-AK	20–30	> 90	0	0	0	0	0	0

[1] beim medikamenteninduzierten LE; [2] bei CREST-Syndrom 80%

6.2 Sarkoidosemarker

Grundlagen

- **Definition, Prinzip:** Die Sarkoidose ist eine akute oder chronische entzündlich-granulomatöse Systemerkrankung mit Bevorzugung der Lunge (s. S. 335). In der Verlaufsbeurteilung und Therapieführung der chronischen Sarkoidose sind klinische, funktionelle und bildliche Befunde oft schwer interpretierbar. Allgemeine Entzündungsparameter zur Beurteilung der Prozeßaktivität (BSG, Thrombozytenzahl, Fibrinogen, C-reaktives Protein) sind unzuverlässig, da die Entzündung oft unterschwellig oder kompartimentalisiert abläuft. Besser sind Marker, welche die spezifische von T-Lymphozyten unterhaltene Makrophagenaktivierung mit Transformation in Epitheloidzellen und Granulome reflektieren.
- **Diagnostisch relevante Marker:**
  - *Angiotensin converting enzyme (ACE):*
    - Funktion: Umwandlung von Angiotensin I in das vasopressorische Angiotensin II.
    - Vorkommen: Synthese in allen Gefäßendothelien, vor allem der Lungenstrombahn. Bei Sarkoidose findet eine Synthese auch durch Epitheloidzellen unter dem Einfluß von T-Helferzellen statt.
  - *Lysozym:*
    - Funktion: Depolymerisierung von Bakterienzellwänden bei der unspezifischen Immunabwehr.
    - Vorkommen: Sekretion vor allem durch Phagozyten (Makrophagen/Monozyten und neutrophile Granulozyten). Alle aktivierten Makrophagen setzen Lysozym frei.
  - *Neopterin:* Die Funktion ist unbekannt, Freisetzung durch aktivierte Makrophagen.
  - *Löslicher Interleukin-2-Rezeptor (sIL-2-R):*
    - Funktion: Die Bindung des sIL-2-R mit IL-2 aktiviert T-Lymphozyten und läßt sie proliferieren.
    - Vorkommen: Der Rezeptor wird proportional zur Proteinexpression an der Lymphozytenoberfläche sezerniert und ist Ausdruck der Zellaktivität.
  - *Adenosindesaminase (ADA) Adenosindesaminase:*
    - Funktion: Metabolisierung von Nukleinsäurebestandteilen.
    - Vorkommen: Hohe Enzymproduktion bei allen granulomatösen Entzündungen, fehlende Aktivität (angeboren) signalisiert Immunparalyse,

Indikationen, Kontraindikationen

- **Indikation:** Verlaufsbeurteilung der chronischen Sarkoidose (Wegen mangelnder Spezifität in der Differentialdiagnose nicht geeignet).

Durchführung

- **ACE:** Photometrische Bestimmung der Enzymaktivität (Umsetzung von Tripeptiden zu farbigen Produkten).
- **Lysozym:** Funktioneller Test durch Klärung einer trüben Bakteriensuspension (Turbidimetrie) oder radiale Immundiffusion.
- **Neopterin:** Radio-Immuno-Assay mit ^{125}J-markiertem Neopterin.
- **sIL-2-R:** Enzym-Immuno-Assay.
- **ADA:** Funktionelle Messung durch Kolorimetrie des gefärbten Produktes.

6.2 Sarkoidosemarker

Befunde

- **ACE:**
  - Erhöhte Serumwerte bei etwa 60% der Sarkoidose-Erkrankungen.
  - Gute Korrelation mit dem klinischen Verlauf.
  - Abfall unter Kortikosteroidtherapie auch ohne klinische Besserung.
  - Erhöhte Werte auch bei exogen allergischer Alveolitis (14%) und Silikose (30%), falsch hohe Werte bei Diabetes mellitus (25%).
- **Lysozym:**
  - Erhöhte Serumwerte in 60–70% der Sarkoidose-Fälle.
  - Gute Korrelation mit dem klinischen Verlauf.
  - Erhöhte Werte auch bei zahlreichen entzündlichen und malignen Erkrankungen: Idiopathische Lungenfibrose (30%), Bronchialkarzinom (13%), Hämoblastosen, Niereninsuffizienz.
- **Neopterin:**
  - Erhöhte Werte bei 70% der Sarkoidose-Erkrankungen.
  - Gute Korrelation mit dem klinischen Verlauf.
  - Erhöhte Werte auch bei chronisch entzündlichen Erkrankungen, insbesondere bei HIV-Infektion.
- **sIL-2-R:**
  - Höchste Sensitivität mit erhöhten Serumwerten bei etwa 80% der Erkrankungsfälle.
  - Schlechte Korrelation zum klinischen Verlauf (erhöhte Werte auch bei Remission).
  - Erhöhte Werte bei allen T-Zell-vermittelten Erkrankungen (chronische Infektion, Hämoblastosen, manche solide Tumoren).
- **ADA:**
  - Erhöhte Werte in 70–80% der Erkrankungsfälle.
  - Gute Korrelation zum klinischen Verlauf.
  - Erhöhte Werte auch bei Tuberkulose, Lepra und anderen chronisch-granulomatösen Erkrankungen.

Wertung

- ACE, Lysozym, Neopterin und ADA reflektieren die Krankheitausdehnung, SIL-2-R reflektiert die T-Zellaktivierung.
- Bei der akuten Sarkoidose sind klinisch-radiologische Befunde zur Verlaufsbeurteilung ausreichend.
- Bei chronischer Sarkoidose ist neben der Beurteilung der Prozeßaktivität die Kontrolle von Organmanifestationen (Anamnese, klinischer Befund, Röntgen) vordringlich.

6.3 Tumormarker

Grundlagen

- **Definition:** Tumormarker sind tumorassoziierte Proteine, die selektiv von Tumorzellen oder als Antwort auf die Tumorinvasion von Körperzellen gebildet werden. Sie sind entweder embryonale Zellprodukte, die beim Erwachsenen normalerweise nicht exprimiert werden, Differenzierungsprodukte des Keimblattes, von dem der Tumor abgeleitet ist, oder sie sind Ausdruck der Tumorimmunität.
- **Relevante Tumormarker:**
  - *Karzinoembryonales Antigen (CEA):* Embryonales Glykoprotein, bei zahlreichen Tumoren. Homologien mit Zelladhäsionsmolekülen.
  - *Tissue-Polypeptide-Antigen (TPA):* Ebenfalls karzinoembryonales Protein.
  - *Ektope Hormone (ACTH, ADH, Kalzitonin, HCG, PTH und andere):* Neurohormone bei kleinzelligem Bronchialkarzinom (gelegentlich auch bei nichtkleinzelligen Bronchialkarzinomen) und anderen vom APUD-System abgeleiteten Tumoren.
  - *Neuronspezifische Enolase (NSE):* Neuroendokrines Markerenzym, Sekretion bei allen Apudomen, vor allem beim kleinzelligen Bronchialkarzinom.
  - *Squamous-Cell-Carcinoma-Antigen (SCC):* Vorzugsweise von Plattenepithelkarzinomen gebildetes Glykoprotein mit unbekannter Funktion.

Indikationen, Kontraindikationen

- **Indikationen:**
  - Screening bei vieldeutiger Befundkonstellation.
  - Verlaufskontrolle zur Diagnose eines Tumorrezidivs bei therapeutischer Konsequenz.
  - Histologische Differenzierung von Malignomen durch immunhistologisch nachgewiesene Tumormarker.

Durchführung

- Quantifizierung im Serum durch Radioimmuno-Assay oder Enzymimmuno-Assay.

Befunde

- **CEA:**
  - Erhöhte Serumwerte in 50–60% der Bronchialkarzinom-Fälle.
  - Mäßig erhöhte Werte auch bei Rauchern, Lungenemphysem und chronisch entzündlichen Erkrankungen.
  - Nur ein mindestens 10fach erhöhter Serumwert ist diagnostisch verwertbar.
- **TPA:**
  - Erhöhte Werte bei etwa 70% aller thorakalen Malignome.
  - Geringe Spezifität, erhöhte Werte auch bei zahlreichen entzündlichen und degenerativen Erkrankungen.

6.3 Tumormarker

- **Ektope Hormone:**
  - Erhöhte Werte bei etwa 10% der kleinzelligen Bronchialkarzinome und 1–5% der nichtkleinzelligen Karzinome.
  - Tumoren bilden oft atypische Peptide, die durch Immunoassays nicht nachweisbar sind.
  - Gute Spezifität.
- **NSE:**
  - Erhöhte Werte bei 70% der kleinzelligen Bronchialkarzinome und etwa 10% nichtkleinzelliger Karzinome.
  - Auch erhöht bei endokrinen und zerebralen Tumoren, Hodenkarzinom, Nierenzellkarzinom und Melanom.
  - Gute Korrelation zur Tumorlast beim kleinzelligen Karzinom.
- **SCC:**
  - Erhöhte Werte bei 50–60% aller nichtkleinzelligen Bronchialkarzinome.
  - Nachweis bei zahlreichen anderen Malignomen.
  - Gute Spezifität.
  - Schlechte Korrelation zur Tumorlast.

Wertung

- Tumormarker haben eine schlechte Kosten-Nutzen-Relation. Keine Eignung zum Massenscreening wegen ungenügender Sensitivität und Spezifität.
- Serumwerte ersetzen keine Gewebediagnose.
- 5–10fach erhöhte Serumwerte legen eine Tumordiagnose nahe und können die Tumorsuche leiten.
- Als Verlaufsparameter fehlt beim Bronchialkarzinom oft die therapeutische Relevanz.

6.4 Immunglobulin E-vermittelte Allergie

Grundlagen

- **Prinzip:** Allergische Erkrankungen und die Immunabwehr gegen Parasiten werden durch Immunglobulin E (IgE) vermittelt. Beim allergischen Asthma kommt es zu einer lokalen Bildung von IgE in der Bronchialschleimhaut und den regionalen Lymphknoten.
- **Pathogenese:** Die IgE-Bildung wird durch antigenpräsentierende Zellen und T-Lymphozyten mit konsekutiver Stimulation von B-Lymphozyten vermittelt. IgE bindet mit dem Fc-Rezeptor an der Mastzelloberfläche. Die Vernetzung von IgE-Molekülen führt zur Degranulation von Mastzellen mit Mediatorenfreisetzung, die die typische allergische Reaktion auslösen. Bei einem IgE-Überschuß ist auch eine freie Zirkulation möglich.

Indikationen, Kontraindikationen

- **Indikationen:**
    - *Gesamt-IgE:*
        - Differentialdiagnose allergisches/intrinsisches Asthma bronchiale.
        - Abklärung bei Fieber mit Eosinophilie.
        - Abklärung von eosinophilen Lungeninfiltraten.
        - Verdacht auf Immundefekte.
        - Verdacht auf Wiskott-Aldrich-Syndrom.
        - Verdacht auf Churg-Strauss-Granulomatose.
    - *Allergenspezifisches IgE:* Allergensuche bei undurchführbarem Hauttest (Ekzem, Dermatitis, Urticaria factitia), unter antiallergischer Medikation (Antihistaminika, Steroide), bei starker Sensibilisierung und gefährlichen Allergenen.
    - Diskrepanz zwischen Anamnese und Provokationstest.
    - Vermeidung von spezifischen Provokationstests.
- **Kontraindikationen:** Screening (aus Kostengründen).

Durchführung

- **Gesamt-IgE:** Radioimmuno-Assay oder Enzymimmuno-Assay. Meist indirekter Nachweis (Patienten-IgE hemmt kompetitiv die Bindung eines markierten IgE an festphasegebundenes Anti-IgE: Radio-Immuno-Sorbent-Test (RIST).
- **Allergen-spezifisches IgE:** Radioimmuno-Assay oder Enzymimmuno-Assay, Radio-Allergo-Sorbent-Test (RAST): An Papierscheiben oder Kohlenhydratmatrix gebundene Allergene binden mit IgE im Patientenserum, Nachweis der Bindung durch markiertes Anti-IgE.

Befunde

- **Gesamt-IgE** (Quantitativer Nachweis in internationalen Einheiten (IE) pro ml Serum):
    - Die Höhe des IgE-Spiegels korreliert mit der Aktualität der Allergie und der Anzahl der Allergene.
    - Bei gesunden Erwachsenen im Mittel etwa 80 IE/ml, jedoch starke Schwankung (95%-Konfidenzintervall: 10–510 IE/ml).
    - Physiologischer Serum-IgE-Anstieg bis zur Pubertät, danach weitgehend konstant.

6.4 Immunglobulin E-vermittelte Allergie

- Spiegel < 25 IE/ml bei 65% der Gesunden und 4% der Atopiker.
- IgE > 100 IE/ml bei 1% der Gesunden und bei 69% der Atopiker.
- Hohe Spiegel auch bei Wurmerkrankungen, Ekzemen und anderen Dermatosen, selten bei rheumatoider Arthritis, infektiöser Mononukleose, sehr hohe Werte bei IgE-Myelom.

➤ **Allergen-spezifisches IgE:**
- Ergebnis semiquantitativ („RAST-Klassen") oder bei hochsensitiven Verfahren quantitativ (IE/ml Serum).
- Diagnostische Sensitivität: Je nach Allergen zwischen 65%–100%, Spezifität durchgehend über 90%.
- Übereinstimmung mit Provokationstest: 60–100% je nach Allergen.
- Recht zuverlässige Ergebnisse bei Pollen- und Insektengiftallergie, unzuverlässig bei Nahrungs- und Arzneimittelallergie.
- Ergebnisse schwanken zwischen Herstellern je nach Allergen-Präparation.

Wertung

➤ Interpretation immer nur in Zusammenhang mit Anamnese und wenn möglich mit Hauttest oder Provokationstestung.
➤ Der Gesamt-IgE-Spiegel ist nur hinweisend, nie beweisend für eine Allergie.
➤ Diagnostische Zuverlässigkeit des RAST vergleichbar mit dem Hauttest, aber schlechter als Provokationstests.

6.5 Präzipitin-vermittelte Allergie

Grundlagen

- **Prinzip:** Bildung von Immunkomplexen zwischen Allergen und Immunglobulin (überwiegend der Klasse IgG), in vitro darstellbar als Präzipitationsbande nach Immundiffusion im Gel.
- **Exogen allergische Alveolitis** nach Inhalation biologischer Stäube und Aerosole als Folge einer Typ III-Allergie. Die Alveolitis wird dabei durch Aktivierung des Komplementsystems und der neutrophilen Granulozyten induziert. Bei chronischen Erkankungen ist auch die zellvermittelte Typ IV-Reaktion beteiligt.

Indikationen, Kontraindikationen

- **Indikationen:**
    - Rezidivierendes pulmonales Infiltrat mit Fieber bei Exposition gegenüber biologischen Stäuben/Aerosolen.
    - Differentialdiagnose der fibrosierenden Alveolitis.
- **Kontraindikationen:** Wegen hoher Kosten kein Einsatz zum Screening.

Durchführung

- **Allergen-spezifisches IgG:** Enzym-Immuno-Assay mit Patientenserum, Allergen an Festphase gebunden.
- **Präzipitinnachweis:** Doppel-Immundiffusion nach Ouchterlony: Hierbei diffundiert Patientenserum im Agargel innerhalb einer feuchten Kammer gegen eine Antigensuspension. Dabei kommt es zur Ausbildung einer Präzipitationsbande durch Immunkomplexbildung.

Befunde

- **Allergenspezifisches IgG:**
    - Nachweisbares spezifisches IgG zeigt eine Immunreaktion an, nicht jedoch die Typ III-Reaktion oder eine Allergie.
    - Sensitivität etwa 90%.
    - Spezifität niedrig, da auch nicht präzipitierende Antikörper erfaßt werden.
- **Präzipitinnachweis (Ouchterlony-Test):**
    - Sensitivität zwisschen 80 und 90%.
    - Bis zu 50% der Exponierten bilden Präzipitine ohne Erkrankung.
    - Falsch positive Resultate durch hohes C-reaktives Protein (akute Entzündung).
    - Falsch negative Resultate durch Antigenkarenz schon nach kurzer Zeit.
    - Validität abhängig von der Allergenpräparation.

Wertung

- Diagnoseverfahren der Wahl bei vermuteter exogen allergischer Alveolitis aufgrund der hier schwierig durchführbaren Provokationstests.
- Ergebnisinterpretation nur in Zusammenhang mit Anamnese, klinischem Befund, Röntgenbefund und dem Befund der bronchoalveolären Lavage.

6.6 α_1-Proteaseinhibitor

Grundlagen

- **Prinzip**: Proteaseinhibitoren (PI) schützen vor der proteolytischen Gewebeverdauung durch Leukozytenproteasen. Der α_1-PI stellt 90 % der Serumhemmkapazität gegenüber Proteasen. Die Synthese von α_1-PI (= Akut-Phase-Protein) erfolgt in Hepatozyten nach Zytokinstimulation.
- **α_1-PI-Expression/Vererbung:**
  - Beim normalen Genotyp besteht Homozygotie für die Allele MM. Punktmutierte Allele (S-, oder Z-Allel) kodieren für funktionell intakte Proteine mit gehemmter Ausschleusung aus der Leberzelle (erniedrigte Serumspiegel). Autosomal kodominanter Vererbungsmodus.
  - Die bei Punktmutationen resultierenden Phänotypen (Eiweißvarianten) ZZ und SZ gehen mit signifikant erniedrigten Serumspiegeln einher.
  - Sehr selten PI-Null (fehlende Expression).
- **Bedeutung für die Entstehung eines Lungenemphysems:**
  - Das Lungenemphysem ist Ergebnis einer Imbalanz zwischen aggressiven und protektiven Mechanismen im Bereich der Alveolarwände.
  - Bei Serumspiegel unter 35 % des Sollwertes (80 mg/dl) besteht ein erhöhtes Emphysemrisiko auch bei Nichtrauchern.
  - Manifestationsalter: Bei Rauchern mit etwa 40, bei Nichtrauchern mit etwa 50 Jahren.
- **Epidemiologie:** In Deutschland gibt es etwa 3.000 Patienten mit α_1-PI-Mangel-Emphysem.

Indikationen, Kontraindikationen

- **Indikationen:**
  - Emphysem bei Rauchern unter 50 Jahren.
  - Emphysem bei Nichtrauchern unter 60 Jahren.
  - positive Familienanamnese.
- **Kontraindikationen:**
  - Emphysem bei Rauchern über 50 Jahre.
  - Emphysem bei Nichtrauchern über 60 Jahre.

Durchführung

- **Serumeiweiß-Elektrophorese:** Schwache oder fehlende α_1-Globulin-Bande (< 2 g/l). α_1-PI macht physiologischerweise 80 % der α_1-Globuline aus.
- **α_1-PI quantitativ (radiale Immundiffusion):** Diffusion von Patientenserum in Agargel mit darin gelösten Anti--Pi-Antikörpern. Der Durchmesser des Präzipitatrings korreliert dabei mit dem Serumspiegel.
- **α_1-PI-Phänotypisierung (isoelektrische Fokussierung):** Auftrennung des Proteins durch Wanderung in einem Gel mit pH-Gradient. Ausbildung typischer Muster von Proteinbanden, die den Phänotypen entsprechen.

6.6 α₁-Proteaseinhibitor

Befunde

- ➤ **α₁-PI-Serumkonzentration:**
    - *Differenzierung:*
        - Normalbereich: 190–350 mg/dl.
        - Leichter Mangel: 90–190 mg/dl.
        - Schwerer Mangel: < 90 mg/dl.
    - *Falsch normale Spiegel:* Bei Heterozygotie durch Entzündungen, Stimulation der Lebersynthese, Leberschäden, Hormonzufuhr, Schwangerschaft, Tumoren und Trauma.
    - *Falsch niedrige Werte:* Bei Eiweißverlust.
- ➤ **Die Phänotypisierung erlaubt Rückschlüsse auf den Genotyp:**
    - *Normaler Phänotyp:* PIMM (Serumspiegel 100%).
    - *S-Varianten:* Homozygoter Typ PISS (S-Konzentration 50%), heterozygoter Typ PIMS (S-Konzentration 75%) oder PISZ (S-Konzentration 35%).
    - *Z-Varianten:* Homozygoter Typ PIZZ (S-Konzentration 20%), heterozygoter Typ PISZ oder PIMZ (S-Konzentration 60%).

Wertung

- ➤ Die Aufdeckung eines PI-Mangels hat therapeutische Relevanz, da eine Substitution möglich ist.
- ➤ Die Serumelektrophorese ist nur als grobes Screening zum Ausschluß schwerer Mangelzustände verwendbar.
- ➤ Aufgrund hoher Kosten ist ein abgestuftes Vorgehen zu empfehlen: Zunächst Bestimmung der Serumkonzentration, bei erniedrigter Serumkonzentration anschließend α₁-PI-Phänotypisierung (auch im Rahmen von Familienuntersuchungen).

7.1 Dyspnoe

Grundlagen

- **Definition:** Subjektives Empfinden von Atemnot.
- Dyspnoe erreicht klinische Bedeutung, wenn sie bei subjektiv inakzeptabel niedriger Belastungsstufe auftritt. Sie tritt auf bei Erkrankungen des respiratorischen Systems, aber auch bei Gesunden.
- **Einteilung des Schweregrades:**
  - Subjektive Werteskala, z.B. die modifizierte Borg-Skala (= 12-Stufen-Skala von „kaum wahrnehmbar" bis „maximal").
  - Nach der Belastungsstufe, bei der Dyspnoe auftritt (Dyspnoe-Skala der American Thoracic Society, siehe Tabelle 16).

Tabelle 16 Dyspnoeskala der American Thoracic Society

Klassifikation	Schweregrad	Beschreibung
0	keine Dyspnoe	keine Beschwerden beim raschen Gehen in der Ebene oder bei Gehen mit leichtem Anstieg
1	mild	Kurzatmigkeit beim raschen Gehen in der Ebene oder bei Gehen mit leichtem Anstieg
2	mäßig	aufgrund Kurzatmigkeit langsamerer Gang in der Ebene als Altersgenossen oder Pausen zum Atemholen auch bei eigenem Schritttempo
3	schwer	Pausen zum Atemholen nach einigen Minuten Gehen oder nach etwa 100 Metern im Schritttempo
4	sehr schwer	zu kurzatmig um das Haus zu verlassen. Luftnot beim An- und Ausziehen

- **Epidemiologie:** Prävalenz von 6–27%, Zunahme mit dem Alter, häufiger bei Männern.
- **Ätiologie und Pathogenese:**
  - Visköse (resistive) und nichtvisköse (elastische) Atemwiderstände und damit eine vermehrte Atemarbeit korrelieren gut mit der Auslösung und Schwere der Dyspnoe (dagegen schlechte Korrelation mit Störungen im pulmonalen Gasaustausch).
  - Die Empfindung der Dyspnoe wird zentral über die sensorische Hirnrinde ausgelöst. Als zerebraler Auslöser wird eine Efferenzkopie der Atemmuskelaktivität angenommen. Über das limbische System und Rindenzentren fließen Emotionen und Erfahrungen zusätzlich mit ein.
  - Verschiedene Erkrankungen können direkt und indirekt das respiratorische System betreffen (s. Tabelle 17).

7.1 Dyspnoe

Klinik

➤ Je nach Genese unterschiedlich als zu schnelle Atmung, erschwerte Ausatmung, erschwertes Durchatmen, anstrengendes Atmen, Erstickungsgefühl, Lufthunger und Kurzatmigkeit. Diese Empfindung wird modifiziert vom psychischen, Bewußtseins-, Trainings- und Ernährungszustand, vom Körpergewicht und von Pharmaka (Dämpfung durch Sedativa).

Vorgehen

➤ **Anamnese:**
  – Zeitpunkt, Ort und Umstände beim ersten Auftreten der Symptome.
  – Besteht ein Zusammenhang mit körperlichen Aktivitäten?
  – Gibt es auslösende oder erschwerende Faktoren?
➤ **Anamnestische Besonderheiten:**
  – *Intermittierende Dyspnoe?* (Asthma bronchiale, Linksherzinsuffizienz, rezidivierende Lungenembolie).
  – *Persistierende/progrediente Dyspnoe?* (COPD, fibrosierende Alveolitis, Anämie, Hyperthyreose).
  – *Nächtliche Dyspnoe?* (Asthma bronchiale, Linksherzinsuffizienz, gastroösophagealer Reflux).
  – *Dyspnoe im Liegen?* (Linksherzinsuffizienz, abdominelle Raumforderung, obstruktive Atemwegserkrankungen, Zwerchfellparese).
  – *Dyspnoe im Sitzen?* (Arteriovenöse Malformation der Lungenbasis, Leberzirrhose, Shuntvitien auf Vorhofniveau).
  – *Dyspnoe nach Belastungsende?* (Anstrengungsasthma).
  – *Dyspnoe unabhängig von körperlicher Belastung?* (Allergisches Asthma, psychische Ursache).
➤ **Diagnostik** (Dyspnoe ist nicht meßbar und nur schwierig quantifizierbar):
  – *Befund:* Atemfrequenz, Atemtyp, Habitus (Adipositas, Kachexie), Gebrauch der Lippenbremse, Orthopnoe, Thoraxform und -symmetrie, Atemgeräusche und Nebengeräusche. Zyanose, Trommelschlegelfinger? Kardialer Befund/Zeichen der Rechtsherzinsuffizienz?
  – *Labor:*
    • Blutbild (Anämie, Polyglobulie?).
    • Kreatinin, LDH, Leberenzyme, Blutzucker (bei metabolischer Azidose).
    • Kreatinkinase (Hinweis auf Myokardinfarkt, Myonekrose, Myositis mit Beteiligung der Atemmuskulatur).
    • Arterielle Blutgasanalyse.
  – EKG.
  – Stufendiagnostik der Lungenfunktion (s. S. 62).
  – Weiterführende technische Diagnostik: Siehe Tabelle 17.

Differentialdiagnose

➤ Zur Differentialdiagnose der Dyspnoe siehe Tabelle 17.

7.1 Dyspnoe

Tabelle 17 Differentialdiagnose der Dyspnoe

	Verdachtsdiagnose	wegweisende Untersuchung
Störung der Atemmechanik		
tracheobronchiale Obstruktion	Asthma bronchiale, Bronchitis, Emphysem	Lungenfunktionsprüfung
	zentraler, endobronchialer Tumor	Bronchoskopie
	Trachealstenose, stenosierender Larynxprozeß	Endoskopie
pulmonale Compliancestörung	Lungengerüsterkrankung	HR-CT, Lungenfunktionsprüfung
	Linksherzinsuffizienz	Echokardiographie
thorakale Compliancestörung	Pleuraschwarte	Röntgenbild, Sonographie
	Kyphoskoliose	Röntgenbild, Lungenfunktionsprüfung
	Abdominelle Raumforderung	Sonographie
	Adipositas	klinischer Befund, Lungenfunktionsprüfung
Schwäche der Atempumpe		
neuromuskuläre Erkrankung	Poliomyelitis, Guillain-Barré-Syndrom, Amyotrophe Lateralsklerose, Muskeldystrophie, Lupus erythematodes (Myopahtie), Polymyositis, Hyperthyreose (Myopathie)	neurologisch-klinischer Befund, Lumbalpunktion, Lungenfunktionsprüfung, Labordiagnostik, Elektromyographie
überlastete Atempumpe	Überblähung: Emphysem, Asthma bronchiale	Lungenfunktionsprüfung, Röntgenbild, CT
	Pneumothorax, Pleuraerguß	Röntgenbild, Sonographie
Vermehrter Atemantrieb		
Hypoxämie		Blutgasanalyse
metabolische Azidose		Blutgasanalyse
Anämie, Hämoglobinopathie		Labordiagnostik
erniedrigtes Herzzeitvolumen		Echokardiographie, Linksherzkatheter

7.1 Dyspnoe

Tabelle 17 (Fortsetzung)

	Verdachtsdiagnose	wegweisende Untersuchung
Vermehrter Atemantrieb		
Stimulation pulmonaler Rezeptoren	pulmonale Infiltration, pulmonale Hypertonie, Lungenödem	Röntgenbild, Szintigraphie, Rechtsherzkatheter, Echokardiographie
Totraumventilation		
Kapillardestruktion	Lungengerüsterkrankung, Lungenemphysem	HR-CT, Lungenfunktionsprüfung
Gefäßobstruktion	Lungenembolie	Szintigraphie
	Vaskulitis	Labordiagnostik, Lungenbiopsie
Psychische Alteration	Konversionssyndrom, Somatisierung, Angst, Depression	Psychopathologischer Befund

modifiziert nach: Stulberg, M.S, Adams, L.: Dyspnoe. In: Murray, J.F., Nadel J.A.: Textbook of Respiratory Medicine, Saunders, Philadelphia, 1994

Therapie

- *Hinweis:* Die Behandlung der Ursache geht der symptomatischen Therapie vor!
- **Symptomatische Therapie:**
  - *Ökonomisierung der Atmung:*
    - Physikalische Methoden: Sitzende, leicht vorgebeugte Haltung, Erlernen von Hustentechniken, Erlernen der Lippenbremse.
    - Korrektur einer Adipositas oder einer Malnutrition.
    - Dosiertes Atemmuskeltraining, gegebenenfalls unter Sauerstoffgabe.
  - *Pharmakotherapie:*
    - Sauerstofftherapie bei respiratorischer Insuffizienz (s. S. 517 ff).
    - Theophyllin 5–8 mg/kgKG/24 h (leicht positiv inotroper Effekt auf die Atemmuskulatur).
    - Morphinsulfat 10–30 mg/8 h p.o. zur subjektiven Linderung der schweren Dyspnoe bei fortgeschrittenen chronischen Erkrankungen (z.B. Lungenfibrose, Emphysem).
    - Sedativa bei psychogener Hyperventilation, z.B. Diazepam 2–5 mg/ 8–12 h p.o. oder i.v.
    - *Hinweis:* Bei Atempumpversagen und Schlafapnoesyndrom alle sedierenden Medikamente absetzen!
  - *Entlastung der Atempumpe:* Kontrollierte, intermittierende maschinelle Beatmung zur Rekonstitution der muskulären Energiereserven (s. S. 527) bei neuromuskulären Erkrankungen, Kyphoskoliose und Emphysem.

7.2 Thoraxschmerz

Grundlagen

- **Definition:** Schmerzhafte Mißempfindung, die auf den Thorax projiziert wird.
- **Epidemiologie:** Thoraxschmerzen stehen nach Rücken-, Kopf-, Abdominal- und Gesichtsschmerzen an fünfter Stelle. Feldstudien zeigen, daß etwa jeder Sechste allgemein unter Schmerzen leidet.
- **Ätiologie und Pathogenese:**
  - Freie Nervenendigungen im Gewebe wirken als Schmerzrezeptoren, die eine drohende oder tatsächliche Zellschädigung anzeigen.
  - Adäquate Reize sind thermischer, mechanischer und chemischer Natur.
  - Die Reizweiterleitung/Afferenz erfolgt über nichtmyelinisierte C-Nervenfasern und in geringem Ausmaß über myelinisierte A-δ-Fasern.
  - Schmerzrezeptoren befinden sich an der Pleura parietalis, im zentralen Tracheobronchialsystem, an den großen Pulmonalarterien, an Brustwandstrukturen (Knochenhaut der Rippen, Weichteile) sowie im Myokard und Ösophagus.
  - Frei von Schmerzrezeptoren sind die kleinen Atemwege, das Lungenparenchym und die Pleura visceralis.

Klinik

- **Allgemein:** Schmerzlokalisation und -qualität unterscheiden sich in Abhängigkeit von Schmerzentstehung und dem Ausgangsort. Dies kann differentialdiagnostisch genutzt werden.
- **Pleuraler Schmerz:**
  - *Qualität:* Lokalisierter, stechender Schmerz, der bei tiefer Inspiration zunimmt und bei flacher Atmung abnimmt, Provokation durch Hyperventilation, Husten und Schneuzen. Jeder Atemzug wird schmerzhaft bewußt, hierdurch kommt es zu Dyspnoe.
  - *Schmerzlokalisation:*
    - Über der jeweiligen Interkostalregion: Ursprung in der parietalen Pleura der Thoraxzirkumferenz und der äußeren Zwerchfellanteile.
    - Projektion zur Schulter oder in den Hals der gleichen Seite: Ursprung in der parietalen Pleura des Mediastinums und des medialen Zwerchfells.
  - *Zeitliche Abhängigkeit:*
    - Plötzlicher Beginn: Trauma, Pneumothorax.
    - Akut, langsam zunehmend: Lungenembolie, Pleuropneumonie.
    - Allmählicher Beginn: Tuberkulose, maligner Tumor.
- **Brustwandschmerz:** Scharfer, stechender Schmerz, der durch Druck von außen ausgelöst wird, weniger durch Atembewegungen. Typisch ist eine lokale Rötung, Überwärmung oder zumindest externe Schmerzauslösbarkeit. Schmerz-Entstehungsorte sind Gelenke, Muskeln, Knorpel, Knochenhaut sowie Faszien der Brustwand:
  - *Traumatisch induzierter Schmerz:* Der Beginn ist oft um Stunden verzögert. (Banaltraumen oder starker Husten können bei Knochenmetastasen oder Osteopenie zur Fraktur führen).
  - *Tietze-Syndrom:* Lokale Rötung, Schwellung, Schmerzhaftigkeit der Knochen-Knorpelübergänge der ventralen Rippen.
  - *Radikuläres BWS-Syndrom:* Lageabhängige, scharfe Schmerzen in einem oder zwei Interkostalsegmenten.

7.2 Thoraxschmerz

- *Morbus Bechterew:* Radikuläres BWS-Syndrom mit Inflammation der knorpeligen Bestandteile der Brustwand.
- *Mondor-Syndrom:* Oberflächliche Phlebitis der Brustwand mit lokaler Schmerzhaftigkeit.

▶ **Pulmonal-vaskulärer Schmerz:**
- Substernaler Schmerz mit Ausstrahlung in Hals oder Arme, ähnlich wie bei kardialer Ischämie.
- Bei Lungenarterienembolie akuter thorakaler Vernichtungsschmerz mit vegetativer Reaktion durch akute Überdehnung der großen Pulmonalarterien.
- Bei primärer pulmonaler Hypertonie belastungsabhängiger, chronischer Schmerz durch Überdehnung des rechten Ventrikels.

▶ **Tracheobronchialer Schmerz:** Reizung der Schleimhaut zentraler Atemwege führt zu leichtem bis mäßigem Schmerz hinter dem Brustbein und kaudal des Kehlkopfes. Provokation durch Husten.

▶ **Neural-radikulärer Schmerz:** Schmerzen bei Herpes zoster und radikulärem BWS-Syndrom folgen dem jeweiligen Interkostalsegment.

▶ **Schulter-Arm-Schmerz:** Meist lageabhängiger, starker Schmerz, von der Schulter in den Arm ausstrahlend.
- *Pancoast-Tumoren* der Lungenspitzen brechen in die retroklavikulären Weichteile ein und betreffen die Segmente C8, Th1 und Th2 mit segmentaler Schmerzausbreitung und vegetativer Blockade des Ganglium stellatum (Horner-Syndrom: Miosis, Ptosis, Enophthalmus und Schweißsekretionsstörungen).
- *Anatomische Varianten* (z. B. Halsrippe) können zur Kompression des neurovaskulären Bündels mit Angina pectoris-ähnlichen Schmerzen im Bereich des kranioventralen Thorax und beider Arme führen.

▶ **Myokardialer Ischämieschmerz:** Thorakales Enge- und Druckgefühl unterhalb und links des Sternums mit Ausstrahlung in den Hals, die medialen Anteile eines oder beider Arme oder den Oberbauch.
- *Angina pectoris:* Ansprechen auf körperliche Entlastung oder Nitroglycerin innerhalb von 2 – 5 Minuten.
- *Variant("Prinzmetal")-Angina:* Autreten in Ruhe (durch einen koronaren Vasospasmus bedingt).
- *Myokardinfarkt:* Die Schmerzen sind schwerer, werden als lebensbedrohend, vernichtend empfunden, sprechen nicht auf körperliche Entlastung oder Nitroglycerin an, sind meist nur durch hohe Dosen von Opiaten zu durchbrechen und mit vegetativer Reaktion (Schwitzen, Übelkeit, Erbrechen, Kollaps) assoziiert.
- *Angina-ähnliche Schmerzen:* Bei Aortenklappenstenose, hypertroph-obstruktiver Kardiomyopathie oder Mitralklappenprolaps.

▶ **Perikardschmerz:** Meist pleuritischer Schmerz durch Beteiligung der parietalen Pleura (s. o.). Schmerzverstärkung im Liegen und bei Linksseitenlage, Erleichterung bei Aufsetzen und in Rechtsseitenlage.

▶ **Ösophagealer Schmerz:** Im Bereich des Sternums, im Hals und submandibulär auftretender Schmerz, oft abhängig von der Mahlzeit und der Körperlage (Liegen), manchmal schlecht von Angina pectoris zu unterscheiden.

▶ **Projizierter Schmerz:** Peritoneal bzw. thorakale Schmerzprojektion durch gemeinsame Afferenz mit Interkostalnerven bis zum zerebralen Zentrum. Bei abdomineller Schmerzauslösung kommt es zur Projektion in den unteren Thorax. Meist vegetative Begleitsymptomatik und Bewegungsdrang.

7.2 Thoraxschmerz

- **Psychosomatischer Schmerz:** Somatisierte Angstreaktion mit starker emotionaler Komponente in Form einer atypischen Angina pectoris.
- **Aortendissektion:** Plötzlicher, heftigster Schmerz (Ausdehnung zwischen Unterkiefer und Abdomen, ebenso Ausstrahlung in den Rücken) ohne befriedigendes Ansprechen auch auf stärkste Analgetika. Häufig begleitet von Schweißausbruch, Übelkeit und Erbrechen.

Vorgehen

- **Anamnese:** Penible Erhebung mit Beachtung von Schmerzqualität, Lokalisation, Dauer, Auslösern sowie möglichen schmerzlindernden Umständen.
- **Diagnostik:**
  - *Klinische Untersuchung:* Lunge, Herz, Supraklavikularregion, Hals und Oberbauch.
  - *Obligate technische Untersuchungen:* Röntgenaufnahme des Thorax in 2 Ebenen, Ruhe-EKG, Kreatinkinase (Gesamt-CK und CK-MB), GOT, LDH, C-reaktives Protein.
  - *Weiterführende Zusatzuntersuchungen:* Siehe Tabelle 18.

Differentialdiagnose

- Zur Differentialdiagnose und -diagnostik der verschiedenen Formen des Thoraxschmerzes siehe Tabelle 18.

Tabelle 18 Differentialdiagnose von Thoraxschmerzen

Ursprung des Schmerzes	Verdachtsdiagnose	wegweisende Untersuchung
Pleura	– Infektion, Kollagenose, Vaskulitis – Mediastinitis – Tumor	– Sonographie, CT
Brustwand	– Rippenfraktur, Myalgie – Infektion, Kollagenose – Phlebitis (Mondor-Syndrom) – Costochondritis (Tietze-Syndrom) – Tumor	– Röntgenbild – Labordiagnostik – Sonographie – CT
pulmonal-vaskulär	– Lungenembolie – Primäre pulmonale Hypertonie – Eisenmenger Syndrom	– Echokardiographie, Blutgasanalyse, Szintigraphie, Herzkatheter
tracheobronchial	– Tracheobronchitis – Reizgasinhalation – Tumor	– Bronchoskopie

7.2 Thoraxschmerz

Tabelle 18 (Fortsetzung)

Ursprung des Schmerzes	Verdachtsdiagnose	wegweisende Untersuchung
neural-radikulär	– Herpes Zoster – BWS-Syndrom	– klinischer Befund – Röntgenbild
Schulter-Arm	– Pancoast-Tumor – Schulter-Hand-Syndrom – Thoracic-Outlet-Syndrom	– CT, MRT
myokardiale Ischämie	– Angina pectoris – Präinfarkt-Angina – Variant („Prinzmetal")-Angina – Herzinfarkt Aortenstenose – Hypertroph-obstruktive Kardiomyopathie – Mitralklappenprolaps	– EKG, Echoardiographie, Ergometrie mit EKG, Herzkatheter
Perikard	– Perikarditis – Dressler-, Postkardiotomiesyndrom	– EKG, Echokardiographie
Ösophagus	– (Reflux-)Ösophagitis – Motilitätsstörungen	– pH-Metrie, Gastroskopie
projiziert	– Cholezystitis – Pankreatitis – peptisches Ulkus – Appendizitis	– Sonographie, Gastroskopie, CT
psychosomatisch	– Panikattacke („soldiers heart")	– psychopathologischer Befund
Aortendissektion		– Echokardiographie, CT

Therapie

◙ *Hinweis:* Die Behandlung der Ursache steht immer im Vordergrund!
➤ **Symptomatische Schmerztherapie:**
  – *Nichtsteroidale Antirheumatika/Analgetika:* Pleuraler Schmerz, Brustwandschmerz, neuro-radikulärer Schmerz, Schulter-Arm-Schmerz.
  – *Opiate:* Unerträglich starker Schmerz, z.B. bei Herzinfarkt, akuter Lungenembolie, Aortendissektion (z.B. Piritramid 7,5 – 22,5 mg i.v.).
  – *Kombination von zentral und peripher wirksamen Analgetika:* Oft sinnvoll bei subakutem, starkem Schmerz (z.B. Paracetamol 500 mg/8 h p.o. + Morphinsulfat 10 – 60 mg/8 h p.o.).
  – *Nitrate:* Bei myokardialem Ischämieschmerz (*cave:* Nicht bei Aortenstenose und hypertroph obstruktiver Kardiomyopathie!).

7.3 Zyanose

Grundlagen

- **Definition:** Bläuliche Verfärbung der sichtbaren Haut und der Schleimhäute durch erhöhte Konzentration von reduziertem (nicht oxigeniertem) Hämoglobin. Die Zyanose stellt ein äußeres, objektives Krankheitszeichen als Hinweis auf mangelnde Gewebeoxigenierung dar.
- **Kriterien für den klinischen Eindruck „Zyanose":**
  - Mindestabsolutgehalt von 5 g/dl desoxigeniertem Hämoglobin im Blut.
  - Mindestabsolutgehalt von 1,5 g/dl Methämoglobin im Blut.
  - Spuren von Sulfhämoglobin.
  - *Pseudozyanose:* Fremdstoffeinlagerung in die Haut mit ähnlichem Farbspektrum (Silber, Gold, Arsen).
- **Besonderheiten:**
  - *Starke Anämie (Hb < 7 g/dl):* Hier ist eine Zyanose nicht mit dem Leben vereinbar und wird daher nicht beobachtet.
  - *Starke Polyglobulie (Hb > 20 g/dl):* Zyanose tritt bereits bei nur mäßiger Sauerstoffsättigung auf.
- **Klinische Einteilung:**
  - *Zentrale (globale) Zyanose:* Blauverfärbung der Körperspitzen (Finger, Zehen) und zentraler Gewebe (Zunge, Lippen).
  - *Periphere (akrale) Zyanose:* Blauverfärbung der Akren, nicht jedoch von Mundschleimhaut und Zunge.
  - *Lokalisierte Zyanose:* Lokale Hypoxie infolge arterieller Stenose oder venöser Abflußstörung (Beispiel: obere Einflußstauung) mit vermehrter Sauerstoffausschöpfung.
- **Ätiologie und Pathogenese:**
  - Oxigenierung des Hämoglobins führt zur Verschiebung des Farbspektrums in den roten Bereich, Desoxigenierung zur Verschiebung in den blauen Bereich, die Blauverfärbung nimmt mit der Sauerstoffsättigung zu.
  - *Periphere (akrale) Zyanose durch vermehrte Sauerstoffausschöpfung:*
    - Erniedrigtes Herzzeitvolumen (Herzinsuffizienz).
    - Subtotale arterielle Stenose.
    - Venöse Stase.
  - *Zentrale (globale) Zyanose:*
    - Störung der Bildung von oxigeniertem Hämoglobin.
    - Gestörter pulmonaler Sauerstoffaustausch (Rechts-Links-Shunt, Verteilungsstörungen, Diffusionsstörung, Hypoventilation).
  - *Vorliegen von dreiwertigem Eisen (Fe^{3+}), Methämoglobin:* Die Bildung von Methämoglobin kann induziert werden durch Nitroglyzerin, Chloroquin, Kokain-analoge Lokalanästhetika, Sulfonamide, Chloramphenicol und Phenacetin.
  - *Denaturierung des Hämoglobinmoleküls* (irreversible Hämoglobinoxidation, Sulfhämoglobinämie): Mögliche Induktion durch Sulfonamide und Phenacetin.
  - *Vererbte Hämoglobinopathien:* z. B. Thalassaemia major und minor, Sichelzellanämie.
  - Pulmonale und kardiale Ursachen der Zyanose sind wesentlich häufiger als Hämoglobinstörungen.

7.3 Zyanose

- Verteilungsstörungen kommen bei allen pulmonalen Erkrankungen vor, Diffusionsstörungen vor allem bei der fibrosierenden Alveolitis, beim Lungenödem und dem Emphysem. Klinisch überwiegen Verteilungs- vor Diffusionsstörungen.

Vorgehen

- **Anamnese:**
  - Beginn, Dauer der Zyanose?
  - Begleitsymptome: Dyspnoe, Thoraxschmerz?
- **Körperliche Untersuchung:**
  - Unterscheidung zwischen zentraler und peripherer Zyanose.
  - Pulmonaler und kardialer Befund für ätiologische Hinweise.
  - Ausschluß einer Pseudozyanose (s.o.) durch eingehende Hautuntersuchung.
  - Beachtung von Begleitsymptomen und Befunden: Dyspnoe, Plethora, Splenomegalie.
- **Technische Basisuntersuchungen:**
  - Arterielle Blutgasanalyse.
  - Blutbild.
  - Spirometrie.
  - EKG.
  - Röntgenaufnahme des Thorax in zwei Ebenen.
- **Differential-Diagnostik der pulmonalen O_2-Austauschstörungen:**
  - Analyse des Gasaustausches (arterielle Blutgasanalyse in Ruhe, bei Belastung, unter O_2, durch Spiroergometrie oder Oximetrie der pulmonalen Gefäße).
  - Bildgebende Verfahren (Röntgenaufnahme, Computertomographie).
- **Differential-Diagnostik der kardialen Zyanose:**
  - Echokardiographie, Herzkatheter (kardialer Rechts-Links-Shunt).
  - Echokardiographie und Pulmonaliskatheter mit hämodynamischer Messung (periphere Zyanose).
- **Weiterführende technische Untersuchungen:** Siehe Tabelle 19.

Differentialdiagnose

- Die Differentialdiagnosen der peripheren und zentralen Zyanose sind in Tabelle 19 aufgeführt.

Therapie

- *Achtung:* Primär Therapie der Ursache!
- **Symptomatische Sauerstofftherapie** (Einzelheiten siehe S. 517 ff):
  - Erfolgreich bei reversiblen O_2-Bindungsstörungen an Hämoglobin, pulmonaler Diffusions- oder Verteilungsstörung.
  - Nicht erfolgreich bei kardialem Rechts-Links-Shunt und alveolärer Hypoventilation.
- **Maschinelle Atemhilfe:** Bei schwerer pulmonaler Gasaustauschstörung und bei Ventilationsversagen (s. S. 527 ff).

7.3 Zyanose

Tabelle 19 Differentialdiagnose der Zyanose

Typ	Störung	wegweisende Untersuchung
peripher (vermehrte O_2-Ausschöpfung)	– Herzinsuffizienz	Echokardiographie, Herzkatheter
	– subtotaler arterieller Gefäßverschluß	Dopplersonographie, Angiographie
	– venöse Abflußstörung	Dopplersonographie, Phlebographie
zentral	Methämoglobinämie (Bildung von Hämoglobin^{3+}):	Messung von Met-Hb
	– *Hämoglobinopathie M (autosomal dominant)*	Elektrophorese
	– *Cytochrom-b_5-Reduktasemangel (autosomal rezessiv)*	biochemische Analyse, Genanalyse
	– *Glukose-6-Phosphatdehydrogenase-Mangel (x-chromosomal rezessiv)*	biochemische Analyse, Genanalyse
	– *NO-Donatoren (Nitrate, Nitroprussid), v. a. bei Kindern (iatrogen)*	
	Sulfhämoglobinämie (Sulfonamide, Phenacetin), irreversible Hämoglobin-Oxidation (iatrogen)	
	kardialer Rechts-Links-Shunt:	
	– *zyanotische Vitien: Fallot Tetralogie, Ebstein-Anomalie, Pulmonalstenose+VSD (venöse Beimischung)*	Herzkatheter, Echokardiographie
	– *Eisenmenger-Reaktion bei kardialem L-R-Shunt (venöse Beimischung nach Shuntumkehr)*	Herzkatheter, Echokardiographie
	– *pulmonale AV-Fisteln (venöse Beimischung)*	selektive Pulmonalisangiographie, CT
	pulmonale Verteilungsstörung (Perfusions-/Ventilationsfehlverteilung)	Lungenfunktionsprüfung, Lungenszintigraphie
	pulmonale Diffusionsstörung (Lungenemphysem, fibrosierende Alveolitis)	Lungenfunktionsprüfung
	alveoläre Hypoventilaton (Versagen der Ventilationspumpe)	Polysomnographie, Lungenfunktionsprüfung
	Pseudozyanose (Argyrosis, Chrysiasis, Arsen), Hauteinlagerungen durch exogene Stoffe	Blutuntersuchung (auch Haare, Nägel) auf Spurenelemente

7.4 Husten

Grundlagen

- **Definition:** Reflexartige oder willkürliche maximale Exspiration nach Aufbau eines hohen Druckgradienten bei geschlossener Stimmritze.
- **Epidemiologie:**
  - Häufigstes pneumologisches Symptom, dritthäufigstes Symptom in der internistischen Praxis.
  - Chronischer Husten unbekannter Ätiologie (s. u.) ist Hauptsymptom bei 5% aller Patienten, die einen Pneumologen zur Abklärung aufsuchen.
- **Mögliche Verbesserung der bronchialen Gesamtclearance durch Husten:** Bei Gesunden lediglich um 2%, bei chronischer Bronchitis um ca. 20%.
- **Ätiologie und Pathogenese:**
  - Husten ist ein vagaler Reflex zum Schutz der Atemwege vor Noxen (chemischer, pharmakologischer und mechanischer Natur). Dabei treten sehr hohe exspiratorische Flüsse auf, wobei intraalveoläre Drücke von bis zu 300 mmHg und Flußgeschwindigkeiten von bis zu 900 km/h (nahe der Schallgeschwindigkeit) erreicht werden. Auslösende vagusstimulierende Rezeptoren finden sich am Kehlkopf, im Tracheobronchialbaum (v. a. im Bereich der Carinae), im Hypopharynx, im Gehörgang und am Trommelfell. Der Vorgang ist auch willkürlich auslösbar.
  - *Ablauf einer Hustenaktion:* Initial tiefe Inspiration bei weitgeöffneter Glottis. Danach Glottisverschluß bei gleichzeitiger maximaler Kontraktion der exspiratorischen Muskeln. Anschließend wird die Glottis geöffnet, ein dynamischer Kollaps zentraler Atemwege führt zu einer zusätzlichen Flußerhöhung.
  - Eine optimale Effektivität wird bei maximaler initialer Inspiration, normaler Lungenelastizität und normaler Elastizität zentraler Atemwege erreicht. Pulmonale Elastizitätsverluste führen zu einer schlechten Übertragung des hohen intrapleuralen Drucks, bei starren oder hyperelastischen Atemwegen kommt es durch einen geringen Hustenfluß ebenfalls zu Effektivitätsverlusten.

Klinik

- **Unproduktiver Husten (ohne Auswurf):**
  - *Reizung der peripheren Atemwege:* Fremdkörper, Tumoren, Laryngitis, Tracheitis, Bronchitis, Schleimhautnoxen.
  - *Reizung der zentralen Atemwege:* Atelektase, Lungenembolie, interstitielles Ödem, Fibrose.
- **Produktiver Husten (mit Angabe oder Beobachtung von Auswurf):**
  - Mukös: Virusinfekt, chronische Bronchitis.
  - Purulent: Eitriger Atemwegsinfekt.
  - Viskös: Asthma (Sonderform: Curschmann-Spiralen = bronchiale Ausgußformen bei asthmatischer Dyskrinie).
  - Wäßrig: Aspiration, Fistel.
  - Blutig (siehe S. 132).
- **Hustenkomplikationen:**
  - *Atemtrakt:* Heiserkeit, Stimmlippenläsion, interstitielles Lungenödem, Pneumomediastinum, abdominelle Gasansammlungen, Pneumothorax, Bronchusruptur.

7.4 Husten

- *Stützgewebe:* Bandscheibenhernie, Muskelriß, Rippenfraktur, Petechien, Purpura.
- *Gastrointestinal:* Ösophagusperforation, Pneumoperitoneum, Pneumoretroperitoneum, Pneumatosis intestinalis.
- *Zerebral:* Luftembolie (Einriß von Gefäßen), Hustensynkope, Kopfschmerz.
- *Kardiovaskulär:* Arrhythmie, Hustensynkope, Hämorrhoiden, konjunktivale Blutung, nasale Blutung.
- *Andere:* Harninkontinenz, Wunddehiszenz.

Vorgehen

- **Anamnese:**
  - Dauer: Akuter (≤ 3 Wochen) oder chronischer Husten (> 3 Wochen)?
  - Begleitsymptome (Fieber, Luftnot)?
  - Auswurf (Farbe, Menge, Geruch, Konsistenz)?
  - Risikofaktoren (Grunderkrankungen, Rauchen, Schluckstörungen, Immobilität)?
  - Medikamentenanamnese (ACE-Hemmer, Beta-Blocker)?
  - Zeitliche Zusammenhänge (beruflich, nach Anstrengung, nach Allergenkontakt)?
- **Basisdiagnostik:**
  - *Indikation:* Unerklärter akuter und chronischer Husten.
  - *Klinischer Befund:*
    - Pathologisches Atemgeräusch, Nebengeräusche?
    - Kardialer Befund: Pathologische Herztöne, Herzgeräusche, Insuffizienzzeichen?
    - HNO-ärztlicher Befund.
  - *Technische Zusatzuntersuchungen:*
    - Röntgenbefund der Thoraxorgane.
    - Sputumbefund: Inspektion, Mikroskopie, mikrobiologischer Befund.
- **Weiterführende Diagnostik** (bei fehlender Klärung durch die Basisdiagnostik (s.o.):
  - Lungenfunktionsprüfung, bei Normalbefund unspezifische bronchiale Provokation.
  - Nebenhöhlendiagnostik: Sonographie, Röntgenaufnahme, Computertomographie.
  - Rhinomanometrie.
  - Ösophageale 24-Stunden-pH-Metrie.
  - Hochauflösende thorakale Computertomographie.
  - Bronchoskopie.
  - Echokardiographie.

Differentialdiagnose

- **Akuter Husten (≤ 3 Wochen):** Meist durch respiratorische Infekte. Potentiell lebensbedrohliche Erkrankungen mit akutem Husten als Kardinalsymptom (Herzinsuffizienz, Lungenembolie, Aspiration, Perikarditis) müssen unbedingt ausgeschlossen werden!

7.4 Husten

- **Chronischer Husten (> 3 Wochen):** Insgesamt anderes Ursachenspektrum als bei akutem Husten. In den meisten Fällen durch Anamnese, Befund, Röntgenuntersuchung und Lungenfunktion abklärbar.
- **Sonderform: Chronischer Husten unklarer Ätiologie:**
  - *Kriterien:* Hustendauer über drei Wochen, normaler klinischer und radiologischer Befund, normale Lungenfunktion.
  - *Hauptursachen* (die ersten vier Diagnosen sind für über 90% der Fälle verantwortlich):
    - Bronchiale Hyperreagibilität.
    - Chronische Entzündung der oberen Atemwege mit „postnasal drip".
    - Chronische Bronchitis.
    - Gastroösophagealer Reflux.
    - Medikamentös verursachter Husten (ACE-Hemmer, β-Blocker).
    - Instabilität zentraler Atemwege.
    - Psychogener Husten.
  - *Basisdiagnostik:* Gezielte Anamnese, HNO-ärztliche Untersuchung, unspezifische bronchiale Provokationstestung.
  - *Weiterführende Diagnostik* siehe Tabelle 20, 21.
- Die Differentialdiagnosen des akuten und chronischen Hustens mit der entsprechenden weiterführenden Diagnostik sind in Tabelle 20 und 21 zusammengefaßt dargestellt.

Tabelle 20 Differentialdiagnose des akuten Hustens (≤ 3 Wochen Dauer)

Verdachtsdiagnose	wegweisende Untersuchung
respiratorischer Infekt	klinischer Befund, Sputumuntersuchung
Pneumonie	klinischer Befund, Röntgenbefund
Herzinsuffizienz	klinischer Befund, Röntgenbefund, Echokardiographie
Lungenembolie	Blutgasanalyse, Lungenszintigraphie, Echokardiographie
Aspiration	Röntgen-Thorax, Bronchoskopie
Inhalation von Noxen (Rauch, Staub, Gas)	Anamnese, Bronchoskopie
Asthma bronchiale	Lungenfunktionsprüfung
Perikarditis	EKG, Echokardiographie
Pleuritis	Sonographie, Röntgenbefund

7.4 Husten

Tabelle 21 Differentialdiagnose des chronischen Hustens (> 3 Wochen Dauer)

Verdachtsdiagnose	wegweisende Untersuchung
bronchiale Hyperregibilität	unspezifische bronchiale Provokationsprüfung
chronische Entzündung der oberen Atemwege	klinische Untersuchung
chronische Bronchitis	Anamnese, Bronchoskopie
gastroösophagealer Reflux	Endoskopie, Langzeit-pH-Metrie
medikamentös verursachter Husten	Anamnese, Auslaß- und Reexpositionsversuch
Tracheomalazie, Bronchialkollaps	Bronchoskopie, Lungenfunktionsprüfung
Bronchialkarzinom	Bronchoskopie, Röntgenbefund
psychogener Husten	Anamnese
Struma	klinischer Befund
fibrosierende Alveolitis	CT
Bronchiektasie	CT
rezidivierende Aspiration	Anamnese
Larynxkarzinom	klinischer Befund
Kehlkopf-/Bronchiale Tuberkulose	Bronchoskopie
Megauvula	klinischer Befund
Tonsillenhypertrophie	klinischer Befund
benigne Trachealtumoren (Papillomatose)	Bronchoskopie
pulmonale Hypertonie	Echokardiographie, Rechtsherzkatheter
chronische Lungenstauung	Echokardiographie, Rechtsherzkatheter
chronische Otitis media/externa	klinischer Befund
Gingivitis	klinischer Befund
Mediastinaltumor	CT

Therapie

- **Antitussiva** (als unspezifische Therapie bei unbekannter Hustenursache oder erfolgloser gezielter Therapie):
  - *Stimulation der mukoziliären Clearance:* β_2-Agonisten, Ipratropiumbromid, Theophyllin.
  - *Lokalanästhetika:* Lidocain u.a. zur lokalen Erhöhung der Reizschwelle bei iatrogenen Manipulationen.
  - *Dämpfung des Hustenzentrums* (in ansteigender Wirkstärke): Guaifenesin, Clobutinol, Codein, Hydrocodon.
  - *Sekretolyse:* N-Acetylcystein, Ambroxol.
- **Gezielte Therapie bei chronischem Husten:**
  - *Bronchiale Hyperreagibilität:* Inhalatives Kortikosteroid und kurzwirksamer (z.B. Salbutamol, Fenoterol) oder langwirksamer (z.B. Formoterol, Salmeterol) inhalativer β_2-Agonist, Ipratropiumbromid inhalativ.
  - *Chronische Entzündung der oberen Atemwege:* Nasales Kortikosteroid, orales Antihistaminikum, orales α-Sympatikomimetikum.
  - *Gastroösophagealer Reflux:* Omeprazol.
  - *Chronische nichtobstruktive Bronchitis:* Nikotinkarenz, Ipratropiumbromid.
  - *Medikamentös verursachter Husten:* Wirkstoffkarenz.

7.5 Bluthusten

Grundlagen

➤ **Definitionen:**
  - *Hämoptyse:* Abhusten von blutig tingiertem Sputum oder reinem Blut bis zu einer Menge von 300 ml/24 h oder akut bis zu 100 ml.
  - *Massive Hämoptoe:* Abhusten von über 300 ml reinen Blutes/24 h oder akute Blutung mit einem Volumen, das dem anatomischen Totraum entspricht (150 ml).
  - *Idiopatischer Bluthusten:* Bluthusten, dessen Ursache nach klinischem Befund, Röntgenuntersuchung des Thorax und Bronchoskopie unklar bleibt.
- **Hinweis:** Bluthusten stellt ein Warnsymptom dar, das nach einer definitiven Abklärung verlangt!
➤ **Ätiologie und Pathogenese, Pathophysiologie:**
  - *Einteilung nach der Blutungsquelle:*
    - Bronchialarterien: Häufigste Quelle bronchialer Blutungen.
    - Arteria mammaria interna, Arteria thoracicus longus, Interkostalarterie oder Zwerchfellarterie: Seltenere Quellen bei Bronchialkarzinom, Tuberkulose, Lungenabszeß.
    - Pulmonalarterie: Bei Lungenembolie, Traumata durch Katheter in pulmonalen Gefäßen, Thoraxtrauma, arteriovenöser Fistel und selten beim Bronchialkarzinom.
    - Bronchiale Venen: Hämoptysen bei Mitralstenose, schwerer Linksherzinsuffizienz und venookklusiver Lungenerkrankung.
  - *Ursachen einer diffusen alveolären Hämorrhagie (DAH):*
    - Schwere diffuse Störung der alveolokapillären Einheit.
    - Schwere hämorrhagischDiathese.
    - Ausgeprägte pulmonale Hypertonie.
  - *Pathophysiologische Bedeutung:* Leichte Hämoptysen sind funktionell bedeutungslos, mittelschwere Blutungen führen zu einer restriktiven Ventilationsstörung mit respiratorischer Insuffizienz (durch Blutaspiration oder primäre alveoläre Blutfüllung, Befundmuster s. u.), die massive Hämoptoe kann durch Asphyxie akut tödlich sein.
  - *Befundmuster der Lungenfunktion bei mittelschwerer Blutung:*
    - Restriktive Ventilationsstörung (Erniedrigung der IVC, der FEV_1, des TGV und RV).
    - Hypoxämie bei Normo- bis Hypokapnie, auffällige paradoxe Erhöhung des T_{LCO} durch CO-Bindung an Hämoglobin in der Lunge.

Klinik

➤ Abhusten von blutiger Flüssigkeit.
- *Achtung:* Obere gastrointestinale Blutungen, oropharyngeale und bronchopulmonale Blutungen sind oft schlecht unterscheidbar!
➤ Die Blutungsquelle kann vom Patienten oft nicht angegeben werden, bei bronchopulmonaler Ursache ist eine Seitenlokalisation nur selten möglich.
➤ Blutung ohne Vorboten: Bei diffuser alveolärer Hämorrhagie, Lungenembolie, Gefäßmißbildungen, Thrombozytopenie, Tuberkulose.

7.5 Bluthusten

Vorgehen

- **Akut ist folgende Differenzierung wesentlich und wegweisend:**
  - Einfache Hämoptyse oder massive Hämoptoe?
  - Lokalisierte Blutung oder DAH?
  - Zentrale (endoskopisch sichtbare) oder periphere Blutungsquelle?
- **Anamnese:**
  - *Menge* (Teelöffel, Eßlöffel, Tasse)?
  - *Farbe?*
  - *Beschaffenheit* (z. B. schaumig)?
  - *Verlauf?*
  - *Risikofaktoren? (häufig):* Alter, Nikotin-, Medikamentenanamnese, venöse Thrombose, Tracheobronchitis, chronisch obstruktive Atemwegserkrankung, Linksherzinsuffizienz, Antikoagulantientherapie, Bronchialkarzinom, gastrointestinale und HNO-ärztliche Vorerkrankungen, Fieber und/oder purulenter Auswurf.
- *Hinweis:* Bei Hämoptysen im Rahmen einer akuten Tracheobronchitis oder einer Exazerbation bei chronischer Bronchitis ist ein abwartendes Verhalten bei unauffälligem Röntgenbild zunächst gerechtfertigt. Eine *abschließende Bronchoskopie zum Tumorausschluß* ist jedoch obligat!
- **Stufendiagnostik zur Klärung der Blutungsquelle:**
  - *Körperlicher Befund:*
    - Allgemein: Blutdruck meist normal oder erhöht, Tachykardie und Tachypnoe, ängstlicher Ausdruck. Anämischer Aspekt eher bei gastrointestinaler Blutung oder länger bestehender DAH zu erwarten.
    - Pulmonal: Auskultatorisch einseitige Rasselgeräusche, Bronchialatmen oder Dämpfung sind Hinweise zur Seitenlokalisation.
    - Kardial: Linksherzdekompensationszeichen und pathologischer kardiologischer Auskultationsbefund sind diagnostisch wegweisend.
  - *HNO-ärztlicher Spiegelbefund* (obligat bei unklarer Blutungsquelle).
  - *Röntgenbefund des Thorax in 2 Ebenen:*
    - Eindeutiger Befund bei Pneumonie, Lungenabszeß, Aspergillom, Linksherzinsuffizienz.
    - Bei DAH beidseitige, diffuse, schmetterlingsförmige, milchglasartige oder fein-noduläre Verdichtungen.
    - Normaler Befund bei zentralem, endobrochialem Tumor, Bronchiektasen, Lungenembolie, Fremdkörperaspiration und hämorrhagischer Diathese.
  - *Bronchoskopie:*
    - Wegweisende Maßnahme zur Soforttherapie (in der gleichen Sitzung Argon-Beamer-Koagulation, Laser-Koagulation, Ballon-Okklusionskatheter) (s. S. 549, 559).
    - Akute Untersuchung bei massiver Hämoptoe (als starre Bronchoskopie), ansonsten innerhalb der ersten 24 h mit Fiberglasbronchoskop.
  - *Ösophago-Gastro-Duodenoskopie* (obligat bei unklarer Blutungsquelle).
  - *Thorakale Computertomographie:* Wertvoll bei Bronchiektasie, arteriovenöser Mißbildung, Lungenembolie und subakuter bis chronischer DAH.
  - *Angiographie:* Weiterführende Diagnostik bei Lungenembolie und arteriovenöser Mißbildung sowie zur Planung einer Katheterembolisation.
  - *Endoskopie des oberen Verdauungstraktes* bei weiterhin bestehender Unklarheit.

7.5 Bluthusten

- *Echokardiographie, Lungenszintigraphie (s. S. 80) und Rechtsherzkatheter:* Bei Verdacht auf pulmonale Hypertonie/Lungenembolie.
- *Bronchoalveoläre Lavage* (BAL s. S. 93, zur Differenzierung lokalisierte/diffuse Blutung): Bei lokalisierter Blutung zunehmende Klärung der BAL-Flüssigkeit bei wiederholter Instillation, bei DAH zunehmende bräunlich-rötliche Verfärbung, mikroskopischer Nachweis von Siderophagen.

Differentialdiagnose

➤ Zu den Differentialdiagnosen der lokalisierten und diffusen Blutung siehe Tabelle 22 und 23.

Tabelle 22 Differentialdiagnose der lokalisierten Blutung

Verdachtsdiagnose	wegweisende Untersuchung
Infektionen:	
– Tracheobronchitis	Anamnese, Bronchoskopie
– Bronchiektasie	CT
– bakterielle Pneumonie, Lungenabszeß	Röntgenbefund
– Tuberkulose	Röntgenbefund
– Aspergillom	Röntgenbefund
– Echinokokkose	Anamnese, Röntgenbefund, Laborbefund
– Pneumozystis carinii Pneumonie	Laborbefund, Anamnese, Röntgenbefund
Neoplasien:	
– Bronchialkarzinom	Röntgenbefund, Bronchoskopie
– adenoid-zystisches Karzinom	Bronchoskopie
– Bronchuskarzinoid	Bronchoskopie
– maligne Lymphome	Bronchoskopie
– Mediastinaltumoren	CT
– Ösophaguskarzinom	Endoskopie
– Endometriose	Anamnese, Bronchoskopie
– benigne bronchopulmonale Tumoren	Bronchoskopie

7.5 Bluthusten

Tabelle 22 (Fortsetzung)

Verdachtsdiagnose	wegweisende Untersuchung
Kardiovaskuläre Erkrankung	
– Lungenembolie	Lungenszintigraphie, Echokardiographie
– primäre pulmonale Hypertonie	Pulmonalisangiographie, Rechtsherzkatheter
– Rechtsherzendokarditis	Echokardiographie
– rupturiertes Aortenaneurysma	CT, Echokardiographie
– Morbus Osler	klinischer Befund
– bronchiale Teleangiektasie	Pulmonalisangiographie
– arteriovenöse Malformation	Pulmonalisangiographie, CT
Traumata:	
– Punktionen, Biopsien	Anamnese
– penetrierendes/stumpfes Thoraxtrauma	Anamnese, Röntgenbefund, CT
– Bronchusruptur	Anamnese, Bronchoskopie
– Fremdkörperaspiration	Bronchoskopie
– Kathetertrauma (ZVK, PA-Katheter)	Anamnese
Interstitielle Lungenerkrankungen:	
– Sarkoidose (nodöse-, kavernöse Form)	Röntgenbefund

7.5 Bluthusten

Tabelle 23 Differentialdiagnose der diffus alveolären Hämorrhagie

Verdachtsdiagnose	wegweisende Untersuchung
Kapillaritis:	
– Kollagenosen	klinischer Befund, antinukleäre Antikörper
– Wegenersche Granulomatose	klinischer Befund, antizytoplasmatische Antikörper (C-ANCA), histologischer Befund
– Polyarteriitis nodosa	klinischer + histologischer Befund
– Kryoglobulinämie	Kryoglobulinnachweis
– Morbus Behçet	klinischer + histologischer Befund
– Purpura Schönlein-Henoch	klinischer + histologischer Befund
– DAH mit Glomerulonephritis	Antizytoplasmatische Antikörper (p-ANCA), Nierenbiopsie
Diffuser Alveolokapillarschaden:	
– Goodpasture-Syndrom	Antibasalmembran-Antikörper, Nierenbiopsie
– Morbus Ceelen (pulmonale Hämosiderose)	keine (Ausschlußdiagnose)
– Sarkoidose	klinischer Befund, Sarkoidosemarker, histologischer Befund
– medikamentös induzierter Alveolarschaden	Anamnese
– ARDS	Anamnese, Blutgasanalyse, Röntgenbefund
– atypische Pneumonie	klinischer Befund, antimikrobielle Antikörper
– Strahlenunfall	Anamnese
– Lymphangioleiomyomatose	klinischer + histologischer Befund
– alveoläre Mikrolithiasis	Röntgenbefund
Thrombozytopenie, Koagulopathie	Laborbefund

7.5 Bluthusten

Tabelle 23 (Fortsetzung)

Verdachtsdiagnose	wegweisende Untersuchung
pulmonale Hypertonie:	
– Linksherzversagen	Röntgenbefund, klinischer Befund
– Mitralstenose	klinischer Befund, Echokardiographie
– Shuntvitien mit Lungenhochdruck	klinischer Befund, Echokardiographie
– venookklusive Lungenerkrankung	Echokardiographie, Rechtsherzkatheter
– Tumoren des linken Herzens	Echokardiographie
bei genetischen Störungen:	
– tuberöse Sklerose	klinischer Befund
– Neurofibromatose (Morbus Recklinghausen)	klinischer Befund
– Morbus Gaucher	klinischer Befund
– Morbus Niemann-Pick	klinischer Befund
– Hermansky-Pudlak Syndrom	klinischer Befund

Therapie

▶ **Unkomplizierte Hämoptyse:**
  – Leichte Sedierung, ansonsten keine Soforttherapie!
  – Diagnostische Abklärung innerhalb von 24 h (Anamnese, Befund, Röntgenuntersuchung, Bronchoskopie, gezielte weiterführende Untersuchungen s. o.).
  – *Gezielte Maßnahmen:*
    • Bei Infektion antimikrobielle Chemotherapie, bei Aspergillom, tuberkulöser Kaverne, Echinokokkus-Zyste Resektion oder Katheterembolisation.
    • Neoplasien: Bei zentraler Lage endoskopische Koagulation mit Laser oder Argon-Beamer, bei peripheren Tumoren Resektion, bei Inoperabilität Katheterembolisation oder Bestrahlung.
    • Kardiovaskuläre Ursache: Medikamentöse Therapie.
    • Aortenaneurysma: Thorakotomie.
    • Gefäßmißbildung: Resektion oder Katheterembolisation.
    • Traumata: Thorakotomie oder endoskopische Versorgung.
    • Hämorrhagische Diathese: Gabe von Frischplasma oder Thrombozytenkonzentraten.
    • Kapillaritis, interstitielle Lungenerkrankung: Steroide, Immunsuppressiva.
    • Bei Residualzuständen (Kavernen, Fibrosen): Katheterembolisation.

7.5 Bluthusten

- **Massive Hämoptoe** (Mortalität 30–50 %, bei verzögerter Soforttherapie 50–100 %):
  - *Zunächst Notfalldiagnostik:* Anamnese, Befund, Blutbild, Prothrombinzeit, partielle Thromboplastinzeit, Röntgenaufnahme des Thorax im Liegen.
  - *Starre Bronchoskopie oder endotracheale Intubation mit dem Univent-Tubus* (s. S. 555 ff):
    - Periphere lokalisierte Blutung: Ballontamponade.
    - Zentrale Blutung: Direkte Tamponade oder medikamentöse Stase (Noradrenalin 1 : 10.000 verdünnt, 10–30 ml), Konsolidierung durch Koagulation mit Argon-Beamer oder Neodym-YAG-Laser.
  - *Maschinelle Beatmung für mindestens 24 h:* Penible Bronchialtoilette („Absaugen") und wiederholte Kontrollinspektion mit dem Fiberglasbronchoskop nach Bedarf, zumindest alle 3–6 Stunden.
  - *Medikamentöse Therapie bei DAH:*
    - Korrektur der hämorrhagischen Diathese.
    - Verbesserung der Hämodynamik.
    - Bei Verdacht auf Autoimmunerkrankung: Maximale Immunsuppression (Prednisolon 1 g/24 h i. v. + Cyclophosphamid 0,5 g/24 h i. v.).
  - *Bei protrahierter Blutung nach 24 h:*
    - Ballontamponade für 24/48 h (Antibiotikaprophylaxe!).
    - Nochmalige Koagulation der Läsion, Katheter-Embolisation.

7.6 Lungenrundherde

Grundlagen

- **Definition:** Lungenrundherde sind umschriebene, intrapulmonale ovale oder runde Gebilde mit einem Durchmesser von 1 bis maximal 4 cm.
- Ihre Begrenzung muß so scharf sein, daß der Durchmesser eindeutig meßbar ist. Der Rand kann glatt oder unregelmäßig sein.
- Rundherde können solitär oder multipel auftreten.
- **Ätiologie und Pathogenese solitärer Lungenrundherde (s. Tabelle 24):**
  - *Entzündlich bedingte solitäre Lungenrundherde* (50%): Infektgranulome (oft tuberkulöser Genese), seltener sind Lungenabszesse, Aspergillome und Myzetome durch außereuropäische Pilze.
  - *Maligne Tumoren* (40%): Meist handelt es sich um Bronchialkarzinome, wobei Adenokarzinome und Plattenepithelkarzinome häufiger Rundherde hervorrufen als groß- und kleinzellige undifferenzierte Karzinome.
  - *Solitäre Lungenmetastasen* (5–10%) am häufigsten bei folgenden Primärtumoren: Bronchialkarzinome, Plattenepithelkarzinome der oberen Atemwege, Nierenzellkarzinome, kolorektale Karzinome, Melanome, Sarkome.
  - *Besonderheiten:*
    - Bei bekanntem extrapulmonalem und pulmonalem Karzinom stellen lediglich 30–50% der solitären Lungenrundherde Metastasen dieses Tumors dar, in den anderen Fällen handelt es sich um Rundherde anderer Genese.
    - Bei Nachweis eines Adenokarzinoms kann es sich um einen pulmonalen Primärtumor oder die Metastase eines extrapulmonalen Karzinoms handeln. Im Falle einer Metastase kann in etwa 20% der Fälle kein Primärtumor gefunden werden.
  - *Benigne Tumoren* (3%), am häufigsten Hamartome und Chondrome.
- **Ätiologie und Pathogenese multipler Lungenrundherde (s. Tabelle 24):**
  - *Lungenmetastasen:* Häufigste Ursache multipler Lungenrundherde (s. S. 331).
  - *Andere Malignome:* z. B. multizentrische Primärtumoren, Lymphome; Plasmozytome treten seltener auf.
  - *Benigne Tumoren:* Hamartome, Chondrome, Leiomyofibrome und die juvenile Papillomatose können multipel in der Lunge vorkommen (s. S. 294).
  - *Entzündlich:* Meist Tuberkulome, nach weitem Abstand folgen nichttuberkulöse Mykobakteriosen, außereuropäische Mykosen, pyogene Abszesse und Parasitosen.
  - *Immunologische Erkrankungen:* Die Sarkoidose und pulmonale Vaskulitiden (Wegener Granulomatose, Polyarteriitis nodosa) stehen hier im Vordergrund. Seltenere Ursachen sind Rheumaknoten, lymphomatoide Granulomatose, Morbus Sjögren und Amyloidose (s. S. 335 ff).
  - *Seltene Ursachen:* Pneumokoniosen (besonders die Silikose, s. S. 381), arteriovenöse Malformationen (s. S. 423).

7.6 Lungenrundherde

Tabelle 24 Ursachen von Lungenrundherden

solitäre Rundherde

maligne Herde (40%)	– Bronchialkarzinom (30%) – Lungenmetastase (8%) – Bronchialadenom (Bronchuskarzinoid) (2%)

benigne Herde (60%)	– Infektgranulome (50%)
	– andere entzündliche Granulome (3%)
	– benigner Tumor (3%)
	– andere (4%):
	  – Hämatom
	  – Rundatelektase
	  – Amyloidom
	  – Infarkt

multiple Rundherde

maligne Herde	– Metastasen – multizentrisches bronchioloalveoläres Karzinom – Lymphome – multiple Primärtumoren – Plasmozytome – lymphomatoide Granulome
benigne Tumoren	– Hamartome – Chondrome – Leiomyofibrome – juvenile Papillome
Infektgranulome	– Tuberkulome – Abszesse – außereuropäische Pilze – Parasiten (Echinokokkus!) – Myzetome (Aspergillus!)
andere entzündliche Granulome	– Sarkoidose – Rheumaknoten – Morbus Wegener, andere Vaskulitiden – Pseudolymphome (Morbus Sjögren) – lymphomatoide Granulomatose
Verschiedenes	– Pneumokoniosen – Schleimverschluß – allergische bronchopulmonale Aspergillose – sacculäre Bronchiektasen – arteriovenöse Fisteln

7.6 Lungenrundherde

Klinik

- Meist handelt es sich um Zufallsbefunde.
- Lungenrundherde führen nur dann zu Beschwerden, wenn sie sehr zahlreich werden oder Komplikationen eintreten, z. B.:
  - Respiratorische Insuffizienz mit Dyspnoe bei multiplen Metastasen („Münzenlunge").
  - Lungenblutungen bei Tumoren, Infektgranulomen, Vaskulitiden.

Allgemeines Vorgehen

- **Laborbefund:** Veränderungen in Abhängigkeit von der Grunderkrankung.
- **Röntgen-Thorax in 2 Ebenen:**
  - *Allgemein:* Die Untersuchung sollte immer in p.a.- und seitlicher Projektion durchgeführt werden. Paramediastinale und im phrenikokostalen Rezessus gelegene Rundherde können der Röntgenuntersuchung entgehen. Die Dignität eines Rundherds ist durch bildgebende Verfahren nie zu beweisen!
  - *Röntgenkriterien der Benignität* (Wahrscheinlichkeit eines malignen Befundes < 1%):
    - Größe < 3 cm, scharfe Begrenzung.
    - Verkalkungen sind typischerweise zentral gelegen, laminär aufgebaut, diffus oder mit „Popcornmuster" (s. Abb. 15 S. 71). Zarte Verkalkungen können einer konventionellen Röntgenaufnahme entgehen.
    - Volumenverdopplungszeit (Vergleich mit Voraufnahme) > 400 Tage.
  - *Röntgenkriterien der Malignität:*
    - Größe ≥ 3 cm, unregelmäßige Oberfläche mit Ausläufern in das umgebende Parenchym.
    - Multiple Rundherde.
    - Die seltenen Verkalkungen sind häufig exzentrisch gelegen.
    - „Tumornabel" (Ausziehung der Randkontur).
    - Volumenverdopplungszeit 20–400 Tage.
- **Vergleich mit Röntgenvoraufnahmen:** Abwartendes Verhalten mit Verlaufskontrollen (zunächst nach 3 Monaten, später in größeren Abständen) ist nur bei fehlendem Wachstum über mehr als zwei Jahre, Regredienz oder typischer Verkalkung zu verantworten!

Vorgehen bei dringendem Tumorverdacht

- **Kriterien:** Neu aufgetretener Tumor, Größenwachstum innerhalb von zwei Jahren, fehlende Voraufnahme.
- **(Spiral)-Computertomographie:** Bei erstmals diagnostiziertem Rundherd ist die Durchführung eines Spiralcomputertomogramms indiziert. Hiermit können im Gegensatz zum konventionellen Computertomogramm (Gefahr des Übersehens von Rundherden durch unterschiedliche Atemlage und Tischvorschub) sämtliche Rundherde erfaßt und Kalzifikationen sicher nachgewiesen werden. Gleichzeitig können Mediastinum und Hili (Lymphknotenvergrößerungen) beurteilt werden. Die Magnetresonanztomographie trägt nicht zur Rundherddiagnostik bei.

7.6 Lungenrundherde

- **Bronchoskopie** (unter Durchleuchtung): Sie dient dem Ausschluß zentraler Tumoren und der histologischen Diagnosesicherung. Erfolgreich bronchoskopisch diagnostiziert werden können durchschnittlich:
  - 70% der zentralen Rundherde mit einem Durchmesser von > 3 cm.
  - 50% der kleinen zentralen und/oder größeren peripheren Rundherde.
  - 30% der kleinen peripheren Rundherde.
  - Metastasen sind bronchoskopisch aufgrund ihres vaskulären Ursprungs schlechter zugänglich als Bronchialkarzinome.
- **Transthorakale Punktion:** Durchführung lediglich bei nicht kurativ operablem Tumor. In allen anderen Fällen ist die chirurgische Klärung vorzuziehen. Mögliche Komplikationen sind Pneumothorax (20–30%) und Blutung (10–30%) sowie Tumorzellverschleppung (selten).
- **Tumorsuche:** Hohlraumdiagnostik, urologische bzw. gynäkologische Untersuchung, HNO-ärztliche Untersuchung, Schilddrüsendiagnostik, CT des Abdomens und Knochenszintigraphie.
- **Weitergehende Laboruntersuchungen:** Tumormarker CEA und NSE, Sarkoidosemarker (ACE und andere), Autoantikörper bei Verdacht auf Vorliegen eines entzündlichen Granuloms.
- **Mendel-Mantoux-Test** (mit 10 TE).
- **Videoassistierte Thorakoskopie/Thorakotomie:** Indiziert, wenn durch die genannten Verfahren keine Diagnose gestellt werden kann. Ausnahmen bilden Patienten mit evident inoperablem Tumorleiden und funktionell inoperable Patienten – hier sollte eine sonographisch oder computertomographisch gestützte Punktion des Rundherds zur Diagnosesicherung angestrebt werden.

Therapie

- Entzündliche Granulome: Medikamentöse Behandlung (s. S. 265).
- Verkalkte oder stabile Infektgranulome: Keine Behandlung notwendig.
- Kleine primäre Bronchialkarzinome und Solitärmetastasen: Chirurgische Klärung ist zugleich Therapie. Beim Bronchialkarzinom muß eine systematische Lymphknotendissektion in gleicher Sitzung erfolgen.
- Bei Lungenmetastasen s. S. 331.

7.7 Mittellappensyndrom

Grundlagen

- **Definition:** Persistierende oder rezidivierende Atelektase des Mittellappens der rechten Lunge (idiopathisch oder sekundär).
- Häufiger Zufallsbefund mit unterschiedlicher klinischer Bedeutung.
- **Epidemiologie:** In mindestens 3 von 4 Fällen idiopathisches Mittellappensyndrom (s. u.).
- **Ätiologie und Pathogenese, Pathophysiologie:**
  - *Pathogenese:* Wesentlich ist die Obturation des Mittellappenbronchus, die nicht durch eine kollaterale Ventilation kompensiert werden kann (= direkte transparenchymatöse Ventilation ohne Vermittlung von Bronchien). Sekretstau und Atelektase führen zur Parenchymfibrose und -verödung, seltener zur Bildung von Bronchiektasen.
  - *Idiopathisches Mittellappensyndrom:*
    - Relativ langer und enger Mittellappenbronchus mit häufig schlitzförmigem Lumen.
    - Mittellappenbronchus, dicht umgeben von Lymphknoten.
    - Mittellappen allseits von Pleura umgeben.
  - *Sekundäres Mittellappensyndrom:* Häufigste Ursachen hierfür sind rezidivierende untere Atemwegsinfektionen mit Schleimhautschwellung, Sekretverlegung und Lymphknotenschwellung. Jede infektiöse Episode induziert wiederum die fibrotische Narbenbildung und erhöht die Wahrscheinlichkeit einer Atelektase (s. Tabelle 25).
  - *Pathophysiologische Auswirkungen:* Die fehlende Mittellappenventilation führt zu keinem meßbaren Funktionsverlust.

Klinik

- Symptomatik der zugrunde liegenden Erkrankung.
- Bei rezidivierendem Mittellappensyndrom zuweilen blutig-eitriger Auswurf (Bronchiektasen), leichter pleuraler Schmerz oder subfebrile Temperaturen.

Vorgehen

- **Anamnese:** Meist leer; mäßiges Fieber, rechtsseitiger Thoraxschmerz bei tiefer Inspiration.
- **Körperlicher Befund:** Selten Klopfschalldämpfung oder inspiratorisches Rasseln etwa eine handbreit oberhalb des Zwerchfells rechts ventral
- **Röntgenbefund (Thorax in 2 Ebenen):**
  - Diagnostisch wegweisend ist eine scharf begrenzte Verschattung ventralkaudal des rechten Lungenoberlappens mit Basis an der Pleura, zum Hilus ziehend.
  - Bei Persistenz kommt es zu einem zunehmenden Volumenverlust mit Darstellung des Mittellappens als grob-lineare Verdichtung zwischen ventralem Oberlappen und Unterlappen mit Verödung des Lappens.
  - Restitution führt zu einer vollständigen Auflösung der Verdichtung.

7.7 Mittellappensyndrom

- **Bronchoskopie:**
  - Meist nahezu normaler Endoskopiebefund.
  - In vielen Fällen schlitzförmiges Ostium und langstreckig enger Verlauf des Lappenbronchus mit leichten Entzündungszeichen (Rötung, Verquellung).
  - Selten eindeutiger Bronchusverschluß durch Kompression oder endobronchiale Obstruktion (entzündlich oder tumorös).
- **Computertomographie** (selten notwendig): Bei endoskopischem Tumornachweis oder Bronchusverschluß durch Kompression.

Tabelle 25 Differentialdiagnose des Mittellappensyndroms

Ursachen	Verdachtsdiagnose	wegweisende Untersuchungen
Infektionen:	– bakterielle Pneumonie (Residuum)	Bronchoskopie
	– Pneumocystis-carinii-Pneumonie	Bronchiallavage
	– produktive Tuberkulose	Bronchoskopie
Lymphknoten-schwellung:	– Sarkoidose	Röntgenbefund, Sarkoidosemarker, histologischer Befund
	– Epituberkulose	Bronchoskopie
	– malignes Lymphom	Bronchoskopie
	– Lymphknotenmetastase	CT
Bronchial-erkrankungen:	– chronisch deformierende Bronchitis	Bronchoskopie
	– Bronchiektasie	CT
	– zystische Fibrose	Anamnese, klinischer Befund, Schweißtest
	– Asthma (Schleimverlegung)	Bronchoskopie
	– bronchopulmonale Aspergillose	Bronchoskopie, Nachweis von spezifischem IgE und Präzipitinen
	– Fremdkörperaspiration	Bronchoskopie
	– Narbenzug (nach Resektion, Lungenfibrose)	CT
Tumoren:	– Bronchialkarzinom	Bronchoskopie
	– Bronchuskarzinoid	Bronchoskopie
	– Benigner Bronchialtumor	Bronchoskopie
idiopathisch		(keine)

7.7 Mittellappensyndrom

Differentialdiagnose

➤ In 75% der Fälle idiopathisch, sekundäres Mittellappensyndrom bei Infektionen, Lymphknotenschwellung, Bronchialerkrankungen oder Tumoren (s. Tabelle 25). Diagnose durch bronchoskopische Zangenbiopsie und Spülsekret mit Histologie und Kultur.

Therapie

➤ Der Spontanverlauf des idiopathischen Mittellappensyndroms ist gutartig und symptomfrei.
➤ Behandlung der Grunderkrankung (antimikrobielle, bronchospasmolytische Therapie, antiinflammatorische Therapie mit Steroiden).
➤ Mittellappenresektion bei chronisch persistierendem Mittellappensyndrom durch Tumor oder bei Bronchiektasenbildung.
➤ Abwartendes Verhalten bei Fibrose und Parenchymverödung infolge Chronifizierung.

8.1 Obstruktive Erkrankungen der zentralen Atemwege

Grundlagen

- **Definitionen:**
  - *Allgemein*: Erkrankungen, die mit Atemwegsstenosen im Bereich zwischen Pharynx und distalem Tracheaende einhergehen.
  - *Nach Höhe der Lokalisation:*
    - Die extrathorakale Atemwegsstenose im Bereich des Rachens, des Kehlkopfes und der Trachea bis zur Höhe des Manubrium sterni.
    - Die intrathorakale Atemwegsstenose im Bereich der distalen Trachea unterhalb der Obergrenze des Manubrium sterni.
  - *Nach der Art der Stenose:*
    - Fixierte Stenose: Unabhängig vom transmuralen Druckgradienten, z.B. narbige Trachealstenose nach Langzeitintubation.
    - Variable Stenose: Abhängig vom transmuralen Druckgradienten, z.B. Tracheomalazie.
- **Ätiologie:**
  - *Strukturelle Erkrankungen* traumatischer, ischämischer, immunologischer, infektiöser oder neoplastischer Natur mit makroskopischen oder mikroskopischen Veränderungen der Atemwegswand.
  - *Funktionelle Störungen* bei neuromuskulärer Dysfunktion der oberen Atemwege ohne strukturelle Läsionen.
  - *Akute Entstehung* bei traumatischer, allergischer, infektiöser oder neuromuskulärer Genese.
  - *Chronische Entwicklung*: breites Ursachenspektrum (siehe Tabelle 26).
- **Pathogenese:** Der normale tracheale Durchmesser beträgt proximal 15 mm, distal 25 mm. Der Strömungswiderstand in den Atemwegen steigt umgekehrt proportional zur vierten Potenz des Radius an. Daher führen geringe Lumeneinengungen zu einem exponentiellen Anstieg des Atemwegswiderstandes und damit der Atemarbeit. Die vermehrte Atemarbeit macht sich als Luftnot zunächst während körperlicher Belastung (hohe Atemwegsflüsse) bemerkbar, bei zunehmender Stenose auch in Ruhe. Typisch ist das Fehlen einer Dyspnoe in Ruhe bei starken Beschwerden unter mäßiger Belastung. Bei ausgeprägter variabler Stenose: Dyspnoe bei forcierter Inspiration oder Husten. Bei fixierter Stenose: Von 10 mm allenfalls milde Dyspnoe unter Belastung, bei 8 mm deutliche Belastungsdyspnoe und Leistungsbeschränkung, bei 5 mm Ruhedyspnoe.
- **Pathophysiologie:**
  - *Fixierte Stenose:* In der Fluß-Volumen-Kurve in- und exspiratorische Plateaubildung, keine Ausbildung eines Peak flow (s. S. 25 Abb. 5 c).
  - *Variable Stenose:*
    - Variable extrathorakale Stenose: Der extraluminale Druck entspricht dem atmosphärischen Druck; der intraluminale Druck ist negativ bei Inspiration, positiv bei Exspiration. Erweiterung des Lumens bei forcierter Exspiration, dynamische Obstruktion bei forcierter Inspiration. Fluß-Volumen-Kurve: Inspiratorische Plateaubildung, weitgehend erhaltener exspiratorischer Peak flow (s. S. 25 Abb. 5 f, vgl. S. 30 Abb. 8 b).

8.1 Obstruktive Erkrankungen der zentralen Atemwege

Tabelle 26   Ursachen der zentralen Atemwegsobstruktion

akut	chronisch

– Epiglottitis
– Croup-Syndrom
– anaphylaktische Reaktion
– angioneurotisches Ödem
– Allgemeinanästhesie
– Intoxikation mit Sedativa, Relaxantien
– Verbrennung, Verbrühung
– Fremdkörperaspiration, Bolus-Syndrom
– *Infektion der Halsweichteile:*
  – Peritonsillarabszeß
  – Retropharyngealabszeß
– gummöse Syphilis, Tabes dorsalis
– Trauma, Intubationsschaden
	– Stimmbandparese, Stimmbandpolyp, Stimmbandtumor
	– Tracheomalazie, narbige Trachealstenose, Trachealtumor
	– *Larynxtumor:*
	  – Karzinom, Rhabdomyosarkom
	  – Papillom, Chondrom, Angiom, Hygrom
	  – Polyp, Granulom, Zyste, Laryngozele
	– Schilddrüsentumor
	– *Infektion:*
	  – Kehlkopf-, Trachealtuberkulose
	  – Kokzidioidomykose, Kryptokokkose
	– *Entzündung:*
	  – relapsing Polychondritis
	  – rheumatoide Arthritis der Kehlkopfgelenke
	  – Lupus erythematodes
	  – Sarkoidose
	  – Histiozytose X
	– Tonsillarhypertrophie, Adenoide
	– Ösophagusfremdkörper
	– neuromuskuläre Erkrankungen mit Paralyse

- Variable intrathorakale Stenose: Der extraluminale Druck entspricht dem Pleuradruck, ist also subatmosphärisch bei Inspiration, überatmosphärisch bei Exspiration. Erweiterung des Lumens bei forcierter Inspiration (Druckgradient nach außen gerichtet), dynamische Verengung bei forcierter Exspiration (Druckgradient nach innen gerichtet). Fluß-Volumen-Kurve: Weitgehend erhaltener inspiratorischer Fluß, exspiratorische Plateaubildung mit initial reduziertem Peak flow. Ganzkörperplethysmographie: Horizontale Abwinklung des exspiratorischen Teils der Resistance-Schleife bei nur geringer Neigung des inspiratorischen Anteils (s. S. 30 Abb. 8 c).

8.1 Obstruktive Erkrankungen der zentralen Atemwege

Klinik

- **Leitsymptome** sind Heiserkeit, Stridor und Dyspnoe:
  - *Heiserkeit* bei Atemwegsstenosen mit Kehlkopfbeteiligung.
  - *Stridor* (monophones, kontinuierliches Atemnebengeräusch) bei mittelschweren Stenosen:
    - Inspiratorischer Stridor bei extrathorakaler Stenose.
    - Exspiratorischer Stridor bei intrathorakaler Stenose.
  - *Dyspnoe* (in Abhängigkeit vom Durchmesser des Restlumens, siehe Pathogenese).
- **Kritische Atemwegsstenose** (Notfallsituation!): Starke Ruhedyspnoe, substernale inspiratorische Einziehungen, Zyanose, Ventilationsinsuffizienz (p_aO_2-Abfall, p_aCO_2-Anstieg).

Diagnostik

- **Diagnostik in Notfallsituationen:**
  - Klinik (s. o.).
  - Blutgasanalyse (p_aO_2-Abfall < 50 mm Hg, p_aCO_2-Anstieg > 45 mm Hg).
- **Lungenfunktionsprüfung:** Indiziert zur Lokalisationsbestimmung (extra-/intrathorakal?) und zur Beurteilung des Schweregrades (s. Pathophysiologie).
- **Röntgenuntersuchung:**
  - *Indikation:* Eine p.a.-Übersichtsaufnahme des Thorax und eine seitliche Aufnahme der Halsregion sind obligat.
  - *Beurteilung:* Mediastinale Raumforderung, Stenose/Pelottierung der Trachea, Lungentumor mit Verdrängung oder Stenose der Atemwege.
- **Computertomographie:**
  - *Indikation:* Zur präzisen Lokalisation, Zuordnung und Ausmessung sowie zur Verlaufskontrolle.
  - *Beurteilung:* Zervikale, mediastinale Raumforderung, Bestimmung des Restlumens, Unterscheidung zwischen intrinsischen und extrinsischen Stenosen.
  - *Cave:* Die Kehlkopfbeurteilung ist schwierig, malazische Stenosen sind manchmal nicht erkennbar!
- **Endoskopie:**
  - *Indikation:* Laryngoskopie und Bronchoskopie sind Standardverfahren zur definitiven Diagnosestellung. Dies gilt vor allem bei variablen Stenosen. Bei kritischen Stenosen ist eine endoskopische Untersuchung die Methode der Wahl. Sie sollte in Tracheotomiebereitschaft und mit starrem Instrumentarium durchgeführt werden. Bei einer Ruhedyspnoe und normalem HNO-ärztlichem Befund erfolgt eine starre Bronchoskopie (ebenfalls in Tracheotomiebereitschaft).
  - *Beurteilung:* Restlumen, Variabilität des Lumens, narbige, tumoröse Stenose, exophytischer, infiltrierender, komprimierender Tumor.
- **Stufendiagnostik** (außerhalb von Notfallsituationen):
  - Anamnese, internistischer und HNO-ärztlicher Befund.
  - Lungenfunktionsprüfung und Röntgenuntersuchung.
  - Diagnosesicherung durch flexible Endoskopie.

8.1 Obstruktive Erkrankungen der zentralen Atemwege

Therapie

- **Bei Ruhedyspnoe:**
  - *Wichtig*: Die Etablierung eines sicheren Atemweges hat immer Vorrang (bei kritischer Stenose großzügige Indikationsstellung zur Tracheotomie).
  - *Hochgradige pharyngeale oder laryngeale Stenose:* Tracheotomie.
  - *Kehlkopfödem:* Bei mittelgradigem Befund konservatives Vorgehen: feuchte, kalte Umgebungsluft, Inhalation von Adrenalin-Aerosol, systemische Gabe von Dexamethason in hoher Dosierung (20–50 mg) i.v.
  - *Epiglottitis* (Ursache: Bakterielle Infektion durch Haemophilus influenzae): Endotracheale Intubation, Cephalosporin mit erweitertem Wirkspektrum (z.B. Cefuroxim 1,5 g/8 h i.v.).
  - *Cave:* Entlastungslungenödem als seltene Komplikation nach rascher Therapie (z.B. Lasertherapie, Stentimplantation) einer hochgradigen Stenose (selbstlimitierend, selten schwergradig)! Therapie: Sauerstoff, evtl. maschinelle Beatmung.
- **Bei fehlender Ruhedyspnoe** ist ein elektives Vorgehen möglich, wobei eine kausale Therapie (je nach Ursache) angestrebt wird.
- **Tracheachirurgie:**
  - *Indikation:* Kurzstreckige, hochgradige Tracheastenose oder -malazie (bis zu zwei Trachealsegmente).
  - *Durchführung:* Nach Resektion von bis zu zwei Trachealsegmenten wird eine End-zu-End-Anastomose durchgeführt. Der plastische Ersatz ist unbefriedigend.

Prognose

- Abhängig von der Grunderkrankung; die Letalität der Epiglottitis liegt bei 10–20 %.

8.2 Akute Tracheobronchitis

Grundlagen

- **Definition:** Akute Entzündung im Bereich zwischen Glottis und kleinen Bronchien mit unproduktivem oder produktivem Husten.
- **Inzidenz:** Eine der häufigsten Erkrankungen überhaupt, etwa 80 Fälle/100.000 Einwohner/Woche mit einer Verdopplung in den Wintermonaten.
- **Ätiologie:**
  - *Viren* (am häufigsten): RS-Virus, Influenzavirus, Parainfluenzavirus, Coronavirus, Rhinovirus, Adenovirus, Herpes simplex-Virus Typ I.
  - *Bakterien:* Mykoplasma pneumoniae, Chlamydia pneumoniae, Legionella pneumophila.
  - *Bei chronischen Atemwegserkrankungen:* Streptococcus pneumoniae, Haemophilus influenzae, Moraxella catarrhalis.
  - *Nichtinfektiöse Ursachen:* Ozon, Ammoniak, Chlorgas, Schwefeldioxid, Stickstoffdioxid (Quellen: Verkehr, Industrie, Haushalt).
- **Pathologie:** Meist finden sich keine auffälligen klinischen oder funktionellen Befunde. Mikroskopisch bestehen Epitheldefekte, eine Ziliendysfunktion, eine Akkumulation von neutrophilen Granulozyten und eine Schleimdrüsenstimulation in der Bronchialschleimhaut.

Klinik

- **Prodromalstadium:** Schnupfen, Pharyngitis, Kopfschmerzen, allgemeines Krankheitsgefühl und Nachtschweiß sind häufige Symptome.
- **Leitsymptom** ist der Husten, oft quälend und zunächst nicht oder nur wenig produktiv. Dabei entwickeln sich zunehmende Thoraxschmerzen (retrosternales Wundgefühl).
- Im Verlauf zeigt sich zunehmend zunächst klarer, oft visköser Auswurf, später häufig purulenter Auswurf.
- Rachenrötung und mäßige regionale Lymphknotenschwellung werden häufig beobachtet.
- In der Folge kommt es mitunter zu wochenlangem, selten monatelangem Husten als Zeichen einer bronchialen Hyperreagibilität.

Diagnostik

- **Anamnese und klinischer Befund** sind diagnostisch ausreichend. (Bei der Perkussion und Auskultation sind *keine* inspiratorischen Rasselgeräusche bzw. *keine* Klopfschalldämpfung nachweisbar).
- **Röntgenbild:** Als Übersichtsaufnahme nur bei klinischem Verdacht auf ein pneumonisches Infiltrat (bakterielle Superinfektion?) indiziert.
- *Hinweis:* Der unspezifische bronchiale Provokationstest (z. B. mit Histamin, Acetylcholin) 6–8 Wochen nach einer Tracheobronchitis ist oft pathologisch und daher diagnostisch wertlos!

8.2 Akute Tracheobronchitis

Differentialdiagnose

- Husten als Asthmaäquivalent.
- Bei einer Symptomdauer über drei Wochen gilt der Husten als chronisch persistierend. Zur Differentialdiagnose siehe S. 127.
- Pneumonie, vor allem durch Mykoplasmen und Chlamydien: Die „atypische Pneumonie" beginnt meist mit grippeählichen Symptomen bei nur leichter Temperaturerhöhung und unproduktivem Husten (s. S. 202 Tab. 34).

Therapie

- Nikotinkarenz.
- **Symptomatische Therapie:**
  - Mukolytika (z.B. Acetylcystein) und Sekretolytika (z.B. Ambroxol) sind von fraglichem Wert, da sie die Beschwerden kaum bessern und auch den Krankheitsverlauf kaum beeinflussen.
  - Antitussiva wie Codein sollten nur bei quälendem Reizhusten zur Nacht eingesetzt werden, mit mehrstündigem Abstand zu einer etwaigen Behandlung mit Expektorantien.
- **Antibiotikatherapie** (mit Amoxicillin oder einem Makrolid), indiziert bei eitrigem Infekt bei Risikopatienten:
  - Alter > 65 Jahre.
  - Chronische behandlungsbedürftige Grunderkrankung, insbesondere eine chronisch obstruktive Bronchitis mit deutlicher Einschränkung der Lungenfunktion (absolute Einsekundenkapazität < 1,5 l) sowie eine zystische Fibrose.

Prognose

- In aller Regel handelt es sich um eine gutartige Erkrankung, die von selbst unter Restitutio ad integrum ausheilt.
- Die Tracheobronchitis ist *kein* Ausgangspunkt für eine chronische Bronchitis oder ein Lungenemphysem.
- Bei manchen Patienten entwickelt sich im Anschluß eine langdauernde bronchiale Hyperreagibilität. Im Zusammenhang mit einer Chlamydia pneumoniae-Infektion wird eine kausale Verbindung zur Entstehung eines Asthma bronchiale diskutiert.
- Bei vorliegender chronisch obstruktiver Atemwegserkrankung kann sich die Grundkrankheit unter einer Tracheobronchitis verschlimmern.

8.3 Asthma bronchiale

Grundlagen

- **Definition:** Vier Kriterien, die alle erfüllt sein müssen:
  - *Pathologie:* Chronisch-entzündliche Störung der Atemwege. Mastzellen, Eosinophile, Granulozyten und T-Lymphozyten sind die wichtigen Entzündungszellen.
  - *Klinik:* Wiederkehrende Episoden von Giemen, Kurzatmigkeit, thorakalem Engegefühl und Husten, v. a. nachts und in den frühen Morgenstunden.
  - *Lungenfunktion:* Homogene, aber variable Einschränkung des Atemflusses mit zumindest teilweiser Reversibilität, spontan oder unter Therapie.
  - *Provokationstest:* Gesteigerte bronchokonstriktorische Antwort der Atemwege auf Stimuli (bronchiale Hyperreagibilität).
- **Prävalenz:** Die Asthmaprävalenz schwankt weltweit zwischen 0 und 30% der Bevölkerung mit zunehmender Tendenz. Am höchsten ist sie bei Neuseeländern und Australiern europäischer Herkunft, am niedrigsten bei südostasiatischen und pazifischen Eingeborenen. In Mitteleuropa beträgt sie bei Kindern und jungen Erwachsenen etwa 5%.
- **Mortalität:** In Mitteleuropa sterben etwa 0,5 – 1/100 000 Menschen an Asthma, vor allem im 2. – 4. Lebensjahrzehnt. Die Zahlen sind seit 30 Jahren trotz therapeutischer Fortschritte stabil. In manchen Ländern (Neuseeland, Kanada) werden große Mortalitätsschwankungen verzeichnet. Die Ursache hierfür ist nicht bekannt.
- **Ätiologie:**
  - *Prädisponierende Faktoren:* Genetische Anlage zur Atopie (vermehrte Bildung von Immunglobulin E nach Kontakt mit Umweltallergenen).
  - *Kausale Faktoren:*
    - Häusliche Allergene: Milben, Haustiere, Schädlinge, Pilze.
    - Umweltallergene: Pollen, Pilze.
    - Nahrungsmittel.
    - Chemikalien (allergisch und nicht allergisch).
    - Acetylsalicylsäure (nicht allergisch) β-Rezeptorenblocker, Parasympathikomimetika, NSAR.
    - Berufsallergene (siehe Tabelle 27).
  - *Fördernde Faktoren,* die die Erkrankungswahrscheinlichkeit nach Exposition gegenüber kausalen Faktoren erhöhen:
    - Rauchen, Passivrauchen (Kinder).
    - Umweltschadstoffe (Stickstoffdioxid, Ozon, Schwefeldioxid).
    - Respiratorische Infektionen durch Viren und Chlamydien.
    - Geburtsgewicht unter 2.500 g.
  - *Triggerfaktoren* für Exazerbationen:
    - Allergene.
    - Umweltschadstoffe.
    - Respiratorische Infektionen.
    - Körperliche Anstrengung, psychische Erregung, Hyperventilation.
    - Nahrungsmittelbestandteile (Konservierungsmittel).
    - Acetylsalicylsäure.

8.3 Asthma bronchiale

➤ **Pathogenese:**
- *Vorbemerkung*: Asthma bronchiale liegt häufig ein allergisches Geschehen zugrunde. Primär nicht allergisches Asthma folgt den gleichen Immunmechanismen. Startpunkt ist hier jedoch nicht die allergenbedingte IgE-Aktivierung.
- *Allergische Frühreaktion* (IgE-vermittelte Immunreaktion vom Soforttyp): Die Bindung des Allergens mit mehreren IgE-Molekülen, die sich auf der Oberfläche von Mastzellen befinden, bewirkt eine Mastzellaktivierung. Innerhalb von Minuten kommt es zur Freisetzung von Histamin, Prostaglandin D_2, Leukotrienen und plättchenaktivierendem Faktor. Diese Mediatoren führen zur sofortigen Bronchokonstriktion und werden rasch wieder abgebaut. (Zum Wirkungsspektrum der Mediatoren s. Abb. 19).
- *Asthmatische Spätreaktion*: Durch die Frühreaktion aktivierte Mastzellen und T-Lymphozyten führen zur Ausdifferenzierung von TH_2-Lymphozyten, die durch die Bildung von Interleukin-4 und -5 charakterisiert sind, und zur Rekrutierung von eosinophilen Granulozyten in der Bronchialschleimhaut. Die Übernahme der Immunsteuerung erfolgt durch aktivierte und sich massenhaft teilende Eosinophile. Als Mediatoren dominieren Prostaglandine, Leukotriene, plättchenaktivierender Faktor, basisches Eosinophilen-Protein und reaktive Sauerstoffmetabolite. Hierdurch kommt es neben der Bronchialobstruktion zu einer Hemmung der Flimmertätigkeit und Zerstörung von Bronchialepithel.

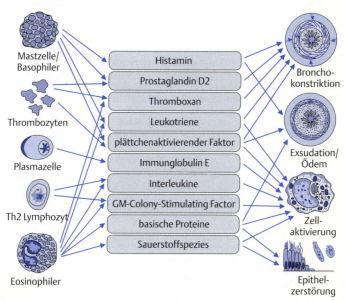

Abb. 19 Zellen, Mediatoren und ihre Effekte in der Asthmapathogenese (nach Kroegel 1993)

8.3 Asthma bronchiale

- *Chronisches Asthma:* Es besteht eine Infiltration der Bronchialschleimhaut mit Eosinophilen, Lymphozyten und Mastzellen. Die andauernde Stimulation führt zu einer Hypertrophie der glatten Bronchialmuskulatur, zur Bildung von zähem Schleim und zur Abtragung der Bronchialschleimhaut. Hyperreaktivität der geschädigten Schleimhaut und fortdauernde Mediatorenausschüttung durch lokal anwesende Effektorzellen unterhalten das pathologische Geschehen. Das pathologisch-anatomische Vollbild ist gekennzeichnet durch eine Bronchokonstriktion infolge Muskelhypertrophie und Schleimhautödem, eine Verlegung des Bronchiallumens durch hochviskösen Schleim, durch den Verlust von Flimmerepithel und durch eine intensive zelluläre Infiltration mit Eosinophilen-Dominanz.
- *Reflexbronchokonstriktion:* Akute oder chronische Stimulation sensorischer Rezeptoren in der Bronchialschleimhaut (cholinerge, adrenerge und andere Mechanismen):
  - Cholinerge Stimulation kann eine vagale Reflexbronchokonstriktion auslösen (z. B. Asthmaanfall durch β-Rezeptorenblocker).
  - Inhalative Irritantien stimulieren sensorische Nerven (C-Fasern) mit Freisetzung von Neuropeptiden (Substanz P, Neurokinine A + B, vasoaktives intestinales Peptid u. a.). Dies führt zur Drüsenstimulation mit Hypersekretion, Kontraktion der glatten Bronchialmuskeln, Extravasation von Plasma und zur Aktivierung von Entzündungszellen.

▶ **Besondere Asthmaformen:**
- *Anstrengungsasthma:* Atemnot nach dem Ende einer körperlichen Anstrengung als Ausdruck einer starken bronchialen Hyperreagibilität infolge Temperaturabfall und Austrocknung der Bronchialschleimhaut.
- *Asthma bei gastroösophagealem Reflux:* Nächtliche Atemnot aufgrund von Mikroaspirationen mit saurem Sekret und einer Reflexbronchokonstriktion durch Stimulation ösophagealer Nozirezeptoren. Unter Umständen wird die Symptomatik durch $β_2$-Agonisten oder Theophyllin verstärkt, da diese zu einer Relaxation und Paralyse der Ösophagusmotilität führen können.
- *Berufsasthma:* Auslösung oder Verstärkung von Asthmabeschwerden am Arbeitsplatz mit Besserung an den Wochenenden und im Urlaub. Die ersten Symptome treten meist erst mit einer Latenz von z. T. Jahren nach Beginn der Exposition (Substanzen s. Tab. 27) am Arbeitsplatz auf.

Klinik

▶ **Vorbemerkungen**:
- Beschwerden sind nur intermittierend vorhanden oder mit schwankender Ausprägung. Das Beschwerdemaximum wird typischerweise in der zweiten Nachthälfte, in den frühen Morgenstunden oder nach Allergenexposition beobachtet.
- Je nach Auftreten der Symptome unterscheidet man:
  - *Asthmaanfall:* Zunehmende Beschwerden innerhalb weniger Stunden.
  - *Status asthmaticus:* Fortdauern eines Anfalls über mehr als 12 Stunden trotz Therapie mit $β_2$-Agonisten und/oder Theophyllin.
  - *Dauerasthma:* Wochen bis Jahre anhaltende Beschwerden wechselnder Ausprägung.
  - Schwerste Anfälle mit Bewußtlosigkeit innerhalb von Minuten sind eine Rarität („asphyktisches Asthma").

8.3 Asthma bronchiale

Tabelle 27 Berufliche Asthmaallergene

Allergene	Risikoberufe
hochmolekulare Allergene	
Getreide	Müller, Bäcker, Landwirte
Tierhaare, -kot, -urin	Tierhändler
Enzyme	Bäcker, Detergentienhersteller
Klebstoffe	Pharmazeuten, Teppichknüpfer
Latex	medizinische Berufe, Laboranten
Fisch, Schalentiere	Fischverarbeiter, -verkäufer
niedermolekulare Allergene	
Isozyanate	Dämmstoffverarbeiter, Maler (Sprühfarben), Hersteller von Kunststoff, Schaum, Gummi
Holzstaub	Waldarbeiter, Schreiner, Tischler, Zimmerleute
Anhydride	Verarbeitung von Kunststoffen und Epoxyharzen
Amine	Schellack- und Lackverarbeiter
Dämpfe durch elektrischen Strom	Elektromonteure, Lötarbeiter
Chloramin-T	Hausmeister, Reinigungskräfte
Farben	Textilarbeiter, Maler, Lackierer
Persulfate	Friseure
Formaldehyd, Glutaraldehyd	Beschäftigte im Krankenhaus
Acrylat	Klebstoffverarbeiter
Medikamente	medizinische Berufe, Pharmazeuten
Metalle (Platin, Vanadium)	Lötarbeiter, Raffineure

▶ **Hauptsymptome:**
 – Kurzatmigkeit, giemende Atemnebengeräusche, thorakales Engegefühl, anfallsweise trockener Husten.
 – Husten als alleiniges Asthmaäquivalent kommt bei leichten Verläufen häufig vor.

8.3 Asthma bronchiale

- **Schweregrade des Dauerasthmas**:
  - *Leichtes, intermittierendes Asthma* (Grad 1): Es finden sich intermittierende, kurzdauernde Beschwerden weniger als einmal wöchentlich, nächtliche Beschwerden weniger als zweimal monatlich. Zwischen den Phasen besteht Symptomfreiheit bei normaler Lungenfunktion.
  - *Mildes, persistierendes Asthma* (Grad 2). Die Beschwerden treten mehr als einmal wöchentlich, aber nicht täglich auf. Sie sind leistungsbeschränkend und beeinträchtigen den Schlaf. Nächtliche Beschwerden kommen mehr als zweimal monatlich vor.
  - *Mäßiges, persistierendes Asthma* (Grad 3): Die Symptome treten täglich auf. Sie beeinträchtigen die körperliche Aktivität und den Schlaf. Nächtliche Beschwerden bestehen mehr als einmal wöchentlich. Es ist ein täglicher Gebrauch von inhalativen, kurzwirksamen β_2-Agonisten erforderlich.
  - *Schweres, persistierendes Asthma* (Grad 4): Die Beschwerden bestehen ständig. Es kommt häufig zu Exazerbationen und nächtlichen Symptomen. Die körperliche Aktivität ist deutlich eingeschränkt, täglicher Gebrauch eines inhalativen, kurzwirksamen β_2-Agonisten notwendig.
- **Kriterien des schweren Asthmaanfalls/Status asthmaticus:**
  - Orthopnoe, Tachypnoe (> 25/min), Einsatz der Atemhilfsmuskulatur.
  - Ausgeprägte Bronchospastik oder „stille Lunge".
  - Pulsus paradoxus.
  - Bewußtseinsstörungen, Unruhe.

Diagnostik

- Siehe Abb. 20.
- Synopse aus Anamnese, klinischem Befund, Lungenfunktionsbefunden und gegebenenfalls allergologischen Tests.
- **Anamnese:**
  - Familiäre Belastungen.
  - Atopie-Äquivalente (Milchschorf, Neurodermitis, Heuschnupfen, Urticaria).
  - Symptomprovokation durch Stimuli wie Kaltluft, Nebel, Tabakrauch, körperliche Belastung.
  - Saisonale Beschwerden.
  - Verstärkung während der Arbeitszeit, Besserung im Urlaub bzw. bei Ortswechsel.
  - Auslösung durch Atemwegsinfekte, Medikamente, Nahrungsmittel (s.o.).
- **Klinischer Befund:**
  - *Inspektion:* Dyspnoe, Orthopnoe, Tachypnoe, Einsatz der Atemhilfsmuskulatur, Atemfrequenz.
  - *Perkussion:* Volumen pulmonum auctum (akute Lungenüberblähung im Anfall) mit Tiefertreten des Zwerchfells und hypersonorem Klopfschall.
  - *Auskultation:* Exspiratorisch betontes, beidseitiges Giemen.
  - *Blutdruckmessung:* Pulsus paradoxus (Blutdruckabfall um mehr als 12 mmHg während der Inspiration).
- **Lungenfunktionsprüfung:**
  - *Spirometrie, Pneumotachographie, Ganzkörperplethysmographie:*
    - Einschränkung der absoluten und relativen Einsekundenkapazität.
    - Abfall des exspiratorischen Spitzenflusses und der Flüsse bei 75, 50 und 25 % der Vitalkapazität; die inspiratorischen Flüsse sind dagegen nur wenig beeinträchtigt (s. S. 21 Abb. 3, S. 25 Abb. 5 c, S. 30 Abb. 8 e).

8.3 Asthma bronchiale

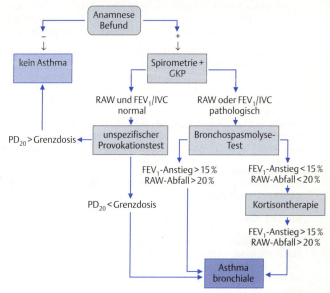

Abb. 20 Stufenschema der Asthmadiagnostik . FEV_1 = Einsekundenkapazität; GKP = Ganzkörperplethysmographie; Grenzdosis: Provokationsdosis, oberhalb der auch Gesunde signifikant reagieren; IVC = inspiratorische Vitalkapazität; PD20 = Provokationsdosis, die zu einem mindestens 20%igen Abfall der absoluten FEV_1 führt; RAW = Atemwegswiderstand

- Erhöhung des Atemwegswiderstandes mit Neigung der Resistance-Schleife vor allem im exspiratorischen Anteil; dabei finden sich nur diskrete Hinweise für „gefesselte Luft" (geringe Öffnung der Schleife; S. 30).
- Lungenüberblähung mit absolutem und vor allem relativem Anstieg des thorakalen Gasvolumens; hierbei kommt es zu einem Abfall der Vitalkapazität und einem mäßigen Anstieg der Totalkapazität.
- *Blutgasanalyse:*
  - Eine arterielle Hypoxämie tritt meist nur in der akuten Exzerbation in Verbindung mit einer alveolären Hyperventilation (Hypokapnie) auf.
  - Ein Anstieg des p_aCO_2 mit Überschreiten des oberen Grenzwertes von 44 mm Hg (Hyperkapnie) ist ein Alarmzeichen für die Erschöpfung der Atempumpe im akuten Anfall.
  - Im Status asthmaticus $p_aCO_2 < 55$ mm Hg und/oder $p_aCO_2 > 45$ mm Hg.
- *Unspezifischer bronchialer Provokationstest und Bronchospasmolysetest*:
  - Im Bronchospasmolysetest sind die obstruktiven Veränderungen zumindest teilweise reversibel. Die Inhalation eines kurzwirksamen $β_2$-Agonisten führt innerhalb von 10 Minuten zu einer Bronchospasmolyse.

8.3 Asthma bronchiale

- Eine unspezifische bronchiale Hyperreagibilität besteht auch im Intervall. Nach Provokation kommt es innerhalb von 10 Minuten zur Ausbildung einer Bronchokonstriktion, die im anschließenden Bronchospasmolysetest reversibel ist.

▶ **Selbstmessung** durch den Patienten mit dem Peak-flow-Meter. Es handelt sich um ein einfaches, portables Gerät, das lediglich relative Messungen erlaubt. Die Ermittlung des individuell optimalen exspiratorischen Spitzenflusses erfolgt in l/min (= 100 %):
  - *Grüner Bereich* (aktueller Meßwert 80–100 %): Es sind keine Maßnahmen erforderlich.
  - *Gelber Bereich* (aktueller Meßwert 50–80 %): Die Eigentherapie sollte erhöht und Kontakt mit dem behandelnden Arzt aufgenommen werden.
  - *Roter Bereich* (aktueller Meßwert < 50 %): Dies erfordert die Einnahme der Notfallmedikation bzw. eine Notfallbehandlung.

▶ **Allergiediagnostik:**
  - *Indikationen:* Berufsasthma, intermittierende Beschwerden, saisonale Beschwerden, systematisches, d. h. situativ reproduzierbares Asthma, familiäres Asthma.
  - *Screening:* Allergologische Anamnese, Bestimmung des Gesamt-IgE im Plasma.
  - *Allergenidentifikation:* Hauttest und/oder RAST (siehe S. 111). Bei Verdacht auf Analgetika-Asthma sichert ein inhalativer Provokationstest mit Lysin-Acetylsalicylsäure die Diagnose (s. S. 58).
  - Bei Erwachsenen läßt sich in zwei von drei Fällen keine aktuelle Allergie nachweisen.

▶ **Besonderheiten:**
  - Normalbefunde in der aktuellen Lungenfunktionsprüfung schließen ein Asthma bronchiale nicht aus.
  - Bei Erstmanifestation finden sich meist anamnestische Hinweise (Atopiemerkmale, unerklärter Husten).

▶ Bei Verdacht auf gastrointestinalen Reflux pH-Metrie des distalen Ösophagus über 24 h mit Registrierung des pH-Abfalls durch Refluxzeiten von saurem Mageninhalt.

Differentialdiagnose

▶ **Diffuse Atemwegsobstruktion** bei Lungenemphysem, chronisch obstruktiver Bronchitis, Bronchiolitis obliterans, Obstruktion der zentralen Atemwege mit folgenden Befunden:
  - Negativer bis schwach positiver Bronchospasmolysetest.
  - Persistierende, langsam progrediente oder belastungsabhängige Dyspnoe.
  - Keine Besserung auf Kortisontherapie.
  - Zentrale Obstruktion: Inspiratorische Dyspnoe mit Stridor.
  - Bronchiale Instabilität: Golfschlägerform der Resistance-Schleife in der Ganzkörperplethysmographie.
  - Trachealstenose: Kastenform der Fluß-Volumen-Kurve.
  - Emphysem: „Knick" in der Fluß-Volumen-Kurve während der Exspiration.

8.3 Asthma bronchiale

- **Lokalisierte Obstruktion** bei zentralem Bronchialkarzinom oder Fremdkörper
  - Hinweise:
  - Negativer Bronchospasmolysetest.
  - Persistierende, progrediente Dyspnoe.
  - Kein Ansprechen auf Steroide.
  - Inhomogene Ventilation: Starke Öffnung der Resistance-Schleife.
- **Akute Linksherzinsuffizienz und Lungenembolie** können den klinischen Befund eines akuten Asthma bronchiale imitieren. In der Lungenfunktionsdiagnostik zeigt sich hier jedoch eine restriktive Ventilationsstörung.

Therapie: Übersicht

- Übersicht: Siehe Tabelle 28.

Tabelle 28 Übersicht über die Therapiemöglichkeiten bei Asthma bronchiale

Medikamente:
- „Reliever": Bronchospasmolytika (s. S. 161)
- „Controler": Entzündungshemmer (s. u.)

Hyposensibilisierung (s. S. 508)

Schulung der Patienten (s. S. 167)

Prävention (s. S. 167)

Stufentherapie des Dauerasthmas (s. S. 164)

Stufentherapie des akuten Anfalls (s. S. 166)

Therapie mit entzündungshemmenden Medikamenten („Controler")

- **Grundlagen:**
  - *Indikation:* Bei allen Schweregraden des Dauerasthmas liegt eine chronische Inflammation zugrunde. Zur Beeinflussung des Langzeitverlaufs (Exazerbationen, Progredienz, Mortalität) sind außer bei gelegentlichen leichten Beschwerden immer Controler als Dauertherapie indiziert. Zur differenzierten Indikation: s. Tabelle 30 S. 164.
  - *Substanzen:* Glukokortikosteroide, Dinatriumcromoglicinsäure (DNCG), Nedocromil.
  - *Differentialtherapie:* Steroide sind weitaus überlegen. DNCG und Nedocromil werden vorwiegend bei Kindern und bei leichtem Asthma eingesetzt.
  - *Applikationsform:* Wenn immer möglich sollte eine inhalative Therapie durchgeführt werden, außer im Schweregrad 4 (s. S. 164).
- **Steroide:**
  - *Inhalative Substanzen:* Beclomethason-Dipropionat (aktiver Metabolit: Monopropionat), Flunisolid, Budesonid, Fluticason. Dosierung: 50–1000 µg/12 h.

8.3 Asthma bronchiale

- *Systemische Steroide:* Prednison und dessen Derivate. Dosierung: 1–20 mg/24 h, 24–100 mg/8 h in der Exazerbation.
- *Molekulare Wirkung:* Transkriptionsregulation im Zellkern mit Inhibition zahlreicher Zytokin-Gene.
- *Zelluläre Wirkung:* Apoptose-Induktion von Eosinophilen und Mastzellen, Inaktivierung von Mastzellen, Wiederaufbau des Bronchialepithels, Hemmung der Plasmaexsudation und der Schleimsekretion.
- *Klinische Wirkung:* Dämpfung der bronchialen Hyperreagibilität, Wirkverstärkung von β_2-Agonisten („permissiver Effekt"), so daß diese Substanzen reduziert oder ganz abgesetzt werden können. Es kommt zu einer Reduktion der Exazerbationsfrequenz, der Hospitalisierungsrate und der Mortalität.
- *Inhalationskinetik:* 10–20% der Dosis erreicht die Bronchialschleimhaut, der Rest wird verschluckt. Durch die schlechte Resorption und den First-Pass-Effekt ist die systemische Bioverfügbarkeit sehr gering.
- *Unerwünschte Wirkungen der inhalativen Anwendung:* Mundsoor, reversible Heiserkeit. Bei Einsatz von Inhalationshilfen („Spacer") oder anschließender Mundspülung sind die Nebenwirkungen selten.
- *Unerwünschte Wirkungen der systemischen Anwendung:* Hemmung der adrenalen Funktion, Osteoporose, Wachstumshemmung bei Kindern, Myopathie, Hautatrophie, Katarakt, Diabetes mellitus, Leukozytose, emotionale Labilität, selten: Mißbildungen in der frühen Schwangerschaft.
- *Schwellendosis:* Etwa 5 mg Prednisonäquivalent in der Dauertherapie.

▶ **DNCG:**
- *Dosierung* 2 mg/6 h inhalativ.
- *Zelluläre Wirkung:* Hemmung der Mediatorfreisetzung aus Mastzellen, hemmende Effekte auf Makrophagen, Eosinophile und Monozyten.
- *Klinische Wirkung:* Protektiver Effekt in der frühen und späten allergischen Reaktion, protektive Akuthemmung der bronchialen Reagibilität, Minderung von Symptomen und Exazerbationen. Die Wirkung ist nicht vorhersagbar, daher ist eine 6wöchige Probetherapie sinnvoll.
- *Unerwünschte Wirkung:* Gelegentlich Husten.

▶ **Nedocromil:**
- *Dosierung:* 4 mg/6 h inhalativ.
- *Zelluläre Wirkung:* Hemmung der Mediatorfeisetzung von verschiedenen Entzündungszellen, Hemmung der Reflexbronchokonstriktion.
- *Klinische Wirkung:* Symptomlinderung, Verbesserung der Lungenfunktion, Hemmung der bronchialen Hyperreagibilität.
- *Unerwünschte Wirkung:* Keine.

▶ **Antihistaminika und Sekretolytika:** Keine ausreichende Wirkung.

▶ **Ketotifen:**
- *Dosierung:* 2 mg/d.
- *Zelluläre Wirkung:* Hemmung der Histaminausschüttung durch Mastzellen sowie Hemmung der Mastzellaktivierung.
- *Klinische Wirkung:* Hemmung der allergischen Frühreaktion, in hohen Dosen auch der Spätreaktion, keine antiinflammatorischen Langzeiteffekte nachgewiesen, günstige Wirkungen wurden v. a. bei Kindern und jungen Allergikern beschrieben.
- *Unerwünschte Wirkung:* Sedierung v. a. in den ersten Therapietagen, Gewichtszunahme.

8.3 Asthma bronchiale

- **Zafirlukast:**
  - *Dosierung:* 20 mg/12 h p.o.
  - *Zelluläre Wirkung:* Leukotrien-Rezeptorantagonismus (s. Abb. 19).
  - *Klinische Wirkung:* Hemmung der frühen und späten allergischen Reaktion und der unspezifischen akuten Bronchokonstriktion, Dämpfung der bronchialen Hyperreagibilität, Milderung der Asthmasymptome (Wirkung v.a. bei mildem Asthma). Der Stellenwert in der Langzeittherapie ist noch unsicher.
  - *Unerwünschte Wirkung:* Gering.

Therapie mit Bronchospasmolytika („Reliever")

- **Grundlagen:**
  - *Indikation:* Prophylaxe und Therapie des Bronchospasmus.
  - *Effizienz:* Gute und rasche Wirkung auf den Bronchospasmus, keine entzündungshemmenden Effekte, Exazerbationshäufigkeit und -schwere werden nicht oder sogar ungünstig beeinflußt; die Progredienz der Erkrankung kann nicht aufgehalten werden. Die Asthmamortalität wird nicht beeinflußt.
- **Kurzwirksame inhalative β_2-Agonisten:**
  - *Substanzen* siehe Tabelle 29.
  - *Molekulare Wirkung:* Bindung mit und Aktivierung von β_2-adrenergen Rezeptoren. Dies führt zu einer Aktivierung der intrazellulären Adenylatzyklase mit Anhäufung von cAMP. Bei anhaltender Stimulation werden die Rezeptoren desensibilisiert. Glukokortikosteroide und Schilddrüsenhormon führen dagegen zu einer Hochregulation der Rezeptoren.

Tabelle 29 Inhalative β_2-Agonisten (Auswahl)

Freiname	Handelsname	Dosis pro Hub
kurzwirksame		
Fenoterol	Berotec	0,1 mg/0,2 mg
	Berodual[1]	0,05 mg
Pirbuterol	Zeisin	0,2 mg
Reproterol	Bronchospasmin	0,5 mg
Salbutamol	Sultanol[3], Epaq[3]	0,1 mg
	Broncho-Spray	0,1 mg
Terbutalin	Bricanyl	0,25 mg
	Aerodur[2]	0,5 mg
langwirksame		
Formoterol	Foradil, Oxis[2]	0,012 mg
Salmeterol	Serevent[3]	0,025 mg (0,05 mg)[2]

[1] 0,02 mg Ipratropiumbromid
[2] treibgasfreie Pulverinhalation
[3] Treibgas ohne FCKW

8.3 Asthma bronchiale

- *Zelluläre Wirkung:* Bronchodilatation durch Relaxation der glatten Muskulatur, Aktivierung der Zilien und Beschleunigung des mukoziliären Transportes, Hemmung der cholinergen Neurotransmission, Hemmung des Plasmaextravasats, Hemmung der Freisetzung von Mediatoren aus Mastzellen und wahrscheinlich auch anderen Zellen, Hemmung der Freisetzung von Histamin, Leukotrienen und Prostaglandinen aus den Mastzellen.
- *Inhalationskinetik:* 10–20% des Inhalats erreichen die tiefen Atemwege; der Rest wird im Oropharynx deponiert.
- *Klinische Wirkung:* Protektiver und therapeutischer Effekt bei akutem Bronchospasmus. Die Wirkung tritt innerhalb von 10 Minuten ein (Beginn nach 3 Minuten). Es besteht eine Wirkdauer von 3–5 Stunden. Darüber hinaus wird auch eine sekretolytische Wirkung beobachtet.
- *Unerwünschte Wirkungen:* Tremor, Tachykardie und kardiale Palpitationen, flüchtiger Abfall der Sauerstoffsättigung durch pulmonale Vasodilatation. Metabolische Effekte – Hyperglykämie, Hypokaliämie, Hypomagnesiämie – werden nur bei hochdosierter systemischer Gabe beobachtet. Eine Toleranzentwicklung mit einem Nachlassen der Bronchodilatation und einer schwächeren Schutzwirkung gegenüber bronchokonstriktiven Stimuli ist schwach ausgeprägt und tritt nur bei regelmäßiger, hochfrequenter Gabe auf. Eine Verstärkung der bronchialen Hyperreagibilität bei erhaltener bronchodilatativer Wirkung unter regelmäßiger Gabe wurde beschrieben. Aus diesen Gründen sollte der bedarfsgemäßen Anwendung gegenüber regelmäßiger Inhalation der Vorzug gegeben werden.

▶ **Langwirksame inhalative β_2-Agonisten:**
- *Substanzen* siehe Tabelle 29.
- *Molekulare Wirkung* wie bei den kurzwirksamen Substanzen. Die Wirkungsverlängerung wird durch eine höhere Affinität am Rezeptor (Salmeterol) oder eine langsamere Freisetzung aus der Lipidschicht der Plasmamembran (Formoterol) erreicht.
- *Zelluläre und klinische Wirkung* wie bei den kurzwirksamen Substanzen. Die Wirkung beginnt nach 3 Minuten (Formoterol) oder 10 Minuten (Salmeterol). Die Wirkdauer beträgt etwa 12 Stunden.
- *Unerwünschte Wirkungen* wie bei den kurzwirksamen Substanzen. Jedoch wurden bisher keine Tachyphylaxie-Phänomene beschrieben.

▶ **Inhalative Anticholinergika:**
- *Substanzen:* Ipratropiumbromid, Oxitropiumbromid. Inhalative Anwendung. Dosierung 0,02 bzw. 0,10 mg/Hub, 3–4 mal 2 Hub pro Tag.
- *Molekulare Wirkung:* Blockierung der postganglionären vagalen Efferenzen.
- *Zelluläre Wirkung:* Bronchodilatation durch Abbau des intrinsischen bronchialen Vagotonus. Dies führt zu einer Hemmung der Reflexbronchokonstriktion, jedoch zu keiner Beeinflussung der frühen und späten allergischen Reaktionen oder des hyperventilationsinduzierten Bronchospasmus.
- *Klinische Wirkung:* Bronchodilatatoren mit geringer Potenz im Vergleich zu den Agonisten. Die Wirkung beginnt nach 30 bis 60 Minuten. Die Wirkdauer beträgt etwa 6 Stunden. Es besteht ein additiver Effekt zusammen mit den β_2-Agonisten. Die Anticholinergika haben keine gesicherte Wirkung in der Langzeittherapie des Asthmas.
- *Unerwünschte Wirkungen* sind insgesamt gering. Gelegentlich kommt es zu Mundtrockenheit und Geschmacksveränderung.

8.3 Asthma bronchiale

> **Theophyllin:**
> - *Substanzen:* Wasserfreies, reines Theophyllin. Derivate und Substanzmischungen sind pharmakologisch unbefriedigend.
> - *Molekulare Wirkung:* Selektive Hemmung von Phosphodiesterase-Isoenzymen und nichtselektiver Antagonismus an den Adenosinrezeptoren der Zelloberfläche, Erhöhung der intrazellulären Konzentration von zyklischen Nukleotiden. Die Phosphodiesterase-Hemmung ist für Bronchodilatation verantwortlich. Die neuromuskulären Effekte sind durch den Adenosinrezeptor-Antagonismus bedingt.
> - *Zelluläre Wirkung:* Mäßige Bronchodilatation durch Muskelrelaxation, deutliche antiinflammatorische und immunmodulatorische Wirkungen im therapeutischen Dosisbereich (Hemmung immunologischer Effektorzellen, Abschwächung der asthmatischen Spätreaktion), Verringerung der Zwerchfell-Ermüdung, Verbesserung der mukoziliären Klärfunktion, Hemmung des bronchialen Plasmaaustritts, Senkung der unspezifischen bronchialen Hyperreagibilität.
> - *Klinische Wirkung:* Rasche aber mäßige Bronchodilatation, starke Protektion vor bronchokonstriktorischen Stimuli. Bei der akuten Bronchokonstriktion zeigt sich kein additiver Effekt nach maximaler Bronchodilatation durch β_2-Agonisten. Jedoch werden additive Effekte in der Langzeittherapie beobachtet.
> - *Unerwünschte Wirkungen:* Zentral: Kopfschmerz, Übelkeit, Unruhe, Krampfanfälle, Hyperthermie, irreversibler Hirnschaden; kardial: tachykarde supraventrikuläre und ventrikuläre Arrhythmien bis hin zum Kammerflimmern; Hyperglykämie, Hypokaliämie.
> - *Pharmakologische Besonderheiten:* Die therapeutische Breite ist gering (Serumwirkspiegel ab 5 mg/l, toxischer Serumspiegel ab 15 mg/l). Übelkeit und Tachykardie treten fast bei jedem zweiten Patienten schon im therapeutischen Bereich (8–15 mg/l) auf, vor allem bei älteren Menschen. Bei Kindern, Rauchern und begleitender Therapie mit Antikonvulsiva oder Rifampicin ist die Elimination beschleunigt. Eine verlangsamte Elimination findet sich bei älteren Menschen, Leberinsuffizienz, Herzinsuffizienz, Fieber sowie bei gleichzeitiger Therapie mit Erythromycin, Ciprofloxacin oder Allopurinol. Die Serumspiegel sind nicht im voraus berechenbar.
> - *Dosierung* (Erwachsene): Die orale Therapie beginnt im allgemeinen mit 300 mg/Tag. Bei guter Verträglichkeit wird die Dosis am 4. Tag auf 450 mg, am 7. Tag auf 600 mg erhöht. Als Alternative bietet sich ein Drug Monitoring an: Bestimmung des Serumspiegels am 4. Tag mit nachfolgender Dosisanpassung. Zielspiegel: 5–15 mg/l. Die intravenöse Therapie erfolgt als Dauerinfusion mit einer Dosierung von 10 mg/kg Körpergewicht. Eine Serumspiegelkontrolle ist dabei schon am 2. Tag erforderlich.

8.3 Asthma bronchiale

Dauertherapie

- **Stufenplan:** Der Stufenplan zur Dauerbehandlung ist in Tab. 30 dargestellt.
- **Prinzipien der Therapie:**
  - *Prinzip 1:* Die Dauertherapie wird mit Entzündungshemmern durchgeführt. Kurzwirksame β_2-Agonisten sollen nur als Bedarfsmedikation dienen.
  - *Prinzip 2:* Außer bei gelegentlichen, leichten Symptomen empfiehlt sich keine Monotherapie mit β_2-Agonisten.
  - *Prinzip 3:* Eine inhalative Therapie ist der systemischen Behandlung stets vorzuziehen.

Tabelle 30 Stufenschema der Asthmadauerbehandlung von Erwachsenen (NHLBI/WHO Workshop Report, 1995)

Schweregrad	Therapieziele	Medikamente
intermittierendes, leichtes Asthma (Grad 1)	– Symptomfreiheit – keine Leistungseinschränkung – Peak flow: Normalwerte, zirkadiane Schwankung < 20% – seltene Exazerbationen – keine Notfalltherapie – möglichst geringer Verbrauch von β-Agonisten – minimale unerwünschte Medikamentenwirkungen	– kurzwirksamer inhalativer β_2-Agonist bei Bedarf (unter 1 ×/Woche) – kurzwirksamer inhalativer β_2-Agonist oder DNCG vor körperlicher Belastung oder vor Allergenexposition
mäßiges Dauerasthma (Grad 2)	– wie bei Grad 1	– täglich inhalativer Entzündungshemmer: Initial 200–500 µg Steroid, DNCG, Nedocromil; falls nötig: 400–800 µg Steroid – zusätzlich falls nötig langwirksamer inhalativer β_2-Agonist oder retardiertes Theophyllin oral oder langwirksamer oraler β_2-Agonist (bei nächtlichen Symptomen!) – zusätzlich bei Bedarf ein kurzwirksamer inhalativer β_2-Agonist bis 4 ×/Tag)

8.3 Asthma bronchiale

Tabelle 30 (Fortsetzung)

Schweregrad	Therapieziele	Medikamente
mittelschweres Dauerasthma (Grad 3)	– wie bei Grad 1	– täglich inhalatives Steroid 800–2000 µg – zsätzlich langwirksamer inhalativer β_2-Agonist oder retardiertes Theophyllin oral oder langwirksamer oraler β_2-Agonist – zusätzlich bei Bedarf ein kurzwirksamer inhalativer β_2-Agonist (bis 4×/Tag)
schweres Dauerasthma (Grad 4)	– möglichst wenig Symptome – geringstmögliche Leistungseinschränkung – Peak flow: Bestmögliche Werte, geringstmögliche Schwankungen – möglichst geringer Verbrauch von β_2-Agonisten – möglichst geringe unerwünschte Medikamentenwirkungen	– täglich inhalatives Steroid 800–2000 µg – zusätzlich langwirksamer inhalativer β_2-Agonist oder retardiertes Theophyllin oral oder langwirksamer oraler β_2-Agonist – ergänzend ein orales Steroid als Dauertherapie – zusätzlich bei Bedarf ein kurzwirksamer inhalativer β_2-Agonist (bis 4×/Tag)

DNCG: Dinatriumcromoglicinsäure; inhalative Steroide: Beclometason, Budesonid, Flunisolid, oder Fluticason; orales Steroid: Prednison oder Verwandte; kurzwirksame inhalative β_2-Agonisten: Fenoterol, Salbutamol, Terbutalin; langwirksame inhalative β_2-Agonisten: Formoterol, Salmeterol; langwirksamer oraler β_2-Agonist: Bambuterol

- *Prinzip 4:* Die Intensität der Therapie orientiert sich am Schweregrad.
- *Prinzip 5:* Ist das Therapieziel erreicht, wird die Therapie um eine Stufe reduziert.

Spezielle Therapie

► Therapie des Asthmaanfalls siehe Tabelle 31.
► **Infektexazerbation:**
  - Therapieintensivierung nach den Prinzipien der Behandlung des schweren Dauerasthmas (s. Tab. 30).
  - Systemische Steroidtherapie mit 50–100 mg Prednisonäquivalent pro Tag in 2–3 Einzeldosen je nach Schweregrad.
  - Zusätzlich bei purulentem Auswurf antibakterielle Therapie für 7 Tage: Orales Makrolid (z.B. Azithromycin 0,5 g/24 h für 3 Tage) oder Ampicillin 0,5 g/8 h.

8.3 Asthma bronchiale

Tabelle 31 Therapie des Asthmaanfalls (Deutsche Atemwegsliga, 1994 modifiziert)

klinische Merkmale

leichter Anfall:	– normales Sprechen möglich – Atemfrequenz < 25/min, Puls < 120/min – Peak flow > 50% Soll
bedrohlicher Anfall:	– zu kurzatmig zum normalen Sprechen – Atemfrequenz > 25/min, Puls > 120/min – Peak flow < 50% Soll – Verwirrtheit, Zyanose, „silent chest", Pulsus paradoxus > 12 mmHg

Therapie

Notarzt (Anwesenheit bis zur Besserung, Dokumentation!):

leichter Anfall	– kurzwirksamer β_2-Agonist 2 Hübe alle 10 Minuten bis zur Besserung – Prednisonäquivalent 50 mg i.v./p.o. – Theophyllin-Lösung 200 mg p.o.
bedrohlicher Anfall:	– Sauerstoff 2–8 l/min nasal – venöser Zugang – kurzwirksamer β_2-Agonist 4 Hübe alle 10 Minuten – Prednisonäquivalent 100 mg i.v. – Theophyllin 200 mg langsam i.v.

Intensivstation (bei bedrohlichem Anfall, falls keine Besserung eintritt):
- EKG-Monitoring, Röntgen-Thorax
- Theophyllin-Spiegel
- BGA, S_aO_2
- Sauerstoff 2–8 l/min nasal
- β_2-Agonist kontinuierlich über Maskenvernebler (z.B. Salbutamol)
- β_2-Agonist parenteral: Terbutalin 0,25–0,5 mg/6h s.c. oder Salbutamol 25 mg auf 50 ml NaCl 0,9%, 2–10 ml/h per infusionem
- Prednisonäquivalent 100 mg i.v. alle 8 h
- Theophyllin 800 mg/24 h als Infusion nach Spiegel
- Beatmung: Bei respiratorischer Erschöpfung ($p_aCO_2 > 45$ mmHg, $S_aO_2 < 85\%$), Modus: Die Aerosoltherapie wird unter der Beatmung weitergeführt (Verneblertopf). Bei Intubation und Beatmung ist eine Analgosedierung notwendig (Benzodiazepin und Ketamin [0,1–0,5 mg/min])
- Bronchoskopische Lavage mit physiologischer Kochsalzlösung, eventuell mit Adrenalin (z.B. 0,2 mg in 160 ml NaCl 0,9%)

8.3 Asthma bronchiale

> **Gastroösophagealer Reflux:**
> - Häufige kleine Mahlzeiten.
> - Vermeiden von Alkohol, Theophyllin, oralen β_2-Agonisten und Anticholinergika.
> - Langzeittherapie mit H$_2$-Antagonisten.
> - Schlafen mit erhöhtem Oberkörper.
> - Gewichtsnormalisierung.

> **Analgetikaasthma:**
> - Vermeidung von nichtsteroidalen Analgetika und mit ASS behandelten Nahrungsmitteln.
> - Stationäre ASS-Toleranzinduktion mit ansteigenden Dosen unter Steroidschutz.
> - Ersatzanalgetika: Zentral wirksame Analgetika; Paracetamol, das bei 95% der Betroffenen toleriert wird; hier ist eine initiale Probedosis indiziert.

> **Berufsasthma:**
> - Strenge Expositionsprophylaxe. Eventuell ist eine berufliche Umsetzung notwendig.
> - Atemschutzgeräte und verbesserte Ventilation sind selten ausreichend.
> - Die medikamentöse Therapie erfolgt nach den gleichen Kriterien wie bei den anderen Asthmaformen.

> **Asthma in der Schwangerschaft:**
> - Das Risiko eines unkontrollierten Asthmas ist stets größer als das einer angemessenen Therapie.
> - Orale Steroide sollten wegen fötaler Wachstumsverzögerung und leicht erhöhtem Mißbildungsrisiko im ersten Trimenon möglichst vermieden werden.
> - Inhalatives Steroid der Wahl ist Beclometason in einer Tagesdosis bis maximal 2 mg.
> - Eine Theophyllin-Behandlung erfordert eine strenge Serumspiegelkontrolle (angestrebter Wirkspiegel 5 – 15 mg/l).
> - Wegen möglicher kardialer Schädigung des Feten sind Höchstdosen von β_2-Agonisten zu vermeiden.
> - Inhalative langwirksame β_2-Agonisten und neuere inhalative Steroide sollten nicht angewendet werden, da mit diesen Substanzen noch keine ausreichenden Erfahrungen gemacht wurden.
> - Kontraindiziert sind: Adrenalin, Fluorchinolone (z. B. Ofloxacin), Tetracycline und Sulfonamide.
> - Im übrigen gelten die etablierten Prinzipien der Dauer- und Akuttherapie.

Hyposensibilisierung

> Siehe S. 508.

Schulung

> Patientenschulung ist bei chronischem Asthma immer indiziert; sie reduziert den Medikamentenbedarf, die Exazerbationshäufigkeit, die Frequenz von Notfallbehandlungen und Hospitalisationen. Prinzipien und Durchführung sind ab S. 506 dargestellt.

8.3 Asthma bronchiale

Prävention

- Entfernung von Milbenquellen in der häuslichen Umgebung von Kindern (Teppichboden, Stofftiere, Federbetten, Staubfänger anderer Art), Bevorzugung von Leder und Holz in der Wohnung.
- Wohnräume kühl und trocken halten.
- Vermeidung von Rauchen in der Schwangerschaft und von Passivrauchen bei Kindern.
- Brusternährung der Säuglinge über mindestens 6 Monate.
- Vermeiden einer hochurbanen Umgebung bei Kindern.
- Bei der Berufswahl Vermeiden von Tätigkeiten mit Exposition gegenüber Staub oder Allergenen.
- Verzicht auf Medikamente, die einen Asthmaanfall auslösen können (β-Rezeptorenblocker, evtl. ASS, NSAR).

Prognose

- Die Langzeitprognose ist meist günstig, Sekundärfolgen (Cor pulmonale, Lungenparenchymschäden) sind selten.
- Kindliches Asthma verschwindet in 30–50% in der Pubertät, taucht aber später häufig wieder auf. Bei leichtem kindlichem Asthma entwickelt sich in 5–10% der Fälle ein Asthma im späteren Leben.
- Die Wahrscheinlichkeit von neu auftretendem Asthma wird geringer mit zunehmendem Lebensalter.

8.4 Chronische Bronchitis

Grundlagen

- **WHO-Definition:** Produktiver Husten an den meisten Tagen der Woche über mindestens 3 Monate eines Jahres in zwei aufeinanderfolgenden Jahren.
- **Chronisch obstruktive Bronchitis:** Chronisch produktiver Husten mit Dyspnoe, die durch einen eingeschränkten Atemwegsfluß (Obstruktion) bedingt ist. Die Einschränkung der relativen und absoluten Einsekundenkapazität, die Reduktion des exspiratorischen Atemflusses und die Erhöhung des Atemwegswiderstandes sind nach Inhalation kurzwirksamer β_2-Agonisten nur partiell reversibel.
- **Chronisch obstruktive Atemwegserkrankung** (englisch: chronic obstructive pulmonary disease – COPD): Umfassender Begriff für die chronisch obstruktive Bronchitis und ein gleichzeitig bestehendes obstruktives Lungenemphysem.
- **Epidemiologie:**
  - *Prävalenz:* Mit dem Alter zunehmend, sie ist bei Männern fast doppelt so hoch wie bei Frauen. Im fünften Dezennium kommt es zu einem steilen Anstieg der Prävalenz, der Höhepunkt wird im siebten Lebensjahrzehnt mit etwa 10 % bei Männern und etwa 5 % bei Frauen erreicht. Die COPD ist unabhängig vom Zigarettenkonsum insgesamt häufiger bei Männern und in unteren sozialen Schichten. Eine familiäre Häufung ist nicht sicher genetisch bedingt.
  - *Mortalität:* Die COPD ist die Haupttodesursache bei etwa 3,5 % aller Todesfälle und mitverursachend etwa bei weiteren 4,5 %. In den letzten 30 Jahren kam es zu einer erheblichen Mortalitätszunahme (in den USA zwischen 1966 und 1986 um 71 %) bei gleichzeitigem Abfall der Mortalität durch kardiovaskuläre Erkrankungen.
- **Ätiologie und Pathogenese:**
  - *Ätiologie:*
    - Das Zigarettenrauchen ist Hauptursache und für 80 – 90 % aller COPD-Fälle verantwortlich. 15 % der Zigarettenraucher entwickeln eine klinisch signifikante COPD. Passivrauchen führt dagegen nicht sicher zur chronischen Bronchitis. Prognostisch relevant sind das Alter bei Beginn des Nikotinkonsums, die Gesamtanzahl der Päckchenjahre (pack years) und die Rauchgewohnheiten bei Diagnosestellung.
    - Die Rolle der Umweltverschmutzung ist unsicher. Wahrscheinliche Risikofaktoren sind hohe NO_2- und Feuchtigkeitswerte sowie offenes Feuer in Wohnräumen ohne angemessene Belüftung.
  - *Mikroskopisch-pathologische Veränderungen:*
    - Früheste Veränderungen sind Schleimhautinfiltrationen durch mononukleäre Zellen in kleinen Atemwegen (Durchmesser < 2 mm, zumeist sind [respiratorische] Bronchiolen betroffen). Durch die Hyperplasie und Hypertrophie bronchialer Schleimdrüsen, Becherzellvermehrung, Verbreiterung der Basalmembran und Hypertrophie glatter Muskeln kommt es zu einer Verengung des Bronchiallumens (vor allem in der Peripherie).
    - Gleichzeitig entwickelt sich eine Architekturstörung durch reparative fibrotische Narbenzüge mit Deformation erst kleiner, dann großer Atemwege. Hierdurch kommt es zu einer weiteren Einengung der Bronchiallumina.
    - Am Bronchialepithel sind Zilienverlust, Freilegung der Basalmembran und schließlich eine Plattenepithelmetaplasie zu beobachten.

8.4 Chronische Bronchitis

- *Pathogenese:*
  - Die chronische Bronchitis ist das Ergebnis fehlregulierter Schutzmechanismen bei Exposition gegenüber chronischen Noxen. Bronchialepitheldefekte und Schleimdrüsenstimulation führen zu struktureller Bronchialobstruktion, vor allem und beginnend in den kleinen Atemwegen („small airways disease"). Die chronische Entzündung induziert eine unspezifische bronchiale Hyperreagibilität wie beim intrinsischen Asthma.
  - Reparative Entzündungsprozesse („airway remodelling") verstärken die fixierte Obstruktion, ermöglichen die Bronchiektasenbildung und führen zur Instabilität zentraler Atemwege.
  - Infektexazerbationen werden getriggert durch eine mukoziliäre Clearance-Störung, Dyskrinie und Hyperkrinie sowie durch das lokale Überwiegen von immunparalysierenden Entzündungsmediatoren.

▶ **Pathophysiologie:**
  - *Nichtobstruktive Bronchitis:* Keine Funktionsstörungen.
  - *Chronisch obstruktive Bronchitis:*
    - Obstruktive Ventilationsstörung mit erniedrigter absoluter und relativer Einsekundenkapazität, eingeschränkten forcierten exspiratorischen Flüssen (vor allem bei 50 und 25 % der Vitalkapazität) und erhöhtem exspiratorischen Atemwegswiderstand.
    - Keine vollständige Reversibilität im Bronchospasmolysetest.
    - Meist Nachweis einer unspezifischen bronchialen Hyperreagibilität.
  - *COPD:*
    - Stärkere Flußeinschränkung bei forcierter Ventilation als bei Ruheatmung, plötzlicher Druckabfall nach Erreichen des Spitzenflusses beim forcierten Exspirationsmanöver („Emphysemknick", s. Abb. 5 S. 25) und golfschlägerartige Deformation im exspiratorischen Teil der Resistance-Schleife als Hinweise auf eine flußabhängige Obstruktion durch bronchiale Instabilität (s. Abb. 8 S. 30).
    - Ventilations-Perfusions-Inhomogenitäten und alveolärer Kapillarverlust führen zu einem Abfall des Transferfaktors für CO, dann progredienter Abfall des p_aO_2 und später Anstieg des p_aCO_2 als Zeichen der überlasteten Atempumpe.
    - Zuverlässigster Parameter ist die absolute Einsekundenkapazität (FEV_1): Im Stadium I beträgt die $FEV_1 \geq 50\%$, im Stadium II 35–49 % und im Stadium III $< 35\%$ des Sollwertes.

Klinik

▶ **Chronischer Husten:** Seit mindestens 2 Jahren, zunächst mit morgendlichem Auswurf, später ganztägig bis zu 50 ml. Das Sekret ist weißlich, dünnflüssig bis zäh, die morgendliche Erstportion meist mukopurulent. Infektexazerbationen führen zu einer vermehrten Sputumproduktion mit purulenter Verfärbung (zuweilen auch blutig tingiert), dabei können Luftnot und Fieber auftreten.

▶ **Dyspnoe:** Langsame Zunahme über Monate bis Jahre (Verschlechterungen v. a. durch infektgetriggerte Exazerbationen), die sich zunächst nur bei Anstrengung und mit geringer Varianz äußert.

8.4 Chronische Bronchitis

- ▶ **Allgemeine Symptomatik:**
  - Morgendliche Kopfschmerzen, Plethora bei Polyglobulie, Gewichtsverlust („pulmonale Kachexie") als Ausdruck einer stark vermehrten Atemarbeit, zunehmender Leistungsverfall.
  - Einflußstauung, Ödeme der unteren Extremitäten, weiter abnehmende Belastbarkeit (als Zeichen des Cor pulmonale).

Diagnostik

- ▶ **Anamnese:** Zigarettenanamnese (im Mittel 20 Päckchenjahre bei Diagnosestellung), Berufsanamnese (Noxen), Alter (Erstmanifestation im Mittel im 5. Lebensjahrzehnt), Husten, purulentes Sputum?, Infekte, Fieber?, Antriebsarmut, Tagesmüdigkeit? Kopfschmerzen, Gewichtsverlust?, Ödeme?
- ▶ **Befund:**
  - *Pulmonale Auskultation:* Frühinspiratorische Rasselgeräusche, exspiratorisches Giemen und Pfeifen bei fortgeschrittener obstruktiver Bronchitis. Häufig auch Zeichen des Lungenemphysems (s. S. 14).
  - Perkussion: Geringe Zwerchfellverschieblichkeit, Zwerchfelltiefstand.
  - *Kardialer Befund:* Evtl. leises Systolikum bei Trikuspidalinsuffizienz, hepatojugulärer Reflux, Einflußstauung, vermehrter rechtsventrikulärer Impuls.
- ▶ **Lungenfunktionsprüfung:** Als Basismethoden Spirometrie, Pneumotachographie, Ganzkörperplethysmographie und Blutgasanalyse (Befunde siehe unter Pathophysiologie).
- ▶ **Röntgenuntersuchung (Thorax in 2 Ebenen):**
  - Verdickte, unregelmäßig begrenzte Wände orthograd getroffener Bronchien, Deformation zentraler Bronchien.
  - *„Dirty Chest":* Unregelmäßige, diffuse interstitielle Zeichnungsvermehrung und Plattenatelektasen.
  - Häufig Zeichen der Lungenüberblähung.
  - Später oft Zeichen des Cor pulmonale (prominente zentrale Pulmonalarterien, periphere Gefäßarmut, Erweiterung des rechten Ventrikels in der Seitaufnahme in den Retrosternalraum).
- ▶ **Computertomographie (HR-CT):** Bronchusdeformationen und peribronchiale Lungenfibrose. Indiziert zum Ausschluß von Bronchiektasen.
- ▶ **Sputumuntersuchung:**
  - *Zytologie:* Mukoides Sputum mit Makrophagendominanz, bei Exazerbation Neutrophilendominanz mit multiplen, auch intrazellulären Bakterien.
  - *Mikrobiologie:* Typischerweise Nachweis von Streptococcus pneumoniae, Haemophilus influenzae oder Moraxella catarrhalis, später auch von Escherichia coli, Klebsiella pneumoniae oder Pseudomonas aeruginosa. (Sputumkulturen sollten alle 1–2 Jahre zur Klärung der Kolonisation und des Keimwechsels sowie der Antibiotikaresistenz durchgeführt werden).
- ▶ **Bronchoskopie:**
  - *Indikation:* Zur Differentialdiagnose, v.a. bei Hämoptysen.
  - *Typische Befunde:* Schleimhauthypertrophie oder -atrophie, erweiterte Drüsenausführungsgänge, Hyperämie, Sekret, tracheobronchiale Instabilität und Deformation.

8.4 Chronische Bronchitis

Differentialdiagnose

▶ **Wichtigste Differentialdiagnosen** sind Asthma bronchiale und Lungenemphysem. Seltene DD sind das bronchioloalveoläre Karzinom mit Hypersekretion, Bronchiektasen sowie die zystische Fibrose.
▶ **Wesentliche Differentialdiagnostik:**
   – *Anamnese und klinischer Befund:*
     • Variable und reversible Luftnot: Asthma bronchiale (s. S. 152).
     • Lungenüberblähung: Emphysem (s. S. 189).
   – *Lungenfunktionsprüfung:*
     • Atemphysiologische Differentialdiagnose: Siehe S. 19 ff, 62.
     • Reversible Obstruktion, normaler Ausgangsbefund mit ausgeprägter unspezifischer Hyperreagibilität: Asthma.
     • Dynamische Obstruktion kleiner Atemwege, Überblähung: Emphysem.
   – *Röntgenbefund:*
     • Überblähung, Bullae: Emphysem.
     • Infiltrate: Bronchioloalveoläres Karzinom, Pneumonie, zystische Fibrose.
     • „Straßenbahngleise": Bronchiektasen.
   – *Bronchoskopie:* Siehe oben.

Therapie (Stufenplan s. Abb. 21)

▶ **Therapieziele:**
   – Rückbildung von Dyspnoe, Husten und Auswurf, Verbesserung der Belastbarkeit.
   – Atemphysiologisch Anstieg der FEV_1 und des p_aO_2, Abfall des Atemwegswiderstandes, des thorakalen Gasvolumens, des Residualvolumens, des p_aCO_2 sowie des Peakflow.

◨ *Hinweis:* Die nichtobstruktive chronische Bronchitis muß *nicht* medikamentös behandelt werden!

▶ **Entzündungshemmende Medikamente** (s. S. 159, eine probatorische Therapie ist sinnvoll, allerdings sehr unterschiedliches Ansprechen): Nur etwa jeder zweite Patient spricht auf Steroide an, Nedocromil und DNCG sind meist unwirksam. Bei Exazerbation Versuch mit 20 – 40 mg Prednisolonäquivalent/d p. o. oder i. v., bei Ansprechen topische Steroide im Rahmen der Dauertherapie.
▶ **β_2-Agonisten** (Pharmakologie und Anwendung s. S. 161): Basistherapie bei Atemnot, sie wirken bronchospasmolytisch und sekretfördernd. Das Ansprechen darauf ist unterschiedlich und muß durch einen Bronchospasmolysetest objektiviert werden. Die Anwendung sollte möglichst inhalativ in 3 – 6 Einzeldosen erfolgen. Die Rolle langwirkender β_2-Agonisten bei der COPD ist noch nicht gesichert.
▶ **Anticholinergika** (Pharmakologie und Anwendung s. S. 162): Stärkere Wirkung als bei Asthma. Vor Beginn einer Dauertherapie muß ein individueller Wirksamkeitsnachweis durchgeführt werden (Lungenfunktionsprüfung vor und 30 Minuten nach Inhalation von 2 Hüben)! Zu beachten ist ein additiver Effekt bei gemeinsamer Anwendung mit β_2-Agonisten. Die volle Wirkung tritt nach 20 – 30 Minuten ein, Dosierungsintervall alle 4 – 12 Stunden (2 – 4 ×/d).

8.4 Chronische Bronchitis

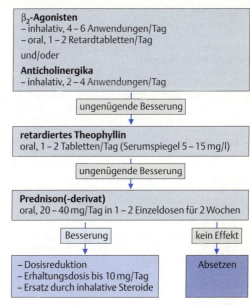

Abb. 21 Stufenplan für die Langzeittherapie der chronisch obstruktiven Bronchitis (Atemwegsliga, 1994)

- **Theophyllin** (vgl. S. 163): Etwa jeder zweite Patient spricht an. Individueller Wirksamkeitsnachweis nach Therapiebeginn in der Exazerbation durch Auslaßversuch in einer stabilen Krankheitsphase. (Bei Wirksamkeit Befundverschlechterung; indiziert bei ungenügender Krankheitskontrolle durch Inhalativa).
  - Serumspiegel um 10 mg/l (5–15) anstreben. Die erste Kontrolle sollte am 4. Behandlungstag erfolgen, weitere Kontrollen bei Änderung der übrigen Medikation.
  - Vorsichtige Dosierung bei älteren Patienten (tachykarde Rhythmusstörungen, Übelkeit).
- **Antibiotika:**
  - *Indikation:* Akute Exazerbation (vermehrte Dyspnoe, vermehrtes Sputumvolumen und -purulenz) bei deutlicher Lungenfunktionseinschränkung bereits im Intervall. Hier im Sinne einer empirischen Therapie, hier ist eine Sputumkultur *nicht* erforderlich!
  - *Substanzen:* Amoxicillin 0,5 g/8 h p.o., Cefuroxim 0,5 g/12 h p.o. oder Roxithromycin 0,3 g/24 h p.o.. Auch Doxycyclin 0,1 g/24 h p.o. bei niedriger lokaler Resistenzquote bei Leitkeimen (s. o. Sputum). Bei Vorliegen einer gramnegativen Flora bei fortgeschrittener Erkrankung auch Fluorchinolone, z. B. Ciprofloxazin 0,2–0,4 g/12 h p.o.

8.4 Chronische Bronchitis

- **Sekretolytika:**
  - *Indikation:* Akute Exazerbation – nur bei subjektivem Wirksamkeitsnachweis (leichteres Abhusten ohne vermehrte Sekretproduktion)!
  - *Substanzen:* N-Acetylcystein 0,6 g/24 h oder Ambroxol 75 mg/12 h p.o.
- **Physikalische Therapie:**
  - *Kontraindikationen:* $p_aCO_2 > 50$ mmHg. Bei vorliegender Hypoxämie zunächst Belastungsversuch unter O_2-Insufflation mit Kontrolle der S_aO_2.
  - *Methoden:* Nach fachlicher Anleitung Lagerungsdrainage, Vibrationsmassage, Erlernen der „dosierten Lippenbremse", mechanische exspiratorische Stenose mit Oszillationen („Flutter, VRP_1-Desitin"), Atem-, Husten- und Entspannungstechniken.
- **Sauerstofflangzeittherapie** (Einzelheiten und Durchführung s. S. 517 ff):
  - *Indikation:* Persistierende respiratorische Insuffizienz ($p_aO_2 < 55$ mmHg in Ruhe, im Schlaf oder während körperlicher Belastung bzw. bei einem $p_aO_2 < 60$ mmHg bei chronischem Cor pulmonale).
  - *Kontraindikation:* Schwere Hyperkapnie ($P_aCO_2 > 70$ mmHg, Anstieg unter Sauerstoff > 15 mmHg, bei fortgesetztem Nikotinkonsum).
  - Der Einsatz ist nur sinnvoll bei einer täglichen Anwendung über mindestens 12–16 Stunden.
- **Intermittierende Selbstbeatmung** (Einzelheiten und Anwendungen s. S. 517 ff): Indiziert bei einem $p_aCO_2 > 55$ mmHg mit ansteigender Tendenz trotz optimierter Therapie.

Prognose

- **Ungünstige Parameter:** Hohes Lebensalter, niedrige Einsekundenkapazität, niedriger p_aO_2, Hyperkapnie.
- **Günstiger Parameter:** Ausgeprägte Reversibilität der Obstruktion im Bronchospasmolysetest.
- **Jährlicher Abfall der Einsekundenkapazität:** 70 ml bei Patienten, die weiter rauchen, 10 ml bei Nikotinabstinenz.
- **Mittlere Lebenserwartung:**
  - 10 Jahre bei einer Einsekundenkapazität von $> 1,25$ l.
  - 5 Jahre bei einer Einsekundenkapazität von 0,75–1,25 l.
  - 3 Jahre bei einer Einsekundenkapazität von $< 0,75$ l (30 % der Patienten versterben innerhalb eine Jahres!).

8.5 Bronchiolitis obliterans

Grundlagen

- **Definition:** Obstruierende entzündliche Erkrankung der knorpelfreien, kleinsten Atemwege. Seltenes, vielgestaltiges Krankheitsbild mit Lokalisation im Grenzbereich zwischen Atemwegen und Alveolarbereich.
- **Formen:**
  - *„Klassische Bronchiolitis obliterans":* Intraluminale Polypen aus organisierendem Bindegewebe.
  - *„Konstriktive Bronchiolitis obliterans":* Partielle oder komplette Obstruktion des bronchiolären Lumens durch chronische Entzündung, konzentrische, submuköse oder adventitiale Narbenbildung und Hypertrophie glatter Muskulatur. Wesentlich häufiger als die klassische Form.
  - *Bronchiolitis obliterans mit organisierender Pneumonie (BOOP):* Bronchiolitis obliterans mit Ausdehnung des Exsudats und des Granulationsgewebes in den Alveolarraum. Erstbeschreibung 1985, seitdem zunehmend häufig beschrieben.
- **Folgeerkrankung:** Swyer-James (Macleod)-Syndrom mit einseitig heller und überblähter Lunge als lebenslange Folge einer kindlichen Bronchiolitis obliterans.
- **Ätiologie:**
  - *Klassische und konstriktive Form:*
    - Exogene Noxen: Inhalation toxischer Gase und Dämpfe, Exposition gegenüber anorganischen Stäuben, D-Penicillamin.
    - Infektion: Viren, Mykoplasmen, Legionellen.
    - Transplantationen: Knochenmark, Lunge, Herz/Lunge.
    - Autoimmunopathien: Rheumatoide Arthritis, Dermatomyositis, Polymyositis, systemischer Lupus erythematodes.
    - Exogen allergische Alveolitis.
  - *BOOP:*
    - Akute respiratorische Insuffizienz (ARDS).
    - Knochenmarktransplantation.
    - Lungen- und Herz-Lungen-Transplantation.
    - Kollagenosen.
    - Exogen allergische Alveolitis.
    - Inhalation toxischer Gase und Dämpfe.
    - Aspirationspneumonie.
    - HIV-Infektion.
    - Malaria.
    - Idiopathisch.
- **Pathogenese:**
  - Die Krankheit ist Ausdruck überschießender reparativer Prozesse nach Schäden am bronchiolären Epithel, dabei exzessive Proliferation von Granulationsgewebe mit Obstruktion und Überblähung der distal gelegenen Lunge oder restriktiver Störung infolge des Übergreifens von schrumpfendem Bindegewebe auf den Alveolarraum (BOOP).
  - *Kollagenosen:* Immunpathogenese unbekannt, bei Behandlung mit D-Penicillamin ist dies als Ursache möglich.

8.5 Bronchiolitis obliterans

- *Nach Knochenmarkstransplantation:* Auftreten 2–3 Monate nach Transplantation bei 10% der Empfänger als Ausdruck einer Graft-versus-Host-Reaktion.
- *Nach Lungentransplantation:* Auftreten bei 30–50% der Empfänger ab dem zweiten Jahr nach Transplantation als Ausdruck der Host-versus-Graft-Reaktion und/oder der chronischen Transplantatabstoßung.

▶ **Pathophysiologie:**
- Bei Gesunden tragen Bronchiolen aufgrund des großen Gesamtquerschnittes nicht zum Atemwegswiderstand bei. Bei Obliteration des Lumens entwickelt sich eine exspiratorische Flußbehinderung mit Lungenüberblähung.
- Lungenfunktionsmuster (bei klassischer und konstriktiver Form): Lungenüberblähung mit absoluter und relativer Vermehrung des Residualvolumens und des thorakalen Gasvolumens mit erniedrigter absoluter und relativer Sekundenkapazität.
- BOOP: Restriktive Ventilationsstörung (gleichgerichtete Verminderung aller Volumina), Gasaustauschstörung mit Abfall der $T_{L,CO}$ und Hypoxämie.

Klinik

▶ **Allgemein:** Schleichend einsetzender, trockener Husten und Luftnot 2–8 Wochen nach dem auslösenden Ereignis.
▶ **Sonderformen:**
- *BOOP:* Persistierender, trockener Husten mit Allgemeinsymptomen wie bei Virusinfekt (Schwächegefühl, mäßiges Fieber, Pharyngitis), in 70% der Fälle ohrnahes, spätinspiratorisches Rasseln, bei 50% der Patienten Dyspnoe.
- *Rheumatoide Arthritis:* Auftreten häufig bei Frauen mit langdauernder, seropositiver Arthritis im 5. oder 6. Lebensjahrzehnt, häufig mit normalem Röntgenbild (s. S. 348).
- *Nach Knochenmarkstransplantation:* Oft zusammen mit anderen Zeichen der Graft-versus-Host-Reaktion (Mukositis, Ösophagitis, Hautausschlag), meist schwere, progrediente Hypoxämie, Röntgenbild normal oder mit Überblähungszeichen.
- *Nach Lungentransplantation:* Auftreten nicht selten gemeinsam mit einer Zytomegalievirus- oder Pneumozystis-carinii-Pneumonie, mit Allgemeinsymptomen (mäßiges Fieber, Schwächegefühl), progrediente Hypoxämie.

Diagnostik

▶ **Klinische Untersuchung:** Meist unauffällig, selten exspiratorisches Giemen (Beteiligung größerer Atemwege).
▶ **Labor:** Erhöhung der Entzündungsparameter in wechselndem Ausmaß.
▶ **Röntgenbefund:**
- *Klassische, konstriktive Form:* Normalbefund oder diffuse noduläre oder retikulo-noduläre Zeichnungsvermehrung.
- *BOOP:* Beidseitige, fleckige, milchglasartige Verdichtungen bei 80% der Patienten, selten diffus-noduläre Zeichnungsvermehrung oder beidseitige, interstitielle symmetrische Infiltrate.
- *Rheumatoide Arthritis, Knochenmarkstransplantation:* Normalbefund bzw. auch Überblähungszeichen.

8.5 Bronchiolitis obliterans

- *Lungentransplantation:* Alle Formen möglich, am häufigsten diffuse Infiltration (retikulär-mikronodulär-milchglasartig).
- *Swyer-James (Macleod)-Syndrom:* Radiologische Diagnose bei einseitig heller und überblähter Lunge bei leerer Anamnese oder schwerer respiratorischer Infektion in der frühen Kindheit.

⊙ *Hinweis:* Im Verdachtsfall stets eine bioptische Diagnosesicherung durch bronchoskopische transbronchiale Biopsie anstreben!

Differentialdiagnose

- **Bei normalem Röntgenbild:** Beginnendes Lungenemphysem (s. S. 189), rezidivierende Lungenembolie (s. S. 440), beginnende Linksherzinsuffizienz.
- **Bei diffusen Röntgenveränderungen:** Idiopathische Lungenfibrose (s. S. 339), exogen-allergische Alveolitits (s. S. 342), Miliartuberkulose (s. S. 275), atypische Pneumonie (s. S. 202).
- **Bei fleckigen Infiltraten:** Atypische Pneumonie (s. S. 202), rezidivierende Lungenembolie (s. S. 440), Bronchialtumor (s. S. 294 ff).

Therapie

- **Hochdosiert Kortikosteroide:**
  - Initialdosis 0,7–1 mg/kgKG/d Prednisolon-Äquivalent für mindestens 2–3 Monate, dann stufenweise Dosisreduktion mit regelmäßigen Verlaufskontrollen (Lungenfunktionsprüfung und Röntgenbefund), in einigen Fällen niedrig dosierte Gabe über viele Monate bis Jahre (etwa 10 mg/d).
  - *Gutes Ansprechen* bei frühem Therapiebeginn, infektiöser und idiopathischer Ursache und bei BOOP (in 70% der Fälle).
  - *Mäßiges bis schlechtes Ansprechen* nach Inhalationstrauma, bei Kollagenosen, nach Transplantation.

Prognose

- Wechselnde Prognose in Abhängigkeit vom Zeitpunkt des Therapiebeginns und der Genese.
- Bei fehlendem Ansprechen auf Steroide und nach Transplantation häufig Progredienz mit letalem Ausgang.

8.6 Diffuse Panbronchiolitis

Grundlagen

- **Definition:** Chronisch progredientes sinubronchiales Syndrom unklarer Ätiologie.
- **Epidemiologie:** Häufigeres Vorkommen in Fernost (v. a. in Japan). In Nordamerika und Europa sind lediglich Einzelfälle beschrieben.
- **Ätiologie und Pathogenese:**
  - Ätiologische Faktoren sind unbekannt, bisher ist kein spezifischer Erreger isoliert. Sowohl genetische als auch Umweltfaktoren beeinflussen die Krankheitsentwicklung. Die meisten Betroffenen sind asiatische Nichtraucher mit chronischer Sinusitis in der Anamnese (seit 5 – 50 Jahren).
  - Entzündliche Veränderungen finden sich im Bereich der Bronchiolen mit transmuralem Infiltrat aus Lymphozyten und Plasmazellen sowie typischen schaumigen Makrophagen in den benachbarten Alveolen. Meist kommt es zu einem kompletten Verschluß des Bronchiolenlumens durch neutrophile Granulozyten und Schleim.
- **Pathophysiologie:**
  - Kombiniertes restriktives und obstruktives Funktionsmuster mit Abfall der Vitalkapazität und überproportionalem Abfall der Einsekundenkapazität.
  - Totalkapazität normal oder leicht erhöht, meist deutlich vergrößertes Residualvolumen.
  - Progredienter Abfall des arteriellen Sauerstoffpartiadrucks, im späten Verlauf Hyperkapnie.

Klinik

- Chronischer, meist produktiver Husten mit purulentem Auswurf, zunehmende Belastungsdyspnoe. Im weiteren Verlauf progrediente Ateminsuffizienz mit Ruhedyspnoe, Entwicklung eines chronischen Cor pulmonale.
- Sehr häufig chronische Sinusitis in der Vorgeschichte (s. o.).

Diagnostik

- **Anamnese:** Beginn, Beschwerden seit wann? Sinusitis?
- **Auskultation:** Leises Atemgeräusch, grobes exspiratorisches Rasseln oder/und Giemen, mäßige Zeichen der Lungenüberblähung.
- **HNO-Befund:** Unspezifische chronische Sinusitis.
- **Labor:** Unspezifische Entzündungszeichen, z. T. Erhöhung des Serum-IgA, manchmal Nachweis von antinukleären Faktoren und Rheumafaktor, bei japanischen Patienten häufig Nachweis des HLA-Antigens B 54.
- **Sputum:** Nachweis von Streptococcus pneumoniae oder Hämophilus influenzae, später Enterobakterien und schließlich irreversible Kolonisierung mit Pseudomonas species.
- **Röntgenbefund:** Diffuse, basal betonte noduläre Infiltrate ohne oder mit Zeichen der Lungenüberblähung.
- **Lungenfunktionsprüfung:** Siehe oben unter Pathophysiologie.
- **Computertomographie (HR-CT):** Zentrilobuläre, knötchenförmige Verdichtungen neben verdickten und dilatierten Bronchien, manchmal zylindrische Bronchiektasen.

8.6 Diffuse Panbronchiolitis

- **Transbronchiale Biopsie:** Transmurale bronchioläre Infiltrate mit Lymphozyten und Plasmazellen, Auffüllung der Alveolen durch schaumige Makrophagen, bronchioläre Lumenverlegung durch Schleim und Neutrophilen.
- *Achtung:* Seltene, aber auch zu selten diagnostizierte Form des sinubronchialen Syndroms! Daran denken bei chronisch progredienter bronchialer Erkrankung bei Nichtrauchern mit chronischer Sinusitis und/oder diffusen nodulären Verdichtungen im Röntgenbild!

Differentialdiagnose

- Zystische Fibrose: Früher Krankheitsbeginn, Oberbauchmanifestation, Schweißtest, s. S. 185.
- Chronisch rezidivierende Infektionen bei Hypogammaglobulinämie: Serum-(Immun)elektrophorese, in der transbronchialen Biopsie kein Nachweis intraalveolärer Schaumzellen.
- Pulmonale Manifestation chronisch entzündlicher Darmerkrankungen: Anamnestisch abdominelle Beschwerden, keine Sinusitis, Koloskopie, Gastroskopie.
- BOOP: Normaler HNO-Befund, s. S. 175.
- Kartagener-Syndrom: Situs inversus im Röntgenbild, Elektronenmikroskopie der Bronchialbiopsie (s. S. 418).

Therapie

- **Makrolidantibiotika:** Erythromycin 0,2–0,6 g/d oder Roxithromycin 0,15 g/d auf der Basis einer Langzeittherapie über Monate bis Jahre. Der Wirkmechanismus ist eher immunmodulatorisch als antimikrobiell. Ein Ansprechen äußert sich klinisch mit gleichzeitiger Besserung der Lungenfunktioneinschränkung über Monate.
- Im Spätstadium gezielte antimikrobielle Therapie; β_2-Agonisten und Sekretolytika haben nur geringe Wirkung.

Prognose

- Bei Spontanverlauf versterben 50% der Patienten innerhalb von 5 Jahren, 75% innerhalb von 10 Jahren (Tod in der Ateminsuffizienz oder im Rechtsherzversagen).

8.7 Bronchiektasen

Grundlagen

- **Definition, Epidemiologie:** Irreversible Erweiterung von Bronchien (in der antibiotischen Ära deutlich seltener werdendes Krankheitsbild).
- **Ätiologie:**
  - *Erworbene Ursachen:* Wesentlich häufiger als angeborene, im Vordergrund stehen schwere oder chronische Bronchialerkrankungen mit Superinfektion oder schwere lokale Infektionen mit Erliegen des Zilientransportes (s. Tabelle 32).
  - *Angeborene Ursachen:* Anatomische, funktionelle und immunologische Störungen (s. Tabelle 32) werden durch rezidivierende Infektionen wirksam.

Tabelle 32 Ursachen von Bronchiektasen

angeborene Störungen	– Tracheobronchomalazie – Bronchuszysten – Williams Campbell-Syndrom (Knorpelreifungsstörung) – Tracheoösophageale Fistel – Mounier-Kuhn-Syndrom (Tracheobronchomegalie) – Intralobärer Lungensequester – Yellow Nail-Syndrom – α_1-Proteaseinhibitormangel – Kartagener-Syndrom
Immundefizienz	– Agammaglobulinämie – IgG-Subklassenmangel (IgG$_2$, IgG$_4$) – (Sekretorischer) IgA-Mangel – Ataxia teleangiectatica – Chronische Granulomatose (Phagozytosestörung)
Bronchialerkrankungen	– Chronisch-obstruktive Bronchitis – Asthma bronchiale – Allergische bronchopulmonale Aspergillose (Schleimverlegung) – Fremdkörperaspiration – Tuberkulose, Sarkoidose (Hiluslymphknotenschwellung) – Bronchuskarzinoid, Bronchialkarzinom – Tracheale Papillomatose – Bronchiale Amyloidose – Relapsing Polychondritis – Inhalationstrauma – Diffuse Panbronchiolitis
Infektionen	– Viren (RS-Virus, Adenoviren, Masern, Influenza, Herpes simplex) – Bakterien (S. aureus, H. influenzae, K. pneumoniae) – Tuberkulose – rezidivierende Aspirationspneumonien

8.7 Bronchiektasen

- **Pathogenese:** Intensive, meist mikrobielle Entzündung der gesamten Bronchialwand mit Peribronchitis im Verein mit einer mukoziliären Transportstörung. Die Entzündung führt zu einer Destruktion der Bronchialwand mit narbigem Umbau und durch zentrifugalen Narbenzug zu irregulärer Dilatation. Folge ist eine weitere Verschlechterung des Sekrettransportes sowie eine entzündlich induzierte Hyper- und Dyskrinie mit Sekretretention.
- **Pathologisch-anatomische Einteilung:**
  - *Lokalisation:*
    - Bilateral in den Unterlappen (am häufigsten).
    - Fokal durch Fremdkörper, Tumorstenose, stenosierende Lymphknoten oder Sekretverlegung (selten).
    - Diffus (30%) nach Aspiration von Flüssigkeiten, Inhalationstrauma, diffuser Infektion.
  - *Form:*
    - Zylindrische (tubuläre) Bronchiektasen: Sie treten oft vor dem Erwachsenenalter auf und sind oft beidseitig und im dorsobasalen Unterlappen lokalisiert (meist in den Bronchien der sechsten bis achten Teilungsgeneration).
    - Sackförmige Bronchiektasen: Auch in den Mittel- und Oberfeldern (dann auch als „trockene" Bronchiektasen), sie enden in abszeßartigen Hohlräumen mit Distanz zur Pleura (im Gegensatz zu Abszessen). Im Gegensatz zu zylindrischen Bronchiektasen sind sie häufiger diffus verteilt und weiter zentral lokalisiert.
- **Pathophysiologie:** Bei fokalen, isolierten Bronchiektasen normale Lungenfunktion. Die Funktionseinschränkung wird von der Grunderkrankung bestimmt, meist ist eine kombinierte restriktive und obstruktive Ventilationsstörung nachweisbar. Eine (meist mild ausgeprägte) Hypoxämie kommt durch Rechts-Links-Shunts – Anastomosen zwischen Bronchial- und Pulmonalarterien – zustande.

Klinik

- **Typische Symptomatik:**
  - Chronischer, produktiver, zum Teil quälender Husten, vor allem am Morgen. Vereinzelt auch überwiegend trockener Husten.
  - Voluminöses Sputum (klassisch: Dreischichtung mit eitrigem Bodensatz, seröser Mittelschicht und schaumiger Oberschicht).
  - Im Verlauf zunehmende Dyspnoe.
  - Häufige Exazerbationen mit vermehrt eitrigem Sputum, Luftnot und Fieber.
- **Komplikationen:**
  - Hirnabszeß, Amyloidose (heute sehr selten).
  - Chronisch respiratorische Insuffizienz und Cor pulmonale (s. S. 448).
  - Hämoptysen (in 50% aller Fälle; s. S. 132).
  - Mycobacterium avium intracellurare-Infektion der Lunge (v. a. Frauen im mittleren Lebensalter; s. S. 279).
  - Aspergillom (s. S. 247) in bronchiektatischen Hohlräumen.

8.7 Bronchiektasen

Diagnostik

- **Anamnese:**
  - Positive Familenanamnese, rezidivierende Sinusitiden als Hinweis auf kongenitale Faktoren.
  - In der Regel schwere respiratorische Infektion in der Kindheit oder rezidivierende Pneumonien.
- **Klinischer Befund:**
  - *Allgemein:* Häufig subfebrile Temperaturen, als Nebenbefund oft nasale Polypen.
  - *Inspektion:* Bei voller Ausprägung Zyanose, Trommelschlegelfinger.
  - *Auskultation:* Leises Atemgeräusch früh- bis mittelinspiratorische Rasselgeräusche, mittel- bis grobblasig. Häufig exspiratorisches Giemen und Brummen wie bei chronischer Bronchitis.
  - *Perkussion:* Lokalisierte Klopfschalldämpfung über betroffenen Arealen.
- **HNO-Status:** Obligater Bestandteil der Erstdiagnostik.
- **Schweißtest:** Zur Aufdeckung einer zystischen Fibrose mit Spätmanifestation bei der Erstdiagnostik.
- **Lungenfunktionsprüfung:** Meist restriktiv-obstruktives Mischmuster.
- **Sputumdiagnostik:**
  - *Makroskopisch:* Volumen, Dreischichtung (s.o.).
  - *Mikroskopisch:* Massenhaft neutrophile Granulozyten, Zelldetritus.
  - *Kultur:* In den ersten Jahren Nachweis von S. pneumoniae, H. influenzae und Branhamella catarrhalis, später zunehmend gramnegative Enterobakterien, bei fortgeschrittenem Leiden auch Pseudomonas species.
- **Röntgenbefund (s. Abb. 22):**
  - Verdichtete, verdickte Bronchialwände, Bild der „dirty chest".
  - Narbenzüge, vereinzelte Dystelektasen.
  - Parallele Streifenzeichnung („Straßenbahngleise")
  - Zystische Hohlräume, z.T. mit Spiegelbildung.
  - Lokalisierte Pleuraverdickung.
  - Infiltrate mit eingeschlossenen Hohlräumen.
  - In 5–10% der Fälle normales Röntgenbild.
- **Computertomographie** (HR-CT mit KM = Diagnosestandard):
  - *Typischer Befund:* Irreguläre bis monströse Bronchuserweiterung im Bereich der 6.–8. (zylindrische) oder 5.–7. (sakkuläre) Bronchusgeneration, verdickte Bronchuswand, peribronchiale Infiltration, Flüssigkeitsfüllung in den Mittel- und Unterfeldern.
  - *Wertung:* Direkte Darstellung mit topographischer Zuordnung, gleichzeitig Darstellung der Folgezustände (Parenchymdestruktion, Aspergillom).
- **Bronchoskopie:**
  - Darstellung ursächlicher Bronchusstenosen.
  - Nachweis einer diffusen chronisch-deformierenden Bronchitis.
  - Erregerdiagnostik (Biopsie).

8.7 Bronchiektasen

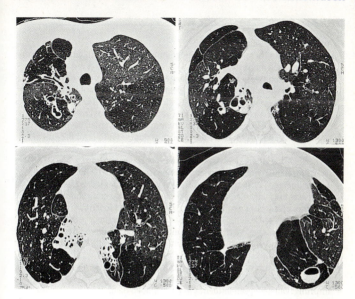

Abb. 22   Disseminierte, sakkuläre Bronchiektasen, z. T. mit peribronchialer Infiltration und Flüssigkeitsspiegel (HR-CT, Lungenfenster), 32jährige Frau

➤ **Bronchographie** (s. S. 99):
  - *Indikation:* Lediglich bei lokalisierter Bronchiektasie und bei nichtdurchführbarer oder nichtauswertbarer CT.
  - *Kontraindikation:* Durchführung während einer Infektexazerbation.
  - *Mögliche Komplikationen:* Kontrastmittelreaktion, Infektexazerbation, Pneumonie, Ateminsuffizienz.
➤ **Gezielte Zusatzuntersuchungen je nach Grunderkrankung:** Immunglobuline, Gesamt-IgE, Aspergillus-Antikörper, Präzipitine.

Differentialdiagnose

➤ Zystische Lungendegeneration: Im CT fehlender Bronchusanschluß, glatte Wandung (s. S. 421).
➤ Isolierte Lungenzysten: Im CT fehlender Bronchusanschluß, glatte Wandung, dünne Wand, in der Umgebung normales Parenchym (s. S. 421).
➤ Lungensequester (s. S. 420).
➤ Chronisch obstruktive Bronchitis mit Bronchusdeformation (fließende Übergänge; s. S. 169).

8.7 Bronchiektasen

Therapie

- **Antibiotika:**
    - Eine gezielte Therapie nach Antibiogramm aus der Sputumkultur ist notwendig und auch meist möglich.
    - Generell hohe Dosierung und verlängerte Therapiedauer (2–4 Wochen).
    - Typischerweise Einsatz von Breitspektrum-Betalaktamantibiotika, z.B. Ampicillin/Sulbactam 3 g/8 h i.v. oder Cefuroxim 1,5–3 g/8 h i.v..
    - *Achtung:* Auf Anaerobier und Pilze (Candida, Aspergillus) achten:
        - Substanzen mit guter Anaerobierwirkung (s.o.) werden bevorzugt.
        - Bei Candidanachweis in der Bronchusbiopsie Fluconazol 0,2–0,4 g/24 h i.v. oder p.o.
        - Bei Aspergillom oder Aspergillusnachweis im Sputum: s.S. 209, 217.
    - In Einzelfällen mit chronischer Infektion prophylaktische Antibiotikagabe in regelmäßigen Abständen (z.B. für zwei Wochen eines jeden Monats).
    - *Merke:* Eine angemessene antimikrobielle Therapie bronchopulmonaler Infektionen entzieht der Bronchiektasenbildung den Boden!
- **Physiotherapie:** Gezielte Lagerungsdrainage (entsprechend der Lokalisation) sowie Klopfmassage. Wichtig ist das intensive Üben während des stationären Aufenthalts und eine konsequente häusliche Durchführung zusammen mit einer Hilfsperson.
- **Bronchodilatatoren:** Bei positivem Bronchospasmolysetest als Dauertherapie. Mukolytika empirisch bei subjektiver Wirksamkeit.
- **Impfung:** Obligat gegen Influenza und Pneumokokken.
- **Operative Intervention** (funktionelle Operabilitätskriterien wie in der Karzinomchirurgie):
    - *Kurativ:*
        - Indikationen: Befall mindestens zweier Segmente, höchstens aber eines Lungenflügels bei schwerer Symptomatik trotz adäquater konservativer Therapie über eine Dauer von mindestens 6–12 Monaten.
        - Kontraindikationen: Beidseitige Bronchiektasen, symptomlose Erkrankung, schweres begleitendes Lungenemphysem oder chronische Bronchitis, Ateminsuffizienz, Immundefekte, ziliäre Dyskinesie, zystische Fibrose.
    - *Palliativindikationen:* Massive Hämoptoe, nichtbeherrschbare Pneumonien, Aspergillom.

Prognose

- Aufgrund verbesserter Therapiemöglichkeiten (Antibiotika!) heute deutlich bessere Prognose mit in der Regel chronisch persistierendem Verlauf.
- Häufige Todesursachen: Ateminsuffizienz, Sepsis, nicht ausreichend behandelbare Infektion (Pseudomonas species, Pilzpneumonie), Blutsturz, Amyloidose, Hirnabszeß.

8.8 Zystische Fibrose

Grundlagen

- **Synonym:** Mukoviszidose.
- **Definition:** Autosomal rezessiv (Chromosom 7) vererbte, chronisch progrediente Multiorganerkrankung mit Bildung von viskösem Schleim in exokrinen Drüsen.
- **Epidemiologie:**
  - Häufigste genetische Erkrankung bei Kaukasiern, wesentlich seltener bei Asiaten und Afrikanern.
  - In Mitteleuropa ein Erkrankungsfall/3000 Geburten, in Deutschland gibt es etwa 10 000 Erkrankte, etwa 5% der mitteleuropäischen Bevölkerung sind heterozygote Merkmalsträger.
  - Häufigster Vererbungsmodus durch zwei heterozygote, gesunde Eltern (25% der Kinder erkranken).
- **Ätiologie und Pathogenese:**
  - *Gendefekt:* Punktmutation des CFTR-Gens auf dem langen Arm von Chromosom 7 (zahlreiche Mutationsmöglichkeiten mit unterschiedlicher Prognose). Das CFTR-Gen kodiert für den „cystic fibrosis transmembrane conductance regulator", der über einen transmembranösen Chlorid-Kanal den Flüssigkeitszustand von epithelialen Zellen reguliert.
  - *Folgen auf zellulärer Ebene:* Der herabgesetzte Chlorid-Transport in den Drüsenzellen führt sekundär zu einem mangelnden Transport von Natrium und Wasser und damit zur Bildung eines wasserarmen, hochviskösen Sekrets. Daraus resultiert die mechanische Verlegung von Drüsenlumina sowie Entzündung, Destruktion und Vernarbung exokriner Drüsengänge. Hierdurch kommt es zu Funktionsstörungen der Bronchialschleimhaut, der Leber, des Darmes und des Pankreas sowie der Sexualorgane.
- **Pathophysiologie:** Teil- oder irreversible obstruktive Ventilationsstörung mit Lungenüberblähung (Vergrößerung des Residualvolumens und des thorakalen Gasvolumens). Im Bronchospasmolysetest fehlende oder mäßige Reversibilität der Obstruktion. Im Verlauf kommt es zu einer respiratorischen Insuffizienz (verstärkte arterielle Hypoxämie bei Infektexazerbation), bei fortgeschrittener Erkrankung verbunden mit Hyperkapnie.

Klinik

- **Bronchopulmonal** (obligat jenseits des Säuglingsalters):
  - *Allgemein:* Chronischer, produktiver Husten, langsam progrediente, v. a. exspiratorische Dyspnoe mit undulierendem Verlauf. Schließlich Ateminsuffizienz mit Zyanose, Trommelschlegelfinger.
  - *Bei Infektexazerbation:* Sputummenge und -purulenz ↑, Kurzatmigkeit ↑, Belastbarkeit ↓, Appetitlosigkeit, subfebrile bis fieberhafte Temperaturen.
  - *Komplikationen:* Bronchiektasen (≈ 100%), Pneumothorax (20%), Bluthusten (> 50%), Hämoptoe (5–10%), allergische bronchopulmonale Aspergillose (selten).
  - *Oberer Atemtrakt:* Chronische Sinusitis (90%), nasale Polypen (40%).

8.8 Zystische Fibrose

- **Verdauungstrakt:**
  - *Darm:* Mekoniumileus des Neugeborenen, intestinale Obstruktion im späteren Lebensalter.
  - *Pankreasinsuffizienz:*
    - Exokrin: Malnutrition, Gedeihstörung, Hypovitaminose (fettlösliche Vitamine), anhaltende Durchfälle (übelriechende Fettstühle).
    - Endokrin: Diabetes mellitus (ab dem 2. Lebensjahrzehnt).
  - *Leber:* Biliäre Leberzirrhose (später, selten), Cholezystolithiasis, Gallenkoliken (selten).
- **Sexualorgane:** Unfruchtbarkeit durch Azoospermie bei > 90% der männlichen Erkrankten.

Diagnostik

- **Anamnese:** Familienanamnese, Symptomatik (s. o.).
- **Klinischer Befund:**
  - *Allgemein:* Die Patienten sind untergewichtig, Faßthorax, Orthopnoe, Trommelschlegelfinger, in späteren Stadien Zyanose.
  - *Auskultation, Perkussion:* Apikal betonte früh- bis mittelinspiratorische, mittel- bis grobblasige Rasselgeräusche, verlängertes Exspirium mit kontinuierlichen Nebengeräuschen. Tiefstehendes Zwerchfell mit nur geringer Beweglichkeit.
  - *Zeichen der Rechtsherzinsuffizienz:* Cor pulmonale (hepatojugulärer Reflux, obere und untere Einflußstauung, Hepatomegalie).
- **Schweißtest:** Pathologisch erhöhte Chlorid-Konzentration im Schweiß nach Iontophorese (> 60 mÄq/l).
- **DNA-Analyse:** Identifikation des Gendefekts, prognostische Relevanz je nach Lokalisation der Punktmutation.
- **Röntgenbefund:**
  - Zeichen der Überblähung.
  - Verdickte Bronchialwände, „Dirty Chest", „Straßenbahngleise".
  - Honigwabenartige Transformation der Lungenoberfelder innerhalb infiltrativ verdichteter Lungenareale.
  - Bronchiektatische Veränderungen mit Sekretspiegeln.
  - Mäßig vergrößerte hiläre Lymphknoten.
- **Lungenfunktionsprüfung:** Siehe unter Pathophysiologie.
- **Sputum:** Untersuchung der ersten Morgenportion nach Mundspülung ein- bis zweimal jährlich oder bei akutem Infekt.
  - *Makroskopisch:* Eitriges bis eitrig-blutiges Sputum.
  - *Mikroskopisch:* Zahlreiche neutrophile Granulozyten.
  - *Kultur:* Schon früh im Krankheitsverlauf Nachweis von S. aureus, H. influenzae, später gramnegative Enterobakterien, noch vor dem 10. Lebensjahr zunehmende Dominanz von Pseudomonas aeruginosa, im Spätstadium/bei Jugendlichen multiresistente Keime (Burkholderia cepacia, Stenotrophomonas maltophilia, andere Pseudomonas species).

8.8 Zystische Fibrose

Differentialdiagnose

- Asthma bronchiale (s. S. 152).
- Chronisch obstruktive Bronchitis, Lungenemphysem: Späterer Beginn (s. S. 169).
- Bronchiektasen anderer Ursache (s. S. 180).
- Immundefekt, Kartagener-Syndrom (s. S. 214, 418).
- Allergische bronchopulmonale Aspergillose (s. S. 247).
- Tuberkulose (s. S. 250), Sarkoidose (s. S. 335), Histiozytosis X (s. S. 346).

Therapie der pulmonalen Manifestationen

- **Physiotherapie:** Lagerungsdrainage, Vibrationsmassage, endobronchiale Oszillation („Flutter"). Mehrmals täglich Selbstanwendung nach intensiver fachlicher Anleitung.
- **Antibiotika:**
  - *Pseudomonaswirksame Kombinationstherapie für 2 – 3 Wochen (bei schwerer Exazerbation):*
    - Gentamicin 4,5 mg/24 h i.v. + Piperacillin 2 g/8 h i.v.
    - Oder: Gentamicin 4,5 mg/24 h i.v. + Ceftazidim 2 g/8 h i.v.
  - *Suppressionstherapie (bei häufiger oder persistierender Infektion):*
    - Individuelles Vorgehen: Abwägen der Vorteile (Verlangsamung der Progression) und Nachteile (Resistenzbildung).
    - Fluorchinolon (z. B. Ciprofloxacin) 0,5 g/12 h p.o. über Wochen (*cave:* Arthropathie durch Knorpelschädigung bei Kindern).
    - Oder: Gentamicin 80 mg/8 h als tägliche Aerosolinhalation.
    - Oder: Intravenöse Therapie (s.o.) für 2 Wochen alle 3 Monate.
- **Bronchodilatatoren:** Nur bei positivem Bronchospasmolysetest (Anstieg der Einsekundenkapazität > 10%) inhalative kurz- und langwirksame β_2-Agonisten (s. S. 161) und Theophyllin (5 – 8 mg/kg KG/24 h, bei Kindern und Jugendlichen höher dosieren – Serumspiegel!).
- **Glukokortikosteroide** (s. S. 159): Nur indiziert bei gut reversibler Obstruktion, allergischer bronchopulmonaler Aspergillose und Kindern mit Bronchiolitis (in der Regel kombiniert mit antibiotischer Therapie).
- **Mukolytika:**
  - Falls wirksam N-Acetylcystein (600 mg/24 h p.o.) oder Ambroxol (75 mg/12 h p.o.).
  - Rekombinante, humane Desoxiribonuklease (rhDNase): Inhalativ, 2,5 mg 1 – 2 mal täglich, aus Kostengründen nur bei schwerer chronischer bakterieller Infektion und akzeleriertem Funktionsverlust.
  - Amilorid (Natrium-Kanal-Antagonist) inhalativ 4 ×/d (experimentell).
  - Uridintriphosphat (UTP) inhalativ zur Stimulation der Chloridsekretion (experimentell).
- Sauerstofflangzeittherapie, intermittierende Selbstbeatmung (s. S. 517).
- **Lungentransplantation** (s. S. 542): Stets als Doppellungentransplantation oder Herz-Lungen-Transplantation:
  - *Indikation:* Progrediente Ateminsuffizienz trotz optimaler konservativer Therapie.
  - *Kontraindikationen:* Schlechte psychosoziale Bedingungen, intraktable Infektion, schwere Malnutrition, extrapulmonale Erkrankung im Vordergrund.
  - *Ergebnisse:* Die 3-Jahres-Überlebensrate liegt bei 60%.

8.8 Zystische Fibrose

Therapie der extrapulmonalen Manifestationen

- Substitution von Pankreasenzymen (nach Wirkung/Stuhlverhalten).
- Substitution fettlöslicher Vitamine (A, D, E, K) in der dreifachen Höhe des normalen Tagesbedarfs.
- Hochkalorische, eiweißreiche Ernährung bei Defizit (110–115 % des Tageskalorienbedarfs, Einsatz gut resorbierbarer mittelkettiger Triglyceride).

Prognose

- In den letzten 20 Jahren konnte ein Anstieg der mittleren Lebenserwartung um 20 Jahre erreicht werden. Sie liegt heute bei 30 Jahren mit steigender Tendenz (Ein Drittel der Patienten hat das Erwachsenenalter erreicht).
- Bei einer $FEV_1 < 30\%$ des Sollwertes sinkt die Lebenserwartung unter 2 Jahre.

8.9 Lungenemphysem

Grundlagen

- **Definitionen:** Irreversible Erweiterung der Atemwege distal der terminalen Bronchiolen mit Zerstörung der Wände bei fehlender Lungenfibrose. (Gemeinsames Vorkommen mit der chronischen Bronchitis. Die klinische Bezeichnung „Chronisch obstruktive Atemwegserkrankung" [COPD] trägt dem Rechnung: In 30% der Fälle dominiert hier das Emphysem).
- **Einteilung:**
  - *Zentrilobuläres Emphysem:* Destruktion und Dilatation der zentralen Anteile eines Lungenacinus (= Parenchymbezirk, der von einem Bronchiolus terminalis versorgt wird).
  - *Panlobuläres Emphysem:* Beteiligung aller Teile eines Acinus, beginnend mit einer Dilatation der Alveolargänge. Bevorzugung basaler Lungenabschnitte.
  - *Irreguläres Emphysem:* Ausgehend von Gewebsfronten geringer Dehnbarkeit (unter Pleuraschwarten, entlang größerer Bronchien), fast immer sekundär, fokal betont und mit unterschiedlicher Beteiligung der Acini.
- **Andere Formen der Lungenüberblähung:**
  - *Akute, obstruktionsbedingte Lungenüberblähung* (volumen pulmonum auctum): Sie geht nicht mit Destruktion einher und ist reversibel, daher besteht kein Zusammenhang mit dem Emphysem.
  - *Altersbedingter Elastizitätsverlust* („Altersemphysem"): Ebenfalls nicht destruktiv.
  - *Fibrosebedingte Alveolarerweiterungen* („Honigwabenlunge", „Narbenemphysem"): Verursacht durch fibrotisch-destruktive Architekturstörung.
- **Epidemiologie:** Häufiges Vorkommen, v. a. jenseits des 50. Lebensjahres, überwiegend bei Männern. In Sektionsstatistiken Prävalenz von 10%, führende Todesursache in 2–5% aller Obduktionen.
- **Ätiologie und Pathogenese:**
  - Ein Ungleichgewicht zwischen protektiven (Proteaseinhibitoren) und aggressiven Faktoren (Elastase, Kollagenase, Plasminogenaktivator) zugunsten der aggressiven führt zur Parenchymdestruktion mit Abbau von Alveolarwänden und terminalen Bronchioli. Die Freisetzung von Proteasen erfolgt im Rahmen von Entzündungsreaktionen (v. a. Elastase aus neutrophilen Granulozyten). Wichtigster Proteaseinhibitor ist α_1-Proteaseinhibitor (80% der Inhibitoraktivität in der Lunge, vgl. S. 114, 197).
  - Infekte und Atemwegsnoxen (Zigarettenrauch, Oxidantien, Luftschadstoffe) triggern das Überwiegen aggressiver Faktoren. Zigarettenrauch z. B. wirkt oxidativ, entzündungsaktivierend und inaktiviert Proteaseinhibitoren.
  - Die Parenchymdestruktion destabilisiert die Bronchialwand durch Schwächung ihrer elastischen Aufhängung. Bei forcierter Exspiration (erhöhte Strömungsgeschwindigkeit, positiver Lungenparenchymdruck) kollabieren die kleinen Atemwege. Bei fortgeschrittener Erkrankung sind auch größere Atemwege betroffen. Die Lunge entleert sich dadurch nur unvollständig. Die chronische Druckerhöhung im Parenchym führt zur Lungenüberblähung mit Tiefertreten des Zwerchfells, Wölbung von Sternum und Brustwirbelsäule und Rippenhorizontalstellung (Faßthorax).

8.9 Lungenemphysem

> **Pathophysiologie:**
> - Das Residualvolumen und das thorakale Gasvolumen steigen an zuungunsten der Vitalkapazität (s. S. 21). Die Totalkapazität ist erhöht. Die exspiratorische Sekundenkapazität fällt ab, in der Fluß-Volumen-Kurve plötzlicher Flußabfall nach frühem Erreichen eines reduzierten Spitzenflusses („Emphysemknick", s. S. 25). Der Atemwegswiderstand ist vor allem im exspiratorischen Anteil erhöht. Golfschlägerartige Deformierung der Resistance-Schleife durch plötzlichen Druckanstieg bei fehlender Strömung am Beginn der Exspiration (s. S. 30).
> - Irreversibilität der Obstruktion auf Bronchospasmolytika, eine reversible Obstruktion unterschiedlicher Ausprägung ist bei COPD jdeoch häufig zusätzlich vorhanden.
>
> **Spätfolgen:**
> - *Atemmuskelermüdung* durch chronische Überbeanspruchung (vermehrte Atemarbeit, ungünstige Thorax-/Zwerchfellgeometrie).
> - *Chronische pulmonale Hypertonie* durch Reduktion des anatomischen Gesamtgefäßquerschnitts und hypoxische Vasokonstriktion.

Klinik

> Chronisch progrediente Dyspnoe, zunächst als Belastungsdyspnoe.
>
> **Klinische Emphysemtypen** (selten eindeutig ausgeprägt):
> - *Typ A („pink puffer"):* Starke Dyspnoe, wenig Auswurf, ausgeprägter Faßthorax, Normokapnie, Cor pulmonale spät auftretend.
> - *Typ B („blue bloater"):* Geringe Dyspnoe, reichlich Auswurf, bronchitische Atemnebengeräusche, pyknischer Habitus, geringe Emphysemzeichen, frühe Hyperkapnie, frühes Cor pulmonale.
>
> Häufig fließende Übergänge zwischen Emphysem, chronischer Bronchitis und intrinsischem Asthma bronchiale:
> - *Reines Emphysem:* Typ A, belastungsabhängige Dauerluftnot.
> - *Übergang zur chronischen Bronchitis:* Typ B, stärker variable Beschwerden bei Infektexazerbationen.
> - *Übergang zum Asthma:* Ausgeprägte Symptomvariabilität.

Diagnostik

> **Klinischer Befund:**
> - *Inspektion:* Thorax in Inspirationsstellung („Faßthorax"), geringe Atemexkursionen, erweiterte Interkostalräume, Abnahme des Winkels zwischen Manubrium und Corpus sterni, Kyphose der Brustwirbelsäule, supraklavikuläre Emphysemkissen, Sahli'sche Gefäßgirlande an der unteren Thoraxapertur.
> - *Perkussion, Auskultation:* Hypersonorer Klopfschall, leises Atemgeräusch. Perkutorisch verminderte bis aufgehobene Herzdämpfung, leise Herztöne, gelegentlich Trikuspidalinsuffizienz auskultierbar (hochfrequentes Mesosystolikum parasternal).
>
> **Labor:**
> - α_1-*PI-Bestimmung:* Zur Klärung eines α_1-PI-Mangels bei Nichtrauchern, bei Symptombeginn vor dem 50. Lebensjahr, positiver Familienanamnese oder Emphysemdominanz in den basalen Lungenabschnitten (s. S. 114, 197).
> - *Blutbild:* Polyglobulie als Zeichen einer chronischen, höhergradigen Hypoxämie.

8.9 Lungenemphysem

- *Elektrolyte, Säure-Basen-Haushalt:* Bei Hyperkapnie Retention nichtflüchtiger Basen (positiver Base excess), Serumelektrolyte sind meist normal.
▶ **Röntgenbefund** (s. Abb. 23; geringe Sensitivität, Fehldeutung bei asthenischem Habitus):
  - *Emphysemzeichen:* Horizontal gestellte Rippen, flaches Zwerchfell bis zur Zwerchfellinversion, vermehrte Strahlentransparenz der Lunge, schmales Herz mit steiler Achse, im Seitbild erweiterter Gesamtdurchmesser, erweiterter Präkardialraum, strukturfreie Zonen (Blasen).
  - *Zeichen des Cor pulmonale:* Periphere Gefäßrarefizierung, erweiterte Stamm- und Lappenarterien, Kalibersprung im Bereich der Segmentarterien (rechter unterer Hilus), Signalgefäßschatten (Gefäßbetonung in weniger betroffenen Regionen).

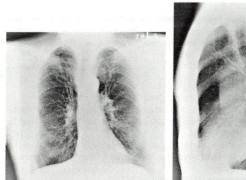

Abb. 23   Lungenemphysem bei schwerem α_1-Antitrypsinmangel (Typ ZZ), 54-jähriger Mann

▶ **Computertomographie (HR-CT):** Ermöglicht eine topographische (irreguläres Emphysem, Bullae, Verdrängung normaler Parenchymanteile) und regionale (basal betontes panlobuläres Emphysem) Emphysemzuordnung sowie die Beurteilung der Acini. In Zukunft ist eine Emphysemquantifizierung möglich.
  - *Indikation:* Erstdiagnostik, Abklärung von Operationsindikationen (s. u.).
  - *Befund:* Parenchymrarefizierung pan- oder zentrilobulär, Bullae, Bronchienkompression, Dilatation des rechten Herzens und zentraler Bronchialarterien.
▶ **Lungenszintigramm (Ventilation + Perfusion):**
  - Erlaubt topographische Zuordnung funktioneller Ausfälle.
  - Indiziert bei der Planung von Parenchymresektionen.
▶ **Lungenfunktionsprüfung** (entscheidend in der Verlaufsbeurteilung und Prognosestellung)**:** Siehe Pathophysiologie; wichtigste Parameter sind relative und absolute Sekundenkapazität, Residualvolumen, thorakales Gasvolumen, Totalkapazität, arterielle Blutgase, CO-Transferfaktor (T_{LCO} erniedrigt), Compliance (C_L pathologisch erhöht), Parameter der Atempumpfunktion (erhöhte Last [$P_{0,1}$] bei verminderter Kapazität [$P_{0,1\,max}$]). Wichtigster Verlaufsparameter ist der jährliche Verlust der Einsekundenkapazität (normal: 25–30 ml).

8.9 Lungenemphysem

- **EKG** (unzuverlässig und wenig sensitiv):
  - *Typische Befunde:* Periphere Niedervoltage, deutliche respiratorische Schwankungen der R- und S-Amplituden in V_1 und V_2, Steillagetyp oder Sagittaltyp, überwiegend negativer QRS-Komplex in V_1 bis V_3.
  - *Befunde bei Cor pulmonale chronicum:* P-dextrokardiale (hohe Amplitude, Verkürzung), inkompletter oder kompletter Rechtsschenkelblock, präkordiale Hypertrophiezeichen, supraventrikuläre Rhythmusstörungen bis zum Vorhofflimmern.
- **Rechtsherzkatheter:** Quantifiziert die pulmonale Hypertonie und hat damit prognostische Bedeutung. Indiziert zur Risikobeurteilung vor größeren Eingriffen, Wirksamkeitsnachweis experimenteller Therapieverfahren.

Differentialdiagnose

- **Chronisch-obstruktive Bronchitis, intrinsic Asthma:** Wegweisende Befunde zur Differenzierung sind Klinik (Emphysemzeichen), Fluß-Volumen-Kurve, Ganzkörperplethysmographie, Bronchospasmolysetest (s. o.), HR-CT.

Konservative Therapie (s. Abb. 24)

- **Medikamentös:**
  - Bronchospasmolytika bei positivem Bronchospasmolysetest.
  - Steroide nur bei Ansprechen auf systemische Gabe (20–40 mg/d Prednisolonäquivalent über 2 Wochen). Danach ausschleichende Dosierung und Ersatz durch inhalative Steroide.
  - *Achtung:* Herabgesetzte Toleranz gegenüber Theophyllin und Digitalisglykosiden infolge erhöhter Vulnerabilität des chronisch überdehnten Herzmuskels bei Cor pulmonale.
- **Sauerstofflangzeittherapie** (Einzelheiten s. S. 517 ff):
  - *Indikation:*
    - $p_aO_2 < 60$ mmHg/$S_aO_2 < 90\%$ in Ruhe, bei körperlicher Belastung oder im Schlaf.
    - Zeichen des chronischen Cor pulmonale bei arterieller Hypoxämie.
    - Ausschöpfung der medikamentösen Therapiemöglichkeiten.
  - *Kontraindikation:* Schwere Hyperkapnie ($p_aCO_2 > 70$ mmHg), p_aCO_2-Anstieg um über 15 mmHg unter O_2-Zufuhr, fortgesetzter Nikotinkonsum.
  - *Durchführung:* Ein Erfolg (subjektive Besserung, Lebensverlängerung, Abfall eines erhöhten Bluthämoglobins) ist nur bei konsequenter Anwendung von mindestens 12–16 Stunden täglich erreichbar. Verwendung von Flüssig-O_2 bei mobilen Patienten, bei immobilen Patienten Sauerstoffkonzentrator.
- **Intermittierende Selbstbeatmung** (Einzelheiten s. S. 517 ff):
  - *Indikation:* Chronische, zunehmende Ermüdung der Atemmuskulatur mit Anstieg des p_aCO_2.
  - *Ziel:* Geringere Hospitalisationsrate, Lebensverlängerung, Verbesserung der Lebensqualität, Überbrückung bis zur Transplantation.

8.9 Lungenemphysem

Chirurgische Therapie (s. Abb. 24)

- **Bullektomie:** s. S. 196.
- **Volumenreduktionsplastik:**
  - *Indikationen:* FEV_1 < 40%, aber > 20% des Sollwertes, p_aCO_2 in Ruhe < 60 mmHg, schwere Überblähung (Residualvolumen > 200% des Sollwertes), maximaler Inspirationsdruck < 50% des Sollwertes, nachgewiesene Inhomogenität der Emphysemverteilung in HR-CT und im Szintigramm.
  - *Kontraindikationen:* Schwere Zweiterkrankung, schwere pulmonale Hypertonie (Mitteldruck > 45 mmHg), Zigarettenkonsum in den letzten 6 Monaten, pulmonale Kachexie (Körpergewicht < 80% des Idealgewichtes), starkes Übergewicht, Asthma bronchiale mit schwerer Hyperreagibilität, Alter > 75 Jahre, schlechte Patientenmitarbeit.
  - *Präoperative Diagnostik:* Lungenfunktion mit Ganzkörperplethysmographie, Spirometrie, Pneumotachographie, Residualvolumenbestimmung mit Fremdgas, Mundverschlußdrücke, pulmonale Compliance, quantitative Lungenszintigraphie, Spiroergometrie, Röntgenbild und HR-CT.
  - *Technik:* Bilaterale Keilresektionen der am meisten betroffenen Regionen mittels Klammernahtgerät, Entfernung von etwa einem Viertel des Parenchyms jeder Seite, vor allem der Oberlappen, Perikardpatches zur Luftleckprophylaxe, Druckminimierung bei maschineller Ventilation, frühe Extubation, potente postoperative Analgesie mittels Epiduralkatheter zur frühen Mobilisation.
  - *Ziel:* Dekompression gesunder Lungenanteile, Verbesserung der Lungenelastizität, Homogenisierung der Ventilations-Perfusionsverteilung, Verbesserung der Thorax- und Zwerchfellgeometrie.

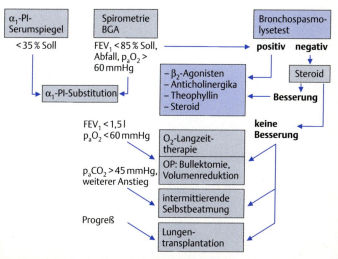

Abb. 24 Stufenplan zur Therapie des Lungenemphysems

8.9 Lungenemphysem

- *Ergebnisse:* OP-Letalität 5–10%, Steigerung der Funktion über 2–3 Monate, Abfall der Totalkapazität, Anstieg des p_aO_2, bessere Belastbarkeit. Die Besserung ist vorübergehend (Monate bis einige Jahre).
► **Lungentransplantation** (Einzelheiten s. S. 542):
  - Ultima ratio bei endgradigem Emphysem von Ex-Rauchern im Alter < 60 Jahren, fehlender schwerer Zweiterkrankung und hoher Motivation.
  - Die Doppellungentransplantation hat bessere funktionelle Ergebnisse und wird bei jüngeren Patienten bevorzugt.

Prognose

► **Prognosefaktoren:**
  - *Ungünstig:* Höheres Lebensalter, niedrige Einsekundenkapazität, schwere Hypoxämie, Nachweis einer Hyperkapnie.
  - *Günstig:* Reversibilität im Bronchospasmolysetest.
  - *Einsekundenkapazität FEV_1:*
    - \> 1250 ml: Nur leicht erhöhte 10-Jahres-Sterblichkeit im Vergleich zu gesunden Altersgenossen.
    - < 750 ml: Sterblichkeit von 30% nach einem Jahr und 95% nach 10 Jahren.

8.10 Großbullöses Emphysem

Grundlagen

- **Definition:** Eine Emphysemblase ist ein meist subpleural gelegener Hohlraum ohne Epithelauskleidung, der von Pleura, Bindegewebe oder komprimiertem Lungenparenchym umgeben ist.
- **Vorkommen:** Das großbullöse Emphysem tritt auf bei lokalisiertem oder generalisiertem Emphysem.
- **Ätiologie und Pathogenese:** Ventilmechanismus im Rahmen des Parenchymumbaus (Narbenzüge, Bronchiolitis obliterans, Abscherung zuführender Bronchiolen). Isolierte Blasen können sich auch ohne Bronchiolenobstruktion im Sinne eines paraseptalen Emphysems (zwischen Pleura und Lungennarben) bilden und sind oft in Narbenbezirken oder in der Lungenspitze lokalisiert. Durch Alveolarruptur kann es zur Vergrößerung einer vorbestehenden Bulla kommen.
- **Pathophysiologie:**
  - Hinweise auf das Vorliegen eines generalisierten Emphysems (s. S. 190f).
  - Isolierte Bullae bis zu einer Größe von mehreren Zentimetern führen nicht zu meßbaren Funktionsveränderungen. Funktionsveränderungen sind meist Ausruck des generalisierten obstruktiven Emphysems (obstruktive Ventilationsstörung, Lungenüberblähung).
  - Bei Generalisierung oder multiplen Bullae erhöhte Last der Atempumpe ($P_{0,1}$) bei erniedrigter Kapazität ($P_{0,1\,max}$).
  - Eine Abschätzung des nichtventilierten Lungenparenchyms ist funktionell durch Differenz der funktionellen Reservekapazität (Messung durch Fremdgasmethode s. S. 18, *Ausschluß* nichtventilierter Anteile) und des thorakalen Gasvolumens (Ganzkörperplethysmographie s. S. 27, *Einschluß* nichtventilierter Lungenanteile) abschätzbar.

Klinik

- Entspricht dem generalisierten obstruktiven Emphysem (s. S. 189).
- **Komplikationen:** Spontanpneumothorax, Bullainfektion (bakteriell oder durch ein Aspergillom), Hämoptoe, Mediastinalverdrängung mit oberer Einflußstauung, selten Auftreten eines Adenokarzinoms in der Blasenwand.

Diagnostik

- **Klinischer Befund:**
  - *Inspektion:* Zeichen der Lungenüberblähung im Rahmen des generalisierten Emphysems (s. S. 190).
  - *Auskultation, Perkussion:* Hypersonorer Klopfschall und abgeschwächtes bis fehlendes Atemgeräusch über der Bulla.
- **Röntgenbefund:** Strukturfreie Zone, Kompression des umgebenden Parenchyms.
- **Computertomographie (HR-CT):** Exakte Darstellung der Ausdehnung, Lokalisation und Parenchymverdrängung, Bewertung der topographischen Verteilung. Meist rundlicher, glatt begrenzter, strukturfreier Bezirk mit der Dichte von Luft, von einer dünnen Membran begrenzt.

8.10 Großbullöses Emphysem

- **Perfusionsszintigraphie:** Abschätzung der regionalen Funktionsverteilung, Unterscheidung zwischen funktionsfähigem Parenchym und destruierten Bezirken.
- **Lungenfunktionsprüfung:** Siehe unter Pathophysiologie.
- **Bronchographie, Angiographie:** Durch HR-CT verdrängt.

Differentialdiagnose

- **Lungenzyste:** Embryonale Fehlentwicklung im Bereich des peripheren Bronchialbaumes. Die Hohlräume sind mit Flimmer- oder Alveolarepithel ausgekleidet. Häufiger intraparenchymatös, seltener subpleural gelegen. Sichere Unterscheidung im Resektat durch Histologie (s. S. 421).
- **Abszeß, Kaverne, zerfallender Tumor:** Radiomorphologisch gekennzeichnet durch dickere Wandung, unregelmäßige Begrenzung oder umgebendes Infiltrat.

Therapie

- **Medikamentös:** Bei generalisiertem, funktionell wirksamem Emphysem s. S. 192.
- **Chirurgische Bullektomie – Indikationen:**
  - Bullagröße mindestens zwei Drittel eines Hemithorax, Perfusionseinbuße der betroffenen Seite ≥ 25% der Gesamtdurchblutung, Residualvolumen absolut und in Prozent der Totalkapazität > 170% des Sollwertes, Nachweis von komprimiertem Lungengewebe (CT, Szintigraphie), deutliche Beschwerdesymptomatik.
  - Pneumothoraxrezidiv, Hämoptoe, persistierende Infektion oder andere Komplikationen.

Prognose

- Insgesamt abhängig vom Verlauf des zugrundeliegenden diffusen Emphysems. Bis auf Komplikationen (Ventilpneumothorax, Hämoptoe) ist die Prognose nicht beeinträchtigt.

8.11 α_1-Proteaseinhibitormangel

Grundlagen

- **Definition:** Genetisch bedingter Mangel des α_1-Proteaseinhibitors (α_1-PI).
- **Vorkommen:** Verantwortlich für etwa 1% aller klinisch diagnostizierten Lungenemphyseme bei Dominanz des männlichen Geschlechts (Männer : Frauen = 2 : 1), Nord-Süd-Gefälle in Europa. In Deutschland gibt es etwa 3.000 Fälle mit schwerem α_1-PI-Mangel.
- **Ätiologie und Pathogenese:**
    - Der Genlocus liegt auf Chromosom 14, mehr als 75 Allele sind bekannt. Normalvariante ist das M-Allel (M-Phänotyp PiMM mit normalen Serumspiegeln von 180–350 mg/dl). Bei den Phänotypen SZ, ZZ, Z0 oder 00 (komplette Deletion, sehr selten) beträgt der Serumspiegel < 35% des Normwertes (90 mg/dl). Die Proteinvarianten S und Z sind ebenfalls funktionell wirksam, ihre Ausschleusung aus der Leberzelle ist jedoch gestört. Bei einem Serumspiegel < 35% des Sollwertes verfrühtes Auftreten eines Lungenemphysems, da α_1-PI 80% der pulmonalen Inhibitorkapazität ausmacht.
    - Zigarettenrauchen und respiratorische Infekte beschleunigen den Verlauf.
    - Durch mangelnden Schutz der Antiproteasen dominieren die aggressiven Faktoren (v. a. allem Elastasen aus neutrophilen Granulozyten) mit konsekutivem Abbau von Lungenparenchym. Es resultiert ein panlobuläres, basal betontes Emphysem.
- **Pathophysiologie:** Wie beim Emphysem anderer Ätiologie (s. S. 190).

Klinik

- Progrediente Luftnot beginnend im Mittel mit 35 Jahren, bei Rauchern schon nach dem 25. Lebensjahr.
- Vermehrtes Auftreten von respiratorischen Infekten, Bronchiektasen und chronischer Bronchitis.
- Seltene Ursache einer Leberzirrhose bei Kindern oder jungen Erwachsenen.

Diagnostik, Differentialdiagnose

- **Nachweis eines α_1-PI-Mangels:**
    - *Indikationen:* Obstruktive Atemwegserkrankung bei Nichtrauchern, Bronchiektasie ohne Risikofaktoren, Lungenemphysem vor dem 60. Lebensjahr (bei Rauchern vor dem 50. Lebensjahr), Nachweis eines Emphysems mit Betonung der Lungenbasis, im Rahmen von Familienuntersuchungen, bei Leberzirrhose ohne Risikofaktoren.
    - *Durchführung:* Siehe S. 114.
- **Röntgenbefund, HR-CT:** Befund des panlobulären Emphysems mit Betonung der Lungenbasis (s. Abb. 23 S. 191).
- **Lungenfunktion:** Der mittlere jährliche Verlust der FEV_1 beträgt 100 ml.
- Weitere Abklärung wie bei anderen Emphysemformen, vgl. S. 190.
- **Differentialdiagnose:** Entspricht anderen Emphysemformen (s. S. 192).

8.11 α_1-Proteaseinhibitormangel

Therapie

- **Substitution des α_1-Proteaseinhibitors:**
  - *Prinzip:* Durch Anhebung des α_1PI-Serumspiegels mit einem Mindestspiegel vor Infusion > 90 mg/dl kann wahrscheinlich die Progredienz des Emphysems gebremst werden.
  - *Indikation:* Serumspiegel < 90 mg/dl (< 35 % des Sollwertes), Nachweis einer obstruktiven Ventilationsstörung (FEV_1 < 50 % und > 35 % des Sollwertes), Beschwerdesymptomatik, Nichtraucher.
  - *Kontraindikationen:* Raucher, schwerer Immunglobulin A-Mangel, Eiweißallergie.
  - *Durchführung:* Wöchentliche Infusion von humanem α_1PI-Konzentrat, Initialdosis 60 mg/kgKG, Dosiskorrektur nach dem Talspiegel vor der nächsten Infusion.
  - *Besonderheiten:*
    - Nach derzeitigem Kenntnisstand ist eine lebenslange Substitution notwendig.
    - Die inhalative Substitution ist durchführbar und biologisch wirksam, bisher aber ohne klinischen Wirksamkeitsnachweis.
- **Infektionsbekämpfung:**
  - Konsequente Antibiotikatherapie bakterieller Atemwegsinfekte.
  - Ausschöpfung von Impfmöglichkeiten (Pneumokokken, Influenza).
- Weitere Therapieprinzipien s. S. 192 (andere Emphysemformen).
- **Prävention:**
  - Genetische Beratung, Amniozentese bei Trägern von Mangelallelen.
  - Zumindest jährliche Kontrollen von Lungenfunktion und Röntgenbild bei Trägern von Mangelallelen (auch bei fehlender Symptomatik oder Funktionseinbuße).
  - Strikte, lebenslange Zigarettenkarenz.
  - Eine Lebertransplantation als Präventivmaßnahme ist nicht indiziert, da nicht jeder Mangelallel-Träger ein Emphysem entwickelt (5 % bleiben gesund).

Prognose

- Mittlere Lebenserwartung von Rauchern mit schwerem Mangel: 43 Jahre.
- Mittlere Lebenserwartung von Nichtrauchern: 53 Jahre.
- Jährlicher Funktionsverlust bei Nichtrauchern wie bei Rauchern, dieser beginnt jedoch 10 Jahre später.

9.1 Pneumonien: Allgemeine Grundlagen

Definitionen

- **Allgemein:** Pneumonien sind akute Entzündungen des Lungenparenchyms. Im engeren Sinne werden nur mikrobiell bedingte Entzündungen als Pneumonien bezeichnet, während immunologisch bedingte und andere Reaktionen als „Alveolitis" klassifiziert werden. Eine Ausnahme hiervon ist die Strahlenpneumonie.
- *Hinweis:* Durch besondere Charakteristika und ihre historisch bedingt herausgehobene Position gilt die Lungentuberkulose nicht als Pneumonie.
- **Schwere Pneumonie:** Als schwere Pneumonie bezeichnet man Erkrankungen mit schwerer Hypoxie ($p_aO_2 < 55$ mmHg), Sepsis oder Zeichen von Multiorganversagen (RR < 90/60 mm Hg, Anurie, Gerinnungsstörung) oder ausgedehnten beidseitigen oder rasch progredienten Infiltraten.
- **Ambulante Pneumonie:** Zu Hause („ambulant") erworben.
- **Nosokomiale Pneumonie:** Während eines Krankenhausaufenthaltes erworben (Beginn frühestens am 3. Tag).
- **Primäre Pneumonie:** Ohne kardiopulmonale Vorerkrankung.
- **Sekundäre Pneumonie:** Mit kardiopulmonaler Vorerkrankung.
- **Klassische, atypische Pneumonie:** Siehe Tabelle 34.
- **Pathologisch-anatomische Einteilung:**
  - *Lobärpneumonie:* Intraalveoläre Ausbreitung über Cohn'sche Poren bis hin zum Ausfüllen eines Lobus unter Respektierung anatomischer Grenzen.
  - *Lobuläre- oder Bronchopneumonie:* Vertikale Ausbreitung über die Atemwege unter Einbeziehung weiter Areale. Eine alveoläre Füllung findet sich dann auf Ebene des Lobulus.
  - *Interstitielle Pneumonie:* Bei Viren und intrazellulären Bakterien kann das Infiltrat interstitiell betont sein oder kann Teile der Lungenperipherie homogen mit zarter Füllung ausfüllen („Milchglasinfiltrat").

Pathophysiologie

- **Restriktive Ventilationsstörung** mit Erniedrigung der statischen Lungenvolumina.
- **Die venöse Beimischung** durch Perfusion nichtventilierter Lungenbezirke kann zu schwerer Hypoxie führen. (Die Hypoxie-induzierte Vasokonstriktion [Euler-Liljestrand Reflex] bleibt wegen der entzündlichen Vasodilatation aus).

9.2 Ambulant erworbene Pneumonie

Grundlagen

- **Definition**: Häuslich erworbene Pneumonie bei Patienten ohne definierte Immundefizienz. Hierzu zählen auch Pneumonien, die in den ersten 2 Tagen des Krankenhausaufenthaltes erstmals diagnostiziert werden. (Sekundäre ambulant erworbene Pneumonien treten als Folge von Bronchiektasen, pulmonalvenöser Stauung, als Folge eines Lungeninfarktes oder einer Bronchusstenose auf).
- **Ätiologie und Pathogenese:**
  - *Risikofaktoren (bei > 2/3 der Patienten):* Chronische internistische Erkrankungen, insbesondere der Lunge und des Herzens, schwere neurologische Erkrankungen, Alter > 65 Jahre, Unter- und Fehlernährung, vorangegangene Influenzainfektion oder Alkoholismus.
  - *Mögliche Erreger:* Die häufigsten Erreger sind Pneumokokken (20–30%), Mykoplasmen (5–10%), Haemophilus influenzae (10–15%), Chlamydia pneumoniae (5–15%), Enterobakterien (Escherichia coli, Klebsiellen, 5–8%), Legionellen (1–4%), Staphylococcus aureus (1–3%). In den meisten Fällen ist der Erreger unbekannt (in Studien 40–60%, in der Praxis > 70%) (s. Tab. 33).

Tabelle 33 Risikokonstellation und Erregerspektrum bei ambulant erworbenen Pneumonien

klinische Situation	typisches Erregerspektrum
jüngerer Erwachsener ohne Vorerkrankung	Mykoplasma pneumoniae, Chlamydia pneumoniae, Pneumokokken
Verdacht auf Aspiration (Alkoholismus, neurologische Erkrankung)	grampositive Mischflora, Anaerobier
leichte bis mäßige obstruktive Atemwegserkrankung	Pneumokokken, Haemophilus influenzae
schwere Atemwegserkrankung, häufige Exazerbationen, Bronchiektasen	Haemophilus influenzae, Escherichia coli, Klebsiella pneumoniae, Pseudomonas aeruginosa
vorausgegangene Influenza	Staphylococcus aureus, Haemophilus influenzae
Diabetes mellitus, Herzinsuffizienz, Niereninsuffizienz (fortgeschritten)	Pneumokokken, Escherichia coli, Klebsiella pneumoniae, Staphylococcus aureus, Legionellen
Pflegeheimbewohner	Haemophilus influenzae, Escherichia coli, Klebsiella pneumoniae, Serratia, Acinetobacter
Kontakt mit Papageienvögeln	Chlamydia psittaci
Kontakt mit Hof- und Weidevieh	Coxiella burneti

9.2 Ambulant erworbene Pneumonie

- *Erregerspektrum bei Risikopatienten:* Eher wenig pathogene/kontagiöse Erreger wie gramnegative Stäbchenbakterien oder Legionellen (durch lokale, z. B. Aspiration im Alkoholrausch durch mangelnde Reflexe, oder systemische Abwehrschwäche, z. B. höhergradige Niereninsuffizienz) (s. Tab. 33).
- *Erregerspektrum bei Patienten ohne Risikofaktoren:* Meist Erreger mit stärker ausgeprägter Pathogenität (wie Pneumokokken) oder höherer Kontagiosität (wie z. B. Mykoplasma pneumoniae oder Chlamydia pneumoniae) (s. Tab. 33).

Klinik

- **Allgemein:** Fieber, Husten und Auswurf, bei großer Ausdehnung und Dichte der Infiltrate Luftnot, Tachypnoe, Nasenflügeln und Zyanose.
- **Typische Symptome abhängig vom Erregerspektrum (s. Tab. 34):**
  - *Klassische bakterielle Pneumonien:* Vor allem bei pyogenen Bakterien wie Pneumokokken.
  - *Atypische Pneumonie:* Vor allem bei Viren und intrazellulären Bakterien (Chlamydien, Mykoplasmen).

Diagnostik

- **Spezielle Anamnese:** Art und Schwere von Grunderkrankungen, Aspirationsrisiko, Umgebungsinfektionen (Influenza, Mykoplasmen), Reiseanamnese (bakterielle Resistenzen, außereuropäische Erreger).
- **Klinischer Befund (s. Tab. 34):**
  - *Befunde:* Verstärkter Stimmfremitus und Bronchophonie, Klopfschalldämpfung, ohrnahes Rasseln und eventuell begleitender Pleuraerguß: Mit abnehmender Wahrscheinlichkeit bei Lobärpneumonie (kein Rasseln) > Bronchopneumonie > interstitielle Pneumonie (Milchglasinfiltrat).
  - *Klinische Differenzierung:* Aufgrund der klinischen Konstellation kann in manchen Fällen zwischen einer klassisch bakteriellen und einer atypischen Pneumonie (bedingt durch ultrafiltrable Keime wie Mykoplasmen, Chlamydien, Coxiellen oder durch Viren) unterschieden werden (s. Tab. 34).
- **Labor:** BSG-Beschleunigung, Leukozytose, Leukopenie (ominöses Zeichen!), Anstieg des C-reaktiven Proteins (zuverlässig, gut quantifizierbar, rasch verwertbar, da kurze Halbwertszeit!).
- *Hinweis:* Zur Therapiesteuerung ist vor allem das C-reaktive Protein geeignet!
- **Röntgenbefunde:**
  - *Bronchopneumonie, lobuläre Infiltrate:* Lockere, konfluierende, oft weit verstreute Verdichtungen. Eine Zuordnung zu einzelnen Erregern ist bei lobulären Herden nicht möglich (s. Abb. 25).
  - *Lobärpneumonien:* Am Lappenspalt scharf begrenzte, homogene, oft lappenfüllende Infiltrate (heute eher selten). Ein zentraler Tumor muß als Ursache ausgeschlossen werden.
  - *Seltener pathognomonischer Befund:* Pneumatozelen (zystische Hohlräume in der Peripherie bei Staphylokokkenpneumonien).
  - *Interstitielle, retikulonoduläre Infiltrate:* Oft disseminiert und diskret ausgeprägt.
  - *Milchglasartige Trübung:* Homogen, unscharf begrenzt, regional begrenzt.

9.2 Ambulant erworbene Pneumonie

Tabelle 34 Differentialdiagnose der klassischen und atypischen Pneumonie

klassische bakterielle Pneumonie	atypische Pneumonie
multimorbider oder älterer Patient	jüngerer, zuvor gesunder Patient
akuter Beginn	grippale Vorerkrankung, subakuter Beginn
Schüttelfrost, Fieber > 38,5 °C	Fieber bis 38,5 °C, langsam steigend
schwer krank, Tachypnoe, Tachykardie	wenig allgemein beeinträchtigt
eitriger Auswurf	wenig mukopurulenter Auswurf
Klopfschalldämpfung, ohrnahes spätinspiratorisches Rasseln	Normalbefund oder diskretes Rasseln
Pleuraschmerz oder Erguß häufig	selten Pleuraschmerz oder Erguß
	extrapulmonale Manifestationen (z. B. Kopfschmerz, Karditis, Hepatitis, Pankreatitis)
Leukozytose (> 15.000/µl), CRP > 7 U/ml	Leukozyten ≤ 15.000/µl, CRP ≤ 7 U/ml
lobuläre oder lobäre Infiltrate	lobuläre, interstitielle oder Milchglasinfiltrate

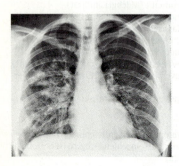

Abb. 25 Überwiegend rechtsseitige Bronchopneumonie; sichtbarer kleiner Lappenspalt rechts, 33jährige Frau

➤ **Erregernachweis:**
 – *Sputummikroskopie (mit Grampräparat) und Sputumkultur:* Bei kooperativen Patienten mit eitrigem Auswurf (Trefferquote bei rascher Aufarbeitung 30–50%).
 – *Venöse Blutkultur:* Sterile Entnahme von 3 aerob/anaeroben Paaren innerhalb von 6 Stunden unabhängig vom Fieberverlauf. Vor allem bei Schüttelfrost (Trefferquote 20% mit guter Spezifität).

9.2 Ambulant erworbene Pneumonie

- *Pleurapunktion:* Bei Ergußnachweis durch Sonographie. Auch kleine Begleitergüsse sollten punktiert werden. 5 ml Punktat reichen aus. Die Spezifität beträgt nahezu 100 %.
- *Bronchoskopie (bronchoalveoläre Lavage):* Nur bei kompliziertem Verlauf oder bei erfolgloser Therapieumstellung angemessen.
- *Serologische Tests:* Zur nachträglichen Diagnosesicherung (Mykoplasmen, Chlamydien, Legionellen, Coxiellen, Viren).
- *Immunologische Sofortdiagnostik:* Mittels direkter Immunfluoreszenz (z. B. Legionella pneumophila) und Antigennachweis z. B. im Urin (Legionella pneumophila) möglich. (Die Befunde sind derzeit in der Bewertung noch unsicher).

Differentialdiagnose

- **Bronchialkarzinom und Tuberkulose** (wichtigste DD): Beide Erkrankungen können alle Pneumonieformen imitieren.
- **Fibrosierende Alveolitis, andere Lungengerüsterkrankung:** Bei retikulonodulärer Zeichnungsvermehrung („interstitielle Pneumonie"); Bronchopneumonie.
- **Immuninkompetenz (z. B. HIV-Infektion):** Untypischer Verlauf. Im Zweifelsfall Untersuchung der T4-Zellzahl oder HIV-Serologie.
- **Radiologische Differentialdiagnosen:** Siehe Tabelle 35.

Tabelle 35 Radiologische Differentialdiagnosen pneumonischer Infiltrate

Lobärpneumonie	bronchopneumonie, interstitielle Pneumonie	Milchglasinfiltrat
– Interlobärerguß – Atelektase – Tumor – Abszeß – gefüllte Zyste – Lungeninfarkt	– Herzinsuffizienz – Sarkoidose – Kollagenose – Tuberkulose – exogen-allergische Alveolitis – Lymphangiosis carcinomatosa – Eosinophilenpneumonie – medikamenteninduzierte Alveolitis	– Herzinsuffizienz – Lungenödem – akutes Lungenversagen

Allgemeine Therapie

- **Bettruhe:** Nur bei schwerem Krankheitsbild, in diesem Fall Thromboseprophylaxe mit 3×5000 IE Heparin s. c.
- **Ausreichende Flüssigkeitszufuhr:** 2 – 2,5 l/24 h bei höherem Fieber > 39° Celsius oder Dehydratation.
- **Physikalische Therapie:** Atemtherapie, zur Thromboseprophylaxe.
- **Expektorantien:** z. B. 600 mg N-Acetylcystein oder Ambroxol 30 – 60 mg/8 h (als Therapieversuch nur bei vermehrtem, zähem Auswurf).
- Das Ansprechen auf Sauerstoffgabe (z. B. durch Nasensonde) ist mäßig.

9.2 Ambulant erworbene Pneumonie

Spezielle Therapie/Chemotherapie

- **Prinzip:**
  - *Empirische Therapie* meist ohne Erregernachweis. Die Medikamentenauswahl erfolgt aufgrund der klinischen Konstellation unter Berücksichtigung der häufigen, für das Risikoprofil des Patienten typischen Erreger.
  - *Sequenztherapie:* Zu Beginn intravenös (außer bei leichtem Krankheitsbild oder bei Therapie mit Fluorchinolonen), bei Besserung (CRP-Abfall, Entfieberung) Umstellung auf orale Therapie mit identischem/vergleichbarem Wirkstoff.
- *Hinweis:* Der p_aO_2 ist ein guter Verlaufsparameter, er reflektiert direkt die Dichte und Ausdehnung des entzündlichen Infiltrates.
- **Wirkstoffe und Dosierungen:**
  - *Atypische Pneumonie:* Modernes Makrolid (z. B. Roxithromycin) 300 mg/24 h p.o. oder Doxycyclin 100 mg/24 h p.o.
  - *Pneumonie ohne klare klinische Zuordnung + ohne schwere Vorerkrankung:*
    - Erythromycin 0,5 g/8 h i. v., später Roxithromycin 300 mg/24 h.
    - Alternativ: Ampicillin 1 g/8 h i. v., später 750 mg Amoxicillin/8 h p. o.
  - *Klassisch bakterielles Krankheitsbild bei Risikopatienten:*
    - Kombination Aminopenicillin/Betalaktamaseinhibitor, z. B. Ampicillin/Sulbactam 1,5 g/8 h.
    - Alternativ Cephalosporin der II. Generation, z.B Cefuroxim 1,5 g/8 h.
    - Nach Entfieberung können die gleichen Substanzen oral gegeben werden (Sultamicillin 750 mg/12 h, Cefuroxim-axetil 500 mg/12 h).
  - *Abszedierende Pneumonie, Aspirationsverdacht:*
    - Kombination Aminopenicillin/Betalaktamaseinhibitor, z. B. Ampicillin/Sulbactam 1,5 g/8 h.
    - Alternativ PenicillinG 2 Mega/8 h + Gentamicin 5 mg/KG/24 h (Drug Monitoring!).
  - *Schwere Pneumonie* (Kriterien s. S. 199): Kombination Aminopenicillin/Betalaktamaseinhibitor (z. B. Amoxicillin/Sulbactam 1,5 g/8 h i. v. *oder* Cephalosporin der II. Generation (z. B. Cefuroxim 1,5 g/8 h i. v.) + Erythromycin 1 g/8 h (Legionellose möglich).
- **Dauer:** Etwa 10 Tage, mindestens bis 3 Tage nach Entfieberung. Bei Bronchiektasen, Abszedierung oder bei Legionellose Therapiedauer mindestens 3 Wochen (z. T. wesentlich länger), bei Mykoplasmen 2 Wochen.
- **Vorgehen bei fehlendem Ansprechen** (nach 3 Tagen keine Entfieberung, fehlender CRP-Abfall): Therapieumstellung nach Maßgabe des antibiotischen Spektrums der Initialtherapie und aufgrund der klinischen Konstellation. Wahrscheinliche Erreger und Therapiealternativen in Abhängigkeit von der Initialtherapie zeigt Tabelle 36.
- **Positiver Erregernachweis:** Gezielte Therapie nach Tabelle 37.

9.2 Ambulant erworbene Pneumonie

Tabelle 36 Erregerspektrum und Behandlungsalternativen therapieresistenter Pneumonien

Vortherapie	unwahrscheinliche Erreger	mögliche Erreger	Alternativtherapie
Aminopenizillin (Ampicillin, Amoxicillin)	– Pneumokokken (<2%) – Haemophilus influenzae (<3%)	– Enterobakterien[2] – Mykoplasmen – Chlamydien – Legionellen	– Fluorchinolon – Cephalosporin (2. Generation) + Makrolid
Oralcephalosporin (z. B. Cefaclor, Cefuroxim-axetil)	– Pneumokokken[1] – Haemophilus influenzae – Staphylococcus aureus[1]	– Enterobakterien – Mykoplasmen – Chlamydien – Legionellen	– Makrolid – Fluorchinolon
Fluorchinolon (Ciprofloxacin, Ofloxacin)	– Haemophilus influenzae – Enterobakterien – Mykoplasmen – Chlamydien – Legionellen	– Pneumokokken	– Aminopenizillin – Makrolid
Cotrimoxazol		– Haemophilus influenzae (10–20%) – Pneumokokken (20%) – Mykoplasmen – Legionellen – Chlamydien	– Cephalosporin der 2. Generation + Makrolid – Penicillin + Fluorchinolon

Fortsetzung ▶

9.2 Ambulant erworbene Pneumonie

Pulmonale Infektionen/Pneumonien

Tabelle 36 (Fortsetzung)

Vortherapie	unwahrscheinliche Erreger	mögliche Erreger	Alternativtherapie
Makrolid (Erythromycin, Roxithromycin, Clarithromycin, Azithromycin)	– Pneumokokken (<4%) – Mykoplasmen – Chlamydien – Legionellen	– Haemophilus influenzae – Enterobakterien[2] – Staphylococcus aureus (30%)	– Cephalosporin der 2. Generation – Fluorchinolon
Tetracyclin (Doxycyclin)	– Mykoplasmen – Chlamydien	– Pneumokokken (5–10%) – Haemophilus influenzae (20%) – Enterobakterien[2] – Legionellen	– Aminopenicillin – Cephalosporin – Fluorchinolon

mittlere Resistenzquoten in Klammern. [1]Ausnahme: Cefixim, [2]vor allem Escherichia coli und Klebsiella

9.2 Ambulant erworbene Pneumonie

Tabelle 37 Empfehlungen zur gezielten Chemotherapie von Pneumonien

Erreger	1. Wahl (Normdosis)	Alternative (Normdosis)	Lungengewebs/Serumspiegel	Besonderheiten
Staphylococcus aureus	Oxacillin (1 g/8 h i.v.)	Cefazedon (2 g/8 h i.v.)	Oxacillin: 20% Cefazedon: 45%	Oxacillin nicht als Monotherapie
Streptococcus pneumoniae	Penicillin G (5 Mega/8 h i.v.)	Erythromycin (0,5 g/8 h i.v.)	Penicillin G: 30% Erythromycin: 150%	Penicillinresistenz/-toleranz zunehmend
Hämophilus influenzae	Cefuroxim (1,5 g/8 h i.v.)	Ampicillin/Sulbactam (1,5 g/8 h i.v.)	Cefuroxim: 80% Ampicillin: 90%	
Moraxella catarrhalis	Roxithromycin (0,3 g/24 h p.o.)	Ampicillin/Sulbactam (1,5 g/8 h i.v.)	Roxithromycin: 700% Ampicillin: 90%	
Escherichia coli	s. H. influenzae	s. H. influenzae	s. H. influenzae	
Klebsiella pneumoniae	Ciprofloxacin (0,4 g/12 h i.v. oder 0,75 g/12 h p.o.)	Ceftriaxon (2 g/24 h i.v.)	Ciprofloxacin: 270% Ceftriaxon: 45%	oft verzögertes Ansprechen
Enterobacter species	s. K. pneumoniae	s. K. pneumoniae	s. K. pneumoniae	
Serratia marcescens	s. K. pneumoniae	s. K. pneumoniae	s. K. pneumoniae	
Proteus mirabilis	Ampicillin (2 g/8 h i.v.)	Cefuroxim (1,5 g/8 h i.v.)	Ampicillin: 90% Cefuroxim: 80%	

Fortsetzung ▶

9.2 Ambulant erworbene Pneumonie

Tabelle 37 (Fortsetzung)

Erreger	1. Wahl (Normdosis)	Alternative (Normdosis)	Lungengewebs/Serumspiegel	Besonderheiten
Indolpositive Proteus species	s. K. pneumoniae	s. K. pneumoniae	s. K. pneumoniae	
Pseudomonas aeruginosa	Ceftazidim (2 g/8 h i. v.)	Piperacillin (2 g/8 h i. v.)	Piperacillin: 30 % Ceftazidim: 40 %	meist Kombination mit z. B. Gentamicin (4–5 mg/kgKG/24 h), Drug-Monitoring!
Anaerobier	Ampicillin/Sulbactam (1,5 g/8 h i. v.)	Clindamycin (0,4 g/8 h i. v.)	Ampicillin: 90 % Clindamycin: 100 %	Meist Mischinfektion mit Aerobiern
Actinomyces israelii (Aktinomykose)	Ampicillin (2 g/8 h i. v.)	Doxycyclin (0,1 g/24 h i. v.)	Doxycyclin: 60 % Ampicillin: 90 %	Mischinfektion. Gebißsanierung! Therapiedauer > 4 Wochen
Legionella species	Erythromycin (1 g/8 h i. v.)	Ciprofloxacin (0,4 g/8 h i. v.)	Erythromycin: 150 % Ciprofloxacin: 270 %	Kombination mit Rifampicin 10 mg/kgKG/24 h
Mykoplasma pneumoniae	Roxithromycin (0,3 g/24 h p. o.)	Doxycyclin (0,1 g/24 h p. o., i. v.)	Roxithromycin: 700 % Doxycylin: 60 %	
Chlamydia pneumoniae (-psittaci)	s. M. pneumoniae	s. M. pneumoniae	s. M. pneumoniae	
Coxiella burneti	s. M. pneumoniae	s. M. pneumoniae		

9.2 Ambulant erworbene Pneumonie

Candida species	Amphotericin B (0,5–0,8 mg/kgKG/24 h)	Fluconazol (0,2–0,4 g/24 h i. v.)	Amphotericin B: < 10% Fluconazol: ?	bei Amphotericin B Nebenwirkungen und Vorschriften beachten
Aspergillus species	Amphotericin B (0,5–0,8 mg/kgKG/24 h)	Itraconazol (0,2–0,4 g/24 h i. v.)	Amphotericin B: < 10% Itraconazol: ?	s. Candida species
Pneumocystis carinii	Cotrimoxazol (5/25 mg/kgKG/6 h i. v.)	Pentamidin (4 mg/kgKG/24 h i. m.)	Cotrimoxazol: 80–400% Pentamidin: ?	s. Candida species
Toxoplasma gondii	Pyrimethamin (24 mg/24 h i. v.)	Sufadiazin (4 g/24 h p. o.)		
Entamoeba histolytica	Metronidazol (0,5 g/8 h i. v., 0,75 g/8 h p. o.)	Timidazol (1 g/24 h p. o.)		
Echinococcus cysticus	Mebendazol (0,5 g/12 h p. o.)	Albendazol (10–14 mg/kgKG Einzeldosis/4 Wochen)		Chirurgische Therapie bevorzugt. Mebendazol über 1–6 Monate
Herpes simplex	Aciclovir (10 mg/kgKG/8 h i. v.)			
Cytomegalovirus	Ganciclovir (5 mg/kgKG/12 h)	(Hyperimmunglobulin)		

Pulmonale Infektionen/Pneumonien

9.2 Ambulant erworbene Pneumonie

Prognose

- **Atypische Pneumonien:** Günstige Prognose, die Mortalität liegt unter 2%. Todesfälle kommen in seltenen Fällen durch Maximalvarianten mit akutem Lungenversagen vor.
- **Klassische Pneumonie:** Die Mortalität liegt insgesamt bei 2–10%. Ungünstige Prognoseparameter sind hier schwere Vorerkrankungen oder hohes Lebensalter. Die Mortalität der bakteriämischen Pneumokokkenpneumonie beträgt auch heute noch 20%.
- **Legionellen-Pneumonie:** Insgesamt schlechte Prognose, bei immunkompetenten Patienten versterben unter optimaler Behandlung 10%, ansonsten über 20% der Patienten.

9.3 Nosokomiale Pneumonie

Grundlagen

- **Definition:** Als nosokomiale Pneumonie gelten alle Formen, die im Krankenhaus erworben werden. Eine nosokomiale Pneumonie beginnt frühestens 72 h nach Einweisung (sog. „early-onset-diseases" innerhalb der ersten 5 Tage werden überwiegend durch Erreger des ambulanten Spektrums hervorgerufen).
- **Epidemiologie:** Vorkommen bei 0,5 – 1 % aller stationär behandelten Patienten. Bei einem Anteil von 15 % aller nosokomialen Infektionen stellt die nosokomiale Pneumonie die führende Todesursache dar.
- **Ätiologie und Pathogenese:**
  - *Voraussetzung, Pathogenese:* Bakterielle Kolonisation der oberen Atemwege. Bei akutem Trauma (Akuterkrankung, chirurgischer Eingriff) kommt es zur spezifischen Bindung von pathogenen Erregern mit Schleimhautepithelien des Oro- oder Nasopharynx, in der Folge zur Mikroaspiration von bakteriell kontaminiertem Sekret. Eine hämatogene Aussaat ist wesentlich seltener.
  - *Wichtigste Erreger:* Enterobakterien, v. a. Escherichia coli, Klebsiella pneumoniae, aber auch Serratia marcescens, Acinetobacter calcoaceticus und andere (Anteil 20 – 30 %). Pseudomonas aeroginosa ist für etwa 20 %, Staphylococcus aureus für etwa 15 % der Erkrankungen verantwortlich. Seltenere Erreger sind Pneumokokken (5 – 10 %), Anaerobier (3 – 5 %), Legionellen (etwa 3 %), Pilze (etwa 3 %). Viren sind sehr selten. (Erreger und Resistenzraten unterscheiden sich von Krankenhaus zu Krankenhaus und von Intensivstation zu Intensivstation. Daher sind lokale mikrobiologische Daten sehr wertvoll!).
  - *Risikofaktoren:*
    - Immunsuppression durch fortgeschrittenes Alter, Adipositas, Malnutrition, Zigarettenrauchen und Alkoholismus sowie Allgemeinerkrankungen, vorbestehende bronchopulmonale Erkrankungen, Antibiotika und Glukokortikosteroide begünstigen die Kolonisation und Infektion durch Bakterien.
    - Die iatrogene Anhebung des normalerweise bakteriziden Magen-pH (≤ 2) mit Antazida, H_2-Blocker, Protonenpumpenblocker führt zur bakteriellen Besiedlung des Magens, durch liegende Magenverweilsonden wird die Regurgitation des Magensekretes erleichtert.
    - Sedierende Medikamente, neurologische Erkrankungen, Endotrachealtuben oder Schluckstörungen erleichtern die Aspiration oft kleiner Mengen Magensekrets.
    - Pflegerische Maßnahmen (z. B. Bronchialtoilette) bei künstlich beatmeten Patienten, häufiger Wechsel der Befeuchtersysteme, mangelnde Händedesinfektion.
    - Intensivstation: Hier ist die Wahrscheinlichkeit der Erkrankung 10 – 20fach erhöht (v. a. bei intubierten Patienten). Dennoch treten 50 % der nosokomialen Pneumonien außerhalb der Intensivstation auf.

Klinik, Diagnostik

- **Mindestvoraussetzung für die Diagnose „Pneumonie":** Radiologischer Nachweis eines neuen oder progredienten Lungeninfiltrates (meist im Sinne einer Bronchopneumonie) zusammen mit einer entsprechenden klinischen Symptomatik.

9.3 Nosokomiale Pneumonie

- **Weitere Diagnosekriterien:**
  - Perkussionsdämpfung, Rasselgeräusche.
  - Purulentes Sputum.
  - Bakteriennachweis aus Blut, pulmonaler Biopsie oder bronchialer Bürstenentnahme.
  - Virusisolation aus bronchialen Sekreten.
  - Diagnostische Antikörpertiter für ein bestimmtes Antigen.
  - Histopathologischer Nachweis einer Pneumonie.
- **Erregernachweis:**
  - *Körpereigene Materialien:* Venöse Blutkultur, Sputum, Tracheal- und Bronchialsekret, bronchoalveoläre Lavage oder Bronchialbürstung. Die bronchoalveoläre Lavage und das durch Bürste gewonnene Material sollten quantitativ aufgearbeitet werden (Serienverdünnung). (Die Sensitivität der Lavage und der Bürstenentnahme beträgt 60–90% bei einer Spezifität von 70–90%.)
  - *Fremdmaterialien:* Bei V.a. eine hämatogene Pneumonie (multifokale, dichte Infiltrate, evtl. mit Einschmelzung) können z.B. Verweilkathether entfernt und kulturell untersucht werden.

Differentialdiagnose

- **Wesentliche DD:** Neoplasien, Lungenfibrosen, Vaskulitiden, Lungeninfarkte, akutes Lungenversagen (ARDS), Lungenödem, Atelektase.
- Besonders schwierig ist der Ausschluß eines Lungeninfarktes (nichtgematchte Ausfälle in der Perfusions-/Ventilationsszintigraphie bei Pneumonie, Pulmonalisangiographie).

Therapie

- **Mäßig schwere Erkrankung:** Monotherapie mit einem Cephalosporin der 3. Generation, z.B. Ceftriaxon 2 g/24 h oder Cefotaxim 2 g/12 h.
- **Schwere Erkrankung** mit Schock, Sepsis, progredienter Ateminsuffizienz, Oligo-, Anurie:
  - *Hinweis:* In der Regel Kombinationstherapie!
  - Cephalosporin der 3. Generation (Ceftazidim oder Cefepim als Mittel der Wahl wegen seiner Pseudomonas-Aktivität) *oder* Acylureidopenizillin (z.B. Piperacillin 2 g/8 h i.v.) + Betalaktamaseinhibitor (z.B. Tazobactam).
  - *Oder:* Imipenem, Meropenem (1 g/8 h i.v.).
  - *Oder:* Fluorchinolon (z.B. Ciprofloxacin 0,4 g/8–12 h, Levofloxacin 0,5 g/12–24 h i.v.)
  - *Oder:* Aminoglykosid (Gentamicin 4–5 mg/kgKG/24 h i.v., Drug Monitoring!).
  - *Oder:* Kombination zweier Betalaktame (z.B. Acylureidopenicillin + Cephalosporin).
  - *Therapiedauer:* 7–14 Tage, mindestens 3 Tage nach klinischer Besserung.
- **Legionelloseverdacht** (gehäuftes Auftreten, Nachweis im Trinkwasser, dichte, multifokale Infiltrate, extrathorakale Manifestation): *Zusätzlich* 1 g Erythromycin/8 h i.v. + Rifampicin 10 mg/kgKG/24 h i.v. für mindestens 20 Tage.

9.3 Nosokomiale Pneumonie

Prävention

- **Allgemeine Prinzipien für geeignete Präventivmaßnahmen:**
  - *Angemessene Behandlung der Grunderkrankung(en).*
  - *Aspirationsprophylaxe* bei Bettlägerigen (Anhebung des Kopfes um 30°, Förderung der Peristaltik).
  - *Frühe postoperative Atemtherapie, frühestmögliche Mobilisation.*
  - *Kritischer Einsatz folgender Maßnahmen/Substanzen:* Antazida, H_2-Blocker, Protonenpumpenblocker, Sedativa, Antibiotika, enterale Sondenernährung.
  - *Hygienemaßnahmen:* Regelmäßige kleinraumepidemiologische Untersuchungen, regelmäßige Fortbildungen über Hygiene, Händedesinfektion, Isolationsmaßnahmen bei Nachweis multiresistenter oder hochinfektiöser Keime, Einsatz effektiver Desinfektions-oder Sterilisationsmaßnahmen von Geräten.
  - *Lungenpflege/Bronchialtoilette:* Strenge Überwachung der Therapie mit Verneblern und Befeuchtern, steriles Arbeiten am Respirator, Verwendung des Befeuchterkreislaufes über 48 h oder länger bei der künstlichen Beatmung, kritischer Einsatz der Bronchialtoilette („soviel wie nötig, so wenig wie möglich"), regelmäßige Überprüfung der Cuff-Funktion, Absaugen der oberen Atemwege bei liegendem Endotrachealtubus.

- *Anmerkung:* Die sogenannte selektive Darmdekontamination mit Verwendung systemischer Antibiotika und der kombinierten Gabe nicht absorbierbarer Antibiotika über den Speiseweg hat sich nicht bewährt: Ihr Einsatz in der inneren Medizin ist erfolglos, ihr Einsatz in der postoperativen Phase führt zur Reduktion von Pneumonien, nicht jedoch zur Verminderung der Mortalität oder der Aufenthaltsdauer.

9.4 Pneumonie bei Immundefizienz

Grundlagen

- **Definition:** Pulmonale Infektionen bei Risikopatienten mit definierten Mängeln der wesentlichen bei der Immunabwehr beteiligten Mechanismen.
- **Ätiologie:**
  - Antikörpermangelzustände, Defizite lymphozytärer Abwehrzellen, Mangel an funktionierenden Granulozyten und Komplementdefekte.
  - Anwendung zytotoxischer Medikamente in der Hämato-/Onkologie und von Immunsuppressiva in der klinischen Immunologie und Transplantationsmedizin.
  - Weltweite HIV-Epidemie (das Tuberkuloserisiko bei HIV-Infektion ist um das 200fache gegenüber der Normalbevölkerung erhöht; s. S. 250).
- **Pathogenese:** Das Erregerspektrum pulmonaler Infektionen bei Immundefizienz unterscheidet sich von dem bei Immunkompetenz und ist auch von der Art der Immundefizienz abhängig (s. Tabelle 38).
  - *Einteilung nach Art des Immundefekts:*
    - Bei Antikörper- und Komplementdefekten dominieren bakterielle Erreger.
    - Bei T-Zell-Defekten stehen Mykobakterien, Pilze, Viren und Protozoen im Vordergrund.
    - Bei Granulozytendefekten steigt das pulmonale Infektionsrisiko mit fallender Zellzahl und Dauer der Granulozytopenie. In den ersten Tagen dominieren gramnegative bakterielle Infektionen, später werden Pilzinfektionen häufiger.
  - *Einteilung nach Art des Erregers:*
    - Bakterien: Bakterielle Pneumonien kommen am häufigsten bei Patienten mit Neutropenie vor. Typische Erreger sind gramnegative Stämme wie Klebsiella spp., Enterobacter spp. [S. 239] und Pseudomonas aeruginosa. Bei HIV-Patienten unterscheidet sich das bakterielle Erregerspektrum nicht von dem Immunkompetenter (v. a. Pneumokokkeninfektionen [S. 232], Haemophilus influenzae [S. 236] an zweiter Stelle). Legionärspneumonien werden gelegentlich bei Patienten nach Organtransplantation und unter Neutropenie beobachtet.
    - Viren (s. S. 245): Zytomegalievirus ist der wichtigste Erreger bei allen Patienten mit schwerem zellulärem Immundefekt (v. a. bei fortgeschrittener HIV-Infektion und bei Transplantatempfängern – nach Organtransplantation kann die CMV-Infektion vom Spenderorgan auf den Empfänger übertragen werden; auch eine Übertragung durch Bluttransfusion oder eine endogene Reinfektion ist möglich). Aber auch andere Viren (v. a. Herpes simplex Virus) spielen eine Rolle.
    - Pilze (s. S. 247): Cryptococcus neoformans (v. a. bei fortgeschrittener HIV-Infektion), Aspergillus spp. (v. a. bei prolongierter, schwerer Neutropenie) und Candida-Infektionen werden fast ausschließlich bei immundefizienten Patienten beobachtet. Der Infektionsweg bei Candida-Erkrankungen nimmt seinen Ausgang häufig von allogenen Fremdmaterialien [Katheter!] oder über eine Translokation aus dem Darm).
    - Protozoen (s. S. 282 f): Voraussetzung einer Pneumocystis carinii-Infektion ist eine Schwächung der T-Zellfunktion, aber auch eine hochdosierte Kortikosteroidtherapie stellt einen Risikofaktor dar. Die pulmonale Toxoplasmose wird selten bei Patienten mit schwerem T-Zelldefekt beobachtet.

9.4 Pneumonie bei Immundefizienz

- Mykobakterien (s. S. 250 ff): Die Tuberkulose kommt vor allem bei schwerem zellulärem Immundefekt und ungünstigen sozialen Verhältnissen (z. B. Drogenabhängige mit HIV-Infektion) vor. Nichttuberkulöse Mykobakterien (wie z. B. M. avium-Komplex) werden vor allem bei sehr schwerem T-Zelldefekt beobachtet, so etwa bei HIV-Infektion mit CD_4-Zahlen von $< 50/\mu l$. Die Infektion breitet sich meist systemisch aus.

Tabelle 38 Beziehung zwischen Immundefizienztyp und Erregerspektrum

Immundefekt	Grunderkrankungen	typisches Erregerspektrum
Antikörpermangel	angeborene und erworbene A-/Hypogammaglobulinämien, chronisch myeloische Leukämie, Plasmozytom, B-Zell-Lymphom, AIDS	Streptococcus pneumoniae, Haemophilus influenzae Typ B
T-Zell Defekt	malignes Lymphom, AIDS, Transplantation, Kortikosteroid-Dauertherapie	tuberkulöse und nichttuberkulöse Mykobakterien, Candidapilze, Viren der Herpesgruppe, Pneumocystis carinii, Toxoplasma gondii, Strongyloides stercoralis
Mangel kompetenter Granulozyten	myeloproliferative Erkrankungen, zytotoxische Chemotherapie, angeborene Defekte	Staphylococcus aureus, Enterobacteriaceae, Pseudomonas aeruginosa, Acinetobacter spp., Aspergilluspilze
Komplementdefekte	Angeborene und erworbene Hypokomplementämien, Vaskulitis mit Komplementmangel	Streptococcus pneumoniae, Haemophilus influenzae Typ B

Klinik

Achtung:
1. Die klinischen Manifestationen einer Pneumonie sind bei Immunkompromittierten durch die Grunderkrankung oft schwach ausgeprägt! Auch bei typisch pneumotropen Erregern breitet sich eine Infektion oft primär systemisch aus!
2. Bei hochdosierter Kortokosteroidtherapie kann Fieber unterbleiben!
3. Die CMV-Infektion präsentiert sich oft untypisch mit Allgemeinsymptomen und Dyspnoe!

9.4 Pneumonie bei Immundefizienz

Diagnostik

- **Röntgenbefunde:** Bei Immuninkompetenten unzuverlässig. Trotz schwerer Ateminsuffizienz können nativradiologisch nachweisbare Infiltrate fehlen (v. a. bei HIV-Infektion mit < 100 T-Helferzellen und bei schwerer Neutropenie mit < 500 Zellen/µl). Aspergillom siehe Abb. 29 S. 247.
- **Blutgasanalyse:** Auch bei Fehlen von pulmonalen Infiltraten treten Gasaustauschstörungen regelmäßig auf und können zum Nachweis einer pulmonalen Infektion diagnostisch verwertet werden (p_aO_2 ↓ , CO-Transferfaktor ↓).
- **Computertomographie:** Wesentlich sensitiver als konventionelles Röntgen; diffuse Infiltrate kommen vor allem bei Protozoen und Virusinfektionen vor, während fleckige, dichtere Infiltrate häufiger bei bakteriellen, mykobakteriellen und bei Pilzinfektionen (s. Abb. 29 S. 247) zu finden sind.
- *Hinweis:* Aufgrund des breiten Spektrums möglicher Erreger und der meist untypischen klinischen Befunde ist ein Verzicht auf weitergehende Diagnostik nur in Standardsituationen gerechtfertigt (z. B. bei febriler Neutropenie nach Chemotherapie).
- **Erregernachweis, weitergehende (und z. T. invasive) Diagnostik:**
  - *Bronchoskopie, bronchoalveoläre Lavage,* Materialentnahme mit geschützter Bürste (auf die Möglichkeit simultaner Infektionen durch mehrere Erreger [z. B. Pneumokokken, CMV-Virus und Pneumocystis carinii bei AIDS] ist zu achten): Mikroskopische (Gramfärbung, Ziehl-Neelsen-Färbung, Silberfärbung auf Pneumocystis carinii), immunologische (z. B. mit direkter Immunfluoreszenz auf Legionellen, Pilze, CMV) und kulturelle Aufbereitung.
  - *Abstriche* von kutanen oder Schleimhautläsionen.
  - *Sputum,* vor allem provoziertes Sputum (Inhalation einer hypertonen = 5%igen Kochsalzlösung).
  - *Liquor:* Bei Hinweisen auf einen zentralnervösen oder okulären Befall.
  - *Stuhl und Urin* (z. B. auf nichttuberkulöse o. typische Mykobakterien bei HIV-Infektion).
  - *Immundiagnostik:*
    - Sinnvoll sind Methoden zum Antigennachweis (z. B. direkte Immunfluoreszenz).
    - Antikörpersuchtests (z. B. durch Komplementbindungsreaktion, vor allem Pilz-Antikörper) sind dagegen in der Regel nicht verwertbar und daher überflüssig.

Differentialdiagnose

- **Nichtinfektiöse pulmonale Komplikationen** (bei Immuninkompetenten fast ebenso häufig wie infektiöse Komplikationen):
  - *Lungenembolie:* Erst Luftnot und Thoraxschmerz, später Fieber.
  - *Lungenödem (kardiogen und nichtkardiogen):* Akute respiratorische Insuffizienz mit diffuser pulmonaler Infiltration, spätestens am 2. – 3. Tag, kein Fieber.
  - *Allergische und toxische Reaktionen* (oft medikamentös induziert): Oft nicht von Pneumonie unterscheidbar; klinische Reaktionsmuster s. S. 401.

9.4 Pneumonie bei Immundefizienz

Prävention

➤ Zur Prävention von Pneumonien stehen nichtmedikamentöse und medikamentöse Methoden zur Verfügung. Die Anwendung dieser Methoden hängt von der Art und der Schwere des Immundefektes ab. Eine Übersicht gibt Tabelle 39.

Tabelle 39 Maßnahmen zur Pneumonieprophylaxe bei Immundefizienz

Immundefekt	geeignete Maßnahme
Neutropenie < 500/µl, Organtransplantation	– Umkehrisolation – Chemoprophylaxe (Cotrimoxazol 160/800 mg/12 h p. o. + Amphotericin B 10 mg/8 h p. o.)
schwere Hypo-/Agammaglobulinämie	Substitution von Immunglobulinen
alle Formen, auch Angehörige, außer bei fehlender B-Zell-Antwort	Influenza-/Pneumokokkenimpfung

Therapie

➤ **Empirische antimikrobielle Chemotherapie:** Die Art der Behandlung hängt von der klinischen Situation ab:
  - *Neutropenie* mit Fieber und pulmonalen Infiltraten oder arterieller Hypoxämie:
    • Cephalosporin der III. Generation (z. B. Ceftriaxon 2 g/24 h oder Ceftazidim 2 g/8 h) + Aminoglykosid (Gentamicin 4 – 5 mg/kgKG/24 h, Drug Monitoring!).
    • Bei fehlendem Ansprechen > 72 h zusätzlich Vancomycin (0,5 g/6 h i. v.).
    • Bei fehlendem Ansprechen nach 4 – 5 Tagen und persistierender Neutropenie invasive Diagnostik und zusätzlich Amphotericin B (initiale Probedosis von 1 mg, Volldosis 0,5 – 0,7 mg/kgKG, in der Regel 50 mg/24 h – Kontrolle von Serum-K$^+$, Nierenretentionswerten und Blutbild!).
  - *HIV-Infektion* mit Fieber und pulmonalen Infiltraten:
    • Cephalosporin der II. Generation (z. B. Cefuroxim 1,5 g/8 h i. v. oder Cefotiam 2 g/8 h i. v.) + zusätzlich Cotrimoxazol 10/50 mg/12 h i. v.
    • Ganciclovir 5 mg/kgKG/12 h i. v. bei fehlendem Ansprechen und diffusen Infiltraten.
  - *Hypogammaglobulinämie:* Cephalosporin der II. Generation (s. o.).
  - *Nach Organtransplantation:*
    • Fleckige Infiltrate, Konsolidierungen: Imipenem oder Meropenem (1 g/8 h i. v.) ± Amphotericin B (s. o.).
    • Diffuse/interstitielle Trübungen: Cotrimoxazol (s. o.) + Ganciclovir (s. o.) + CMV-Hyperimmunglobulin.

9.4 Pneumonie bei Immundefizienz

Prognose

- Die Mortalität einer Pneumonie bei immuninkompetenten Patienten beträgt bei rechtzeitiger adäquater Therapie 15–50 %, bei inadäquater Behandlung, spätem Therapiebeginn und wenn der Patient maschinelle Atemhilfe benötigt 70–100 %.
- Entscheidend zur Verbesserung der Prognose ist daher der möglichst frühe Therapiebeginn und eine gezielte Therapieumstellung bei Behandlungsmißerfolg aufgrund der Ergebnisse einer invasiven Diagnostik.

9.5 Pulmonale Manifestationen der HIV-Infektion

Grundlagen

- **Definition:** Alle pulmonalen Erkrankungen im Rahmen der Infektion durch das HIV (*h*umanes *I*mmundefizienz-*V*irus). Dazu zählen Infektionen, Malignome und bisher ätiologisch und pathogenetisch nicht zu klärende, idiopathische Erkrankungen. (Mindestens 80% aller Patienten erkranken im Laufe der HIV-Infektion im Bereich des respiratorischen Systems und mehr als die Hälfte der Patienten verstirbt an einer pulmonalen Komplikation).
- **Epidemiologie, Vorkommen:**
  - *Prävalenz, weltweit:* Weltweit sind bisher fast 20 Millionen Menschen durch HIV infiziert, davon etwa 0,5 Millionen in Europa.
  - *Prävalenz, Deutschland:* In Deutschland wurden 1994 etwa 61 000 HIV-Erkrankungen gemeldet. Etwa 11 000 Patienten leiden an dem Vollbild der erworbenen Immundefizienz (AIDS). Von allen kumulativ gemeldeten AIDS-Patienten sind jeweils etwa 50% verstorben. Die Prävalenz der HIV-Infektion in der Gesamtbevölkerung beträgt für die BRD 0,7%. Das mittlere Alter der Patienten beträgt etwa 35 Jahre.
  - *Geschlechtsverteilung:* Männer : Frauen = 3 : 1.
- **Klinische Kategorien:**
  - *Kategorie A:* Asymptomatische HIV-Infektion, persistierende, generalisierte Lymphadenopathie und das seltene, akute symptomatische HIV-Infektionssyndrom.
  - *Kategorie B:* Komplikationen, die nicht zum AIDS-Vollbild passen. Dazu gehören bakterielle Pneumonien, oberflächliche Candida-Infektionen und konstitutionelle Symptome wie Fieber und Gewichtsverlust.
  - *Kategorie C = AIDS-Vollbild:* Alle Infektionen durch opportunistische Erreger, wie schwere Virus- oder Pilzinfektionen, Parasitosen, andere opportunistische Infektionen und HIV-assoziierte Neoplasien. Seit 1993 zählt auch die innerhalb eines Jahres rezidivierende Pneumonie und die pulmonale oder extrapulmonale Tuberkulose neben den nichttuberkulösen Mykobakteriosen zum AIDS-Vollbild.
- **Ätiologie:** Geschlechtsspezifische Infektionswege:
  - *Männer:* Etwa $2/3$ der männlichen Erkrankten sind homo- oder bisexuell (Hauptinfektionsrisiko). Etwa 20% der Erkrankungen werden im Rahmen eines i. v.-Drogenabusus erworben, etwa 6% durch Transfusion von Blut- oder Blutbestandteilen. Immerhin 8% der Erkrankungen sind auf heterosexuelle Kontakte zurückzuführen.
  - *Frauen:* Etwa $2/3$ der Erkrankungen sind auf i. v.-Drogenabhängigkeit zurückzuführen. Knapp $1/3$ der Fälle wird durch heterosexuellen Geschlechtsverkehr erworben und etwa 5% durch Transfusionen.
- **Pathogenese, Krankheitsverlauf:**
  - *Akute HIV-Infektion:* Entweder inapparent oder mit einem mononukleoseähnlichen Krankheitsbild einhergehend (3–6 Wochen nach der Erstinfektion). Dabei findet sich eine ausgeprägte Virämie und ein sturzartiger Abfall von T-Helferlymphozyten im Blut.
  - *Immunantwort* (nach 1–12 Wochen nachweisbar): Der Plasmavirämie-Titer sinkt bis auf nahezu null und die T-Helferzellzahl steigt wieder an.

9.5 Pulmonale Manifestationen der HIV-Infektion

- *Klinische Latenz* (in der Regel Jahre):
  - Langsamer Abfall der T-Helferzellen im Blut. Symptome der Kategorie B entwickeln sich parallel zur T-Helfer-Lymphozytopenie, im Mittel bei Werten < 400 Zellen/µl (in der Regel generalisierte Lymphknotenschwellungen). Bei weiterer Progression kommt es zur Gewichtsabnahme, Infektanfälligkeit, Wesensveränderungen und schwereren Allgemeinsymptomen. In dieser Phase treten typischerweise bakterielle Pneumonien durch häufige pyogene Erreger auf (Pneumokokken oder Haemophilus influenzae).
  - Bereits vor Beginn konstitutioneller Symptome und vor den Zeichen der Immundefizienz nimmt der Plasmavirämie-Titer kontinuierlich bis zum Tod zu. Abb. 26 veranschaulicht den typischen Verlauf der HIV-Infektion.

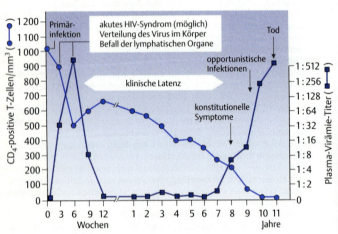

Abb. 26   Der Verlauf einer HIV-Erkrankung

- *AIDS – erworbene Immundefizienz* (typischerweise bei einer T-Helferzellzahl < 250/µl):
  - Pulmonal: Rezidivierende bakterielle Pneumonien, Tuberkulose, Pneumocystis carinii-Pneumonie oder andere opportunistische Infektionen, Malignome und/oder interstitielle Pneumonie.
  - Systemisch: Atypisch verlaufende, opportunistische Infektionen, oft Mehrfachinfektionen.

◘ *Hinweis:* Pulmonale Manifestationen sind entweder Ausdruck der HIV-Infektion selbst (fragliche Manifestationen: Interstitielle Pneumonie, primäre pulmonale Hypertonie, erhöhte Permeabilität der alveolokapillären Membran) oder – häufiger – infektiöse oder nichtinfektiöse Komplikationen des Immundefektes. Tabelle 40 listet die bisher bekannten pulmonalen HIV-Komplikationen auf.

9.5 Pulmonale Manifestationen der HIV-Infektion

Tabelle 40 Pulmonale Komplikationen der HIV-Infektion

Komplikationen/Infektionen	Kommentar
Protozoen	
– Pneumocystis carinii	zweitwichtigste Infektion, späteres Auftreten, Prävalenz rückläufig
Bakterien	
– pyogene Bakterien	vor allem S. pneumoniae (S. 232) und H. influenzae (S. 236), wichtigste Infektion, frühes Auftreten
– M. tuberculosis (S. 250)	ca. 15 %, frühes und spätes Auftreten
– M. avium/intracellulare (S. 279)	ca. 10 %, bei sehr niedriger T-Helferzahl
– andere nichttuberkulöse Mykobakterien (S. 279)	selten, spätes Auftreten
– Nocardia, Legionella, Rhodococcus	selten
Viren (S. 245)	
– humanes Immunodefizienzvirus (HIV)	pulmonale Manifestation umstritten
– Cytomegalievirus (CMV)	wichtigste Virusinfektion, spätes Auftreten
– Epstein Barr Virus (EBV)	pulmonale Manifestation umstritten
– Herpes simplex-(HSV), Herpes zoster Virus (HZV)	zweitwichtigste Virusinfektion
– Adenovirus	geringe Bedeutung
Pilze (S. 247)	
– Cryptococcus neoformans	vor allem extrapulmonaler (zerebraler) Befall
– Aspergillus spp.	
– Candida spp.	
– Penicillium marneffei	selten, spätes Auftreten
– Histoplasma capsulatum, Coccidoides immitis	Ansteckung nur in Amerika, dort häufig
Parasiten (S. 282)	
– Microsporidia	
– Toxoplasma gondii	
– Cryptosporidia	
– Strongyloides stercoralis	

Fortsetzung ▶

9.5 Pulmonale Manifestationen der HIV-Infektion

Tabelle 40 (Fortsetzung)

Komplikationen/Infektionen	Kommentar
Malignome	
– Kaposi Sarkom	häufig, 20–40% der pulmonalen Manifestationen bei systemischem Kaposi-Sarkom
– Non-Hodgkin Lymphom (S. 324)	5–10%
idiopathisch	
– lymphozytäre interstitielle Pneumonie	zunehmend häufig beobachtet
– unspezifische interstitielle Pneumonie	zunehmend häufig beobachtet (5–10%)
– primäre pulmonale Hypertonie	1–5%
– Kardiomyopathie	pulmonale Stauung (DD zur Infektion!)
– Phospolipoproteinose	selten
– Bronchiolitis obliterans (BOOP)	selten
ARDS	als Komplikation einer der anderen Erkrankungen oder sui generis
medikamenteninduziert	Alveolitiden, v. a. durch Sulfonamide und Zytostatika

Klinik

- **Häufigste pulmonale Symptome:** Fieber, trockener Husten, Belastungsdyspnoe (diese findet sich aber auch bei fehlender pulmonaler Komplikation). Produktiver Husten wird nur in etwa 20% der Fälle beobachtet.
- *Achtung:* Unspezifische Allgemeinsymptome bei völligem Fehlen thorakaler Beschwerden oder Befunde können ebenfalls Ausdruck einer pulmonalen Komplikation sein!

Diagnostik

- *Hinweis:* Die unspezifische Präsentation, das große Spektrum an möglichen Erkrankungsursachen und die schlechte Prognose sollten Anlaß für eine konsequente Diagnostik bis hin zu invasiven Methoden sein. Andererseits darf die Diagnostik die Therapie nicht wesentlich verzögern.
- **Klinische Untersuchung:** In den meisten Fällen unergiebig. Physikalische Befunde wie Klopfschalldämpfung und Rasselgeräusche weisen auf eine bakterielle Pneumonie und – selten – auf ein ausgedehntes Kaposi-Sarkom hin.

9.5 Pulmonale Manifestationen der HIV-Infektion

➤ **Labor:**
  – *Konkretisierung des Immundefektes:* Serumelektrophorese, Blutbild und Differentialblutbild, T-Helferzellzahl im Blut, Virusload (Kopienanzahl/ml Blut).
  – *Beurteilung des Schweregrades:* Laktatdehydrogenase, C-reaktives Protein.
  – *Serologische Methoden zur Erregersuche:* Bei fortgeschrittener HIV-Infektion völlig unzuverlässig!
➤ **Lungenfunktionsprüfung:**
  – *Blutgasanalyse:* Bei normaler Blutgasanalyse ist eine Blutgasanalyse unter Belastung und der CO-Transferfaktor oft wertvoll(Störungen des Gasaustausches sind frhe und recht zuverlässige, auf eine pulmonale Manifestation hinweisende Befunde).
  – Spirographie, Fluß-Volumen-Kurve und Bodyplethysmographie sind insensitiv und wenig spezifisch.
➤ **Röntgenbefunde:**
  – *Normalbefund* in 5 – 25 % der Fälle.
  – *Bilaterale, interstitielle und/oder azinäre Infiltrate* (am häufigsten): Sie sind unspezifisch, weisen am ehesten jedoch auf eine Pneumocystis carinii-Pneumonie hin (s. Abb. 27).
  – *Diffuse retikulonoduläre Verdichtungen:* Bei disseminierter Tuberkulose (s. Abb. 36 S. 261), Kryptokokkose, Aspergillose und CMV-Pneumonie, pulmonalem Kaposi-Sarkom und lymphozytärer interstitieller Pneumonie.
  – *Fokale konsolidierende Infiltrate:* Charakteristisch für bakterielle Pneumonien, finden sich aber auch bei Mykobakteriosen, der Kryptokokkose, Nokardiose und dem Kaposi-Sarkom.
  – *Noduläre diffuse Verdichtungen* (in Verbindung mit einer hilären Lymphadenopathie oder Pleuraergüssen): Charakteristisch für das pulmonale Kaposi-Sarkom. Differentialdiagnostisch kann ein Non-Hodgkin-Lymphom vorliegen.
  – *Kavitäre Läsionen:* Typisch für Tuberkulose (v. a. bei noch höheren T-Helferzellzahlen), Nokardiose, Rhodococcus equi-Infektion und invasive Aspergillose. Bei i.v.-Drogenabhängigen kommen differentialdiagnostisch septische Embolien durch Staphylokokken in Frage.
  – *Pleuraergüsse:* Bei bakteriellen Pneumonien, Mykobakteriosen, Kaposi-Sarkom und malignen Lymphomen. Seltener bei der Kryptokokose, Nokardiose und nur ausnahmsweise bei der Pneumocystis carinii-Pneumonie.
  – *Pneumothorax:* Typische Komplikation der Pneumocystis carinii-Pneumonie (in etwa 2 % der Fälle).
  ◉ *Hinweis:* Die Pneumocystis carinii-Pneumonie kann alle möglichen radiologischen Manifestationen annehmen!
➤ **Erregernachweis:**
  – *Induziertes Sputum:* Eine Pneumocystis carinii-Pneumonie läßt sich in 30 – 60 % der Fälle durch induziertes Sputum nachweisen. Auch bei der bakteriellen Pneumonie und der CMV-Infektion ist die Methode gelegentlich erfolgreich.

9.5 Pulmonale Manifestationen der HIV-Infektion

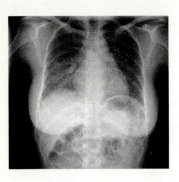

Abb. 27   Pneumocystis carinii-Pneumonie bei AIDS mit diffuser interstitieller Infiltration, 23jährige Frau

- *Bronchoalveoläre Lavage:*
    - Mögliche Befunde: Der Proteingehalt in der Lavageflüssigkeit ist unselektiv erhöht (Schrankenstörung). Als Ausdruck der HIV-Infektion kann auch eine CD8-positive Lymphozytose („Lymphozytenalveolitis") auftreten, während die T-Helferzellzahlen auch in der Lunge stark erniedrigt sind. Entsprechend ist der relative Anteil von Makrophagen erniedrigt.
    - Wertung: Die BAL ist die beste Methode zur Diagnose der Pneumocystis carinii-Pneumonie (Sensitivität 95%, Spezifität 90–95%). Die Treffsicherheit der BAL ist allerdings bei Patienten mit Pentamidin-Prophylaxe erniedrigt. Auch der Nachweis von Bakterien, Mykobakterien, Pilzen, CMV und Protozoen gelingt mit der BAL.
- *Transbronchiale Biopsie:*
    - Indikation: Diagnose des Kaposi-Sarkoms, einer Mykose, einer interstitiellen Pneumonie und häufig als Zusatzdiagnostik bei CMV-Pneumonie.
    - Wertung: In der Diagnostik der Pneumocystis carinii-Pneumonie beträgt die Trefferquote lediglich 50–60%.
- *Abstriche (Rachen, Stuhl, Haut) sowie Urin- und Blutkulturen* dienen der Sicherung von systemischen Infektionen.
- **Echokardiographie:** Indiziert bei unklarer Luftnot oder Ateminsuffizienz (Kardiomyopathie?, primäre pulmonale Hypertonie?).

Prophylaxe (grundsätzlich Daueranwendung)

- **Pneumocystis carinii-Pneumonie:**
    - *Nach abgelaufener PcP oder nach Abfall der T-Helferzellzahlen auf < 400/µl:* Prophylaxe mit Cotrimoxazol (je 3 Tabletten à 160/800 mg montags, mittwochs, freitags). Bei Unverträglichkeit der Cotrimoxazol-Prophylaxe (in 20–30% der Fälle) Dosisreduktion auf 2/3 bis zur Hälfte der Dosis oder Prophylaxe mit Dapson (50 mg/12 h p.o.).
    - Inhalationsprophylaxe mit Pentamidin (300 mg an drei aufeinanderfolgenden Tagen, danach einmal alle vier Wochen). Als Inhalationssystem sollte das Respirgard-II-System oder andere Systeme mit gleicher Verteilung des medianen Massendurchmessers verwendet werden.

9.5 Pulmonale Manifestationen der HIV-Infektion

- **Toxoplasmose:** Cotrimoxazol-Prophylaxe (s. o.).
- **Sekundärprophylaxe der oralen Candidiasis:** Einnahme von Amphotericin B als Lutschtablette (3×/d) oder 200 mg Fluconazol p. o. mindestens 1×/Woche.
- **Sekundärprophylaxe der Herpes-Infektion:** Aciclovir (400 mg Aciclovir/6 h p. o.).
- *Hinweis:* Die Sekundärprophylaxe bzw. Suppressionsbehandlung nichttuberkulöser Mykobakteriosen ist erfolglos.

Therapie

- **Jede pulmonale Infektion:** Unverzüglich Cotrimoxazol (10/50 mg/kgKG/12 h i. v. für 3 Wochen)! Zweithäufigste Infektion nach bakterieller Pneumonie, die Erkrankung kann chamäleonartig alle Manifestationen imitieren und die verspätete Behandlung geht mit einer erhöhten Letalität einher!.
- **Bakterielle Pneumonie:** Cephalosporin der II. Generation (z. B. Cefuroxim 1,5 g/ 8 h p. o. für 10–14 Tage).
- **Tuberkulose:** s. S. 265 ff.
- **Ätiologisch unklare interstitielle Pneumonie:** Eine wirksame Behandlung gibt es bisher nicht.
- *Achtung:* Medikamententoxische Wirkungen sind bei HIV-Infizierten häufiger als bei anderen Patienten. Neben der täglichen Kontrolle des klinischen Befundes sind 2 Blutentnahmen pro Woche für Blutbild, Differentialblutbild, Leber- und Nierenchemie notwendig.

Prognose

- **Allgemein:**
  - Insgesamt hat sich die Prognose von HIV-Erkrankten durch die besseren Prophylaxe- und Therapiemöglichkeiten deutlich verbessert.
  - Ungünstige Prognosefaktoren: T-Helferzellzahlen < 100/µl im Blut, Vorliegen eines Schleimhautbefalles mit Candida sowie Mehrfachinfektion.
- **Speziell:**
  - *Bakterielle Pneumonien und Tuberkulose:* Zuverlässiges Ansprechen auf die Therapie.
  - *Pneumocystis carinii-Pneumonie:* Die Mortalität beträgt 10–20%, bei beatmungspflichtigen Patienten 70–100%. Prognostisch ungünstige Faktoren sind ein niedriger Sauerstoffpartialdruck, ein Neutrophilenanteil > 10% in der BAL und eine Serum-LDH > 3facher Normwert.
  - *Nichttuberkulöse Mykobakteriosen:* Ungünstige Überlebensprognose.

9.6 Aspirationspneumonie

Grundlagen

- **Definition:** Lungenentzündungen nach Einatmen größerer Mengen flüssigen oder festen Materials.
- **Mögliche Einteilung:**
  - *Mikroaspiration:* Sie spielt eine wichtige Rolle in der Pathogenese von nosokomialen Pneumonien (s. S. 211). (Mikromengen von Rachensekret werden im Schlaf auch häufig von Gesunden aspiriert).
  - *Makroaspiaration:* Aspiration von mehr als einigen Millilitern.
- **Ätiologie und Pathogenese** (s. Tabelle 41):
  - *Aspiration primär bakteriell kontaminierten Materials:*
    - Am bedeutendsten, wobei in drei von vier Fällen mindestens zwei Pathogene beteiligt sind.
    - Die große Keimdichte führt zu schweren Infektionen.
    - Anaerobe Bakterien aus der Mundflora (in etwa 90 % der Fälle): Grampositive Peptostreptokokken, Peptokokken, Clostridien, Propionibakterien; gramnegative Bakteroides, Fusobakterien.
    - Aerobe Bakterien: Bei hospitalisierten Patienten stehen Enterobakteriaceae und Pseudomonas aeroginosa im Vordergrund, im ambulanten Bereich dominieren Pneumokokken und Haemophilus influenzae.
  - *Primär toxische Aspirationen:*
    - Akute Schleimhautschäden und Schrankenstörungen sowie Nekrosen im Alveolarbereich (s. S. 399, 495).
    - In der Folge entwickelt sich ein alveolokapiläres Leck mit eiweißreichem Lungenödem. Das Lungenödem kann folgenlos abheilen oder in einer Lungenfibrose resultieren.
    - Das Mendelson-Syndrom ist ein Lungenödem nach Aspiration von saurem (pH < 2,5) Magennüchternsekret. Es tritt im Rahmen von Intubationsnarkosen (klassischerweise bei Sectio caesarea) auf.
    - Aspiration von mineralischem oder organischem Öl führt zur exogenen Lipidpneumonie. Hierzu kommt es während der Berufsausübung (z. B. Seeleute) oder im Rahmen therapeutischer Anwendungen (z. B. Nasentropfen). Multilokuläre Infiltrate mit oft chronisch rezidivierendem Verlauf sind häufig.
    - Nach Puderaspiration kann sich bei Kleinkindern eine Bronchiolitis obliterans mit tödlichem Verlauf entwickeln.
  - *Primär obstruierende Aspiration/ Fremdkörperaspiration:*
    - Sie führt entweder zum Bolus-Syndrom (Stenose auf Trachea- oder Carina-Niveau) oder zu Atelektasen und Retentionspneumonien auf Lappen- oder Segmentniveau.
    - Persistierende Fremdkörper führen zur Entzündungsreaktion mit oft tumorartigem Aspekt und rezidivierenden Retentionspneumonien.
    - Im Kindesalter sind Erdnüsse, Bohnen, Pistazien und kleine Spielzeugteile als Aspirate häufig. Bei Erwachsenen dominieren Zahnfragmente und Nahrungsbestandteile, z. B. Hühnerknochen).
- **Allgemeine Risikofaktoren:** Störungen des Schluckablaufes (bulbäre zentrale Prozesse, Hirnnervenparesen, oropharyngeale Deformationen), schlechte Mundhygiene sowie v. a. exogen und endogen bedingte Bewußtseinsstörungen sowie anatomische Störungen des Speiseweges (s. Tabelle 42).

9.6 Aspirationspneumonie

Tabelle 41 Pathogenese von Aspirationserkrankungen

toxisch	bakteriell kontaminiert	obstruierend
– Magennüchternsekret – Kohlenwasserstoffe – Öle – Alkohol – Gallensaft – Blut – Puder	– Rachensekret – Mageninhalt – Fruchtwasser (Neugeborene)	– Fremdkörper – Nahrungsbestandteile (Bolus) – Mekonium (Neugeborene)

Tabelle 42 Risikofaktoren der Aspiration

exogene Bewußtseinsstörung	endogene Bewußtseinsstörung	anatomische Störung
– Alkoholismus – Drogenabusus – Intoxikation – Allgemeinanästhesie – Rachenanästhesie – Schädel-Hirntraumen	– Krampfanfall – Synkope – Psychose – endokrines Koma – Stoffwechselkoma – zerebrales Koma – Neugeborene	– Ösophagusdivertikel – Ösophagusstenose – Achalasie – Sondenernährung – endotracheale Intubation – Tracheotomie – ösophagotracheale Fistel – Pharynxdeformation

Klinik

- *Hinweis:* Aspirationen, vor allem rezidivierende Aspirationen, werden häufig nicht erkannt!
- **Allgemein:** Auf eine Aspiration folgt meist eine heftige Hustenattacke (bei erhaltenem Bewußtsein). Der nachfolgende Bronchospasmus wird auch bei Bewußtseinsgetrübten beobachtet (DD Asthmaanfall).
- **Toxische Aspiration:** Ein Lungenödem entwickelt sich innerhalb von einer Stunde bis zu wenigen Tagen (DD andere Ursachen des akuten Atemnotsyndroms). Bei wachen Patienten kommt es initial zu starkem Husten und nachfolgendem Bronchospasmus mit pulmonalarterieller Hypertonie und Hypoventilation bis hin zur Apnoe. Als Maximalvariante resultiert ein akutes Atemnotsyndrom.
- **Fremdkörperaspiration:** Atemstillstand oder stridoröse Atmung.

9.6 Aspirationspneumonie

- **Bakterielle Kontamination:**
  - Aspirationspneumonien entwickeln sich innerhalb von Stunden bis maximal zwei Wochen mit Fieber und Allgemeinbeeinträchtigung.
  - Abszedierung und Ausbildung eines Pleuraempyems sind häufig. Nach einer Latenzphase mit Fieber von 10–14 Tagen kann es bei einem Bronchusanschluß des Abszesses zu großen Mengen dünnflüssigen und fötide riechenden eitrigen Auswurfs kommen. Fäkulenter Geruch ist typisch für die Anwesenheit von anaeroben Keimen.
- **Chronisch rezidivierende Aspiration:** Der Verlauf ist meist schleichend. Oft besteht leichter Husten, wechselnder Fieberverlauf und wechselnder, eitriger Auswurf.

Diagnostik

- **Anamnese:** Die in Tabelle 41 dargestellten Risikofaktoren müssen berücksichtigt werden.
- **Klinischer Befund:**
  - *Toxische Aspiration:* Rasselgeräusche, Bronchialatmen, zunehmende Tachypnoe und Zyanose.
  - *Bakterielle Kontamination/Pneumonie:* Rasselgeräusche, Klopfschalldämpfung.
  - *Obstruktion:* Orthopnoe, Tachypnoe, inspiratorische Einziehung, Stridor oder aufgehobenes Atemgeräusch.
- **Labor:** Häufig massive Leukozytose (>20/nl mit Linksverschiebung im Differentialblutbild). Bei rezidivierender Aspiration polyklonale Hypergammaglobulinämie in der Eiweißelektrophorese, häufig auch normo- bis mikrozytäre Anämie sowie ein meist stark erhöhtes C-reaktives Protein (>15 mg/dl).
- **Röntgenbefunde:**
  - *Toxische Aspiration:* Bild des nichtkardialen Lungenödems mit diffuser, beidseitiger Trübung unter Auslassung des Perikardialraumes. Ausbildung eines Bronchopneumogramms. Entwicklung bis hin zur „weißen Lunge".
  - *Bakterielle Kontamination:*
    - Aspirationspneumonie: Lokalisiert in abhängigen Lungenpartien (im Liegen apikales oder basales Unterlappensegment, bei aufrechter Körperlage Unterlappen- oder Mittellappensegmente). Die rechte Lunge ist etwa doppelt so häufig betroffen wie die linke.
    - Lungenabszesse: Dichte, homogene Infiltrate ohne Bronchopneumogramm sind verdächtig. Nach Bronchusanschluß sind die Abszeßmembran und der Luft-/Eiterspiegel erkennbar. Pleuraergüsse sind häufig.
  - *Kontrastmittelaspiration:* Bild der Bronchographie, meist in Form des „belaubten Baumes".
  - *Fremdkörperaspiration:* Hier muß nach direkten (z. B. Zahnfüllungen) oder indirekten (Aussparung) Hinweisen gesucht werden. Ansonsten findet sich das Bild der segmentalen oder lobären Pneumonie ohne Bronchopneumogramm, eine Atelektase oder – sehr selten – eine lokale Lungenüberblähung (inkompletter Verschluß mit Ventilmechanismus).
- **Bronchoskopie:** Zur Diagnosestellung immer indiziert (Ausnahme: toxische Aspiration mit bereits vorliegendem Ödem).
- **Mikrobiologische Untersuchung** von Abszeß- oder Empyempunktaten. Hierbei ist auf die korrekte Anlage von anaeroben Kulturen zu achten. (Hirn-/Herzbouillon, Transport unter Luftabschluß).

9.6 Aspirationspneumonie

Therapie

- **Allgemein, Fremdkörperaspiration:** So rasch wie möglich bronchoskopische, gezielte Sekretabsaugung oder Fremdkörperentfernung (größere Fremdkörper müssen mit dem starren Bronchoskop entfernt werden)!
- **Toxische Aspiration:** Siehe S. 399, 495. Eine frühzeitige maschinelle Beatmung mit positivem endexpiratorischem Druck ist meist indiziert.
- **Aspirationspneumonie** (initial empirische Therapie):
  - *Bei ambulanter Aspiration:*
    - Penicillin G (1,5 Mega/6 h i. v. + Gentamicin (4–5 mg/kgKG/24 h als Kurzinfusion, drug monitoring!).
    - Oder: Ampicillin/Sulbactam (1,5 g/8 h i. v.).
    - Oder: Clindamycin 0,6 g/8 h i. v.
  - *Bei nosokomialer Aspiration:*
    - Cephalosporin der III. Generation (z. B. Ceftriaxon 2 g/24 h i. v.) + Clindamycin.
    - Oder: Breitspektrumpenizillin + Betalaktamaseinhibitor (z. B. Piperacillin + Tazobactam 4,5 g/8 h i. v.).
    - Oder: Imipenem (0,5 g/6 h i. v.).
  - *Gezielte Therapieumstellung gemäß Antibiogramm:* Sie kann in den meisten Fällen nach Kultur des Bronchialsekretes oder des Punktionsmaterials erfolgen.
  - *Behandlungsdauer:* Mindestens 14 Tage, bei häufig auftretenden Komplikationen (Pleuraempyem, Lungenabszeß) mindestens drei Wochen und länger.
- **Lungenabszeß:** Siehe S. 230.
- *Hinweis:* Auf optimale Bronchialtoilette ist zu achten: Unter Umständen wiederholte Bronchoskopie mit gezielter Absaugung und innerer Drainage!

Prophylaxe

- Bei Vorliegen von Risikofaktoren (s. Tabelle 41) sind folgende Maßnahmen zu überdenken:
  - Magenentleerung mittels Nasogastralsonde.
  - Anhebung des Magen-pH durch Zitratlösung oder Protonenpumpenblocker bzw. H_2-Antagonisten.
  - Unterstützung des Hustenreflexes durch physikalische Therapie.
  - Enterale Ernährung durch perkutane, endoskopische Gastrostomie (PEG).
  - Vermeidung von Sedativa, Hypnotika.
  - Behandlung der Grunderkrankung (z. B. Komatherapie, Anfallsprophylaxe, Beseitigung einer Ösophagusstenose, Überbrückung einer ösophagotrachealen Fistel, korrigierende Operationen).

Prognose

- Die Letalität der toxischen Aspiration beträgt etwa 30%, bei Notwendigkeit einer maschinellen Atemhilfe 60–100%.
- Die Letalität der bakteriellen Aspirationspneumonie beträgt 10–20%, bei Vorliegen gramnegativer Keime (nosokomiale Aspiration) oder von Bacteroides spp. 20–50%.

9.7 Lungenabszeß

Grundlagen

- **Definitionen:**
  - *Lungenabszeß:* Eitrige Einschmelzung von Lungengewebe. Im strengen Sinn werden nur nekrotisierende Pneumonien durch pyogene Bakterien oder Entamoeba histolytica als Abszesse bezeichnet. (Einschmelzende Infektionen durch Echinokokken, Pilze, Actinomykose, Nokardiose oder Tuberkulose bzw. andere Mykobakteriosen werden nicht als Abszeß bezeichnet).
  - *Lungengangrän:* Lungenabszesse bei Anaerobierinfektionen.
  - *Kavernen:* Lungennekrosen bei Mykobakteriosen.
- **Ätiologie und Pathogenese:**
  - *Wichtige ätiologische Faktoren, die zur Abszeßbildung beitragen:*
    - Große Bakterienmassen (Aspiration).
    - Behinderte muköziliäre Clearance (Fremdkörper, Bronchialtumor).
    - Gewebsnekrosen (Lungeninfarkt, Lungentumoren, Silikoseherde, Thoraxtraumen).
    - Präformierte pulmonale Hohlräume (Zysten, Bullae, gereinigte Kavernen, Infarkthöhlen, Tumorhöhlen).
    - Immunstörungen bei fortgeschrittenem Tumorleiden, Alkoholismus, entgleistem Diabetes mellitus, schwerer Niereninsuffizienz.
    - Amöben-Leberabszesse führen in 15% der Fälle zu Abszedierungen im rechten Lungenunterlappen. Dabei besteht häufig ein Pleuraempyem.
  - *Erregerspektrum:*
    - Mit Anaerobiern ist stets zu rechnen, ihr Nachweis gelingt jedoch oft nicht.
    - Einschmelzende Bronchopneumonien sind häufiger bei Staphylococcus aureus, Klebsiella pneumoniae und anderen Enterobakteriaceen sowie Pseudomonas aeruginosa.
    - Bei nekrotisierenden septischen Embolien ist oft Staphylococcus aureus beteiligt (i.v.-Drogenabhängige).

Klinik

- Das Bild gleicht dem einer schweren Pneumonie mit hohem Fieber, Schüttelfrost, Husten und meist thorakalen Schmerzen.
- Oft kann der Patient Lokalisationsangaben machen (Pleuraschmerzen).
- Bei Bronchusanschluß werden größere Mengen blutig-eitriger Flüssigkeit neben Gewebsfetzen abgehustet. Jauchiger Gestank weist auf eine Anaerobierbeteiligung hin.
- Eine momentane Verschlechterung des Befindens kann in seltenen Fällen durch den Einbruch in die Pleurahöhle mit nachfolgendem Empyem verursacht sein.
- Kleinere Abszesse können klinisch stumm sein.

Diagnostik

- **Klinische Untersuchung:**
  - *Perkussion:* Klopfschallverkürzung.
  - *Auskultation:* Häufig fehlt das feinblasige, pneumonische Rasseln. Selten kann amphorisches Atmen gehört werden.
  - *Inspektion:* Bei chronischem Verlauf können sich Trommelschlegelfinger entwickeln. Das Sputum zeigt eine Zweischichtung (unten Eiter, darüber trübe Flüssigkeit).

9.7 Lungenabszeß

- **Labor:** Meist ausgeprägte Leukozytose und Erhöhung des C-reaktiven Proteins sowie Zeichen einer Infektanämie.
- **Röntgenbefunde:** Im Verlauf Verdichtung und Homogenisierung des pneumonischen Infiltrates mit Verschwinden des Bronchopneumogramms. Typisch ist ein begleitender Randwinkelerguß. Nach Bronchusanschluß wird eine horizontale Luft-/Flüssigkeitsspiegelung sichtbar, umgeben von einer mehrere mm dicken, unregelmäßigen Abszeßmembran.
- **Sonographie (Methode der Wahl) oder CT** beweisen bei fehlendem Bronchusanschluß die flüssigkeitsgefüllte Abszeßhöhle. Im Sonobild meist echogene, grobkörnige Strukturen mit atemabhängiger Flüssigkeitsbewegung.
- **Erregernachweis:** Fast immer durch transthorakale Punktion oder bronchoskopische Sondierung (Katheter) möglich. Immer auch anaerobe Aufarbeitung des Eiters (z. B. mit Hirn-/Herz-Boullion unter Luftausschluß).
- **Bronchoskopie:** Immer indiziert zur inneren Drainage und zum Ausschluß einer Retentionspneumonie.

Differentialdiagnose

- **Einschmelzende Tumoren:** Keine regelrechte Wandung, oft Tumorzapfen in der Höhle.
- **Mykotische Nekrosen:** Keine Flüssigkeit, sondern solides Pilzmaterial in der Höhle.
- **Zwerchfellhernien:** Meist Zufallsbefund, typischerweise retrokardialer Luft-/Flüssigkeitsspiegel.
- **Lobärpneumonien:** Kein Flüssigkeitsspiegel, pos. Bronchopneumogramm.
- **Lungeninfarkte:** Akutereignis in der Anamnese (wie bei Aspiration!), Phlebothrombose, sonst identische Klinik und Befunde.

Therapie

- **Beseitigung der Ursache:** Fremdkörperentfernung, Beseitigung einer tumorösen Bronchusstenose durch Lasertherapie oder Bronchusstent bzw. endobronchiale Kleinraumbestrahlung, Sanierung eines septischen Streuherdes.
- **Antibiotika:**
  - *Ambulante Genese:* Cephalosporin der II. Generation (z. B. Cefuroxim 1,5 g/8 h i. v.) + Clindamycin (0,6 g/8 h i. v.).
  - *Nosokomiale Genese:*
    - Piperacillin + Tazobactam (4,5 g/8 h i. v.).
    - Oder: Imipenem, Meropenem (1 g/8 – 12 h i. v.).
- **Drainage der Nekrosehöhle:**
  - *Bei Pleurakontakt* perkutane Abszeßdrainage (optimal: Doppelläufige Spül-/Saugdrainage aus weichem Material (vom Typ van Sonnenberg), welches sich der Abszeßwand anpaßt. Bei fehlendem Bronchusanschluß kontinuierliche Spülung mit 1 l isotoner NaCl-Lösung, bei Bronchusanschluß lediglich 2 – 3 mal tägliche Eiterabsaugung mit kleinvolumiger Spülung (10 – 50 ml, Patientenlagerung so, daß der Abszeß am Tiefpunkt gelegen ist).
  - *Bei fehlendem Pleurakontakt* (selten) innere Drainage mittels Bronchoskop mit Ballondilatation und/oder Bronchusstent.
- **Chirurgische Sanierung:** Indiziert bei offenen Thoraxtraumen, persistierenden Hohlräumen, erfolgloser Behandlung > 4 Wochen, symptomatischen Bronchiektasen, massiver Hämoptoe, bronchopleuraler Fistel. Ansonsten heute nur noch selten notwendig.

9.8 Bakterielle Pneumonie: Pneumokokken

Grundlagen

- **Definition:** Pneumonie durch grampositive Diplokokken (Streptococcus pneumoniae).
- **Epidemiologie:** Häufigster Pneumonieerreger bei ambulant erworbenen Pneumonien mit einem Anteil von 15–40%. Seltener auch bei nosokomialen Infektionen.
- **Ätiologie und Pathogenese:** S. pneumoniae ist ein grampositiver, länglich bis lanzettförmiger Diplokokkus mit α-Hämolyse auf Blutagar. Virulenzfaktoren sind kapsuläre Polysaccharide. Diese sind auch die Zielantigene der Pneumokokkenimpfung. Es werden mehrere Typen unterschieden: Typ III ist der virulenteste Vertreter und kann Lungenabszesse hervorrufen. 90% der lobären Pneumokokkenpneumonien sind durch die Typen I, II, V, und VII und IV verursacht, bei Bronchopneumonien sind andere Typen beteiligt.
- **Risikofaktoren:** Alkoholismus, Leberzirrhose, Diabetes mellitus, Niereninsuffizienz, chronische Atemwegserkrankungen und Malignome. Das Risiko ist besonders hoch bei Zustand nach Splenektomie und Sichelzellanämie (dabei ebenfalls funktionelle Asplenie).

Klinik

- Beginn typischerweise innerhalb von Stunden mit Schüttelfrost, hohem Fieber (> 39°C), produktivem Husten mit eitrig bis bräunlichem Auswurf und Pleuraschmerzen.
- Tachypnoe, Zyanose und Nasenflügeln sind häufig, stechende, atemabhängige Thoraxschmerzen sind Ausdruck der häufigen Begleitpleuritis.

Diagnostik

- **Klinische Untersuchung:**
  - *Auskultation:* Lautes, ohrnahes Rasselgeräusch.
  - *Perkussion:* Starke Klopfschallverkürzung, die häufige basale Dämpfung kann Ausdruck eines Begleitergusses oder eines Pleuraempyems sein.
- **Labor:** BSG, Leukozytenzahl, CRP stark erhöht. Ausgeprägte Linksverschiebung im Differentialblutbild.
- **Röntgenbefunde:**
  - *Mögliche Befunde:* Fast immer Nachweis eines Bronchopneumogramms, Nachweis eines Pleuraergusses in 10% der Fälle. In 20–25% sind beide Lungen befallen.
  - *Kriterien der Lobärpneumonie:* Scharfe Darstellung der Lappengrenze. Diese wird respektiert. Volumenvermehrung des betroffenen Lobus (später Schrumpfung). Nachweis eines Bronchopneumogramms. Lufthaltiges Parenchym kann im Infiltrat noch sichtbar sein.
- *Hinweis:* Bei Nachweis einer Lobärpneumonie sind Pneumokokken die wahrscheinlichsten Erreger!
- **Erregernachweis, Serologie:** Untersuchung von Sputum, Bronchialsekret, venösem Blut und Pleurapunktat mit Gramfärbung und Kultur. Positive Blutkulturen finden sich in 30%. Die Bakterien sterben extrakorporal rasch ab (Transportzeiten!). Im Grampräparat grampositive Diplokokken mit deutlich sichtbarer Kapsel. Der sichere Pneumokokkennachweis gelingt durch typenspezifische Kapselquellungsreaktion, Kultur oder Antigennachweis.

9.8 Bakterielle Pneumonie: Pneumokokken

Differentialdiagnose

- Retentionspneumonie, Lungenabszeß, Lungeninfarkt.
- Seltener können auch andere Bakterien (Klebsiella pneumoniae, Staphylococcus aureus u. a.) eine Lobärpneumonie hervorrufen.

Therapie

- **Penicillin G:**
    - *Wirksamkeit:* In Deutschland sind 97 – 98 % aller Pneumokokken sensibel auf Penicillin G. Penicillin-tolerante (MHK 0,1 – 1 mg/l) und -resistente Stämme sprechen meist auf Cephalosporine der III. Generation (z. B. Ceftriaxon, Cefotaxim) an.
    - *Dosierung:* 1,5 Mega/6 hi. v. bis zur Entfieberung, danach p. o. Penicillin V in der gleichen Dosierung.
- **Alternativen:**
    - Makrolide (Alternativtherapie der Wahl), z. B. Erythromycin 0,5 g/8 hi. v. oder Roxithromycin 0,3 g/24 hp. o.
    - Aminopenicilline (z. B. Amoxicillin 1 g/8 h i. v.) und Cephalosporine der I. und II. Generation sind ebenfalls zuverlässig wirksam (z. B. Ceforuxim 1,5 g/8 h i. v.).
    - Tetrazykline und Cotrimoxazol sind nicht zuverlässig wirksam.

Prophylaxe

- **Immunprophylaxe:**
    - *Allgemein:* Impfung gegen Kapselantigene durch einen 23-valenten Impfstoff (Pneumovax 23) möglich. Die Schutzrate beträgt etwa 60 – 80 %, bei älteren Menschen 30 – 50 %. Die Schutzwirkung hält 5 – 7 Jahre an.
    - *Obligate Indikationen:* Z. n. Splenektomie, Sichelzellanämie, Morbus Hodgkin, Non-Hodgkin-Lymphom, multiples Myelom, Immunsuppression.
    - *Empfohlene Indikationen:* Häufige Pneumokokkeninfektionen, z. B. bei chronischer Atemwegserkrankung, Herzinsuffizienz, Diabetes mellitus, Alkoholismus.
    - *Wertung:* Die Kosten/Nutzen-Analyse spricht für die großzügige Impfung – in Finnland konnte die Pneumonierate durch Impfung aller Personen > 65 Jahre um 30 – 40 % gesenkt werden.

Prognose

- Die Sterblichkeit von Pneumokokkenpneumonien beträgt insgesamt etwa 5 %. Bei bakteriämischer Infektion versterben 20 – 25 %.
- Ungünstige Prognosefaktoren sind Bakteriämie, Befall mehrerer Lungenlappen, verzögerter Behandlungsbeginn, Vorliegen der Serotypen III und VIII.

9.9 Bakterielle Pneumonie: Staphylokokken

Grundlagen

- **Definition:** Pneumonie durch grampositive Haufenkokken, fast ausschließlich durch Staphylococcus aureus.
- **Epidemiologie:** Staphylococcus aureus ist verantwortlich für 2–3 % aller ambulant erworbenen Pneumonien, bei nosokomialen Pneumonien ist der Anteil mit 15–20 % wesentlich höher.
- **Ätiologie und Pathogenese:**
  - *Erreger:* Als Pneumonieerreger hat fast nur der hochpathogene Staphylococcus aureus Bedeutung. Gegenüber den nur wenig verwandten koagulasenegativen Staphylokokken (v. a. S. epidermidis) zeigt er neben der Koagulaseaktivität β-Hämolyse auf Schafblutagar und bildet goldgelbe Kolonien. Durch die Enzymausstattung ist die Neigung zur Gewebsnekrose stark ausgeprägt.
  - *Infektionswege:* Neben der Inhalation v. a. hämatogene Ausbreitung (i. v.-Drogenabhängige, venöse Thrombosen, Osteomyelitis, Abszesse, infizierte Dialyse-Shunts und allogene Verweilmaterialien wie Katheter).
  - *Risikofaktor:* Die Influenza ist ein wichtiger Wegbereiter der inhalativen Staphylokokkeninfektion.

Klinik

- Die Pneumonie entwickelt sich innerhalb von 1–2 Tagen. Der Verlauf ist fast immer schwer, besonders nach einer Influenza. Der toxische Verlauf ist gekennzeichnet durch Blutdruckabfall, Zyanose, Verwirrtheit (u. Leukopenie).
- Häufig besteht Zyanose, Ruhedyspnoe und hohes remittierendes Fieber mit Schüttelfrostanfällen.
- Der Auswurf ist gelblich-cremig mit Blutspuren. Bei jedem zweiten Patienten besteht ein Pleuraerguß.

Diagnostik

- **Anamnese:** Vorangehende extrapulmonale Weichteilinfektionen und/oder Verweilkatheter sind wichtige Hinweise.
- **Klinische Untersuchung:**
  - *Perkussion:* Klopfschalldämpfung.
  - *Auskultation:* Meist ohrnahes spätinspiratorisches Rasseln; zuweilen ist ein parasternales, leises, hochfrequentes Systolikum (Trikuspidalinsuffizienz) als Zeichen der Trikuspidalklappenendokarditis auskultierbar.
  - Zeichen einer Meningitis oder eines Hirnabszesses (Kopfschmerzen, Nackensteifigkeit, neurologische Herdzeichen)?
- **Typische Laborbefunde:** Ausgeprägte Leukozytose mit Linksverschiebung, dreistellige BSG und ein C-reaktives Protein im Serum von > 20 mg/dl.
- **Röntgenbefunde:**
  - Häufig finden sich lobuläre bis segmentale Infiltrationen mit homogener Verdichtung (bei > $2/3$ der Patienten bilateral). Oft fehlt das Bronchopneumogramm. Diffus verteilte, unscharf begrenzte knotige Verdichtungen weisen auf eine metastatische Pneumonie infolge hämatogener Aussaat hin.

9.9 Bakterielle Pneumonie: Staphylokokken

- Ein pathognomonischer Röntgenbefund ist das Auftreten von Pneumatozelen (peripheren, zystischen, dünnwandigen Hohlräumen). Sie entstehen durch einen ventilartigen Verschluß kleiner Atemwege und sind rückbildungsfähig.
- Nachweis von Komplikationen: Abszedierung (häufig, nicht selten multilokulär), Pleuraempyem und Pyopneumothorax.

▶ **Erregernachweis, Serologie:** Pleurapunktat, Abszeßpunktat und Lavagematerial sind geeignete Untersuchungsmedien. Sputum ist unzuverlässig in der Bewertung (nur bei $> 10^6$ Keimen/ml). Positive Blutkulturen sind selten.

Therapie

▶ **Problematik der Penicillin-Resistenz:** S. aureus ist zu etwa 80% Penicillin G-resistent. Auch die Resistenz gegenüber penicillinase-festen Penicillinen vom Typ des Methicillin nimmt zu (im Hospitalbereich etwa 5–10%).

▶ **Therapie der Wahl:**
- Cephalosporin der I.–II. Generation (z.B. Cefuroxim 3 g/8 h i.v.).
- Oder: Isoxazolylpenicillin (Oxacillin 1–2 g/8 h i.v.) + Gentamicin (4–5 mg/kgKG/24 h i.v., Drug Monitoring!). Eine Kombination ist hier sinnvoll wegen des zu schmalen Wirkspektrums des Penicillins.
- Oder: Clindamycin 0,6 g/8 h i.v.

▶ **Bei Nachweis methicillinresistenter Staphylokokken (MRSA):** Vancomycin (1 g/12 h i.v.).

Prophylaxe

▶ Entfernung allogenen Fremdmaterials sowie Sanierung von Haut-/Weichteilinfektionen oder einer Trikuspidalklappenendokarditis.
▶ Strenge Umkehrisolation und Einzelpflege bei Nachweis einer Methicillinresistenz.

Prognose

▶ Die Prognose einer Staphylokokkeninfektion ist ernst. Etwa jeder dritte Patient stirbt. Bei nosokomialer Staphylokokkenpneumonie beträgt die Sterblichkeit etwa 50%.

9.10 Bakterielle Pneumonie: Haemophilus species

Grundlagen

- **Definition:** Pneumonie durch Haemophilus influenzae o. H. parainfluenzae.
- **Historisches:** Bereits 1892 wurde H. influenzae aus dem Sputum Influenzakranker isoliert und galt zunächst als Erreger der Grippe. H. parainfluenzae galt lange als apathogen.
- **Epidemiologie:** Heute werden 5–15% der ambulant erworbenen Pneumonien durch H. influenzae verursacht. Bei nosokomialen Infektionen findet sich der Erreger seltener. Besonders häufig ist H. influenzae bei Pneumonien im Rahmen der chronisch obstruktiven Bronchitis.
- **Ätiologie und Pathogenese:**
  - *Wichtigster Risikofaktor* ist die chronische Bronchialschleimhautschädigung mit Flimmerverlust, Dyskrinie und Plattenepithelmetaplasie im Rahmen der chronischen Bronchitis.
  - *Erregertypen:* Bei Pneumonien handelt es sich meist um kapsellose H. influenzae-Typen. Typ B (kapseltragend) besitzt eine erhöhte Pathogenität, verursacht die Haemophilus-Meningitis und erzeugt selten komplizierende Pneumonien mit metastatischer Streuung, Empyem und Abszeß.

Klinik

- Die Pneumonie entwickelt sich über mehrere Tage, meist ohne Schüttelfrost mit mäßigem Fieber und mäßiger Allgemeinbeeinträchtigung.
- Meist gelb-grünlicher eitriger Auswurf.

Diagnostik

- **Anamnese:** Typisch ist eine chronische Bronchitis mit multiplen purulenten Schüben.
- **Klinische Untersuchung:** Fein- bis mittelblasige Rasselgeräusche finden sich oft beidseits, eine Klopfschalldämpfung ist selten.
- **Labor:** BSG, Leukozytenzahl und C-reaktives Protein sind mittelgradig erhöht.
- **Röntgenbefunde:** Radiologisch besteht meist eine Bronchopneumonie, häufig beidseits. Ergüsse sind selten.
- **Erregernachweis, Serologie:** Spezifisch ist der Nachweis somatischer Bakterienantigene. Als Untersuchungsmaterial steht meist nur Sputum zur Verfügung. Da die Kolonisation im Atemtrakt häufig ist, ist die Sputumdiagnostik jedoch zurückhaltend zu bewerten.

  Achtung: H. influenzae ist sehr transportempfindlich!

Therapie

- **Problematik der Ampicillin-Resistenz:** Weltweit ist eine zunehmende Ampicillin-Resistenz von H. influenzae zu beobachten. In Deutschland sind noch mehr als 95% der Stämme Ampicillin-sensibel.
- **Therapie der Wahl:**
  - Cephalosporin der II. Generation (z. B. Cefuroxim 1,5 g/8 hi. v.).
  - Oder: Aminopenicillin/Betalaktamaseinhibitorkombination (z. B. Ampicillin/Sulbactam 1,5 g/8 hi. v.).
- **Bei (seltenen) foudroyanten Infektionen** durch kapseltragende Stämme wirken Fluorchinolone wegen hoher Gewebsspiegel sehr zuverlässig (z. B. Ciprofloxacin 0,4 g/12 hi. v. oder p. o.).

9.11 Bakterielle Pneumonie: Legionellen

Grundlagen

- **Definition:** Pneumonie durch Legionellaceae, zumeist durch L.pneumophila.
- Legionellen wurden 1977 nach einer Epidemie bei einer Tagung der amerikanischen Veteranenorganisation „American Legion" in Philadelphia entdeckt.
- **Epidemiologie:** In Deutschland beträgt der Anteil an ambulant erworbenen Pneumonien 2–4% (aufgrund serologischer Daten wurde die Prävalenz mit 5–15% zunächst zu hoch angegeben). Legionellen verursachen sehr selten nosokomiale Pneumonien. Bei Immunkompetenten werden immer wieder Einzelfälle beobachtet.
- **Ätiologie und Pathogenese:**
  - *Risikofaktoren:* Alle behandlungsbedürftigen internistischen Erkrankungen, Tumorerkrankungen, Alter > 60 Jahre, männliches Geschlecht.
  - *Erregertypen:* Mindestens 11 Legionellenspezies sind humanpathogen. Bei etwa 80% der Legionellenpneumonien ist L. pneumophila die Ursache. Die gramnegativen Stäbchenbakterien sind schwierig anfärb- und kultivierbar. Sie vermehren sich in vivo in mononukleären Zellen (vor allem in Alveolarmakrophagen).
  - Legionellen sind typische Feuchtkeime und haben ein hohes Temperaturoptimum. Die Gefährdung durch Duschköpfe wird jedoch überschätzt. Die Trinkwasserkolonisierung kann jedoch für Immuninkompetente von Bedeutung sein.

Klinik

- Die Inkubationszeit beträgt 2–10 Tage, selten länger. Danach abrupter Krankheitsbeginn mit hohem Fieber und wenig produktivem Husten, häufig auch relativer Bradykardie, Dyspnoe und Zyanose.
- Ausgeprägte Neigung zu extrapulmonaler Manifestation mit Myalgie, Kopfschmerz, Diarrhoe, neurologischen Symptomen, Übelkeit und Erbrechen sowie Abdominalschmerz bei mindestens der Hälfte der Patienten.

Diagnostik

- **Klinische Untersuchung:** Der Auskultationsbefund ist dürftig, Rasselgeräusche oft nicht ausgeprägt. Klopfschalldämpfung ist dagegen bei aufmerksamer Perkussion regelmäßig nachweisbar.
- **Labor:** Die BSG ist bei Diagnosestellung meist noch nicht stark erhöht, C-reaktives Protein und Leukozytenzahl sind mittelgradig verändert.
- **Röntgenbefunde:** Typisch sind 2–4 sehr dichte, raumfordernde, homogene, flächige Infiltrate ohne Respektierung anatomischer Grenzen über beide Lungen verteilt. Abszedierung und ein begleitender Pleuraerguß kommen selten vor.
- **Erregernachweis, Serologie:**
  - Die bronchoalveoläre Lavage ist ein gutes Untersuchungsmedium, der mikrobiologische Nachweis ist jedoch schwierig. Legionellen sind in der Gramfärbung nicht darstellbar. Zur Kultur werden Selektivnährböden (z. B. Holzkohle-Hefeextrakt-Agar) benötigt.

9.11 Bakterielle Pneumonie: Legionellen

- Antigennachweise (direkte Immunfluoreszenz der BAL), auch im Urin (Screeningmethode) erleichtern die Diagnostik.
- Der serologische Nachweis (4facher Titeranstieg oder Initialtiter von ≥ 1:256) kann falsch positiv ausfallen. Die Antikörper sind oft erst nach Wochen nachweisbar.

Therapie

- **Makrolide:** Erythromycin 1 g/8 h i. v. über mindestens drei Wochen, bei schwerem Verlauf kombiniert mit Rifampicin (10 mg/kgKG/24 h i. v.).
- **Alternative (bei KI gegen Makrolide):** Fluorchinolone (z. B. Ciprofloxacin 0,4 g/ 8 h i. v.).

Prognose

- Die durchschnittliche Erkrankungsdauer beträgt 7 Tage.
- Bei toxischer Leukozytopenie ist die Prognose ungünstig.
- Der Tod kann mit Ateminsuffizienz und toxischem Schock rasch innerhalb weniger Tage eintreten.
- Bei korrekter und frühzeitiger Therapie beträgt die Mortalität 5–10 %.
- Bei unkorrekter Therapie versterben 15–35 % bei immunkompetenten Patienten, bei Immuninkompetenten beträgt die Sterblichkeit dann über 80 %.

9.12 Bakterielle Pneumonie: Enterobakterien

Grundlagen

- **Definition:** Pneumonien durch Bakterien der Gruppe Enterobacteriaceae (gramnegative Stäbchenbakterien).
- **Klinisch relevante Erreger:** Escherichia coli, Citrobacter spp., Klebsiellen (vor allem K. pneumoniae), Enterobacter spp, Serratia marcescens, Proteus spp. (darunter auch Morganella morganii und Providentia rettgeri). Auch der Erreger der Pest, Yersinia pestis, gehört zur Familie der Enterobacteriaceae. Die wichtigsten Spezies sind Escherichia coli und Klebsiella pneumoniae. Sie stellen etwa die Hälfte der Fälle.
- In der vorantibiotischen Ära waren lediglich 0,5–5% der Pneumonien durch gramnegative Keime bedingt. Seit Mitte der 60er Jahre wurden Enterobakterien zunehmend als Pneumonieerreger isoliert.
- **Epidemiologie:**
  - Enterobakterien verursachen 20–30% der nosokomialen Pneumonien (auch bei chronisch Kranken mit häuslicher oder Heimpflege). Bei schwerer obstruktiver Atemwegserkrankung sind auch endogene Reinfektionen nicht selten. Auch bei immuninkompetenten Patienten sind sie neben Pseudomonas spp. und Staphylococcus aureus die wichtigste Keimgruppe.
  - Bei ambulant erworbenen Pneumonien kommen Enterobakterien in 5–8% der Fälle vor, v.a. bei chronisch Kranken.
- **Ätiologie und Pathogenese:**
  - *Übertragungsweg:* Fäkal-oral im Rahmen von therapeutischen und pflegerischen Maßnahmen. Enterobakterien kommen als wenig pathogene Darmbesiedler häufig vor.
  - *Deszendierende Infektion durch Mikroaspirationen:* Funktionsstörungen der Immunabwehr in der Lungenperipherie (schwere Allgemeinerkrankungen, Kortikosteroidtherapie) begünstigen die Entwicklung einer Pneumonie.
  - *Kolonisation von Schleimhäuten* durch gramnegative Bakterien innerhalb von 3 Tagen (nach Akuterkrankungen, Trauma, chronischen Erkrankungen wie Alkoholismus, Diabetes mellitus, malignen Tumoren und Niereninsuffizienz) durch Expression von Rezeptoren („Adhäsinen") auf der Oberfläche von Schleimhautepithelien des oberen Respirationstraktes.
  - *Risikofaktoren:* Allgemein steigt die Wahrscheinlichkeit einer gramnegativen Infektion mit der Schwere der Grunderkrankung. Dies gilt auch für Atemwegerkrankungen.
  - *Keimreservoir:* Im Krankenhaus sind es die Patienten, die Übertragung erfolgt über Ärzte und Pflegepersonal oder medizinische Geräte (z.B. Inhalationsgeräte).
- **Friedländer-Pneumonie:** Historisch beschriebene Pneumonie durch K. pneumoniae bei männlichen Alkoholikern, im Lungenoberfeld lokalisiert. Einschmelzungen sind dabei häufig, der Verlauf protrahiert.
- **Lungenpest:** Sie wird durch das Enterobakterium Yersinia pestis hervorgerufen und verläuft als schwere, nekrotisierende Bronchopneumonie.. Das Wirtsreservoir sind Katzen und kleine Nagetiere. Die Übertragung erfolgt über Flohstiche durch die Haut. Eine Pneumonie entsteht in 20% der Fälle durch hämatogene Aussaat über einschmelzende, regionäre Lymphknoten („Bubonenpest"), sehr selten über Staub- oder Tröpfcheninhalation. Eine Übertragung von Mensch zu Mensch ist seit mehr als zwanzig Jahren nicht mehr beschrieben worden.

9.12 Bakterielle Pneumonie: Enterobakterien

Klinik

- Das klinische Bild entspricht dem einer Haemophilus-Pneumonie mit akutem bis subakutem Verlauf. Auch foudroyante Verläufe kommen vor. Meist besteht produktiver Husten mit Eiterauswurf.

Diagnostik

- **Klinische Untersuchung:** Spätinspiratorische Rasselgeräusche, seltener Klopfschalldämpfung.
- **Labor:** Die Entzündungsparameter im Blut sind mittelgradig bis stark erhöht.
- **Röntgenbefund:** Fast immer Bild einer Bronchopneumonie, häufig auch beidseitig. Die „Friedländer-Pneumonie" ist eine segmental begrenzte Pneumonie im dorsalen Oberlappen oder im apikalen Unterlappensegment.
- **Erregernachweis, Serologie:** Die Sputumdiagnostik ist wenig zuverlässig. Erfolgversprechend ist die bronchoalveoläre Lavage (BAL).

Therapie

- **Resistenzproblematik:** Während K.pneumoniae und E.coli häufig auch gegen die Kombination Aminopenicillin/Betalaktamaseinhibitor oder Cephalosporine der II. Generation sensibel sind, besteht bei anderen Enterobakterien eine weitgehende Resistenz. Hier sind Cephalosporine der III. Generation indiziert. Proteus mirabilis ist gegen Aminopenicilline sensibel.
- **Therapie der Wahl:**
  - Cephalosporin der III. Generation (z. B. Ceftriaxon 2 g/24 h i. v.).
  - Oder: Fluorchinolon (z. B. Ciprofloxacin 0,4 g/12 h i. v.).
- **Therapie der Lungenpest:** Streptomycin oder Doxycyclin (z. B. Doxycyclin 0,2 g/24 h i. v.). Das Ansprechen ist bei frühem Therapiebeginn zuverlässig.

Prognose

- Im ambulanten Bereich beträgt die Sterblichkeit 10–20%.
- Gramnegative nosokomiale Pneumonien sind mit einer Sterblichkeit von 20–50% belastet.

9.13 Bakterielle Pneumonie: Mykoplasmen

Grundlagen

- **Definition:** Pneumonie durch Mycoplasma pneumoniae.
- **Epidemiologie:** Etwa 5–10% der stationär behandelten, ambulant erworbenen Pneumonien sind Mykoplasmeninfektionen. Dieser Anteil ist bei ambulant behandelten Formen noch höher. Bei Kindern zwischen 3 und 15 Jahren beträgt der Anteil über 50%. Eine jahreszeitliche Häufung findet sich trotz gegenteiliger Literaturangaben nicht.
- **Ätiologie und Pathogenese:**
  - *Erreger:* Der 1944 entdeckte Erreger galt lange Zeit als Virus. M. pneumoniae ist ein zellwandloses (und daher gramnegatives), sehr kleines, filtrables Bakterium.
  - Die Tröpfcheninfektion kommt endemisch und epidemisch vor. Die Erreger heften sich im respiratorischen Epithel an und vermehren sich lokal.

Klinik

- Die Inkubationszeit beträgt etwa 14 Tage. Häufig sind junge, ansonsten gesunde Menschen betroffen.
- Die Infektion beginnt mit allgemeinem Unwohlsein, Kopfschmerzen, Rhinitis, Heiserkeit, Halsbrennen und trockenem Husten. Der sehr häufig vorkommende Kopfschmerz kann ganz im Vordergrund stehen.
- Das Krankheitsbild nimmt über Tage hin zu. Das Fieber übersteigt selten 39°C.
- Typischerweise besteht eine „atypische Pneumonie" (s. Tabelle 34 S. 202). Der Husten ist wenig produktiv (dann eher mukopurulenter Auswurf).
- Extrapulmonale Manifestationen kommen ab der zweiten Krankheitswoche in über 40% der Fälle vor:
  - *Gastrointestinaltrakt* (an 1. Stelle): Übelkeit, Erbrechen, Diarrhoe, Transaminasenanstieg, Hepatits, Pankreatitis.
  - *Haut* (in 10% der Fälle): Urtikaria, Erytheme, Erythema nodosum, Erythema exsudativum multiforme, Stevens-Johnson-Syndrom.
  - *Bewegungsapparat* (etwa jeder dritte Fall): Arthralgien, Myalgien oder flüchtige Arthritiden.
  - *Nervensystem* (selten): Meningitis, Meningoenzephalitis, psychotische Bilder oder Hirnstammsyndrome.
  - *Herz* (selten, etwa 5% der Fälle): Myokarditis und Perikarditis.
  - *Andere:* In Einzelfällen wurden interstitielle Nephritiden, eine generalisierte Lymphadenopathie, eine autoimmunhämolytische Anämie, Akrozyanose oder Verbrauchskoagulopathie beschrieben.

Diagnostik

- **Anamnese:** Häufig besteht eine Umgebungsinfektion, meist als grippaler Infekt.
- **Klinischer Befund:** Eine Klopfschalldämpfung fehlt. Spätinspiratorisches Rasseln ist schwach ausgeprägt oder kann völlig fehlen.
- *Hinweis:* Die Diagnose wird in der Regel klinisch gestellt. Durch den verzögerten Verlauf mit wenig ausgeprägten pulmonalen Symptomen wird die Pneumonie jedoch häufig übersehen.
- **Labor:** Die Laborbefunde sind nur wenig verändert (Leukozytenzahl < 15.000/µl, CRP < 10 mg/dl, BSG zweistellig).

9.13 Bakterielle Pneumonie: Mykoplasmen

➤ **Röntgenbefund** (s. Abb. 28):
  - Meist ist eine Bronchopneumonie mit mäßig dichten Infiltraten nachweisbar. Auch interstitielle (retikulo-noduläre) Verdichtungen oder Milchglasinfiltrate kommen vor.
  - Lobärpneumonien wurden als Raritäten beschrieben. Pleuraergüsse sind selten.
  - Die Infiltrate benötigen bis zur völligen Auflösung oft 2–4 Monate.

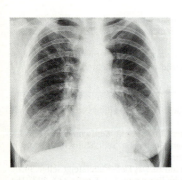

Abb. 28 Mykoplasmenpneumonie mit Milchglasinfiltraten in beiden Lungenunterfeldern, 39jährige Frau

➤ **Erregernachweis, Serologie:**
  - Die Keimanzüchtung aus Bronchialsekret oder Rachenspülsekret ist schwierig und benötigt 10–14 Tage.
  - Serologisch beweisend ist die Komplement-Bindungsreaktion (KBR) mit einem Titer >1:256 oder einem vierfachen Titeranstieg im Rekonvaleszentenserum nach 10–14 Tagen.
  - Kälteagglutinine sind in 30–60% der Fälle im Verlauf nachweisbar. Ihr Nachweis ist jedoch nicht pathognomonisch.

Therapie

➤ **Resistenzproblematik:** M. pneumoniae ist resistent gegen alle zellwandaktiven Betalaktamantibiotika. Auch die Wirksamkeit von Chinolonen ist unsicher.
➤ **Therapie der Wahl:** Wegen der klinischen Diagnosestellung und der damit verbundenen Unsicherheit Makrolidantibiotika, z. B. Roxithromycin 0,3 g/24 h p. o. Bei schwerem Verlauf Erythromycin (0,5 g/8 h i. v.).
➤ **Alternative:** Doxycyclin 0,1 g/24 h i. v. oder p. o. nach einer Initialdosis von 0,2 g i. v.

Prognose

➤ Die Prognose ist günstig. Tödliche Verläufe mit akutem Atemnotsyndrom sind sehr selten.

9.14 Bakterielle Pneumonie: Chlamydien

Grundlagen

- **Definition:** Pneumonie durch Chlamydia pneumoniae oder Chlamydia psittaci.
- **Epidemiologie:**
  - Die Ornithose/Psittakose (Errger: C.psittaci) ist durch prophylaktische Maßnahmen (Tetracyclingabe im Vogelfutter) selten geworden. Weniger als 100 Fälle werden jährlich berichtet.
  - Dagegen kommt C. pneumoniae (Stamm TWAR) in 5 – 15 % der stationär behandelten, ambulant erworbenen Pneumonien vor. Die Bedeutung im ambulanten Bereich ist noch größer. Die Isolierung des Errergers erfolgte 1985. Daher ist die epidemiologische Bedeutung noch nicht ganz geklärt.
  - Pneumonien durch C. pneumoniae kommen auch im höheren Lebensalter vor. Der Verlauf ist dann oft schwerer und prolongiert.
- **Ätiologie und Pathogenese** (die 3 humanpathogenen Chlamydienspezies sind nur wenig miteinander verwandt):
  - *C. pneumoniae:* Der natürliche Wirt ist der Mensch. Die Durchseuchung erfolgt im Schulalter durch Tröpfcheninfektion. Antikörper finden sich ab dem zweiten Lebensjahrzehnt bis ins hohe Lebensalter bei jedem zweiten Menschen. Der fehlende Antikörperabfall deutet auf häufige Reinfektionen hin.
  - *C. psittaci:* Der natürliche Wirt sind wildlebende Vögel und Ziervögel. Die Übertragung erfolgt durch Staubinhalation. Auch gesund wirkende Vögel können die Erkrankung übertragen.
  - *C. trachomatis:* Die Infektion führt bei Erwachsenen nicht zur Pneumonie. Mütterliche Urogenitalinfektionen können während der Geburt in seltenen Fällen Säuglingspneumonien induzieren.

Klinik

- **Das typische klinische Bild** entspricht der „atypischen Pneumonie" wie bei der Mykoplasmenpneumonie (s. Tabelle 34 S. 202): Grippaler Infekt mit Kopfschmerzen, Konjunktivitis, Rhinitis und Pharyngitis. Der wenig produktive Husten ist oft quälend. Auch symptomlose Serokonversionen kommen sehr häufig vor.
- **Extrapulmonale Manifestationen:**
  - Maximalvariante: Diffuses Bild mit hohem Fieber über 2 – 3 Wochen mit Splenomegalie und relativer Bradykardie. Dabei bestehen Erbrechen, Abdominalschmerzen, Gelenk- und Weichteilbeschwerden sowie ausgeprägte Kopfschmerzen.
  - Perimyokarditis, zentralnervöse Manifestationen, Hepatitis und Pankreatitis sowie die interstitielle Nephritis sind weitere mögliche Manifestationen, die im späteren Verlauf der Pneumonie auftreten oder ganz im Vordergrund stehen.

Diagnostik

- Die Verdachtsdiagnose wird aufgrund der klinischen Konstellation einer atypischen Pneumonie gestellt. Bei Vogelkontakt (Anamnese!) ist an eine Ornithose zu denken.

9.14 Bakterielle Pneumonie: Chlamydien

- **Erregernachweis, Serologie:**
  - Die serologische Diagnose erfolgt durch Nachweis eines 4fachen Titeranstiegs im Rekonvaleszentenserum oder durch Nachweis eines Initialtiters von 1 : 16 (IgM) oder 1 : 512 oder mehr (IgG).
  - Kulturelle Methoden sind schwierig und zeitraubend und spielen keine Rolle für die Therapiesteuerung.

Therapie

- **Therapie der Wahl (außer Ornithose):**
  - Wie bei anderen atypischen Pneumonien Makrolidantibiotika, z.B. Roxithromycin 300 mg/24 h p.o., bei schwerem Verlauf Erythromycin 0,5 g/8 h i.v.
  - *Alternative (ebenso wirksam):* Tetrazykline (z.B. Doxycyclin 0,1 g/24 h i.v. oder p.o. nach einer Initialdosis von 0,2 g).
- **Bei Verdacht auf Vorliegen einer Ornithose:** Aufgrund nicht ausreichender klinischer Erfahrungen mit neuen Makroliden ist Doxycyclin das Medikament der Wahl.

Prognose

- Die Prognose der Ornithose war früher ernst – heute überwiegen leichtere Verläufe. Die Sterblichkeit aller Chlamydienpneumonien liegt deutlich < 5 %.

9.15 Viruspneumonie

Grundlagen

- **Definition:** Pneumonien durch pneumotrope Viren (Influenzavirus, Parainfluenzavirus, Adenovirus, RS-Virus, neuerdings durch Hantavirus) bei immunkompetenten Patienten.
- **Epidemiologie:**
  - Pneumonien durch pneumotrope Viren nehmen in ihrer Bedeutung mit dem Lebensalter ab. Am häufigsten kommen sie bei Kindern und jungen Erwachsenen vor. RS-Virusinfektionen sind im Erwachsenenalter allgemein sehr selten, ebenso Parainfluenzapneumonien. Nennenswerte Fallzahlen bei älteren Erwachsenen treten lediglich während Influenzaepidemien auf.
  - Alle Formen mit Ausnahme der Hantaviruspneumonie treten in den Wintermonaten häufiger auf.
- **Ätiologie und Pathogenese:**
  - *Übertragungsmodus:* Tröpfcheninfektion von Mensch zu Mensch. Die Aerosole können über mehrere Meter Entfernung übertragen werden, die Inokulation erfolgt direkt im Bronchialepithel.
  - *Influenzaviren:* Kleinere Epidemien werden durch zyklisches genetisches Rearrangement (Antigendrift), Pandemien durch Antigenshift hervorgerufen.
  - *Hantaviren:* 1993 wurde erstmals eine epidemische Pneumonie im Südwesten der USA beobachtet. Es handelt sich um eine überwiegend bei jungen Erwachsenen vorkommende Anthropozoonose, hervorgerufen durch Ausscheidungen infizierter Nagetiere (Paromyscus maniculatus). Verwandte Hantaviren sind schon länger als Erreger des hämorrhagischen Fiebers mit Nierenversagen bekannt. Ursache der neuen Infektion sind Mutationen im Hantavirusgenom. Kasuistisch wurde neuerdings über einzelne Fälle in Europa (vor allem in den Niederlanden) berichtet.

Klinik

- **Typischer Verlauf (außer Hantaviruspneumonie):**
  - Prodromalphase von bis zu einer Woche mit Konjunktivitis, Rhinitis, Pharyngotracheitis und Allgemeinsymptomen mit Weichteil- und Gelenkschmerzen, Abgeschlagenheit und subfebrlen Temperaturen.
  - Erneuter Fieberanstieg mit schleimigem Auswurf, kleine Blutbeimengungen sind nicht selten. Das Fieber steigert sich langsam zu einer Kontinua, um nach 3 Tagen bis zu zwei Wochen lytisch abzuklingen. Pleurale Schmerzen fehlen.
  - *Komplikationen:* Bei schweren Verläufen entwickeln sich Kurzatmigkeit, Nasenflügeln, Zyanose und Lufthunger.
- **Hantaviruspneumonie:** Prodromi sind Myalgien, Husten und gastrointestinale Beschwerden. Es entwickelt sich Dyspnoe bis zur Tachypnoe, später eine Schocksymptomatik bis hin zum Vollbild mit ARDS und dem systemischen Inflammationsantwortsyndrom (SIRS, > 70% der Fälle).

Diagnostik

- **Klinische Untersuchung:** Rasselgeräusche sind oft diskret ausgeprägt, Konsolidierungsphänomene bestehen nicht. Es herrscht das Bild der atypischen Pneumonie, wie bei Mykoplasmen- und Chlamydieninfektionen, vor.

9.15 Viruspneumonie

- **Labor:**
  - *Typische Befunde (außer Hantaviruspneumonie):* BSG nur mäßig beschleunigt, Leukozytose fehlt meist (nicht selten: Leukozyten niedrignormal oder erniedrigt, Linksverschiebung), CRP < 10 mg/dl.
  - *Hantaviruspneumonie:* Leukozytose, Thrombozytopenie und Zeichen der Verbrauchskoagulopathie.
- **Röntgenbefunde:** Alle Röntgenmanifestationen sind möglich, meist bestehen lobuläre, beidseitige Infiltrate. Mikronoduläre Verdichtungen kommen fast nur bei immuninkompetenten Patienten vor.
- **Erregernachweis, Serologie:**
  - Spezifische Antikörper werden nach einer Woche nachweisbar (Komplementbindung oder Immunfluoreszenz).
  - Der Nachweis in der Zellkultur ist schwierig. Dazu werden Pharyngealabstriche, Rachenspülsekret und die bronchoalveoläre Lavage genutzt.
  - In dringenden Fällen kann eine Sofortdiagnostik mittels direkter Immunfluoreszenz erfolgen.

Therapie

- **Symptomatische Therapie:** Bettruhe, Flüssigkeitszufuhr, Analgesie, Antipyretika werden bei allen anderen Formen eingesetzt.
- **Spezifische antivirale Therapie:** Nur für die Influenza A-Infektion verfügbar, Amantadin 200 mg am ersten Tag p.o., danach 100 mg/24 h.
- **Bei bakterieller Superinfektion** (erneuter Fieberanstieg, eitriger Auswurf) sofort behandeln, z.B. mit Cefuroxim 1,5 g/8 i.v.

Prophylaxe

- Impfung gegen Influenza A und B (trivalenter Impfstoff mit inaktivierten Influenzaviren):
  - *Indikation, Impfempfehlung:* Berufstätige im Gesundheitswesen, Menschen über 65 Jahre, Erwachsene oder Kinder mit chronischen Erkrankungen und für alle immunsupprimierten Patienten. Am sinnvollsten ist der Einsatz vor Beginn einer Epidemie oder einer Pandemie.
  - *Kontraindikation:* Eiallergie, im 1. Schwangerschaftstrimenon wird ungern geimpft (relative KI).
  - *Effizienz:* 70–90% bei jüngeren Personen, bei älteren Personen schwächer mit etwa 30–50%.
  - *Wiederholung:* Die Impfung ist aufgrund der genetischen Instabilität des Influenzavirus jährlich zu wiederholen.

Prognose

- Außer bei chronisch kranken Risikopatienten und bei der Hantaviruspneumonie ist die Prognose günstig.

9.16 Pilzpneumonie

Grundlagen

- **Ubiquitäre Pilze, europäisch:** Alle in Europa eigenständig vorkommenden Pilzerkrankungen der Lunge sind durch *fakultativ pathogene* Pilze verursacht. Die Pilze kommen ubiquitär als Saprophyten vor und sind weltweit verbreitet. Opportunistische Pilzinfektionen werden nahezu ausschließlich bei immuninkompetenten Patienten beobachtet.
- **Außereuropäische Pilze:** Alle an bestimmte geographische und klimatische Bedingungen gebundenen Lungenmykosen kommen ausschließlich außereuropäisch vor. Sie werden durch *obligat pathogene* Pilze hervorgerufen. Die Inhalation solcher Pilze führt auch im gesunden Wirt zu einer Erkrankung, die jedoch häufig subklinisch verläuft. Durch den internationalen Reiseverkehr werden außereuropäische Lungenmykosen zuweilen auch in Europa beobachtet.

Pneumonien durch ubiquitäre Pilze

- Siehe S. 214. Pneumonie bei Immundefizienz. Die Abb. 29 zeigt eine durch Aspergillus spp. hervorgerufene Pneumonie.

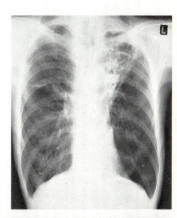

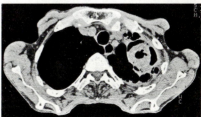

Abb. 29 Aspergillom im linken Lungenoberlappen bei bullösem Emphysem (Röntgenbild und CT mit Weichteilfenster), 60jähriger Mann

9.16 Pilzpneumonie

Tabelle 43 Außereuropäische Lungenmykosen

	Klinik	Diagnostik	Therapie
Histoplasmose (Erreger: Histoplasma capsulatum, H. duboisii in Nordafrika) 45. Grad nördliche – 30. Grad südliche Breite, Amerika, Asien, Australien, Nordafrika	grippeähnliches Bild, Reiz-husten, bds. zentrale Infiltrate mit Lymphadenopathie, später Verkalkung. Primär chronische Form von Tuberkulose nicht unterscheidbar. Disseminierte Form bei Immundefizienz: Bild des akuten Sarkoidose	– Histoplasminhauttest, Komplementbindungsreaktion (positiv ab 3. Woche in 60%). – Lungenbiopsie: Mikroskopie (PAS-, Silberfärbung)	– Amphotericin B (50 mg/24 h i.v., Gesamtdosis 0,5 g) – Alternativ (schwächer wirksam): Ketoconazol 0,4 g/24 h p.o.
Kokzidioidomykose (Erreger: Coccidioides immitis) Südwesten der USA	grippeähnliches Bild, Husten, Thoraxschmerzen. Biliäre Lymphadenopathie, Konfluierende, einschmelzende, destruierend abheilende Infiltrate oder knotige Verdichtungen	– Antikörpernachweis ab der 3. Woche (Immundiffusion, Komplementbindung) – Kultur gelingt selten	– Amphotericin B (50 mg/24 h i.v, Gesamtdosis je nach Verlauf, Gesamtdosis 0,5 – 2,5 g) – Reserve: Ketoconazol (0,4 g/24 h p.o.)
Parakokzidioidomykose (Südamerikanische Blastomykose) (Erreger: Paracoccidioides brasiliensis) Bolivien, Brasilien, Kolumbien, Venezuela, Mittelamerika einschließlich Südmexiko	chronische Erkrankung mit produktivem Husten, Ge-wichtsverlust, Luftnot. Progrediente, fibrotisch-narbig abheilende Infiltrate. Selten Dissemination mit Lymphknoten-, Milz-, Haut-, Knochenherden.	– Sputumausstriche – Komplementbindungsreaktion (nach 3. Woche)	– Ketoconazol 0,4 g/24 h p.o. – bei schwerem Verlauf: Amphotericin B (50 mg/24 h i.v., Gesamtdosis 0,5 – 2 g)
Blastomykose (Erreger: Blastomyces dermatitidis) Südosten der USA bis Südkanada	Infektion nach Erdarbeiten subakut mit Husten, blutig-purulentem Auswurf, pleuralen Schmerzen und, seltener, Pleuraergüssen. Häufige hämatogene Disseminierung (Haut, Weichteile, selten Knochen). Infiltrate lobulär, oft in den Oberfeldern.	– Mikroskopie von Sputum oder Hautbiopsie (Giemsa-Färbung nach KOH Vorbehandlung) – Enzymimmunotest (in 80% positiv)	– Ketoconazol 0,4 g/24 h p.o. – in schweren Fällen: Amphotericin B (50 mg/24 h i.v., Gesamtdosis 0,5 – 2 g)

9.16 Pilzpneumonie

Pneumonien durch außereuropäische Pilze

➤ **Ätiologie, Pathogenese:**
  - *Übertragungsweg:* Inhalation von Myzelpartikeln. Bei Körpertemperatur erfolgt eine Umwandlung in die pathogene Hefeform (diese ist für eine Inhalation zu groß). Eine Übertragung von Mensch zu Mensch ist daher nicht bekannt.
  - *Infektiosität:* Jede Inhalation hinreichender Myzelmengen führt zur Infektion.
  - *Vorkommen:* Begrenzt auf ganz bestimmte Regionen. Die Reiseanamnese ist daher von entscheidender Bedeutung (s. Tabelle 43).
➤ **Epidemiologie:** In Endemiegebieten ist die Durchseuchung sehr hoch. Die Krankheitsprävalenz ist jedoch niedrig.
➤ **Zur Klinik, Diagnostik und Therapie** der wichtigsten Formen s. Tabelle 43.

10.1 Tuberkulose: Grundlagen, Verlauf, Klinik

Vorbemerkungen

Mykobakterien sind eine große Familie von grampositiven Bakterien. Als obligat menschenpathogen werden Mycobacterium tuberculosis und Mycobacterium bovis sowie Mycobacterium africanum angesehen. Sie werden als „Mycobacterium tuberculosis-Komplex" zusammengefaßt. Die anderen Mykobakterien sind teilweise Saprophyten, z.T. können sie, in geringerem Ausmaß als der M.tuberculosis-Komplex, menschenpathogen sein. Humane Infektionen durch Mykobakterien, die nicht dem M.tuberculosis-Komplex zugehören, werden als nichttuberkulöse Mykobakteriosen bezeichnet.

Definition

➤ Als Tuberkulose werden Erkrankungen durch die humanpathogenen grampositiven Bakterien des Mycobacterium tuberculosis-Komplexes bezeichnet. Infolge der Ausrottung der Rindertuberkulose hat M.bovis heute in Mitteleuropa keine Bedeutung mehr. In außereuropäischen Gebieten ist dieses Bakterium aber noch häufig anzutreffen. Auch M.africanum ist in Europa bedeutungslos.

Epidemiologie

➤ **Epidemiologische Einflußfaktoren, Risikofaktoren:**
   – *Urbanisierung:* Vieles spricht dafür, daß die Tuberkulose die Menschheit während ihrer gesamten Geschichte begleitet hat. Jede Phase der Urbanisierung (im Europa des 18. und 19. Jahrhunderts, derzeit in den Entwicklungsländern) führt zu einer Großepidemie der Tuberkulose. Die europäische Tuberkulose-Epidemie im 19. Jahrhundert entwickelte sich entsprechend der Industrialisierung von Nordwest nach Südost. Um 1900 starb in Deutschland jeder Fünfte im erwerbsfähigen Alter an Tuberkulose. Die hohe Mortalität der Tuberkulose von etwa 50% bei fehlender Therapie führte zu einer drastischen Elimination sensibler und damit Selektion resistenter Individuen, da erstere vor der Fortpflanzung verstarben. Die derzeitige europäische Population ist daher relativ tuberkuloseresistent. Dies erklärt das relativ hohe Risiko von Menschen, die nach Europa migrieren.
   – *Soziale und hygienische Verhältnisse:* Das enge Zusammenleben von Menschen unter schlechten sozialen und hygienischen Bedingungen hat entscheidenden Einfluß auf Morbidität und Mortalität. Die Selektionsmechanismen und verbesserten sozialen Konditionen führten zu einem dramatischen Rückgang der Tuberkulose in Europa im 20. Jahrhundert. Dieser Rückgang dauert bis heute an.
   – *Risikofaktor Krankenhaus:* Ein Risikokollektiv in Westeuropa ist das Krankenhauspersonal. Das Erkrankungsrisiko ist, abhängig von der Nähe des Patientenkontaktes, mehrfach erhöht (am größten bei der Betreuung von Tuberkulosekranken vor Diagnosestellung, gefolgt vom direkten Umgang mit infektiösen Sekreten (Reanimation Tuberkulosekranker, Bronchoskopiepersonal)). Das Erkrankungsrisiko auf Infektionsstationen ist eher geringer als auf Allgemeinstationen.

10.1 Tuberkulose: Grundlagen, Verlauf, Klinik

- **Prävalenz:** Die Tuberkulose ist die weltweit wichtigste Infektionskrankheit mit nach Schätzungen etwa 1 Milliarde infizierten Personen. In Deutschland stagniert der Rückgang der meldepflichtigen TB-Erkrankungen (ansteckungsfähige Tuberkulosen) durch die vermehrte Einwanderung seit Ende der 80er Jahre.
- *Hinweis:* Die HIV-Infektion hat in der BRD nicht zu der fehlenden Reduktion der Morbidität beigetragen! Die HIV-Infektion ist jedoch der stärkste bekannte Risikofaktor für eine Tuberkuloseerkrankung. Das Risiko gegenüber der Allgemeinbevölkerung ist 10fach erhöht.
- **Inzidenz:** Weltweit nach Schätzungen jährlich etwa 16 Millionen Erkrankungen, in Westeuropa derzeit 22 Fälle/100 000 Einwohner/Jahr, in Osteuropa demgegenüber 2fach, in Lateinamerika 5fach, im östlichen Mittelmeerraum 6fach, in Afrika 10fach und in Süd- bzw. Südostasien 12fach erhöht.
- **Mortalität:** Nach Schätzungen sterben weltweit jährlich etwa 3 Millionen Menschen an Tuberkulose, in Westeuropa 2 Fälle/100 000 Einwohner/Jahr, in Osteuropa demgegenüber 3fach, in Lateinamerika 12fach, im östlichen Mittelmeergebiet 30fach und in Afrika/Südostasien 40fach erhöht.
- *Hinweis:* Damit ist die Morbidität und Mortalität höher als die der Malaria und wesentlich höher als die der HIV-Infektion.
- **Altersverteilung:**
  - Die Tuberkulose ist in Westeuropa zunehmend eine Erkrankung älterer Menschen (als Folge der relativen Erkrankungsresistenz und der niedrigen Prävalenz). Der Nachweis der Infektion („Tuberkulinpositivität") gelingt ab einem Alter von 55 Jahren bei > 50 % und am häufigsten bei 60 – 70jährigen; bei Personen < 30 Jahre ist sie dagegen vernachlässigbar gering.
  - Das Neuerkrankungsrisiko in Deutschland ist für Kinder am niedrigsten, gefolgt von erwachsenen Frauen und erwachsenen Männern. In Deutschland lebende Ausländer haben ein etwa 5 – 7fach erhöhtes Erkrankungsrisiko.

Ätiologie und Pathogenese

- **Erreger:** Die Bakterien des Mycobacterium tuberculosis-Komplexes sind untereinander eng verwandt. M. tuberculosis wächst langsam (Generationszeit: 7 Tage).
- **Pathologie:**
  - Die Grundform der Wirtsreaktion nach Eindringen von Tuberkuloseerregern ist ein knötchenförmiges Granulom („Tuberkulum"). Es besteht aus einem Zellwall aus Epitheloidzellen (umgewandelte Makrophagen) mit Riesenzellen vom Langhans-Typ, umgeben von einem Infiltrat aus Lymphozyten.
  - *Hinweis:* Ähnliche Epitheloidzellgranulome findet man bei der Lepra, der tertiären Lues und bei Immunerkrankungen wie der Sarkoidose, der exogen allergischen Alveolitis, dem Morbus Crohn und der rheumatoiden Arthritis!
  - „*Exsudative*" *Reaktion:* Charakteristisch ist eine zentrale *Nekrose* aus weißlichem, krümeligem Material entsprechend der Konsistenz von Frischkäse („käsige Nekrose").

10.1 Tuberkulose: Grundlagen, Verlauf, Klinik

- *„Produktive" Reaktion:* Charakteristisch ist hier die Tendenz zur *narbigen* Abheilung mit Verkalkung der Granulome. Verkalkende Granulome entwickeln sich im Kindesalter rasch (Monate), im Erwachsenenalter langsamer (Monate–Jahre).
- ◨ *Hinweis:* Außer bei Mykobakteriosen finden sich ossifizierende Abheilungen von Entzündungen vor allem bei außereuropäischen Mykosen!
- *„Persister"-Status:* Die Bakterien können sowohl in käsigen Nekrosen wie in produktiven Herden über Jahrzehnte teilungsfähig überleben.

Pathobiologie

- **Übertragungsmodus:** Die Tuberkulose ist eine Tröpfcheninfektion durch Aerosole (Husten, Sprechen, Niesen) in einer Größe von 1–5 µm Durchmesser. Ein Hustenstoß enthält etwa 3500 infektionsfähige Partikel. Beim Sprechen wird innerhalb von 5 Minuten etwa die gleiche Menge an Erregern abgegeben, beim Niesen gelangen etwa 1 Million Aerosolpartikel in die Umgebung.
  ◨ *Hinweis:* Infektiöse Aerosole können in schlecht belüfteten Räumen für 1–2 Tage persistieren.
- **Infektiosität:** Gemessen an anderen Infektionen gering. Im Durchschnitt steckt ein unbehandelter Patient mit offener Tuberkulose innerhalb eines Jahres 10 Menschen an.
- **Infektionsort:** Die Ansteckung ist die Folge der Deposition von Mykobakterien in den peripheren Atemwegen. M.bovis wurde durch Milch enteral übertragen. Eine Inokulationstuberkulose kommt nur bei Haut- und Schleimhautverletzungen vor.
- **Erkrankungswahrscheinlichkeit:**
  - Neben der Immunabwehr ist für die Erkrankung vor allem die Menge der eingedrungenen Keime von Bedeutung. Der mikroskopische Nachweis von Erregern im Sputumdirektpräparat ist mit einem wesentlich höheren Ansteckungsrisiko verbunden. Entscheidend ist auch die Enge des Kontaktes mit dem Erkrankten (Nähe und zeitliche Dauer des Kontaktes).
  - Etwa 10 % der Infizierten erkranken, davon die Hälfte in den ersten 1–2 Jahren nach Infektion. Die Erkrankungsrate nach dem fünften Jahr nach Infektion beträgt etwa 0,1 %/Jahr. Bei 90 % der Infizierten entwickelt sich lediglich eine positive Tuberkulin-Reaktion (s. u.) ohne irgendwelche Erkrankungsmanifestationen.
- **Immunologische Reaktion:**
  - Beim immunologisch naiven Wirt kommt es zunächst zur Multiplikation einer Serie von Generationen von Mykobakterien in der Lunge. Die erste Immunreaktion besteht in der Erkennung mykobakterieller Antigene durch eine Subpopulation von T-Lymphozyten (v.a. γ-δ-T-Zellen) und Makrophagen. Bei ausbleibender Intervention durch das Immunsystem kann es bereits hier zur asymptomatischen lympho-hämatogenen Aussaat mit Translokation in viele Organe kommen.
  - Nach einigen Wochen entwickelt sich eine spezifische Immunität entsprechend einer Typ IV-Reaktion/-Allergie nach Coombs und Gell.

10.1 Tuberkulose: Grundlagen, Verlauf, Klinik

▶ **Erkrankungsverlauf:** Der Verlauf einer tuberkulösen Infektion im Menschen gehorcht einem charakteristischen Ablauf, der für die Erkrankung spezifisch ist (allgemein wird von der Tuberkulose als „spezifische Infektion" gesprochen). Dieser gesetzmäßige Ablauf wird heute seltener als noch vor dreißig Jahren beobachtet. Seine Grundregeln gelten jedoch unverändert (s. Abb. 31).

Primärinfekt

▶ Die Erreger siedeln sich im Eintrittsorgan (in aller Regel die Lunge) an („Angehen" der Infektion).
▶ **Primärinfiltrat:** Wenig dichtes, flüchtiges, unscharf begrenztes Infiltrat im Sinne einer pneumonischen Infektion (häufiger rechts, meist im Mittelfeld lokalisiert). Es kann vor der Tuberkulinkonversion auftreten. Symptome entstehen hierdurch nicht, deshalb wird es meist zufällig entdeckt. Abb. 31 zeigt die pulmonale Tuberkuloseprimärinfektion. Die zeitlichen Verhältnisse und Streubreiten der tuberkulösen Manifestation sind in Abb. 30 dargestellt.

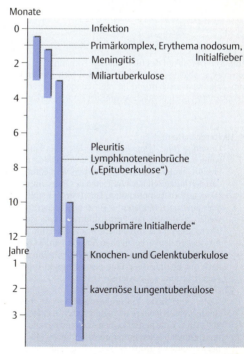

Abb. 30 Zeittafel des Tuberkuloseablaufs nach der Erstinfektion (nach Wallgren 1948)

10.1 Tuberkulose: Grundlagen, Verlauf, Klinik

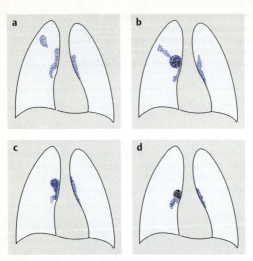

Abb. 31 Der Ablauf des tuberkulösen Primärinfekts. a) Primärinfiltrat; b) Primärkomplex; c) abklingender Primärkomplex. Man erkennt jetzt manchmal noch eine minimale Restverschattung in der Lunge, während die regionären hilären Lymphknoten noch deutlich vergrößert sind; d) verkalkter Primärkomplex

▶ **Weiterer Verlauf:**
  – *Einseitige Hilus-Lymphknotenvergrößerung:* Entdeckung häufig erst dann, wenn das Primärinfiltrat bereits zurückgebildet ist.
  – *Primärkomplex (seltener):* Infiltrative Verdichtung zwischen Primärinfiltrat und den kurze Zeit nach Auftreten des Primärinfiltrats vergrößerten ipsilateralen hilären Lymphknoten. Der Primärkomplex kann folgenlos abheilen oder aber nach Monaten in Form einer scharf begrenzten Verkalkung entweder im Bereich des Primärinfiltrates oder der befallenen Lymphknoten lebenslang auf die abgelaufene Primärinfektion hinweisen.
  – Als Zeichen der körpereigenen Abwehr wird 5–6 Wochen nach Erstinfektion die Tuberkulinreaktion positiv. Die Tuberkulinreaktivität erlischt einige Jahre nach der Erstinfektion. Eine persistierende Tuberkulinreaktivität ist meist Ausdruck einer Reaktivierung (s. u.).
  ⊙ *Tuberkulin:* Wurde erstmals von Robert Koch hergestellt und ist der sterilisierte, eingedickte Kulturüberstand von M. tuberculosis (Alttuberkulin). Heute werden weitere Reinigungsschritte eingesetzt („gereinigtes Tuberkulin"). Tuberkulin besitzt keinen Antigencharakter und ruft beim nichtinfizierten Gesunden *keine* Immunreaktion hervor. Nach intrakutaner Applikation bei Infizierten entsteht als Zeichen der Tuberkulin-Allergie ein Knötchen.

10.1 Tuberkulose: Grundlagen, Verlauf, Klinik

- **Die ersten systemischen klinischen Manifestationen** zum Zeitpunkt der erstmals positiven Tuberkulinreaktion können das Initialfieber, das Erythema nodosum und das Initialrheumatoid darstellen:
  - *Initialfieber:* Unregelmäßig schwankend zwischen subfebrilen Temperaturen bis > 39 °C. Es kann nur 2 Tage, aber auch einige Monate andauern. Da in dieser Phase morphologische Manifestationen fehlen können, kann ein Bezug zur Tuberkulose nur durch die Tuberkulinreaktion hergestellt werden. Die Allgemeinsymptome sind Ausdruck der Ausschüttung involvierter Zytokine. Tumornekrosefaktor α (TNFα) induziert einen ausgeprägten Gewichtsverlust („Kachektin").
  - *Erythema nodosum:* Tritt ebenfalls mit der Tuberkulinreaktion auf. Es kann flüchtig verlaufen oder aber bis zu monatelangen schubhaften, sehr schmerzhaften nodösen Veränderungen an den Streckseiten der Unterschenkel führen.
  - *Initialrheumatoid:* Klinisch wechselnde Gelenkschmerzen, die äußerst heftig sein können, Gelenkergüsse kommen dabei seltener vor.
  - ◘ *Achtung:* Alle systemischen Zeichen der Primärtuberkulose finden sich auch bei der akuten Sarkoidose.
- Im Anschluß daran erfolgt eine lymphogene oder hämatogene Generalisation von Mykobakterien, die wiederum den Ausgangspunkt metastatischer Infektionen darstellt. Die Krankheitsmanifestationen, die mit der Generalisation beginnen, werden als „postprimär" bezeichnet.

Postprimärer Verlauf

- **Einführung:** Die lymphogene/hämatogene Generalisation ist die Voraussetzung der Organtuberkulose (Manifestationsformen s. u.). Postprimäre Organmanifestationen setzen das Vorliegen einer immunologischen Abwehr im Rahmen des Primärinfekts voraus. Klinisch relevante Manifestationen sind in der postprimären Phase wesentlich häufiger. In Mitteleuropa ist aufgrund der späten Tuberkulinmanifestation auch im hohen Lebensalter mit dem Auftreten von Miliartuberkulosen und (seltener) auch anderer Frühmanifestationen zu rechnen. Die typische, klinisch manifeste Tuberkulose bei Mitteleuropäern ist die postprimäre, exsudativ-kavernöse Lungentuberkulose. Lymphknotentuberkulose und Pleurits exsudativa sowie kompliziert verlaufende Primärinfektionen (käsige Nekrosen des Primäraffektes im Sinne der „Primärherdphtise") werden häufiger bei Einwanderern aus Gebieten mit geringerer Durchseuchung gefunden.
- **Meningitis tuberculosa:** Sie ist Ausdruck der hämatogenen Generalisation und die früheste Manifestation der postprimären Tuberkulose. Sie kann sogar auftreten bevor der Primärkomplex sichtbar wird, typischerweise bis zu drei Monate nach Erstinfektion. Meist handelt es sich um eine lymphozytäre basale Meningoenzephalitis.
- **Miliartuberkulose:** Meistens wird sie in der Lunge entdeckt, in der Regel besteht jedoch eine hämatogene Generalisation in zahlreiche Organe. Die Miliartuberkulose tritt 6–15 Wochen nach Erstinfektion auf (s. Abb. 31, Abb. 35 S. 261).
- **Tuberkulöse Pleuritis:** Klassischerweise eine Manifestation junger Personen 6–12 Monate nach Erstinfektion (auf der Seite des Primärinfektes). Die tuberkulöse Pleuritis ist Folge der lymphogenen oder hämatogenen Aussaat. Selten breitet sich das Primärinfiltrat per continuitatem bis zur Pleura aus.

10.1 Tuberkulose: Grundlagen, Verlauf, Klinik

- **Mediastinale Lymphknotentuberkulose (s. Abb. 32):** Sie tritt zur gleichen Zeit wie die spezifische Pleuritis auf und wird meist anläßlich uncharakteristischer thorakaler Beschwerden oder bei Auftreten zervikaler oder supraclavikulärer Lymphome diagnostiziert. Ihre Maximalvariante ist die Epituberkulose (oder „Obstruktivinfiltrat"), ein Lymphknoteneinbruch im Hilusbereich in einen Bronchus mit Atelektase und bronchogener Streuung.

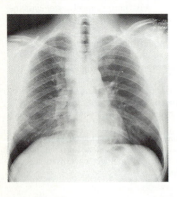

Abb. 32   Lymphknotentuberkulose mit Mediastinalverbreiterung, 44jähriger Mann

- **Pulmonale Organtuberkulose:** Verschiedene Manifestationsformen nach Ablauf des ersten Jahres nach Erstinfektion sind zu unterscheiden. Diese Manifestationen sind (sofort nach Auftreten oder Jahre bzw. Jahrzehnte später) der häufigste Ausgangspunkt für kavernöse Einschmelzungen (s. Abb. 34) mit bronchogener Streuung („käsige Pneumonie", s. Abb. 33):
    - *Simon'sche Spitzenherde bzw. subprimäre Initialherde nach Malmros und Hedvall:* Unscharf begrenzte, fleckige bzw. kleinfleckige Infiltrate im Spitzen-Oberfeldbereich (supra- oder infraklavikulär).
    - *Assmann'sches Frühinfiltrat:* Größere infiltrative Trübungen.
- **Knochen- oder Gelenktuberkulose:** Ab dem 10. Monat bis zum Ende des dritten Jahres nach Erstinfektion.
- **Urogenitaltuberkulose:** Ebenfalls Spätmanifestation einer hämatogenen Aussaat, oft viele Jahre nach der Erstinfektion.

Aktivität, Inaktivität

- **Aktive Tuberkulose:** Jede Form der Tuberkulose, die über einen Zeitraum von sechs Monaten zunehmende („aktiv progressive") oder abnehmende („aktiv regressive") Veränderungen zeigt.
- **Inaktive Tuberkulose:** In einem Zeitraum von 6 Monaten erfolgt keine Änderung des Röntgenbefundes.

10.1 Tuberkulose: Grundlagen, Verlauf, Klinik

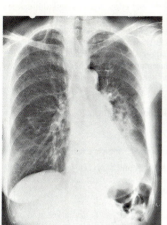
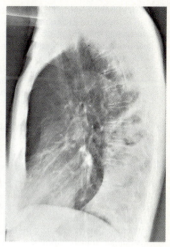

Abb. 33   Käsige Pneumonie des linken Lungenunterlappens nach Lymphknoteneinbruch, 70jährige Frau

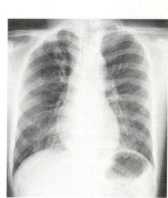

Abb. 34   Rechts infraklavikuläre, blutende Kaverne bei postprimärer Lungentuberkulose, 17jähriger Junge

Superinfektion, Reinfektion, Reaktivierung

➤ **Superinfektion:** Erneute Infektion durch einen neuen Stamm von M. tuberculosis bei einem vorinfizierten *(tuberkulinpositiven)* Organismus. Die Erkrankung durch eine Superinfektion ist eine Rarität und wird fast ausschließlich bei sekundärem Immundefekt oder massiver Exposition beobachtet. Dies wurde bereits im Tierversuch am Meerschweinchen durch R. Koch beobachtet. Bei gutachterlichen Aussagen spielt das Vorliegen einer Tuberkulinreaktion als wahrscheinliches Ausschlußkriterium einer erneuten Infektion eine große Rolle.

10.1 Tuberkulose: Grundlagen, Verlauf, Klinik

- **Reinfektion:** Erneute Infektion eines zuvor Infizierten mit einem unterschiedlichen M. tuberculosis-Stamm, aber bei bereits erloschener Tuberkulinreaktion (*tuberkulinnegativer* Organismus nach Ausheilung der ersten Infektion).
- **Reaktivierung („Exazerbation"):** Erneute Manifestation durch Reaktivierung zuvor abgeheilter tuberkulöser Herde durch den identischen Stamm wie bei der Erstinfektion. Die tuberkulöse Exazerbation ist häufig die Folge der Störung der Balance zwischen Erreger und Wirtsimmunität. Schwächende Faktoren der Wirtsabwehr (z. B. chronische Allgemeinerkrankungen, Tumoren, immunsuppressive Therapie) spielen dabei die Hauptrolle. Spitze Organtraumen sind eine seltene Ursache.

◉ *Hinweis:* Die Tuberkulose bei HIV-Infektion ist häufiger Ausdruck einer Erstinfektion als einer Reaktivierung.

Klinik

◉ *Achtung:* Die Tuberkulose ist ein Chamäleon und kann fast jedes bronchopulmonale Symptom und nahezu jeden Befund hervorrufen! Subakute bis chronische Verläufe sind häufiger als akute Verläufe!

- **Typische Symptome:**
  - *Ständige Müdigkeit* trotz guter Nachtruhe, geringe Belastbarkeit und unbestimmtes Krankheitsgefühl.
  - *Appetitlosigkeit* bis hin zu Brechreiz und Gewichtsverlust, der massiv sein kann und an eine konsumierende Krankheit erinnert („Schwindsucht").
  - *Ausgeprägte Schweißneigung*, auch in Ruhe, auffälliger Nachtschweiß mit nächtlichem Wäschewechsel.
  - *Trockener Husten* (eitriger bis blutig-eitriger Auswurf findet sich meist bei kavernösen Veränderungen).
  - *Fieber:* Meist subfebrile Temperaturen bis 38,5 °C; bei Primärtuberkulosen, ausgedehnten bronchogenen Streuungen oder bei tuberkulöser Pleuritis kommt auch hohes Fieber vor.
  - *„Verschleppte Grippe":* Dabei handelt es sich häufig um eine exazerbierende Tuberkulose.
  - *Hämoptoe („Blutsturz"):* Vorkommen bei der floriden (Arrosion meist von Pulmonalarterien im Rahmen der nekrotisierenden Entzündung) wie bei der produktiv-vernarbenden Tuberkulose (pulmonale Remodellierung durch narbig degenerative Veränderungen, Blutung meist aus Bronchialarterien).

10.2 Tuberkulose: Diagnostik, Differentialdiagnose

Klinische Untersuchung

- **Auskultation:** Selten inspiratorisches Rasseln. Amphorisches Atmen als Ausdruck einer thoraxwandnahen, großen Kaverne mit großem Bronchusanschluß ist eine ausgesprochene Rarität.
- **Perkussion:** Bei Pleuritis exsudativa Klopfschalldämpfung.

Tuberkulindiagnostik

- **Prinzip:** Bei Bestehen einer Tuberkulinallergie, d. h. etwa nach dem 37. Tag nach Infektion mit M.tuberculosis, kommt es nach Einbringen von Tuberkulin in die Haut zu einer zellvermittelten Immunreaktion (Typ IV). Die Tuberkulinreaktion beweist somit die Infektion, jedoch nicht die Erkrankung.
- **Kreuzreaktion:** Nach Infektion mit nichttuberkulösen Bakterien kann es zu Kreuzreaktionen kommen. Bei Testung mit Altuberkulin entstehen in etwa 15% der Fälle unspezifische Mitreaktionen. Alttuberkulin ist daher heute obsolet.
- **Testsubstanz:**
  - Es werden hochgereinigte Derivate (GT = gereinigtes *T*uberkulin bzw. PPD = *p*urified *p*rotein *d*erivative) verwendet. Die Reaktion auf GT und PPD ist hochspezifisch. Beide Tuberkulinpräparationen sind sehr nahe verwandt.
  - In 0,1 ml einer 1 : 100 verdünnten Tuberkulinlösung befinden sich 1 mg GT entsprechend 100 Tuberkulineinheiten (TE).
- **Tests:**
  - *Testverfahren:* Für die Diagnostik sollten nur *intrakutane* Verfahren angewendet werden. Alle anderen Verfahren (Salbe, Pflaster) sind zu schlecht quantifizierbar. Derzeit üblich sind der Stempeltest („Tine-Test") und die Intrakutanprobe nach Mendel-Mantoux.
  - *Stempeltest:*
    - Testdosis: Etwa 5 TE. Die Dosierung ist jedoch nicht exakt und falsch negative Ergebnisse kommen in etwa 30% vor.
    - Durchführung: Nach Desinfektion wird die Haut gespannt und der Stempel an der Streckseite des Unterarmes (alternativ an der Unterarmbeugeseite) etwa 2 Sekunden lang fest eingedrückt. Die Teststelle wird markiert. Sie soll in den folgenden Tagen nicht mit Wasser in Berührung kommen.
    - Auswertung: Am 4.–7. Tag, frühestens nach 72 h. Eine positive Reaktion ist definiert als tastbare Induration von mindestens 2 mm Durchmesser mit umgebender Rötung. Eine alleinige Rötung ohne Induration entspricht einer negativen Tuberkulinreaktion.
  - *Intrakutanprobe nach Mendel-Mantoux (Standardtest):*
    - Testdosis: Als Standarddosis werden 10 TE verwendet (erhältlich sind die Stärken 1, 10, 100 und 1000 TE). Bei einer erwartet stärkeren Reaktion kann mit 1 TE begonnen werden. 100 TE werden nur nach mehrfach negativer Testung mit 10 TE eingesetzt.
    - Durchführung: Der Test erfolgt mittels einer Tuberkulin- oder Insulinspritze *streng intrakutan* ebenfalls an der Dorsal- oder Innenseite des Unterarmes mit 0,1 ml der frisch angesetzten Lösung.
    - Auswertung: Eine positive Reaktion ist definiert als tastbare Induration von mindestens 6 mm Durchmesser. Eine alleinige Hautrötung gilt als negativ.

10.2 Tuberkulose: Diagnostik, Differentialdiagnose

- Aussage: Eine negative Reaktion macht eine Tuberkulose sehr unwahrscheinlich. Indurationen geringerer Ausprägung können durch nichttuberkulöse Mykobakterien oder durch eine vorangegangene BCG-Impfung hervorgerufen werden.
- *Starkreagenten:* Personen, die im Stempeltest eine Konfluenz der einzelnen Indurationen zeigen oder bei denen sich bei beiden Testverfahren eine Blasenbildung oder eine Induration von über 16 mm Durchmesser entwickelt. Bei Starkreagenten ist eine aktuelle Tuberkuloseinfektion oder eine Reaktivierung wahrscheinlich.
- *Mögliche Nebenwirkungen:*
  - Gelegentlich starke Lokalreaktionen. Sie werden mit kühlenden Verbänden lokal behandelt.
  - Bei nichtsachgemäßer Handhabung (*sub*kutane Injektion) können gelegentlich regionale Lymphknotenschwellungen und Allgemeinreaktionen auftreten.
  - Wiederholte Tuberkulintestungen können bei Infizierten verstärkte Reaktionen hervorrufen (Booster-Effekt).
- *Hinweis:* Erfolgt die Tuberkulinkonversion bis zu zwei Monate nach der Testung, so ist dies am Positivwerden der Tuberkulinreaktion zu erkennen.
- **Wertung:**
  - Die Tuberkulinreaktion setzt eine funktionierende zelluläre Immunität voraus. Insbesondere bei CD4-Lymphopenie im Rahmen der HIV-Erkrankung wird die Tuberkulinreaktion in der Spätphase negativ. Auch bei anderen Krankheitsbildern kann eine Anergie vorliegen.
  - Aufgrund der geringen Tuberkulosedurchseuchung in Mitteleuropa hat die Tuberkulindiagnostik bei jüngeren Menschen und im mittleren Alter eine hohe Bedeutung bei der Differentialdiagnose pulmonaler Veränderungen. Bei unklaren radiologischen Befunden oder Krankheitsbildern spricht eine negative Tuberkulinreaktion gegen eine tuberkulöse Genese.

Röntgendiagnostik

- **Grundlagen:** Aufgrund der spezifischen Morphologie ist die Röntgenuntersuchung das wichtigste technische Verfahren zur Aufdeckung und Verlaufskontrolle der Tuberkulose. Die primäre und postprimäre Lungentuberkulose ruft typische Konfigurationen hervor, die eine Zuordnung in den meisten Fällen erlauben. Andererseits gibt es nahezu keinen Röntgenbefund, den die Tuberkulose nicht hervorrufen kann.
- *Achtung:* Alle Aussagen über typische Röntgenbefunde gelten nicht für immuninkompetente Patienten:
  - *Infiltrate:* Diese sind meist in den Lungenoberfeldern lokalisiert. Oft sind es inhomogene, zarte Verdichtungen. Eine Zuordnung zu anatomischen Strukturen gelingt meist nicht.
  - *Fleckschatten:* Die kleinsten Fleckschatten sind hirsekorngroß. Sie finden sich bei der hämatogen bedingten Miliartuberkulose (milium = Hirsekorn) und sind diffus verteilt (s. Abb. 35). Gröbere Fleckschatten neigen zur Konfluenz und sind oft Ausdruck einer bronchogenen Streuung.

10.2 Tuberkulose: Diagnostik, Differentialdiagnose

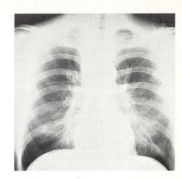

Abb. 35 Miliartuberkulose bei AIDS, 34jähriger Mann

- *Rundherde:* Als Rundherde werden runde/annähernd runde (scharf begrenzte) Verdichtungen mit einem Durchmesser von ≥ 1 cm bezeichnet. Tuberkulöse Rundherde (Tuberkulome) können 3–5 cm groß werden. Sie entstehen entweder aus sich verschließenden Kavernen oder sind aus konsolidierten Infiltraten hervorgegangen. Häufige morphologische Kennzeichen sind Kalkeinlagerungen und kleine Trabantenherde in der Umgebung. Dies unterscheidet sie von Lungenmetastasen und primären Bronchialkarzinomen.
- *Harte Streifen:* Grobstreifige Verdichtungen sind Ausdruck von Schrumpfungsprozessen. Zwischen den narbigen Schrumpfungen finden sich oft radiär angeordnete Traktionsbronchiektasen oder Traktionsemphysemblasen. Da fibrotische Schrumpfungen meist in den Oberfeldern lokalisiert sind, kommt es zur Kranialraffung des entsprechenden Hilus.
- *Kavernen (s. Abb. 36):* Kavernen sind geschlossene Ringfiguren. Sie entstehen durch käsige Nekrose eines größeren Granuloms. Die beweisende Darstellung der in allen Ebenen geschlossenen Wand gelingt lediglich mit der konventionellen Tomographie oder Computertomographie. Manchmal läßt sich ein Drainagebronchus darstellen.

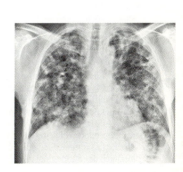

Abb. 36 Disseminierte, exsudativ-kavernöse Lungentuberkulose

10.2 Tuberkulose: Diagnostik, Differentialdiagnose

Mikrobiologische Diagnostik (s. Tabelle 43)

- **Mikroskopie:**
  - *Geeignete Proben:* Bronchoalveoläre Lavage (1×), Sputum (3×), Magennüchternsekret (3×), Kehlkopfabstrich (1×), Urin (3×), Liquor (1×); eine Kontamination stellt kein Problem dar.
  - *Prinzip:* Der mikroskopische Nachweis der säure-, alkali- und alkoholfesten Stäbchen in der Ziehl-Neelsen-Färbung ist ein rasches und billiges Nachweisverfahren. Es ist jedoch nicht spezifisch für M. tuberculosis. Insbesondere im Magennüchternsekret und im Urin können *apathogene* Mykobakterien gefunden werden. Die Diagnose kann jedoch bei Nachweis zahlreicher säurefester Stäbchen in respiratorischen Sekreten (auch Liquor) und bei entsprechendem Krankheitsbild als gesichert gelten.
  - *Nachweisgrenze:* Sie liegt bei 10^4–10^5 Mykobakterien/ml.
  - *Aussage:* Mikroskopisch nachgewiesene Tuberkulosen können immer als ansteckungsfähig gelten. Eine mikroskopische Quantifizierung der Mykobakterienmenge ist durch die Gaffky-Skala (heute nicht mehr gebräuchlich) möglich. Sie macht ebenfalls eine Aussage über die Infektiosität.
  - *Hinweis:* Auch der Nachweis eitrigen Materials ohne Keimbefund in der Normalfärbung muß an das Vorliegen einer Tuberkulose denken lassen!
- **Kultur:** Kulturmedium der Wahl ist der Eiernährboden nach Löwenstein-Jensen. Aufgrund der langen Generationszeit von 16 h (bei Staphylokokken etwa 20 Minuten) werden zur Diagnosestellung 3–6 Wochen benötigt. Eine Beschleunigung der Diagnosestellung (bereits nach einer Woche) wird durch die radiometrische Methode erzielt. Dabei werden radioaktiv markierte Kulturzusätze (^{14}C-Palmitinsäure) verwandt, die *spezifisch* von Mykobakterien metabolisiert werden. Durch den Metabolismus wird $^{14}CO_2$ freigesetzt.
- **Molekularbiologie:**
  - *Prinzip:* Nachweis von Mykobakterien durch spezifische Nukleinsäureproben, die mit mykobakterieller DNA oder RNA binden.
  - *Techniken:*
    - Konventionelle Techniken sind jedoch recht unempfindlich, die Nachweisgrenze liegt bei 10^5–10^6 Mykobakterien.
    - Polymerase-Kettenreaktion (PCR): Durch die Vervielfältigung spezifischer Sequenzen wird die Empfindlichkeit erheblich gesteigert. Prinzipiell erlaubt sie den Nachweis eines einzelnen Mykobakteriums. Hauptproblem dabei ist die Spezifität der Sequenzen und der Ausschluß von Verunreinigungen im klinischen Kulturmaterial oder im Labor. Ergebnisse können innerhalb von 48 Stunden erzielt werden.
    - Restriktionslängen-Polymorphismus: Durch Erhebung des DNS-Fingerabdrucks können individuelle Mykobakterienstämme nachgewiesen und epidemiologisch verfolgt werden. Dies erlaubt eine minutiöse Analyse von Infektionswegen. Grundlage ist, daß Restriktionsenzyme die mykobakterielle DNS an spezifischen Stellen enzymatisch zerschneiden und die resultierenden Nukleinsäureabschnitte auch bei hohem Verwandtschaftsgrad unterschiedlich lang sind. Nach Elektrophorese erlaubt der Vergleich der Bandenmuster eine Aussage über die Identität zweier Proben.

10.2 Tuberkulose: Diagnostik, Differentialdiagnose

- Antigennachweis. Der Nachweis mykobakterieller Antigene ist sowohl im Hinblick auf Sensitivität wie Spezifität unbefriedigend und hat sich in der klinischen Routine nicht durchgesetzt.
- **Tierversuch:** Auf den Tierversuch im Hamstermodell kann in aller Regel verzichtet werden. Das gilt insbesondere dann, wenn molekularbiologische Techniken zur Verfügung stehen.

Tabelle 44 Nachweismethoden für Mycobacterium tuberculosis

Test	Zeitbedarf	Anwendung*	Sensitivität	Spezifität
Ziehl-Neelsen Färbung	Minuten	direkt	+ ($>10^4$ Bakterien/ml)	+
konventionelle Kultur	3–6 Wochen	direkt	++ ($>10^3$ Bakterien/ml)	+++
radiometrische Kultur	3–14 Tage	direkt	++ ($>10^3$ Bakterien/ml)	+++
Hochdruck-Flüssigkeitschromatographie	Wochen	indirekt	++	+++
Antigen-Nachweis	Stunden	indirekt	++	++
Nukleinsäure-Nachweis	Wochen (Kultur vorgeschaltet)	indirekt	+++ (10^5 Keime insgesamt)	+++
Polymerase-Kettenreaktion (PCR)	2 Tage	direkt	+++ ($<10^2$ Keime insgesamt)	++

* direkte Anwendung: Verarbeitung der klinischen Probe ohne aufwendige Reinigungs- oder Konzentrierungsschritte

Laborbefunde

- **Humorales Entzündungssyndrom (sehr variabel):** BSG ↑, C-reaktives Protein ↑, Fibrinogen ↑ und Hyper-α_2- und γ-Globulinämie.
- **Differentialblutbild (sehr variabel):** Leukozytose (meist mild) oder Leukopenie, Monozytosen oder Lymphozytosen werden beschrieben. Die Neutrophilie ist meist geringer ausgeprägt als bei akuten, pyogenen bakteriellen Infektionen.
- **Zuweilen Erhöhung des Serumkalziums**, da aktivierte Monozyten/Makrophagen vermehrt VitaminD metabolisieren (ähnlich wie bei Sarkoidose).

10.2 Tuberkulose: Diagnostik, Differentialdiagnose

Differentialdiagnose

- **Wichtigste Differentialdiagnosen:**
  - *Pneumonien.*
  - *Bronchialkarzinom:* Rundherde, deren tuberkulöse Genese nicht zweifelsfrei ist, müssen oft bis hin zur Resektion diagnostiziert werden, um ein Malignom auszuschließen. Obstruktivinfiltrate (Epituberkulose) durch Lymphknotenschwellungen sind von zentralstenosierenden Bronchialkarzinomen radiomorphologisch nicht abgrenzbar (die Epituberkulose ist heute nicht ausschließlich eine Erkrankung von Kindern und Jugendlichen).
  - *Lungenabszeß:* Meist im Rahmen von Pneumonien und überwiegend in den Unterfeldern lokalisiert. Bei subakutem Verlauf ist ein zerfallendes Bronchialkarzinom die wichtigste Differentialdiagnose.
  - *Lungenzysten bzw. Echinokokkus-Zysten:* Sie sind meist radiologisch durch ihre Dünnwandigkeit und das Fehlen des umgebenden Infiltrates auszuschließen.
  - *Pneumokoniosen:* Die Diagnose einer Tuberkulose bei vorliegender Silikose (oder anderer Pneumokoniosen) ist schwierig, zumal sie hier häufiger auftritt. Die radiologische Abgrenzung ist meist unmöglich. Eine mikrobiologische Diagnose muß erzwungen werden.
  - *Sarkoidose:* Die Unterscheidung zwischen einer hämatogen streuenden Tuberkulose und der Sarkoidose ist morphologisch schwierig. Für die Tuberkulose sprechen die positive Tuberkulinreaktion, die zentrale Nekrose der Granulome und die fehlende CD4-Lymphozytose in der BAL. Ein mikrobiologischer Nachweis ist anzustreben.
- **Seltenere Differentialdiagnosen:** Aktinomykose und echte Mykosen einschließlich der außereuropäischen Formen können in ihrem Verlauf einer Tuberkulose sehr ähnlich sein.

10.3 Tuberkulose: Therapie

Chemotherapie – Grundlagen

- **Effektivität der Chemotherapie:** Heute ist die Tuberkulose in fast allen Fällen durch eine korrekte Chemotherapie heilbar (> 99%, bei einer Rezidivrate von etwa 3%). Vor Einführung der Antituberkulotika starben 50% der Erkrankten, 25% entwickelten eine chronische Erkrankung und 25% der Fälle heilten spontan aus.
- **Ziele der Polychemotherapie:**
  - Prophylaxe von Resistenzen.
  - Gleichzeitiges Erreichen von unterschiedlichen Subpopulationen (extrazelluläre, intrazelluläre, metabolisch aktive, metabolisch inaktive, von Nekrosen umgebene Keime).
- **Wirkprinzipien der Antituberkulotika:**
  - *Bakteriostatische Wirkung (reversible Proliferationshemmung):* Ethambutol (EMB) in niedriger Dosierung, Paraaminosalicylsäure und Thiocetazon.
  - *Bakterizide Wirkung (irreversible Keimschädigung):* Vor allem Isoniazid (INH) und Rifampicin (RMP), Protionamid (schwächer) und Ethambutol in hoher Dosierung. Wahrscheinlich sind auch Fluorchinolone bakterizid wirksam.
  - *Sterilisierende Wirkung (wirksam gegen metabolisch inaktive Keime):* RMP, Pyrazinamid (PZA).
  - *Resistenzverhindernde Wirkung:* INH, RMP, an zweiter Stelle Streptomycin (SM) und EMB.
- *Hinweis:* INH und RMP sind deshalb die Antituberkulotika der ersten Wahl. In der Initialphase der Behandlung werden sie ergänzt durch PZA und SM bzw. EMB.
- **Präparate bei Multiresistenz** (s. S. 269, 281): Paraaminosalicylsäure, Thiacetazon, Cycloserin und sein Derivat Terizidon. Größere Bedeutung werden in Zukunft Fluorchinolone (Ciprofloxacin, Ofloxacin und Sparfloxacin), das Aminoglykosid Amikacin und das Rifampicin-Derivat Rifabutin erlangen.

Isoniazid (INH)

- Wichtigstes Antituberkulotikum.
- **Wirkung:** INH hemmt die Synthese der mykobakteriellen DNS.
- **Die INH-Resistenzrate** beträgt in der Bundesrepublik Deutschland etwa 6%.
- **Pharmakodynamik:** INH wird nach oraler Gabe gut resorbiert und rasch verteilt. Intrazelluläre Konzentrationen entsprechen den Serumkonzentrationen. INH wird in der Leber durch Azetylierung metabolisiert und daraufhin ausgeschieden. Dieser Metabolismus ist genetisch determiniert. Bei „Langsam-Azetylierern" akkumuliert INH und führt zur Hepatitis. Sie tritt bei 0,2–5% der Fälle auf. (Die Diagnose des Azetylierer-Status ist aufwendig).
- **Dosierung:** 5 mg/kgKG/24 h bis hin zu einer Maximaldosis von 300 mg täglich.
- **Arzneimittelwechselwirkungen** siehe Tabelle 45.

Rifampicin (RMP)

- Zweitwichtigste Substanz in der Tuberkulosetherapie – sie ist vor allem wegen ihrer Aktivität gegen Persister von essentieller Bedeutung.
- **Wirkung:** RMP hemmt die DNS-abhängige RNS-Polymerase.
- **RMP-Resistenzen** kommen in der BRD bei 2% der Fälle vor.

10.3 Tuberkulose: Therapie

Tabelle 45 Wechselwirkungen von INH mit anderen Mitteln

Wirkstoff	mögliche Wechselwirkung
Theophyllin	bei einer Dosis > 5 mg/kg KG/Tag Theophyllin-Kumulation. Theophyllin-Blutspiegel-Bestimmungen sind bei gleichzeitiger INH-Gabe angebracht
Cycloserin/Terizidon	erhöhte Krampfbereitschaft
Haloperidol	in manchen Fällen Erhöhung der Haloperidol-Blutspiegel
Propanolol	Verzögerung des INH-Abbaus
Vitamin D	Herabsetzung des Vitamin D-Abbaus in der Leber
Vitamin K-Antagonisten	erhöhte Gefahr von Hämorrhagien
Kortison	Störungen des Kortisonabbaus
Rifampicin, Phenytoin, Carbamazepin, Phenobarbital	eventuell erhöhte INH-Hepatotoxizität
p-Aminosalizylsäure, Procainamid	höhere INH-Blutspiegel
Protionamid	Erhöhung der Protionamid-Blutspiegel um 70%; die PTH-Dosis kann deshalb bei gleichzeitiger INH-Applikation auf durchschnittlich 500 mg täglich reduziert werden
Insulin	erhöhte INH-Resorption und -Gewebekonzentration
Disulfiram	gegenseitige Beeinflussung möglich (ZNS-Nebenwirkungen)
Paracetamol	erhöhte Toxizität
Antacida	reduzierte INH-Resorption
Phenytoin, Carbamazepin, Primidon	verzögerter Abbau der Antiepileptika, insbesondere bei langsamen Inaktivierern

- ▶ **Pharmakodynamik, Interaktionen:** Die enterale Resorption ist gut, Serum- und Gewebespiegel sind hoch. Die Elimination geschieht via Deazetylierung über die Galle. Die Toxizität ist gering – im Vordergrund steht die Hepatotoxizität. RMP induziert die hepatische Monooxygenase und ruft zahlreiche Arzneimittelinteraktionen hervor (s. Tabelle 46).
- ▶ **Dosierung:** 10 mg/kgKG/24 h bis zur Maximaldosis von 600 mg.

10.3 Tuberkulose: Therapie

Tabelle 46 Wechselwirkungen von RMP mit anderen Mitteln

Wirkstoff	mögliche Wechselwirkung
Tolbutamid, Glymidin-Natrium	Herabsetzung der Halbwertszeit dieser Substanzen, Abschwächung der zuckersenkenden Wirkung
Diazepam, Haloperidol	beschleunigter Abbau dieser Substanzen
Phenytoin, Methadon	erhöhte Plasma-Clearance, verkürzte Halbwertszeit dieser Substanzen; Vorsicht bei Dosisanpassung oder Unterbrechung der RMP-Therapie
Vitamin K-Antagonisten	unterschiedlich starke Beschleunigung des Stoffwechsels der Antikoagulantien. Daher individuelle Dosisanpassung mit Prothrombinzeit als Kriterium
orale hormonale Kontrazeptiva	antikonzeptiva Sicherheit nicht mehr gegeben. Andere kontrazeptive Maßnahmen empfehlenswert
Ketoconazol, Fluconazol	Blutspiegelreduktion von Ketoconazol (ca. 70%) und RMP (ca. 50%). Empfehlenswert ist daher die Einnahme in einem zeitlichen Abstand von 12 Stunden
Chloramphenicol	herabgesetzter Blutspiegel dieser Substanz
Cotrimoxazol	signifikante Erhöhung der RMP-Blutspiegel (wahrscheinlich aufgrund kompetetiver Plasmaproteinbindung)
Dapson	beschleunigter Dapson-Metabolismus (kürzere Halbwertszeit)
Antazida	eventuell niedrigere RMP-Blutspiegel
Theophyllin	beschleunigte Theophyllin-Clearance; Theophyllin-Blutspiegel-Bestimmungen sind daher dringend empfohlen
Ciclosporin A, Kortikosteroide	signifikante Reduktion der immunsupprimierenden Wirkung
β-Rezeptorenblocker (Propanolol, Metoprolol, evtl. andere)	erniedrigte Plasmaspiegel dieser Substanzen
Digoxin, Digitoxin	starke Reduktion der Blutspiegel dieser Substanzen
Chinidin, Lorcainid, Tocainid, Propafenon (und eventuell andere Antiarrhythmika)	durch reduzierte Blutspiegel dieser Substanzen kann die antiarrhythmische Wirkung herabgesetzt werden (cave: auch Wechselwirkung Chinidin-Digoxin beachten!)
Verapamil, Diltiazem, Nifedipin (andere Ca^{2+}-Antagonisten?)	Abschwächung der Wirkung des Ca^{2+}-Antagonisten
Zidovudin (Azidothymidin, AZT)	Herabsetzung der Blutspiegel dieser Substanzen, Beschleunigung der AZT-Clearance

10.3 Tuberkulose: Therapie

Pyrazinamid (PZA)

- **Wirkung:** Wegen seiner sterilisierenden Eigenschaften v. a. in der Initialphase wichtig, der Wirkmechanismus ist ungeklärt.
- **Die Resistenzrate** in der BRD ist mit 0,1 % sehr niedrig.
- **Pharmakodynamik:** Resorption und Verteilung sind günstig. Eine Hyperurikämie wird regelmäßig beobachtet, die dosisabhängige Hepatotoxizität mit Enzymanstieg in 10 – 15 % der Fälle. Auch Arthralgien kommen häufiger vor.
- **Dosierung:** 25 – 35 mg/kgKG/24 h, die Maximaldosis beträgt 2,5 g täglich als Einzeldosis.

Ethambutol (EMB)

- EMB ist ein wichtiger Kombinationspartner in der Initialphase der Behandlung. Hier verhindert es Resistenzen.
- **Wirkung:** Blockade der Synthese und Stabilisierung der mykobakteriellen RNS und Störung der Biosynthese der mykobakteriellen Zellwand.
- **Die Resistenzrate** in der BRD beträgt etwa 1 %.
- **Pharmakodynamik:** Resorption und Verteilung sind gut. Die Ausscheidung erfolgt renal. Die wichtigste unerwünschte Wirkung ist die Neuritis nervi optici: Sehvermögen, Gesichtsfeld und Farbsehen werden zunehmend eingeschränkt. Die Störung ist nach Absetzen meist reversibel.
- **Dosierung:** 25 mg/kgKG/24 h bis zu einer Maximaldosis von 2 g täglich.

Streptomycin (SM)

- **Wirkung:** Bakterizide Wirkung auf proliferierende Mykobakterien durch Störung der mykobakteriellen Proteinsynthese. Klinisch wirkt es gegen extrazellulär proliferierende Keime im alkalischen bis neutralen Milieu.
- **Die Resistenzrate** in der BRD beträgt etwa 5 %.
- **Pharmakodynamik:** SM muß parenteral (meist i. m.) verabreicht werden. Die Resorption ist gut. Die Gewebespiegel erreichen die Serumkonzentrationen nicht. Die Elimination geschieht renal bei geringer Nephrotoxizität. SM wirkt vor allem ototoxisch (vor allem vestibulotoxisch). Irreversible Innenohrausfälle kommen gelegentlich vor.
- **Dosierung:** 15 – 20 mg/kgKG/24 h bis zu einer Maximaldosis von 1 g täglich. Die kumulative Gesamtdosis sollte 30 g nicht überschreiten. Bei höheren Gesamtdosen sind ototoxische Komplikationen häufiger.

Protionamid

- **Protionamid wirkt bakterizid**, die Wirkung ist schwächer als bei den zuvor genannten Substanzen. Eine Kreuzresistenz ist jedoch (außer gegen Thiosemikarbazon) selten.
- **Pharmakodynamik:** Bei Kombination mit INH erhöht sich der Serumspiegel um 60 – 70 %. Protionamid ist hepatotoxisch und führt zu gastrointestinalen Störungen.
- **Dosierung:** 10 – 15 mg/kgKG/24 h bis zu einer Maximaldosis von 750 mg täglich.

10.3 Tuberkulose: Therapie

Andere Substanzen

- **Paraaminosalicylsäure** wirkt ausschließlich bakteriostatisch. Nebenwirkungen sind häufig. Die einzunehmende Substanzmenge ist mit 12 g/d als Einzeldosis sehr hoch.
- **Terizidon** ist ein Zykloserinabkömmling und nur schwach wirksam. Es führt zu zentralnervösen Störungen, die Kombination mit Fluorchinolonen ist daher kontraindiziert. Die Dosierung beträgt 10 mg/kgKG/24 h bis max. 1 g täglich.
- **Amikazin** ist ein breit wirksames Aminoglykosid. Die Kreuzresistenz gegenüber SM ist inkomplett. Amikazin ist ototoxisch und nephrotoxisch und ruft Allergien hervor. Die therapeutische Breite ist schmal. Die Dosierung beträgt 15 mg/kgKG pro Tag in einer Dosis. Drug Monitoring!
- **Clarithromycin** und andere neue Makrolide: Ihr Platz in der Tuberkulosebehandlung ist noch nicht definiert!
- **Fluorchinolone:** In vitro-Daten und klinische Studien sind ermutigend. Bei INH- und RMP-Resistenz sind sie Standardkombinationspartner. Größere Behandlungsserien fehlen jedoch noch. Die Langzeittoxizität ist unzureichend geklärt. Die Dosierung entspricht der bei anderen bakteriellen Infektionen.

Kombinationstherapie

- **Kurzzeittherapie, Vierfachkombination (s. Tabelle 47):** Sie führt bei 90% der Patienten innerhalb von 8 Wochen zur Sputumkonversion. EMB und SM sind als alternativ anzusehen – im individuellen Fall ist nach der jeweiligen Toxizität und Praktikabilität zu entscheiden.
- **Langzeittherapie, Dreifachkombination (s. Tabelle 48):** Indikationen (die Ergebnisse sind gleichwertig):
  - Monoresistenz/Toxizität gegenüber bzw. von INH oder RMP.
  - Wenn PZA nicht eingesetzt werden kann (Toxizität).

Tabelle 47 6-Monats-Regime, Vierfachombination

Initialphase 2 (– 3) Monate	Stabilisierungsphase (4 Monate)
INH, RMP, PZA, SM oder EMB tägl.	INH, RMP tägl.
INH, RMP, PZA, SM oder EMB tägl.	INH, RMP 2 – 3mal/Woche

Tabelle 48 9-(– 12)Monats-Regime, Dreifachkombination

Initialphase (2 – 3) Monate	Stabilisierungsphase 7 (– 10) Monate
INH, RMP, EMB tägl.	INH, RMP tägl.
INH, RMP, SM tägl.	INH, RMP tägl.
INH, RMP, EMB oder SM tägl.	INH, RMP 2 – 3mal/Woche

10.3 Tuberkulose: Therapie

> **Dosierung:** Bei unregelmäßiger Medikamenteneinnahme muß mit wachsenden Resistenzzahlen gerechnet werden. Bei zu erwartender schlechter Compliance ist eine direkt beobachtete Behandlung durchzuführen. In diesem Fall kann in Einzelfällen auf die intermittierende Medikamentengabe zurückgegriffen werden. Die Dosierungen für beide Therapiealternativen sind in Tabelle 49 und 50 dargestellt.

Praktisches Vorgehen

> **Diagnosesicherung** (optimal mikrobiologisch, ersatzweise histologisch oder klinisch-radiologisch), Isolierung des Patienten, Einleitung einer Umgebungsuntersuchung.

- *Cave:* **Multiresistenz (multi-drug-resistance, MDR):**
  - *Definition:* Resistenz gegenüber INH + RMP (+ evtl. andere Substanzen).
  - In diesem Falle sind die Behandlungsergebnisse schlecht, die Krankheitsprognose dubios. Die Gefährdung im Ansteckungsfall (Krankenhauspersonal!) ist sehr hoch.

Tabelle 49 Dosierung von Antituberkulotika für Kinder und Erwachsene – tägliche Gabe

Medikament	Kinder und Erwachsene (mg/kg Körpergewicht)	Maximale Tagesdosis
Isoniazid (p. o./i. v.)	5	300 mg
Rifampicin (p. o./i. v.)	10	< 50 kg KG: 450 mg > 50 kg KG: 600 mg
Pyrazinamid (p. o.)	25 – 35	< 50 kg KG: 1,5 g 51 – 75 kg KG: 2,0 g > 75 kg KG: 2,5 g
Streptomyzin (i. m.)[1]	15 – 20	< 50 kg KG: 0,75 g > 50 kg KG: 1,0 g
Ethambutol (p. o.)[2]	25, nach 2 Monaten 20	2,0 g
Protionamid (p. o.)	10 – 15	750 mg
Terizidon (p. o.)	10	1,0 g (Erwachsene) 0,5 g (Kinder)
Paraaminosalizylsäure (i. v.)	12 g/d bei Erwachsenen	12 g

[1] bei Personen im Alter von > 60 Jahren sollten 0,75 g/d nicht überschritten werden
[2] Ethambutol sollte bei Kindern < 10 Jahren nicht angewendet werden

10.3 Tuberkulose: Therapie

Tabelle 50 Dosierung von Antituberkulotika für Kinder und Erwachsene – intermittierende Gabe (2–3mal/Woche)

Medikament	Kinder mg/kg Körpergewicht	Erwachsene mg/kg Körpergewicht	Tagesdosis maximal
Isoniazid	15	15	900 mg
Rifampicin	15	10	600 (900)mg[1]
Ethambutol	[2]	50	2,5 g

[1] Bei einer Tagesdosis > 600 mg bei intermittierender Anwendung öfters unerwünschte Wirkungen („flusyndrome")
[2] Nicht angebracht

- *Einzelheiten der Therapie bei Multiresistenz:* s. Tabelle 51.
- *Vorgehen:* Die Patienten sind streng zu isolieren! Effizientester Schutz des Personals durch geschlossene Hauben mit Bakterienfiltern, Ultraviolettlicht und negativem Druck im Patientenzimmer! Einfache Schutzmasken sind nicht ausreichend!
▶ **Meldung** an die Tuberkulose-Fürsorgestelle im Gesundheitsamt nach bakteriologischer Sicherung.
▶ **Sensibilitätstestung** im mikrobiologischen Labor sicherstellen!
▶ **Beginn der Chemotherapie** nach den erforderlichen 3 Probenentnahmen!
▶ **Obligate technische Untersuchungen:** Röntgen-Thorax in 2 Ebenen (evtl. mit Schichtaufnahmen), Urinstatus, Blutbild/Differentialblutbild, Leberenzyme, Bilirubin, harnpflichtige Substanzen im Serum sowie eine ophtalmologische (EMB) und otologische (SM) Untersuchung.
▶ **Verlaufsuntersuchungen:**
  - *Mikroskopischer Sputumbefund* als wichtigster Parameter bei Lungentuberkulose: Unter Therapie alle vier Wochen mikroskopische und kulturelle Untersuchungen! Bei fehlender Sputumproduktion ist eine Bronchoskopie indiziert.
  - *Klinisch-chemische Kontrollen* in der Initialphase wöchentlich, danach 4-wöchentlich.
  - *Ophtalmologische und otologische* Kontrolluntersuchungen im Verdachtsfall oder nach 4 Wochen.
  - *Erneute Sensibilitätstestung* bei fehlender Sputumkonversion nach 4 Monaten.
▶ **Dauer der Überwachung:** Bei unkompliziertem Verlauf insgesamt 2 Jahre. In anderen Fällen siehe die Punktetabelle (Tabelle 52).

10.3 Tuberkulose: Therapie

Tabelle 51 Behandlung der Tuberkulose bei verschiedenen Formen der Multiresistenz

Resistenzmuster	Alternatives Regime	Therapiedauer	Kommentar
INH, SM + PZA	RMP, PZA, EMB, Amikazin[1]	6–9 Monate	Ansprechen 100%, < 5% Rezidive
INH + EMB (±SM)	RMP, PZA, Amikazin[1], Ofloxazin o. Ciprofloxazin	6–12 Monate	Ansprechen 100%, < 5% Rezidive
INH + RMP (±SM)	PZA, EMB, Amikazin[1], Ofloxazin o. Ciprofloxazin	18–24 Monate	Resektion bei schlechtem Ansprechen
INH, RMP + EMB (±SM)	PZA, Amikazin[1], Ofloxazin o. Ciprofloxazin + schwach wirksame[2]	24 Monate nach Konversion	Resektion bei schlechtem Ansprechen
INH, RMP + PZA (±SM)	EMB, Amikazin[1], Ofloxazin o. Ciprofloxazin + 2 schwach wirksame[2]	24 Monate nach Konversion	Resektion bei schlechtem Ansprechen
INH, RMP, PZA, EMB (±SM)	Amikazin[1], Ofloxazin o. Ciprofloxazin + 3 schwach wirksame[2]	24 Monate nach Konversion	wenn möglich Resektion

[1] bei Resistenz gegen Amikazin, Kanamyzin o. Streptomyzin kann alternativ Kapreomyzin eingesetzt werden (4–6 Monate tgl. i. v.; Überwachung der Nierenfunktion!)
[2] schwächer wirksame Antituberkulotika wie Ethionamid, Cycloserin, Paraaminosalizylsäure (PAS). Andere Medikamente mit wahrscheinlicher, aber unsicherer Wirkung sind Clofazimin, Amoxicillin-Clavulansäure. Wahrscheinlich unwirksam sind Clarithromycin, Azithromycin und Rifabutin

Chirurgische Therapie

▶ Die Kollapstherapie, eventuell mit Thorakoplastik, ist erwiesenermaßen unwirksam und heute obsolet. Resektionsbehandlungen werden bei Folgeerkrankungen (Restkavernen, Spätblutungen), im Notfall (akute Kavernenblutung) oder als ultima ratio bei MDR-Tuberkulose und erfolgloser Alternativtherapie durchgeführt. Stets muß eine vollwirksame, ersatzweise die wirksamste antituberkulöse Chemotherapie perioperativ erfolgen.

10.3 Tuberkulose: Therapie

Tabelle 52 Punktetabelle zur Überwachungsdauer

Kategorie	Punkte
1. Ausdehnung des Restbefundes:	
– minimal (≤ 1 Segment)	0
– mittel (≤ 3 Segmente)	1
– weit (3 Segmente)	3
2. Dauer der beobachteten Inaktivität:	
– 0 – 2 Jahre	2
– 3 – 5 Jahre	1
– 5 Jahre	0
3. Chemotherapie:	
– keine	2
– korrekte	0
– sonstige	0 – 3
4. soziale Verhältnisse	0 – 3
5. bisherige Aufenthaltsdauer von Ausländern/Asylanten:	
– 0 – 2 Jahre	3
– 3 – 5 Jahre	1
– 5 Jahre	0
6. Nebenerkrankungen:	
– Silikose	3
– Diabetes ellitus	2
– Magenresektion, Ulcus ventriculi oder duodeni	2
– Immunmangelsyndrom	15
– sonstige Erkrankungen	1 – 3

Punkte	Überwachungsdauer
– 6	– 2 Jahre
7 – 10	– 5 Jahre
11 – 15	6 – 10 Jahre
15	10 Jahre

10.3 Tuberkulose: Therapie

Prophylaxe

- **BCG-Impfung:**
  - *Impfstoff:* Lebende, virulenzgeschwächte Tuberkulosebakterien der Spezies M.bovis.
  - *Mögliche Komplikationen:* Impfulzera, Lymphadenitis und Osteomyelitis. Generalisierte Erkrankungen kommen nur bei schwerem Immundefekt vor.
  - *Impferfolg:* Für 80% der geimpften Kinder wird ein relativer Schutz (im Kleinkindesalter relativer Schutz gegen eine postprimäre Generalisation, v.a. gegen eine Meningitis tuberculosa) mit einer Wirkdauer von 15 Jahren angenommen. Beim Erwachsenen ist sie weitgehend wirkungslos.
  - *Wertung:* Bei einem allgemeinen Infektionsrisiko von 0,2% können 2–4 Fälle pro 100 000 geimpfte Kinder (bei 0,1% entsprechend 1–2 Fälle) vermieden werden. Die möglichen Komplikationen sind ebenso häufig, daher gibt es keine generelle WHO-Impfempfehlung bei einem Infektionsrisiko $<0,1\%$.
  - *Impf-Indikation:* In der BRD nur für Kinder in Hochrisikokollektiven (Abstammung aus Ländern mit hoher Tuberkuloseprävalenz)!
- **Chemoprophylaxe:** Vorbeugende antituberkulöse Behandlung *tuberkulinnegativer* Personen bei ausgeprägter Infektionsgefahr. Diese Indikation besteht in Europa im allgemeinen nicht. Vielmehr sollten Tuberkulintests bis 2 Monate nach Expositionsende erfolgen. Bei Tuberkulinkonversion ist eine präventive Chemotherapie indiziert.
- **Präventive Chemotherapie:**
  - *Definition:* Vorbeugende antituberkulöse Therapie bei *positiver* Tuberkulinreaktion, jedoch ohne Erkrankungszeichen.
  - *Indikationen:* Tuberkulinkonversion bei Säuglingen und Kleinkindern, Tuberkulinstarkreagenten, Immunsupprimierte mit Nachweis von Restveränderungen, Exazerbationsprophylaxe bei insuffizient Vorbehandelten im Falle einer großen Operation oder Gravidität.
  - *Durchführung* mit INH (5 mg/kgKG). Die Therapiedauer richtet sich nach der Länge der Immunsuppression, in anderen Fällen beträgt sie 3–6 Monate. Bei Tuberkulosesymptomen ist eine Kombinationstherapie einzuleiten.

10.4 Miliartuberkulose

Grundlagen

- **Definition:** Erkrankung durch hämatogene (meist frühe postprimäre) Generalisation von M. tuberculosis in Lunge, Leber, Gehirn und anderen Organen.
- **Epidemiologie:**
  - *Häufigkeit:* In Mitteleuropa heute sehr selten mit weniger als 100 Fällen jährlich in der BRD.
  - *Erkrankungsalter:* Vor allem junge Menschen sind betroffen. (Da in Europa heute die Primärinfektion auch später auftreten kann, muß auch bei älteren Menschen an eine Miliartuberkulose gedacht werden).
- **Ätiologie und Pathogenese:**
  - Auftreten während der frühen Phase der hämatogenen Generalisation im 2.–5. Monat nach Infektion. Eine miliare Aussaat in der späten postprimären Phase ist eine ausgesprochene Rarität. Sie kommt bei fortgeschrittener HIV-Infektion jedoch vor.
  - *Risikofaktoren:* Unter- bzw. Fehlernährung (in Europa vor allem bei konsumierenden Erkrankungen und Alkoholismus).

Klinik

- **Allgemein körperliche Symptomatik:** Adynamie (bis hin zum endokrinen Koma bei Nebenniereninsuffizienz), Schweißneigung, mäßiges Fieber, Gewichtsabnahme (kann im Vordergrund stehen), trockener Husten.
- **Gelegentlich Polyserositis** mit Pleuraergüssen und Aszites.
- **Tuberkulöse Meningitis** („Miliartuberkulose des Gehirns"): Ausfälle v. a. der basalen Hirnnerven (Abducenzparese!) und Bewußtseinsstörungen bis hin zum zerebralen Koma.
- **Sepsis gravissima Landouzy (Maximalvariante):** Mykobakterielle Septikämie mit Streuung in zahlreiche Organe und einer klinisch manifesten Nebenniereninsuffizienz. Der Tod erfolgt unbehandelt durch Ateminsuffizienz mit Schock.

Diagnostik

- Allgemein sehr schwierige Diagnosestellung! Das Intervall zwischen Symptombeginn und Diagnosestellung beträgt im Mittel 6–8 Wochen.
- **Anamnese:** Hinweise auf typische Symptomatik (s. o.)?
- **Klinische Untersuchung:** Keine charakteristischen Befunde, zuweilen Hirnnervenausfälle, Hepato-/Splenomegalie. Normaler Perkussions- und Auskultationsbefund der Lunge.
- **Röntgenbefund:** Miliare Herde, diffus verteilt in beiden Lungen (auffällig ist oft die fehlende kraniokaudale Befundzunahme).
- **Sonographie:** Meist ist eine Hepatosplenomegalie nachweisbar.
- **Liquorbefund** (bei Meningitis): Mittelgradige Eiweißerhöhung mit mäßiger bis mittelgradiger Pleozytose bei Prädominanz von Lymphozyten; die Liquorglukose ist stark erniedrigt.
- **Labor:** BSG mittelgradig bis stark erhöht, im Blutbild mäßige Leukozytose mit Lymphopenie < 10% und deutlicher Linksverschiebung. Serumlaktat ist meist stark, die Leberenzyme im Serum mäßiggradig erhöht. Das Kortisol-Tagesprofil deckt nicht selten eine Nebennierenrindeninsuffizienz auf.

10.4 Miliartuberkulose

- **Erregernachweis:** Sputum ist nur in 30% der Fälle mikroskopisch oder kulturell positiv. Erfolgreicher ist die bronchoalveoläre Lavage (Treffsicherheit 50–70%), die transbronchiale Biopsie mit Tupfpräparat und Histologie (70–80%), sowie die Leberbiopsie (Granulomnachweis in 50%). Nachweis im Liquor in < 50%, fast immer jedoch durch PCR.
- *Cave:* Zahlreiche Differentialdiagnosen bei Nachweis nichtverkäsender epitheloidzelliger Granulome in der Leber!
- Knochenmarksbiopsie: In 50% der Fälle typische Veränderungen oder säurefeste Stäbchen.
- **Funduskopie:** Wenig sensitiv (20%).
- **Tuberkulintest:** Selten verwertbar – er kann aufgrund einer primären (Generalisation vor Tuberkulinkonversion) oder sekundären (Immundefizienz) Anergie negativ sein.

Therapie

- **Initial Vierfachtherapie** (s. Tabelle 46).
- **Bei Sepsis bzw. Nebennierenrindeninsuffizienz:** Kortikosteroide als Substitution zu verabreichen (300–400 mg/d Hydrokortison in langsam absteigender Dosierung).
- **Bei Polyserositis:** Prednison in pharmakodynamischer Dosis (Prednison 0,7–1 mg/kgKG/24 h i.v. oder p.o.).
- **Therapiedauer:**
  - *Antituberkulotika:* Mindestens 9, häufig 12 Monate.
  - *Kortikosteroide:* Nach 2–4 Wochen langsam ausschleichen.
- **Ernährung:** Zunächst niedrigkalorische Ernährung enteral oder parenteral, falls – wie häufig – eine Katabolie bei Malnutrition vorliegt.
  - *Achtung:* Hyperalimentation führt zu Diarrhoe, Hypophosphatämie und allgemeiner Stoffwechselentgleisung mit Schock bis hin zum Tod!

Prognose

- Durch die häufig verzögerte Diagnose und das Auftreten bei bereits zuvor geschwächten Personen versterben etwa 30% der Patienten.

10.5 Pleuritis exsudativa tuberculosa (specifica)

Grundlagen

- **Definition:** Pleuritis durch M. tuberculosis.
- **Epidemiologie:** Im Säuglingsalter ist die Pleuritis tuberculosa nahezu unbekannt, bei Kindern ist sie sehr selten. Am häufigsten tritt sie bei Jugendlichen und Erwachsenen bis zum 40. Lebensjahr auf. Männer sind häufiger betroffen als Frauen.
- **Ätiologie und Pathogenese:**
  - Die Pleuritis ist Ausdruck der noch inkompletten zellulären Abwehr bei erfolgter Primärinfektion und meist Ausdruck der lymphogenen oder hämatogenen Aussaat, seltener Folge einer direkten pulmonalen Ausbreitung (daher in der Regel Manifestation 6–12 Monate nach Infektion, selten wurde ein Auftreten im zweiten Jahr nach Infektion beobachtet).
  - Unbehandelt entwickelt sich nach der Pleuritis meist eine Organtuberkulose, in 50% der Fälle im ersten Jahr, in etwa 25% bis zu 6 Jahre nach Pleuritis.

Klinik

- **Allgemeinsymptome:** Gewichtsabnahme, Müdigkeit, Abgeschlagenheit, Nachtschweiß, selten auch Brechreiz, Fieber (überwiegend bei Jugendlichen).
- **Pleuraerguß** (bei Personen < 40 Jahren ist in Europa die tuberkulöse Pleuritis die häufigste Ursache).
- **Dyspnoe** in Abhängig von der Ergußgröße.
- **Thoraxschmerzen** – stechend, in die Schulter ausstrahlend, atemabhängig mit trockenem Reizhusten (initial in der Phase der fibrinösen, trockenen Pleuritis).
- **Oberbauchbeschwerden bis hin zum Bild des akuten Abdomens** (bei basalen Pleuritiden möglich).
- *Hinweis:* Mit dem Auftreten eines Pleuraergusses verschwinden die Schmerzen weitgehend!

Diagnostik

- **Klinische Untersuchung:**
  - *Inspektion:* Bei großem Pleuraerguß Nachschleppen der betroffenen Seite während der Inspiration.
  - *Palpation, Auskultation:* Klopfschall, Bronchophonie und Auskultationsgeräusche sind reduziert.
  - *Im Verlauf:* Bei später oder ungenügender Behandlung entwickelt sich eine ausgeprägte Pleuraschwarte mit gefesselter Lunge, Persistenz des inspiratorischen Nachschleppens sowie der perkutorischen Dämpfung und reduziertem Atemgeräusch.
- **Lungen-, kardiale Funktion:** Respiratorische Insuffizienz bis hin zur Hyperkapnie bei großem Erguß sowie in Einzelfällen pulmonalarterielle Hypertonie mit dekompensiertem Cor pulmonale.
- **Tuberkulintest:** Der Mendel-Mantoux-Test ist mit ≤ 10 TE positiv.
- **Röntgenbefunde:** Meist großer Pleuraerguß in der nativen Röntgenuntersuchung und im Computertomogramm, zunächst frei auslaufend, nach Tagen bis Wochen organisiert mit unregelmäßigen Grenzen. Begleitende pulmonale Infiltrate oder Kavernen sind selten.

10.5 Pleuritis exsudativa tuberculosa (specifica)

- **Sonographie:** Sehr rasch Organisationsphänomene im Erguß mit zunächst fadenförmigen Septen, die rasch zystisch degenerieren und schon früh eine parietale Schwarte bilden, die mehrere Zentimeter dick werden kann.
- **Pleurapunktion:**
  - *Inspektion:* Meist leicht trüber, bernsteinfarbener Erguß; sanguinolente Ergüsse sind eine Rarität.
  - *Zytologie:* Mäßige Leukozytose mit Lymphozytendominanz; säurefeste Stäbchen können lediglich in etwa 30% gesehen werden.
  - *Chemie:* Spezifisches Gewicht > 1015, Eiweißgehalt > 50% des Serumeiweißes, LDH stark erhöht, Glucose stark erniedrigt.
- **Ungezielte Pleurastanze:** In 50% der Fälle spezifische, nekrotisierende, epitheloidzellige Granulome.
- **Diagnostische Thorakoskopie:** Hierdurch ist meist die definitve Diagnosestellung möglich (Treffsicherheit > 90%): Endoskopisch fibrinöse Pleuritis mit spinnwebenartigen Fibrinfäden und flächigen weißlichen Auflagerungen. Eine gezielte Zangenbiopsie mit Mikroskopie und Direktpräparat sowie Kultur ist diagnostisch wegweisend!

Therapie

- **Initial antituberkulöse Vierfachkombination**, nach 2–3 Monaten Fortsetzung mit einer Zweifachkombination mit INH und RMP (s. Tab. 46 u. 47). Die Gesamttherapiedauer beträgt in der Regel 9 Monate.
- **Steroidbehandlung** (zweifelhafter zusätzlicher Nutzen):
  - *Indikation:* Starke Exsudation, großer Pleuraerguß.
  - *Therapiebeginn, Dosierung:* Frühestens 10 Tage nach Einleitung der antituberkulösen Therapie (Prednison 0,7–1 mg/kgKG/dp. o.).
  - *Therapiedauer:* 2–4 Wochen.
- **Einlage einer Drainage mit kontinuierlichem Sog** bei ausgeprägter Ergußproduktion (zur Vorbeugung der funktionellen Folgen der Pleuraschwarte).
- **Frühdekortikationen** (chirurgisch oder videoendoskopisch) sind *nicht* sinnvoll! Spätdekortikationen werden ebenfalls selten durchgeführt.

Prognose

- Die Prognose der rechtzeitig behandelten spezifischen Pleuritis ist gut. Respiratorische Insuffizienz oder pulmonale Hypertonie bei ausgedehnter Pleuraschwarte haben eine schlechte Prognose quo ad vitam.

10.6 Nichttuberkulöse Mykobakteriosen

Grundlagen

- **Definition:** Erkrankungen durch Mykobakterien, die nicht dem M. tuberculosis-Komplex angehören.
- **Epidemiologie:** Meist Personen im jüngeren bis mittleren Alter.
- **Ätiologie und Pathogenese:**
  - *Infektionswege, Erregerreservoir:* Während die Mykobakteriosen des M. tuberculosis-Komplexes sich nur in Mensch und Tier vermehren können, kommen andere Mykobakterien ubiquitär vor und können sich außerhalb des Organismus vermehren. Kontaktinfektionen sind Raritäten (deshalb sind nichttuberkulöse Mykobakteriosen keine meldepflichtigen Erkrankungen!). Sie sind ausgesprochene Opportunisten. Daher ist eine Besiedelung von gesunden und kranken Personen keine Seltenheit. Sie werden daher im Englischen auch als „environmental" oder als „ubiquitäre" Mykobakterien bezeichnet. Da sie auch im Magensekret und Urin sowie im Prostatasekret vorkommen, ist ihre Qualifizierung als nichttuberkulöse Mykobakterien zur Differentialdiagnose der Tuberkulose wichtig. Bei der Kolonisation werden die meisten Formen rasch wieder ausgeschieden, während andere (vor allem M.avium-Komplex) länger persistieren oder den Gastrointestinaltrakt permanent besiedeln können. Meist handelt es sich um nichtpathogene Kommensalen.
  - *Wichtige pathogene Erreger:* M.avium-Komplex, M.kansasii, M.xenopi, M.fortuitum und M.malmoense.
  - *Klassifizierung:* Die derzeit gebräuchlichste Einteilung ist die nach häufigen bzw. seltenen und nach schnell und langsam wachsenden Mykobakterien (s. Tabelle 53). Die Einteilung nach Rouyon nach photochromogenen, skotochromogenen, nichtchromogenen und schnellwachsenden Spezies wurde aufgegeben.
  - *Achtung:* Der Nachweis säurefester Stäbchen im Magensaft und Urin allein reicht nicht aus zum Nachweis einer Tuberkulose bzw. eines Pathogens!

Tabelle 53 Humanpathogene nichttuberkulöse Mykobakterien

schnell wachsende Mykobakterien	langsam wachsende Mykobakterien
häufige pathogene nichttuberkulöse Mykobakterien	
– M. abscessus – M. fortuitum	– M. avium complex – M. kansasii – M. xenopi
seltene pathogene nichttuberkulöse Mykobakterien	
– M. peregrinum – M. fortuitum (unbenannte 3. Biovariante) – M. chelonae-like organism (MCLO) – M. smegmatis	– M. szulgai – M. simiae – M. shimoidei – M. malmoense – M. asiaticum – M. thermoresistibile

10.6 Nichttuberkulöse Mykobakteriosen

- *Risikofaktoren:* Immunschwäche (v. a. fortgeschrittene HIV-Infektion mit niedrigen CD4-Zellzahlen), chronische Erkrankungen (einzelne Fälle bei Niereninsuffizienz, nach plastischer Mammachirurgie, nach Organtransplantation, Herzklappenersatz, bei Malignomen), Unterernährung sowie chronische bronchopulmonale Erkrankungen mit Schleimhaut- und Parenchymschäden (z. B. chronisch deformierende Bronchitis, Bronchiektasen, Silikose, Lungenfibrose, kavernöse Lungentuberkulose).

Klinik

- Meist sind ausschließlich die Lungen betroffen mit einem Krankheitsbild wie bei einer postprimären, symptomarmen, langsam verlaufenden Organtuberkulose. Häufig besteht nur ein leichtes Krankheitsgefühl, Husten und Auswurf sind selten.
- Bei fortgeschrittenen Kavernen kommen Hämoptysen bis hin zum Blutsturz vor. In Spätstadien findet sich zuweilen eine destruierte Lunge mit respiratorischer Insuffizienz oder pulmonaler Hypertonie.
- Bei HIV-Infizierten werden vor allem disseminierte Erkrankungen und Lymphadenopathien beobachtet.
- Klinische Symptome der Grunderkrankung.

Diagnostik

- **Klinische Untersuchung:** Klopfschalldämpfung über dem betroffenen Gebiet, meist sind keine Rasselgeräusche auskultierbar.
- **Labor:** Keine obligaten Veränderungen; ausgeprägte Leukozytosen oder andere humorale Entzündungszeichen sind eher selten.
- **Röntgenbefunde:** Dünnwandig begrenzte, nicht selten multiple Kavernen ohne ausgeprägten entzündlichen Randsaum, bevorzugt in den Lungenoberfeldern. Auch diffus verteilte Streuherde kommen vor. Pleuraergüsse sind Raritäten.
- **Erregernachweis:** Sputum. Wegen des ubiquitären Vorkommens und der Tendenz zu Kolonisierungen ist die definitive Diagnose nur zulässig, wenn nichttuberkulöse Mykobakterien mindestens 2mal im Sputum nachgewiesen wurden. Laborverunreinigungen (Leitungswasser!) sind zu berücksichtigen.
- *Achtung:* Bei nachgewiesenen säurefesten Stäbchenbakterien ohne Differenzierung und schlechtem Ansprechen auf die Mehrfachchemotherapie muß an nichttuberkulöse Mykobakterien gedacht werden!
- **Gruppensensibilitätstestung** veranlassen!
- **Histologie:** Der Granulomnachweis genügt nicht zur Diagnosestellung.
- **Hauttestung mittels Sensitinen** (entsprechend der Tuberkulintestung): Seren des „Statens-Seruminstitut Kopenhagen" (RS 10 = M. avium-Komplex) erlauben Gruppentestungen.
- **Tuberkulin:** Kreuzreaktion! Insbesondere bei Testung mit 100 bzw. 1.000 Einheiten GT im Mendel-Mantoux-Test kommen Kreuzreaktionen vor.
- **Spezialdiagnostik bei AIDS-Patienten:** Untersuchung von Blut, Knochenmark, Lebergewebe und Stuhl sinnvoll, da regelhaft eine Dissemination vorliegt.

10.6 Nichttuberkulöse Mykobakteriosen

Therapie

- **Resistenzrate:** In vitro besteht meist eine Multiresistenz gegenüber Antituberkulotika mit unbefriedigenden Therapieergebnissen.
- **Therapieempfehlung bei M.avium-Komplex u. anderen nichttuberkulösen Mykobakteriosen:**
  - *Therapiealternativen (jeweils für eine Dauer von 2 Monaten):*
    1. Clarithromycin 0,5 g/12 h p.o., EMB 25 mg/kgKG, Rifabutin 300 mg/24 h p.o.
    2. Clofazimin 200 mg/24 h p.o. und SM 0,5 – 1 g/24 h i.m.
    3. Amikacin 12 – 15 mg/kg KG i.v. 3×/Woche.
  - *Anschließend:* EMB 15 mg/kgKG, Clarithromycin 750 mg/24 h p.o. und Rifabutin 300 mg/24 h p.o.
  - ◐ *Cave:* Bei HIV-Patienten ist die Toxizitätsgefahr erhöht!
- **Bei schlechtem Ansprechen (Symptome, Befundprogression):** Nach dem Ergebnis des (Gruppen-)Antibiogramms Kombination von 4 – 5 Substanzen unter Einschluß von: Azithromycin, Clarithromycin, Ethambutol, Rifabutin, Ciprofloxacin, Amikacin, Clofazimin und Streptomycin.
- **Therapieempfehlung für M. Kansasii:** INH, RMP und EMB in Standarddosierung (EMB 15 mg/kg KG ab 3. Monat).
- **Verlaufsuntersuchungen:** Monatliche Sputumkontrollen bis zur Sputumkonversion.
- **Therapiedauer:** 18 – 36 Monate (mindestens 12 Monate nach dem letzten positiven Sputum), bei HIV-Erkrankungen muß lebenslang behandelt werden (Suppressionstherapie).
- **Chirurgische Resektion:** Bei fehlendem Erfolg der Chemotherapie und wenn anatomisch und funktionell möglich.

Prognose

- Nur in 50 – 80% der Fälle kann ein Therapieerfolg erzielt werden, jeder zweite Patient erleidet einen Rückfall.
- Die Prognose ist meist von der Grunderkrankung überdeckt.

11.1 Pulmonale Parasitosen: Grundlagen

Grundlagen

- **Definition:** Parasitosen der Lunge sind entzündliche Lungenerkrankungen, hervorgerufen durch Protozoen oder Würmer (Helminthen).
- **Vorkommen, Epidemiologie:** Aus klimatischen Gründen konzentrieren sich Parasitosen auf tropische und subtropische Regionen. Durch den zunehmenden internationalen Reiseverkehr gewinnen diese Erkrankungen auch in Europa eine gewisse Bedeutung.
- **Ätiologie und Pathogenese:**
  - *Erreger:* Protozoen sind einzellige Lebewesen mit unabhängigem Stoffwechsel. Helminthen sind multizelluläre Organismen, die komplexe Entwicklungszyklen haben.
  - Der Mensch ist in den meisten Fällen ein Zwischenwirt, in dem verschiedene Invasionsvorgänge der Parasiten vorkommen. Das klinische Bild entsteht als Folge der Invasion der Lunge durch Parasitenformen oder – häufiger – durch eine starke immunologische Abwehrreaktion auf die Parasitenantigene.
  - Im Verlauf dieser Immunreaktion spielen Immunglobulin E, eosinophile Granulozyten und T-Lymphozyten die Hauptrolle. Vor allem Wurmerkrankungen können durch die uniforme Abwehrreaktion ein ähnliches und deshalb charakteristisches Bild hervorrufen.
  - Zur Infektion kommt es entweder aufgrund der Aufnahme von größeren Parasitenmengen (häufig im außereuropäischen Ausland erworben), oder, bei endemischen Parasiten, durch einen zellulären Immundefekt. Insbesondere die Protozoenerkrankungen (vor allem Pneumocystis carinii, Toxoplasma gondii und Cryptosporidium) treten neuerdings gehäuft bei HIV-Infizierten mit fortgeschrittenem Immundefekt auf (s. S. 214 ff). Aufgrund der gegenüber Bakterien und Viren sowie Pilzen differenten Immunabwehr unterscheiden sich die Krankheitsmanifestationen von der Pneumonie.
  - Eine Aufstellung typischer pulmonaler Manifestationen bei Parasitosen findet sich in Tabelle 54.

Tabelle 54 Pulmonale Manifestationsmuster bei Parasitosen (nach Castillo-Höfer, 1994)

pulmonale Manifestation	Parasit
flüchtige Infiltrate mit Bluteosinophilie	Nematoden (außer Dirofilaria, und akute Erkrankungen durch Paragonimus oder Schistosoma)
Rundherde, Zysten, Abszesse	Echinococcus, Paragonimus, Strongyloides (massiver Befall), Dirofilaria
Pleuraerguß	Paragonimus, Echinococcus, Trichinen
Lungenödem	Plasmodien (Malaria), Babesia, Trichinose (massiver Befall), Strongyloides (massiver Befall), Larva migrans visceralis (selten)
Hämoptoe	Echinococcus, Paragonimus, Strongyloides (massiver Befall), Ascaris lumbricoides (selten)
pulmonale Hypertonie	Schistosoma

11.2 Toxoplasmose

Grundlagen

- **Definition:** Erkrankung durch Infektion mit Toxoplasma gondii.
- **Epidemiologie, Vorkommen:** Die Toxoplasmose ist weltweit verbreitet und auch in Mitteleuropa endemisch. Alle europäischen Haustiere, vor allem Katzen und Hunde, können befallen werden.
- **Ätiologie und Pathogenese:**
  - *Erreger:* Toxoplasma gondii ist ein obligat intrazelluläres Protozoon. Außerhalb des Organismus geht es rasch zugrunde.
  - *Infektionsmodus:* Am wichtigsten ist der Genuß von rohem Fleisch (Tartar).
  - *Risikofaktoren:* AIDS, Tumoren (währemd Chemotherapie), Z.n. Organtransplantationen.
  - Die *pulmonale* Toxoplasmose ist Ausdruck der disseminierten Erkrankung.

Klinik

- Die meisten Infektionen beim Erwachsenen verlaufen subklinisch oder völlig asymptomatisch (außer bei Risikopatienten s.o.).
- 10–32 % der AIDS-Patienten erkranken an einer pulmonalen Toxoplasmose. Eine Assoziation mit Pneumozystis carinii, Zytomegalievirus- oder bakteriellen Pneumonien kommt häufig vor. Häufiger ist der zerebrale Befall bei der disseminierten Toxoplasmose. Pulmonaler und zerebraler Befall kommen ebenfalls kombiniert vor.
- Die Patienten leiden unter uncharakteristischen Symptomen, Fieber, Abgeschlagenheit, Gewichtsabnahme und trockenem Husten.

Diagnostik

- **Labor:**
  - *Blut:* Uncharakteristisch.
  - *Liquor:* Oft mäßige Albuminerhöhung und Pleozytose mit mononukleären Zellen (meist < 500/3 Zellen).
- **Röntgen-Thorax:** Weichstreifige, netzige Zeichnungsvermehrungen im Sinne einer interstitiellen Entzündung. Bei schweren Formen findet man gröbere, weichfleckige Verdichtungen. Regelmäßig besteht eine bilaterale hiläre Lymphadenopathie.
- **Schädel-Computertomogramm (CCT):** Immer indiziert zum Nachweis bzw. Ausschluß intrazerebraler Manifestationen.
- **Erregernachweis:**
  - *Serologie:* Nicht hilfreich wegen häufig asymptomatischer Infektionen.
  - *Bronchoalveoläre Lavage:* In manchen Fällen können Trophozoiten nachgewiesen werden.
  - *Transbronchiale Biopsie* mittels Bronchoskopie sichert die Diagnose durch Nachweis parenchymaler Trophozoiten.
  - *Enzymimmunoassay* zum Nachweis von Toxoplasmaantigenen wird in Zukunft eine zuverlässigere Diagnose ermöglichen.
- **Hinweis:** In der Regel wird bei pulmonaler Infiltration und gleichzeitig bestehender zerebraler Toxoplasmose im Rahmen der HIV-Infektion auch ohne weitere Diagnostik eine Therapie eingeleitet.

11.2 Toxoplasmose

Therapie

- **Kombinationstherapie:** Pyrimethamin, initial 50–100 mg (anschließend 25–50 mg/24 h) zusammen mit Trisulfapyramidin, initial 4 g (anschließend 1–4 g/24 h p.o.).
- **Folsäuresubstitution** zur Prophylaxe einer Knochenmarksdepression.
- **Bei Unverträglichkeit:** Versuch mit Clindamycin (600 mg/8 hi.v. oder p.o.). Die klinische Wirksamkeit ist ungesichert.

Prophylaxe

- Sulfadioxin + Pyrimethamin (1 Tbl 2 × wöchentlich).

Prognose

- Tödlicher Verlauf bei fehlender Behandlung und Immundefizienz.

11.3 Malaria

Grundlagen

- **Definition:** Durch stechende Insekten übertragene hämatogene Infektion durch Plasmodien.
- **Epidemiologie:** In 3–10% einer schweren Malaria tropica wird die Lunge bei ausgeprägter Parasitämie mitbefallen. (Vorkommen der Malaria tropica: Mittel- und nördlicher Teil von Südamerika, Afrika südlich der Sahara bis zur Grenze von Südafrika, Ägypten, Arabien, Mittlerer Osten, Indien und Südostasien einschließlich Südchina.
- **Ätiologie und Pathogenese:** Die Malaria tropica wird durch Plasmodium falciparum übertragen.

Klinik

- Trockener Husten bis hin zur schweren respiratorischen Insuffizienz im Sinne eines nichtkardiogenen Lungenödems. Die Entwicklung eines ARDS schließt sich in der Regel daran an. Bei fortgeschrittener Erkrankung treten Zyanose und Bewußtseinsstörung als Ausdruck der schweren respiratorischen Insuffizienz auf.
- Meist assoziiert mit schwerem Multiorganbefall mit zerebralen und renalen Störungen.
- Meist (jedoch nicht immer) bestehen Hepatosplenomegalie und Ikterus.

Diagnostik

- **Labor:** Hämolytische Anämie, Trombozytopenie, Erhöhung der Serumlaktatdehydrogenase, des Serumkreatinins und Harnstoffes, des Gesamtbilirubins und der Leberenzyme.
- **Röntgenbefunde:** Diskrete diffuse interstitielle Infiltrate oder das Bild des nichtkardiogenen Lungenödems. Kleine Pleuraergüsse können in manchen Fällen auftreten.
- **Blutaustrich** (nach Pappenheim gefärbt) zur Diagnosestellung.

Therapie

- **Bei Multiorganbefall:** Cloroquinphosphat 1 g Initialdosis, 500 mg innerhalb der nächsten drei Stunden und 500 mg für zwei Tage (Gesamtdosis 2,5 g).
- **Resistenzentwicklung bei Plasmodium falciparum:**
  - *Betroffene Wirkstoffe:* 4-Aminochinoline, Chloroquin, Sulfadioxin, Pyromethamin und zunehmend gegenüber Mefloquin.
  - *Therapiealternative:* Chinindihydrochlorid 10 mg/kg Kg/8 h langsam (!) i.v. (über 2–8 h), bei Besserung Wechsel auf Chininsulfat (300–600 mg/8 h p.o.). Gesamttherapiedauer 7–8 Tage.

Hinweis: Die Therapieauswahl sollte an den aktuellen lokoregionalen Verhältnissen orientiert werden!

11.4 Babesiose

Grundlagen

- **Definition:** Protozoeninfektion durch Babesia species.
- **Epidemiologie, Vorkommen:** Erkrankungsfälle wurden in den USA und Südosteuropa (vor allem ehemaliges Jugoslawien) beschrieben.
- **Ätiologie und Pathogenese:**
  - *Erreger:* Die Erkrankung wird von dem intraerythrozytären Protozoon Babesia verschiedener Gattungen verursacht.
  - *Die Übertragung* erfolgt durch den Anthropoden Xixodes dammini beim Saugakt.

Klinik

- Das klinische Bild ist vielfältig von asymptomatisch bis tödlich.
- Typische Symptomatik: Akut auftretendes, hohes Fieber mit Schüttelfrost, Kopfschmerzen, Myalgien, sowie Splenomegalie.
- Bei pulmonalem Befall kommt es zur akuten respiratorischen Insuffizienz im Sinne eines ARDS.

Diagnostik

- **Labor:** Intravaskuläre Hämolyse bei normaler Leukozytenzahl oder Leukopenie, häufig Thrombozytopenie, erhöhte Leberenzyme und eine erhöhte alkalische Phophatase.
- **Röntgenbefunde:** Zeichen des nichtkardiogenen Lungenödems.
- **Erregernachweis:** Diagnose durch Protozoennachweis im Blut (die ringförmigen Babesien lassen sich im Blutausstrich identifizieren).

Therapie

- In schweren Fällen ist Clindamycin (600 mg/8 hi. v.), auch in Kombination mit Chinin (s. o.) wirksam. Therapiedauer: 7 Tage.

Prognose

- Schlechte Prognose bei Auftreten eines ARDS, insbesondere bei Patienten mit Zustand nach Splenektomie.

11.5 Kryptosporidiose

Grundlagen

- **Definition:** Zoonose durch Cryptosporidium species.
- **Epidemiologie, Vorkommen:** Ubiquitäre Zoonose bei Säugetieren, Vögeln und Reptilien.
- **Ätiologie und Pathogenese:**
  - Infektionsmodus des Menschen ist die Ingestion von Oozyten.
  - Die Erkrankung tritt ausschließlich bei immuninkompetenten Patienten auf, vor allem bei fortgeschrittener HIV-Erkrankung.
  - Unklar ist, ob der pulmonale Befall Ausdruck einer Inhalation von Oozyten oder (wahrscheinlicher) einer hämatogenen Aussaat ist.

Klinik

- Häufig chronische und blutige Diarrhöen, Gewichtsverlust und Fieber.
- Als Ausdruck des pulmonalen Befalls entwickeln sich Kurzatmigkeit und trockener Husten.

Diagnostik

- **Röntgenbefunde:** Interstitielle, beidseitige Infiltrate.
- **Erregernachweis:**
  - *Oozyten im Stuhl* bei immungeschwähten Patienten mit Diarrhoe.
  - *Magensaft und Sputum* nach einer speziellen Färbemethode (modifizierte Cold-Essyt-Fast-Kinyoun-Färbung).
  - *Transbonchiale Biopsie:* Ebenfalls Nachweis intrazellulärer Protozoen nach dieser Färbemethode.

Therapie

- Flüssigkeitssubstitution und Elektrolytausgleich bei chronischer Diarrhoe.
- Eine spezifische Therapie bei Lungenbefall ist nicht bekannt, in manchen Fällen wirkt Paromomycin 500 mg/6 h über 2 Wochen.

11.6 Lungenaskariasis

Grundlagen

- **Definition:** Wurmerkrankung durch Ascaris lumbricoides.
- **Epidemiologie:** Hochprävalenzregionen sind Osteuropa und Südosteuropa sowie alle Entwicklungsländer.
- **Ätiologie und Pathogenese:** Die Infektion durch Ascaris lumbricoides erfolgt auf fäkal-oralem Weg (z.B. über kopfgedüngten Salat) mit Wurmeiern. Die Larven entwickeln sich im Magen, penetrieren die Darmschleimhaut und erreichen die Lunge über Lungenkapillaren. Hier wandern sie in die Alveole und von dort aszendierend in das Bronchialsystem. Während der pulmonalen Phase entsteht eine infiltrativ-entzündliche Reaktion. Nach Erreichen des Pharynx werden sie verschluckt und entwickeln sich zum erwachsenen Wurm.

Klinik

- In den meisten Fällen verläuft die Askariasis völlig symptomfrei.
- Bei symptomatischen Verläufen bestehen trockener Husten, seltener retrosternale Schmerzen, Luftnot und leichtes Fieber. In 15% entwickelt sich ein makulopapulöses Exanthem.
- Dyspnoe und Hämoptysen wurden bei massivem Befall beschrieben.

Diagnostik

- **Labor:**
  - *Blut:* Fast immer Eosinophilie; sie kann bis zu 40% der Leukozyten erreichen.
  - *Sputum:* Eosinophile und Charcot-Leyden-Kristalle.
- **Röntgenbefunde:** Flüchtige, wandernde Infiltrate, die innerhalb von 10–14 Tagen völlig verschwinden.
- *Löffler-Syndrom:* Kombination von Bluteosinophilie und flüchtigen eosinophilen Infiltraten.
- **Erregernachweis:**
  - *Sputum:* Gelegentlich können Larven identifiziert werden (meist keine Diagnosesicherung während pulmonaler Phase).
  - *Stuhl:* Bei Nachweis von Würmern oder Eiern im Stuhl (2–3 Monate nach dem pulmonalen Befall) gilt die Diagnose als gesichert.
  - *Serologie:* In manchen Fällen steigt der Titer von spezifischem IgE gegen Ascaris.
- **Differentialdiagnose:** Lungeninfiltrate mit Bluteosinophilie anderer Ursachen (Eosinophilenpneumonie, exogen allergische Alveolitiden, medikamentös induzierte Infiltrate), s. S. 372.

Therapie

- Mittel der Wahl ist Mebendazol (100 mg an zwei aufeinanderfolgenden Tagen). Das pulmonale Syndrom ist selbstlimitierend.

11.7 Larva migrans visceralis

Grundlagen

- **Definition:** Wurmerkrankung durch Toxacara species.
- **Epidemiologie, Vorkommen:** Subtropischer Teil Nordamerikas.
- **Ätiologie und Pathogenese:** Die Erkrankung wird durch den Nematoden Toxacara canis oder -cati verursacht. Wirte sind Hunde oder Katzen.

Klinik

- **Zeichen der systemischen Infektion:** Fieber, Abgeschlagenheit, Gewichtsverlust, makulopapulöses Exanthem, schmerzhafte subkutane Knoten und Hepatomegalie.
- **Symptome bei pulmonalem Befall:** Husten, Bronchospasmus. Klinisch kann auch eine Pneumonie vorgetäuscht werden. Das Aufreten eines nichtkardiogenen Lungenödems ist sehr selten.

Diagnostik

- **Labor:** Leukozytose mit Eosinophilie $> 50\%$, ausgeprägte Hypergammaglobulinämie.
- **Röntgenbefunde:** In bis zu 50% der Fälle flüchtige beidseitige peribronchiale oder pneumonische Infiltrate.
- **Funduskopie:** Granulomatöse Läsionen der Retina.
- **Lungen- oder Leberbiopsie** zur Diagnosesicherung essentiell.

Therapie

- Die Erkrankung heilt spontan und benötigt meist keine Therapie.
- Bei schwerem Verlauf Versuch mit Diäthylcarbamazin (2 mg/kgKG/8 h über 7 – 10 Tage) oder Mebendazol 100 – 200 mg/12 h p.o. über 5 Tage.

11.8 Trichinose

Grundlagen

- **Definition:** Muskulotrope Wurmerkrankung durch Trichinella spiralis.
- **Epidemiologie:** Ubiquitäre Erkrankung, die bei vernachlässigter Hygiene (Fleischbeschau) jederzeit auftreten kann.
- **Ätiologie und Pathogenese:** Übertragung durch Genuß von rohem Schweinefleisch. Nach der Darmphase penetrieren die Larven die Darmwand und verbreiten sich hämatogen.

Klinik

- Trockener Husten, Fieber und Luftnot.

Diagnostik

- **Röntgenbefunde:** Bei schwerer Trichinose können vorübergehende beidseitige basale Lungeninfiltrate vorkommen. Seltener sind mikronoduläre Infiltrate oder Pleuraergüsse.
- **Diagnosesicherung:** Muskelbiopsie oder serologisch (Komplementbindungsreaktion).

Therapie und Prognose

- **Therapie:** Mebendazol 300 mg/8 h p. o. für 3 Tage, dann 500 mg/8 h für 10 Tage.
- **Prognose:**
  - Eine unbehandelte, schwere Trichinose verläuft unter dem Bild der Rhabdomyolyse letal.
  - Nach überlebter, schwerer Erkrankung kann eine Ventilationsinsuffizienz durch Zwerchfellbefall resultieren.

11.9 Echinokokkose

Grundlagen

- **Definition:** Die Echinokokkose ist eine Erkrankung durch Hundebandwürmer.
- **Epidemiologie, Vorkommen:** Weltweit verbreitet, endemische Regionen sind Osteuropa, die östlichen Mittelmeerrandgebiete, Arabien, Nordafrika, Asien, Australien, Neuseeland und Südamerika.
- **Ätiologie und Pathogenese:**
  - *Erreger:* Taenia echinococcus der Gattung granulosus, seltener der Gattung multilocularis.
  - *Wirtssystem:* Endwirt ist im allgemeinen der Hund. Der Mensch (und verschiedene Haustiere) ist Zwischenwirt von E. granulosus, Nagetiere und Füchse sind Zwischenwirte von E. multilocularis.
  - *Infektionsmodus:* Die Eier gelangen durch fäkalkontaminierte Nahrungsmittel in den Intestinaltrakt des Zwischenwirtes. Larven, die sich im Duodenum entwickeln, durchbohren die Darmwand und gelangen durch den Pfortaderkreislauf in die Leber. 15–30% der Larven passieren die Leber und gelangen in die Lungenkapillaren. Weniger als 10% können die Lunge passieren und über den systemischen Kreislauf verschleppt werden.
  - *Echinokokkus-Zysten (= Zwischenwirt-Form):*
    - E. granulosus: Wachstum nach innen mit multiplen Tochterzysten mit neuen, unreifen Würmern.
    - E. multilocularis: Die Tochterzysten wachsen nach außen und infiltrieren tumorartig diffus das Lungenparenchym. Die Zysten können jahrzehntelang wachsen und riesige Ausmaße annehmen.
  - Subpleurale Lungenzysten können sich in die Pleurahöhle entleeren. Ein Pleurabefall kann aber auch hämatogen erfolgen.

Klinik

- Die Lungenechinokokkose verläuft in der Regel symptomfrei.
- Verdrängungserscheinungen durch große Zysten: Husten, thorakale Schmerzen, Hämoptoe und Dyspnoe.
- Bei Einbruch in die Atemwege: Produktiver Husten mit wäßrig salzigem Auswurf. Gelegentlich sind weiße Zystenmembranen im Sputum zu finden („Weintraubenhüllen").
- Bei Ruptur von Zysten: Häufig allergische Reaktionen, z.T. anaphylaktoid mit Urtikaria und allergischem Schock. In seltenen Fällen kann dabei der gesamte Zysteninhalt abgehustet werden und es erfolgt eine Restitution. Oft kommt es zur bakteriellen Superinfektion mit konsekutivem Lungenabszeß.

Diagnostik

- **Labor:** Regelmäßig Erhöhung des Gesamt-IgE und des spezifischen IgE; Eosinophilie i.S. seltener und geringer ausgeprägt (20–30%). Bei Leberbefall finden sich Leberenzymerhöhung und gelegentlich Hyperbilirubinämie.

11.9 Echinokokkose

- **Röntgenbefunde:** Runde, scharf abgegrenzte, intensiv homogene Verdichtungen, häufig in den Unterfeldern gelegen. Die 1–50 cm (!) großen Zysten sind fast immer multipel und befallen mehr die rechte als die linke Lunge. Nach Zystenruptur entsteht ein Flüssigkeitsspiegel mit gewellter Oberfläche (Endomembran, sogenanntes „Wasserlinien-Phänomen"). Bei Lufteintritt zwischen Ekto- und Endomembran entsteht eine lufthaltige Sichel (Meniskuszeichen). Bei Pleurabefall sind Ergüsse, Hydropneumothorax, Pleuraschwarten oder Pleurazysten nachweisbar.
- **Sonographie:** Der Nachweis von typischen Leberzysten zusammen mit dem röntgenologischen Nachweis von Lungenrundherden legt die Diagnose nahe.
- **Erregernachweis:**
  - *Serologie:*
    - Nachweis von erhöhtem unspezifischem IgE.
    - Ein zuverlässiges serologisches Verfahren ist der Hämagglutinationstest oder die indirekte Immunfluoreszenz.
  - *Sputum:* Gelegentlich sind Echinokokkus-Bestandteile mikroskopisch nachweisbar.
- Die Hautreaktion nach Casoni ist in Europa obsolet!
- *Cave:* Punktionen oder Biopsien sollten unterlassen werden, da hiermit die Verbreitung angeregt wird und eine allergische Reaktion provoziert werden kann!

Therapie

- **Chirurgische Therapie:**
  - *Methode:* Zystenresektion mittels Keilresektion, Segmentresektion oder Lobektomie. Bei intakten Zysten ist gelegentlich eine Enukleation mit Fistelverschluß möglich.
  - *Vorgehen:* Bei simultanen Leber- und Lungenzysten sollte erst der hepatische Befund reseziert werden, um eine weitere Aussaat zu vermeiden.
  - *Erfolgsrate:* Postoperative Rezidive kommen in etwa 10 % der Fälle vor.
- **Chemotherapie:**
  - *Indikation:* Inoperabilität oder Befall durch E. multilocularis.
  - *E. granulosis:* Mebendazol (Initialdosis 0,5 g/12 h, danach in ansteigender Dosierung innerhalb von 2 Wochen bis zur Enddosis von 4,5 g tgl. (65 mg/kgKG)) für 1–6 Monate.
  - *E. multilocularis:* Mebendazol 30–50 mg/kgKG/d für 7 Monate–6 Jahre.

Prognose

- Die Sterblichkeit bei E. granulosus-Infektion beträgt 7 %, bei E. multilocularis 93 % (Hauptursache bei E. multilocularis ist die in 25–60 % der Fälle fehlende Möglichkeit einer chirurgischen Sanierung).

11.10 Schistosomiasis (Bilharziose)

Grundlagen

- **Definition:** Saugwurmerkrankung durch Schistosoma verschiedener Gattungen.
- **Epidemiologie, Vorkommen:** Endemiegebiete sind Afrika, Mauritius und Madagaskar, Arabien, Brasilien, Venezuela und die Antillen, Japan sowie China und die Philippinen.
- **Ätiologie und Pathogenese:** Als Zwischenwirt fungieren im Wasser lebende Schnecken. Der Mensch (Endwirt) erkrankt durch Kontakt mit kontaminiertem Wasser. Die Zerkarien (Zwischenform, die aus den Eiern entsteht) durchdringen die Haut und werden hämatogen ausgebreitet.

Klinik

- **Akuterkrankung (Katayama-Fieber):** Fieber, Schüttelfrost, Gewichtsverlust, Arthralgien und Myalgien, Abdominalschmerzen, Diarrhoe sowie Husten, Bronchospasmus und Lungeninfiltrate. Dabei besteht gelegentlich eine Hepatosplenomegalie und Lymphadenitis.
- **Chronische Erkrankung (Darmbilharziose):** Abdominalschmerzen, intermittierende, z. T. blutige Diarrhoen, portale Hypertonie. In 25% meist unbemerkter pulmonaler Befall durch portosystemische Anastomosen. In 5–20% pulmonale Hypertonie mit konsekutivem Cor pulmonale.

Diagnostik

- **Röntgenbefunde:** In der Akutphase beidseitige flüchtige Infiltrate, bei chronischem Verlauf diffus mikronoduläre Infiltrate oder isolierte granulomatöse Befunde. In Spätstadien typischerweise Zeichen der pulmonalen Hypertonie.
- **Erregernachweis:**
  - *Serologische Verfahren* sind die Diagnostik der Wahl in der akuten Phase.
  - Nachweis von Parasiteneiern in Stuhl oder Urin.
  - Leberbiopsie (Diagnosesicherung bei negativem Stuhl-/Urinbefund).
- *Hinweis:* Bei nachgewiesener Darmbilharziose mit Leberbefall bzw. bei Blasenbilharziose kann bei Nachweis von pulmonalen Infiltraten ein Lungenbefall als gesichert gelten!

Therapie

- **Schistosoma mansoni, intercalatum, haematobium:** Praziquantel 20 mg/kgKG p. o. als Erstdosis, Wiederholung nach 4 h (insgesamt 2 Dosen).
- **Schistosoma japonicum:** Praziquantel 20 mg/kgKG/8 h p. o. an einem Tag (insgesamt 3 Dosen).

Prognose

- Bei Erwachsenen wird der chronische Lungenbefall und der Leberbefall durch die Behandlung nicht modifiziert.
- Bei chronischem Befall und klinisch manifester pulmonaler Hypertonie ist die Prognose ungünstig.

12.1 Benigne Tumoren

Grundlagen

- **Definition:** Von Bronchien oder Lungenparenchym ausgehende Neoplasien ohne destruierendes Wachstum oder Metastasierung.
- **Epidemiologie:**
  - *Häufigkeit:* Insgesamt weniger als 5% aller bronchopulmonalen Neoplasien. Am häufigsten sind Hamartome, alle anderen Formen sind seltener.
  - *Hamartome (s. u.):* V. a. Männer > 30 Jahre (meist im 6. Lebensjahrzehnt).
  - *Leiomyome (s. u.):* w > m (Altersgipfel zwischen 35 und 40 Jahren).
- **Ätiologie und Histologie:**
  - *Allgemeines:* Morphologisch findet sich meist eine Kapsel und eine geringe Anzahl von Mitosen. Die Gewebe sind meist ausdifferenziert.
  - *Hamartome:* Mischung von differenzierten mesenchymalen Geweben, die zur normalen Ausstattung der Lunge gehören. Häufige Komponenten sind glatte Muskulatur, Kollagen und Knorpel, die in ihrer Zusammensetzung völlig unorganisiert sind. Selten können sie eine Größe erreichen, die einen Hemithorax ausfüllt.
  - *Bronchialadenome:* Von bronchialen Schleimhautdrüsen abgeleitete Tumoren.
  - *Leiomyome:* Von glatter Muskulatur ausgehende Tumoren. Eine eigene Entität sind multiple pulmonale Leiomyome, die häufig bei Frauen gemeinsam mit Uterusmyomen vorkommen. Obwohl diese Koinzidenz eine metastatische Ausbreitung nahelegt, wachsen sie eher in situ.
  - *Hämangiome:* Gutartige Neubildungen von Blutgefäßen, die multifokal auftreten können. Nicht selten gleichzeitiges Vorkommen von Hämangiomen in anderen Organen.
  - *Chondrome:* Von bronchialem Knorpelgewebe ausgehende Tumoren.
  - *Teratome:* Tumoren, die von allen drei Keimblättern ausgehende Gewebe enthalten können. Sie sind im Gegensatz zu Hamartomen oft völlig ausdifferenziert (Haare, Zähne). Teratome kommen selten in der Lunge vor, häufiger findet man sie als Mediastinaltumoren.
  - *Lipome:* Reife Fettgewebstumoren, die sich häufiger im Pleuraraum, sehr selten intrabronchial finden.
  - *Papillome:* Schleimhautwucherungen im Larynx und Tracheobronchialbereich durch humane Papilloma-Viren (HPV).
  - *Pulmonale Endometriose:* Wahrscheinlich von pluripotentem Lungengewebe ausgehend.

Klinik

- **Allgemein:** je nach Art, Lage und Größe des Tumors kann die klinische Symptomatik unterschiedlich sein.
- **Tumorspezifische Symptomatik:**
  - *Hamartome:* Meist keine klinische Symptomatik, bei fortgeschrittenem Wachstum kann es zu uncharakteristischem Reizhusten und Belastungsdyspnoe kommen. Hämoptysen sind ausgesprochen selten.
  - *Teratome:* Selten Trichoptysis (Abhusten von Haaren).

12.1 Benigne Tumoren

- *Endobronchial gelegene Tumoren* (Bronchialadenome, Leiomyome, Lipome, Papillome, Chondrome) führen durch Bronchusverlegung häufig zu Atelektasen, Retentionspneumonien (segmental, lobär) und Bronchiektasen mit entsprechender Symptomatik: Hämoptysen, ausgeprägter Reizhusten, eitriger Auswurf, chronisches oder rezidivierendes Fieber.
- *Hämangiome:* Rezidivierender Pneumothorax durch häufig subpleurale Tumorlage möglich.
- *Pulmonale Endometriose:* Rezidivierender Pneumothorax in Abhängigkeit vom Menstruationszyklus möglich.

Diagnostik

◘ *Hinweis:* Benigne Tumoren sind meist Zufallsbefunde!
➤ **Röntgenbefunde** (häufig als solitäre Lungenrundherde, s. Abb. 37):
  - *Intrabronchiale Lage:* Zeichen einer zentralen Bronchialobstruktion in Form von segmentalen/lobären Pneumonien, Atelektasen oder Bronchiektasen.
  - *Subpleurale Lage:* Mögliche klinische Manifestation durch Pneumothorax – der Tumor ist dann in der kollabierten Lunge schlecht zu erkennen, erscheint jedoch nach Lungenentfaltung als peripherer Rundherd.

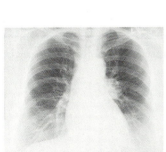
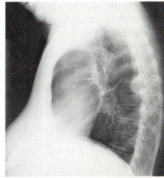
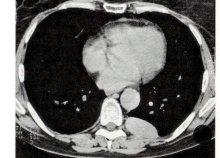

Abb. 37 Links paravertebrales Neurofibrom (Röntgenbild in zwei Ebenen und CT mit Weichteilfenster), 58jähriger Mann

12.1 Benigne Tumoren

- *Hamartome:* In 5–20% der Fälle Kalzifikationen, typischerweise in „Popcorn"-Form (s. Abb. 15 S. 71). Die Tumoren treten selten multipel auf.
- *Teratome:* Pathognomonische Zeichen sind ausgebildete Zähne.

➤ **Bronchoskopie:** Biopsien sind im Gegensatz zu Malignomen auch bei größeren Rundherden oft unergiebig.

➤ **Transthorakale Nadelbiopsie:** Obsolet bei solitären Rundherden! Bei subpleural gelegenen, multiplen Herden Alternative zur videoassistierten Thorakoskopie.

Differentialdiagnostik

➤ Bis zum Beweis des Gegenteils immer Verdacht auf ein Malignom.
➤ Siehe S. 139 Lungenrundherde.

Therapie

➤ Ein abwartendes Verhalten ist nur selten gerechtfertigt (z. B. bei funktioneller Inoperabilität, dokumentiert fehlendem Wachstum über Jahre).
➤ **Parenchymsparende Resektion** unter Schnellschnittbedingungen (= Therapie der Wahl bei benignen Lungentumoren): Bestätigt sich die Benignität, kann der Eingriff abgeschlossen werden. Liegt dagegen ein Bronchialkarzinom vor, muß der Eingriff nach den Prinzipien der Thoraxchirurgie erweitert werden.
➤ **Videoassistierte thorakoendoskopische Entfernung:** bei subpleuraler Tumorlokalisation möglich.

Prognose

➤ Die Prognose benigner Lungentumoren ist im allgemeinen gut. Die Resektion ist kurativ.

12.2 Bronchialkarzinom

Grundlagen

- **Definition:** maligner epithelialer Tumor, der von der Bronchialschleimhaut oder selten vom Alveolarepithel ausgeht.
- **Epidemiologie:**
  - *Häufigkeit:* Das Bronchialkarzinom ist heute global der häufigste zum Tode führende Tumor.
  - *Altersstruktur:* Das mittlere Alter bei Diagnosestellung beträgt etwa 60 Jahre. Die altersabhängige Inzidenz erreicht ein Maximum zwischen 65 und 70 Jahren.
  - *Inzidenz:*
    - Aufgrund der schlechten Prognose liegt sie nur etwa 12 % höher als die Mortalität.
    - Weltweite Erkrankungsfälle: 1975 600 000, 1985 750 000, im Jahr 2000 werden etwa 1 Million Menschen jährlich erkranken. Ein starker Zuwachs wird in den Entwicklungsländern beobachtet.
    - Bei Männern war Mitte der 80er Jahre ein Maximum erreicht (seitdem etwa konstant, in einigen Industrieländern ist die Inzidenz leicht rückläufig), bei Frauen weiter zunehmend.
  - *Mortalität:* Um die Jahrhundertwende war das Bronchialkarzinom in Europa ein seltener Tumor. Zwischen 1920 und 1980 stieg die Mortalität um das 50fache an. Der Anteil an der Gesamtkrebsmortalität in Deutschland beträgt für Männer etwa 26 %, für Frauen etwa 7 %. Die Mortalitätsziffer beträgt 42,7/100 000 Einwohner jährlich (Frauen 17,5/100 000/Jahr, Männer 70,1/100 000/Jahr). In Absolutzahlen versterben jährlich etwa 7300 Frauen und 28 000 Männer.

Ätiologie, Risikofaktoren

- **Inhalative Karzinogene** (häufigste Ursache für die Entstehung des Bronchialkarzinoms):
  - *Inhalative Karzinogene:* Polyzyklische aromatische Kohlenwasserstoffe, Nitrosamine, Nickel-, Kadmium- und Asbest-enthaltende Partikelverbindungen und radioaktive Nuklide wie Polonium. Darunter sind viele im Zigarettenrauch enthalten.
  - ◘ *Tabakrauch* ist für 85 % aller Bronchialkarzinome verantwortlich und damit als der bedeutendste Risikofaktor anzusehen. Auch Passivrauchen erhöht das Bronchialkarzinomrisiko.
  - ◘ *Luftschadstoffe* in Industrie- und Großstädten sind für etwa 5 % der Bronchialkarzinome verantwortlich.
- **Berufliche Noxen** (in etwa 8 % Ursache eines Bronchialkarzinoms):
  - *Als sicher karzinogen gelten:* Arsen, Asbest, Bichlormethyläther, Chromverbindungen, Nickelverbindungen, polyzyklische aromatische Kohlenwasserstoffe, Radon (Uranerzbergbau) und Senfgas.
  - *Möglicherweise karzinogen sind:* Kadmium, chlorierte Toluole, Glasfasern, Blei, Silicium, Talkum, Dimethylsulfat, Acryl, Nitrite, Beryllium und Vinylchlorid.

12.2 Bronchialkarzinom

- **Risikoberufe:** Gießereiarbeiter, gummiverarbeitende Industrie, Schweißer, Maler/Anstreicher, Raffineriearbeiter, Arbeiter in der Zuckerrohrverarbeitung, Tätigkeit mit Pestiziden, Herbiziden und Dioxin.
  - *Achtung:* Ein begleitendes inhalatives Zigarettenrauchen bedeutet immer das größere Risiko!
- **Primär benigne Erkrankungen** wie Asbestose und idiopathische Lungenfibrose erhöhen das Bronchialkarzinomrisiko im Sinne der Tumorpromotion.
- **Andere:** Lungenparenchymnarben, Ernährungsfaktoren (z.B. Vitamin A-Mangel) und die natürliche Radioaktivität bedingen nur etwa 2% der Bronchialkarzinome.

Pathogenese

- Karzinogene Inhalationsnoxen (Initialfaktoren) führen zu somatischen Genschäden. Eine Sequenz von weiteren genetischen Ereignissen („Tumorpromotion") führen nach einer langen Latenz von bis zu 40 Jahren zur Zelltransformation mit klonalem Wachstum und Invasivität sowie Metastasierung. Das Zigarettenrauchen stellt dabei nicht nur den wichtigsten Initialfaktor, sondern auch den wichtigsten Promotionsfaktor dar.
- **Wichtige initiale oder intermediäre genetische Ereignisse:**
  - Punktmutationen im ras-Onkogen mit Genaktivierung.
  - Überexpression des neu- und c-myc-Onkogens.
  - Punktmutationen im p53-Tumorsuppressor-Gen mit Genaktivierung.
  - Deletion einer Sequenz im kurzen Arm des Chromosoms 3.
  - Inaktivierende Mutationen im Rb-Tumorsuppressorgen.

Pathologie

- **Lokalisation:** Häufigste Ausgangspunkte von Bronchialkarzinomen sind die Teilungsstellen der Segment- und Subsegmentbronchien. Daher finden sich etwa zwei Drittel der Tumoren im Inspektionsbereich der Fiberbronchoskopie:
  - *Oberlappen:* Rechts 25%, links 30%.
  - *Mittellappen:* 15%.
  - *Unterlappen:* Beidseits ca. 15%.
- **Histologisch** zeigen nur etwa 40% aller Bronchialkarzinome ein homogenes Bild, es überwiegen Mischtypen.
- **Nichtkleinzellige Bronchialkarzinome** (NSCLC = non small cell lung cancer):
  - *Grundlagen:*
    - Formen: Plattenepithelkarzinom, Adenokarzinom (bronchioloalveoläres Karzinom), undifferenziert großzelliges Karzinom.
    - Merkmale: Stadienweise Progression, relativ späte hämatogene Metastasierung, relative Resistenz gegenüber Chemo- und Strahlentherapie.
    - Ungünstige Prognose bei Aneuploidie (unregelmäßige Chromosomenvermehrung), Überexpression des neu-Gens (auch erbB-2-Gen genannt) und Punktmutation im Kodon 12 des Kirsten-ras-Gens (nur bei Adenokarzinom).
  - *Plattenepithelkarzinom:* Häufigster Karzinomtyp bei Männern (30–40%); alle Differenzierungsgrade bis zur Verhornung (Grad 1) kommen vor.

12.2 Bronchialkarzinom

- *Adenokarzinom:* Häufigster histologischer Typ bei Frauen, weltweit zunehmende Häufigkeit (ca. 30% insgesamt). Hochdifferenzierte Formen (Grad 1) können als Siegelringkarzinom wachsen. Im Gegensatz zu allen anderen Formen spielen bei Adenokarzinomen inhalative Karzinogene und somit das Zigarettenrauchen nur bei jedem zweiten Fall eine Rolle.
- *Bronchioloalveoläres Karzinom:* Unterform des Adenokarzinoms (Anteil ca. 2%). Es geht vom respiratorischen Epithel aus und wächst überwiegend intraalveolär und interstitiell. Radiologisch imponiert es als peripherer Rundherd (häufiger) oder als diffuses, unscharf begrenztes Infiltrat (s. Abb. 38).

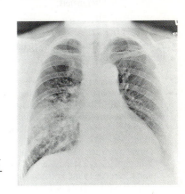

Abb. 38   Bronchioloalveoläres Karzinom im rechten Lungenunter-/mittelfeld, 61jährige Frau

- *Undifferenziertes großzelliges Karzinom:* Häufigkeit 10–20%. Eine Sonderform ist das hellzellige Karzinom, das histologisch schwer vom Nierenzellkarzinom zu unterscheiden ist.
- ▶ **Kleinzelliges Bronchialkarzinom** (SCLC = small cell lung cancer):
  - *Häufigkeit:* 20–30%.
  - *Lokalisation:* Häufig im zentralen Bronchialsystem mit infiltrierendem oder submukösem Wachstum.
  - *Histologie:*
    • Man unterscheidet einen lymphozytenähnlichen „Haferzell"-Typ und einen intermediären Zelltyp. Der Tumor hat morphologisch (neurosekretorische Granula) und biochemisch (Produktion von Peptidhormonen) neuroendokrine Eigenschaften. Man diskutiert eine histogenetische Ableitung von der Kulschitzky-Zelle des Bronchialepithels.
    • In etwa 80% der Fälle homogenes Zellbild mit sehr verletzlichen Zellen: Quetschartefakte in der Biopsie stellen ein Kriterium für das kleinzellige Karzinom dar.
  - *Malignität:* Der Tumor neigt zu starker Wachstumstendenz und früher hämatogener Metastasierung. Bei Diagnosestellung liegen fast immer okkulte Metastasen vor, in 70–80% auch Fernmetastasen.
  - *Variantes kleinzelliges Bronchialkarzinom:* Seltene Unterform des kleinzelligen Karzinoms. Es zeichnet sich durch größere Zellen, aggressiveres Wachstum sowie Resistenz gegenüber Chemo- und Strahlentherapie aus.

12.2 Bronchialkarzinom

Grading (Differenzierungsgrad)

- **Bedeutung:** Nur für Plattenepithel- und Adenokarzinome, großzellige und kleinzellige Tumoren entsprechen immer Grad 4. Die prognostische Bedeutung des Gradings ist fraglich.
- **Einteilung:**
  - Grad 1: Gut differenziert.
  - Grad 2: Mäßig differenziert.
  - Grad 3: Schlecht differenziert.
  - Grad 4: Undifferenziert.

Klinik

- **Zentrale Bronchialkarzinome** (häufigeres Auftreten klinischer Symptome als bei peripheren Tumoren):
  - *Husten* > 2 Wochen mit oder ohne schleimig- bis mukopurulentem Auswurf.
  - *Blutiger Auswurf:* Schwächere Hämoptysen durch kapilläre Tumorblutung, starke Hämoptoe durch Gefäßarrosion, tödlicher Blutsturz durch Arrosion einer Bronchial- oder Pulmonalarterie.
  - *Fieber* hervorgerufen durch Tumorzerfall oder Retentionspneumonien.
  - *Dyspnoe* hervorgerufen durch Stenosen von Trachea, Carina oder großen Bronchien.
  - *Carina-Syndrom:* Exspiratorischer Stridor mit zunehmender Erstickungssymptomatik bei Stenose der Carina durch den Tumor selbst oder häufiger durch karinale Lymphknotenmetastasen.
  - *Pleuraerguß* mit entsprechender Klinik infolge Lymphabflußstörung bei zentralem Tumor oder zentraler Metastase (zytologisch dann keine Tumorzellen im Erguß nachweisbar).
- **Periphere Bronchialkarzinome** (oft lange keine klinischen Symptome; bei hilärer oder karinaler Metastasierung rufen sie Symptome zentraler Karzinome hervor):
  - *Zunehmender Husten* mit sanguinolent-purulentem Auswurf weist auf einen nekrotischen Tumorbefall hin (meist Plattenepithelkarzinome).
  - *Atemabhängige Schmerzen bei Pleurabefall.*
  - *Atemunabhängige Schmerzen* bei Thoraxwandinfiltration.
  - *Meist ipsilateraler Pleuraerguß* mit entsprechender Klinik (in 90% Ausdruck einer Pleuritis carcinomatosa mit Tumorzellen im Erguß).
- **Pancoast-Tumoren** (Malignome oberhalb des Sulcus superior pulmonis mit Ausbruch in Pleura und Weichteile der Lungenspitze. Aufgrund ihrer Lokalisation typische Symptomatik, häufig Nervenläsionen):
  - *Plexus brachialis-Syndrom:* Schmerzen und Schwäche in Schulter und Arm, Sensibilitätsausfälle.
  - *Horner-Syndrom:* Miosis, Ptosis, Enophthalmus und Störung der Schweißsekretion durch Befall des Ganglion stellatum.
  - *Knochendestruktion* von 1. Rippe und 1. BWK.
- **Tumorinvasion des Mediastinums:**
  - *Heiserkeit* durch linksseitige Stimmbandlähmung bei Infiltration des N. recurrens kaudal des Aortenbogens.
  - *Dyspnoe und Singultus* durch Zwerchfellähmung bei Infiltration des N. phrenicus.

12.2 Bronchialkarzinom

- *Dysphagie* bei Tumoreinbruch in den Ösophagus.
- *Rezidivierende Aspiration* bei ösophagotrachealer Fistel.
- *Klinisches Bild der akuten Rechtsherzinsuffizienz* bei Perikarderguß, evtl. mit Tamponade.
- *Herzrhythmusstörungen*, links- bzw. rechtsventrikuläre Insuffizienz bei Tumorinfiltration des Herzens.
- *Vena cava superior-Syndrom* (obere Einflußstauung): Zunächst einseitig betonte Hals- und Gesichtsschwellung, später Zyanose und Schwellung des gesamten supraclavikulären Bereiches mit Ausbildung von Kollateralen zur V. cava inferior (z. B. Sahlische Gefäßgirlande an der unteren Thoraxapertur).

▶ **Symptomatik bei extrathorakaler Metastasierung** (Häufigkeit: Supraklavikuläre Lymphknoten > Leber > Nebennieren > Skelett > Gehirn > Nieren).
- *Hirnmetastasen:* Kopfschmerzen, Schwindel, zerebrale Krampfanfälle, Persönlichkeitsveränderung, Paresen, Halbseitensymptomatik.
- *Skelettmetastasen:* Pathologische Frakturen, Knochenschmerzen.
- *Wirbelsäulenmetastasen:* Querschnittssymptomatik (DD: Einbruch des Primärtumors per continuitatem in Bereich C_7–Th_{11}).
- *Lebermetastasen:* Abdominelle Beschwerden, Ikterus.

▶ **Paraneoplasien** (extrathorakale oder systemische Symptome ohne direkten Bezug zum Tumorwachstum; sie können der Tumordiagnose um Monate vorausgehen):
- *Hämatologische und angiologische Syndrome:* Hyperkoagulabilität mit venösen Thrombosen und Lungenembolien (häufigste Paraneoplasie).
- *Neuromuskuläre Paraneoplasien* (in bis zu 15% der Fälle): Polyneuropathie, Myopathien, Lambert-Eaton-Syndrom (pseudomyasthenisches Syndrom mit Schwäche und vorzeitiger Ermüdbarkeit überwiegend proximaler Muskeln v. a. beim kleinzelligen Bronchialkarzinom).
- *Ossäre und dermale Paraneoplasien:*
  - Pierre-Marie-Bamberger-Syndrom: Ausschließlich bei nichtkleinzelligen Karzinomen auftretendes Syndrom mit hypertrophierender Osteoarthropathie mit distal betonten subperiostalen Knochenappositionen, häufig an der distalen Tibia mit Schwellungen und Schmerzen; Bildung von Trommelschlegelfingern. Das Syndrom ist aber nicht pathognomonisch für Bronchialkarzinome, es tritt auch häufig bei fortgeschrittenen Bronchialerkrankungen (Bronchitis, Emphysem) auf.
  - Akanthosis nigricans: Bei Adenokarzinomen auftretendes Syndrom mit Hyperpigmentierung und Papillomatose von Abdomen, Hand- und Fußinnenflächen, Mundschleimhaut.
- *Endokrine Paraneoplasien* (typisch für das kleinzellige Bronchialkarzinom):
  - Schwartz-Bartter-Syndrom: Syndrom der inadäquaten ADH-Sekretion mit Schwindel, Erbrechen, neurologischer Symptomatik, Persönlichkeitsveränderung infolge Wasserintoxikation (Hyponatriämie, Hypoosmolarität von Serum und Extrazellulärflüssigkeit).
  - Hyperkalzämie: Verursacht durch Sekretion eines parathormonähnlichen Peptids oder Knochenmetastasierung.

12.2 Bronchialkarzinom

Komplikationen

- **Atemwege:** Respiratorische Insuffizienz, Retentionspneumonie, Atelektase, Obstruktionsemphysem, Hämoptoe.
- **Mediastinum:** Obere Einflußstauung, Ösophagusstenose, ösophagotracheale Fistel, Herzinfiltration, Herztamponade, Pulmonalarterienverschluß, Arrosion großer Gefäße, Zwerchfellparese, Rekurrensparese.
- **Andere lokale Komplikationen:** Pleuraerguß, Thoraxwandinfiltration, Rippendestruktion, Wirbelsäulendestruktion.
- **Extrathorakale Komplikationen:** Pathologische Frakturen, Querschnittsyndrom, neurologische Ausfälle, zerebrale Einklemmung, Leberinsuffizienz (Metastasen-Leber), Tumormarasmus.

Diagnostisches Vorgehen

- *Wichtig:* Oberstes Prinzip des diagnostischen Vorgehens ist es, dem Patienten diejenige Mindestdiagnostik zuzumuten, die eine sichere Therapieplanung erlaubt. Der klinische oder sonographische Nachweis von Fernmetastasen macht aufwendige und invasive diagnostische Maßnahmen überflüssig!
- **Basisdiagnostik:**
    - Allgemeine und spezielle Anamnese, komplette klinische Untersuchung.
    - Basislaboruntersuchung.
    - Sputumzytologie.
    - EKG.
    - Thoraxröntgenuntersuchung in 2 Ebenen.
    - Lungenfunktionsprüfung.
    - Bronchoskopie.
    - Abdomen- und Thoraxsonographie.
    - Knochenszintigraphie.
- **Zusatzdiagnostik bei Tumorsicherung und möglicher Operabilität (s. u.):**
    - Computertomographie von Thorax und Abdomen.
    - Magnetresonanztomographie des Schädels zum Ausschluß von Hirnmetastasen.
- **Zusatzdiagnostik bei grenzwertiger Operabilität** (anatomisch oder funktionell) oder fehlender histologischer Diagnosesicherung:
    - Magnetresonanztomographie des Thorax.
    - Pulmonalisangiographie.
    - Feinnadelbiopsie (verzichtbar bei Operabilität).
    - Mediastinoskopie.
    - Thorakoskopie.
    - Belastungs-EKG.
    - Spiroergometrie (s. S. 52).
- **Stadieneinteilung** ist immer erforderlich (s. S. 308)!
- **TNM-Klassifikation** bei jedem operablen Patienten präoperativ erforderlich (s. S. 306f).

12.2 Bronchialkarzinom

Diagnostik

- **Anamnese:** Eigenanamnese (Rauchen? Berufliche Noxen (s. S. 1)? Vorerkrankungen? Dauer/Art des Auswurfs?), Familienanamnese.
- **Klinische Untersuchung:**
  - Genaue klinische Untersuchung v. a. der Lunge.
  - Lymphknotenstatus: Axillär, supraklavikulär, zervikal.
  - Untersuchung von Thoraxwand, Stammskelett, supraklavikulären Gefäßverhältnissen, neurologischer Status.
- **Sputumzytologie:** Nachweis von oberflächlich abgeschilferten Tumorzellverbänden im expektorierten Sputum.
- **Allgemeine Labordiagnostik:**
  - Blutbild (normo- oder hypochrome Anämie), Differentialblutbild, Serum-Elektrolyte, Eisen (häufig ↓), Kupfer, harnpflichtige Substanzen, Leberenzyme, Serumeiweiß, Elektrophorese (Albumin ↓, α- und γ-Globuline ↑, Laktatdehydrogenase ↑, Blutsenkungsgeschwindigkeit ↑).
  - Bei fortgeschrittenen Tumoren zeigt sich ein humorales Entzündungssyndrom (BSG ↑, CRP ↑, Fibrinogen ↑, α- und γ-Globuline ↑) oder Hinweise auf Malnutrition (Harnstoff ↑, Albumin ↓).
  - (Ein Abfall des Serumalbumins oder ein Anstieg der Laktatdehydrogenase im Serum sind Zeichen einer ungünstigen Prognose. Ihre Bestimmung erlaubt jedoch keine Aussagen, die über die Staging- und Funktionsbefunde hinausgehen).
- **Tumormarker** (vgl. S. 109):
  - Zahlreiche tumorassoziierte Antigene lassen sich bei Vorliegen eines Bronchialkarzinoms im Serum nachweisen: Karzinoembryonales Antigen (CEA), Tissuepolypeptide Antigen (TPA), Cyfra 21–1, Squamous Cell Carcinoma (SCC)-Antigen, neuronspezifische Enolase (NSE), ektope Hormone.
  - Die Bestimmung ihrer Serumspiegel hat klinisch keine Bedeutung, da sie weder die (immun-)histologische Charakterisierung des Tumors noch die Staging-Untersuchungen ersetzen können.
  - Von Interesse ist lediglich die Bestimmung der neuronspezifischen Enolase (NSE), da sie recht zuverlässige Hinweise auf das Vorliegen eines kleinzelligen Karzinoms gibt. Bei nichtkleinzelligen Karzinomen liefert sie Hinweise auf neuroendokrine Anteile.
- **Röntgenuntersuchung** (s. Abb. 39, bei jedem Verdacht auf ein Bronchialkarzinom ist eine Thoraxröntgenaufnahme in 2 Ebenen indiziert. Die häufigsten Tumormanifestationen sind):
  - Lungenrundherd (unregelmäßig begrenzt, Ausziehungen zur Pleura).
  - Dystelektasen und Atelektasen.
  - „Amputierter Hilus" durch Atelektase und Pulmonalarterienverschluß.
  - Segmentale oder lobäre pneumonische Verdichtungen.
  - Zwerchfellparese mit Hochstand.
  - Einseitige Hilusschwellung.
  - Verschattung des Supraklavikularraums.
  - Flächige, unscharf begrenzte Infiltrate beim bronchioalveolären Karzinom.

12.2 Bronchialkarzinom

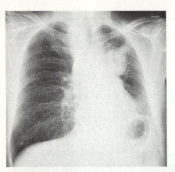

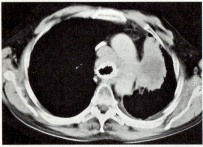

Abb. 39 Plattenepithelkarzinom im linken Lungenoberlappen. Im CT (Weichteilfenster) ausgedehnte mediastinale Lymphknotenmetastasierung; Tracheastent in situ, 57jähriger Mann

- **Sonographie:**
  - Beurteilung von Thoraxwandinfiltrationen.
  - Beurteilung eines Pleuraergusses (Differentialdiagnose zur Atelektase).
  - In einigen Fällen Beurteilung von Mediastinalstrukturen möglich (vor allem bei Vorliegen von Atelektasen).
- **Endosonographie:** Neue Zugangswege (transösophageal, transbronchial, transvasulär) erlauben in Zukunt weitergehende Aussagen über die zentralen Tumorgrenzen und die Lymphknotenausbreitung in Grenzsituationen.
- **Computertomographie** (bei Verdacht auf Bronchialkarzinom und/oder tumorverdächtigen Veränderungen im Thoraxröntgenbild ist in aller Regel ein CT indiziert. Mittels CT werden 20–30% mehr Lungenrundherde nachgewiesen als durch die konventionelle Röntgenaufnahme):
  - Beurteilung der Tumorgrenzen in Bezug zur Thoraxwand, Mediastinum und Zwerchfell.
  - Beurteilung von Rundherden und mediastinalen Lymphknoten (nach Kontrastmittelapplikation).
  - Dichtemessungen (Kalk, wasserhaltige Zysten) erlauben manchmal Aussagen zur Dignität. Die Messung der Lymphknotendichte ermöglicht keine Zusatzinformation.

12.2 Bronchialkarzinom

- Die Bedeutung der Computertomographie in der Lymphknotendiagnostik wird überbewertet: Die Trefferquote liegt bei 50–60%. 30–50% der als nicht pathologisch bewerteten Lymphknoten mit einem Durchmesser unter 1,5 cm sind befallen, während 30% der als pathologisch bewerteten Lymphknoten über 1,5 cm lediglich entzündlich verändert sind.

▶ **Magnetresonanztomographie (MRT):** Der Computertomographie in der Beurteilung von Thoraxwandinfiltrationen, Tumorausbreitung in Mediastinum und Wirbelsäule überlegen. Aufgrund der geringeren Auflösung ist das MRT bei der Beurteilung anderer Strukturen, insbesondere der mediastinalen Lymphknoten, dem CT unterlegen.

▶ **Bronchoskopie** (bei jedem Verdacht auf Vorliegen eines Bronchialkarzinoms indiziert. Die Mehrzahl der Tumoren ist endoskopisch sichtbar. Die Untersuchung sollte mit einem flexiblen Bronchoskop oder in kombinierter Technik [flexibles Bronchoskop über starres Rohr] erfolgen):
  - Festlegung der endobronchialen Tumorausbreitung.
  - Erkennung und Prognose lokaler Tumorkomplikationen (Blutung, Bronchusverschluß, Carina-Syndrom [s.o.]).
  - Erkennung der Lymphknotenausbreitung (nicht immer sichere Aussagen möglich).
  - Typische bronchoskopische Untersuchungsbefunde:
    - Exophytisches Tumorwachstum (Plattenepithelkarzinome, großzellige Karzinome): Unmittelbar sichtbares Tumorgewebe (höckerig, blumenkohlartig, seltener halbkugelartig, häufig breitbasig) mit kapillären Tumorblutungen, gestauten Tumorgefäßen und ulzerierenden Oberflächen. Bei inkomplettem Bronchusverschluß weist eine Eiterstraße auf eine Retentionspneumonie hin.
    - Infiltratives Tumorwachstum (kleinzelliges Karzinom, Adenokarzinom): Diffuser Verlust des Schleimhautreliefs mit vermehrten, unregelmäßigen Gefäßen, diffuser Schwellung und unscharfer Begrenzung.
    - Indirekte Tumorzeichen: Bronchuskompression, Verklumpung der Carina, lokalisierte venöse Blutstauungen. Selten starke wäßrige Sekretion als Hinweis auf das Vorliegen eines bronchioloalveolären Karzinoms.

▶ **Bronchoskopische Biopsie:**
  - Sicherung des histologischen Tumortyps. Die Trefferquote beträgt bei endoskopisch sichtbaren Tumoren 90–100%, bei peripheren Tumoren ≤ 3 cm 30% und bei peripheren Tumoren > 3 cm 70%.
  - *Durchführung der Biopsie:*
    - Exophytische Tumoren: Mehrfache Biopsie mit der Zange im Randbereich (evtl. vorherige Entfernung von Nekrosen, Fibrinbelägen).
    - Infiltrativ wachsende Tumoren: Biopsie mit Zange und flexibler Hohlnadel (Kooperation mit erfahrenem Zytologen).
    - Periphere Rundherde oder diffuse Infiltrate bzw. Befunde jenseits indirekter Tumorzeichen: Transbronchiale Biopsie (4–6 Proben) mit der Zange unter Durchleuchtung (optimal: Rotierende Röhre).
    - Zentrale resektable Karzinome: Entnahme von Etagenbiopsien im Bereich der präsumptiven Absetzungsstellen proximal (evtl. auch distal) des Tumors. Getrennte Asservation!

▶ **Digitale Subtraktionsangiographie:** Beurteilung der Tumorinvasion in große Gefäße.

12.2 Bronchialkarzinom

- **Lungenperfusionsszintigraphie:** Zuordnung der relativen Perfusion zu den einzelnen Lungenabschnitten (quantitativ): verbesserte präoperative Abschätzung der postoperativen Lungenfunktion möglich. Indiziert bei eingeschränkter Lungenfunktion ($FEV_1 < 2,5$ l und $> 1,2$ l) bei sonst gegebener Operabilität.
- **Transthorakale Punktion** (Indikation nur bei inoperablen Tumoren und möglicher therapeutischer Konsequenz. Die Trefferquote bei Befunden im Lungenmantel mit einer Größe von mehr als 2 cm beträgt 80%):
  - Die Steuerung der Punktion erfolgt sonographisch (pleuraständiger Befund), unter konventioneller Durchleuchtung oder im Idealfall computertomographisch.
  - Mögliche Komplikationen: Pneumothorax (20–30%), bronchiale Blutung (etwa 10%), Tumorverschleppung ($< 1\%$).
- **Mediastinoskopie** (s. S. 102):
  - Indikationen: Verdacht auf kontralaterale Lymphknotenmetastasen bei sonst gegebener Operabilität, histologische Diagnosestellung mediastinal einbrechender Karzinome, Verdacht auf Carinabeteiligung von außen.
  - Die Trefferquote von ipsi- oder kontralateralen prä- oder paratrachealen Lymphknotenmetastasen liegt bei systematischer stufenweiser Biopsie-Entnahme bei $> 95\%$.
  - Komplikationen: Mediastinitis, Blutung, Perforation.
- **Pleuraergußpunktion:** Jeder Pleuraerguß bei Bronchialkarzinomverdacht sollte sonographisch gesteuert punktiert werden.
- **Thorakoskopie:** Indiziert bei sonst operablem Bronchialkarzinom mit Pleuraerguß ohne Nachweis von Tumorzellen im Punktat zum Ausschluß einer Pleurakarzinose.

Tumorstaging

- **TNM-Klassifikation:**
  - Die TNM-Klassifikation stellt die Wertung der Primärtumorausbreitung (T-Kategorie), der Lymphknotenausbreitung (N-Kategorie) und der hämatogenen Metastasierung (M-Kategorie) dar (Tab. 55).
  - Die Einteilung eines individuellen Tumors in die TNM-Klassifikation erfolgt nach prognostischen Gesichtspunkten und dient als Voraussetzung zur Stadieneinteilung (Tab. 57 u. 58), zur Therapieplanung und zur Vergleichbarkeit von Patientengruppen. Das Tumorstadium sollte für jeden Patienten bei Diagnosestellung festgelegt werden.
  - Zur individuellen Festlegung der TNM-Kategorie sind geeignete endoskopische Verfahren grundsätzlich aussagekräftiger als bildgebende Verfahren. Bei endoskopisch nicht erreichbaren Befunden werden ersatzweise bildgebende Verfahren herangezogen
  - Die klinische Klassifikation (cTNM) ist weniger zuverlässig als die chirurgisch gewonnene, pathologisch-anatomisch gesicherte Klassifikation (pTNM). Bei Behandlung eines Rezidivs sollte die TNM-Klassifikation neu festgelegt werden (rTNM).
- **Klassifikation der VALG** (Veterans Administration Lung Cancer Study Group, s. Tab. 58) = vereinfachte Klassifikation für konservativ behandelte Patienten mit kleinzelligem Bronchialkarzinom (SCLC). Diese Einteilung ist gröber als die TNM-Klassifikation und impliziert den fehlenden Stellenwert der operativen Behandlung im multimodalen Therapiekonzept; sie wird zunehmend seltener verwendet.

12.2 Bronchialkarzinom

Tabelle 55 TNM-Klassifikation des Bronchialkarzinoms (UICC, 1997)

T = Ausdehnung des Primärtumors

Tx	Primärtumor kann nicht sicher beurteilt werden, oder Nachweis von malignen Zellen im Sputum oder bei Bronchialspülungen, jedoch Tumor weder radiologisch noch bronchoskopisch sichtbar
T0	kein Anhalt für Primärtumor
Tis	Carcinoma in situ
T1	Tumor ≤ 3 cm oder weniger in größter Ausdehnung, umgeben von Lungengewebe oder viszeraler Pleura, kein bronchoskopischer Nachweis einer Infiltration proximal eines Lappenbronchus (Hauptbronchus frei)
T2	Tumor mit wenigstens einem der folgenden Kennzeichen hinsichtlich Größe oder Ausbreitung: – > 3 cm in größter Ausdehnung – Hauptbronchus befallen (> 2 cm distal der Carina) – Infiltration der viszeralen Pleura – assoziierte Atelektase oder obstruktive Entzündung bis zum Hilus, jedoch nicht der ganzen Lunge
T3	– Tumor jeder Größe mit direkter Infiltration einer der folgenden Strukturen: Brustwand (einschließlich der Sulcus-superior-Tumoren), Zwerchfell, mediastinale Pleura, parietales Perikard – *oder:* Tumor im Hauptbronchus ≤ 2 cm distal der Carina, jedoch Carina selbst nicht befallen – *oder:* Tumor mit Atelektase oder obstruktiver Entzündung der *ganzen* Lunge
T4	– Tumor jeder Größe mit Infiltration wenigstens einer der folgenden Strukturen: Mediastinum, Herz, große Gefäße, Trachea, Ösophagus, Wirbelkörper, Carina – *oder:* vom Primärtumor getrennte Tumorherde im gleichen Lappen – *oder:* Tumor mit malignem Pleuraerguß

N = Befall der regionären Lymphknoten

Nx	regionäre Lymphknoten können nicht beurteilt werden
N0	keine regionären Lymphknotenmetastasen
N1	Metastase(n) im ipsilateralen peribronchialen und/oder ipsilateralen Hiluslymphknoten (einschließlich eines Befalls durch direkte Ausbreitung des Primärtumors in intrapulmonale Lymphknoten)
N2	Metastasen in ipsilateralen mediastinalen und/oder subkarinalen Lymphknoten
N3	Metastasen in kontralateralen mediastinalen, kontralateralen Hilus-, ipsi- oder kontralateralen Skalenus- oder supraklavikulären Lymphknoten

Fortsetzung ▶

12.2 Bronchialkarzinom

Tabelle 55 (Fortsetzung)

M = Fernmetastasen

Mx	Fernmetastasen können nicht beurteilt werden
M0	keine Fernmetastasen
M1	Fernmetastasen, einschließlich vom Primärtumor getrennter Tumorherde in einem anderen Lungenlappen (ipsi- oder kontralateral)

Tabelle 56 Stadieneinteilung des Bronchialkarzinoms (UICC, 1997)

Stadium	T	N	M
okkultes Karzinom	**TX**	**N0**	**M0**
0	Tis	N0	M0
Ia	T1	N0	M0
Ib	T2	N0	M0
IIa	T1	N1	M0
IIb	T2	N1	M0
	T3	N0	M0
IIIa	T1	N2	M0
	T2	N2	M0
	T3	N1, N2	M0
IIIb	T4	N3	M0
	jedes T	N3	M0
	T4	jedes N	M0
IV	jedes T	jedes N	M1

Tabelle 57 Vereinfachte Stadieneinteilung des kleinzelligen Bronchialkarzinoms (nach: Veterans Administration Lung Cancer Study Group)

limited disease

auf einen Hemithorax begrenzter Tumor
- mit oder ohne ipsi- oder kontralaterale mediastinale oder supraklavikuläre Lymphknotenmetastasen
- mit oder ohne ipsilateralen Pleuraerguß unabhängig vom zytologischen Ergebnis

extensive disease

jede Ausbreitung über "limited disease" hinaus

12.2 Bronchialkarzinom

Präoperative Funktionsdiagnostik (s. Abb. 40)

- **Allgemeines:** Bei gegebener anatomischer Resektabilität entscheiden Vorerkrankungen über die Operationsfähigkeit. Der wichtigste globale Parameter ist die körperliche Belastbarkeit (Beurteilung durch Spiroergometrie oder Ermittlung der Gehstrecke bei raschem Gehen über 6 Minuten).
- **Eingeschränkte Lungenfunktion** (häufigster limitierender Faktor der Operationsfähigkeit):
  - *Absolute 1-Sekunden-Kapazität (FEV_1)* im Rahmen der Spirometrie (wichtigster Einzelmeßparameter):
    - $FEV_1 > 2,5$ l: Operabilität für alle Eingriffe bis hin zur Pneumonektomie gegeben.
    - FEV_1 1–2,5 l: s. Abb 40.
    - $FEV_1 < 1$ l: Jeder Resektionseingriff an der Lunge kontraindiziert.
  - *Lungenperfusions-Szintigraphie* mit quantitativer Auswertung der Lungenregionen. Dies erlaubt eine approximative Berechnung der postoperativen FEV_1. Bei einer berechneten postoperativen $FEV_1 < 0,8$ l besteht Inoperabilität.

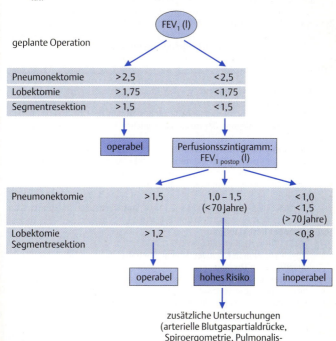

Abb. 40 Flußdiagramm – präoperative Funktionsdiagnostik (Die Zahlenangaben entsprechen FEV_1-Werten in l)

12.2 Bronchialkarzinom

- **Koronarinsuffizienz** (aufgrund des Risikoprofils von Rauchern besteht bei 40% der Patienten eine koronare Herzerkrankung):
  - *Belastungs-EKG:* Bei anamnestischen, elektrokardiographischen bzw. echokardiographischen Hinweisen auf eine Koronarinsuffizienz.
  - *Koronarangiographie:* Definitiver Nachweis und Lokalisation von Koronarstenosen bei pathologischem Belastungs-EKG.
  - (Bei einer notwendigen Koronarrevaskularisation sollte diese dem thoraxchirurgischen Eingriff vorgeschaltet werden. Gegebenenfalls kann ein Kombinationseingriff durchgeführt werden).
- **Herzinsuffizienz** (ggf. in Kombination mit einer respiratorischen Insuffizienz): Spiroergometrische Bestimmung der *maximalen Sauerstoffaufnahme* als zuverlässige Entscheidungsgrundlage im Hinblick auf die Operabilität. Ausschluß von Patienten mit einer maximalen Sauerstoffaufnahme deutlich unter 15 ml/kgKG von einem thoraxchirurgischen Eingriff, da ihre perioperative Mortalität > 10% beträgt.
- **Andere Erkrankungen:** Niereninsuffizienz, Leberzirrhose, schwere periphere arterielle Verschlußkrankheit, allgemeine Hinfälligkeit, extreme Kachexie oder Adipositas und therapeutisch nicht einstellbare psychiatrische Erkrankungen können Ausschlußkriterien einer thoraxchirurgischen Operation darstellen.
- *Hinweis:* Das kalendarische Alter allein ist kein Kriterium der Operabilität. Bei Fehlen anderweitiger Kontraindikationen können Lungenresektionen im Alter > 70 Jahren mit vertretbarem Risiko durchgeführt werden.

Chirurgische Therapie

- **Operationsvoraussetzungen:**
  - Komplette Staging-Diagnostik.
  - Ausreichende Funktionsdiagnostik zur Bestätigung der Operabilität und präoperativer Festlegung des maximal möglichen Verlustes von Lungenparenchym.
- **Vorbereitung von Risikopatienten:**
  - Optimale Einstellung von Atemwegserkrankungen.
  - Verbesserung der Leistungsfähigkeit.
  - Verbesserung der Atemmuskelpumpe, Training mit einem Respirator (nichtinvasiv).
  - Ausgleich von Organdysfunktionen bzw. Stoffwechsel/Elektrolytentgleisungen.
- **Grenzen der Resektabilität:**
  - *NSCLC:* Tumorstadien IIIB oder IV.
  - *SCLC:* Operation in kurativer Absicht allenfalls bei T1–2, N0–1, M0 vor der onkologischen Therapie.
  - *T4-Tumoren* können in seltenen Fällen durch erweiterte Radikalität oder bronchoplastische Verfahren resektabel sein. Dies ist im Einzelfall zu prüfen.
  - *Inoperabilität:* Obere Einflußstauung, maligner Pleuraerguß, Infiltration in Aorta oder Myokard, Rekurrens- oder Phrenikusparese.
- **Kurative chirurgische Therapie:**
  - *Vorgehen bei kurativer Intention:* Radikale Resektion nach tumorchirurgischen Gesichtspunkten mit mindestens 2 cm Sicherheitsabstand von der Absetzungsstelle, kompletter Entfernung des Tumors und radikale Entfernung aller erreichbaren ipsilateralen und soweit möglich kontralateralen hilären und mediastinalen Lymphknoten.

12.2 Bronchialkarzinom

- *Operationsverfahren bei kurativer Intention:*
  - Lobektomie.
  - Untere (Unterlappen und Mittellappen) bzw. obere (Oberlappen und Mittellappen) Bilobektomie rechts.
  - Pneumonektomie.
  - Erweiterte Lungenresektion mit Entfernung von Teilen des Zwerchfells, des Perikards, der Thoraxwand mit plastischem Ersatz.
  - Bronchoplastische Verfahren: z.B. Anastomose von Hauptbronchus mit Zwischenbronchus oder Unterlappenbronchus mit pulmonalarterieller Anastomose; Carinaresektion mit Bildung einer Neocarina.
  - Bei der Lymphknotenentfernung muß eine genaue anatomische Zuordnung der Lymphknotenstationen als Voraussetzung zur Etablierung der pTNM-Klassifikation erfolgen.
- **Palliative chirurgische Therapie:**
  - *Vorgehen:* Sparsame Entfernung des Tumors zur Prophylaxe oder Behandlung lebensbedrohlicher bzw. beeinträchtigender Tumorfolgen (Blutungen, Schmerzen, Infektionen). Keine systematische Lymphknotenresektion.
  - *Operationsverfahren:* Atypische Segmentresektion, Lobektomie.
- **Probethorakotomie** (Eröffnung des Thorax unter diagnostischen und therapeutischen Gesichtspunkten bei unklarer Resektabilität. Wegen heutiger diagnostischer Standards [s. S. 302] nur noch selten indiziert): Die histologische Schnellschnittdiagnostik erlaubt die intraoperative Bestätigung der Tumordignität und der Operationsradikalität; Bei Inoperabilität Abschluß des Eingriffs als Probethorakotomie mit der geringstmöglichen Invasivität, bei Resektabilität Erweiterung zum kurativen Eingriff.

Radiotherapie

- **Voraussetzungen zur Radiotherapie:**
  - *Blutbild:* Neutrophile Granulozyten über 2000/μl, Thrombozyten über 100000/μl.
  - *Ausreichende respiratorische Reserven:* z.B. $FEV_1 > 1 - 1,2$ l.
  - *Ausreichender Aktivitätsindex* (bettlägerige Patienten sollten nicht einer Radiotherapie unterzogen werden).
- **Kurative Radiotherapie:**
  - *Kurative Indikation:* Inoperabler Tumor, der mit Bestrahlungsfeldern von maximal 200 cm² komplett erfaßbar ist.
  - *Vorgehen:* Linearbeschleuniger (Tele-Kobaltquelle weniger geeignet); das Zielvolumen muß den Tumor selbst, die anliegenden Lungenbereiche und das Lymphabflußgebiet umfassen. Bestrahlungsdosis 55–70 Gy.
- **Palliative Radiotherapie:**
  - *Palliative Indikation:* Symptomatische Therapie tumorbedingter Komplikationen wie obere Einflußstauung, Atelektase, lokaler Schmerz, Thoraxwandeinbruch, symptomatische oder funktionell beeinträchtigende Metastasen, besonders in Gehirn und Skelett. Die palliative Indikation setzt entsprechende Symptome voraus; ein inoperabler symptomfreier Patient sollte nicht bestrahlt werden.
  - *Vorgehen:* Linearbeschleuniger, Tele-Kobaltquelle, endobronchiale Kleinraumbestrahlung mit ¹⁹²Iridium (35–50 Gy).

12.2 Bronchialkarzinom

- **Internistische Begleitmaßnahmen:**
  - *Hautschutz:* Hautschutzpuder, Verzicht auf Waschen an der betreffenden Stelle.
  - *Schleimhautschutz:* Bepanthen-Lutschtabletten, Bepanthen-Spüllösung, Antazida bei Ösophagusbestrahlung.
  - *Hirnödemprophylaxe:* Dexamethason bei Schädelbestrahlung mit einer Anfangsdosierung von 8 mg/6 h p.o.
  - *Kontrolluntersuchungen:* Klinischer Befund, Blutbild, Lungenfunktion (Lungenfunktionskontrolle in 2–4-wöchigem Abstand bis 3 Monate nach Therapieende).

Chemotherapie

- **Indikationen:**
  - *Kurativ:* SCLC im Stadium Limited Disease.
  - *Palliativ:*
    - SCLC im Stadium Extensive Disease.
    - Rezidiv eines SCLC.
    - Nichtoperables nichtkleinzelliges Karzinom (NSCLC).
- **Kontraindikationen:**
  - Schlechter Allgemeinzustand (Karnofsky-Index < 50%).
  - Fehlende Zustimmung zur Therapie.
  - Mangelnde Kooperativität des Patienten.
  - Schwere Begleiterkrankungen: Dekompensierte Herzinsuffizienz, höhergradige Leber- oder Niereninsuffizienz.
  - Mangelnde Knochenmarksreserve.
  - Relevante Begleitinfektion.
- **Therapieerfolg:**
  - *Grundlagen:* Zytostatika gelten als aktiv, wenn in Monotherapie bei adäquater Dosis in mindestens 15% der Fälle eine Voll- oder Teilremission (mindestens Halbierung der meßbaren Tumormanifestation) erreicht werden kann. Die aktiven Substanzen beim kleinzelligen und nichtkleinzelligen Karzinom weisen ein unterschiedliches, aber überlappendes Spektrum auf (Tab. 58).
  - *SCLC:* Bei Monotherapie in bis zu 5% der Fälle Vollremissionen, Teilremissionen häufig.
  - *NSCLC:* Bei Monotherapie sind Vollremissionen eine Rarität, Teilremissionen nur in bis zu 30% der Fälle.
- **Toxizität** (therapiebedingte Todesfälle in 2–5% der Fälle):
  - *Häufigste Komplikation:* Neutropeniebedingte Infektion.
  - *Seltenere Komplikationen:*
    - Thrombozytopenische Blutungen.
    - Anaphylaktische Reaktionen.
    - Zytostatikainduziertes Lungenödem.
    - Neuropathischer Ileus u. a.
- **Anwendungsprinzipien:**
  - *Polychemotherapie* (s. Tab. 59 u. 60): Kombination von 2 oder 3 aktiven Substanzen über eine Dauer von 4–6 Zyklen. Die regelmäßige Verabreichung einer möglichst hohen Dosis ist Voraussetzung zum Ansprechen der Therapie. Nach Erreichen der Remission werden 2 weitere Zyklen appliziert. Eine Weiterbehandlung verbessert die Ergebnisse nicht.

12.2 Bronchialkarzinom

Tabelle 58 Aktive Substanzen (Voll- oder Teilremission in mehr als 15% bei Monotherapie in adäquater Dosierung) in der Chemotherapie der Bronchialkarzinome. Substanzen in Klammern sind schwächer wirksam.

kleinzelliges Karzinom (SCLC)	nichtkleinzelliges Karzinom (NSCLC)
– Cisplatin, Carboplatin – Cyclophosphamid – Ifosfamid – Adriamycin, 4-Epirubicin – Etoposid, Teniposid – Vincristin, Vindesin – Topotecan – (Methotrexat) – (Procarbacin) – (Hexamethylmelamin) – (CCNU)	– Cisplatin, Carboplatin – Ifosfamid – Adriamycin – Etoposid – Vindesin, Vinorelbin – Mitomycin – Docetaxel, Paclitaxel – Gemcitabine

- *Rezidivbehandlung:* Gleiche Substanzkombination bei folgenden Voraussetzungen: Vorangegangene Remission, das Rezidiv ist später als 8 Wochen nach der letzten Therapie aufgetreten.
- *Bei Chemoresistenz* (= Ausbleiben einer meßbaren Tumorverkleinerung vor Beginn des 2. [SCLC] oder 3. Therapiezyklus [NSCLC]):
  - Vorgehen bei SCLC: Einsatz eines „nichtkreuzresistenten" Protokolls (z. B. Platin/Etoposid statt Cyclophosphamid/Adriamycin/Vincristin).
  - Vorgehen bei NSCLC: Therapieversuch mit anderen Substanzen meist ohne Erfolg (< 20% Wahrscheinlichkeit).
- *Bei prolongierter Toxizität* (bei Beginn des nächsten Intervalls Leukos < 4000/µl, Neutrophile < 2000/µl, Thrombozyten < 100000/µl): Reduktion der Dosierung um maximal 30% ab dem folgenden Zyklus oder Verlängerung des therapiefreien Intervalls um 1 Woche.

▶ **Praktisches Vorgehen:**
- Indikation und Kontraindikationen beachten (s. S. 312).
- *Notwendige Laboruntersuchungen/-parameter:*
  - Komplette klinische Untersuchung.
  - Großes Blutbild: Neutrophile Granulozyten > 2000/l, Thrombozyten > 100000/l.
  - Bilirubin < 1,5 mg/dl.
  - Harnpflichtige Substanzen (Dosisanpassung bei Niereninsuffizienz).
- *Festlegen von Tumormeßparametern:* Röntgenbild, Sonographie, CT.
- *Ausführliche Patientenaufklärung:* Therapieziel, Verfahren, Therapiealternativen, mögliche Toxizität, notwendiges Patentenverhalten.
- *Überprüfung der Venenverhältnisse:* Bei schlechtem Venenstatus Implantation eines Port-Katheters.

12.2 Bronchialkarzinom

Tabelle 59 Geprüfte Protokolle in der Chemotherapie von kleinzelligen (SCLC) Bronchialkarzinomen

Protokoll	Substanzen/Dosierung	Intervall
ACO (Evans et al., 1987)	– Cyclophosphamid 1 000 mg/m^2, Tag 1 i.v. – Adriamycin 50 mg/m^2, Tag 1 i.v. – Vincristin 2 mg Tag 1 i.v.	alle 3 Wochen
ACE (Aisner et al., 1982)	– Cyclophosphamid 1 000 mg/m^2, Tag 1 i.v. – Adriamycin 45 mg/m^2, Tag 1 i.v. – Etoposid 50 mg/m^2, Tag 1–5 i.v.	alle 3 Wochen
PE (Wilke et al., 1988)	– Cisplatin 50 mg/m^2, Tag 1+7 i.v. – Etoposid 170 mg/m^2, Tag 3–5 i.v.	alle 3 Wochen
IE (Wolf et al., 1991)	– Ifosfamid 1 500 mg/m^2, Tag 1–5 i.v. – Etoposid 120 mg/m^2, Tag 1–3 i.v.	alle 4 Wochen
EV (Hartlapp et al., 1988)	– Etoposid 120 mg/m^2, Tag 1–3 i.v. – Vincristin 2 mg, Tag 1 i.v.	alle 3 Wochen

- *Auswahl des Therapieprotokolls:* Je nach kurativer/palliativer Indikation und individuellem Risikoprofil:
  - Es sollten nur Protokolle eingesetzt werden, die in großen Studien geprüft wurden (s. Tab. 59 u. 60).
  - Höhertoxische Protokolle (z. B. platinhaltige Protokolle) sollten nur bei guten Prognoseparametern und/oder kurativer Indikation eingesetzt werden.
  - Bei Patienten mit ungünstigen Prognoseparametern (schlechter Allgemeinzustand, Fernmetastasen in mehreren Organen, Knochenmarks- oder Organinsuffizienzen, hohes Lebensalter) Einsatz von moderat toxischen Kombinationen wie Etoposid/Vincristin oder Etoposid/Vindesin (s. Tab. 59 u. 60).
- *Intravenöse Applikation:* Nach Vorschrift mit der notwendigen Begleittherapie (Hydratation, Blasenschutz, Antiemetika, Diuretika) über einen sicher plazierten intravenösen Zugang. Keine maschinelle Druckinfusion! Nach Infusionsende intensive Beobachtung des Patienten, Fortführen, evtl. Korrektur der Begleitmedikation.

12.2 Bronchialkarzinom

Tabelle 60 Geprüfte Protokolle in der Chemotherapie von nichtkleinzelligen (NSCLC) Bronchialkarzinomen

Protokoll	Substanzen/Dosierung	Intervall
PE (Longeval, 1982)	– Cisplatin 60 mg/m^2, Tag 1 i.v. – Etoposid 120 mg/m^2, Tag 3+5+7 i.v.	alle 3 Wochen
PV (Gralla, 1981)	– Cisplatin 60 mg/m^2*, Tag 1+29 i.v., danach alle 6 Wochen – Vindesin 3 mg/m^2, Tag 1,8,15,22,29,36 i.v., danach alle 2 Wochen	
IE (Drings et al., 1986)	– Ifosfamid 2000 mg/m^2, Tag 1–5 i.v. – Etoposid 120 mg/m^2, Tag 1–3 i.v.	alle 4 Wochen
MV (Sculier et al., 1986)	– Mitomycin 15 mg/m^2**, Tag 1 i.v., danach alle 4 Wochen – Vindesin 3 mg/m^2, Tag 1,8,15,21,29,36 i.v., danach alle 2 Wochen	
MIV (Gatzemeier et al., 1987)	– Mitomycin 10 mg/m^2, Tag 1 i.v. – Ifosfamid 1500 mg/qm, Tag 1–5 i.v. – Vindesin 3 mg/m^2, Tag 1 i.v.	alle 4 Wochen
EV (Hartlapp et al., 1988)	– Etoposid 120 mg/m^2, Tag 1–3 i.v. – Vindesin 3 mg/m^2, Tag 1 i.v.	alle 3 Wochen
NVB-P (Le Chevalier et al., 1994)	– Vinorelbin 30 mg/m^2, Tag 1, 8, 15, 22 i.v. – Cisplatin 120 mg/m^2, Tag 1 i.v.	Platin wiederholen an Tag 29, dann alle 6 Wochen; Vinorelbin weiter wöchentlich

* Alternative: Cisplatin 120 mg/qm (Remissionsraten nicht verbessert, Überlebenszeit jedoch verlängert, (Gralla et al., 1981).
** bei Vorbehandelten: Mitomycin 10 mg/qm

> **Begleitmedikation:**
> – *Antiemetika:* Die Intensität der antiemetischen Therapie richtet sich nach der emetogenen Potenz der Kombination. Bei mittel- bis höhergradiger emetogener Potenz sind Ondansétron oder seine Analoga ohne oder mit Dexamethason das Mittel der Wahl.

12.2 Bronchialkarzinom

- *Granulozyten(-Makrophagen)-Kolonie-stimuliuerendem Faktor (G-CSF bzw. GM-CSF):* Nicht routinemäßig indiziert. Durch den Einsatz kann eine Dosisintensivierung der Chemotherapie durch Verkürzung des Zyklusintervalls erzielt werden. Eine Steigerung der Einzeldosen ist auch unter Substitution von G/GM-CSF nicht möglich. Eine Verlängerung der Überlebenszeit durch Einsatz hämatopoetischer Wachstumsfaktoren ist nicht nachgewiesen.

▶ **Kontrolluntersuchungen:**
  - Im Therapieintervall wöchentliche Blutbildkontrollen.
  - Hinweis auf Notwendigkeit der Kontaktaufnahme bei unerwarteten Ereignissen.
  - *Vor dem folgenden Therapiezyklus:*
    - Anamnese und ausführliche körperliche Untersuchung.
    - Großes Blutbild, Bilirubin, Leberwerte, harnpflichtige Substanzen.
    - Tumormeßparameter.

▶ **Ergebnisse:**
  - *Kleinzelliges Karzinom (SCLC), limited disease:*
    - Mindestens Teilremission in 70–90% der Fälle, Verlängerung der medianen Lebenserwartung auf 11–15 Monate, Erreichen einer Vollremission in 30–50% der Fälle.
    - Langzeitremissionen im Rahmen der multimodalen Therapie (rezidivfreies Überleben mehr als 30 Monate) bei 10% der Patienten.
    - Deutliche Verbesserung der Lebensqualität (subjektives Erleben, Aktivitätsindex).
  - *Kleinzelliges Karzinom (SCLC), extensive disease:*
    - Mindestens Teilremission in 50–70% der Fälle, Verlängerung der medianen Lebenserwartung auf 6–10 Monate, Erreichen einer Vollremission in 10–30% der Fälle.
    - Langzeitremission bei weniger als 3% der Patienten.
    - Deutliche Verbesserung der Lebensqualität (subjektives Erleben, Aktivitätsindex).
  - *Inoperables nichtkleinzelliges Karzinom (NSCLC):*
    - Gesamtansprechen in 25–40%, Vollremission in weniger als 10% der Fälle.
    - In Metaanalysen läßt sich ein Überlebensvorteil von einigen Monaten gegenüber supportiver Therapie nachweisen.
    - Der Einfluß der Chemotherapie auf die Lebensqualität bei nichtkleinzelligem Karzinom kann derzeit nicht abschließend beurteilt werden.

Stadiengerechte Therapie

▶ **Nichtkleinzelliges Karzinom (NSCLC), siehe Tabelle 61:**
  - In den Stadien I–III ist zunächst die Frage einer möglichen kurativen Resektion zu klären.
  - *Stadium Ia und IIb:*
    - Alleinige radikale Resektion mit Lymphknotendissektion (Therapie der Wahl).
    - Die 5-Jahres-Überlebensrate ist mit 60% bzw. 25% gut (s. Abb. 41).

12.2 Bronchialkarzinom

- *Stadium IIIa:*
  - Primär chirurgisches Vorgehen sinnvoll.
  - T3-Tumor mit begrenztem Übergriff auf Brustwand, Zwerchfell oder Perikard: Radikale Operation durch erweiterte Lobektomie oder Pneumonektomie.
  - Pancoast-Tumor: Zusätzlich zur Operation Durchführung einer prä- und postoperativen Radiotherapie (sog. Sandwich-Therapie).
  - Nachweis ipsilateraler mediastinaler Lymphknotenmetastasen, mikroskopischer oder makroskopischer Residualtumor (R1, R2): Postoperative Bestrahlung des Mediastinums.
  - Die 5-Jahres-Überlebensrate ist mit ca. 15 % deutlich schlechter als in den Stadien I und II (s. Abb. 41).
  - Neue experimentelle Ansätze erproben das „Down-Staging" durch präoperative („neoadjuvante") Chemo- und/oder Radiotherapie. Hiermit kann die 5-Jahres-Überlebensrate um 3–5 % verbessert werden.

Tabelle 61 Stadiengerechte Therapie des nichtkleinzelligen Bronchialkarzinoms (NSCLC)

Stadium	Chirurgie	Radiotherapie	Chemotherapie
I	ja	nein	nein
II	ja	nein	nein
IIIa	ja	ja: – bei Inoperabilität – prä-/postoperativ bei Pancoast-Tumor – postoperativ bei N 2 oder Residualtumor	nein (experimentell prä-/postoperativ)
IIIb	nein (Ausnahmen: – resektabler T4-Tumor – palliativ)	ja – kurativ – palliativ – postoperativ	ja (experimentell während Radiotherapie)
IV	nein (Ausnahme: palliativ)	ja (palliativ)	ja (im Einzelfall)

12.2 Bronchialkarzinom

Tabelle 62 Stadiengerechte Therapie des kleinzelligen Bronchialkarzinoms (SCLC)

Stadium	Chirurgie	Radiotherapie	Chemotherapie
LD[1] Stadium I–II	ja – initial (experimentell nach Vollremission)	ja – lokal konsolidierend nach Chemotherapie – Schädel prophylaktisch nach Vollremission – im Rezidiv bei Chemo-resistenz	ja – initial 4–6 Zyklen, oder – postoperativ 4–6 Zyklen – im Rezidiv
LD[1] Stadium IIIa/b oder IV	nein	ja – lokal konsolidierend nach Chemotherapie – Schädel prophylaktisch bei Vollremission	ja – initial 4–6 Zyklen – im Rezidiv
ED[1]	nein	ja – lokal bei Chemoresistenz in der Primärtherapie oder im Rezidiv	ja – initial 4–6 Zyklen – im Rezidiv

[1] ED = Extensive Disease; LD = Limited Disease

- *Stadium IIIb:*
  - Nur dann Resektion, wenn ein T4-Tumor ausnahmsweise kurativ resektabel erscheint. Meist Einsatz von bronchoplastischen Verfahren notwendig. Adjuvante Radiotherapie.
  - Alternativ zur Resektion kann bei Ausschluß von Kontraindikationen eine Radiotherapie primär in kurativer Dosis erfolgen.
  - Bei Auftreten von Symptomen, die durch tumorbedingte Komplikationen hervorgerufen werden, Anwendung von Radiotherapie oder Chemotherapie in palliativer Absicht.
  - Auch im Stadium IIIb verfolgen experimentelle Ansätze das Ziel der Resektabilität durch neoadjuvante konservative Therapien (s.o.).

12.2 Bronchialkarzinom

- *Stadium IV:*
  - Operation nur unter palliativen Gesichtspunkten (z.B. Tumorblutung, Tumorzerfall mit Infektion) indiziert.
  - Eine Radiotherapie „am Ort der Not" ist bei Auftreten von Symptomen indiziert.
  - Chemotherapie erfolgt im Einzelfall. Für den Einsatz sprechen junges Lebensalter, guter Allgemeinzustand, das Fehlen von Knochen- bzw. hämatogenen Metastasen in multiplen Organen, rasches Tumorwachstum (meßbar im Intervall von 8 Wochen).

▶ **Kleinzelliges Karzinom (SCLC), siehe Tabelle 62:**
- Zum Erreichen einer optimalen individuellen Prognose ist ein multimodales Therapiekonzept zu verwirklichen.
- *Stadium I und II:*
  - Primäre Resektion sinnvoll.
  - Anschließend Polychemotherapie von 4–6 Zyklen mit maximaler Dosierung („Nadir-adaptierte Therapie": Folgender Therapiezyklus sofort nach Erholung des weißen Blutbildes). Die geplante Dosierung sollte eingehalten werden, evtl. unter Einsatz von G/GM-CSF.
  - Abschließend Mediastinal- und Schädelbestrahlung.
- *Stadium limited disease* (mit darüberhinausgehendem Befall):
  - Initiale Polychemotherapie (s. S. 314).
  - Bei Erreichen einer Teil- oder Vollremission anschließend konsolidierende lokale Radiotherapie des ehemaligen Tumors und des Mediastinums sowie eine prophylaktische Schädelbestrahlung.
- *Stadium extensive disease:*
  - Polychemotherapie, wobei Intensität und Dauer dem Allgemeinzustand angepaßt werden.
  - Bei Vorliegen von Hirnmetastasen erfolgt eine Schädelbestrahlung.

▶ **Therapie lokaler Komplikationen:**
- Bei Auftreten lokaler Tumorkomplikationen stehen heute interventionelle Verfahren zur Verbesserung der Lebensqualität zur Verfügung (Tab. 63).
- Das Vorgehen unterscheidet sich bei kleinzelligem und nichtkleinzelligem Karzinom durch die in der Regel bestehende Chemosensitivität (bei zuvor unbehandeltem Tumor) beim kleinzelligen Karzinom. Hier besteht häufig die Alternative der Radiotherapie.
- *Endobronchiale Verfahren:*
  - Lasertherapie: Entfernung von exophytischem Tumorgewebe zur raschen Atemwegseröffnung (s. S. 549).
  - Stents (Endoprothesen): Rasche Eröffnung extrinsischer Atemwegskompressionen (s. S. 556).
  - Afterloading (endobronchiale Kleinraumbestrahlung): Konsolidierung des Therapieerfolges nach Laser oder Stent (s. S. 553).

Prognose

▶ Siehe Abb. 41 und 42.

12.2 Bronchialkarzinom

Tabelle 63 Therapie häufiger lokaler Komplikationen des Bronchialkarzinoms

Komplikation	nichtkleinzelliges Karzinom	kleinzelliges Karzinom
Trachealstenose, Carina-Syndrom, Verschluß großer Bronchien	– Lasertherapie, Endoprothese + Radiotherapie (endobronchial ± perkutan)	– Notfall: Lasertherapie, und/oder Endoprothese – Chemotherapie, bei Nichtansprechen Endoprothese + Radiotherapie (endobronchial ± perkutan)
Retentionspneumonie	– Antibiotika (z. B. Cefuroxim + Clindamycin) – zentral: Bronchusdilatation + Lasertherapie/Endoprothese – palliative Resektion	– Antibiotika (z. B. Cefuroxim + Clindamycin) – Chemotherapie
Tumorblutung (Hämoptyse)	– zentral: Lasertherapie – peripher: Palliative Resektion	– zentral: Lasertherapie – peripher: Chemotherapie
Arrosionsblutung (Hämoptoe)	– zentral: Lasertherapie – peripher: Okklusionsballon, dann palliative Resektion	– zentral: Lasertherapie: – peripher: Okklusionsballon, dann evtl. palliative Resektion
Vena cava superior-Syndrom	– Gefäßendoprothese, danach Radiotherapie	– Chemotherapie, im Notfall: Gefäßendoprothese
tracheo-/broncho-ösophageale Fistel	– kombinierte ösophageale + tracheale/bronchiale Endoprothese	
Ösophagusstenose	– Endoprothese + Radiotherapie – überbrückend: Perkutane endoskopische Gastrostomie	– Chemotherapie – überbrückend: Perkutane endoskopische Gastrostomie
symptomatischer Pleuraerguß	– Katheterdrainage + Pleurodese	– Pleurozentese – Chemotherapie
Perikardtamponade	– Katheterdrainage (Pigtailkatheter) + evtl. Perikardiodese	– Perikardiozentese – Chemotherapie

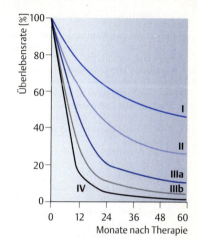

Abb. 41 Stadienabhängigkeit der Überlebenswahrscheinlichkeit beim nichtkleinzelligen Bronchialkarzinom (nach C. F. Mountain et al., 1992); I, II, IIIa, IIIb, IV = Stadien nach der TNM-Klassifikation

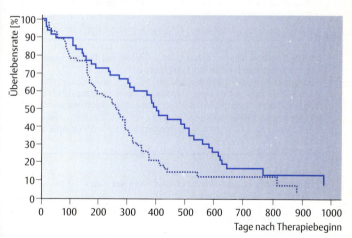

Abb. 42 Stadienabhängigkeit der Überlebenswahrscheinlichkeit beim kleinzelligen Bronchialkarzinom (n = 133, eigene Daten); — Limited Disease; --- Extensive Disease

12.3 Bronchuskarzinoid

Grundlagen

- **Definition:** Das Bronchuskarzinoid ist ein in der Regel niedrigmaligner bronchialer Tumor, der von der neuroendokrinen Kulschitzky-Zelle des Bronchialepithels ausgeht.
- **Epidemiologie:** Bronchuskarzinoide sind relativ häufig und machen 4% aller Bronchialtumoren aus. Sie kommen gleichermaßen bei Frauen und Männern in jüngerem Lebensalter (Schwerpunkt 35–40 Jahre) vor.
- **Ätiologie und Pathogenese:**
  - *Lokalisation:* 80% der früher fälschlicherweise als Bronchialadenome bezeichneten Tumoren sind zentral gelegen und der direkten Endoskopie zugänglich.
  - *Neuroendokrine Eigenschaften:*
    - Morphologisch: Nachweis neurosekretorischer intrazytoplasmatischer Granula.
    - Biochemisch: Expression von Serotonin, seltener Bradykinin, Prostaglandine oder Gastrin.
  - *Manifestationsformen:* Das Spektrum reicht von kapselbildenden, mitosearmen relativ benignen Tumoren bis hin zu atypischen Karzinoiden, die biologisch und morphologisch kaum von der Haferzellform des kleinzelligen Bronchialkarzinoms zu unterscheiden sind. Ein gemeinsames Merkmal ist das reich durchblutete Stroma.

Klinik

- *Zentrale Tumoren* führen zu Atemwegsverlegung mit Retentionspneumonie, Bronchiektasen und lokalisierter Bronchuspastik.
- *Hämoptysen* kommen in 50% der Fälle vor.
- *Karzinoid-Syndrom:* Anfallsweise Hautrötung, Kopfschmerzen, Übelkeit, Erbrechen und Blutdruckabfall durch massive Serotoninausschüttung, ausschließlich bei (hepatischer) Metastasierung.
- *Selten (paraneoplastisch):* Mitral-, Aortenklappenfehler oder Cushing-Syndrom.

Diagnostik

- **Bronchoskopie:**
  - *Typischer Aspekt:* Zentraler, kirschroter polypöser Tumor, oft mit umgebender Bronchuswandinfiltration.
  - *Biopsie:* Wegen der Gefahr starker Blutungen in starrer Bronchoskopie mit begleitender niedrigdosierter Lasertherapie. (Häufig werden Bronchuskarzinoide in Unkenntnis jedoch komplikationslos mit dem flexiblen Bronchoskop biopsiert).
- **Diagnosesicherung (feingeweblich):** Elektronenmikroskopischer Nachweis typischer Granula oder immunhistochemischer Nachweis mit neuroendokrinen Markern.
- **Onkologische Durchuntersuchung/Metastasensuche:** Metastasen finden sich am häufigsten in der Leber, selten im Knochen oder im Hirn, daher Abdomen-Sonographie und -CT, Schädel-MRT, Knochen-Szintigraphie.
- **Labor:** 5-Hydroxyindolessigsäure im Urin (meist nur bei Metastasierung nachweisbar).
- **Röntgenbefund:** Solitäre Lungenrundherde sind selten Bronchuskarzinoide!

12.3 Bronchuskarzinoid

Therapie

- **Operative Therapie:**
  - Die chirurgische Entfernung im Sinne der Malignomchirurgie ist Therapie der Wahl. Häufig sind im Schnellschnitt die Resektionsränder nicht tumorfrei (typisches Eisbergphänomen bei Bronchuskarzinoiden).
  - *Vorgehen:* Nicht selten sind Manschettenresektionen oder Lobektomien bzw. Bilobektomien notwendig. Eine komplette Lymphknotendissektion ist anzuschließen, da mit regionalen LK-Metastasen zu rechnen ist.
  - *Isolierte Organmetastasen:* Bei günstiger Lage ist eine chirurgische Metastasenentfernung sinnvoll (z. B. durch Lebersegmentresektion).
- **Polychemotherapie:**
  - *Indikationen:* Hochmaligne, atypische Karzinoide oder bei ausgedehnterer Metastasierung.
  - *Wirksame Substanzen:* 5-Fluorouracil, Alkylantien, Doxorubicin und Streptozotozin, außerdem γ-Interferon.
- **Radiotherapie** (das Bronchuskarzinoid ist mäßig strahlensensibel): Versuch bei Chemoresistenz; Dosis 35–55 Gy.

Prognose

- Nach radikaler Entfernung ist die Prognose gut. Die 5-Jahres-Überlebensrate beträgt 80%. In seltenen Fällen muß mit einer Spätmetastasierung noch nach vielen Jahren gerechnet werden.
- Beim metastasierenden Bronchuskarzinoid beträgt die 5-Jahres-Überlebenswahrscheinlichkeit 20%. Der Verlauf ist sehr variabel.

12.4 Lymphome

Morbus Hodgkin

- **Vorkommen:** Der primär pulmonale Morbus Hodgkin ist eine Rarität.
- **Ätiologie und Pathogenese:** Ausgangspunkt sind Lymphfollikel der peribronchialen Lymphknoten, die weit über die Lunge verbreitet sind.
- **Klinik:** Die meist älteren Patienten leiden häufig unter B-Symptomen (Fieber, Nachtschweiß, Gewichtsverlust), trockenem Husten, seltener Thoraxschmerz.
- **Diagnostik:**
  - *Röntgenbefunde:* Entweder solitäre oder multiple pulmonale Rundherde, diffuse Infiltrationen oder zerfallende Herde. Der Befall ist meist einseitig mit Prädominanz der Oberlappen.
  - *Transbronchiale Biopsie/chirurgische Lungenbiopsie* zur histologischen Diagnosesicherung.
  - *Komplettes Staging:* Alle Lymphknotenstationen und parenchymatöse Organe zum Ausschluß eines extrapulmonalen Lymphoms.
- **Differentialdiagnosen:**
  - *Ausgedehnter Mediastinalbefall eines Morbus Hodgkin ("Bulky Tumor"):* Ausbreitung des Tumors in die Lunge (per continuitatem). Das CT oder MRT zeigt die Beziehung zwischen Lymphomen und infiltrativen Lungenveränderungen benachbarter Bezirke bei offenen Bronchien.
  - *Zustand nach Mantelfeldbestrahlung* (im Rahmen der Primärtherapie): Pulmonales Rezidiv im Randbereich des Bestrahlungsfeldes, oft Jahre nach der Erstbehandlung.
- **Therapie:** Der primäre pulmonale Morbus Hodgkin wird durch Chirurgie + Radiotherapie mit guter Prognose behandelt. Die Frage der Chemotherapie beim extranodalen Morbus Hodgkin ist nicht endgültig beantwortet.

Non Hodgkin-Lymphom

- **Definition:** Erkrankungen durch monoklonale, unreife Lymphozyten.
- **Ätiologie und Pathogenese:** Die Monoklonalität kann durch Nachweis eines spezifischen Gen-Rearrangements im Immunglobulin-Genlokus molekularbiologisch bewiesen werden. Der pulmonale Befall erfolgt meist durch Ausbreitung in hilären Lymphknoten. Selten: Ursprung im bronchusassoziierten Lymphgewebe (s. S. 325). Niedrig maligne Lymphome haben einen langen Spontanverlauf und sind recht chemo- und strahlenresistent, während hochmaligne Lymphome früh zu Symptomen führen und erfolgreich konservativ behandelt werden können.
- **Klinik:**
  - *Typische Symptomatik:* Husten, Luftnot, Thoraxschmerzen sowie Hämoptysen und komplizierende Bronchialobstruktionen (Retentionspneumonie), B-Symptomatik (Fieber, Nachtschweiß und Gewichtsverlust).
  - *Paraneoplastische Symptome:* Juckreiz, Erythema nodosum, Autoimmunphänomene, Koagulopathie, Hyperkalzämie und zentralnervöse Ausfälle.
- **Diagnostik:**
  - *Transbronchiale Biopsie/chirurgische Lungenbiopsie* zur histologischen Diagnosesicherung.
  - *Komplettes Staging:* Untersuchung aller Lymphknotenstationen und parenchymatöser Organe sowie des Knochenmarks. In der Regel ist auch eine Leberbiopsie indiziert.

12.4 Lymphome

- **Behandlung:**
  - *Lokalisierte, niedrig maligne Lymphome:* Lokale Resektion oder – bei Inoperabilität – Radio- oder Radio-/Chemotherapie. Fortgeschrittenere Tumoren werden bei Symptomen durch Chemotherapie behandelt.
  - *Lokalisierte hochmaligne Lymphome:* Bestrahlung, häufig gemeinsam mit Chemotherapie. Bei fortgeschritteneren Stadien steht die Polychemotherapie mit lokaler Bestrahlung von Lymphknotenmassen im Vordergrund.
  - *Hinweis:* Bei Auftreten neuer pulmonaler Läsionen im Verlauf ist ein Rezidiv ebenso wahrscheinlich wie eine opportunistische Infektion.

BALT-Lymphome

- **Definition:** Primäre pulmonale Lymphome mit den Stigmata der Monoklonalität, die vom bronchusassoziierten Lymphgewebe (*bronchus associated lymphoid tissue* = BALT) ausgehen.
- **Ätiologie und Pathogenese:** Die Existenz des Mukosa-assoziierten Lymphgewebes in der Lunge, gut etabliert für den Magen und andere Organe, ist umstritten. Lymphgewebe an den Aufzweigungen der Bronchialschleimhaut kann selten Ausgangspunkt eines niedrig malignen Lymphoms sein.
- **Klinik:** Die Symptomatik ist uncharakteristisch mit Gewichtsverlust, Schwächegefühl, Husten und langsam zunehmender Luftnot.
- **Diagnostik:**
  - *Röntgenbefund:* Das Bild variiert. Am häufigsten kommen unscharf begrenzte, im Parenchym gelegene, ausgeprägte Verdichtungsfelder mit positivem Bronchopneumogramm vor. Bronchusobstruktionen kommen bei zentralem Befall vor. Die Veränderungen werden meist als Pneumonie oder Bronchialkarzinom mißgedeutet. Diffuse interstitielle Infiltrate sind selten.
  - *Biopsie/Histologie:* Monomorphes Bild eines lymphozytären Infiltrates mit Destruktion normaler Strukturen. Die Monoklonalität/Malignität kann häufig nur an großen Biopsien dargestellt werden.
- **Therapie:**
  - Bei Operabilität radikale Resektion.
  - Ein abwartendes Verhalten ist oft gerechtfertigt, zumal die Symptomatik oft gering ist.
  - Bei symptomatischem Verlauf wurde die Radiotherapie, Chemotherapie und Steroide mit unterschiedlichem Erfolg eingesetzt. Eine etablierte Polychemotherapie existiert nicht.
- **Prognose:** Mehrjährige Verläufe sind häufiger, aggressiveres Wachstum mit einem Verlauf von wenigen Monaten kommt jedoch vor.

Lymphomatoide Granulomatose

- **Definition:** Seltene angiozentrische, lymphoproliferative Erkrankung unklarer Ätiologie mit Lungen- und Hautbeteiligung.
- **Ätiologie und Pathogenese:** Kürzlich wurde in Läsionen dieser Erkrankung das Epstein-Barr-Virus gefunden. Sie kommt manchmal in Begleitung des Sjögren-Syndroms, der chronischen Virushepatitis, der rheumatoiden Arthritis und nach Nierentransplantation vor. Die Erkrankung wird z. T. als eine Variante eines malignen Lymphoms angesehen.

12.4 Lymphome

- **Klinik:**
  - *Pulmonal:* Husten (gelegentlich mit Auswurf), Dyspnoe und allgemeine Schwäche mit Fieber kennzeichnen die Erkrankung. Selten entwickeln sich zentrale Bronchialstenosen.
  - *Zentrales Nervensystem:* Bei jedem vierten Patienten entwickelt sich eine zerebrale Manifestation mit fokalen Ausfällen, zuweilen mit Anfällen.
  - *Dermatologisch:* Fleckige, erythematöse, makulöse oder papullöse Veränderungen ohne Konfluenz. Die Läsionen treten häufig an den Extremitäten auf und können ulzerieren.
- **Diagnostik:**
  - *Röntgenbefund:* Parenchymverdichtungen, typischerweise in der Lungenperipherie und in den Unterlappen. Meist wechselnder Verlauf mit Progression, gefolgt von Remissionen. Lymphknotenvergrößerungen sind sehr selten.
  - *Biopsie/Histologie:* Diagnosestellung – es findet sich eine destruktive, entzündlich granulomatöse Angiitis aus atypischen und unreifen Zellen mit zahlreichen Mitosen. Lymphozyten stehen ganz im Vordergrund.
- **Therapie:** Der symptomatische Verlauf wird mit Glukokortikosteroiden und Zytostatika (v. a. Cyclophosphamid) behandelt.
- **Prognose:** Ein kleinerer Anteil der Fälle geht mit einem benignen Verlauf einher und zeigt wechselnde pulmonale und Hautveränderungen über Monate und Jahre. Allgemein ist die Prognose jedoch schlecht mit einer 5-Jahres-Überlebensrate von 50%. In etwa 20% entwickelt sich ein hochmalignes Lymphom.

Angioimmunoplastische Lymphadenopathie

- **Definition:** Maligne Lymphknotenerkrankung bei Erwachsenen mit den Charakteristika des Morbus Hodgkin, jedoch ohne das zelluläre Substrat (Reed-Sternberg-Zelle). (Ein klassisches malignes Lymphom kann in 5–20% der Fälle auftreten).
- **Ätiologie und Pathogenese:** Ursache ist vermutlich eine Immundysregulation. Die Erkrankung kann im Verlauf des Sjögren-Syndroms und bei AIDS auftreten. Auch hier wurde das Epstein-Barr-Virus im lymphatischen Gewebe gefunden.
- **Klinik:**
  - Das Kardinalsymptom sind Lymphknotenvergrößerungen, die an allen Stationen auftreten können, häufig im Hilus und im Mediastinum.
  - Sehr häufig finden sich auch Allgemeinsymptome mit Fieber, Gewichtsverlust und Schwäche sowie Erytheme, Pruritus und Hepatosplenomegalie.
- **Diagnostik:**
  - *Röntgenbefund:* Hilär-/mediastinale Lymphadenopathie, Pleuraergüsse, Pleuraverdickungen oder diffuse interstitielle Infiltrate.
  - *Labor:* Anämie (autoimmunhämolytische Anämie – Coombs-Test positiv), unterschiedliche Blutbildveränderungen wie Leukozytose, Lymphopenie, Thrombozytopenie und Eosinophilie, Dysproteinämie mit polyklonaler Hyperglobulinämie oder mit Hypoglobulinämie bzw. in der Spätphase der Erkrankung monoklonaler Hyperglobulinämie. Häufig Nachweis von Autoantikörpern (ANA).
  - *Biopsie/Histologie* zur Diagnosesicherung: Charakteristisch ist die Proliferation kleiner Blutgefäße innerhalb der vergrößerten Lymphknoten sowie ein buntes entzündliches Infiltrat mit Verarmung normaler Lymphozyten und Anhäufung eosinophilen Materials.

12.4 Lymphome

> ◉ *Hinweis:* Die histologische Differentialdiagnose zum sogenannten Lennert-Lymphom oder der Castleman'schen Erkrankung ist schwierig!
> - **Therapie:** Frühzeitiger Einsatz von Steroiden und Zytostatika wie Cyclophosphamid. In einzelnen Fällen wurde CyclosporinA erfolgreich eingesetzt.
> - **Prognose:** Ein milder Verlauf findet sich bei einem Drittel der Patienten, Spontanremissionen kommen vor. Trotz der sehr unterschiedlichen Verläufe beträgt die mediane Lebenserwartung lediglich 18 Monate.

Multiples Myelom und Morbus Waldenström

- **Definition:** Von Immunglobulin-produzierenden B-Lymphozyten (Plasmazellen) abgeleitete Malignome mit monoklonaler Bildung eines spezifischen Immunglobulins (Klasse G, A, E, leichte bzw. schwere Kette, Kappa oder Lambda-Expression). ImmunglobulinM-produzierende Lymphome werden als Makroglobulinämie vom Typ Morbus Waldenström bezeichnet.
- **Klinik:** Verschlechterung des Allgemeinbefindens, Knochenschmerzen, Fieber, Gewichtsverlust, seltener hämorrhagische Diathese mit Petechien oder Purpura oder die Zeichen des Hyperviskositätssyndroms. (Ein thorakaler Befall ist in aller Regel Ausdruck einer systemischen Dissemination).
- **Diagnostik:**
  - *Röntgenbefund:* Am häufigsten Pseudorundherde, die von knöchernen Strukturen (Rippen) ausgehen. Selten kommen echte, unscharf begrenzte Lungenrundherde oder größere Tumoren vor.
  - *Histologie:* Nachweis monoklonaler Immunglobuline mittels immunhistochemischer Verfahren (im Serum und in der Biopsie).
  - *Wichtige Zusatzuntersuchungen:* Serumelektrophorese, Urineiweißelektrophorese, Knochenmarksbiopsie, Knochenszintigramm mit konventionellen Röntgenaufnahmen des Skeletts.
  - ◉ *Hinweis:* Bei solitärem pulmonalem Myelomrundherd ist stets durch breite Diagnostik eine systemische Erkrankung auszuschließen!
- **Therapie:**
  - Kurative chirurgische Resektion beim echten, sehr seltenen, solitären pulmonalen Myelom.
  - Bei Pleuraergüssen im späteren Verlauf fortgeschrittener Myelome: Erfolgreiche palliative Behandlung mit Tetracyclin-Pleurodese (s. S. 573).
  - Bei disseminierter symptomatischer Erkrankung erfolgt eine systemische Chemotherapie.
- **Prognose:** Die mittlere Lebenserwartung bei systemischer Dissemination beträgt 3–4 Jahre.

12.5 Mukoepitheliale Malignome

Grundlagen

- **Definition:** Tumorfamilie, die von Schleimdrüsenzellen abgeleitet ist und in Speicheldrüsen und Atemwegen vorkommt.
- **Deskriptive Einteilung:** Mukoepidermoides Karzinom, adenoid-zystisches Karzinom (Zylindrom), polymorphes niedrigmaliges Adenokarzinom, epithelial-/myoepitheliales Karzinom, Basalzelladenokarzinom, papilläres Zystadenokarzinom, muzinöses Adenokarzinom, onkozytisches Karzinom, malignes Myoepitheliom, pleomorphes Adenom mit Karzinom (Mischtumor). Häufig werden die Tumoren als bronchiales Adenokarzinom mißinterpretiert.

Klinik

- Die Tumoren nehmen Ausgang von der Trachea oder den großen Bronchien und führen zu Husten (häufigstes Primärsymptom), Obstruktion bis hin zur Asphyxie mit Stridor, Hämoptysen, seltener Fieber oder Gewichtsverlust.

Diagnostik

- Der Befund entspricht einer zentralen Atemwegsobstruktion oder einer Retentionspneumonie: Dyspnoe, Stridor, Bronchospastik langsam zunehmend, außerdem Fieber bei Retentionspneumonie.
- **Lungenfunktionsprüfung:** Zentrale Obstruktion, zuweilen mit Plateaubildung in der Fluß/Volumenkurve (s. S. 25).
- **Röntgenbefund:** Oft wenig instruktiv.
- **Computertomographie:** Hier ist oft ein Tumor zu vermuten.
- **Bronchoskopie:** Exophytische, polypoide Tumoren erkennbar.

Therapie

- Die chirurgische Resektion mit breitem Sicherheitsabstand ist die Therapie der Wahl.
- Palliative Maßnahmen: Perkutane Strahlentherapie, endobronchiale Kleinraumbestrahlung und Lasertherapie.
- Bei metastasierenden Tumoren lohnt sich der Versuch einer Polychemotherapie mit Cisplatin/Vindesin.

Prognose

- **Hohe Rezidivrate:** Polymorphe niedrigmalige Karzinome, epithelial-/myoepitheliale Karzinome und maligne Myoepitheliome neigen zum Lokalrezidiv, jedoch selten zur Metastasierung. Mukoepidermoide Karzinome sind teilweise deutlich maligner. Alle adenoid-zystischen Karzinome neigen zur frühen Metastasierung.

12.6 Andere epitheliale und mesenchymale Malignome

Sarkome

- **Definition**: Vom Mesenchymgewebe ausgehende Malignome.
- **Epidemiologie**: Primär pulmonale Sarkome sind sehr selten.
- **Ätiologie und Pathogenese:** Sie können von allen mesenchymalen Zellformen (Knorpel, Bindegewebe, glatte Muskulatur) ausgehen.
- **Klinik:**
  - Zentrale Sarkome rufen Husten, Bronchospastik, Hämoptysen und Retentionspneumonien hervor, periphere Sarkome bleiben lange symptomfrei.
  - Vaskuläre Sarkome führen nicht selten zu Lungenembolien.
  - Allgemeinsymptome sind selten.
- **Diagnostik:**
  - *Röntgenbefund:* Zentrale Sarkome sind *nicht* von Bronchialkarzinomen zu unterscheiden. Periphere Sarkome stellen sich als Rundherde dar.
  - *Biopsie/Histologie:* Die elektronenmikroskopische Auswertung beweist die mesenchymale Genese. Die Beurteilung des Differenzierungsgrades ist wichtig für die Prognose.
  - *Breite Tumorsuche* zum Ausschluß eines pulmonal metastasierenden extrapulmonalen Sarkoms.
- **Therapie:** Die chirurgische Resektion ist die Therapiemethode der Wahl. Nicht resektable pulmonale Sarkome werden wie extrapulmonale Weichteiltumoren mit Strahlentherapie oder Polychemotherapie behandelt.
- **Prognose:** Die 5-Jahres-Überlebensrate beträgt insgesamt nur 5–25%.

Pulmonales Blastom

- **Grundlagen:** Die extrem seltenen pulmonalen Blastome weisen Kriterien eines niedrigmalignomen Karzinoms mit unreifen embryonalen epithelialen Anteilen mit mesenchymalem Stroma auf, die auch die Malignitätskriterien erfüllen.
- **Klinik, Diagnostik:** Die pulmonalen Rundherde fallen meist zufällig oder durch uncharakteristische Symptome auf.
- **Therapie, Prognose:** Aufgrund der niedrigen Malignität ist die chirurgische Therapie oft kurativ. Rezidive und Metastasen kommen in Einzelfällen vor. Die Radiotherapie ist das einzig geprüfte palliative Behandlungsverfahren.

Karzinosarkom

- **Definition:** Gemischter Tumor mit malignen epithelialen Anteilen im Sinne eines nichtkleinzelligen Bronchialkarzinoms, umgeben von malignem mesenchymalem Gewebe.
- **Ätiologie und Pathogenese:** Wie bei Bronchialkarzinomen; es dominieren Raucher und Männer im mittleren und höheren Alter.
- **Klinik, Diagnostik, Therapie:**
  - Unterscheiden sich nicht von denen der nichtkleinzelligen Bronchialkarzinome.
  - Wenn immer möglich sollte eine Resektion erfolgen. Die Radiotherapie ist palliativ wirksam. Zytostatika spielen keine Rolle im Behandlungskonzept.

12.6 Andere epitheliale und mesenchymale Malignome

Pulmonale Tumorlets

➤ **Grundlagen:** Mikroskopisch kleine Areale maligner Zellen mit großer Ähnlichkeit zu Karzinoidtumoren. Sie finden sich nicht selten im Verein mit schweren bronchialen Erkrankungen. Ihre Ableitung von den neuroendokrinen Kulschitzky-Zellen wird vermutet. Zytologische Kriterien sind Argyrophylie und Positivität auf neuronspezifische Enolase und ChromograninA.
➤ **Klinik, Diagnostik, Therapie:** Da Tumorlets immer Zufallsbefunde in größeren Biopsien oder chirurgischen Resektaten sind, ergeben sich keine weiteren diagnostischen oder therapeutischen Konsequenzen.

Primäres pulmonales Melanom

➤ **Definition:** Malignom, das von dystopen Melanozyten ausgeht.
➤ **Lokalisation:** Sowohl bronchiale wie periphere pulmonale Melanome wurden beschrieben.
➤ **Epidemiologie:** Weltweit wurden weniger als 100 Tumoren beobachtet.
➤ **Klinik/Diagnostik:**
  – Die klinischen Zeichen sind unspezifisch.
  – *Breite Diagnostik* zum Ausschluß eines pulmonal metastasierenden extrapulmonalen Melanoms: Funduskopie, Untersuchung der Hohlorgane, des Gehirns, Herzens und der Milz.
  – *Histologie:* Immunhistochemie zur Artdiagnose.
  – *Als Tumormarker* ist die neuronspezifische Enolase (NSE) geeignet.
➤ **Therapie:**
  – Wenn immer möglich, sollte eine chirurgische Therapie erfolgen.
  – Die Ergebnisse der Radiotherapie, der Chemotherapie und auch der biologischen Therapie mit Interferon sind enttäuschend.

12.7 Lungenmetastasen

Grundlagen

- **Epidemiologie:** Bei etwa 30–40% aller Patienten mit metastasierenden Tumoren treten Lungenmetastasen auf. Im Krankheitsverlauf haben sie sehr unterschiedliche Bedeutung.
- **Klinische Bedeutung:**
  - Ausgehend von Obduktionsstatistiken wird die klinische Bedeutung von Lungenmetastasen überschätzt (Tab. 64). In Autopsien findet man bei Pankreas- oder Uteruskarzinomen in 40% der Fälle Lungenmetastasen. Klinisch imponieren sie jedoch nur selten.
  - Die unterschiedliche Häufigkeit von Lungenmetastasen bei verschiedenen Primärtumoren bildet jedoch eine gute Basis zur Primärtumorsuche, wenn die Lungenmetastase die Primärmanifestation darstellt.

Tabelle 64 Häufigkeit von Lungenmetastasen nach Primärtumor (nach Weiss, L. et al.: Pulmonary metastasis. In: DeVita, V.T., S. Hellman, S.A. Rosenberg: Cancer: Principles and Practice of Oncology, Lippincott, 1989)

Primärtumor	Häufigkeit in % bei Autopsie)	Ausschließlich Lungenmetastasen (in %)
Lunge	20–40	> 10
Kolorektum	20–40	9
Mamma	60	21
Prostata	15–50	18
Pankreas	25–40	3
Magen	20–30	7
Leber/Galle	20	< 2
Ovarien	10	0
Uterus	30–40	9
Zervix	20–30	14
Plazenta (Choriokarzinom)	70–100	häufig
Niere	50–75	27
Blase	25–30	9
Hoden	70–80	27
Weichteilsarkome	40–60	?
Kopf / Hals	20–40	?

12.7 Lungenmetastasen

- **Ätiologie und Pathogenese** (Tumorzellen aus extrapulmonalen Malignomen erreichen die Lunge durch direkte Invasion, lymphogene Ausbreitung und hämatogene Metastasierung):
  - *Die hämatogene Metastasierung* ist der wichtigste Ausbreitungsweg. Für die Absiedlung in verschiedenen Organen wird derzeit von der „Soil and Seed"-Theorie ausgegangen: Die Eigenschaften von Tumorzelle und Wirtsorgan müssen zusammenpassen (Ausstattung mit Oberflächenantigenen, v. a. Zelladhäsionsmolekülen).
  - *Hämatogene Lungenmetastasen* dominieren vor allem bei Sarkomen, Nierenzellkarzinom, plazentarem Choriokarzinom, Schilddrüsenkarzinom sowie Mamma- und Bronchialkarzinom.
  - *Die lymphogene Ausbreitung* geschieht entweder über den Ductus thoracicus (z. B. bei Hodenkarzinomen) oder retrograd über mediastinale Lymphbahnen (z. B. bei Lymphomen, Bronchialkarzinomen und Mammakarzinomen).
  - *Direkte Ausbreitung:* Bei Brustwandtumoren (Weichteilsarkomen), Mediastinaltumoren (Schilddrüse, Ösophagus, Thymus, Lymphome und Keimzelltumoren), oder benachbarten Oberbauchstrukturen (Magenkarzinom, Kardia- und Leberkarzinom).

Klinik

- **Bronchiale Metastasierung von Mammakarzinom, Melanom, Bronchialkarzinom:** Atemwegsverlegung mit Bronchospastik oder stridoröser Atmung bzw. zur Retentionspneumonie oder Atelektase. Leitsymptom ist hier die Atemnot.
- **Parenchymmetastasen:** Meist lange klinisch stumm. Hauptbeschwerden sind uncharakteristischer Husten und pleuraler Schmerz oder Dyspnoe bei Pleuraerguß.
- **Diffuse Ausbreitung über intrapulmonale Lymphwege** (Lymphangiosis carcinomatosa): Zum Teil ausgeprägte Dyspnoe und unproduktiver Husten.
- **Selten:** Stimmlosigkeit (Rekurrensparese) oder ein Vena-cava-superior-Syndrom werden selten durch Metastasen hervorgerufen.

Diagnostik

- **Klinische Untersuchung** (Suche nach Manifestationen des Primärtumors):
  - Digital-rektale Untersuchung, Erhebung des kompletten Lymphknotenstatus, bei Frauen Untersuchung des kleinen Beckens und der Mammae, bei Männern Untersuchung der Hoden.
  - Auf beginnende Zeichen der Atemwegsverlegung (Stridor, Bronchospastik) oder der thorakalen Serosabeteiligung (Pleura- bzw. Perikardreiben) achten!
- **Röntgenbefunde (s. Abb. 43):**
  - *Lungenmetastasen:* Meist scharf begrenzte Rundherde im Lungenmantel; die Kombination mit einer Atelektase weist auf einen neoplastischen Bronchusverschluß hin.
  - *Lymphangiosis carcinomatosa:* Charakteristisch sind radiäre, zarte Streifen, die vom Lungenmantel zum Hilus ziehen sowie eine noduläre, regional verbreitete Zeichnungsvermehrung.
  - Bei Vorliegen solcher Veränderungen und bekanntem Primärtumor ist die Wahrscheinlichkeit der pulmonalen Metastasierung 70–80 %. Differentialdiagnostisch kann es sich um infektiöse Prozesse handeln.

12.7 Lungenmetastasen

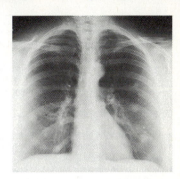

Abb. 43 Lungenmetastasen eines Leiomyosarkoms, 51 jährige Frau

- ▶ **Computertomographie (Spiral-CT):**
  - *„Kontraindikation":* Bekanntes fortgeschrittenes, extrapulmonales Tumorleiden (da hier nur von geringem diagnostischem Wert).
  - *Indikationen:*
    - Planung einer Metastasektomie.
    - Differentialdiagnose einer Lymphangiosis von anderen interstitiellen Prozessen.
    - Planung einer Radiotherapie.
- ▶ **Magnetresonanztomographie:** Das kostspielige Verfahren bietet in der Metastasendiagnostik keine wesentlichen Zusatzinformationen gegenüber der CT.
- ▶ **Diagnosesicherung:**
  - *Transbronchiale Biopsie, transthorakale Nadelbiopsie:* Wichtige Verfahren zur Bestätigung des histologischen Bildes. Meist müssen immunhistologische Kriterien zur Charakterisierung des Ausgangsorgans herangezogen werden.
  - *Serumtumormarker (PSA, β-HCG, CA125 u.a.):* Sie können die Primärtumorsuche beschleunigen und unterstützen in Einzelfällen den Pathologen.

Chemo-, Radiotherapie

- ▶ **Chemotherapie:**
  - Bei Lungenmetastasen chemosensibler Tumoren ist die Chemotherapie die geeignete Behandlung. Die folgenden Tumoren sind auch bei Metastasierung in die Lunge potentiell kurabel: Hodenkarzinom, ovarielle Keimzelltumoren, Neuroblastom, Throphoblasttumoren, Lymphome, insbesondere Morbus Hodgkin und das Osteosarkom. Bei diesen Tumoren wird eine aggressive Polychemotherapie durchgeführt. In Einzelfällen werden Residualtumoren in der Lunge chirurgisch entfernt.
  - Bei chemosensiblen oder teilweise chemosensiblen Tumoren ohne kurative Aussichten der Polychemotherapie erfolgt diese unter palliativen Gesichtspunkten. Hierunter fallen auch kleinzellige und nichtkleinzellige Bronchialkarzinome.

12.7 Lungenmetastasen

- **Radiotherapie:**
  - Lungenmetastasen werden nur ausnahmsweise einer Strahlentherapie unterzogen. Bei disseminierten Metastasen ist die pulmonale Toxizität inakzeptabel.
  - Ausnahmen sind strahlensensible, symptomatische, lokalisierte, großvolumige Metastasen in der Lunge oder im Mediastinum. Hierzu zählen auch Manifestationen maligner Lymphome.

Operative Therapie

- Die chirurgische Metastasektomie erfolgt auf einer empirischen Basis.
- **Notwendige Diagnostik:** Intensive Staging-Diagnostik inklusive Spiral-CT der Lunge.
- **Voraussetzungen zur Metastasektomie:**
  - Primärtumor entfernt oder in Vollremission.
  - Die Entfernung sämtlicher Läsionen ist funktionell tolerabel.
  - Ausschluß extrapulmonaler Metastasen.
  - Keine Metastasen im Lungenkern.
  - Keine Therapiealternativen (z. B. chemoresistente Tumoren).
- **Prognostisch ungünstige Parameter:** Kurze Tumorverdopplungszeit, Vorliegen von Tumoren mit häufiger extrapulmonaler Metastasierung, kurzes Intervall zwischen Primärdiagnose und Diagnose von Lungenmetastasen.
- **Operatives Vorgehen:** Mediane Sternotomie oder sequentielle beidseitige laterale Thorakotomie. Die apikalen Anteile der Lungenunterlappen können über die mediane Sternotomie schlecht erreicht werden. Metastasen sind meist subpleural gelegen und können dann mit mechanischen Geräten („Stapler") entfernt werden. Alle im CT dargestellten Läsionen müssen entfernt werden. Häufig finden sich palpatorisch bei einseitiger Beatmung noch zusätzliche kleine Läsionen. In einer einzelnen Sitzung können 50 Metastasen und mehr entfernt werden.
- **Operationsrisiko:** Die perioperative Letalität beträgt bei richtiger Indikationsstellung < 2%, die Komplikationsrate bis zu 10%. Die häufigste Komplikation (häufiger nach vorangegangener Bestrahlung oder Chemotherapie) ist ein persistierendes Luftleck, Infektionen sind seltener.

Symptomatische Therapie

- Schmerztherapie: Bei fortgeschrittener pulmonaler Metastasierung häufig notwendig im Sinne einer intensiven Schmerztherapie mit Opiaten und Nichtopiatanalgetika.
- Sauerstofflangzeittherapie (s. S. 517 ff).
- Psychische, soziale und physikalisch-therapeutische Betreuung.

Prognose

- Die 5-Jahres-Überlebensraten nach pulmonaler Metastasektomie betragen für Weichteilsarkome 20 – 35%, Osteosarkome 25 – 50%, Melanome 25%, kolorektale Karzinome 45%, konnatale Keimzelltumoren 50%, Nierenzellkarzinome 60% und Mammakarzinome 35 – 45% (bei Berücksichtigung der oben genannten Kriterien).

13.1 Sarkoidose

Grundlagen

- **Definition:** Die Sarkoidose (Morbus Besnier-Boeck-Schaumann) ist eine granulomatöse Systemerkrankung ungeklärter Ätiologie.
- **Epidemiologie:**
  - *Inzidenz:* Häufigste aller zur Lungenfibrose führenden Erkrankungen mit in Mitteleuropa 40 Fällen/100 000 Einwohner/Jahr (BRD: ca. 30 000 Fälle).
  - *Altersverteilung:* Vorzugsweise junge Erwachsene im 3.–4. Lebensjahrzehnt (ohne Geschlechterdominanz).
- **Klinische Einteilung:**
  - *Akute Sarkoidose:* In 10% der Fälle Fieber, Erythema nodosum, Gelenk- und Lymphknotenbefall (s. u.).
  - *Chronische Sarkoidose:* In 90% der Fälle, 80% sind Zufallsbefunde. Sämtliche Organe mit Ausnahme des proximalen Dünndarms werden als befallen beschrieben: Lunge 90%, Leber 60%, Milz 50%, präskalenische Lymphknoten 60%, Haut 30%, Erythema nodosum 30%, periphere Lymphknoten 30%, Skelettmuskulatur 25%, Augen 15%, zentrales Nervensystem 5–10%, Myokard 5%, Knochen 5%, Tränen-/Speicheldrüsen 4%.
- **Pathogenese:** Im Zentrum steht die Aktivierung von Monozyten/Makrophagen mit Umwandlung zu Epitheloidzellen, die ihrerseits nicht verkäsende Granulome und Riesenzellen vom Langhans-Typ bilden (z.T. mit Kalkschollen (Schaumann-Körper) oder sternförmigen 5–50 µm großen „Asteroid Bodies". In der Mehrzahl der Fälle Nachweis einer Anergie gegenüber Recall-Antigenen (Tuberkulose, Pilze, Viren).
- **Pathophysiologie:** Mit zunehmender Fibrosierung kommt es zu einer restriktiven Ventilationsstörung, der chronische Verlauf führt im Endstadium zu respiratorischer Insuffizienz und Cor pulmonale. Häufig (bei Bronchialschleimhautbefall) gelingt der Nachweis einer mäßiggradigen bronchialen Hyperreagiblität.

Klinik, akute Sarkoidose

- **Akute Sarkoidose:** Fieber, Gelenkschwellungen (schmerzhafte Arthritis in 70% der Fälle, v. a. Sprunggelenke, Husten (akut oder subakut auftretend), Erythema nodosum (die Sarkoidose ist Ursache von 50% aller Fälle). *Löfgren-Syndrom:* Akute Sarkoidose mit bihilärer Lymphknotenschwellung, Erythema nodosum und Polyarthritis.
- **Chronische Sarkoidose:** Trockener Husten, Belastungsdyspnoe, thorakales Engegefühl, periphere Lymphknotenschwellung, Iridozyklitis, Parotisschwellung, Hirnnervenausfälle, Splenomegalie, Nierenkolik, Hautbefall, kardiale Arrhythmie.
- **Mögliche klinische Syndrome:**
  - *Heerfordt-Syndrom (Febris uveoparotidea):* Befall von Uvea, Speicheldrüsen und N. facialis.
  - *Lupus pernio:* Chronisch-fibrotische Hautsarkoidose mit entstellenden Narben im Gesicht.
  - *Ostitis-Multiplex-Cystoides-Jüngling:* Kleinzystische Veränderungen in Röhrenknochen, vor allem der Hände.

13.1 Sarkoidose

Diagnostik

- **Klinischer Befund:** Gelegentlich tastbar vergrößerte Lymphknoten, Exantheme (E. nodosum oder Hautbefall), selten spätinspiratorisches Rasseln bei Lungenfibrose.
- **Röntgenbefund** (Typeneinteilung = klinische Stadien):
  - *Typ 0:* Normalbefund bei extrapulmonaler Sarkoidose.
  - *Typ I:* Bihiläre (ggf. mediastinale) Lymphadenopathie (s. Abb. 44).

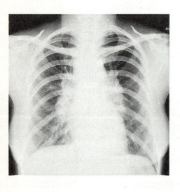

Abb. 44 Sarkoidose mit bihilärer Lymphadenopathie (Röntgentyp I), 52jährige Frau

  - *Typ II:* Lymphadenopathie mit Lungeninfiltration.
  - *Typ III:* Lungenbefall ohne Lymphadenopathie.
  - *Typ IV:* Fortgeschrittene Lungenfibrose mit Strangbildungen und kleinzystischen Veränderungen.
  - *Sonderform:* Nodöse Sarkoidose mit scharfbegrenzten Verdichtungen bis 5 cm Größe, zuweilen kavernös zerfallend.
- **Computertomographie (HR-CT):**
  - *Pulmonal:* Perilobuläre, scharfbegrenzte Knötchen (1–2 mm Durchmesser) und noduläre Verdickungen an der Pleura entlang der Lappenspalten, bevorzugt in Ober- und Mittelfeldern. In fortgeschrittenen Stadien irreguläre Verdickung der Interlobulärsepten, Bronchiendilatation, honigwabenartige zystische Hohlräume.
  - *Mediastinal:* Verteilung und Größe der LK.
- **Bronchoskopie:**
  - *Bronchialschleimhaut* (Befall in 50% der Fälle): Retikuläre Hyperämie und samtartig-höckerige Oberfläche.
  - *Bronchoalveoläre Lavage* (typischer Befund in 60% aller Fälle): Erhöhte Gesamtzellzahl mit Lymphozyten-Dominanz ($> 15\%$), erhöhtes Verhältnis von T4 : T8-Lymphozyten (> 3), Nachweis von Aktivierungsmarkern auf Lymphozyten (HLA-DR, Interleukin-2-Rezeptor), s. S. 95.

13.1 Sarkoidose

- **Laborbefunde:**
  - Bei akuter Sarkoidose ausgeprägtes Entzündungssyndrom (BSG ↑, CRP ↑, α_1- und α_2-Globuline ↑).
  - Serummarker s. S. 107.
  - Serum-Ca^{2+} (Hyperkalzämie oder -urie durch vermehrte Produktion von Vitamin D-Metaboliten durch Granulomgewebe).
- **Lungenfunktionsprüfung:** Restriktive Ventilationsstörung bei ausgeprägter Alveolitis oder Fibrose; in 30% mäßiggradige bronchiale Hyperreagibilität (positiver Metacholin-Provokationstest). Siehe auch unter Pathophysiologie.
- **Szintigraphie:** Markierung betroffener Organe durch Szintigraphie mit ^{67}Gallium (unspezifischer Test mit positivem Befund bei vielen entzündlichen Erkrankungen, relativ hohe Strahlenbelastung).
- **Biopsie zur Diagnosesicherung** (Trefferquote in %): Transbronchiale Lungenbiopsie (90%), Bronchialschleimhaut (50%), Leber-Feinnadelbiopsie (50%), Hautbiopsie (90%), mediastinoskopische Lymphknotenbiopsie (90%).
- **Kveim-Siltzbach-Test** (Hauttest mit Kveim-Reagenz, hergestellt aus der Milz von Patienten. Positive Reaktion = nodöse Hautreaktion. Wegen fehlender Standardisierung nicht mehr gebräuchlich): Auswertbare Reaktion nach 4–6 Wochen, das Reagenz ist kommerziell nicht erhältlich.

Diagnosekriterien

- **Klinisch wahrscheinliche Sarkoidose:**
  - Syndrom der akuten Sarkoidose (s. o.).
  - Bihiläre Lymphadenopathie ohne oder mit pulmonaler Zeichnungsvermehrung bei jungen Erwachsenen.
  - Typischer Organbefall + histologischer Nachweis nicht verkäsender Granulome.

Differentialdiagnose

- **Akute Sarkoidose:** Pneumonie (s. S. 199), Tuberkulose (s. S. 250), malignes Lymphom (s. S. 324), Mediastinaltumor.
- **Chronische Sarkoidose:**
  - Idiopathische Lungenfibrose und andere Formen der Alveolitis (s. S. 339 ff).
  - Tuberkulose (s. S. 250).
  - Morbus Wegener und andere Vaskulitiden (s. S. 360 ff).
  - Chronische Berylliose: Nur durch die berylliuminduzierte Lymphozytentransformation zu unterscheiden (s. S. 394).

Therapie

- **Therapie-Indikationen:**
  - Beteiligung von Augen, Herz, zentralem Nervensystem.
  - Hyperkalzämie, Hämolyse, Ikterus.
  - Entstellende Hautläsionen, starke Beschwerden bei akuter Sarkoidose.
  - Einschränkungen der Lungenfunktion, radiologisch progrediente Erkrankung bei Lungenbefall im Rahmen des Röntgentyps II oder III.
  - Fehlende Regredienz im Spontanverlauf innerhalb eines Jahres.

13.1 Sarkoidose

- **Therapie-Verlaufsparameter:**
  - Beschwerdesymptomatik, Lungenfunktionsbefunde, Serummarker.
  - Röntgenbefunde haben nur einen geringen Stellenwert, da eine häufige Diskrepanz zu anderen Befunden besteht.
- **Steroidtherapie:**
  - *Präparat, Dosierung:* Prednison, etwa 0,7 mg/kg KG p.o. in einer Tagesdosis.
  - *Dauer:* Belassen der Initialdosis über 4 Wochen, danach schrittweiser Dosisabbau über mindestens 3 Monate.
  - *Ansprechen:* In 60% der Fälle Beschleunigung der Remission.
- **Therapie bei Steroidresistenz:**
  - *Präparate, Dosierung:*
    - Methotrexat 15 mg pro Woche p.o. (wirkt in 70% der Fälle, in 30–40% Rezidiv nach Absetzen).
    - Azathioprin 150 mg/d p.o.
- **Zusatztherapie bei starker Hyperkalzämie:** Chloroquin 500 mg/d p.o.

Prognose

- **Akute Sarkoidose:** In 90% der Fälle innerhalb einiger Wochen rückläufig.
- **Chronische Sarkoidose:**
  - In 70% der Fälle Remission (spontan oder unter Therapie).
  - In ca. 20% der Fälle chronisch persistierender oder progredienter Verlauf.
  - In 10% der Fälle letaler Verlauf (Herzrhythmusstörungen, Befall der Hirnbasis, respiratorische Insuffizienz, Cor pulmonale, Hämoptoe).

13.2 Idiopathische fibrosierende Alveolitis

Grundlagen

- **Definition:** Chronisch progrediente, entzündliche Lungenparenchymerkrankung mit generalisierter interstitieller Fibrose und Destruktion der Lungenarchitektur. (Definitionsgemäß müssen extrapulmonale Manifestationen im Sinne einer Kollagenose ausgeschlossen sein).
- **Epidemiologie:** Auftreten in jedem Lebensalter mit Zunahme bei älteren Menschen. (Männer sind etwas häufiger betroffen als Frauen). Inzidenz 3–6 Fälle/100 000/Jahr, in jüngster Zeit höher beschrieben (ca. 30/100 000/Jahr).
- **Ätiologie:** Unbekannt (sehr selten familiär autosomal-dominant vererbt).
- **Pathogenese:** Lokal gebildete Immunkomplexe lösen möglicherweise eine ausgeprägte Akkumulation und Aktivierung von Alveolarmakrophagen aus. Reaktive Sauerstoffmetaboliten und Proteasen aus Makrophagen und Neutrophilen führen zur Gewebeschädigung, Wachstumsfaktoren aus Entzündungszellen steuern den fibrotischen Umbau der Lunge.
- **Pathologische Typen** (zwei Hauptformen kommen vor, sie gehen ineinander über [wahrscheinlich DIP in UIP] und kommen gemeinsam vor):
  - *Desquamative interstitielle Pneumonie (DIP):* Interstitielle Infiltration durch Lymphozyten, Eosinophile, Mastzellen und Plasmazellen; Ausfüllung des Alveolarraumes durch desquamierte Makrophagen, weitgehend erhaltene Lungenarchitektur, geringe Vermehrung von Kollagen.
  - *Gewöhnliche interstitielle Pneumonie (UIP):* Nur mäßiggradige zelluläre Infiltration, Fibroblastenproliferation und ausgeprägte Deposition von kollagenem Bindegewebe mit Verdickung und Zerstörung der Alveolarmembranen und Alveolararchitektur (Wabenlunge).
- **Pathophysiologie:**
  - *Restriktive Ventilationsstörung:* Frühester Parameter ist der Abfall der statischen Compliance bei insgesamt progredientem, gleichgerichtetem Abfall der statischen und dynamischen Lungenvolumina.
  - *Gasaustauschstörung:* Früher Abfall des CO-Transferfaktors, progrediente Ausbildung einer arteriellen Hypoxämie bei Normo- bis Hypokapnie.
  - *Im Spätstadium* Überlastung der Atempumpe (Hyperkapnie) als ominöses, präfinales Zeichen.
  - *Hinweis:* In Ruhe sind vor allem Perfusions-Ventilationsinhomogenitäten, bei Belastung zunehmend Diffusionsstörungen für die Gasaustauschstörung verantwortlich.

Klinik

- **Pulmonal:** Ausgeprägte Dyspnoe (zunächst bei körperlicher Belastung), trockener Reizhusten.
- **Extrapulmonal:**
  - Allgemeinsymptome wie Krankheitsgefühl, Arthralgien, Gliederschmerzen (zu Beginn vermehrt, im Verlauf eher abnehmend).
  - Pulmonale Kachexie als Ausdruck der stark erhöhten Atemarbeit.
  - Beinödeme, Aszites, Anasarka (bei Cor pulmonale).

13.2 Idiopathische fibrosierende Alveolitis

Diagnostik

- **Klinischer Befund:** Uhrglasnägel, Trommelschlegelfinger (> 50 % bei Diagnosestellung), Tachypnoe, kleine Atemzugvolumina, zentrale Zyanose (zunächst bei Belastung); positiver hepatojugulärer Reflux; vermehrter rechtsventrikulärer Impuls, leises Systolikum bei Trikuspidalinsuffizienz. Laute, spätinspiratorische, klingende RG („Sklerophonie"); hochstehende Lungengrenzen, diffuse Klopfschallverkürzung.
- **Röntgenbefunde:**
  - Bei Diagnosestellung in 10 % der Fälle Normalbefund, später zunehmende diffuse, bilaterale retikulo-noduläre Zeichnungsvermehrung mit Betonung der Lungenbasis, im Verlauf Pleuraverdickung.
  - Milchglasartige Infiltrate bei ausgeprägter Entzündungsaktivität.
  - Im Spätstadium Lungenschrumpfung, grobe fibrotische Stränge, Wabenbildung, Tracheobronchomegalie (durch Parenchymschrumpfung).
- **Computertomographie (HR-CT):**
  - Im Vergleich zum Röntgenbild oft überraschend inhomogene Verteilung mit milchglasartiger Trübung von Parenchymbezirken.
  - Retikuläre Verdichtungen in den subpleuralen Regionen der Lungenbasis mit feinen, irregulären Pleuraverdichtungen und Verdichtungen des bronchovaskulären Bündels.
  - Sichtbare Wände der terminalen Bronchioli (Dicke > 1 mm) (später irreguläre Bronchiendilation und Verdickung der Interlobulärsepten, Waben).
- **Labor:** Evtl. Entzündungssyndrom (BSG ↑, CRP ↑, Gammaglobuline ↑), Autoantikörper (bei 20 % der Patienten niedrigtritrig ANA, Rheumafaktor).
- **Lungenfunktionsprüfung:** Spirometrie, Messung des Transferfaktors, Compliance, Blutgasanalyse, Ergometrie. (Frühdiagnostik bei fraglich pathologischem Röntgenbefund: Compliancemessung, Messung des Transferfaktors, Spiroergometrie). Befunde siehe unter Pathophysiologie.
- **Lungenbiopsie** (zur histologischen Diagnosesicherung immer anzustreben):
  - *Prinzip:* Entnahme aus einem Bezirk mit florider Entzündung (nach dem HR-CT-Befund), am besten aus zwei verschiedenen Segmenten.
  - *Methoden:* Videothorakoskopische chirurgische Biopsie (= Methode der Wahl, s. S. 575); TBB (s. S. 97, zum Ausschluß einer Pneumonie, einer Pneumokoniose oder einer Lymphangiosis carcinomatosa. Meist nicht ausreichend zur Differentialdiagnose gegenüber anderen fibrosierenden Alveolitiden).
- **Bronchoalveoläre Lavage:**
  - *Indikation:* Aktivitätsbeurteilung, nur wenig nützlich zur Differentialdiagnose (Ausnahme: Sarkoidose, exogen allergische Alveolitis).
  - *Mögliche Befunde:* Gesamtzellzahl ↑ und starke Vermehrung der neutrophilen Granulozyten, meist auch mäßige Vermehrung von Lymphozyten und eosinophilen Granulozyten (s. S. 95).

Differentialdiagnose

- Andere Ursachen einer diffusen retikulo-nodulären Lungeninfiltration:
  - *Anamnese und klinischer Befund:* Chronische Linksherzinsuffizienz, medikamentöse Lungenschädigung, Inhalationstrauma, Pneumokoniosen, exogen allergische Alveolitis, ARDS, Strahlenpneumonie, Pneumonie.

13.2 Idiopathische fibrosierende Alveolitis

- *Spezielle Differentialdiagnostik:*
  - Exogen allergische Alveolitis: Präzipitine, BAL.
  - Pneumokoniosen: Biopsie.
  - Pulmonales Lymphom, Lymphangiosis carcinomatosa: CT, Biopsie.
  - Diffuse alveoläre Hämorrhagie: BAL.
  - Kollagenosen: Autoantikörper.
  - Sarkoidose: BAL, Biopsie.
  - Vaskulitiden: Autoantikörper, Immunhistochemie.
  - Eosinophile Lungenerkrankungen: Differentialblutbild, BAL.
- *Hinweis:* Die Erkrankung ist eine Ausschlußdiagnose!

Therapie

- *Hinweis:* Keine medikamentöse Therapie kann überzeugend die Progression hemmen! Empirische Therapie als Stufenplan:
- **Therapiestufe 1 (Kortikosteroide):**
  - *Präparat, Dosierung:* Prednison 1–1,5 mg/kg KG 1 × täglich p.o. Titration bis zur niedrigsten, wirksamen Dosis.
  - *Verlaufskontrolle* nach 6–12 Wochen (Röntgenbefund [ggf. HR-CT], Lungenfunktion, Labor und BAL).
  - *Ansprechen:* Objektivierbar bei 10–30% der Patienten, dann vorsichtige Dosisreduktion. (Häufiger bei jungen Patienten, kurzer Anamnese, hohem Lymphozytenanteil in der BAL-Zytologie und Nachweis einer DIP in der Biopsie).
  - *Gesamttherapiedauer:* Erhaltungsdosis (s.o.) bis zum Progreß.
- **Therapiestufe 2 bei Nichtansprechen oder Progreß nach Remission (Immunsuppression):**
  - *Präparat, Dosierung:*
    - Cyclophosphamid 1–2 mg/kg KG in einer oralen Tagesdosis.
    - Azathioprin 1–3 mg/kg KG in einer oralen Tagesdosis.
  - *Verlaufskontrolle* s.o., bei Abfall der Neutrophilen < 2000/µl.
  - *Gesamttherapiedauer:* Bei Ansprechen Fortsetzung für mindestens 1 Jahr, bei persistierender Remission lebenslang.
- **Therapiestufe 3 bei Progression = Lungentransplantation (s. S. 542):**
  - *Indikationen:* Alter < 60 Jahre, respiratorische Insuffizienz unter Sauerstofflangzeittherapie (s. S. 517).
  - *Kontraindikationen:* Unkooperatives Verhalten, keine sichere Progredienz, schwere Begleiterkrankung.
  - *Ergebnisse:* Nach Einzellungentransplantation 5-JÜR von 40–50%.

Prognose

- Spontanremissionen sind eine Rarität, die mittlere Lebenserwartung liegt bei 5 Jahren mit breiter Varianz, bei UIP bei 3 Jahren.
- Günstig: Junger Patient, DIP, Lymphozytose oder Eosinophilie in der BAL.
- Außer durch Sauerstofflangzeittherapie und Lungentransplantation kann keine sichere Beeinflussung der Prognose erreicht werden.
- **Sonderform:** Hamman-Rich-Syndrom (rasch progredienter, therapieresistenter Verlauf mit letalem Ausgang innerhalb von Monaten. Todesursachen sind respiratorisches Versagen bzw. Rechtsherzversagen. Bei rascher Progredienz unter hochdosierter Steroidbehandlung muß daher bei fehlenden Kontraindikationen die Lungentransplantation zügig vorbereitet werden!).

13.3 Exogen allergische Alveolitis

Grundlagen

- **Definition:** Alveolitis mit allergischer Reaktion vom Typ III nach Inhalation organischer Stäube.
- **Epidemiologie, Vorkommen:** Seltenes, v. a. berufsbedingtes Krankheitsbild:
  - *Farmerlunge:* Meist Nebenerwerbsbauern betroffen.
  - *Vogelhalterlunge:* Bei Exposition gegenüber Vogelkot und Vogelfedern.
  - *Befeuchterlunge:* Sehr seltenes, meist akutes Krankheitsbild. Am häufigsten in der Papierindustrie.
- **Einteilung:**
  - *Akute Form:* Ergebnis einer zeitlich begrenzten Exposition gegenüber hohen Antigenmengen (Beispiel: Farmerlunge, nach Kontakt mit schimmeligem Heu).
  - *Chronische Form:* Resultat einer leicht überschwelligen Exposition über lange Zeit mit geringen Antigenmengen (Beispiel: Vogelhalterlunge).
- **Ätiologie:**
  - *Biogene Stäube* (vor allem thermophile Pilze und Vogelproteine) mit ensprechenden Allergenen (diese sind bislang nicht molekular definiert, s. a. Tab. 65).
  - *Chemikalien* (Medikamente, Isocyanate).
- **Pathogenese:** Nach der Inhalation alveolargängiger Partikel (Durchmesser 1–5 μm) kommt es zu einer Immunreaktion vom Typ III nach Coombs und Gell (die entscheidende Rolle der Typ III-Reaktion ist jedoch nicht bewiesen). Zusätzliche Wirtsfaktoren müssen zur Auslösung der Erkrankung beitragen; es besteht jedoch keine Beziehung zur Atopie oder zum HLA-Haplotyp. Zigarettenraucher sind auffällig selten betroffen.
- **Pathologische Anatomie:**
  - *Akute Alveolitis:* Zellreiche interstitielle Entzündung mit Lymphozyten, Makrophagen, Epitheloidzellen und Ausbildung von nicht verkäsenden epitheloidzelligen Granulomen mit Riesenzellen vom Langhans-Typ. Nachweis zahlreicher aktivierter (vakuolisierter-schaumiger) Makrophagen.
  - *Chronische Alveolitis:* Zellärmeres Bild mit interstitieller Fibrose und fokalem Auftreten von Makrophagen sowie wabigem Umbau der Lunge (nur selten Granulome).
- **Pathophysiologie:** Restriktive Ventilationsstörung, bei der akuten Form innerhalb von Wochen bis Monaten reversibel. Hypoxämie nach akuter Exposition oder bei chronisch progredientem Verlauf.

Klinik

- **Akute Form:**
  - 4–12 Stunden nach Antigeninhalation Ruhedyspnoe mit oder ohne trockenen Reizhusten, Krankheitsgefühl, Kopf- und Gliederschmerzen, hohes Fieber bis > 40 °C mit Schüttelfrost.
  - Rückbildung innerhalb von Stunden bis Tagen. Jeder erneute Antigenkontakt führt zu einer Dramatisierung des Bildes.
- **Chronische Form:** Ohne zeitliche Beziehung zum Antigenkontakt langsamer körperlicher Verfall mit Gewichtsverlust, progredienter Dyspnoe, Husten.

13.3 Exogen allergische Alveolitis

Diagnostik

- **Klinischer Befund:**
  - *Akute Form:* Im Vollbild Zyanose, Tachypnoe, Tachykardie, feines, spät inspiratorisches Rasseln, häufiger mit exspiratorischem Giemen.
  - *Chronische Form:* Spätinspiratorische Rasselgeräusche, Zwerchfellhochstand, Zyanose, Zeichen der Rechtsherzinsuffizienz.
- **Röntgenbefunde (s. Abb. 45):**
  - *Akute Form:* Mikronoduläre Zeichnungsvermehrung mit Bevorzugung der Lungenunterfelder oder des Lungenmantels.
  - *Chronische Form:* Interstitielle, retikuläre Zeichnungsvermehrung mit Betonung der Lungenoberfelder und des Lungenmantels, später mit fibrotischem Umbau (strangförmige Narben, Wabenlunge, Schrumpfung).

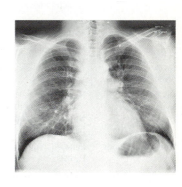

Abb. 45 Exogen-allergische Alveolitis (Vogelzüchterlunge) mit retikulonodulärer Zeichnungsvermehrung, 45-jähriger Mann

- **Lungenfunktionsprüfung** (Spirometrie, Compliance, BGA, Ergometrie):
  - RestriktivVentilationsstörung mit Verkleinerung aller Lungenvolumina.
  - Abfall des p_aO_2 bei Normo- oder Hypokapnie.
- **Labor:** Präzipitinnachweis s. S. 113. Ein positiver Befund beweist die Exposition und das Vorliegen der Typ III-Reaktion; er ist jedoch bei vielen nicht Erkrankten ebenfalls zu finden.
- **Provokationstest** (s. S. 58): Ein positives Ergebnis (pulmonale Restriktion mit respiratorischer Insuffizienz innerhalb von Stunden) erlaubt die Diagnose. *Cave* mögliche schwere Komplikationen! (Hauttests haben keine diagnostische Bedeutung).
- **Bronchoalveoläre Lavage** (s. S. 95):
  - *Akute Form:* Vermehrung der neutrophilen Granulozyten bei deutlich erhöhter Gesamtzellzahl.
  - *Chronische Form:* Lymphozytenalveolitis mit hohem Lymphozytenanteil (> 30%) und Dominanz von T-Suppressorzellen (CD8 +), T4 : T8 < 0,8.
- **Lungenbiopsie:** TBB oder chirurgische Biopsie sind schwer zu bewerten, da die Befunde sehr ähnlich sind wie bei Sarkoidose (akute Form) oder fibrosierender Alveolitis (chronische Form).

13.3 Exogen allergische Alveolitis

> **Diagnosekriterien:** Typische Anamnese oder Exposition gegenüber bekannten Allergenen, Nachweis präzipitierender Antikörper mittels Ouchterlony-Test, CD8-dominante Lymphozytenalveolitis (s. Tab. 65).

Tabelle 65 Krankheitsbilder und Allergene bei exogen-allergischer Alveolitis

Erkrankung	Allergen	Allergenquelle
Farmerlunge	Micropolyspora faeni, Thermoactinomyces vulgaris	feuchtes Heu, Siloanlagen
Befeuchterlunge	Micropolyspora faeni, Penicillium frequentans, Thermoactinomyces candidus	kontaminiertes Wasser in Klimaanlagen und Luftbefeuchtern
Bagassose	Thermoactinomyces vulgaris und T. sacchari	schimmeliges Zuckerrohr
Vogelhalterlunge	Vogelproteine	Vogelkot und -federn
Bacillus-subtilis-Alveolitis	Antigene von B. subtilis	Waschmittelherstellung
Medikamentenalveolitis	Nitrofurantoin, Hydrochlorothiazid, Amiodaron, Nomifensin, (Carbamazepin)	Medikamentenstäube (pharmazeutische Anlagen)
Käsewäscherlunge	Penicillium glaucum und P. casei	schimmeliger Käse
Allergische Aspergillose	Aspergillus fumigatus	ubiquitär
Korkarbeiterlunge (Suberose)	Penicillium frequentans	Korkstaub
Tomatenzüchterlunge	Penicillium brevicompactum	schimmelige Tomaten
Obstlagerlunge	Penicillium spp.	schimmeliges Obst
Holzarbeiterlunge	Holzfasern, (Alternaria tenuis)	Holzstaub
Winzerlunge	(Botrytis cinerea)	edelfaule Weintrauben
Pilzzüchterlunge	Thermophile Actinomyceten, (Speisepilzsporen)	Staub von Pilzkulturen
Malzarbeiterlunge	Aspergillus clavatus, A. fumigatus	schimmelige Gerste

13.3 Exogen allergische Alveolitis

Differentialdiagnose

- **Akute Form:** Pneumonie (s. S. 199), diffuse alveoläre Hämorrhagie (s. S. 132).
- **Chronische Form:** Alle langsam progredient verlaufenden diffusen Lungenerkrankungen (Alveolitiden s. S. 339, Vaskulitiden s. S. 360 ff, Pneumokoniosen s. S. 381 ff, Neoplasien s. S. 294).

Therapie

- **Strenge Expositionsprophylaxe** ist die einzige wirksame Maßnahme!
- **Kortikosteroide** (trotz breiter Anwendung ist die Rolle von Kortikosteroiden umstritten):
  - *Dosierung:* Behandlungsversuch mit Prednison 50 mg/d p. o. über 1–2 Wochen, danach stufenweise Dosisreduktion.
  - *Dauer:* Bei der chronischen Form Erhaltungstherapie mit der niedrigsten wirksamen Dosis bei nachgewiesener Wirksamkeit (Röntgenbild, Lungenfunktion, subjektives Befinden).

Prognose

- *Akute Form:* Restitutio ad integrum unter Allergenkarenz. In Einzelfällen letaler Verlauf in der akuten respiratorischen Insuffizienz nach wiederholter Exposition.
- *Chronische Form:* Nach Expositionsende fibrotische Residuen, stationärer Verlauf oder chronisch progrediente Lungenfibrose ohne therapeutische Beeinflußbarkeit (in etwa 10% aller Fälle).

13.4 Pulmonale Histiozytosis X

Grundlagen

- **Definition:** Interstitielle Lungenerkrankung mit pulmonaler Akkumulation von Histiozyten (Langerhans-Zellen). (Histiozytosis X = Spektrum von Erkrankungen mit tumorartiger Vermehrung von Histiozytosis X-Zellen, darunter das eosinophile Granulom, die Abt-Letterer-Siwe-Erkrankung und die Hand-Schüller-Christian-Erkrankung).
- **Epidemiologie, Vorkommen:**
  - *Prävalenz, Alter, Risikofaktor:* Seltene Erkrankung (< 500 Fälle in Deutschland), Altersgipfel im 4. Lebensjahrzehnt, ohne Geschlechtsdominanz; nahezu aussschließlich bei Rauchern auftretend.
  - *Inzidenz:* Bei den maligne verlaufenden kindlichen Formen (Abt-Letterer-Siwe, Hand-Schüller-Christian) 5 Fälle/1 Million Kinder/Jahr.
- **Ätiologie und Pathogenese:** Unbekannt; wahrscheinlich immunologische Genese, da zahlreiche pathologische Immunphänome beschrieben wurden (Immunkomplexe, Nachweis von IgG und Komplement im Lungengerüst).
- **Pathologische Anatomie:** Peribronchiale knotenförmige Anhäufung von Langerhans-Zellen (= differenzierte Gewebsmakrophagen, die mit dem zytoplasmatischen S-100-Protein anfärbbar sind und an ihrer Oberfläche das CD1-Antigen [OKT6] exprimieren; elektronenmikroskopisch weisen sie tennisschlägerartige pentalaminare Granula [Bierbeck-Granula] auf).
- **Pathophysiologie:**
  - Meist erhaltene Lungenfunktion bei bereits deutlichen histopathologischen Veränderungen.
  - Bei einem Teil der Fälle kommt es zu einer Lungenüberblähung und Zeichen der peripheren Atemwegsobstruktion.
  - In (seltenen) Endstadien sind pulmonale Volumenminderung und arterielle Hypoxämie bzw. Cor pulmonale möglich.

Klinik

- **Pulmonal:** Reizhusten, Belastungsdyspnoe, rezidivierender Spontanpneumothorax (in 20% der Fälle), häufig auch Beschwerdefreiheit.
- **Extrapulmonal:**
  - Allgemeinbeschwerden wie subfebrile Temperaturen, Gewichtsverlust und Abgeschlagenheit.
  - (Selten) osteolytische Veränderungen des Stammskeletts mit Schmerzen (ossäres eosinophiles Granulom).
  - Rarität: Begleitender Diabetes insipidus.

Diagnostik

- **Anamnese:** Nikotinanamnese?
- **Körperlicher Befund:** Meist unergiebiger physikalischer Befund.
- **Röntgenbefund:**
  - Mikronoduläre bis noduläre, symmetrische Verdichtung in beiden Ober- und Mittelfeldern, fast nie Befall der kostophrenischen Winkel.
  - Im Verlauf Ausbildung einer retikulo-nodulären Infiltration mit wabiger Transformation.
- **Lungenfunktionsprüfung:** Siehe unter Pathophysiologie.

13.4 Pulmonale Histiozytosis X

- **Labor:** Leichte Entzündungshinweise, sonst meist normal; selten Nachweis von zirkulierenden Immunkomplexen.
- **Bronchoalveoläre Lavage** (s. S. 93): Bei > 5 % CD1 (OKT6)-positiven Zellen ist die Diagnose hochwahrscheinlich.
- **Lungenbiopsie** (obligat zur sicheren Diagnosestellung): Transbronchiale Biopsie mit immunhistochemischer Aufarbeitung (Nachweis des S-100-Proteins) und Elektronenmikroskopie (Nachweis der Bierbeck-Granula).

Differentialdiagnose

- Sarkoidose (s. S. 335), speichernde Lungenerkrankungen, Pneumokoniosen (s. S. 381 ff), idiopathische fibrosierende Alveolitis (s. S. 339), Miliartuberkulose (s. S. 275), Lymphangiosis carcinomatosa, tuberöse Sklerose/Lymphangioleiomyomatose (s. S. 426), Morbus Bechterew (s. S. 359).

Therapie

- **Strikte Nikotinkarenz!**
- **Abwartendes Verhalten** bei Beschwerdefreiheit und fehlenden Funktionsausfällen; Kontrolle des Röntgenbefundes und der Lungenfunktion in zunächst $^{1}/_{4}$jährlichen Abständen!
- **Kortikosteroide:**
  - *Indikation:* Progredienz, Beschwerdesymptomatik, funktionelle Ausfälle.
  - *Dosierung, Dauer:* Prednison 1 mg/kg KG/d für mehrere Monate.
- **Cyclophosphamid, Vinca-Alkaloide** bei Steroidresistenz:
  - Vinblastin.
  - Cyclophosphamid 2 mg/kg KG/d p.o.
- **Therapieversuch mit Bronchospasmolytika** bei Lungenüberblähung oder obstruktiver Ventilationsstörung, z. B. Salbutamol 0,1 mg/4–6 h inhalativ.
- **Gezielte Bestrahlung** von Knochenherden.

Prognose

- Sehr unterschiedliche Verläufe, insgesamt geringe Sterblichkeit < 5 %. Nach Nikotinkarenz stationärer oder regredienter Verlauf bei 50 % der Patienten.
- Ein progredienter Verlauf mit wabigem Lungenumbau, respiratorischer Insuffizienz, Cor pulmonale ist selten.
- Bei Progression unter Steroidtherapie ist die Prognose trotz Einsatz von Immunsuppressiva fragwürdig.

14.1 Rheumatoide Arthritis (RA)

Grundlagen

- **Definition:** Entzündliche Systemerkrankung aus dem Formenkreis der Kollagenosen mit vorzugsweise symmetrischer artikulärer Manifestation und häufiger extraartikulärer Beteiligung. *Caplan-Syndrom:* Trias aus rheumatoider Arthritis, Silikose und knotigen Veränderungen im Lungenparenchym.
- **Epidemiologie, Vorkommen:** Lungenmanifestationen in etwa 20 % aller Fälle.
- **Ätiologie und Pathogenese:** Persistierende immunologische Reaktion auf ein bisher nicht identifiziertes Antigen bei genetisch prädisponierten Personen. Meist sind Autoimmunphänomene nachweisbar, diese sind aber nicht spezifisch für die Erkrankung. Zur Bedeutung des Rheumafaktors s. S. 104.
- **Pathologische Anatomie:** Rheumaknoten (spezifisch für RA) sind z. T. zerfallende knotige Läsionen (mikroskopisch klein bis mehrere cm) in vielen Manifestationsorganen (pulmonal meist pleuranah an den Interlobulärsepten).
- **Pulmonale Manifestationsformen und deren Kennzeichen:**
  - *Diffuse fibrosierende Alveolitis:* Häufiger bei Männern im 6. Lebensjahrzehnt; Bild wie bei der idiopathischen fibrosierenden Alveolitis; bei 20 % vor Beginn der Arthritis bzw. ohne Assoziation mit deren Schweregrad.
  - *Pulmonale Rheumaknoten:* Meist periphere Lokalisation, Größe bis maximal 5 cm Durchmesser, z. T. Einschmelzung (v. a. bei Caplan-Syndrom).
  - *Bronchiolitis obliterans:* Mit/ohne organisierende Pneumonie; gelegentlich im Zusammenhang mit einer vorangehenden D-Penicillamin-Therapie.
  - *Pulmonale Hypertonie* im Rahmen einer systemischen Arteriitis ist selten; klinisch und morphologisch bestehen keine Unterschiede zur primären pulmonalen Hypertonie (s. S. 445).
  - *Obstruktive Atemwegserkrankung* im Rahmen einer Bronchiolitis obliterans oder bei Beteiligung der Kehlkopfgelenke.
- **Pleurale Manifestationsformen:** Pleuraerguß in 20 % aller Fälle (davon sind 5 % klinisch relevant); Pleuraschwarten sind recht selten.
- **Pathophysiologie:** Art und Ausmaß von Funktionsminderungen hängen von der Manifestationsform ab; häufig restriktive (Alveolitis, Pleuraerguß) oder seltener obstruktive (Bronchiolitis) Ventilationsstörung.

Klinik

- **Bronchopulmonal:** Belastungsabhängige Dyspnoe, über Wochen bis Monate progredient.
- **Pleura:** Meist Beschwerdefreiheit, oder (bei größerem Erguß) Belastungsdyspnoe.

Diagnostik

- **Anamnese:** Bekannte rheumatoide Arthritis? Verlauf, bisherige (medikamentöse) Therapie? (Die Verdachtsdiagnose ist häufig naheliegend, da meist eine floride, symmetrische Polyarthritis mit typischen Röntgenmanifestationen (gelenksnahe Usuren) vorliegt).
- **Klinischer Befund:** Basale Klopfschalldämpfung (Erguß), diskretes spätinspiratorisches Rasseln (Alveolitis), exspiratorische Spastik (Bronchiolitis).

14.1 Rheumatoide Arthritis (RA)

- **Labor:**
  - *Autoantikörper* sind fast immer nachweisbar (s. S. 104). Antinukleäre Antikörper, zirkulierende Kälteagglutinine und erniedrigte Komplementfaktoren (bei Vaskulitis) können in manchen Fällen nachgewiesen werden.
  - *Rheumafaktor:* Meist hochtitrig, v. a. bei Vorliegen von Rheumaknoten.
- **Lungenfunktionsprüfung:** Siehe unter Pathophysiologie.
- **Röntgenbefund:**
  - *Diffuse Lungenfibrose* wie bei idiopathischer fibrosierender Alveolitis.
  - *Rheumaknoten* sind meist nur durch HR-CT erkennbar.
  - *Einseitiger Pleuraerguß*, eventuell später mit Pleuraverdickung.
- **Bronchoalveoläre Lavage** (s. S. 93): Bei interstitieller Lungenerkrankung neutrophilen- oder lymphozyten-dominierte Alveolitis.
- **Lungenbiopsie:**
  - *Transbronchiale Biopsie* (s. S. 97): Meist unspezifische entzündliche Veränderungen (Verdickungen der Alveolarwände mit Lymphozyteninfiltration) oder Nachweis einer Bronchiolitis obliterans/BOOP.
  - *Videoassisierte Thorakoskopie, Bronchoskopie:* Nachweis von Rheumaknoten (Bronchoskopie bei Vorliegen großer Knoten).
- **Pleuraerguß:** Exsudat mit hoher Proteinkonzentration (> 4 g/l), hohem LDH-Spiegel, erniedrigtem pH- und Glukosespiegel (< 30 mg/dl). Rheumafaktor im Erguß meist > 1 : 320; zytologisch Lymphozytendominanz (vgl. S. 458).

Differentialdiagnose (s. Tabelle 66 S. 351)

- **Alveolitis:** Idiopathische fibrosierende Alveolitis, andere Kollagenosen, Vaskulitiden, alle anderen Ursachen diffuser Lungenerkrankungen.
- **Rheumaknoten:** Metastase, Primärtumor, Lungenabszeß.
- **Pulmonale Hypertonie:** Primäre pulmonale Hypertonie, chronisch persistierende Lungenembolie (s. S. 440, 445).
- **Pleuraerguß:** Andere Pleuraexsudate (s. S. 458).

Therapie

- **Rheumaknoten und Pleuraerguß** im Rahmen der Grunderkrankung mit nichtsteroidalen Antirheumatika, Kortikosteroiden und Basistherapeutika (Methotrexat 15 mg/Woche p.o., oder Gold).
- *Cave:* Möglicherweise Auslösung einer fibrosierenden Alveolitis durch Gold oder D-Penicillamin!
- **Fibrosierende Alveolitis:** Manchmal Ansprechen auf Prednison (Beginn mit 0,7 mg/kg KG p.o.), bei Progredienz Cyclophosphamid, Azathioprin oder Methotrexat.
- **Vaskulitis mit pulmonaler Hypertonie:** Immer Immunsuppression. (ohne gesicherte Wirksamkeit, aber in Einzelfällen positive Erfahrungen).

Prognose

- Verkürzung der Lebenserwartung durch fibrosierende Alveolitis, Bronchiolitis obliterans oder pulmonale Hypertonie. Bei fibrosierender Alveolitis beträgt die mittlere Lebenserwartung 3 – 5 Jahre (mit großer Varianz).

14.2 Morbus Sjögren

Grundlagen

- **Definition:** Autoimmune Exokrinopathie mit chronischer Entzündung vor allem der Tränen- und Speicheldrüsen und häufiger systemischer Manifestation. *Sjögren-Syndrom:* Drüsenbeteiligung bei anderen Kollagenosen.
- **Epidemiologie:** In bis zu 10% der Fälle kommt es zu einer Beteiligung der Atemwege oder Lunge.
- **Ätiologie und Pathogenese:** Ätiologie unbekannt, der Nachweis des Rheumafaktors gelingt in über 90% der Fälle.
- **Manifestationsformen:**
  - Lymphozytäre Alveolitis.
  - Bakterielle Pneumonie durch Xerotrachea mit chron. Tracheobronchitis.
  - Bronchiolitis obliterans mit organisierender Pneumonie (= BOOP).
  - Lymphom (Pseudolymphom = diffuse oder noduläre Infiltrate durch Lymphozytenmassen, selten malignes pulmonales Lymphom).
- **Pathophysiologie:** Fehlende oder restriktive Ventilationsstörung; nicht selten auch mäßige obstruktive Ventilationsstörung unklarer Bedeutung.

Klinik, klinischer Befund

- Xerotrachea: Chronischer Reizhusten.
- Lymphozytäre Alveolitis: Unproduktiver Husten, Dyspnoe und endinspiratorisches Rasseln beidseits basal.
- Bakterielle Pneumonie s. S. 199, Bronchiolitis obliterans s. S. 175, pulmonales Lymphom s. S. 324 ff.

Diagnostik

- **Anamnese, Befund:** Verdachtsdiagnose naheliegend bei begleitender Ceratoconjunctivitis sicca und Xerostomie (Sicca-Syndrom).
- **Labor:** Rheumafaktor ist fast immer nachweisbar (s. S. 104).
- **Röntgenbefunde:**
  - *Alveolitis:* Meist feinretikuläres Muster ohne pulmonale Schrumpfung.
  - *Lymphozytäre Alveolitis oder Pseudolymphom:* Diffuse, milchglasartige Trübung oder mikronoduläre Zeichnungsvermehrung.
- **Bronchoalveoläre Lavage** (s. S. 93): Meist reine Lymphozytenalveolitis mit z. T. hohen Zellzahlen, seltener auch Vermehrung der neutrophilen Granulozyten.
- **Lungenbiopsie:**
  - Lymphozyteninfiltration (Bronchialwand, Drüsen und Interstitium).
  - *Pseudolymphom:* Lymphozyten-Keimzentren, regionale Lymphknoten frei.
  - *Malignes Lymphom:* Klonales Wachstum von unreifen Lymphozyten, keine Keimzentren, regionale Lymphknoten betroffen.

Differentialdiagnose (s. Tab. 66)

- **Atemwege:** Unspezifische Tracheobronchitis, Relapsing Polychondritis.
- **Alveolitis:** Andere Kollagenosen, alle Formen diffuser Lungenerkrankungen.

14.2 Morbus Sjögren

Tabelle 66 Klinische Differentialdiagnose pulmonaler Kollagenosen

	RA	Morbus Sjögren	LED	PM/DM	SS
akute Alveolitis	–	+	++	–	+
interstitielle Fibrose	++	++	+	++	++
Knoten	++	–	–	–	–
BOOP	+	+	–	–	–
alveoläre Hämorrhagie	–	–	+	–	–
Pleuraerguß	++	–	++	–	–
Pleuraschwarte	++	–	++	–	+
Aspiration	–	–	–	++	+
Hypoventilation	–	–	+	++	–
pulmonale Hypertonie	+	–	+	–	++
Lungenembolie	–	–	+*	–	–
Bronchialkarzinom	–	–	–	+	+
malignes Lymphom	–	+	–	–	–

RA = rheumatoide Arthritis; LED = Lupus erythematodes disseminatus; PM = Polymyositis; DM = Dermatomyositis; SS = Systemische Sklerose

Therapie

➤ **Kortikosteroide:** Als Therapieversuch bei symptomatischer Xerotrachea oder Alveolitis. (Immunsuppressiva ohne gesicherte Wirkung).

Prognose

➤ Bei schwerer Xerotrachea häufig Entwicklung einer chronischen obstruktiven Bronchitis, von Bronchiektasen und rezidivierenden Pneumonien.
➤ Das Risiko eines malignen Lymphoms ist bei Morbus Sjögren 40fach erhöht.

14.3 Lupus erythematodes disseminatus

Grundlagen

- **Definition:** Entzündlich-autoaggressive Systemerkrankung mit Befall von viszeralen Organen und Haut, gekennzeichnet durch das Auftreten von antinukleären Antikörpern (v. a. ds-DNS-AK und Anti-Sm-AK).
- **Epidemiologie:** Prävalenz relativ hoch (ca. 10/100 000 Einwohnern in Mitteleuropa); häufig bei Afroamerikanern. Geschlechtsverhältnis Männer : Frauen = 1 : 9, typischerweise Manifestation im 3.–4. Lebensjahrzehnt.
- **Ätiologie und Pathogenese:** Ätiologie unbekannt, selten durch Medikamente auslösbar (s. S. 403). Pathogenetisch steht eine autoaggressive Vaskulitis mit Ablagerung von Immunkomplexen und Komplementverbrauch im Vordergrund, häufig in der Niere und im zentralen Nervensystem.
- **Manifestationsformen und deren Kennzeichen:**
  - *Pleuritis:* Auftreten bei 30 % der Patienten, in 5 % der Fälle Erstmanifestation.
  - *Akute Alveolitis:* Selten, beidseits basal lokalisiert (Maximalvariante ist die akute respiratorische Insuffizienz im Sinne eines ARDS – s. S. 495).
  - *Chronisch fibrosierende Alveolitis:* Meist aus akuter Alveolitis hervorgehend.
  - *Diffuse alveoläre Hämorrhagie:* Seltene, z. T. einzige Manifestation, primär im Rahmen der Vaskulitis oder sekundär nach Thrombembolie bei vorhandenen Antiphospholipid-Antikörpern („Lupus Antikoagulans").
  - *Zwerchfellparese:* Selten auch gemeinsam mit Alveolitis.
- **Pathophysiologie:**
  - *Restriktive Ventilationsstörung* mit Einschränkung der statischen Lungenvolumina: Akute Alveolitis, chronische Alveolitis, diffuse alveoläre Hämorrhagie und Zwerchfellparese.
  - *Abfall der Vitalkapazität* um mehr als 25 % im Liegen gegenüber der sitzenden Position bei der Zwerchfellparese.
  - *Hypoxämie mit Hypokapnie* bei akuter Alveolitis und schwerer alveolärer Hämorrhagie mit schlechtem Ansprechen auf Sauerstoffgabe.
  - *Paradox hoher CO-Transfer* bei alveolärer Hämorrhagie.

Klinik

- **Pleuritis:** Pleuraler Thoraxschmerz mit Zunahme bei tiefer Inspiration, häufig mit trockenem Husten, Dyspnoe und Fieber.
- **Akute Alveolitis:** Bild der akuten Pneumonie mit Dyspnoe, Fieber.
- **Chronische fibrosierende Alveolitis:** Belastungsdyspnoe.
- **Diffuse alveoläre Hämorrhagie:** Die Symptomatik reicht von der symptomfreien Anämie bis zur akut lebensbedrohlichen Hämoptoe. Beginn meist mit plötzlichem Fieber und Luftnot, Husten trocken bis produktiv-blutig.
- **Zwerchfellparese:** Progrediente Dyspnoe.
- **Pulmonale Hypertonie:** Zunehmend geringere Belastbarkeit, Hämoptysen, Synkopen unter Belastung (s. S. 429).

14.3 Lupus erythematodes disseminatus

Diagnostik

- **Klinischer Befund:**
  - *Pleuritis:* Häufig beidseitige, kleine Randwinkelergüsse mit Klopfschalldämpfung (bei Einseitigkeit häufig links).
  - *Akute Alveolitis:* Klopfschalldämpfung und spätinspiratorische RG.
  - *Chronische fibrosierende Alveolitis:* Typisch sind basale RG beidseits.
  - *Diffuse alveoläre Hämorrhagie:* s. S. 132.
  - *Zwerchfellparese:* Zunehmender Zwerchfellhochstand und basale Lungenkonsolidierung (Klopfschalldämpfung).
  - *Pulmonale Hypertonie:* s. S. 429.
- **Verdachtsdiagnose** (bei einer der o. g. *pulmonalen* Manifestationen + typischen *extrapulmonalen* Manifestationen): Erytheme, Photosensibilität, orale Ulzera, Polyarthritis, Polyserositis, hämolyt. Anämie, Leukopenie, Lymphopenie, Thrombozytopenie, akutes neurologisches Defizit, Glomerulonephritis.
- **Röntgenbefund:**
  - *Pleura:* Kleine, beidseitige Pleuraergüsse.
  - *Alveolitis:* Akut beidseitige, basal betonte alveoläre Infiltrate; chronisch beidseits basale retikulo-noduläre Zeichnungsvermehrung.
  - *Alveoläre Hämorrhagie:* Beidseitige, unregelmäßig lokalisierte, dichte, wolkige Infiltrate.
  - *Zwerchfellparese:* Beidseitiger Zwerchfellhochstand, basale Dystelektasen.
- **Bronchoalveoläre Lavage** (s. S. 93):
  - Bei Alveolitis typischerweise Lymphozytendominanz.
  - Bei alveolärer Hämorrhagie makroskopisch blutig-bräunliche Lavageflüssigkeit, mit jeder Lavagefraktion zunehmend, mikroskopisch Siderophagen.
- **Labor:**
  - *Serologie* (s. S. 104): ANA sind nahezu immer nachweisbar, DNS-AK in 60–90 % der Fälle, Sm-AK (spezifisch) nur in 30–40 % der Fälle.
  - Im akuten Schub hohe CRP-Serumspiegel, Leukozytopenie und Serumkomplementerniedrigung (-verbrauch) sowie Titeranstieg der Auto-AK.
- **Lungenfunktion:** Siehe unter Pathophysiologie.
- **Ergußpunktion:** Exsudat (Eiweiß und Cholesterin hoch), Normalwerte für Glukose und pH (gegenüber rheumatoider Arthritis), hoher ANA-Titer (höher als im Serum) (s. S. 458).
- **Lungenbiopsie:** Meist nicht zur Diagnosestellung notwendig.

Differentialdiagnose (s. Tabelle 66 S. 351)

- Rheumatoide Arthritis: Ergußanalyse, Serologie, extrapulmonale Manifestationsmuster (s. S. 348).
- Mischkollagenose (Sharp-Syndrom): Chronische fibrosierende Alveolitis wesentlich häufiger, ANA mit gesprenkeltem Muster, Antikörper gegen extrahierbares nukleäres Antigen.
- Overlap-Syndrom: Neben LED-Befunden Zeichen der Systemsklerose, der Polymyositis oder der Panarteriitis nodosa.
- Idiopathische fibrosierende Alveolitis (s. S. 339).

14.3 Lupus erythematodes disseminatus

Therapie

- **Pleuritis/Polyserositis:** Nichtsteroidale Antirheumatika, niedrig dosiert Prednison (20–40 mg/d p. o.).
- **Akute Alveolitis/diffuse alveoläre Hämorrhagie:**
  - Methylprednisolon 1 g/d für 5 Tage i. v., Cyclophosphamid 12 mg/kg KG/d p. o. für 3 Tage, ab Tag 4 2 mg/kg KG/d p. o.
  - *Bei Maximalvarianten:* Methylprednisolon und Plasmapharese an den Tagen 1, 2 und 3, ab Tag 4 zusätzlich Cyclophospamid, ab Tag 5 zusätzlich Prednison 2 mg/kg KG/d p. o.
- **Chronische fibrosierende Alveolitis:** Orale Prednisontherapie und Immunsuppressiva (Azathioprin oder Cyclophosphamid p.o).
- **Zwerchfellparese:** Prednison, initial 100 mg/d p. o.
- **Pulmonale Hypertonie:** Lebenslange orale Antikoagulation (s. S. 437)

Prognose

- Hohe Sterblichkeit bei akuter Alveolitis und schwerer alveolärer Hämorrhagie (50–70%). Die chronische fibrosierende Alveolitis ist hierbei oft prognosebestimmend, Pleuraergüsse sind ohne prognostische Relevanz.
- Bei pulmonaler und/oder renaler Manifestation Verkürzung der Prognose quoad vitam, sonst günstige Langzeitprognose.

14.4 Polymyositis, Dermatomyositis

Grundlagen

- **Definition:** Autoaggressive, chronisch entzündliche Systemerkrankung mit bevorzugtem Befall der quergestreiften Muskulatur und der Haut.
- **Epidemiologie:** Seltene Erkrankung mit einer Inzidenz von 0,5/100 000 Einwohner/Jahr. Bevorzugung des weiblichen Geschlechts bei der idiopathischen Form.
- **Ätiologie:** Paraneoplastisches Syndrom (25 % der Fälle; in 10 % der Fälle kleinzelliges Bronchialkarzinom). In den anderen Fällen ist die Ätiologie und Immunpathogenese unklar.
- **Pathogenese:** Rundzellige Infiltration der Muskulatur, v. a. der proximalen Extremitäten, des Halses und des Pharynx. Muskelzelldegeneration mit Myolyse und Freisetzung von Kreatinkinase (CK), LDH und Transaminasen.
- **Pulmonale Manifestationsformen:**
  - *Aspirationspneumonie:* Häufigste pulmonale Komplikation bei Befall von Ösophagus und Pharynx, verbunden mit Hustenschwäche.
  - *Fibrosierende Alveolitis:* Bei 5–10 % der Patienten, meist mit einem myopathischen Schub, seltener vor Beginn der Haut-/Muskelmanifestation.
  - *Insuffizienz der Atempumpe:* Auftreten in bis zu 10 % der Fälle.
- **Pathophysiologie:** Entwicklung einer restriktiven Ventilationsstörung mit Verkleinerung der statischen und dynamischen Lungenvolumina durch Lungenfibrose oder Schwäche der Muskelpumpe. Bei Befall der Atemmuskulatur Reduktion der Kapazität der Atempumpe ($P_{i\,max} \downarrow$, $P_{0.1\,max} \downarrow$) bei normaler oder erhöhter (Lungenfibrose) Last der Atempumpe ($P_{0.1}$).

Klinik

- **Aspirationspneumonie:** Rezidivierend Episoden mit Fieber (s. S. 226).
- **Fibrosierende Alveolitis:** Progrediente Dyspnoe und unproduktiver Husten; selten massive, akute Alveolitis unter dem Bild der akuten respiratorischen Insuffizienz.
- **Insuffizienz der Atempumpe:** Im Zusammenhang mit allgemeiner Muskelschwäche, Dysphagie und Stimmlosigkeit, progrediente Luftnot mit Tachypnoe, rezidivierende Pneumonien.

Diagnostik

- **Verdachtsdiagnose:** Naheliegend bei Muskelschwäche und -schmerzen ohne oder mit Erythem des oberen Körperstamms und der Außenseiten der Extremitäten und der Augenlider, subfebrilen Temperaturen und diffusem Lungenbefall bzw. Ventilationsinsuffizienz.
- **Klinischer Befund:**
  - *Fibrosierende Alveolitis:* Normal, z. T. endinspiratorisches, feines Rasseln.
  - *Insuffizienz der Atempumpe:* Zunehmender Zwerchfellhochstand mit basalen Dystelektasen/Atelektasen.
- **Röntgenbefund:** Alveolitis meist als retikulo-noduläre, basal betonte, diskrete Zeichnungsvermehrung, bei akuter Verlaufsform Bild des nicht kardiogenen Lungenödems.

14.4 Polymyositis, Dermatomyositis

- **Labor:**
  - *Serologie:* Siehe S. 104. Der Nachweis von Anti-Jo-1-Antikörpern ist eng mit der interstitiellen Lungenerkrankung assoziiert (Nachweis in > 50% der Fälle bei Lungenfibrose, ohne Lungenfibrose bei < 10% der Fälle).
  - *Weitere Befunde:* CK-MM ↑, LDH ↑, Aldolase ↑, Transaminasen (GOT) ↑.
- **Lungenfunktion:** Siehe unter Pathophysiologie.
- **Lungenbiopsie:** Bild der akuten Membranschädigung (akute Alveolitis); häufiger Bild der gewöhnlichen interstitiellen Pneumonie wie bei idiopathischer fibrosierender Alveolitis, in Einzelfällen Histologie der Bronchiolitis obliterans mit organisierender Pneumonie (BOOP).
- **Elektromyographie (EMG, s.S. 49):** Zeichen der diffusen Muskelnekrosen mit Regenerations- und Entzündungshinweisen.
- **Muskelbiopsie:** Diffuse Infiltration mit Lymphozyten und Makrophagen, Myolyse und Myodegeneration mit fibrotischem Ersatz.

Differentialdiagnose (s. Tabelle 66 S. 351)

- Die fibrosierende Alveolitis ist nicht von anderen Formen (idiopathische Form, Rheumalunge, Lupus erythematodes disseminatus) unterscheidbar.
- Raynaud-Syndrom.

Therapie

- **Kortikosteroide:** Prednison 0,7–1 mg/kg KG/d p.o., Dosisreduktion über 6 Wochen bis auf 10–20 mg/d. (Spätes Ansprechen, oft erst nach Monaten).
- **Additive Immunsuppression:**
  - *Indikation:* Schwerer klinischer Verlauf oder Mißerfolg der Steroidtherapie.
  - *Wirkstoffe:* Azathioprin (2–3 mg/kgKG/d p.o.) oder Methotrexat (initial 0,5–0,8 mg/kg KG/d i.v.), später 30 mg p.o. pro Woche bis zur Intoleranz oder Progression. Langzeitdosierung je nach Blutbild (> 1500 Neutrophile/µl).

Prognose

- Relativ günstige Prognose der idiopathischen Form, die 5-Jahresüberlebensrate beträgt 80%.
- Schlechte Prognose bei paraneoplastischer Form.
- Hohe Letalität der akuten Alveolitis (selten).

14.5 Progressive systemische Sklerose

Grundlagen

- **Definition:** Autoaggressive entzündliche Bindegewebserkrankung mit Multiorganbefall. *CREST-Syndrom:* Begrenzte Form mit Kalzinosis, Raynaud-Syndrom, Ösophagusmotilitätsstörungen, Sklerodaktylie und Teleangiektasie.
- **Epidemiologie:** Inzidenz von etwa 0,5/100 000/Jahr. Erkrankungsbeginn meist zwischen 35. und 55. Lebensjahr. (m : w = 1 : 4).
- **Ätiologie und Pathogenese:** Überwiegend an Haut, Ösophagus, Nieren, Herz und Lungen auftretende lymphozytär dominierte chronische Entzündung des Bindegewebes, häufig mit begleitender Vaskulitis (kleine Arterien und Arteriolen). In der Folge kommt es zu Ischämie, bindegewebiger Verödung, Funktionsverlust, narbiger Schrumpfung und ischämischer Nekrose.
- **Manifestationsformen:**
  - *Extrapulmonal:* Raynaud-Syndrom (in > 90% der Fälle), Haut und Bindegewebsverdickung mit Pigmentstörungen, Teleangiektasien und Kalkeinlagerungen, chronische Glomerulonephritis, Kardiomyopathie, Ösophagusmotilitätsstörungen, Divertikulose.
  - *Pulmonal:* Fibrosierende Alveolitis, pulmonale Hypertonie, Aspirationspneumonie (bei schwerer ösophagealer Dysmotilität), Bronchialkarzinom (im Rahmen der chronisch progredienten Lungenfibrose als Narbenkarzinom – häufig als bronchiolo-alveoläres Karzinom).
- **Pathophysiologie:**
  - Restriktive Ventilationsstörung mit Abnahme aller statischen und dynamischen Volumina durch Befall des Lungenparenchyms oder der thorakalen Haut und der Thoraxwand. Frühe Störung des CO-Transfers, progrediente respiratorische Insuffizienz mit Hyperventilation.
  - Bei pulmonaler Hypertonie pulmonale Minderperfusion mit Gasaustauschstörung und Rechtsherzbelastung bis zur -insuffizienz. Bei Beteiligung der Pulmonalarterien massiv erhöhter Pulmonalarteriendruck bis zum Systemdruck.

Klinik

- **Extrapulmonal:** Trophische Nagelveränderungen, Raynaud-Syndrom, „Rattenbißnekrosen", Schluckstörungen, Niereninsuffizienz, Herzinsuffizienz.
- **Pulmonal:**
  - *Fibrosierende Alveolitis:* Progrediente Belastungsdyspnoe und unproduktiver Reizhusten (Bild u. Verlauf wie bei idiopathischer fibrosierender Alveolitis).
  - *Pulmonale Hypertonie:* Progrediente Belastungsdyspnoe, Schwindelattacken, Synkopen, Zeichen der Rechtsherzinsuffizienz (Bild und Verlauf wie bei primär pulmonaler Hypertonie, s. S. 445).
  - *Aspirationspneumonie:* Klinisches Bild s. S. 226.
  - *Bronchialkarzinom:* Klinisches Bild s. S. 297.

Diagnostik

- **Röntgenbefund:** Diffuse retikuläre Zeichnungsvermehrung mit Betonung der Lungenunterfelder, später mit Honigwabenbildung (Befund wie bei idiopathischer fibrosierender Alveolitis).
- **Lungenfunktionsprüfung:** Siehe unter Pathophysiologie.

14.5 Progressive systemische Sklerose

- **Bronchoskopie:** Keine pathognomonischen Befunde in der bronchoalveolären Lavage (unspezifische Zellvermehrung mit Granulozyten- und Lymphozytenanstieg) oder der transbronchialen Biopsie.
- **Labor:**
  - *Entzündungszeichen* sind meist nur mäßig erhöht (außer in Schüben).
  - *Autoantikörper* (s. S. 104):
    - Rheumafaktor, antinukleäre Antikörper bei < 50 % der Fälle.
    - Scl-70-Antikörper sind in der Mehrzahl der Fälle nachweisbar.
    - Zentromer-Antikörper bei CREST-Syndrom fast immer nachweisbar.
- **Besonderheiten:**
  - Pulmonale Hypertonie tritt bei schwerem Raynaud-Syndrom fast immer auf, bei CREST-Syndrom in > 50 % der Fälle.
  - Die fibrosierende Alveolitis steht klinisch meist nicht im Vordergrund.

Differentialdiagnose (s. Tabelle 66 S. 351)

- Bei typischer extrapulmonaler Manifestation keine DD!
- Bei untypischer extrapulmonaler Manifestation: Idiopathische fibrosierende Alveolitis (s. S. 339), rheumatoide Arthritis (s. S. 348), primäre pulmonale Hypertonie (s. S. 445), rezidivierende Lungenembolie (s. S. 440).

Therapie

- *Hinweis:* Bisher gibt es keine sicher wirksame Therapie! Eine Langzeittherapie mit Kortikosteroiden kann den Verlauf eher ungünstig beeinflussen!
- **Basistherapie mit D-Penicillamin** (600–1300 mg/d p. o.). Die Wirkung ist in Studien bisher jedoch nicht bestätigt worden!
- **Kortikosteroide** sind indiziert im schweren akuten Schub und bei Manifestation in viszeralen Organen (Beginn mit Prednison 0,5 mg/kg KG/d p. o.).
- Therapie der pulmonalen Hypertension wie bei primärer pulmonaler Hypertonie (s. S. 445). Bei Fehlen einer relevanten systemischen Manifestation und schwerer pulmonaler Hypertonie muß im Einzelfall die Möglichkeit einer Lungentransplantation in Betracht gezogen werden.

Prognose

- Insgesamt chronisch progrediente Erkrankung mit schlechter Prognose. Bei CREST-Syndrom seltener Beteiligung kritischer viszeraler Organe, daher bessere Prognose.
- Die progrediente pulmonale Hypertonie entscheidet über die Prognose (5-Jahreslebenserwartung < 10 %), eine Lungenfibrose ist dagegen meist nicht prognostisch limitierend.

14.6 Morbus Bechterew

Grundlagen

- **Definition:** Ankylosierende Spondylitis mit vorzugsweise Befall des Stammskeletts, seltener der peripheren Gelenke und viszeralen Organe.
- **Epidemiologie:** Relativ häufige Erkrankung mit Beginn im mittleren Lebensalter und männlicher Dominanz.
- **Ätiologie und Pathogenese:**
  - Strenge Assoziation mit dem HLA-B27-Antigen.
  - Chronisch-ossifizierende Entzündung vorzugsweise des Stammskeletts mit Verknöcherung von Bändern und Sehnen.
- **Manifestationsformen und deren Kennzeichen:**
  - *Lungenfibrose:* Fibrotisch-zystischer Umbau der Lungenober- und -spitzenfelder; u. U. Ausbildung eines Aspergilloms in einer Zyste. (Pulmonale Manifestation erst im Rahmen des extrapulmonalen Vollbildes).
  - *Brustwandversteifung:* Ankylosierung der kleinen Wirbelgelenke und der Rippengelenke mit Thoraxstarre.
- **Pathophysiologie:** Mäßige Restriktion durch Hypomotilität der Thoraxwand (Ankylosierung der Wirbelsäule und der kleinen Rippengelenke). Diese Einschränkungen der Atempumpe werden durch eine verstärkte Aktivität des Zwerchfells und der Abdominalwand kompensiert. Ein pulmonaler Befall bleibt in aller Regel ohne Funktionsdefekte (s. S. 473).

Klinik

- Lungenfibrose: Klinisches Bild s. S. 339.
- Brustwandversteifung: Mäßige Belastungsdyspnoe.

Diagnostik

- **Röntgenbefund:**
  - *Thorax:* Fixierter Thorax bei In- und Exspiration.
  - *Wirbelsäule:* Bild des „Bambusstabes".
  - *Lunge:* Lungenfibrose mit produktiv-zirrhotischem Umbau (symmetrisch in den Ober- und Spitzenfeldern mit Ausbildung von z. T. größeren Zysten).
- **Labor:**
  - *HLA-B 27-Antigen:* Positiv in 80% der Fälle (20% der HLA B 27-Träger entwickeln einen Morbus Bechterew); *negativer* Rheumafaktor.
  - *Entzündungsmarker* (BSG, CRP) zur Bestimmung der Prozeßaktivität.

Differentialdiagnose

- Postprimäre, kavernös-produktive Tuberkulose (s. S. 253).

Therapie und Prognose

- **Therapie:**
  - Behandlung der Grunderkrankung.
  - Physiotherapie zur Erhaltung der Thoraxmotilität.
- **Prognose:** Benignes, sehr langsam progredientes Krankheitsbild meist ohne Einschränkung der Lebenserwartung (pulmonale Manifestationen sind ohne prognostische Relevanz).

15.1 Wegenersche Granulomatose

Grundlagen

- **Definition:** Systemische granulomatöse Vaskulitis mit nekrotisierender Entzündung der kleinen Venen und Arterien.
- **Manifestationsformen:**
  - *Disseminiert:* Systemerkrankung mit Beteiligung der Nieren, meist auch des Hals-, Nasen- und Ohrenbereiches und der Lunge.
  - *Limitiert:* Fehlende Nierenbeteiligung.
- **Epidemiologie:** Selten, im mittleren Lebensalter (m : w = 1 : 1).
- **Ätiologie, Pathogenese:** Unbekannt; AK gegen neutrophile Granulozyten.
- **Histopathologie:** Fokale Vaskulitis mit unspezifischen Granulomen bis hin zur fulminanten, diffusen, proliferativen Alveolitis und Kapillaritis.
- **Pathophysiologie:** Oft keine pulmonale Funktionseinschränkung oder mäßige restriktive Ventilationsstörung (Gasaustauschstörung mit Hypoxämie und Abfall des Transferfaktors häufig) – selten bis hin zum akuten respiratorischen Versagen ohne oder mit alveolärer Hämorrhagie (hier paradox erhöhter Transferfaktor). Obstruktive Ventilationsstörungen sind Raritäten (Befall der Atemwege mit subglottischer Stenose oder multiplen Bronchialschrumpfungen der größeren Bronchien).

Klinik

- **HNO-Bereich** (90%): Sinusitis, hämorrhagische Rhinitis, Otitis media (Ohrschmerzen, Hörverlust), subglottische Stenose, orale Schleimhautdefekte.
- **Lunge** (85%): Husten, Belastungsdyspnoe, Hämoptysen, pleurit. Schmerzen.
- **Nieren** (70%): Meist rasch progrediente Glomerulonephritis.
- **Augen** (40%): Konjunktivitis, Skleritis, Prooptosis, Schmerzen.
- Gelenkschmerzen, Fieber, Gewichtsverlust (50%).

Diagnostik

- **Röntgenbefund:**
  - *Multiple pulmonale Knoten* bis zu 10 cm Durchmesser, meist nicht ganz scharf begrenzt, häufig mit zentraler Einschmelzung.
  - *Dichte, aber unscharf begrenzte, flächige Infiltrate*, nebeneinander zu- und abnehmend.
  - *Pleuraergüsse* (selten); (keine Hiluslymphknotenvergrößerung).
- **Lungenfunktionsprüfung:** Siehe unter Pathophysiologie.
- **Labor** (s. S. 104):
  - *Ausgeprägtes Entzündungssyndrom:* BSG ↑, CRP ↑, Hypergammaglobulinämie, Anämie, Thrombozytose, Leukozytose.
  - *Antineutrophile zytoplasmatische Antikörper (cANCA):* Bei aktiver Erkrankung in 90%, bei inaktiver Erkrankung in 45% der Fälle nachweisbar.
  - *Antineutrophile perinukläre Antikörper (pANCA):* In unter 5% der Fälle.
  - *Rheumafaktor:* In 50% der Fälle nachweisbar.
  - *Antinukleäre Antikörper (ANA)* sind negativ.
  - *Urinsediment:* Mikrohämaturie renalen Ursprungs und Proteinurie.
- **Biopsie** (Entnahme im Hauptmanifestationsorgan!):
  - *Indikation:* In jedem Fall notwendig, auch bei Nachweis von cANCA.
  - *HNO-Panendoskopie* mit Entnahme großer Biopsien von Schleimhautläsionen im Nasopharynx.

15.1 Wegenersche Granulomatose

- *Lungenbiopsie* (transbronchiale Lungenbiopsien zeigen meist nur eine unspezifische Alveolitis, besser ist eine videothorakoskopische Biopsie bzw. chirurgische Biopsie nach dem CT-Befund).
- *Perkutane Nierenbiopsie* bei Hinweis auf renalen Befall.

Differentialdiagnose

- Goodpasture-Syndrom (s. S. 362).
- Lymphomatoide Granulomatose (s. S. 369).
- Panarteriitis nodosa (s. S. 106, 353).
- Allergische Granulomatose.
- Nekrotisierende sarkoide Granulomatose (s. S. 370).
- Bronchozentrische Granulomatose.
- Midline Granulom (tumorartig-invasive, granulomatöse Wucherung in den Nasen(neben)höhlen .
- Lungenmetastasen, Bronchialkarzinom (s. S. 297, 351).
- Bakterielle Pneumonie (nicht selten begleitend vorhanden).

Therapie

- **Schwere Erkrankung:** Cyclophosphamid + Prednison („Fauci-Protokoll"):
  - *Prednison:* Initial 1 mg/kg KG/d p.o. in 3 Einzeldosen für 7 Tage, danach die gleiche Dosis als einmalige Morgendosis. Ab der 13. Woche ausschleichende Dosisreduktion im Verlauf der nächsten 3 – 6 Monate.
  - **Hinweis:** Bei fulminantem Verlauf Methylprednisolon 1 g i.v. in den ersten 2 Tagen!
  - *Cyclophosphamid:* Initial 2 bis max. 4 mg/kg KG/d p.o., Dosisreduktion (auf 50 – 100 mg/d) bei Abfall der Leukozyten (Ziel: Leukos $\geq$ 3000/µl, Neutrophile $\geq$ 1500/µl)! Therapie fortführen bis 12 Monate nach Erreichen der Vollremission, danach Dosisreduktion um jeweils 25 mg alle 2 – 3 Monate.
  - **Hinweis:** Bei fulminantem Verlauf Cyclophosphamid 15 mg/kg KG i.v. als Einzeldosis über 5 – 7 Tage bei täglicher Blutbildkontrolle; danach Normdosis (2 mg/kg KG p.o. oder i.v.).
- **Limitierte Erkrankung oder leichterer Befall zweier Organe:** *Prednison* in üblicher Dosierung (s.o.) + *Cotrimoxazol* 800 mg/12 h für 6 – 12 Monate.
- **Therapieverlaufsparameter/Kontrolluntersuchungen:**
  - *Intervalle:* Zunächst alle 2 – 4 Wochen, später alle 3 – 6 Monate.
  - *Parameter:* cANCA-Titer (enge Korrelation mit der Prozeßaktivität), Allgemeinsymptome, Röntgenbild des Thorax, Urinsediment.

Prognose

- Ohne Therapie ist die Erkrankung – außer bei leichter limitierter Variante – immer tödlich (meist durch renale > pulmonale Komplikationen).
- Die mittlere Therapiedauer bis zur Vollremission beträgt 12 Monate. Unter Therapiereduktion oder nach Absetzen sind Rezidive häufig, daher sind regelmäßige Kontrollen lebenslang notwendig!

15.2 Goodpasture-Syndrom

Grundlagen

- **Definition:** Seltene Form des pulmo-renalen Syndroms mit einer Kombination von diffuser alveolärer Hämorrhagie und Glomerulonephritis mit Nachweis von Antikörpern gegen alveoläre oder glomeruläre Basalmembranen.
- **Epidemiologie, Vorkommen:**
  - Vorkommen vorwiegend bei Männern im 3. und 4. Lebensjahrzehnt.
  - Ursache von $2/3$ aller diffusen alveolären Hämorrhagien mit Glomerulonephritis, in 10% manifestiert sich die Glomerulonephritis nicht.
  - Ursache für etwa 3% aller Glomerulonephritiden.
- **Ätiologie und Pathogenese:** Die Ätiologie ist unbekannt (Infektionen, Zigarettenrauchen, Inhalationstraumen wurden als mitverursachende Kofaktoren diskutiert). Entscheidende Bedeutung haben die Autoantikörper (s.o.). Ihr Ursprung ist unbekannt.
- **Pathologische Anatomie:**
  - *Allgemein:* Durch Immunfluoreszenz gelingt der Nachweis einer linearen Deposition von IgG und Komplement entlang der Basalmembran, häufiger in der Niere als in der Lunge.
  - *Lunge:* Diffuse alveoläre Hämorrhagie mit massenhaft hämosiderinbeladenen Makrophagen. Nach wiederholten Blutungsepisoden Ausbildung einer interstitiellen Fibrose.
  - *Niere:* „Rapid progressive" Glomerulonephritis mit Halbmondbildung.
- **Pathophysiologie:**
  - *Ventilationsstörung:* Restriktive Ventilationsstörung mit Besserung nach einer Episode, meist verbleibt eine milde Restriktion.
  - *Gasaustauschstörung:* Mittelgradige bis schwere Hypoxämie bei Hyperventilation mit paradox erhöhtem CO-Transferfaktor aufgrund großer Mengen extravaskulären Hämoglobins (nach Blutungsende und Leukozytose des Hämoglobins normalisiert sich der Transferfaktor).

Klinik

- **Zu Beginn** in 20% der Fälle unspezifische Prodromi: Grippeähnliche Symptome, Arthralgien.
- **Im Krankheitsverlauf:**
  - *Allgemeine Symptomatik:* Meist schweres Krankheitsgefühl, Dyspnoe, Husten, mäßiges Fieber und Thoraxschmerz ohne Atemabhängigkeit.
  - *Pulmonale Blutung:* Spektrum von einfacher Blässe durch Anämie bis hin zur fulminanten Hämoptoe.
  - *Progrediente Niereninsuffizienz:* Makrohämaturie, Oligurie, Azidose und Hyperhydratation meist direkt im Anschluß an eine pulmonale Blutung (nur in Ausnahmefällen erst Monate später oder fehlend).

Diagnostik

- **Klinischer Befund:** Akut grobe, inspiratorische Rasselgeräusche, zuweilen mit gedämpftem Klopfschall, Rückbildung innerhalb von 2–3 Wochen.

15.2 Goodpasture-Syndrom

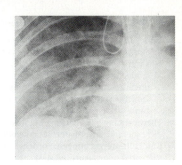

Abb. 46 Goodpasture-Syndrom mit wolkigen Infiltraten (Ausschnitt rechtes Lungenunterfeld; Nebenbefund: Katheterfehllage), 21jähriger Mann

- ► **Röntgenbefunde (s. Abb. 46**
  - Bilateral symmetrische, dichte lobuläre bis konfluierende Infiltrate.
  - Im Verlauf Auflösung der Infiltrate innerhalb von 2–3 Wochen, zunehmendes retikuläres, interstitielles Verdichtungsmuster.
  - Komplette Normalisierung nach einmaliger Episode.
- ► **Labor:**
  - *Blutbild, Gerinnung:* Bei leichten Verläufen Eisenmangelanämie, bei akuter Blutung rascher Hb-Abfall; normale Thrombozytenzahl und Gerinnung.
  - *Autoantikörper* (s. S. 104): Zirkulierende Antibasalmembranantikörper (indirekte Immunfluoreszenz, Radioimmunoessay). (Die Titerhöhe korreliert schlecht mit der Schwere des Krankheitsbildes. (*Keine* ANA, ANCA Kryoglubuline, zirkulierende Immunkomplexe, kein Komplementabfall).
  - *Urin:* Mikro- oder Makrohämaturie, mäßige Proteinurie.
- ► **Lungenfunktionsprüfung:** Siehe unter Pathophysiologie.
- ► **Bronchoalveoläre Lavage:** Makroskopisch blutige (rot bis bräunliche) Lavageflüssigkeit. In der Eisenfärbung sind massenhaft Siderophagen (s. S. 93).
- ► **Biopsie:**
  - *Nierenbiopsie:* Höchste Aussagekraft (Immunfluoreszenz)!
  - *Transbronchiale Biopsie:* Der Nachweis der linearen Immunfluoreszenz gelingt selten; der Nachweis einer Vaskulitis gelingt oft nicht.
- ◉ *Rationelle Diagnostik:*
  1. Bronchoskopie (andere Blutungsursachen?) + bronchoalveoläre Lavage.
  2. Nierenbiopsie.

Differentialdiagnose

- ► Pulmonale Blutung anderer Ursache (s. S. 132).
- ► Wegener-Granulomatose (s. S. 360).
- ► Panarteriitis nodosa (s. S. 106, 353).
- ► Churg-Strauss-Syndrom (s. S. 371).
- ► Lupus erythematodes (s. S. 352).
- ► Morbus Behçet. Systemerkrankung mit Schleimhautaphten, Uveitis, Synovitis + Meningoencephalitis mit pulmonaler nekrotisierender Vaskulitis, Ausbildung venöser Thromben und arterieller Aneurysmen mit pulmonaler Blutung.
- ► Urämie.
- ► Chemisch induzierte Syndrome, z. B. D-Penicillamin, Nitrofurantoin (s. S. 344).

15.2 Goodpasture-Syndrom

Therapie

- **Frühestmögliche aggressive Therapie:**
  - *Plasmapherese:* Intensivstation, tägliche Behandlung, Dauer abhängig vom klinischen Bild.
  - *Parallel Immunsuppression* (Beginn nach der ersten Plasmapherese): Methylprednisolon 1 g i. v. täglich + Cyclophosphamid 2–3 mg/kg KG p. o. täglich.
  - *Zusätzliche Hämodialyse,* falls das Nierenversagen nicht verhindert werden kann.
- **Therapiedauer:** Beendigung bei fehlender klinischer Krankheitsaktivität und nicht mehr nachweisbaren Basalmembranantikörpern.
- **Kontrolluntersuchungen:** Zunächst engmaschig wöchentlich Röntgen-Thorax, Nierenretentionswerte, ABM-AK.

Prognose

- Spontanverlauf immer letal, die mittlere Überlebenszeit beträgt 15 Wochen.
- Außer in perakuten Fällen ist Prognose vom Zeitpunkt des Therapiebeginns abhängig (Dialysepflichtigkeit, Lungenversagen).
- Die Autoantikörperproduktion ist nach Wochen bis Monaten selbstlimitierend, in seltenen Fällen gibt es Spätrezidive.

15.3 Idiopathische Lungenhämosiderose (Morbus Ceelen)

Grundlagen

- **Definition:** Idiopathische Form der diffusen alveolären Hämorrhagie ohne extrapulmonale Manifestation (keine Vaskulitis, keine Autoimmunphänomene, kein morphologisch nachweisbarer Kapillarschaden).
- **Epidemiologie:** Meist bei Kindern und Jugendlichen bis zum 3. Lebensjahrzehnt, ausgeglichene Geschlechtsverteilung. In Einzelfällen familiäres Auftreten.
- **Ätiologie und Pathogenese:** Unbekannt; es gibt Beziehung zur Zöliakie (einheimische Sprue), häufig Nachweis einer Kuhmilchunverträglichkeit (v. a. bei Kindern). In Einzelfällen bestehen Zusammenhänge mit Inhalationstraumen (Insektizide, Kohlenwasserstoffe) oder Virusinfekten.
- **Pathophysiologie:** Während akuter Krankheitsepisoden kommt es zu einer restriktiven Ventilationsstörung und respiratorischen Insuffizienz mit paradox erhöhtem CO-Transfer.

Klinik

- Meist milde pulmonale Hämorrhagie mit trockenem Husten, seltener starke bzw. massive Hämoptoe. Typisch sind chronischer, trockener Husten, leichte Ermüdbarkeit, Belastungsdyspnoe und Blässe.

Diagnostik

- **Klinische Untersuchung:** Spätinspiratorisches, feines Rasseln über den Lungenunterfeldern (nur während einer Blutungsepisode).
- **Röntgenbefunde:**
  - Akut diffuse bronchioläre bis konfluierende Verdichtung mit Betonung der perihilären Region beidseits.
  - Bereits nach Tagen Umwandlung in retikuläre Zeichnungsvermehrung mit Auflösung innerhalb eines Monats.
  - Nach mehreren Episoden diffuse, konstante retikuläre Zeichnungsvermehrung mit Fibrosezeichen.
  - Bei Kindern bihiläre mäßige Lymphadenopathie beschrieben.
- **Labor:**
  - Eisenmangelanämie (akut normozytär, später mikrozytär).
  - Keine Autoimmunphänomene.
  - Normaler Urinbefund.
- **Sputum/bronchoalveoläre Lavage:**
  - Zuweilen blutiges bis rostbraunes Sputum, in der Lavage Bild der diffusen alveolären Hämorrhagie (s. S. 93).
  - Immer Nachweis von Siderophagen in der Eisenfärbung.
- **Lungenbiopsie:** Bis auf Zeichen der Hämorrhagie normale Struktur, negative Immunhistochemie, kein Vaskulitisnachweis.

15.3 Idiopathische Lungenhämosiderose (Morbus Ceelen)

Differentialdiagnose

- *Achtung:* Der Morbus Ceelen ist immer eine Ausschlußdiagnose!
- ▶ Bronchiale Blutungsursachen: Bronchoskopie!
- ▶ Passive oder aktive pulmonale Hypertonie: Echokardiographie, Rechtsherzkatheter.
- ▶ Pulmo-renales Syndrom: Urinsediment, Autoantikörper, Nierenfunktion.
- ▶ Vaskulitis: Autoantikörper (s. S. 106).
- ▶ Kollagenosen: Autoantikörper (s. S. 106).
- ▶ Koagulopathie: Gerinnungsstatus.
- ▶ Zöliakie: Dünndarmzottenbiopsie.

Therapie

- ▶ **Akute Episode:** Therapieversuch mit hochdosierten Steroiden (1 g Methylprednisolon/d i. v.). Eine Steroiderhaltungstherapie nach nur einer Episode bringt keine besseren Ergebnisse und ist daher nicht indiziert.
- ▶ **Schwerer Verlauf:** Versuch einer Immunsuppression mit Azathioprin (trotz unsicherer Wirksamkeit): 2 mg/kg KG/d unter Blutbildkontrolle. Ausschleichen nach Vollremission.

Prognose

- ▶ Günstige Langzeitprognose. Recht selten Tod in der akuten respiratorischen Insuffizienz bei fulminanter Blutung.

15.4 Hypersensitivitätsangiitis

Grundlagen

- **Definition:** Formenkreis systemischer Vaskulitiden mit bekannter (oder vermuteter) Ätiologie und dem histologischen Bild der leukozytoklastischen Vaskulitis.
- **Wichtige klinische Formen:**
  - *Anaphylaktoide Purpura (Schönlein-Henoch-Syndrom):* Leukozytoklastische Vaskulitis mit Purpura, Arthritis und Abdominalschmerzen, Glomerulonephritis und diffuser alveolärer Hämorrhagie.
  - *Essentielle gemischte Kryoglobulinämie:* Purpura, Arthralgien, viszerale systemische Vaskulitis mit Nachweis von Kälteagglutininen im Serum.
- **Epidemiologie, Vorkommen:** Insgesamt seltene Erkrankungen; die anaphylaktoide Purpura tritt vorwiegend bei Kindern und jungen Erwachsenen auf.
- **Ätiologie:** Virusinfektionen (bei anaphylaktoider Purpura), bakterielle Infektionen (Streptokokken, M. tuberculosis), Medikamente (Penizilline, Sulfonamide und andere schwefelhaltige Verbindungen), Malignome (chronisch lymphatische Leukämie, multiples Myelom, Lymphom), Toxine und Nahrungsmittel.
- **Pathogenese:** Antigen-Antikörper-Komplexe als Auslöser der Vaskulitis?
- **Pathophysiologie:** Restriktive Ventilationsstörung und respiratorische Insuffizienz mit Hypoxämie und Hypokapnie aller Schweregrade (meist leichte Ausprägung); Zuweilen gibt es in der Fluß-Volumen-Kurve Hinweise auf Obstruktion kleiner Atemwege (s. S. 25).

Klinik

- *Hinweis:* Die Lunge steht klinisch meist nicht im Vordergrund!
- **Allgemeines Krankheitsgefühl,** mäßiges Fieber, trockener Reizhusten, seltener Hämoptysen.
- **Hauptmanifestationsorgane:** Haut (Urtikaria, palpable Purpura, noduläre Exantheme, nekrotische Ulzerationen), Augen, Gelenke, Gastrointestinaltrakt, peripheres und zentrales Nervensystem, seltener Nieren.

Diagnostik

- **Anamnese:** Infektionen (Hepatitis B, Streptokokken, Tuberkulose), allergisierende Medikamente oder Grunderkrankung.
- **Körperlicher Befund:** Auskultatorisch meist diskrete inspiratorische Rasselgeräusche. Wegweisend ist ein typisches Exanthem mit Purpura.
- **Suche nach anderen Manifestationsorten:** Augenkonsil, Sonographie des Abdomens, Koloskopie, Urinbefund.
- **Röntgenbefunde:** Bilateral perihiläre oder in den Unterfeldern gelegene, noduläre bis kleinnodöse Infiltrate bzw. retikuläre Zeichnungsvermehrung.
- **Labor:**
  - Meist ausgeprägtes Entzündungssyndrom.
  - Kälteagglutinine, Komplement im Serum ↑, Immunglobuline ↑.
  - Autoantikörper sind nicht nachweisbar.
- **Biopsie:**
  - *Hautbiopsie:* Nachweis einer typischen leukozytoklastischen Vaskulitis (zur Diagnosesicherung).
  - *Transbronchiale Lungenbiopsie:* Meist nicht von ausreichender Aussagekraft.

15.4 Hypersensitivitätsangiitis

Differentialdiagnose

- Bei typischer systemischer Ausprägung gibt es keine DD!
- Kollagenosen.
- Andere Formen der pulmonalen Vaskulitis.

Therapie und Prognose

- **Therapie:** Die Monotherapie mit Prednison (initial 1 mg/kg KG/d) ist meist ausreichend; bei schweren Verläufen zusätzlich Cyclophosphamid wie im Fauci-Protokoll angegeben (s. S. 361).
- **Prognose:** Die Prognose ist meist günstig, der Verlauf selbstlimitierend, wobei Steroide den Verlauf verkürzen können. In Ausnahmefällen tödlicher Verlauf mit akuter respiratorischer Insuffizienz oder Multiorganversagen.

15.5 Lymphomatoide Granulomatose

Grundlagen

- **Definition:** Systemische Vaskulitis mit angiozentrischer und angiodestruktiver Infiltration durch atypische Lymphozyten, Plasmazellen und Histiozyten.
- **Epidemiologie, Vorkommen:** Sehr selten, vor allem kasuistisch beschrieben in allen Altersstufen (v. a. im 5. Lebensjahrzehnt). m : w = 2 : 1.
- **Ätiologie und Pathogenese:** Unbekannte Ätiologie; enge Beziehungen zum malignen Lymphom.
- **Pathophysiologie:** Entwicklung einer restriktiven Ventilationsstörung und respiratorischen Insuffizienz.

Klinik

- Hauptbeschwerden sind allgemeines Unwohlsein, Belastungsdyspnoe, Husten (zuweilen blutig) und uncharakteristische Thoraxschmerzen.
- Die Lunge ist Hauptmanifestationsorgan, daneben zentrales und peripheres Nervensystem, Haut, Augen, Muskulatur und obere Atemwege; selten Befall des HNO-Bereiches und der Nieren.

Diagnostik

- **Röntgenbefund** wie bei Morbus Wegener: Multiple Rundherde mit divergierendem Verlauf, auch nekrotisch zerfallend, oder diffuse retikulo-noduläre Zeichnungsvermehrung.
- **Biopsie** (zur Diagnosesicherung): Haut- oder Lungenbiopsie (chirurgische Lungenbiopsie [thorakoskopisch/offen] nur bei fehlender Hautmanifestation).

Differentialdiagnose

- **Morbus Wegener und malignes pulmonales Lymphom** (BALT-Lymphom): Extrapulmonales Befallsmuster.
- **Andere Vaskulitiden und Kollagenosen:**
  - Siehe S. 348–359, S. 360–371.
  - *Eosinophilie-Myalgie-Syndrom:* Vaskulitis mit Bluteosinophilie, Ödemen, Müdigkeit, Polyneuropathie, Myalgie, Arthralgie, Erythem und Muskelschmerz nach Einnahme von L-Tryptophan. Pulmonale Manifestation in 50% mit eosinophiler Pneumonie, Pleuraerguß, pulmonaler Hypertonie und interstitieller Lungenerkrankung. Häufig chronisch progredient.

Therapie und Prognose

- **Therapie:** Immunsuppression mit Cyclophosphamid (2 mg/kg KG/d p.o.) und Prednison (alternierend, Beginn mit 1,5 mg/kg KG jeden 2. Tag).
- **Prognose:** Unter Therapie Remission in 50% der Fälle. Die mittlere Lebenserwartung beträgt $1^{1}/_{2}$ Jahre. Häufig Übergang in ein malignes Lymphom.
- **Prognostisch günstig:** Benigne lymphozytäre Angiitis und Granulomatose. Ein Übergang in die klassische lymphomatoide Granulomatose ist möglich.

15.6 Sarkoide Granulomatose

Grundlagen

- **Definition:** Variante der Sarkoidose mit minimal-nekrotischer granulomatöser Vaskulitis der Pulmonalarterien und Venen.
- **Epidemiologie, Vorkommen:** Seltene Variante der klassischen Sarkoidose; auffällig häufig bei Frauen.
- **Ätiologie und Pathogenese:** Wie bei der klassischen Sarkoidose (gleiche Immunphänomene und Auftreten der Sarkoidoseparameter [ACE, ADA, Neopterin, u.a., s. S. 107, 335]); die Ursache der Vaskulitis ist unklar.
- **Pathophysiologie:** Wie bei klassischer Sarkoidose.

Klinik

- Unspezifische Beschwerden mit Husten, subfebrilen Temperaturen, thorakales Druckgefühl.

Diagnostik

- **Drei Diagnosekriterien:**
  - *Biopsie:* Histologisch konfluierende epitheloidzellige Granulome mit minimal-nekrotisierenden Granulomen in den Pulmonalarterien und Venen.
  - *Röntgenbefund:* Nodöse Lungenveränderungen ohne begleitende hiläre Lymphadenopathie.
  - *Klinischer Verlauf:* Benigne mit häufigen Remissionen auch ohne Therapie.

Differentialdiagnose

- Fließende Übergänge zur nodösen Variante der Sarkoidose (s. S. 335).
- Andere Vaskulitiden (v.a. Churg-Strauss-Syndrom, Hypersensitivitätsangiitiden).

Therapie

- Abwartend bei Symptomfreiheit und geringer nodulärer Manifestation.
- Prednison bei ausgeprägter Manifestation (beginnend mit 0,7 mg/kg KG/d p.o.).

Prognose

- Im allgemeinen günstig wie bei der klassischen Sarkoidose.
- Selten massive Hämoptoe oder Ausbildung eines Aspergilloms nach nekrotischem Zerfall eines Knotens.

15.7 Churg-Strauss-Syndrom

Grundlagen

- **Definition:** Allergische granulomatöse Vaskulitis mit extravaskulären Granulomen und entzündlich-granulomatöser und nekrotisierender Vaskulitis der kleinen Arterien und Venen mit Multiorganbefall.
- **Epidemiologie:** Sehr selten, in Deutschland wurden seit Kriegsende weniger als 100 Fälle beschrieben. Auftreten v. a. bei Männern im mittleren Alter (4. Lebensjahrzehnt) mit Asthma-Anamnese.
- **Ätiologie und Pathogenese:** Die Ursache ist unbekannt, eine Immunpathogenese ist wahrscheinlich, da der Nachweis erhöhter Immunglobuline und zirkulierender Immunkomplexe bei vielen Patienten gelingt.
- **Pathophysiologie:** In der Regel schwere variable obstruktive Ventilationsstörung mit Reversibilität im Bronchospasmolysetest wie bei Asthma bronchiale; zusätzlich restriktive Ventilationsstörung bei pulmonalen Infiltraten.

Klinik (s. Tabelle 67)

- Zusätzlich zur Asthmasymptomatik Schwäche, subfebrile Temperaturen, Belastungsluftnot, trockener Husten.
- Extrapulmonaler Befall in peripheren Nerven, Haut, Herz und Magen-Darm-Trakt.
- Selten Nierenbefall und Prostatitis bzw. Zystitis.

Diagnostik (s. Tabelle 67)

- **Anamnese:** Neben einem schwer beeinflußbaren Asthma bronchiale häufig allergische Rhinitis. Auftreten auch außerhalb einer Exazerbation.
- **Labor:** > 10% eosinophile Granulozyten.
- **Röntgenbefunde:** Fleckige Infiltrate oder diffus-noduläre Verdichtungen.
- **Biopsie** (zur Diagnosesicherung): Hautbiopsie oder chirurgische Lungenbiopsie mit Nachweis einer granulomatösen Vaskulitis mit Nekrosen in kleinen Gefäßen.

Differentialdiagnose

- Lungeninfiltrate mit Eosinophilie (s. S. 372).
- Hypersensitivitätsvaskulitis (s. S. 367).
- Vaskulitis bei Kollagenose.

Therapie

- **Immunsuppressive Therapie:**
  - *Schwere Erkrankung:* Fauci-Protokoll (s. S. 361).
  - *Leichte Erkrankung:* Prednisolon 1 mg/kg KG/d p. o. und Azathioprin 2 mg/kg KG/d p. o. oder Prednison-Monotherapie.

Prognose

- Die spontane Prognose ist ungünstig (5-Jahresprognose 50%); unter Immunsuppression jedoch meist günstiger Verlauf.

16 Eosinophile Lungeninfiltrate

Grundlagen

- **Definition:** Erkrankungen mit Infiltration des Lungenparenchyms durch eosinophile Leukozyten.
- **Mögliche Formen:** Löffler-Syndrom, chemisch induzierte eosinophile Lungeninfiltrate, tropische Eosinophilie (Weingarten-Syndrom), allergische bronchopulmonale Aspergillose, chronische und akute eosinophile Pneumonie, hypereosinophiles Syndrom.
- **Epidemiologie:** Seltene Krankheitsbilder (Inzidenz < 1/100000). Geschlechtsdominanz nur bei chronischer eosinophiler Pneumonie (v.a Frauen mittleren Alters) und bei hypereosinophilem Syndrom (v. a. Männer).
- **Ätiologie** (unbekannt bei der chronischen und akuten eosinophilen Pneumonie sowie bei hypereosinophilem Syndrom):
  - *Löffler-Syndrom:* Ascaris lumbricoides, seltener Entamoeba histolytica, Fasciola hepatica, Necator americanusund Strongyloidis stercoralis (Darmparasiten).
  - *Medikameneninduzierte Infiltrate:* s. S. 399 ff.
  - *Tropische Eosinophilie:* Nematoden wie Wuchereria bancrofti, Brugia malayi, seltener andere tropische Würmer.
  - *Allergische bronchopulmonale Aspergillose:* Aspergillus fumigatus, sehr selten andere Aspergillus species oder Candida.
- **Pathogenese:** Bronchopulmonale Infiltration durch eosinophile Granulozyten mit Beteiligung der Alveolen, des Interstitiums und teilweise der Bronchien (bei Löffler-Syndrom, allergischer bronchopulmonaler Aspergillose).
- **Pathophysiologie:**
  - Die pulmonale Infiltration führt zu einer restriktiven Ventilationsstörung mit Gastransferstörung unterschiedlichen Ausmaßes (Hypoxämie).
  - Gleichzeitig führt die Wirkung der Eosinophilen-Mediatoren häufig zu einer obstruktiven Ventilationsstörung durch Bronchospasmus (vor allem bei Löffler-Syndrom, tropischer Eosinophilie und eosinophiler Pneumonie).

Klinik

- Siehe Tabelle 67.

Diagnostik

- Siehe Tabelle 67. Medikamentenanamnese, Allergiediagnostik, mikrobiologische Diagnostik.
- **Diagnosekriterien:** Typische Ätiologie (Würmer, Parasiten, Pilze) + erhöhte Eosinophilenzahlen (bronchoalveoläre Lavage, peripheres Blut).
- **Spezielle diagnostische Merkmale:**
  - *Allergische bronchopulmonale Aspergillose:* Typisches Röntgenbild, Typ I- und Typ III-Allergie gegen Aspergillus, Pilzhyphen in Sputum oder Lavageflüssigkeit.
  - *Chronische und akute eosinophile Pneumonie:* Ausschlußdiagnose!
  - *Hypereosinophiles Syndrom:* Nachweis eines Multiorganbefalls klinisch, durch bildgebende Verfahren und – wenn möglich – bioptisch.

16 Eosinophile Lungeninfiltrate

Tabelle 67 Differentialdiagnose eosinophiler Lungeninfiltrate

	Anamnese	Klinik	befallene Organe	Röntgen	Labor	Histologie
Löffler-Syndrom	Ingestion von Ascaris lumbricoides vor 10–16 Tagen	Fieber, Husten, Bronchospastik, Urticaria (leicht)	Lunge, Bronchien	flüchtige (2 Wochen), wandernde, weiche Infiltrate	2–10 Eos/nl Blut; Stuhl (Ascaris) positiv nach 4–10 Wochen	eosinophiles Infiltrat von Bronchien, Alveolen, Interstitium
chemisch induzierte eosinophile Lungeninfiltrate	einige Stunden bis Tage nach Medikamenteneinnahme	Husten, Luftnot, Fieber, Rasseln	Lunge	diffuse Infiltrate	5–20 Eos/nl Blut	eosinophiles Infiltrat von Alveolen und Interstitium
tropische Eosinophilie (Weingarten-Syndrom)	Aufenthalt in Asien, Afrika oder Südamerika, Nematodenkontakt (Moskito)	nächtlicher Husten, Luftnot, Bronchospastik, Fieber, Gewichtsverlust	Lunge, Lymphknoten	diffuse mikronoduläre Zeichnung mit Betonung der Basis	5–60 Eos/nl Blut, Anti-Filaria Antikörper, Hohes IgE	histiozytäre und eosinophile Alveolitis; Mikrofilarien in Lunge und Lymphknoten
allergische bronchopulmonale Aspergillose	allergisches Asthma seit Kindheit	zunehmende, periodische Luftnot, produktiver Husten, Bronchospastik	Lunge	fingerförmige zentrale Verdichtungen, Segmentatelektasen, Bronchiektasen	0,5–2 Eos/nl Blut, Typ I- (hohes IgE, Prick-Test) + Typ III-Reaktion (Präzipitin), Aspergillus im Sputum	nichtinvasive eosinophile Bronchitis mit Pilzhyphen

Fortsetzung ▶

16 Eosinophile Lungeninfiltrate

Tabelle 67 (Fortsetzung)

	Anamnese	Klinik	befallene Organe	Röntgen	Labor	Histologie
chronische eosinophile Pneumonie	neu aufgetretenes Asthma (inkonstant), Frauen mittleren Alters, Beginn innerhalb von > 2 Wochen, rezidivierend	Husten, heller Auswurf, Nachtschweiß, Fieber, Gewichtsverlust	Lunge	subpleurale Infiltrate wechselnder Ausprägung	0,2–5 Eos/nl Blut, Blutneutrophilie, BSG > 100/h, Sputum-Eosinophilie	interstitielle und alveoläre eosinophile Infiltrate mit Makrophagen und Riesenzellen
akute eosinophile Pneumonie	Beginn innerhalb von < 2 Wochen; kein Rezidiv nach Steroidtherapie	Fieber, Luftnot ($p_aO_2 < 60$ mmHg)	Lunge	diffuse retikulo-noduläre Zeichnung	0,2–5 Eos/nl Blut, Blutneutrophilie, Sputum-Eosinophilie	eosinophile Alveolitis
hypereosinophiles Syndrom	Männer : Frauen = 9 : 1; mittleres Lebensalter	Husten, Fieber, Appetitlosigkeit, Gewichtsverlust, Arrhythmien, Thrombembolien	Herz, Lunge, ZNS, Haut, (alle Organe)	subpleurale flächige Verdichtungen, Pleuraerguß	5–180 Eos/nl Blut	Multiorganinfiltrate durch vakuolisierte Eosinophile
Churg-Strauss-Syndrom (s. S. 371)	Rhinitis, Asthma	Fieber, Gewichtsverlust, Bronchospastik	Lunge, Leber, Herz, Niere, Milz, (Haut)	wandernde Infiltrate	2–30 Eos/nl Blut	Granulome und nekrotisierende granulomatöse Vaskulitis (kleine Gefäße)

16 Eosinophile Lungeninfiltrate

Differentialdiagnose

- Siehe Tabelle 67. Wichtigste DD ist das Churg-Strauss-Syndrom (Nachweis einer granulomatösen Vaskulitis).

Therapie

- **Löffler-Syndrom:** Bei Ascariasis Einzeldosis Piperazin 4 g.
- **Medikamenteninduzierte Eosinophilie:** Absetzen des betreffenden Medikamentes, bei schwerem Krankheitsbild Prednison 0,5 – 1 mg/kg KG/d p.o.
- **Tropische Eosinophilie:** Diäthylcarbamazin 6 mg/kg KG/d p.o. für 3 Wochen.
- **Allergische bronchopulmonale Aspergillose:** Prednison 0,5 mg/kg KG/d p.o. für 4 – 12 Wochen (je nach Verlauf). Antimykotika sind nur fraglich wirksam und meist nicht notwendig (Itraconazol 200 mg/d p.o.).
- **Chronische und akute eosinophile Pneumonie:** Prednison 0,5 mg/kg KG/d p.o. mit langsamer Dosisreduktion. Häufig monatelange Rezidivprophylaxe notwendig mit niedriger Dosis (5 – 10 mg/d).
- **Hypereosinophiles Syndrom:** Prednison 100 mg/d i.v., später p.o. Bei Thrombembolie Antikoagulation. Bei fehlendem Ansprechen zusätzlich Hydroxyharnstoff.
- *Hinweis:* Das Ansprechen auf Steroide ist meist rasch und gut (außer bei hypereosinophilem Syndrom). Die Therapiedauer mit Steroiden ist stets dem Verlauf anzupassen.

Prognose

- Löffler-Syndrom, chemisch induzierte Infiltrate und tropische Eosinophilie: Fast immer vollständige Ausheilung möglich.
- Chronische und akute eosinophile Pneumonie: Gute Langzeitprognose.
- Allergische bronchopulmonale Aspergillose: Meist Defektheilung (Bronchiektasen, Atelektasen, Vernarbungen).
- Hypereosinophiles Syndrom: Todesfälle durch kardiale, zentral nervöse und pulmonale Komplikationen sind beschrieben.

17.1 Alveolarproteinose

Grundlagen

- **Definition:** Alveoläre Akkumulation von Surfactant bzw. hierzu verwandten Substanzen.
- **Epidemiologie:** Sehr seltene Erkrankung bei Erwachsenen mittleren Alters mit männlicher Dominanz. Familiäres Auftreten ist kasuistisch beschrieben.
- **Ätiologie und Pathogenese:** Unbekannte Ätiologie; es gibt eine primäre und sekundäre Form, letztere im Rahmen von Tumorerkrankungen und nach Staubexposition (akute Silikose, nach Inhalation sehr feinen inerten Staubes). Paralyse des Surfactant-Abbaus durch Fehlfunktion von Makrophagen.
- **Pathophysiologie:** Restriktive Ventilationsstörung mit Verminderung der statischen Volumina und erniedrigter Lungencompliance; respiratorische Insuffizienz unterschiedlicher Ausprägung.

Klinik

- Allmählicher Beginn mit Belastungsdyspnoe und trockenem Husten (meist unproduktiv, selten Abhusten kleiner, fester Bestandteile).
- Seltener Gewichtsverlust, Schwächegefühl, atemabhängige Schmerzen und Hämoptysen.
- Komplikationen: Infektion (häufig bakterielle, mykobakterielle oder Pilzinfektionen); Lungenfibrose; Cor pulmonale; Spontanpneumothorax.

Diagnostik

- **Klinischer Befund:** Meist normal, bei schwerer Erkrankung Zyanose, zuweilen Trommelschlegelfinger und spätinspiratorisches Rasseln.
- **Röntgenbefunde:** Schmetterlingsförmige Ausbreitung von symmetrischen nodulären, weichen Infiltraten (wie bei Lungenödem). Selten miliares, retikuläres oder gröberes Infiltrationsmuster.
- **Lungenfunktionsprüfung:** Siehe unter Pathophysiologie.
- **Labor:** Polyglobulie bei schwerer Erkrankung, Serum-LDH ↑, manchmal polyklonale Hypergammaglobulinämie.
- **Bronchoskopie** (BAL, TBB, s. S. 93 ff): Makroskopisch milchige Lavageflüssigkeit. Nachweis von PAS-positivem Material intra- und extrazellulär, elektronenmikroskopisch Nachweis von Lamellarkörperchen.

Differentialdiagnose

- *Hinweis:* Wegweisend ist die Diskrepanz zwischen ausgeprägten Röntgenveränderungen und geringem klinischem Befund!
- **Radiologische DD:** Diffuse alveoläre Hämorrhagie (s. S. 132), Lungenödem (s. S. 69), akutes Lungenversagen (s. S. 495), Pneumonie (s. S. 199 ff). Bei retikulärem Muster andere diffuse interstitielle Lungenerkrankungen (s. S. 69).

17.1 Alveolarproteinose

Therapie und Prognose

- **Therapie:**
  - *Abwartendes Verhalten* bei Symptomarmut bzw. nur geringer Funktionsminderung ($S_aO_2 > 90\%$). Keine wirksame medikamentöse Therapie.
  - *Therapeutische bronchoalveoläre Lavage* bei symptomatischen Patienten oder deutlicher respiratorischer Insuffizienz:
    - Traditionelles Verfahren: Einseitige Lavage mit 20–30 l isotoner, steriler Flüssigkeit, Behandlung der Gegenseite einige Tage später.
    - Alternativverfahren: Segmentale Lavage mit dem Fiberbronchoskop mit jeweils 300 ml NaCl 0,9% in mehreren Sitzungen.
- **Prognose:** Breites Spektrum von Verläufen (Spontanremission [25%] bis zum respiratorischem Versagen).

17.2 Lipidpneumonie

Grundlagen

- **Definition, Epidemiologie:** Sehr seltene Erkrankung mit entzündlicher Reaktion auf pulmonale Ablagerungen von endogenen oder exogenen Lipiden.
- **Klinische Einteilung, Ätiologie:**
  - *Primäre endogene Lipidpneumonie:* Idiopathische Ablagerung von endogenem Cholesterin unbekannter Ätiologie.
  - *Sekundäre endogene Lipidpneumonie:* Cholesterinablagerung infolge anderer Lungenerkrankungen (Bronchusstenosen, seltener obstruktiver Bronchitis oder obliterierender Bronchiolitis).
  - *Exogene Lipidpneumonie:* Aspiration exogener mineralischer oder organischer Lipide.
- **Pathogenese:** Intraalveoläre und interstitielle Entzündungsreaktion mit nachfolgender interstitieller Fibrose.
- **Pathophysiologie:** Das Spektrum reicht von Normalbefunden bis zu restriktiven Ventilationsstörungen. Schwere Formen führen zu Gasaustauschstörungen mit eingeschränkter CO-Transferkapazität und zu arterieller Hypoxämie mit Hypokapnie.

Klinik

- **Primäre Form:** Bild einer subakuten Pneumonie mit Abgeschlagenheit, mäßig erhöhter Temperatur und unproduktivem Husten.
- **Sekundäre Form:** Die klinischen Zeichen der bronchopulmonalen Grunderkrankung (Tumor, obstruktive Bronchitis, Bronchiolitis) dominieren.
- **Exogene Form:** Akutes Krankheitsbild mit starkem Husten, hohem Fieber sowie pleuralen Schmerzen.

Diagnostik

- **Klinische Untersuchung:** Klopfschalldämpfung, spätinspiratorische Rasselgeräusche, bei der primären Form häufiger auch Normalbefund.
- **Labor:** Entzündungszeichen (BSG ↑, CRP ↑, Serum-Elektrophorese).
- **Röntgenbefunde:**
  - *Primäre Form:* Flächige Infiltrate oder segmentale/lobäre Verdichtungen mit unscharfer Begrenzung, selten diffuse Infiltrate.
  - *Sekundäre Form:* Bild der Atelektase oder der Lobärpneumonie.
  - *Exogene Form:* Lobuläre Infiltrate in den Lungenunterfeldern.
- **Lungenbiopsie:** Diagnosestellung durch bronchoskopische Biopsie bei endogener Lipidpneumonie.

Differentialdiagnose

- Andere Pneumonieformen, s. S. 199 ff.

17.2 Lipidpneumonie

Therapie und Prognose

- **Endogene Form:** Abwartendes Verhalten (primäre Form) oder Behandlung der Grunderkrankung (sekundäre Form).
- **Exogene Form:** Frühestmögliche bronchoskopische Absaugung, Antitussiva, Analgetika, Physiotherapie. Bei der häufig auftretenden bakteriellen Sekundärinfektion (Einschmelzung) antibakterielle Chemotherapie mit Erfassung von Staphylococcus aureus, Pneumokokken und Anaerobiern (s. S. 207).
- **Prognose:** Von restitutio ad integrum bis zur letalen respiratorischen Insuffizienz. Todesfälle sind häufig bedingt durch die Grunderkrankung (sekundäre Form) oder bakterielle Superinfektion.

17.3 Alveoläre Mikrolithiasis

Grundlagen

- **Definition:** Idiopathisches Krankheitsbild durch alveoläre Deposition kalkdichter Kügelchen aus Hydroxylapatit.
- **Epidemiologie:** Sehr seltenes Krankheitsbild (weniger als 1000 Fälle bisher beschrieben); relativ häufig bei Türken, zu 50% familiäres Auftreten, keine Geschlechterdominanz.
- **Ätiologie und Pathogenese:** Die Ätiologie ist unbekannt, bisher konnte keine systemische Störung des Kalziumstoffwechsels nachgewiesen werden. Mikroskopisch Nachweis von kalzifizierten Sphären aus Hydroxylapatitkristallen mit den Hauptkomponenten Kalzium und Phosphor. Im Verlauf kommt es zu einer zunehmenden Fibrose der Alveolarwände und des Interstitiums.
- **Pathophysiologie:** Lungenfunktion lange normal, nach vielen Jahren zunehmende restriktive Ventilationsstörung mit Störung des Gasaustausches; in der Spätphase oft Ausbildung eines Cor pulmonale mit zunehmender Rechtsherzinsuffizienz.

Klinik

- Diagnosestellung meist um das 30. Lebensjahr als radiologischer Zufallsbefund oder wegen Husten, Dyspnoe oder Thoraxschmerz.

Diagnostik

- **Klinischer Befund:** Lange unauffälliger Befund, im Verlauf spätinspiratorisches Rasseln und basale Klopfschalldämpfung. Bei fortgeschrittener Erkrankung Zyanose, Trommelschlegelfinger, Zeichen der Rechtsherzinsuffizienz.
- **Röntgenbefunde:** Diffuse, mikronoduläre, beidseitige kalkdichte Infiltrate mit Betonung der Lungenunterfelder, Unschärfe der Zwerchfell- und Herzsilhouette.
- *Hinweis:* Der Röntgenbefund ist ausreichend zur Diagnosestellung!
- **Transbronchiale Biopsie oder bronchoalveoläre Lavage** (Mikrolithen im Sediment) zur Diagnosesicherung.
- **Knochenszintigraphie** (indiziert in Zweifelsfällen): Pulmonale Anreicherung von ^{99m}Technetium.

Therapie

- Lediglich supportive Behandlung möglich.
- In Spätstadien Sauerstofflangzeittherapie oder Lungentransplantation.

Prognose

- Verlauf sehr variabel, meist jahre- bis jahrzehntelange Symptomfreiheit.
- Nur bei einem Teil der Fälle verkürzte Lebenserwartung durch Ateminsuffizienz oder Rechtsherzversagen.

18.1 Anorganische Pneumokoniosen: Silikose

Grundlagen

- **Definition:** Anorganische Pneumokoniosen sind Lungenerkrankungen durch Inhalation von anorganischen Stäuben mit pulmonaler Deposition und Gewebsreaktion. Die Silikose ist eine fibrosierende Lungengerüsterkrankung durch Inhalation von freiem Siliziumdioxid (SiO_2, Hauptformen: Quarz, Christobalit, Tridymit).
- **Klinische Einteilung, Sonderformen:**
  - *Chronische Silikose:* Symptomentwicklung später als 20 Jahre nach Expositionsbeginn.
  - *Akzelerierte Silikose:* Symptombeginn 5–15 Jahre nach Beginn einer intensiveren Exposition.
  - *Akute Silikose:* Symptombeginn 6 Monate bis 2 Jahre nach massiver Exposition, unter Umständen mit extrapulmonaler Fibrose in Leber oder Nieren.
  - *Variante:* Akute Silikoproteinose im Sinne einer Alveolarproteinose (s. S. 376).
  - *Caplan-Syndrom:* Gleichzeitiges Auftreten von rheumatoider Arthritis und Silikose mit ausgeprägter Ausbildung von pulmonalen Rheumaknoten.
  - *Silikotuberkulose* (Berufskrankheit!): Meist kavernöse oder exsudativ-kavernöse Lungentuberkulose bei bestehender Silikose.
- **Epidemiologie:**
  - Wichtigste Berufserkrankung, Vorkommen vor allem im Bergbau.
  - Jährlich etwa 3000 Verdachtsanzeigen, entsprechend 5% aller Anzeigen auf Vorliegen einer Berufskrankheit.
  - Abnehmende Tendenz wegen verbessertem Arbeitsschutz und Grubenschließungen.
- **Häufig assoziierte Erkrankungen:**
  - Erhöhtes Tuberkuloserisiko (Tuberkuloseprävalenz von bis zu 25%).
  - Erhöhtes Risiko von Kollagenkrankheiten (Prävalenz von bis zu 10%), insbesondere rheumatoide Arthritis, systemischer Lupus erythematodes und progressive Systemsklerose.
- **Ätiologie und Pathogenese:**
  - *Substanzen:* SiO_2 ist ein Hauptbestandteil der Erdkruste. Silikatsalze (Verbindungen von SiO_2 und anorganischen Kationen wie Magnesium, Kalzium, Eisen oder Aluminium) rufen keine Silikose hervor, sind jedoch auch zum Teil schwach fibrogen.
  - *Berufliche Tätigkeiten mit hoher SiO_2-Exposition:* Sandstrahlarbeiten, Umgang mit Erd- und Ockerfarben, Zementherstellung, Kieselgurmahlen und -brennen (in der Isolatorenherstellung), Gießen und Formen von Metallen, Arbeiten mit Keramik und Steingut, Erz- und Kohlebergbau, Graphitherstellung. (Maximale Staubkontaminationen entstehen beim Standstrahlen, Schleifen und Scheuern).
  - *Voraussetzungen zur Silikoseentstehung:*
    - Partikelgröße (lungengängige Partikel 0,5–5μm).
    - Dosis-Zeit-Produkt (Staubdichte × Expositionszeit).
    - Individuelle Empfindlichkeit.

18.1 Anorganische Pneumokoniosen: Silikose

- *Pathogenese:* Effektorzelle ist der Alveolarmakrophage; diese werden durch Quarzpartikel aktiviert, was zur Freisetzung von Entzündungsmediatoren mit nachfolgender Rekrutierung von Lymphozyten, Neutrophilen und weiterer Makrophagen führt. Nach frustraner Phagozytose von Quarzpartikeln kommt es nach dem Zelltod zur Freisetzung von reaktiven Sauerstoffspezies aus Phagolysosomen. Dieser Zyklus wiederholt sich nach erneuter Freisetzung des Partikels. Resultierende Gewebsreaktionen sind Fibroblasteneinwanderung, Fibroneogenese, Bildung von Kollagen + Hyalin.
- **Pathologische Anatomie:** Grundform ist ein hyalines Knötchen aus drei Schichten (zellfreie zentrale Zone mit Quarzpartikeln und Bindegewebe; mittlere Zone mit Fibroblasten und Kollagen; äußere Zone mit Makrophagen, Fibroblasten und freiem Quarz). Die Größe der Knötchen beträgt 1 – 10 mm (v. a. in den Lungenoberfeldern lokalisiert). Starke Exposition führt zur Ausbildung einer Pleurabrose mit Verdickung und Schwellung/Fibrosierung regionaler Lymphknoten.
- **Pathophysiologie:** Variable Funktionsausfälle (häufig erst bei ausgeprägten Befunden) mit restriktiver oder kombiniert restriktiv-obstruktiver Ventilationsstörung. Die diffuse Fibrosierung führt zu Gasaustauschstörungen mit Hypoxämie unter Belastung, später auch in Ruhe. Final kann es zur Ausbildung eines Cor pulmonale chronicum durch chronische Hypoxämie, Architekturstörung der Gefäße und Gefäßkompression durch Silikoseknoten kommen.

Klinik

- Trockener Husten, Belastungsdyspnoe; bei akuter Silikose rasch progrediente Dyspnoe mit Ausbildung einer respiratorischen Insuffizienz und Tod im Lungenversagen.
- *Hinweis:* Je kürzer die klinische Latenz, desto stärker die Symptomatik und um so rascher der Verlauf!

Diagnostik

- *Achtung:* Zur Diagnosestellung reicht die Kombination einer gesicherten Exposition in der Anamnese (Berechnung oder Schätzung der Arbeitsplatzbelastung) und einer typischen Röntgenmanifestation!
- **Labor:** Vermehrtes Auftreten von Immunphänomenen (Hypergammaglobulinämie, antinukleäre Antikörper, Rheumafaktor, zirkulierende Immunkomplexe).
- **Röntgenbefunde** (Veränderungen liegen bei Symptombeginn in jedem Fall bereits vor):
  - Beidseitige noduläre Verdichtungen mit Betonung der Oberfelder (Durchmesser 1 – 10 mm) mit identischer Dichte.
  - Konfluenz größerer Granulome zu Konglomerattumoren in den Mittel-/Oberfeldern.
  - Begleitende retikuläre Zeichnungsvermehrung mit Zwerchfellhochstand.
  - Vergrößerung hilärer und mediastinaler Lymphknoten im Abflußgebiet der Parenchymveränderungen.
  - Verkalkung von Granulomen und Lymphknoten (typische eierschalenartige Verkalkungsstrukturen).
  - Scharf begrenzte Knoten (Caplan-Syndrom).
  - Oberfelderbetonte Kavernen mit umgebendem Infiltrat (Silikotuberkulose).

18.1 Anorganische Pneumokoniosen: Silikose

➤ **Röntgenklassifikation der International Labour Organisation** (ILO-Klassifikation, s. Tab. 68 und Abb. 47–49): Sie gilt für alle Pneumokoniosen und wird insbesondere in der Arbeitsmedizin und medizinischen Begutachtung verwendet. Durch Einführung von Symbolen ist eine differenzierte, erschöpfende Kurzbeurteilung aller möglichen Röntgenphänomene möglich.

Tabelle 68 ILO-Klassifikation der Pneumokoniosen

	Code	Definition
rundliche kleine Schatten		
Typ	pqr	die Herde werden eingeteilt nach dem ungefähren Durchmesser der vorherrschenden Schatten. *p:* rundliche Schatten $\varnothing \leq 1{,}5$ mm *q:* rundliche Schatten $\varnothing\ 1{,}5-3$ mm *r:* rundliche Schatten $\varnothing\ 3-10$ mm
Streuung	0/- 0/0 0/1	*Kategorie 0:* kleine rundliche Schatten fehlen oder sind weiter gestreut als in Kategorie 1
	1/0 1/1 1/2	*Kategorie 1:* kleine rundliche Schatten eindeutig vorhanden, aber gering an Zahl
	2/1 2/2 2/3	*Kategorie 2:* zahlreiche kleine rundliche Schatten. Die normale Lungenzeichnung ist gewöhnlich noch sichtbar
	3/2 3/3 3/4	*Kategorie 3:* sehr zahlreiche kleine rundliche Schatten. Die normale Lungenzeichnung ist teilweise oder ganz verdeckt
Verbreitung	RO, RM, RU, LO, LM, LU	anzugeben sind die Felder, in denen die Schatten lokalisiert sind. Jede Seite wird horizontal im Ober-, Mittel- und Unterfeld gedrittelt
unregelmäßige kleine Schatten		
Typ	stu	da die Schatten unregelmäßig sind, können die Maße für die kleinen rundlichen Schatten nicht angewandt werden. In grober Entsprechung werden 3 Typen unterschieden. *s:* feine unregelmäßige oder lineare Schatten *t:* mittelgrobe, unregelmäßige Schatten *u:* grobe (klecksige) unregelmäßige Schatten
Streuung		Die Kategorie der Streuung beruht auf der Beurteilung der Schattenkonzentration in den betroffenen Lungenfeldern. Die Standardfilme sind jeweils Beispiele aus Kategoriemitte
	0/- 0/0 0/1	*Kategorie 0:* kleine unregelmäßige Schatten fehlen oder sind weiter gestreut als in Kategorie 1

Fortsetzung ▶

18.1 Anorganische Pneumokoniosen: Silikose

Tabelle 68 (Fortsetzung)

	Code	Definition
unregelmäßige kleine Schatten		
	1/0 1/1 1/½	*Kategorie 1:* kleine unregelmäßige Schatten eindeutig vorhanden, aber gering an Zahl
	2/1 2/2 2/3	*Kategorie 2:* zahlreiche kleine unregelmäßige Schatten. Gewöhnlich ist die normale Lungenzeichnung teilweise verdeckt
	3/2 3/3 3/4	*Kategorie 3:* sehr zahlreiche kleine unregelmäßige Schatten. Die normale Lungenzeichnung ist nicht mehr sichtbar
Verbreitung	RO, RM, RU, LO, LM, LU	anzugeben sind die Felder, in denen die kleinen unregelmäßigen Schatten lokalisiert sind. Jede Seite wird wie bei den kleinen rundlichen Schatten in Ober-, Mittel- und Unterfeld geteilt
Gesamtstreuung der kleinen Schatten	1/0 1/1 1/½ 2/1 2/2 2/3 3/2 3/3 3/4	wenn beide Typen der kleinen Schatten eindeutig vorhanden sind, wird die Streuung für jeden Typ getrennt angegeben. Danach wird die Gesamtstreuung für die kleinen Schatten festgelegt, als ob sie nur einem Typ, entweder dem rundlichen oder dem unregelmäßigen, entspräche
Größe	A, B, C	*Kategorie A:* Schatten ⌀ 1–5 cm oder mehrere solche Schatten, deren größte Durchmessersumme 5 cm nicht überschreitet
		Kategorie B: ein oder mehrere Schatten, größer und zahlreicher als A, deren Summe das Flächenäquivalent des rechten Oberfeldes nicht überschreitet
		Kategorie C: ein oder mehrere Schatten, deren Flächensumme das Äquivalent des rechten Oberfeldes überschreitet
Typ	wd, id	neben der Größenangabe A, B oder C werden die Abkürzungen wd und id zur Kennzeichnung benutzt, ob die Schatten scharf (wd) oder unscharf (id) begrenzt sind
Pleuraverdickung		
kostophrenischer Winkel	RL	die Obliteration des kostophrenischen Winkels wird getrennt von anderen Pleuraverdickungen angegeben. Ein Standardfilm für den unteren Grenzwert ist vorgesehen

18.1 Anorganische Pneumokoniosen: Silikose

Tabelle 68 (Fortsetzung)

	Code	Definition
Brustwand und Zwerchfell		
Lokalisation	RL	
Dicke	a, b, c	*Grad a:* ≤ 5 mm dick im breitesten Teil der Schatten *Grad b:* 5–10 mm dick im breitesten Teil der Schatten *Grad c:* > 10 mm dick im breitesten Teil der Schatten
Verbreitung	0, 1, 2	*Grad 0:* nicht vorhanden oder weniger als Grad 1 *Grad 1:* uni- oder multilokuläre Pleuraverdickung, deren Gesamtlänge nicht die Hälfte der Länge einer seitlichen Brustwandprojektion überschreitet. Der Standardfilm präsentiert den unteren Grenzwert von Grad 1 *Grad 2:* uni- oder multilokuläre Pleuraverdickung, deren Gesamtlänge größer ist als die Hälfte der Länge einer seitlichen Brustwandprojektion
Zwerchfellunschärfe	RL	der untere Grenzwert beträgt ein Drittel der betroffenen Zwerchfellhälfte. Ein Standardfilm für den unteren Grenzwert ist vorgesehen
unscharfe Herzkontur	0, 1, 2, 3	*Grad 0:* keine Unschärfen bis zu einem Drittel des Äquivalents des linken Herzrandes *Grad 1:* zwischen ein und zwei Dritteln des Äquivalents der Länge des linken Herzrandes *Grad 2:* zwischen zwei und drei Dritteln des Äquivalents der Länge des linken Herzrandes *Grad 3:* Mehr als die Länge des Äquivalents des linken Herzrandes
Pleuraverkalkungen		
Lokalisation, Zwerchfell, Brustwand, andere	RL	
Verbreitung	0, 1, 2, 3	*Grad 0:* keine sichtbaren pleuralen Verkalkungen *Grad 1:* eine oder mehrere Pleuraverkalkungen mit größter Durchmessersumme bis zu 2 cm *Grad 2:* eine oder mehrere Pleuraverkalkungen mit größter Durchmessersumme zwischen 2 und 10 cm *Grad 3:* eine oder mehrere Pleuraverkalkungen mit größter Durchmessersumme über 10 cm

18.1 Anorganische Pneumokoniosen: Silikose

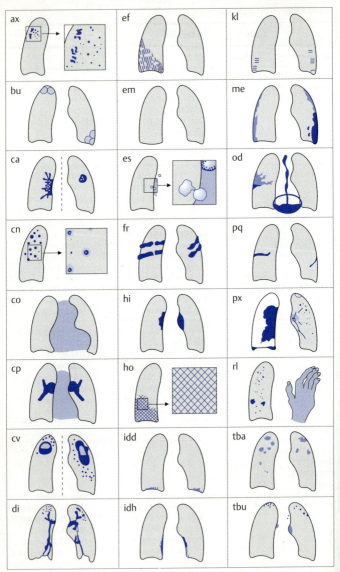

Abb. 47 ILO-Klassifikation der Röntgenveränderungen bei Pneumokoniosen: Kodierung der Bildsymbole (aus: Bohlig et al.: Praxis Pneumol. 35 (1981) 1134)

18.1 Anorganische Pneumokoniosen: Silikose

- **Lungenfunktionsprüfung:** Wenig sensitiv und spezifisch, da die Veränderungen spät einsetzen und sehr variabel sind; früheste Veränderung ist der Abfall der statischen pulmonalen Compliance, Gasaustauschstörungen sind prognostisch wegweisend.
- **Lungenbiopsie** (die Indikation zur Biopsie ist nur gegeben bei unsicherer Expositionsanamnese oder untypischem Röntgenbefund!):
  - *Transbronchiale Biopsie:* Nur in 50% der Fälle diagnosesichernd.
  - *Chirurgische Biopsie (videoassistierte Thorakoskopie,* s. S. 575): Definitive Diagnosesicherung durch Nachweis eines typischen hyalinen Knötchens oder von Quarz (Röntgenspektralanalyse bzw. Elektronenmikroskopie, der Nachweis doppelbrechender Kristalle in der Lichtmikroskopie ist nicht ausreichend!).

Differentialdiagnose

- **Noduläre, nodöse Veränderungen:** Bronchialkarzinom (s. S. 297), Sarkoidose (s. S. 335), Tuberkulose (s. S. 250), Metastasen (s. S. 331), Vaskulitis (s. S. 360–371).
- **Retikuläre Zeichnungsvermehrung:** Fibrosierende Alveolitiden (s. S. 339), Lymphangiosis carcinomatosa, andere Pneumokoniosen (s. S. 391 ff.).
- **Lymphknotenvergrößerungen mit eierschalenartiger Verkalkung:** Sarkoidose (s. S. 335), Tuberkulose (s. S. 250), pathogene Pilze (s. S. 247).

◀ Symbole zu Abbildung 47

ax	beginnende Verschwielung kleiner rundlicher Staublungenschatten	*hi*	Vergrößerung hilärer oder mediastinaler Lymphknoten
bu	bullöses Emphysem	*ho*	Honigwabenlunge
ca	Krebs der Lunge oder Pleura	*idd*	Zwerchfellunschärfe
cn	Verkalkungen in kleinen Staublungenschatten	*idh*	Herzunschärfe
co	Anomalie von Herzgröße oder Form	*kl*	Septum-(Kerley-)Linien
		me	Pleuraverdickung, Mesotheliom
cp	Cor pulmonale	*od*	andere Erkrankungen von Bedeutung, wie operative oder traumatische Veränderungen der Brustwand, Bronchiektasen usw.
cv	Höhlenbildungen		
di	deutliche Distorsion intrathorakaler Organe		
		pq	nichtverkalkte (hyaline) Pleuraplaques
ef	Pleuraerguß	*px*	Pneumothorax
em	deutliches Emphysem	*rl*	Staublungen mit rheumatischer Komponente (Caplan-Syndrom)
es	Eierschalenverkalkungen in hilären oder mediastinalen Lymphknoten		
		tba	wahrscheinlich aktive Tuberkulose
fr	Pleuraverkalkungen	*tbu*	Tuberkulose ohne sichere Aktivität (außer tuberkulöse Primärkomplexe)

18.1 Anorganische Pneumokoniosen: Silikose

kleine Lungenschatten

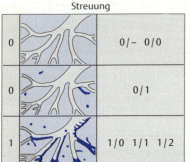

Streuung			Beispiele für gemischte Formen
0		0/– 0/0	qq
0		0/1	qt
1		1/0 1/1 1/2	tq
2		2/1 2/2 2/3	tt
3		3/2 3/3 3/+	

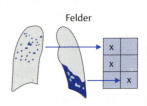

Felder

Form und Größe

rundlich		mm	unregelmäßig	
p		<1,5		s
q		1,5–3		t
r		3–10		u

große Lungenschatten

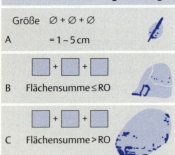

Größe ∅ + ∅ + ∅

A = 1–5 cm

B Flächensumme ≤ RO

C Flächensumme > RO

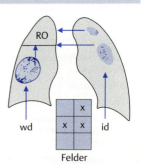

RO

wd   id

Felder

Abb. 48 ILO-Klassifikation der Röntgenveränderungen bei Pneumokoniosen: Kodierung der Lungenschatten

18.1 Anorganische Pneumokoniosen: Silikose

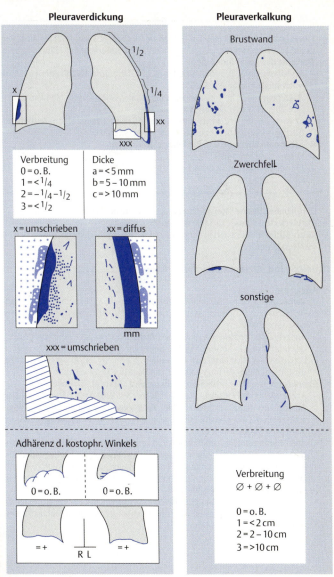

Abb. 49 ILO-Klassifikation der Röntgenveränderungen bei Pneumokoniosen: Kodierung der Pleuraveränderungen

18.1 Anorganische Pneumokoniosen: Silikose

Therapie

- **Fibrosierung:** Hier ist keine Einflußnahme möglich, Ausnahme ist die therapeutische bronchoalveoläre Lavage bei akuter Silikoproteinose (s. S. 376).
- **Therapie der Komplikationen:**
  - *Mykobakteriose* (Tuberkulose oder nicht tuberkulöse Mykobakterien): Antimikrobielle Therapie, s. S. 265.
  - *Bakterielle oder mykotische Superinfektion (Aspergillom):* Medikamentöse (s. S. 209, 217) oder chirurgische Therapie.
  - *Respiratorische und ventilatorische Insuffizienz:* Sauerstofflangzeitbehandlung und intermittierende Heimbeatmung (s. S. 517).
- **Konsequente Therapie von Begleiterkrankungen:**
  - Kollagenose, s. S. 348 ff.
  - Chronisch obstruktive Bronchitis, s. S. 169.

Prognose

- **Chronische Silikose:** Meist keine Einschränkung der Lebenserwartung.
- **Akzelerierte Silikose:** Variable Prognose.
- **Akute Silikose:** Meist Tod in der respiratorischen Insuffizienz nach Monaten bis wenigen Jahren.

Arbeits- und sozialmedizinische Aspekte

- **Allgemein:**
  - *Voraussetzungen zur Annahme einer Berufserkrankung:* Diagnose des Gesundheitsschadens (Klinik, Lungenfunktionsverlust), wahrscheinlicher Ursachenzusammenhang.
  - *Eintreten des Versicherungsfalls:* Berufliche Einwirkungen sind die Ursache der regelwidrigen Befunde (Beschreibung im Anhang 1 zur BeKV).
  - *Eintreten des Leistungsfalls:* Behandlungsbedürftigkeit/Arbeitsunfähigkeit; die Entschädigung erfolgt auf der Grundlage der MdE-Schätzung.
- **Anerkannte Berufskrankheiten (Silikose und Silikotuberkulose):**
  - *Anerkennung und Entschädigung der Silikose (Nr. 4101 BeKV):* Allein nach dem Ausmaß der kardiorespiratorischen Funktionsstörung und dem radiologischen Befund (ILO-Klassifikation: im Allgemeinen Streuungskategorie 3 oder Schwielen [Kategorie B, C]).
  - *Anerkennung und Entschädigung der Silikotuberkulose (Nr. 4102 BeKV):* Mikrobiologische oder histologische Diagnose der Infektion bei vorliegender Silikose. Bis zur Abheilung, danach Entschädigung als Silikosefolge. Dies gilt auch bei extrapulmonaler Tuberkulose, soweit pulmonale Manifestation (auch Residuen) nachweisbar sind.
  - *Anerkennung und Entschädigung eines Narbenkarzinoms:* Nur bei histologisch gesichertem engem räumlichen Zusammenhang mit einem Silikoseknoten von mindestens 1 cm Durchmesser.

18.2 Anorganische Pneumokoniosen: Asbestose

Grundlagen

- **Definition:** Disseminiert verteilte, interstitielle, alveolarseptale und peribronchioläre Lungenfibrose mit Obliteration des pulmonalen Kapillarbettes bei Vorhandensein von Asbestkörperchen oder Asbestfasern.
- **Epidemiologie, Vorkommen:**
  - Asbest kommt ubiquitär vor. Autopsiefeldstudien zeigen vereinzelte Asbestkörperchen in geringer Anzahl bei 30% aller Menschen. Die Lungenasbestose tritt nur auf bei beruflichem oder engem Umweltkontakt in der Nähe von Förderanlagen oder verarbeitender Industrie.
  - Die Latenz zwischen Expositionsbeginn und Diagnose beträgt im Median 30 Jahre, minimal 10 Jahre, maximal 60 Jahre.
- **Ätiologie:**
  - *Asbest:* Faserförmiges, mineralisches Silikat mit Magnesiumanteilen. Alle Formen sind pathogen. Überwiegend (zu 94%) wurde Weißasbest (Chrysotil) eingesetzt, seltener Blauasbest (Krokydolith), Braunasbest (Amosit) und der finnische Antophyllit.
  - *Voraussetzung zur Krankheitsinduktion* (nach Inhalation): Länge $> 5\,\mu m$, Durchmesser $< 3\,\mu m$, Verhältnis Länge : Durchmesser $> 3 : 1$. (Asbestkörperchen sind mikroskopisch braune bis orange Fasern mit streichholzartiger Form und einer Länge von 50–100 μm).
  - *Berufe mit Asbestexposition:* Asbestförderung (Südafrika, Tschechische Republik), Fertigung und Verarbeitung von Isolationsmaterial, Asbestzement, feuerfestem Material, feuerfesten Textilien und Papier, Verstärkung von Kunststoffen, Filtration alkoholischer Getränke und Medikamente.
  - Eine geringe Exposition ist ausreichend zur Induktion eines Mesothelioms, andere Formen treten nur bei starker Exposition auf (die Krankheitsausprägung der nicht tumorösen Erkrankungen korreliert mit der Schwere der Exposition).
- **Pathogenese:**
  - Die alveoläre Asbestdeposition induziert eine zelluläre Entzündung durch Makrophagen und neutrophile Granulozyten, deren freigesetzte lysosomale Enzyme fibrogen wirken. Der frustrane Versuch des zellulären Abbaus wirkt entzündungsunterhaltend.
  - Vom Alveolarraum werden die Fasern in den subpleuralen Raum transportiert und von dort in den Pleuraspalt (mit lebenslanger Deposition).
- **Mögliche Folgekrankheiten:**
  - *Parenchym:* Asbestose, Rundatelektase.
  - *Pleura:* Benigner Pleuraerguß (früheste Manifestation), hyaline Pleuraplaques, verkalkte Pleuraplaques, diffuse Pleurafibrose und diffuses malignes Mesotheliom.
  - *Assoziierte Erkrankungen:* Bronchialkarzinom, malignes peritoneales Mesotheliom.
- **Pathophysiologie:** Gleichsinnige Verkleinerung der Lungenvolumina im Sinne einer restriktiven Ventilationsstörung in der Spirographie und der Pneumotachographie. Im Verlauf Störung des Gausaustausches mit Entwicklung einer Belastungshypoxämie, später Ruhehypoxämie. Erniedrigte Diffusionskapazität für CO (T_{LCO}).

18.2 Anorganische Pneumokoniosen: Asbestose

Klinik

➤ Dyspnoe, zunächst nur bei Belastung, später auch in Ruhe.

Diagnostik

➤ **Diagnostische Kriterien:**
  – *Hauptkriterien:*
    • Zuverlässige Expositionsanamnese (Berechnung der „Asbestfaserjahre" durch Produkt von gemessener oder angenommener Arbeitsplatzkonzentration mit der Anzahl der Expositionsjahre); als klinisch relevant gelten mehr als 25 Faserjahre.
    • entsprechendes Latenzintervall zwischen Exposition und Diagnosestellung/Beschwerdebeginn.
  – *Nebenkriterien:* Typischer Röntgenbefund (s.u.), restriktive Lungenfunktionsstörung mit erniedrigter Diffusionskapazität für CO (s.o. Pathophysiologie), spätinspiratorische Rasselgeräusche über der Lungenbasis.
➤ **Klinischer Befund:** Spätinspiratorische Rasselgeräusche (initial v.a. in der mittleren Axillarlinie basal über dem Zwerchfell hörbar). Später Entwicklung von Trommelschlegelfingern bei respiratorischer Insuffizienz mit Zyanose und Zeichen des Cor pulmonale.
➤ **Röntgenbefund (s. Abb. 50):**
  – Beidseits in den Unterlappen retikuläres interstitielles Muster.
  – Seltener: Diffus noduläres Muster, umschriebene Pleuraverdickungen (Plaques), umschriebene Pleuraverkalkungen oder diffuse Pleuraverdickung.

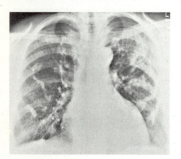

Abb. 50 Asbestose mit typischen scholligen, pleuralen Verkalkungen, 62jähriger Mann

➤ **Lungenfunktionsprüfung:** Siehe Pathophysiologie.
➤ **Quantitative pulmonale Asbestanalyse:**
  – *Indikation:* Geplante Anerkennung als entschädigungspflichtige Berufserkrankung (keine Relevanz für die klinische Diagnostik).
  – *Vorgehen, Prinzip:* Veraschung eines chirurgisch, minimal-invasiv oder mittels Obduktion gewonnenen Parenchymwürfels (1 cm Kantenlänge) und Auszählung der darin enthaltenen Asbestfasern.
  – *Aussage:* Klinisch relevant bei Überschreiten einer akzeptierten Grenzkonzentration.

18.2 Anorganische Pneumokoniosen: Asbestose

Differentialdiagnose

- **Lungenasbestose:** Idiopathische Lungenfibrose, exogen allergische Alveolitis, Kollagenose, Sarkoidose, Lymphangiosis carcinomatosa, Strahlenpneumonie, Silikose (bevorzugt Lungenoberfelder).
- **Pleuraasbestose:**
  - *Plaques einseitig:* Pleurametastase, benignes Mesotheliom, malignes Mesotheliom, Lymphom, Myelom, infektbedingte Pleurafibrose, Traumafolge, abheilende Rippenfraktur, Sklerodermie, rezidivierende Mineralölaspiration.
  - *Plaques beidseitig:* Keine Differentialdiagnose.

Therapie

- Es existiert keine wirksame Therapie, die Erkrankung schreitet auch nach Expositionsende fort. Steroide sind wirkungslos.
- Im Spätstadium Sauerstofflangzeittherapie und/oder intermittierende Selbstbeatmung (s. S. 517).

Prognose

- Nach massiver Exposition Progredienz bis zur chronisch respiratorischen Insuffizienz.
- Das Mesotheliomrisiko beträgt etwa 20%, das Bronchialkarzinomrisiko ist nur bei gleichzeitigem Zigarettenrauchen stark erhöht.

Arbeits- und sozialmedizinische Aspekte

- **Ärztlich anzeigepflichtig und entschädigungswürdig:**
  - Lungenasbestose oder durch Asbest verursachte Erkrankungen der Pleura (Nr. 4103 BeKV).
  - Lungenkrebs in Verbindung mit Lungenasbestose oder Pleuraasbestose bei einer kumulativen Faserstaubdosis von mindestens 25 Faserjahren am Arbeitsplatz (Nr. 4104 BeKV).
  - Durch Asbest verursachtes Mesotheliom der Pleura, des Peritoneums oder des Perikards (Nr. 4105 BeKV).

18.3 Andere anorganische Pneumokoniosen

Grundlagen

- **Definition:** Akut entzündliche oder chronisch-fibrotische Reaktionen des Lungenparenchyms auf quarz- und asbeststaubfreie anorganische Stäube.
- **Epidemiologie, Vorkommen:** Überwiegend von historischer Bedeutung, soweit die maximalen Arbeitsplatzkonzentrationen eingehalten werden. Vorkommen lediglich in wenigen, spezifischen Berufen (nicht in der Allgemeinbevölkerung).
- **Ätiologie und Pathogenese:**
  - *Inerte Stäube,* die nach Partikelinhalation lediglich im Lungenparenchym deponiert werden ohne entzündlich-fibrotische Reaktion und ohne funktionelle Folgen: Talkum (Steatit, wasserhaltiges Magnesiumsilikat), Kaolin (kristallines Aluminiumsilikat, weißer Ton zur Porzellanherstellung), Eisen, Zinn, Schwerspat, Antimon. (Verunreinigungen mit Quarz [Talkum, Kaolin] oder Asbest [Talkum] können als Mischstaubsilikose oder Mischstaubasbestose pathogen wirken).
  - *Akut entzündlich wirkende Stäube,* einhergehend mit Bronchitis, Bronchopneumonie oder toxischem Lungenödem nach massiver Exposition: Aluminium, Beryllium, Kadmium, Nickelcarbonyl, Thomasschlacke (Mangan, Braunstein und Vanadium).
  - *Fibrogene Stäube,* die im allgemeinen zu benignen (stationären) Lungenfibrosen führen (in wenigen Einzelfällen progrediente, letal verlaufende Lungenfibrose): Aluminium (Aluminose), Beryllium (Berylliose – identisches Krankheitsbild wie die chronische Sarkoidose), Zahntechnikermischstaubpneumokoniose (Lungenfibrose durch Schleifen und Polieren von Zahnersatzwerkstücken), Hartmetalle (Wolfram, Titan, Tantal, Molybdän, Chrom und Vanadium mit Kobalt, Nickel oder Eisen als Bindemittel).
- **Pathophysiologie:**
  - *Inerte Stäube:* Keine funktionellen Veränderungen.
  - *Akut entzündlich wirkende Stäube:* Deutliche Restriktion mit z.T. schwerer Gasaustauschstörung (Hypoxämie mit Hyperventilation).
  - *Fibrogene Stäube:* Typische restriktive Ventilationsstörung (meist mäßig ausgeprägt).

Klinik

- **Inerte Stäube:** Fehlende Symptomatik und Befunde.
- **Akut entzündlich wirkende Stäube:** Bild einer akuten Bronchitis oder Bronchopneumonie bis hin zur akuten respiratorischen Insuffizienz mit Fieber, Luftnot und unproduktivem Husten.
- **Fibrogene Stäube:** Belastungsdyspnoe, trockener Husten, beidseits basal endinspiratorische, feine Rasselgeräusche (inkonstant).

18.3 Andere anorganische Pneumokoniosen

Diagnostik

- **Diagnostische Kriterien:** Typische Anamnese (quantative Arbeitsplatzbelastung), Röntgen- sowie Funktionsbefund.
- **Röntgenbefund:**
  - *Inerte Stäube:* Mikronoduläre, basal betonte, beidseitige Zeichnungsvermehrung.
  - *Akut entzündlich wirkende Stäube:* Normalbefund oder lobuläre Infiltrate bis hin zum Bild des nicht kardiogenen Lungenödems.
  - *Fibrogene Stäube:* Retikulo-noduläre Zeichnungsvermehrung bis hin zum Bild der Fibrose (Bronchomegalie, Parenchymschrumpfung, grobsträhnige Zeichnungsvermehrung).
- **Lungenfunktionsbefund** (s. a. Pathophysiologie):
  - Diskrepanz zwischen meist deutlichen Röntgenveränderungen und fehlenden Funktionsausfällen; die statische pulmonale Compliance ist der sensitivste Parameter.
  - Bei fibrogenen Stäuben gleichsinnige Reduktion statischer und dynamischer Volumina.
- **Lungenbiopsie:**
  - *Indikation:* Lediglich im Begutachtungsfall (zur klinischen Diagnosestellung nicht notwendig).
  - *Vorgehen, Prinzip:* Chirurgische Biopsie notwendig (transbronchiale Biopsie meist nicht diagnostisch ausreichend).
  - *Aussage:* Quantitative Auswertung erforderlich, da eine geringe Deposition auch in der Allgemeinbevölkerung vorhanden ist.
- **Labordiagnose der Berylliose** (s. S. 95): Lymphozytentransformationstest (dosisabhängige Stimulierbarkeit von T-Lymphozyten im peripheren Blut und der bronchoalveolären Lavage durch Berylliumsulfat).

Differentialdiagnose

- Silikose, Asbestose: Kann bei Verunreinigungen vorliegen (Talkum, Kaolin, Zahntechnikerstäube, andere Mischstäube).
- Sarkoidose: Von Berylliose nicht zu unterscheiden (s. S. 335).
- Andere fibrosierende Alveolitiden, organische Pneumokoniose und Lymphangiosis carcinomatosa.

Therapie

- Beendigung der Exposition.
- Chronische Berylliose: Behandlungsversuch mit Glukokortikosteroiden (initial 0,7 mg/kg KG) wie bei Sarkoidose (s. S. 335).
- Wirksame Prophylaxe durch Atemschutzgeräte und Einhalten der Grenzwerte für die maximale Arbeitsplatzkonzentration (MAK).

Prognose

- Vitale Gefährdung nur durch massive, akute Exposition.
- Die chronischen Pneumokoniosen neigen nicht zur Progredienz (Ausnahme: Hartmetallstaublunge bei starker, fortgesetzter Exposition).

18.3 Andere anorganische Pneumokoniosen

Arbeits- und sozialmedizinische Aspekte

- ▶ **Anerkannte Berufserkrankungen im Sinne der Anlage 1 zur BeKV:**
  - *Hartmetall:* Lungenfibrose (Nr. 4107 BeKV).
  - *Thomasschlackenlunge* (Nr. 4108 BeKV).
  - *Berylliose* (Nr. 1110 BeKV).
  - *Cadmium:* Bronchitis, Bronchopneumonie, Lungenödem durch Cadmium (Nr. 1104 BeKV).
  - *Chrom und Chromverbindungen:* Rhinitis, Bronchitis, Schleimhautulzeration (Nr. 1103 BeKV).
  - *Arsen:* Nasopharyngitis, Bronchitis und allgemeine Intoxikation (Nr. 1108 BeKV).
  - *Fluor und seine Verbindungen:* Rhinitis, Bronchitis und allgemeine Intoxikation durch (Nr. 1308 BeKV).
  - *Mangan, Vanadium:* Bronchitis, Bronchopneumonie und allgemeine Vergiftung durch (Nr. 1105, 1107 BeKV).
  - *Aluminium:* Atemwegs- und Lungenerkrankungen (Nr. 4106).
- ▶ **Anerkannte maligne Tumoren, verursacht durch karzinogene Stäube:** Bronchialkarzinom durch Chrom- (Nr. 1103), Arsen- (Nr. 1108) oder Nickelverbindungen (Nr. 4109) bzw. durch radioaktive Stäube (Nr. 2402) oder Kokereigase (Nr. 4110).

18.4 Byssinose

Grundlagen

- **Definition:** Akuter Bronchospasmus bei der Verarbeitung von Rohbaumwolle, Flachs oder Sisal. (Im weiteren Sinne chronische Bronchitis nach Langzeitkontakt mit diesen Pflanzen).
- **Epidemiologie, Vorkommen:** Das Krankheitsbild ist seit 250 Jahren bei Arbeitern in der Baumwoll- und Flachsindustrie bekannt; durch Globalisierung der Industrie heute überwiegend in Entwicklungsländern.
- **Ätiologie und Pathogenese:**
  - Durch niedermolekulare Peptide (Endotoxin, Serotonin und Serotoninrezeptor-Agonisten) kontaminiertes Rohmaterial führt pathologisch-anatomisch nach Langzeitexposition zum Bild einer chronischen Bronchitis mit hypertrophierten submukösen Drüsen und hyperplastischen Becherzellen (auch bei Nichtrauchern).
  - Gereinigte, gewaschene Baumwolle ist daher ungefährlich.
  - *Unterschiede zur asthmatischen Reaktion:* Nicht IgE-vermittelt, lange Latenz von 90–120 Minuten nach Expositionsbeginn, Tachyphylaxie nach regelmässig wiederholter Exposition.
- **Pathophysiologie:**
  - *Akutreaktion:* Bronchospasmus mit erniedrigter relativer Einsekundenkapazität, erhöhtem Atemwegswiderstand und reduzierten exspiratorischen Flüssen über das gesamte forcierte Exspirationsmanöver.
  - *Chronisches Bild:* Zunehmende exspiratorische Flußeinschränkung.

Klinik

- **„Monday disease":** Die Beschäftigten klagen am ersten Arbeitstag nach einer Arbeitspause über Luftnot mit dem Gefühl, nicht durchatmen zu können. Die Symptomatik bessert sich bei fortlaufendem Kontakt und tritt nach einer längeren Arbeitspause erneut auf.
- Bei Dauerkontakt über Jahre Entwicklung von produktivem Husten und langsam zunehmender Belastungsdyspnoe (rezidivierende eitrige Bronchitiden als Komplikationen).

Diagnostik

- **Diagnostisch wegweisend:** Typische Symptomatik, Kontakt mit dem pflanzlichen Rohmaterial.
- **Arbeitsplatzbezogener Provokationstest:** Indiziert in Zweifelsfällen mit engmaschiger Lungenfunktionsprüfung.
- **Klinischer Befund:** Auskultationsbefunde der Bronchospastik sind nur nach aktueller Exposition nachweisbar; im Intervall klinische Normalbefunde, unauffälliges Röntgenbild und normaler endoskopischer Befund.

Differentialdiagnose

- Berufsasthma (s. S. 154).
- Exogen allergische Alveolitis: Restriktive Ventilationsstörung, Allgemeinsymptome (s. S. 342).

18.4 Byssinose

Therapie

- **Prävention** durch Ersatz von Baumwolle durch Synthetikmaterial, maschinelle Reinigung der Rohfasern, arbeitsmedizinische Überwachung.
- Inhalative Kortikosteroide und Bronchospasmolytika sind nur teilweise wirksam.
- Behandlung der chronischen Form wie bei chronischer Bronchitis (s. S. 169).

Prognose

- Keine Langzeitfolgen der Akutreaktion, die chronische Form ist langsam progredient bis hin zur chronischen Ateminsuffizienz.

Arbeits- und sozialmedizinische Aspekte

- In Deutschland erfolgt aufgrund fehlender Exposition keine Anerkennung als Berufskrankheit.

18.5 Schäden durch Chemikalien

Grundlagen

- **Definition:** Akute oder subakute bronchopulmonale Schädigung durch Inhalation gas- oder partikelförmiger Chemikalien.
- **Epidemiologie, Vorkommen:** In erster Linie bei beruflichen Unfällen in Industrie und Landwirtschaft. (Auswirkungen kurzfristiger Überschreitungen von festgesetzten Grenzwerten [z.B. Ozon] sind schwer zu bewerten).
- **Pathogenitätsfaktoren:**
  - Fremdstoffkonzentration in der Atemluft.
  - Toxizität und Irritabilität der Substanz: Wasserlösliche Inhalate werden überwiegend bereits in den oberen Atemwegen resorbiert, sodaß die unteren Atemwege und Alveolen weitgehend verschont werden. Stark schleimhautreizende Substanzen lösen sofortige Schutzreflexe aus. Die unteren Atemwege bleiben verschont. Wenig irritierende Gase schädigen dagegen die oberen und unteren Atemwege sowie den Alveolarapparat mit einer Latenz von Stunden bis Tagen.
  - Individuelle Disposition, z.B. vorbestehende bronchopulmonale Schäden (Asthma, Bronchitis, Emphysem).
- **Pathogene Hauptmechanismen:**
  - *Oxidativ wirkende Gase* (Stickoxide, Ozon, Chlorgas): Unmittelbare Schädigung des Zellstoffwechsels von Bronchial- und Alveolarepithelien mit Struktur- und Funktionsverlust von Proteinen und Enzymen, Bildung freier Sauerstoffradikale und Verlust von SH-Gruppen.
  - *Säuren und Basen* (HCl, SO_2, Schwefelsäure, Ammoniak): Veränderung des intrazellulären pH-Werts mit Proteindenaturierung und Zellnekrose, erhöhte Membranpermeabilität.
- **Pathologisch-anatomische Folgen:** Schleimhautödem, schwere Entzündung von Bronchialwand und Lungeninterstitium, Verlust der mukoziliären Clearance, Verlust von Typ I-Pneumozyten, Proliferation von Typ II-Pneumozyten, Bronchiolitis obliterans und interstitielle Fibrose.
- **Pathophysiologie:** Je nach dominierender Reaktionsform zentrale (Reizgase) bzw. periphere Obstruktion, restriktive Ventilationsstörung (Bronchiolitis obliterans) bzw. akutes respiratorisches Versagen (Lungenödem) mit schwerer Hypoxämie bei alveolärer Hyperventilation.

Klinik, klinischer Befund

- **Wasserlösliche Reizgase** (z.B. Salzsäure, Ammoniak): Larynxödem, zentrale Schleimhautverätzungen, nur bei massiver Exposition ödematöse Bronchitis und Lungenödem (vitale Gefährdung in der Initialphase, auch durch Verätzungen der Haut und der nasopharyngealen Schleimhäute).
- **Unlösliche Reizgase** (z.B. Chlorgas, Rauchgas, Cadmium, Zink, Osmiumtetroxid, Paraquat und Vanadium): Schwere ödematöse Bronchitis, Bronchiolitis und Lungenödem mit Schleimhautnekrosen mit unstillbarem Husten und zunehmender Luftnot.
  - *Chlorgas:* Kombinierte obstruktive/restriktive Ventilationsstörung.
  - *Cadmium:* Lungenemphysem mit Cor pulmonale möglich.

18.5 Schäden durch Chemikalien

- **Nicht reizende toxische Chemikalien** (z.B. Stickoxide, Phosgen, Quecksilber, Nickelcarbonyl; z.B. „Silofüller-Krankheit" nach massiver Inhalation von Stickoxiden durch Tätigkeit an oder in Futtersilos): Zweiphasiger Verlauf mit initialem Husten, Luftnot und Krankheitsgefühl, gefolgt von einer Latenz von bis zu 2 Tagen, danach akute respiratorische Insuffizienz mit Allgemeinsymptomen (Muskelschmerzen, Fieber). Bei voller Ausprägung Bild des nichtkardiogenen Lungenödems, das bei Überleben im Einzelfall nach 2–5 Wochen wiederkehren kann.

Diagnostik

- **Anamnese und klinischer Befund** sind zur notfallmäßigen Diagnosestellung meist ausreichend.
- **Röntgenbefund:**
  - Ausschließliche Schleimhautschädigung: Normalbefund.
  - Alveoläre Schädigung: Schmetterlingsförmiges Lungenödem ohne pulmonal venöse Stauung und Kardiomegalie.
  - Bronchiolitis obliterans: Überblähungszeichen oder diffuse Zeichnungsvermehrung.
  - Folgestadium, rezidivierende Exposition (Paraquat, Metalldämpfe): Diffuse interstitielle Fibrose.

Differentialdiagnose

- Bronchopulmonale Virusinfektion.
- Bronchiolitis obliterans anderer Genese (s. S. 175).
- Akute respiratorische Insuffizienz anderer Genese (Sepsis, Schock).

Therapie

- **Inhalative Kortikosteroide:** Prophylaktisch frühestmöglich nach Exposition (z.B. Dexamethason, Beclomethason), alle 10 Minuten 2 Hub bis zur kompletten Leerung des Dosieraerosols.
- **Systemische Kortikosteroide:** Bei schwerem Schleimhautödem, Bronchiolitis obliterans oder Lungenödem (Prednison 100 mg/d).
- **Frühe Tracheotomie:** Bei zentralem Schleimhautödem (Hypopharynx, Larynx, Trachea).
- **Antibiose:** Großzügige Indikationsstellung bei schweren Schleimhautläsionen (Betalaktamaseinhibitor-geschütze Aminopenizilline, z.B. Ampicillin/Sulbactam 1,5 g/8 h, oder Cephalosporin der 2. Generation, z.B. Cefuroxim, 1,5 g/8 h).
- **Endoskopisches Debridement** von Fibrinmembranen bei Schleimhautnekrosen im Folgestadium.

Prognose

- Alle Verlaufsformen bis hin zum letalen Atemnotsyndrom sind möglich.
- Bei Überleben der Akuterkrankung meist gute Prognose.
- Durch unlösliche Reizgase und nicht reizende toxische Gase kommt es über Monate bis Jahre zu Funktionseinschränkungen.
- Rarität: Progredientes Lungenemphysem nach Cadmiuminhalation.

18.6 Schäden durch Medikamente

Grundlagen

- **Definition:** Funktionelle oder morphologische pathologische Veränderungen des respiratorischen Systems durch Einnahme von Medikamenten.
- **Epidemiologie, Vorkommen:**
  - Art und Häufigkeit von pulmonalen Medikamentenreaktionen sind sehr variabel; das höchste Risiko hierfür besteht bei Zytostatika (pulmonale Reaktionen in 10–20%).
  - Reaktionsart und Wahrscheinlichkeit werden durch zugrundeliegende Erkrankungen moduliert (z. B. Intoleranz gegenüber Acetylsalicylsäure bei 5–10% der Asthmatiker).
- **Ätiologie und Pathogenese:** Betroffen sind Medikamente fast aller chemischen Gruppen (Hauptmechanismen und Wirkstoffbeispiele, s. Tabelle 69 [aktualisierte Daten: Klinische Studiengruppe GEPPI; e-mail: Pneumo.dijon@.bplanetb.fr]).
  - *Antigenwirkung, Auslösung einer Typ I-Reaktion:* Asthma durch jodhaltiges Kontrastmittel.
  - *Antigenwirkung, Auslösung einer Typ III-Reaktion:* Exogen-allergische Alveolitis durch Goldsalze.
  - *Induktion einer autoantigenen Reaktion:* Lupus erythematodes-ähnliches Syndrom durch Dihydralazin.
  - *Induktion oxidativer Gewebsschäden:* Lungenödem, Alveolitis und Fibrose durch Bleomycin.
  - *Induktion anderer Immunmechanismen:* Eosinophiles Infiltrat durch Isoniazid.
  - *Veränderungen der Koagulabilität:* Lungenembolie durch Procainamid, alveoläre Hämorrhagie durch Kumarole.
  - *Eingriff in die Mediatorenkaskade:* Asthma durch nichtsteroidale Antirheumatika.
  - *Funktioneller (Ant-) Agonismus:* Asthma durch β-Blocker.
  - *Induktion einer mediastinalen Lymphadenopathie:* Ungeklärte Pathogenese.
  - *Induktion der pulmonalen Hypertonie durch Appetitzügler:* Ungeklärte Pathogenese.
  - *Induktion eines pulmonalen Kapillarschadens durch D-Penicillamin:* Ungeklärte Pathogenese.
- **Pathophysiologie:** Alle pathologischen Funktionsmuster kommen vor, häufig als akute Obstruktion im Sinne eines Bronchospasmus. Subakut oder chronisch entstehende restriktive Ventilationsstörungen treten vor allem bei fibrosierender Alveolitis bzw. eosinophilen Infiltraten auf.

Klinik

- Die klinischen Bilder und ihre Ursachen sind in Tabelle 69 aufgelistet.

Diagnostik

- **Wichtigste Diagnosekriterien:**
  - Zeitlicher Zusammenhang zwischen Medikamenteneinnahme und Symptombeginn (bei manchen Substanzen sind Schwellendosen zu beachten: Bleomycin-Alveolitis nach einer kumulativen Dosis von mindestens 450 mg; Carmustin (BCNU)-Alveolitis nach einer kumulativen Dosis von mindestens 1000 mg/m^2.
  - Verlauf nach Absetzen der Substanz.

18.6 Schäden durch Medikamente

Tabelle 69 Medikamentenreaktionen am respiratorischen System (Aufnahme bei mehr als 10 in der Literatur berichteten Fällen; nach Foucher P., Biour M., Blayac J.P., Godard P., Sgro C., Kuhn M. et al. Drugs that may injure the respiratory system. European Resp. J. 10 (1997), 265–279

Krankheitsbild	Wirkstoffe, Substanzen
fibrosierende Alveolitis	– Acebutolol, Amiodaron, Azathioprin – BCG, Bleomycin, Busulfan – Carbamazepin, Carmustin, Chlorambuzil, Clomiphen, Cotrimoxazol, Cyclophosphamid – (Dex)fenfluramin, (Di)hydralazin – Ergotamin – Floxuridin, Fluoxetin – G(M)-CSF, Goldsalze – Hydrochlorothiazid, Hydroxyharnstoff – Interferon-α, Lomustin – Melphalan, Methotrexat, Methysergid, Mitomycin C – Nilutamid, Nitrofurantoin, Nitrosoharnstoff – Paclitaxel, D-Penicillamin, Phenytoin, Procainamid – Retinolsäure – Sulfonamide, Sulfasalazin
eosinophile Lungeninfiltrate	– ACE-Hemmer, ASS, Amiodaron – Bleomycin – Carbamazepin, Cotrimoxazol, Cyclophosphamid – Desferroxamin, Dexamethason – G(M)-CSF, Goldsalze – Imipramin, Isoniazid, Isotretinoin – Kontrastmittel (jodhaltig) – Melphalan, Mesalamin, Methotrexat, Minocyclin – Nitrofurantoin, NSAR – PAS, D-Penicillamin, Penicillin, Phenytoin, Propanolol, Propylthiouracil – Streptomycin, Sulfonamide, Sulfasalazin – Trimethoprim, Trimipramin, Tryptophan (bis 1988) – Vinblastin, Vindesin

18.6 Schäden durch Medikamente

Tabelle 69 (Fortsetzung)

Krankheitsbild	Wirkstoffe, Substanzen
Lungenödem, Lungenversagen	– ASS – Bleomycin – Carbamazepin, Carmustin, Cotrimoxazol, Cyclophosphamid, Cytarabin – Desferroxamin, Dexamethason – G(M)-GSF – Hydrochlorothiazid – Immunglobuline, Interleukin-2 – Kontrastmittel (jodhaltig) – Methotrexat, Mitomycin-C[1] – Nalbuphin – Opiate – PAS, Phenytoin, Propylthiouracil – Retinolsäure, Ritodrin – Salbutamol, Streptokinase, Sulfonamide, Sulfasalazin – Terbutalin, TNF-α, Trimethoprim – Vinblastin
Bronchospasmus	– ACE-Hemmer, ASS – Betablocker – Curare, Codein, Cyclophosphamid – Desipramin, Diclofenac – Immunglobuline, Interleukin-2, Isotretinoin – Kontrastmittel (jodhaltig) – Melphalan, Methotrexat, Morphinsulfat – Nitrofurantoin, NSAR – Paclitaxel, D-Penicillamin, Penicillin, Procainamid, Protamin – Salbutamol, Streptokinase, Sulfonamide – Thiopental, D-Tubocurarin – Vinblastin, Vindesin
Pleuraerguß	– Acebutolol – Bromocriptin – Carmustin, Clomiphen, Cyclophosphamid – (Di)hydralazin – Ergotamin – Isotretinoin – Kontrastmittel (jodhaltig) – Methotrexat, Methysergid – Nicergolin, Nitrofurantoin – D-Penicillamin, Procainamid, Propanolol, Propylthiouracil – Sulfasalazin – Trimipramin

Fortsetzung ▶

18.6 Schäden durch Medikamente

Tabelle 69 (Fortsetzung)

Krankheitsbild	Wirkstoffe, Substanzen
Bronchiolitis obliterans/ BOOP	– Acebutolol, Amiodaron – Bleomycin – (Di)hydralazin – Goldsalze – Interferon-α – Mesalamin, Minocyclin – Nilutamid, Nitrofurantoin – D-Penicillamin
pulmonaler Lupus erythematodes	– Carbamazepin – Hydralazin – Isoniazid – α-Methyldopa
alveoläre Hämorrhagie	– Carbamazepin, Cumarole, Cytarabin – (Di)hydralazin – Mitomycin-C – Nitrofurantoin – D-Penicillamin[2] – Streptokinase – TNF-α
pulmonale Hypertonie	– Aminorex (bis 1970) – Bleomycin[3] – Carmustin[3] – (Dex)fenfluramin – Hydralazin – Lomustin[3] – Mitomycin-C – Nitrofurantoin, Nitrosoharnstoff[3] – Propanolol, Propylthiouracil[3], Protamin – Sulfasalazin[3] – Tryptophan (bis 1988)
exogen-allergische Alveolitis	– Goldsalze – Nitrofurantoin
sklerosierende Mediastinalfibrose	– Methysergid
mediastinale Lymphknotenvergrößerung	– ASS – Bleomycin – Carbamazepin – α-Methyldopa, Minocyclin – Penicillin, Phenytoin – Sulfonamide – Trimethoprim

18.6 Schäden durch Medikamente

Tabelle 69 (Fortsetzung)

Krankheitsbild	Wirkstoffe, Substanzen
pulmonale Vaskulitis	– Nitrofurantoin – Penicillin, Phenytoin, Propylthiouracil – Sulfonamide, Sulfasalazin – Tryptophan (bis 1988)
pulmonale Kalzifikationen	– Kalziumsalze
pulmonale Thrombembolie	– Acrylat – Clomiphen – Desferroxamin – Phenytoin, Procainamid

bis 1970, 1988: aus dem Verkehr gezogene Medikamente mit Angabe des Jahres, in dem die Zulassung widerrufen wurde
[1]: hämolytisch-urämisches Syndrom
[2]: Goodpasture-Syndrom
[3]: venookklusive Lungenerkrankung
ACE = Angiotensin Converting Enzyme; ASS = Acetylsalizylsäure; BCG = Bacille Calmette Guerin (TB-Impfstoff); BOOP = Bronchiolitis obliterans mit organisierender Pneumonie; G(M)-CSF = Granulozyten (Makrophagen)-koloniestimulierender Faktor; NSAR = Nichtsteroidale Antirheumatika; PAS = Paraaminosalizylsäure; TNF-α : Tumornekrosefaktor α

➤ **Lungenfunktionsprüfung:**
  – Salicylat-Provokationstest bei vorliegender Hyperreagibilität (vor Therapiebeginn).
  – T_{LCO} und statische Lungencompliance (Monitoring bei Zytostatikatherapie).
➤ **Labor:** Bei medikamenteninduziertem Lupus erythematodes können antinukleäre Antikörper nachgewiesen werden, nicht jedoch Antikörper gegen doppelsträngige DNS.
➤ **Bronchoalveoläre Lavage** (Indikationen, mögliche Befunde, s. S. 95):
  – *Verdacht auf exogen allergische Alveolitis:* Lymphozyten-Alveolitis mit niedrigem T4/T8-Verhältnis.
  – *Verdacht auf diffuse alveoläre Hämorrhagie:* Makroskopischer Befund, Siderophagen.
  – *Verdacht auf eosinophiles Infiltrat:* Eosinophilen-Alveolitis.
➤ **Lungenbiopsie (TBB**, s. S. 97): Sinnvoll bei Verdacht auf Bronchiolitis obliterans mit
organisierender Pneumonie (= BOOP). Bei anderen Infiltratformen oft nicht aussagekräftig, daher meist nicht notwendig.
➤ **Röntgenbefund:**
  – Wegweisend bei dem Befund des nicht kardiogenen Lungenödems.
  – Mediastinale und hiläre Lymphknotenvergrößerungen oder Pleuraergüsse und Pleuraverdickungen können dargestellt werden.
  – Verdachtsdiagnose einer schweren pulmonalen Hypertonie.
  – Unspezifisch in der Beurteilung von medikamentös induzierten Infiltraten.

18.6 Schäden durch Medikamente

- **Echokardiographie:**
  - Unterscheidung kardiogenes/nicht kardiogenes Lungenödem.
  - Diagnostik der pulmonalen Hypertonie und Embolie.
  - Darstellung von Perikarderguß und Perikardverdickung.

Differentialdiagnose

- Schwierig bei fehlendem zeitlichem Zusammenhang zwischen Medikamenteneinnahme und Symptomatik.
- *Medikamente als wichtige Differentialdiagnose bei folgenden Erkrankungen:*
  - Chronischer Husten: ACE-Hemmer.
  - Nicht allergisches Asthma: Nichtsteroidale Antirheumatika, Betablocker.
  - Eosinophile Lungeninfiltrate: s. Tabelle 67 S. 373, Tab. 69.
  - Pulmonaler Lupus erythematodes ohne renale und zerebrale Beteiligung: s. Tabelle 69.
  - Idiopathische pulmonale Hypertonie: s. Tabelle 69.
  - Bronchiolitis obliterans mit organisierender Pneuonie: s. Tabelle 69.
  - Diffuse alveoläre Hämorrhagie: s. Tabelle 69.

Therapie

- **Medikament absetzen** (wichtigste Maßnahme)!
- **Kortikosteroide:**
  - *Dosierung:* Je nach Akuität und Schwere 0,5 – 20 mg/kg KG (Methyl)Prednison i.v. oder p.o.
  - *Sinnvolle Indikationen:*
    - Nicht kardiogenes Lungenödem oder fibrosierende Alveolitis bei zytotoxischen und nicht zytotoxischen Medikamenten.
    - Medikamenten-induzierter Lupus erythematodes.
    - Eosinophile Lungeninfiltrate.
    - Asthma und exogen allergische Alveolitis.
- Antiinflammatorische und bronchospasmolytische Therapie bei Asthmareaktionen (s. S. 159).
- Symptomatische Therapie bei respiratorischer Insuffizienz (s. S. 495).
- Maschinelle Atemhilfe bei nicht kardiogenem Lungenödem, ARDS oder alveolärer Hypoventilation durch Sedativa, Hypnotika, Antihistaminika oder Muskelrelaxantien.

Prognose

- Hohes Risiko bei folgenden Erkrankungen/Ursachen:
  - Akutes Lungenversagen und nicht kardiogenes Lungenödem.
  - Asthmaanfall durch Betablocker oder Salicylate.
  - Schwere diffuse alveoläre Hämorrhagie.
- Relevante Restveränderungen treten häufig bei fibrosierender Alveolitis und Bronchiolitis obliterans mit organisierender Pneumonie (BOOP) auf.
- Günstige Langzeitprognose von eosinophilen Infiltraten.

18.7 Strahlenschäden

Grundlagen

- **Definition:** Akutes und chronisches bronchopulmonales Gewebstrauma durch energiereiche Strahlen (Röntgenstrahlen, Gammastrahlen).
- **Einteilung:**
  - *Akuter Strahlenschaden:* Strahlenpneumonie.
  - *Chronischer Strahlenschaden:* Strahlenfibrose.
- **Epidemiologie, Vorkommen:** Als Folgezustand einer Strahlentherapie des Bronchialkarzinoms, maligner Lymphome, des Mammakarzinoms und anderer, seltenerer Thoraxtumoren. (Bei älteren Bestrahlungsmethoden bei Mammakarzinom in 10 % der Fälle, bei Morbus Hodgkin in 6% der Fälle). Das Risiko ist bei neueren Methoden deutlich geringer.
- **Ätiologie und Pathogenese:**
  - Angeregte Elektronen generieren freie Sauerstoffradikale, die Struktur und Funktion zellulärer Makromoleküle stören und zu DNS-Schäden, Proteindenaturation, Schädigung von Zellmembranen führen.
  - Die Sensibilität einzelner Zellen ist abhängig von der Zellteilungsrate: Bronchialepithelien > Pneumozyten Typ I > Endothelzellen > Pneumozyten Typ II.
- **Einflußfaktoren:**
  - *Bestrahlungsvolumen* (am Beispiel von 30 Gy): Bei Bestrahlung von 25 % des Lungenvolumens kommt es nicht zu Schäden, die Bestrahlung der ganzen Lunge führt dagegen zur akuten respiratorischen Insuffizienz.
  - *Dosis, Fraktionierung:* Je höher die Einzeldosis und je geringer die Fraktionierung, desto stärker der Strahlenschaden.
  - *Begleittherapie:* Erhöhte Toxizität durch eine Chemotherapie vor/während/nach Strahlentherapie (v. a. bei Cisplatin, Actinomycin D, Bleomycin, Doxorubicin, Cyclophosphamid).
- **Pathologische Anatomie:** Nach einer Woche erste Störungen der kapillaren Endothelzellen, innerhalb von zwei Monaten treten kapilläre Hyperämie, Kapillarbrüche, Intimaproliferation mit Mikrothromben, alveoläre Füllung mit zellreichem Exsudat, Ausbildung hyaliner Membranen, Proliferation von Typ II-Pneumozyten auf. Ab dem 3. Monat Fibroblastenproliferation, Persistenz der erhöhten Gefäßpermeabilität, „Remodeling" mit bindegewebigem Ersatz. Nach sechs Monaten Beginn der Lungenfibrose, Rückbildung der Zellularität und des Ödems, Narbenbildung und Architekturstörung, Ausbildung von Bronchioloektasen und zystischen Hohlräumen.
- **Pathophysiologie:** In der frühen Akutphase besteht eine bronchiale Hyperreagibilität (positiver unspezifischer bronchialer Provokationstest). Im Verlauf kommt es zu einer zunehmenden restriktiven Ventilationsstörung mit Einschränkung aller statischen und dynamischen Lungenvolumina: Arterielle Hypoxämie bei erweitertem alveolo-arteriellen Sauerstoffgradient durch mikrovaskuläre Perfusionsstörungen und Ventilations-/Perfusions-Mismatch mit Abfall der T_{LCO}. und der pulmonalen Compliance als früheste Parameter 4–8 Wochen nach Bestrahlungsende.

18.7 Strahlenschäden

Klinik

- **Strahlenpneumonie** (Dauer ca. 2–6 Wochen): Beginn frühestens sechs Wochen und bis zu drei Monaten nach Bestrahlungsende mit starkem, unproduktivem Reizhusten, Luftnot mit dem Gefühl, nicht durchatmen zu können, Fieber bis zu 40°C. Seltener pleuritische Thoraxschmerzen und rötlicher Auswurf.
- **Strahlenfibrose** (anschließend; je stärker die Strahlenpneumonie, desto ausgeprägter die Strahlenfibrose): Langsam zunehmende Kurzatmigkeit, Belastungsdyspnoe und Tachypnoe bei kleinem Atemzugvolumen.
- **Seltene Komplikationen:** Akute respiratorische Insuffizienz (ARDS) als Maximalvariante der akuten Strahlenpneumonie, Spontanpneumothorax, tracheoösophageale Fistel, reparative Bronchusstenose, Rippenfraktur durch Osteonekrose.

Diagnostik

- **Diagnostische Kriterien:** Zeitintervall von der Bestrahlung zur Symptomatik und Begrenzung der radiologischen Veränderungen auf das Bestrahlungsfeld (s. u.) – eine weitere Abklärung (Biopsie) ist nicht notwendig!
- **Klinischer Befund:**
  - *Strahlenpneumonie:* Auskultationsbefund meist normal, zuweilen feines endinspiratorisches Rasseln, selten Klopfschalldämpfung.
  - *Strahlenfibrose:* Auskultatorisch Lungenschrumpfung mit Höhertreten der Zwerchfellgrenzen und grobes spätinspiratorisches Rasseln in den kranialen Lungenanteilen.
- **Lungenfunktionsprüfung:** Siehe oben unter Pathophysiologie.
- **Röntgenbefund:** Insgesamt strikte Begrenzung auf das Bestrahlungsfeld:
  - *Strahlenpneumonie (s. Abb. 51):* Milchglasartige oder bronchopneumonische Infiltrate, selten komplette alveoläre Füllung mit Bronchopneumogramm. Später Auflösung mit grob-retikulärem Muster. Zuweilen kleiner, ipsilateraler Randwinkelerguß, der sich spontan nach 3–6 Wochen auflöst.
  - *Strahlenfibrose:* Unregelmässige, narbige Verdichtung, Zystenbildung, Bronchusdeformierung, bei großen Feldern Schrumpfung mit Mediastinalverziehung und Zwerchfellhochstand.

Differentialdiagnose

- Bakterielle Pneumonie (*cave* häufige Superinfektionen!), Lymphangiosis carcinomatosa: Das Bestrahlungsfeld wird nicht respektiert.

Therapie

- **Prophylaxe:** CT-gestützte Dosisberechnung, Verwendung von Linearbeschleunigern, Fraktionierung, Wechsel der Einstrahlungsebenen.
- **Kortikosteroide:** Bei symptomatischer Strahlenpneumonie (Prednison 1 mg/kg KG/d) für 2–4 Wochen je nach Schwere und Ausdehnung, danach stufenweise Dosisreduktion über einige Wochen.
- **Antitussiva, Antipyretika und Sauerstoff** zur Aufrechterhaltung einer arteriellen Sauerstoffsättigung von 90%.

18.7 Strahlenschäden

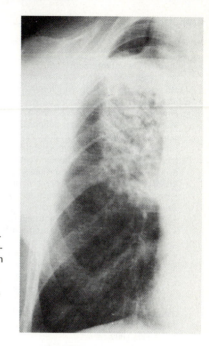

Abb. 51 Strahlenpneumonie. Dicht konfluierende Fleckschatten im Bestrahlungsfeld mit positivem Bronchopneumogramm sechs Wochen nach 56 Gy wegen Bronchialkarzinom (aus Lange S. Radiologische Diagnostik der Thoraxerkrankungen. 2. Aufl. Stuttgart: Georg Thieme; 1996)

➤ **Antibiotikatherapie** (Aminopenizilline, Basiscephalosporine), indiziert bei Symptompersistenz unter Steroidtherapie, eitrigem Auswurf, Ausbreitung des Infiltrats.

Prognose

➤ Im allgemeinen günstig bei frühzeitiger Steroidtherapie, in Einzelfällen kommt es zu einer schweren Strahlenfibrose mit chronischer respiratorischer Insuffizienz und Bronchiektasie.
➤ Bei Strahlenunfällen oder Anwendung von Atomwaffen letales akutes respiratorisches Versagen durch oxidative Zerstörung des Lungenparenchyms und der Bronchialschleimhaut.

18.8 Beinaheertrinken

Grundlagen

- **Definition:** Akutes Atemversagen durch Atemstillstand im Wasser oder durch Wasseraspiration.
- **Epidemiologie, Vorkommen:** Häufigste Unfalltodesursache im Alter bis 25 Jahre. Bei älteren Erwachsenen vor allem im Rahmen von Vorerkrankungen (Herzinsuffizienz, Hirnerkrankungen, chronisch respiratorische Erkrankung).
- **Ätiologie und Pathogenese:**
  - *Physiologie:* Der erhöhte Außendruck im Wasser (Zunahme um 0,1 atm/m Wassertiefe) und die Füllung pulmonaler Kapazitätsgefäße durch Kompression auf Extremitätengefäße führen zu einer Reduktion der funktionellen Residualkapazität. Hinzu kommt ein erhöhter Sauerstoffbedarf und eine vermehrte Atemarbeit bei erhöhter Ventilationslast durch erhöhten Außendruck, vermehrte Wärmeabgabe und körperliche Belastung. (Deshalb ist das Risiko von Schwimmunfällen bei chronisch Kranken, vor allem bei chronisch bronchopulmonalen Erkrankungen, aber auch bei Herzinsuffizienz, erhöht).
  - *Folgen einer Inhalation von Wasser:*
    - Reflektorischer Laryngospasmus mit Atemstillstand in 10 % der Fälle.
    - Wasseraspiration in 90 % (die aspirierte Wassermenge beträgt meist unter 20 ml/kg KG).
    - Elektrolytverschiebungen spielen eine untergeordnete Rolle.
    - Der eintretende Bewußtseinsverlust verhindert die weitere Aspiration. Die zerebrale Anoxie bestimmt die weitere Prognose, wobei geringes Lebensalter und Hypothermie die zerebrale Anoxietoleranz erheblich steigern.
  - *Süßwasseraspiration:* Akute osmotische Störung kleiner Atemwege und der Alveolen mit akutem Verlust von Surfactant und rascher Atelektasenbildung mit Rechts-Links-Shunt.
  - *Salzwasseraspiration:* Osmotische und irritative Effekte durch Sand, Algen und andere Partikel, gefolgt von einer exsudativen Reaktion. Salzwasser wird langsam resorbiert (Isotonie), reduziert die Gasaustauschfläche und erhöht ebenfalls den Rechts-Links-Shunt.
- **Pathophysiologie:** Nach Rettung verminderte pulmonale Compliance und arterielle Hypoxämie durch Ventilations-Perfusions-Inhomogenitäten und erhöhte venöse Beimischung aufgrund von Atelektasen (Süßwasser) und/oder Persistenz des Aspirates (Salzwasser).

Klinik

- **„Trockenes Ertrinken":** Reflektorischer Laryngospasmus mit Bewußtseinsverlust ohne oder mit kardialer Rhythmusstörung, meist ohne Hilferuf oder Schwimmversuche.
- **„Nasses Ertrinken":** Wasseraspiration mit weiteren Schwimmversuchen.
- Nach Rettung oft Atemstillstand und Bradykardie oder Tachyarrhythmie bzw. mechanischer Herzstillstand.

Diagnostik

- Keine weitere Notfalldiagnostik, bis auf Untersuchung der manuell erreichbaren Atemwege und Prüfen der Herzaktion.

18.8 Beinaheertrinken

Differentialdiagnose

- Ertrinken nach Schädelhirntrauma, spinalem Trauma (Sprung bei niedriger Wassertiefe).
- Ertrinken nach Akutereignis mit endogener Ursache (Krampfanfall, maligne kardiale Arrhythmie).

Therapie

- **Ambulante Notfallmaßnahmen:** Kardiopulmonale Reanimation nach der ABCD-Regel über mindestens 1 Stunde. Empirische Gabe von Natriumbikarbonat und Sauerstoff sowie Magenentleerung durch Sonde (wenn möglich).
- *Achtung:* Keine Zeit verlieren mit dem Versuch, aspiriertes Wasser zu fördern!
- **Stationär (Intensivstation):**
  - Prolongierte maschinelle Beatmung mit PEEP 5–10 cmH$_2$O (falls p_aO_2/F_iO_2 < 300 mmHg).
  - Azidoseausgleich.
  - *Hinweis:* Steroide und Antibiotika nicht routinemässig einsetzen, eine aggressive Hirnödemprophylaxe (Barbiturate, kontrollierte Hyperventilation, Diuretika, Hypothermie, Kortikosteroide) hat keinen gesicherten Effekt.

Prognose

- Prognoselimitierende Komplikationen nach erfolgreicher Reanimation:
  - Neurologisches Defizit (5–10%).
  - Akutes Atemnotsyndrom (selten).
- Völlige Gesundung möglich, selbst nach Anoxiezeiten über 20 Minuten und Reanimationsdauer von über 2 Stunden (vor allem bei Kindern).

18.9 Dekompressionssyndrome

Grundlagen

- **Definition:** Gesamtheit der klinischen Manifestationen durch die Volumenausdehnung von intrakorporalem Gas beim Auftauchen aus tiefem Wasser.
- **Manifestationsformen:**
  - *Lungenruptur:* Auftauchen mit geschlossener Glottis oder bei Vorliegen schlecht ventilierter Emphysemblasen oder -zysten führt zu Rupturen mit interstitiellem Emphysem oder Pneumothorax.
  - *Caisson-Krankheit:* Bildung *intravaskulärer Bläschen* von inertem Gas mit systemischer Organschädigung.
- **Epidemiologie, Vorkommen:** Mehr als 5 % der Taucher – häufiger Hobby- als Berufstaucher – sind betroffen.
- **Ätiologie und Pathogenese:**
  - Ein Aufstieg um 1 m bei voller Inspiration und Atemstillstand (Inflationsdruck 30 cmH$_2$O) führt zu einer kritischen intrapulmonalen Druckerhöhung (Zerreißdruck der gesunden Lunge 75–100 cmH$_2$O).
  - Bei langsamem Aufstieg aus Tiefen über 10 m entweicht inertes Gas (etwa 80 % des Gesamtgasvolumens) langsam durch Diffusion über die Lunge, bei schnellem Aufstieg wird die Löslichkeit überschritten und es bilden sich interstitielle und intravaskuläre Gasbläschen. Die Gasbildung in der Endstrombahn führt zur spinalen oder zerebralen Ischämie, Knochen- und Weichteilnekrosen.
  - *Risikofaktoren* (das Risiko der Bildung von Gasblasen ist individuell unterschiedlich): Übergewicht, niedrige Wassertemperatur, mangelndes Training, erhöhter p$_a$CO$_2$, höheres Lebensalter und weibliches Geschlecht sowie eine Flugreise wenige Stunden nach Auftauchen aus über 10 m Tiefe.
  - Kompression und Dekompression der Gase ist zeitabhängig, daher sind größere Tiefen bei kurzen Tauchgängen (20 m, 1 Stunde) in der Regel ungefährlich. Tiefen über 20 m sind ohne langsame Dekompression in jedem Fall gefährlich (ein gefahrloser Aufenthalt in 30 m Tiefe ohne Aufstiegspause ist lediglich für eine Dauer von 10 Minuten möglich).
  - *Achtung:* Starke individuelle Toleranzschwankungen!
- Pathophysiologie:
  - *Lungenruptur:* Das interstitielle Lungenemphysem ist funktionell ohne Folgen, der Pneumothorax führt bei größerer Ausdehnung zu einer akuten respiratorischen Insuffizienz.
  - *Caisson-Krankheit:* Keine pulmonalen Funktionsausfälle!

Klinik

- **Lungenruptur** (Symptome während oder unmittelbar nach dem Aufstieg): Husten, Luftnot, Bluthusten, Stimmänderung, Schluckstörungen, Druckgefühl im Nacken oder retrosternal (interstitielles Emphysem).
- **Caisson-Krankheit** (Symptombeginn einige Minuten bis einige Stunden nach dem Auftauchen):
  - *Typ I:* Hautreizung und/oder Schmerzen in den Extremitäten.
  - *Typ II:* Hautreizung, Extremitätenschmerzen, neurologische Ausfälle, häufig auf Spinalniveau C5–D5, Benommenheit, Sehstörungen, Husten mit retrosternalem Engegefühl.
  - *Spätfolgen:* Knochennekrosen mit Gelenkdeformationen, bleibende neurologische Defizite.

18.9 Dekompressionssyndrome

Diagnostik

- **Klinischer Befund bei Lungenruptur:** Subkutanes Knistern und/oder Befund des Pneumothorax bei der physikalischen Untersuchung (s. S. 14, 451).
- Keine technische Diagnostik notwendig und meist nicht möglich.

Differentialdiagnose

- Trauma beim Tauchen (Spinalverletzung, Schädelhirntrauma).
- Unabhängige pulmonale und zentral nervöse Ereignisse.

Therapie

- **Notfalltherapie:** Sofortige Lagerung auf die linke Körperseite mit angehobener Hüfte und Kopftieflagerung (vermindert das Risiko einer Hirnembolie).
- **Sauerstofftherapie:**
  - *Unkomplizierte Lungenruptur (leichtes Haut- oder Mediastinalemphysem):* 2–3 Tage 3–5 l O_2/min über eine Nasensonde.
  - *Caisson-Krankheit Typ I:* Reine Sauerstoffatmung für einige Stunden.
- **Hyperbare Therapie** (s. S. 524):
  - *Bei komplizierter Lungenruptur.*
  - *Caisson-Krankheit Typ II:*
    - Bei leichter Symptomatik Kompression auf 2 atm für mindestens 10 Minuten bei 100% Sauerstoffgehalt.
    - Bei schwerer (zentral nervöser) Symptomatik Kompression auf 3 atm für mindestens $4^{1}/_{2}$ Stunden bei reiner Sauerstoffatmung, danach vorsichtige Dekompression.
- **Pleurasaugdrainage** zusätzlich bei größerem Pneumothorax.

Prognose

- Tödliche Unfälle sind selten.
- Asymptomatische Knochennekrosen kommen bei 1–5% aller Taucher vor, seltener Gelenkstörungen und neurologische Ausfälle.

18.10 Höhenassoziierte Erkrankungen

Grundlagen

- **Definition:** Gesamtheit der Hypoxie-assoziierten Syndrome, die bei Nichtadaptierten ab einer Höhe von 2500 m ü. NN akut auftreten.
- **Mögliche Syndrome** (ineinander übergehend): Höhenkrankheit, Höhenhirnödem und Höhenlungenödem.
- **Epidemiologie, Vorkommen:** Ausschließlich bei nicht Höhenadaptierten bei raschem Aufstieg; Inzidenz der Höhenkrankheit 15–70%, davon erkranken 5–10% an Höhenhirn- oder Höhenlungenödem.
- **Ätiologie und Pathogenese:**
  - Bei konstantem Sauerstoffanteil fällt der Sauerstoffpartialdruck der Umgebungsluft mit dem Barometerdruck (z.B. Meereshöhe 159,1 mmHg, 1000 m 141,2 mmHg, 5000 m 84,8 mmHg). Die Hypoxieadaptation über die alveoläre Hyperventilation hinaus benötigt Tage bis Wochen (Atemantrieb, Homogenisierung von Ventilation und Perfusion, Erhöhung der Permeabilität der alveolo-kapillären Membran, Erhöhung des pulmonal-kapillären Blutvolumens, Polyglobulie).
  - Ein rascher Aufstieg auf über 2500 m ü. NN führt zu einer allgemeinen Störung des Wasserhaushaltes mit Flüssigkeitsretention, zu einer pulmonalen hypoxischen Vasokonstriktion mit pulmonaler Hypertonie sowie zu einer allgemeinen Permeabilitätserhöhung der Kapillaren.
  - *Höhenkrankheit und Höhenhirnödem*: Diskretes oder stärker ausgeprägtes diffuses Hirnödem.
  - *Höhenlungenödem*:
    - Ursachen: Druckerhöhung im kleinen Kreislauf durch hypoxische Vasokonstriktion; hypoxisches, schlafassoziiertes periodisches Atmen; pulmonal-kapilläre, irreguläre Permeabilitätsstörung; neurogen induzierte Katecholaminausschüttung mit pulmonaler Venokonstriktion (neurogenes Lungenödem).
    - Pathologische Anatomie: Protein- und makrophagenreiches Alveolarexsudat mit hyalinen Membranen, kapillären und arteriolären Mikrothromben, Mikrohämorrhagie und Infarkten.
- **Pathophysiologie:** Entspricht dem nicht kardiogenen Lungenödem mit akuter respiratorischer Insuffizienz.

Klinik

- **Höhenkrankheit** (Beginn unmittelbar nach Aufstieg): Kopfschmerzen, Übelkeit und Erbrechen, Abfall der Harnproduktion und generelle Ödemneigung, Schwächegefühl, Schlaflosigkeit, Appetitlosigkeit.
- **Höhenhirnödem** (im Anschluß an Höhenkrankheit): Symptome der Höhenkrankheit, außerdem Bewußtseinsstörungen bis hin zum Koma, Ataxie, Sehstörungen mit Papillenödem, Reflexabnormitäten, selten Halluzinationen und Krampfanfälle.
- **Höhenlungenödem** (v. a. bei jungen, trainierten Männern am 2.–4. Tag nach raschem Aufstieg, vor allem nachts): Zunehmender Reizhusten, Zyanose, Tachykardie, Tachypnoe, schließlich Ruhedyspnoe, Orthopnoe, rötlicher Auswurf (fast immer auch zusätzlich Zeichen der Höhenkrankheit, s.o.).

18.10 Höhenassoziierte Erkrankungen

Diagnostik

- **Klinischer Befund** (technische Untersuchungen sind meist entbehrlich!):
  - *Höhenkrankheit:* Tachykardie oder relative Bradykardie, Tachypnoe, periodisches Atmen im Schlaf, fixierte Spaltung des 2. Herztons.
  - *Höhenhirnödem:* Siehe unter Klinik.
  - *Höhenlungenödem:* Zusätzlich grobe inspiratorische RG (häufig einseitig).
- **Röntgenbefund, CCT (MRT):**
  - *Höhenlungenödem:* Asymmetrisch ausgedehntes, alveoläres Lungenödem bei normaler Herzgröße und venöser Füllung.
  - *Höhenhirnödem:* Im CT oder MRT des Schädels in schweren Fällen ausgeprägtes Hirnödem mit verstrichenen Sulci.
- **Lungenfunktionsprüfung:**
  - Höhen-inadäquate, schwere Hypoxämie mit ausgeprägter Hypokapnie und respiratorischer Alkalose.
  - Mäßige bis schwere restriktive Ventilationsstörung.

Differentialdiagnose

- **Höhenkrankheit:** Dehydratation, Hypothermie, Alkohol-Kater, CO-Intoxikation, respiratorische oder zerebrale Infektion.
- **Höhenödem:** CO-Intoxikation, hypertensive Krise, diffuse zerebrale Hypoxie, zerebrale Blutung, -Ischämie oder -Thrombose, Migraine accompagnée, Epilepsie.
- **Höhenlungenödem:** Kardiales Lungenödem, Pneumonie.

Therapie

- **Prophylaxe:**
  - *Allgemein:* Langsamer Aufstieg, kein Alkohol, keine Sedativa, keine körperliche Belastung bei Symptomentwicklung.
  - *Medikamentös:*
    - Höhenkrankheit, Höhenhirnödem: Acetazolamid 2,5 mg/kg KG/12 h p.o.
    - Höhenlungenödem: Retardiertes Nifedipin 20 mg/12 h p.o.
- **Bei bestehender Symptomatik:**
  - *Reoxigenierung* durch Abstieg um 500 (Höhenkrankheit) bis 1000 (Hirn-/Lungenödem) Höhenmeter, O_2-Atmung oder hyperbare Kammer (s. S. 524).
  - *Medikamentös:*
    - Höhenkrankheit, Höhenhirnödem: Acetazolamid 250 mg/12 h p.o. oder Dexamethason 4 mg/6 h p.o.
    - Höhenlungenödem: Nifedipin 40–60 mg/d in 4 bis 6 Einzeldosen.

Prognose

- Die frühe und adäquate Therapie führt zur Rückbildung der Höhenkrankheit innerhalb von 12 Stunden, des Höhenlungenödems innerhalb von 24 Stunden und des Höhenhirnödems innerhalb von 2–4 Tagen.
- Häufigste Todesursache ist das Höhenlungenödem mit einer Mortalität von 1:1000 bis 1:10000 der Fälle.

19.1 Anomalien: Tracheobronchomegalie

Grundlagen

- **Synonym:** Mounier-Kuhn-Syndrom.
- **Definition:** Vergrößerung des Durchmessers des zentralen Tracheobronchialsystems.
- **Epidemiologie, Vorkommen:** Seltene Entwicklungsstörung der Knorpelspangen.
- **Ätiologie und Pathogenese:** Pathologische Vergrößerung und Erweiterung der Knorpelspangen von Trachea und zentralen Bronchien, bedingt durch eine Gefüge- und Elastizitätsstörung des Bindegewebes zwischen Knorpelspangen und Pars membranacea. Hierdurch kommt es zu einer fluß- und druckabhängigen Instabilität der zentralen Atemwege.
- **Pathophysiologie:** Bei starker Ausprägung obstruktive Ventilationsstörung durch exspiratorische Flußeinschränkung aufgrund der Atemwegsinstabilität.

Klinik

- Im Kindesalter beginnender chronischer Reizhusten, rezidivierende eitrige Bronchitiden und Pneumonien durch herabgesetzte Hustenclearance (nicht selten mit Ausbildung von Bronchiektasen).

Diagnostik

- Normaler klinischer Untersuchungsbefund.
- **Röntgenbefunde** (Rö-Thorax, Trachea-Zielaufnahme): Erweiterung von Trachea und Bronchien.
- **Lungenfunktionsprüfung** mit Spirographie und Pneumotachographie: Siehe oben unter Pathophysiologie.
- **Bronchoskopie** zur Diagnosesicherung immer indiziert.

Differentialdiagnose

- Tracheobronchomegalie bei ausgeprägter Lungenfibrose durch pulmonale Schrumpfung.

Therapie

- Atem-Physiotherapie.
- Infektbekämpfung.

Prognose

- Eingeschränkt bei chronischen Infektionsfolgen (Bronchiektasen).

19.2 Anomalien: Williams-Campbell-Syndrom

Grundlagen

- **Definition:** Angeborene Fehlbildung der knorpeligen Bronchialwand.
- **Epidemiologie, Vorkommen:** Seltene, lokalisierte Entwicklungsstörung der bronchialen Knorpelspangen.
- **Ätiologie und Pathogenese:**
  - Knorpelhypo-/aplasie vor allem im Bereich der Subsegmentabgänge. In der Folge kommt es zur Instabilität des Bronchialsystems mit Störung der mukoziliären Clearance und Überblähung der abhängigen Lungenpartien.
  - Bei lokalisiertem Befall (Bronchien einzelner Lappen, vor allem der Oberlappen) entwickelt sich eine Lappenüberblähung mit Verdrängung des umgebenen Parenchyms.
- **Pathophysiologie:** Obstruktion, vor allem bei forcierter Ausatmung.

Klinik

- Chronischer Reizhusten (beginnend im Kindesalter).
- Später rezidivierende bronchopulmonale Infektionen und Belastungsdyspnoe.

Diagnostik

- **Klinischer Befund:** Auskultatorisch verlängertes Exspirium, tiefstehendes Zwerchfell und geringe Beweglichkeit, leises Atemgeräusch.
- **Röntgenbefund:** Zeichen der Lungenüberblähung (generalisiert oder lokalisiert).
- **Lungenfunktionsprüfung:** Zentrale exspiratorische Flußbegrenzung, vor allem bei forcierter Exspiration (Fluß-Volumen-Kurve).
- **Fiberbronchoskopie:** Starke Kaliberschwankungen im Subsegmentbereich mit exspiratorischem Bronchialkollaps.
- **Dünnschicht-Computertomographie oder Bronchographie** zur Dokumentation.

Differentialdiagnose

- Bronchiale Instabilität bei deformierender Bronchopathie im Rahmen einer chronischen Bronchitis.
- α_1-Proteasemangel (s. S. 114, 197).

Therapie

- Meist nur symptomatische Therapie möglich:
  - Bei lokalisiertem, zentralem Befall Einlage eines oder mehrerer Bronchus-Stents oder Lappenresektion erwägen.
  - Atemphysiotherapie, Infektbekämpfung.

Prognose

- Bei diffusem Befall meist eingeschränkte Lebenserwartung durch raschen Funktionsverlust infolge Lungenüberblähung oder Residuen von Infektionen.

19.3 Anomalien: Syndrom der immotilen Zilien

Grundlagen

- **Definition:** Angeborene Strukturanomalie der Zilien des Bronchialepithels. *Cartagener-Syndrom:* Syndrom der immotilen Zilien + totaler Situs inversus visceralis + Bronchiektasen + chronische Bronchitis + männliche Infertilität.
- **Epidemiologie, Vorkommen:** Seltene, angeborene Zilienstörung (Situs inversus in 50% der Fälle). (Kein einzelner Erbgang, da mehrere Defekte elektronenmikroskopisch beschrieben wurden).
- **Ätiologie und Pathogenese:** Ein Strukturdefekt der Zilien-Dynein-Arme führt zur Ziliendyskinesie oder -akinesie und damit zu einer schweren Beeinträchtigung der mukoziliären Clearance sowie zur männlichen Infertilität; möglicherweise auch zum Situs inversus.
- **Pathophysiologie:** Bereits in der Kindheit Entwicklung einer kombinierten restriktiv-obstruktiven Ventilationsstörung durch entzündliche bronchiale und parenchymatöse Prozesse.

Klinik

- Chronischer Husten, beginnend im Kindesalter mit Zeichen der chronischen Bronchitis und häufig rezidivierenden bronchialen und pneumonischen Infekten.
- Regelmäßig Entwicklung von Bronchiektasen.

Diagnostik

- **Klinischer Befund:** Auskultatorisch frühinspiratorische, z.T. grobe Rasselgeräusche wie bei chronischer Bronchitis.
- **Röntgenbefund:**
  - „Dirty chest", später grob-streifige Zeichnungsvermehrung und narbig-konsolidierte Bezirke.
  - Zeichen der Lungenüberblähung, „Straßenbahngleise" wie bei Bronchiektasen.
- **HR-CT** (wegen häufiger Bronchiektasen immer bei der Erstdiagnostik indiziert): Direkte Darstellung von narbigen Prozessen und Bronchiektasen.
- **Lungenfunktionsprüfung:**
  - Exspiratorische Flußeinschränkung und eingeschränkte relative und absolute Sekundenkapazität.
  - Erhöhtes Residualvolumen bei ansonsten reduzierten Lungenvolumina.
- **Bronchoskopie:**
  - *Möglicher Befund:* Eitriges Bronchialsekret, deformierende Bronchopathie.
  - *Bronchusbiopsie zur Diagnosesicherung* (Fixierung in Glutaraldehyd): Elektronenmikroskopischer Nachweis der Strukturanomalie.
- **Erregernachweis** (Sputum und Bronchialsekret): Nachweis typischer Bronchitiskeime (Pneumokokken, Hämophilus influenzae), später Selektion von multiresistenten Keimen bis hin zu Pseudomonas species.

19.3 Anomalien: Syndrom der immotilen Zilien

Differentialdiagnose

- Mukoviszidose, α_1-Proteasemangel, rezidivierende Aspirationen.

Therapie und Prognose

- **Symptomatische Therapie:** Konsequente Infektionstherapie und intensive Physiotherapie mit Drainagehilfen bei Bronchiektasen (s. S. 180).
- **Prognose:** Eingeschränkte Lebenserwartung, jedoch besser als bei zystischer Fibrose.

19.4 Anomalien: Lungensequestration

Grundlagen

- **Definition:** Pulmonale Mißbildung mit Separation eines dystopischen, funktionslosen Lungenanteils innerhalb der Pleura parietalis.
- **Epidemiologie, Vorkommen:** Nach Bronchusfehlanlagen häufigste bronchopulmonale Mißbildung mit einer Häufigkeit von 1 : 60 000.
- **Ätiologie und Pathogenese:**
  - *Anatomie:* Der dysplastische Lungenanteil enthält Zysten und unbelüftete bronchiale und alveoläre Strukturen. Die arterielle Versorgung erfolgt aus der Aorta, selten aus Interkostalarterien oder anderen Arterien des Thorax und Oberbauches. Die venöse Drainage erfolgt fast immer in die Pulmonalvenen (Shunt im großen Kreislauf).
  - *Lokalisation:* Fast ausschließlich im Bereich der Lungenunterlappen mit Bevorzugung der linken Seite.
- **Manifestationsformen:**
  - *Extralobär:* Lage außerhalb eines normalen Lungenlappens, eigene Pleura viszeralis (häufig kombiniert mit anderen Mißbildungen wie Herzfehler, Zwerchfellhernien, andere Lungenmißbildungen).
  - *Intralobär:* Sie haben keine eigene Pleura viszeralis, sind häufig innerhalb eines Lungenlappens lokalisiert und an normale Bronchien angeschlossen.
- **Pathophysiologie:** Keine pulmonale Funktionseinschränkung.

Klinik

- Meist keine Beschwerden und damit Zufallsbefund.
- Infektionen ($1/3$ der Fälle im Kindesalter) führen zu chronisch produktivem, eitrigem Husten und rezidivierenden Pneumonien mit Fieber (Komplikationen wie Pneumonie, Abszeß; Bonchiektasen gibt es fast ausschließlich nur bei intralobären Sequestern).

Diagnostik

- **Röntgenbefund:** Scharf begrenzte, flächige Verdichtung im Lungenunterfeld mediobasal, oft retrokardial.
- **Angiographie:** Immer zur Operationsvorbereitung indiziert; aortographische Darstellung der arteriellen Versorgung des venösen Abflusses.
- **Spiral-CT:** Immer zur Op-Vorbereitung indiziert; genaue Lokalisationsdiagnostik, Klärung der extra-/intralobären Lage.
- Eine bronchoskopische Abklärung ist wenig hilfreich.

Differentialdiagnose

- Lungentumor, Zwerchfellhernie, Lungenabszeß, Atelektase.

Therapie und Prognose

- **Therapie:**
  - *Medikamentös:* Antibiotika bei Infektion.
  - *Operativ:* Absolute Indikation bei symptomatischen, intralobären Sequestern (Lobektomie!), relative Indikation bei asymptomatischen Sequestern (Entfernung ohne Beeinträchtigung normalen Lungengewebes).
- **Prognose:** Nach Sequesterentfernung ohne Einschränkungen.

19.5 Anomalien: Zystische Lungenfehlbildungen

Grundlagen

- **Definition:** Glattwandig begrenzte, mit Luft oder Flüssigkeit gefüllte intrapulmonale Hohlräume, von Bronchialepithel ausgekleidet.
- **Epidemiologie, Vorkommen:** Häufige Lungenfehlbildung, die meist als Zufallsbefund im Computertomogramm auffällt.
- **Ätiologie und Pathogenese:**
  - Entwicklungsfehlbildungen bei der Ausformung der kleinen Atemwege in der prä- oder postnatalen Phase.
  - Alle anatomischen Varianten von Zysten können Bronchusanschluß haben und neigen daher zur Infektion.
- **Mögliche Formen:**
  - *Kongenitale zystische adenomatoide Malformation:*
    - Multizystische Umwandlung terminaler Bronchien mit adenomartiger Vermehrung der Mukosa.
    - Meist einseitig lokalisiert, zystisch transformierte Regionen können jedoch mehrere Lappen betreffen. Die Zysten sind meist ähnlich groß; einzelne große, raumfordernde Zysten werden durch solides Lungengewebe voneinander abgegrenzt.
  - *Lungenparenchymzysten:* Postnatale Fehlbildungen der respiratorischen Bronchiolen erster Ordnung, die mit zylindrischem Epithel ausgekleidet sind und solitär oder multipel in allen Lungenbezirken auftreten.
  - *Lungenwaben, Wabenlunge:* Intraazinär gelegene Zysten mit einem maximalen Durchmesser von 3 cm, die mit Flimmerepithel ausgekleidet sind. Einzelne anatomische Einheiten (Segment, Lappen) oder die ganze Lunge können betroffen sein.
- **Pathophysiologie:** Bei Einschränkung der Lungenfunktion liegt meist eine restriktive Ventilationsstörung vor (Kompression gesunden Parenchyms, solide interstitielle Anteile, Infektionsfolgen); die pulmonale Compliance ist erhöht.

Klinik

- Häufig unspezifische Symptome (chronischer Husten, lageabhängige Luftnot) oder völlige Symptomfreiheit.
- **Komplikationen:**
  - Zysteninfektion mit protrahiert subfebrilen Temperaturen, vermehrt Reizhusten, meist ohne Auswurf.
  - Pneumothorax durch Zystenruptur (vor allem Lungenparenchymzysten).

Diagnostik

- **Klinischer Befund:** Meist unauffällig.
- **Röntgenbefund:** Scharf begrenzter, glattwandiger Aufhellungsbezirk innerhalb der normalen Lunge (erlaubt die Verdachtsdiagnose).
- **HR-CT:** Indiziert vor geplanten operativen Eingriffen; genaue Lokalisationsdiagnostik, weitgehender Ausschluß eines Lungenemphysems, Differentialdiagnose der einzelnen Zystenformen, Darstellung der Kompression normalen Lungengewebes.
- **Bronchoskopie:** Indiziert bei der Erstdiagnostik; Ausschluß von Ursachen anderer Hohlraumbildungen (Abszeß, Tumornekrose, Kaverne) und zur Infektionsdiagnostik.

19.5 Anomalien: Zystische Lungenfehlbildungen

Differentialdiagnose

- Emphysemblasen (meist assoziiert mit generalisiertem Lungenemphysem).
- Nichtzystische Lungenhohlräume (Abszeß, zerfallender Tumor, tuberkulöse Kaverne, Infarktkaverne, knotige Sarkoidose, silikotischer Konglomerattumor).
- „Honigwaben" bei Lungenfibrose.
- Dysplasie nach Beatmung bei kindlichem Atemnotsyndrom.
- Pneumatozelen bei Staphylokokkenpneumonie.

Therapie

- *Achtung:* Keine Behandlung bei symptomlosem Zufallsbefund!
- Behandlung der Komplikationen:
  - Antibiotikatherapie bei Zysteninfektion.
  - Drainagebehandlung eines Pneumothorax.
- **Chirurgische Zystenresektion, Indikationen:**
  - Kompression normaler Lungenanteile in größerem Umfang.
  - Rezidivierende Infektionen.
  - Rezidivierende Pneumothoraces.

Prognose

- In der überwiegenden Mehrzahl der Fälle bedeutungsloser Zufallsbefund.
- Im Einzelfall chronisch progredientes Leiden bei generalisierter Wabenlunge oder großflächiger zystisch-adenomatoider Malformation.

19.6 Anomalien: Arteriovenöse Malformation

Grundlagen

- **Definition:** Kurzschlußverbindung zwischen Pulmonalarterie und Pulmonalvene.
- **Assoziierte Erkrankung – Morbus Rendu-Osler-Weber** (hereditäre hämorrhagische Teleangiektasie): Erbkrankheit mit systemischen AV-Fisteln in der Haut, den Schleimhäuten, viszeralen Organen und im Gehirn.
- **Epidemiologie, Vorkommen:** Die Häufigkeit von AV-Malformationen ist unbekannt, in der Hälfte der Fälle handelt es sich um einen Morbus Rendu-Osler-Weber mit pulmonalem Befall. In den anderen Fällen spontanes Auftreten mit ausschließlich pulmonaler Manifestation.
- **Ätiologie und Pathogenese:** Einfacher, nicht geschlechtsgebundener Erbgang bei Morbus Rendu-Osler-Weber; unbekannte Pathogenese.
- **Pathologische Anatomie:** Meist nur eine wandschwache zuführende Arterie (selten mehrere) mit einem zentralem Aneurysma (Größe meist 1–5 cm) mit umgebendem schwachem Bindegewebe, die oft subpleural und überwiegend in den Lungenunterlappen lokalisiert sind. Die Drainage erfolgt meist über eine einzelne Lungenvene. Selten (unter 20%) komplexe Mißbildungen mit mehreren zu- und abführenden Gefäßen. Es bestehen keine Verbindungen zur umgebenden Lunge.
- **Pathophysiologie:** Venöse Beimischung des arterialisierten Blutes von bis zu über 50% des Herzzeitvolumens mit Hypoxämie bei alveolärer Hyperventilation mit Hypokapnie und chronischer Volumenbelastung des rechten Herzens.

Klinik

- *Hinweis:* Die Mehrzahl der erwachsenen Patienten ist symptomfrei!
- **Dyspnoe** mit Zunahme bei körperlicher Belastung, bei aufrechter Körperhaltung (und Besserung im Liegen = Platypnoe) sowie bei Seitenlagerung auf die betroffene Seite.
- **Bluthusten** (meist kleinere Hämoptysen).
- **Hämatothorax** (selten, bei Ruptur in die Pleurahöhle).
- **Neurologische Ereignisse** (arterielle Thrombembolie aus der Malformation oder Blutung aus zerebralen Malformationen): Tinnitus, Krampfanfälle, motorische oder sensible Ausfälle, Kopfschmerz.
- Andere Blutung bei Morbus Rendu-Osler-Weber.

Diagnostik

- **Klinischer Befund:**
  - *Inspektion:* Plethora, Zyanose, Trommelschlegelfinger, Teleangiektasien.
  - *Auskultation:* Thorakale extrakardiale Strömungsgeräusche über der Malformation, die bei Inspiration und Tieflagerung der Läsionen zunehmen.
- **Röntgenbefund:** Lobulierte, scharf begrenzte Raumforderung im Durchmesser zwischen 1–5 cm in der Lungenperipherie, auch multipel. Das zu- und abführende ist Gefäß in vielen Fällen erkennbar.

19.6 Anomalien: Arteriovenöse Malformation

- **Lungenfunktionsprüfung:**
  - *Oxymetrie* mittels Sauerstoffatmung zur Shuntberechnung.
  - *Ergometrie* mit Blutgasen, Blutgase bei Lagewechsel.
  - *Spiroergometrie* zur Objektivierung der Leistungsfähigkeit und Differentialdiagnose.
- **Echokardiographie** zur Funktionsbeurteilung des rechten Herzens; der Herzindex ist meist normal bzw. erhöht mit einem Anstieg in der Inspiration.
- **Pulmonalis-Angiographie:** Indiziert vor operativen Eingriffen und im Rahmen der Katheterembolisation; Darstellung aller Gefäßregionen und selektive Darstellung der Läsion.

Differentialdiagnose

- Posttraumatische AV-Fistel bei Schistosomiasis, Mitralstenose, Aktinomykose, Schilddrüsenkarzinommetastasen, Fanconi-Syndrom.
- Lungentumor (s. S. 294 ff), Lungensequester (s. S. 420).

Therapie

- **Chirurgische Resektion:** Klassische Form der Sanierung durch Segment- oder Lappenresektion. Das offene Verfahren wird zunehmend durch die Katheterembolisation verdrängt.
- **Katheterembolisation:**
  - *Indikation:* Shuntfluß > 20% des Herzzeitvolumens.
  - *Vorgehen:* Die AV-Malformation wird selektiv mit Kontrastmittel dargestellt, zur Klärung der funktionellen Wirksamkeit wird eine Ballonokklusion des vermutlich zuführenden Gefäßes angeschlossen. Die Embolisationerfolgt mit fibrinumhüllten Metallspiralen („Coils"), die zu einer sekundären Thrombosierung führen. *Cave* Embolisation durch Manipulation.
  - Gute Spätergebnisse.

Prognose

- Einschränkung der Langzeitprognose bei einer Shuntdurchblutung von über 20% des Herzzeitvolumens (höhergradige Hypoxämie führt zu Poyglobulie, Cor pulmonale und Rechtsherzversagen).
- In 30% der Fälle kommt es zu neurologischen Ereignissen.
- Die Lebenserwartung bei Morbus Rendu-Osler-Weber ist eingeschränkt.
- Nach Operation oder Katheterembolisation unbeeinträchtigte Prognose.

19.7 Neurofibromatose

Grundlagen

- **Definition:** Fibrosierende Alveolitis bei Patienten mit Neurofibromatose (Morbus von Recklinghausen).
- **Epidemiologie, Vorkommen:** Seltene, genetisch determinierte Erkrankung, eine Lungenbeteiligung tritt lediglich bei 10–20% der Betroffenen auf.
- **Ätiologie und Pathogenese:**
  - Die Inaktivierung des Neurofibromatose-Gens, eines Tumorsuppressorgens, führt zur Bildung von multiplen Neurofibromen.
  - Die Pathogenese der Lungenfibrose ist unbekannt, sie ist von der idiopathischen Form histologisch nicht abgrenzbar.
- **Pathologische Anatomie:** Bevorzugung der Oberfelder (s. Röntgenbefund).
- **Pathophysiologie:** Zunehmende restriktive Ventilationsstörung mit Verminderung der statischen und dynamischen Volumina. Zunächst Belastungshypoxämie, später Ruhehypoxämie.

Klinik

- **Allgemein:** Primär benigne Neurofibrome mit überwiegend neurokutaner Manifestation: Typische „Café-au-lait-Flecken", selten Neurofibrome im hinteren Mediastinum, thorakale Skoliose.
- **Pulmonal:** Langes symptomfreies Intervall, später Dyspnoe, Tachypnoe.

Diagnostik

- *Diagnosekriterium:* Koinzidenz mit den obligat zu fordernden Manifestationen der Grunderkrankung!
- **Klinischer Befund:** Meist unauffällig bis auf Zeichen der diffusen Neurofibromatose.
- **Röntgenbefund:** Zunächst diffuse, weiche Infiltrate, bevorzugt in den Oberfeldern; nach Jahren Transformation in ein grob retikuläres Muster mit „Honeycombing" (Honigwabenlunge), ebenfalls v. a. apikal.
- **Lungenfunktionsprüfung:**
  - Erniedrigte statische Compliance, Verminderung aller Lungenvolumina.
  - Erniedrigte T_{LCO}, langsam zunehmende Hypoxämie.
- Eine Lungenbiopsie ist überflüssig.

Differentialdiagnose

- Pulmonale Histiozytosis X (s. S. 346): Einfache DD (Lungenfibrose tritt nicht im 4.–6. Lebensjahrzehnt auf, fehlendes Vollbild der Neurofibromatose).

Therapie und Prognose

- **Therapie:** Nur symptomatische Maßnahmen sind sinnvoll: Sauerstofflangzeittherapie, intermittierende Selbstbeatmung (s. S. 517).
- **Prognose:** Langsamer Verlauf über viele Jahre; die Lebenserwartung wird meist durch die Grunderkrankung begrenzt.

19.8 Tuberöse Sklerose und Lymphangioleiomyomatose

Grundlagen

- **Definitionen:**
  - *Lymphangioleiomyomatose:* Hamartomartige Proliferation glatter Muskelzellen in der Lunge und im Mediastinum („muskuläre Zirrhose der Lunge", von Stößel, 1937).
  - *Tuberöse Sklerose (Morbus Bourneville-Pringle):* Autosomal dominant vererbbare Erkrankung mit Hamartombildung vorwiegend neurokutaner Dominanz.
- **Epidemiologie, Vorkommen:**
  - *Tuberöse Sklerose:* Die Häufigkeit beträgt 1 : 150000.
  - *Lymphangioleiomyomatose:* Etwa 100–200 Fälle/Jahr ausschließlich bei geschlechtsreifen Frauen vor der Menopause. Sie kann isoliert oder assoziiert mit der tuberösen Sklerose (in 1–50% der Fälle) vorkommen.
- **Ätiologie und Pathogenese:**
  - *Tuberöse Sklerose:* Verlust der Heterozygotie im TSC 2-Gen auf Chromosom 16. Die Folge ist die Bildung multipler Hamartome (zerebral, retinal, kutan [Angiofibrome, Adenomata sebacea], renal [Angiomyolipome], sklerotische Knochenläsionen und kardiale Rhabdomyome).
  - *Lymphangioleiomyomatose:* Ätiologie unbekannt. Hamartomartige Vermehrung glatter Muskelzellen mit Hormonrezeptoren. (Seltene Variante: Benigne metastasierende pulmonale Leiomyomatose mit Ausbildung multipler Rundherde).
- **Pathophysiologie:**
  - Zeichen der Lungenüberblähung mit erhöhter Totalkapazität und stark erhöhtem Verhältnis von Residualvolumen zur Totalkapazität.
  - Periphere obstruktive Ventilationsstörung mit erniedrigter absoluter und relativer Sekundenkapazität.
  - Erniedrigte T_{LCO} bei normalem Verhältnis von T_{LCO} zum Alveolarvolumen (der Membrananteil der Diffusion ist nicht betroffen).

Klinik

- **Pulmonal:**
  - Zunehmende Luftnot bei prämenopausalen Frauen.
  - Chylothorax (s. S. 464), rezidivierende Hämoptysen, Pneumothorax.
  - Diffuse, mässig ausgeprägte Thoraxschmerzen.
  - Selten chylöser Aszites, Chylurie.
- **Extrapulmonal** (Hamartome):
  - „Vogt-Trias": Mentale Retardierung, Krampfanfälle, Adenoma sebaceum der Gesichtshaut.
  - Angiomyolipome in zahlreichen viszeralen Organen, vor allem in der Niere (sonographisch echodichte Tumore).
- *Hinweis:* Insgesamt große Manifestationsbreite, die zerebrale Manifestation kann fehlen!

19.8 Tuberöse Sklerose und Lymphangioleiomyomatose

Diagnostik

- **Klinischer Befund:** Basale Klopfschalldämpfung bei Chylothorax; sonst häufig normaler Befund, selten endinspiratorische Rasselgeräusche.
- **Röntgenbefund:** Beidseits diffuse retikulo-noduläre Zeichnungsvermehrung, später mit „Honeycombing" (Honigwabenlunge).
- **HR-Computertomographie:** Multiple Lungenwaben und Parenchymverdichtung, mediastinale Lymphknotenvergrößerung, mediastinale Strukturvermehrung, Pleuraverdickung.
- **Lungenfunktionsprüfung:** Siehe oben Pathophysiologie.
- **Lungenbiopsie:**
  - *Mikroskopisch:* Typische Proliferation glatter Muskelzellen mit Obstruktion normaler Strukturen.
  - *Immunhistochemisch:* Koexpression von Muskelzellmarkern (Aktin, Desmin) und einem Marker der Melanogenese (HMB 45). Nachweis von Rezeptoren für Östrogen und Progesteron.
  - *Treffsicherheit:* Transbronchiale Biopsie 50%, chirurgische Biopsie 100%.

Differentialdiagnose

- Andere interstitielle Lungenerkrankungen (stets mit restriktiver Ventilationsstörung).
- Pulmonales Kaposi-Sarkom (vgl. S. 219).
- Lungenhämosiderose: S. S. 365.
- Differentialdiagnose des Chylothorax: S. S. 465.

Therapie

- **Symptomatische Maßnahmen:**
  - *Allgemein:* Bronchospasmolytika, Sauerstofflangzeittherapie (s. S. 517).
  - *Operativ:*
    - Pleurodese (s. S. 573) bei Spontanpneumothorax oder Chylothorax.
    - Ligatur des Ductus thoracicus bei erfolgloser Pleurodese (bei Chylothorax).
  - *Hormonelle Intervention:*
    - Medroxyprogesteron, 200 mg i.m. 1 × wöchentlich, bei klinischer und funktioneller Besserung Streckung der Dosisintervalle auf 14tägliche, später monatliche Gaben.
    - Bei weiterer Progression bilaterale Ovarektomie.
  - Bei Therapieresistenz Lungentransplantation erwägen.

Prognose

- Starke Schwankung der Progressionstendenz.
- Die Lebenserwartung liegt meist unter 10 Jahren, selten über 20 Jahren.
- Schwangerschaften verschlechtern, eine Hormontherapie verbessert in den meisten Fällen die Prognose (bei allerdings unterschiedlichem Ansprechen).

19.9 Morbus Gaucher

Grundlagen

- **Definition:** Hereditäre Erkrankung mit Speicherung von Glukocerebrosid.
- **Epidemiologie, Vorkommen:** Seltene Erkrankung (Auftreten in den ersten drei Lebensjahrzehnten, die pulmonale Manifestation ist eine Rarität (weniger als 20 Fälle bisher beschrieben); überwiegend bei Ashkenazi-Juden.
- **Ätiologie, Pathogenese:** Autosomal-rezessiver Enzymdefekt der Glukocerebrosidase, Anhäufung von Glukocerebrosid im retikuloendothelialen System.
- **Pathologische Anatomie:** *Gaucherzelle* (pathognomonisch!): Retikuloendotheliale Zellen (Makrophagen) mit schaumigem Zytoplasma, Speicherorgane sind vor allem Leber, Milz und Knochenmark.
- **Pathophysiologie:** Normale Lungenfunktion oder restriktive Ventilationsstörung, selten mit respiratorischer Insuffizienz bis zum Cor pulmonale.

Klinik

- Oft Zufallsbefund.
- Trockener Husten, zunehmende Dyspnoe.
- Rezidivierende bronchopulmonale Infektionen.

Diagnostik

- **Klinischer Befund:** Hepatosplenomaglie, Anämie. Pulmonaler Befund unauffällig.
- **Labor:** Anämie, Thrombozytopenie, erhöhte saure Serumphosphatase.
- **Röntgenbefund:**
  - *Lunge:* Mikronoduläre, diffuse Zeichnungsvermehrung.
  - *Skelett:* Erosive Veränderungen in den Röhrenknochen.
- **Bronchoalveoläre Lavage/transbronchiale Biopsie:** Nachweis schaumiger Makrophagen, die biochemisch Glukocerebrosid enthalten.

Differentialdiagnose

- Morbus Niemann-Pick: Ähnliche Erkrankung mit Speicherung von Sphingomyelin.

Therapie und Prognose

- **Symptomatische Therapie:** Sauerstofflangzeittherapie (s. S. 517), Infektionsbehandlung.
- **Prgnose:**
  - Die schwere, infantile Form ist bereits in der Kindheit letal (zentralnervöse Manifestation).
  - Der Verlauf der adulten Form ist meist benigne mit nur mäßiger Einschränkung der Lebenserwartung.

20.1 Pulmonale Hypertonie: Grundlagen

Definitionen

- **Allgemein:** Erhöhung des mittleren pulmonalarteriellen Drucks über den Normalwert hinaus (> 18 mmHg in Ruhe).
- **Pulmonale Belastungshypertonie:** Mittlerer pulmonalarterieller Blutdruck > 27 mmHg unter körperlicher Belastung (bei normalem Ruhedruck).

Ätiologie und Pathogenese

- **Akute pulmonale Hypertonie:** Ursache ist meist eine akute Lungenarterienembolie (auch im akuten Asthmaanfall treten gelegentlich starke pulmonale Druckerhöhungen auf). Die akute Erhöhung des pulmonalen Gefäßwiderstandes führt zur Reduktion der rechtsventrikulären Auswurfleistung und/oder zu supraventrikulären bzw. ventrikulären Arrhythmien. Eine akute pulmonale Hypertonie erreicht maximal Werte bis zu 40 mmHg, höhere Druckwerte können vom rechten Ventrikel nicht aufgebracht werden.
- **Chronische pulmonale Hypertonie:**
  - Zu den zahlreichen Mechanismen und Ursachen siehe Tabelle 70.
  - In Tabelle 71 sind Anhaltswerte zur Schweregradeinteilung angegeben; siehe auch Abb. 52.
  - Mit dem Ausmaß der pulmonalen Hypertonie fällt das Ruheherzzeitvolumen ab. Der Anstieg des Pulmonalisdruckes unter Belastung verläuft steiler (s. Abb. 52).
- *Hinweis:* Wird nach einem akuten thorakalen Ereignis ein pulmonalarterieller Mitteldruck > 40 mmHg gemessen, so liegt auf keinen Fall eine ausschließlich akute Druckerhöhung vor! Durch Kompensationsmechanismen (Muskelhypertrophie) bei langsamer Druckerhöhung bzw. 6–8 Wochen nach akuter Druckerhöhung können in Ausnahmefällen höhere Werte bis hin zu Systemdruckwerten erreicht werden!

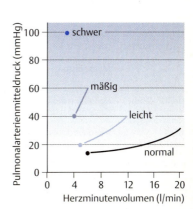

Abb. 52 Mittlerer Pulmonalarteriendruck in Ruhe und Belastung bei Gesunden und verschiedenen Schweregraden der pulmonalen Hypertonie (nach Murray 1988)

20.1 Pulmonale Hypertonie: Grundlagen

Tabelle 70 Mechanismen und Ursachen der pulmonalen Hypertonie

Typ	Mechanismus	Erkrankungen
passiv	passive postkapilläre pulmonale Hypertonie	– Klappenvitien – Linksherzinsuffizienz mit Einflußstörung
hyperkinetisch	erhöhte pulmonale Flußrate	– Vorhofseptumdefekt – Ventrikelseptumdefekt – persistierender Ductus arteriosus Botalli
obstruktiv	pulmonale Gefäßverlegung	– venöse Thrombembolie und andere Embolien – Mediastinalfibrose – kongenitale Stenose – Fremdkörper (z. B. Talk) – tumoröse Gefäßstenose – Hämoglobinopathien – Schistosoma-Eier
obliterativ	pulmonale Gefäßverengung	– CREST-Syndrom – primäre pulmonale Hypertonie – venookklusive Lungenerkrankung – pulmonale Vaskulitiden – Anorektika (z. B. Aminorex) – toxic oil-Syndrom – Eosinophilie-Myalgie-Syndrom – Crack, (Kokain) – HIV-Infektion – portale Hypertension
vasokonstriktiv	hypoxische Vasokonstriktion (Euler-Liljestrand Mechanismus)	– Hypoxie (z. B. Höhe) – Schlafapnoesyndrom – Thoraxdeformitäten – neuromuskuläre Erkrankungen
rarefizierend	Reduktion des vaskulären Gesamtquerschnittes	– Pneumonektomie – Lungenemphysem
atemmechanisch	alveolärer Überdruck	– maschinelle Überdruckbeatmung
polyätiologisch	Kombination mehrerer Mechanismen	– COPD – Asthma bronchiale – Lungenparenchymerkrankungen – kongenitale Anomalien

20.1 Pulmonale Hypertonie: Grundlagen

Tabelle 71 Schweregradeinteilung der chronischen pulmonalen Hypertonie

Grad 0	– normale pulmonale Drücke in Ruhe und Belastung – rechter Vorhof (RA) a: 3 – 6 mmHg; v: 1 – 4 mmHg; m: 1 – 5 mmHg – rechter Ventrikel (RV) syst.: ≤ 30 mmHg; enddiast.: 2 – 7 mmHg – Pulmonalarterie (PA) syst.: 16 – 30 mmHg; diast.: 4 – 12 mmHg, m: 9 – 18 mmHg; PAm unter Belastung: < 27 mmHg
Grad 1	– normaler pulmonaler Ruhedruck, erhöhter Druck unter Belastung – PAm: 9 – 18 mmHg – PAm unter Belastung: > 27 mmHg
Grad 2	– leicht erhöhter Ruhedruck – PAm: 19 – 35 mmHg
Grad 3	– mäßig erhöhter Ruhedruck – PAm: 36 – 50 mmHg
Grad 4	– stark erhöhter Ruhedruck – PAm: > 50 mmHg

a = arteriell; v = venös; m = mittel; PAm = mittlerer PA-Druck; syst = systolisch; endiast = enddiastolisch

Klinik, Diagnostik, Therapie, Prognose

▶ Sind abhängig vom jeweiligen Krankheitsbild weiter unten im einzelnen aufgeführt.

20.2 Akute Lungenembolie

Grundlagen

- **Definition:** Akuter Verschluß einer oder mehrerer Pulmonalarterien durch verschlepptes thrombotisches Material.
- **Epidemiologie, Vorkommen:** Inzidenz von ca. 200/100000 Einwohner/Jahr (insgesamt sehr unsichere Zahlenangaben).
- **Ätiologie – Thrombosen:**
  - *Tiefe Bein-/Beckenvenenthrombosen* sind in über 80% der Fälle die Ursache. Unterschenkelvenenthrombosen führen sehr selten zur Lungenembolie.
  - *Seltene Thromboselokalisationen:* Venöses Iliaca-interna-Gebiet, oberflächliche Beinvenen, Nierenvenen, Armvenen, rechter Ventrikel, arterielle Thromben (paradoxe Embolie bei offenem Foramen ovale).
  - *Risikofaktoren (s. Tabelle 72):* Sie wirken kumulativ. Das höchste Risiko besteht bei angeborener Hyperkoagulabilität (typischerweise Lungenembolien „aus heiterem Himmel", oft in jungen Jahren + häufig rezidivierend).
- **Pathogenese:**
  - Typisch ist der gemischte (rote) Thrombus. Die Ausgangspunkte der komplexen Thrombusentwicklung werden durch die Virchow'sche Trias charakterisiert: Venöse Intimaläsion, Stase, erhöhte Gerinnungsneigung.
  - Hämodynamisch gefährlichster Zeitpunkt ist die Frühphase. Nach dem 7.–10. Tag der Erkrankung ist der Thrombus entweder durch das Fibrinolysesystem aufgelöst oder in die Venenwand inkorporiert.
  - Die physiologische Fibrinolyse führt zur weitgehenden oder kompletten Auflösung der Emboli innerhalb von 2–30 Tagen. In etwa 1% der Fälle bleibt die Lyse aus, dann resultiert eine chronische Lungenembolie mit ausgeprägter pulmonaler Hypertonie und Cor pulmonale (s. S. 448).

Tabelle 72 Risikofaktoren venöser Thrombembolien

venöse Intimaläsion	Stase	Gerinnungs-/Fibrinolysestörung
Verletzung/Operation an Bein oder Becken	– Immobilisation – Allgemeinanästhesie > 30 min – Herzinsuffizienz – Schwangerschaft – Postpartalphase – Varikosis – Adipositas – hohes Lebensalter – Dehydratation	– Resistenz gegen aktiviertes Protein C = APC-Resistenz (Faktor V-Defekt) – Antithrombin III-Mangel – Protein C-Mangel – Protein S-Mangel – Postpartalphase – Tumorerkrankung – Östrogentherapie – Zigarettenrauchen – Cardiolipin-Antikörper („Lupus-Antikoagulans")

20.2 Akute Lungenembolie

▶ **Pathophysiologie:** Parallel zur Belastung des rechten Ventrikels entsteht eine alveoläre Totraumventilation und häufig regionale Bronchokonstriktion. Die Ventilations-/Perfusions-Fehlverteilung steigert die alveoloarterielle Sauerstoffdifferenz. Es resultiert eine arterielle Hypoxämie sowie kompensatorisch eine Hypokapnie durch Hyperventilation. Innerhalb von 24 Stunden bricht lokal die Surfactant-Produktion zusammen mit einer Dys-/Atelektase der betroffenen Region. Zu einem Lungeninfarkt kommt es lediglich in < 10 % der Fälle (doppelte Gefäßversorgung der Lunge!).

Klinik, klinischer Befund, Differentialdiagnose

▶ **Typische akute Beschwerden:** Tachypnoe, Tachykardie, Hämoptysen, Fieber, Zyanose, Synkope, Schmerzen (Fieber, Schmerz und Hämoptysen als Zeichen des eingetretenen Lungeninfarktes).
▶ **Klinischer Befund:**
  – *Auskultation, Perkussion:* Pleurareiben, verstärkter pulmonaler Verschlußton. Meist nur bei massiver Embolie Zeichen der Trikuspidalinsuffizienz (leises, hochfrequentes Systolikum rechtssternal). Innerhalb von Tagen inspiratorisches Rasseln und evtl. basale Dämpfung durch Pleuraerguß.
  – *Inspektion:* Zeichen der tiefen Beinvenenthrombose in etwa 50 % der Fälle.
▶ **Differentialdiagnosen** nach Leitsymptomen siehe Tabelle 73.

Strufendiagnostik nach Schweregrad

▶ **Schweregradeinteilung (s. Tabelle 74):** Klinischer Befund (s. o.), Blutgasanalyse (und gegebenenfalls Pulmonalisdruckmessung).
▶ **Schweregrad I–II:** Lungenperfusions- und ventilationsszintigraphie:
  – *Normalbefund:* Eine relevante Embolie ist weitgehend ausgeschlossen.
  – *Lungenembolienachweis:* Therapiebeginn.
  – *Wenig oder mäßig wahrscheinliche Lungenembolie:* Pulmonalisangiographie, alternativ CT oder Echokardiographie, Bestimmung des D-Dimers → in der Synopsis akute Embolie wahrscheinlich: Therapiebeginn nach Ausschluß von Kontraindikationen.
▶ **Schweregrad III–IV:** Sofortiges Echokardiogramm, wenn möglich Pulmonalisangiographie, interventionelle Maßnahmen können bei liegendem Katheter unmittelbar ergänzt werden. (Andere Methoden wie CT, Röntgen, EKG u. a. sind hier wenig befriedigend).

Diagnostische Methoden

▶ **Blutgasanalyse:**
  – p_aO_2: Enge Korrelation mit dem Schweregrad einer akuten Lungenembolie:
    • Normal: Kleine, hämodynamisch nicht wirksame Embolie.
    • 65–79 mmHg: Submassive Embolie.
    • 50–64 mmHg: Massive Embolie.
    • < 50 mmHg: In der Regel fulminante Embolie.
  – p_aCO_2: Parallel zur arteriellen Hypoxämie entwickelt sich eine alveoläre Hyperventilation mit Hypokapnie, deren Schweregrad ebenfalls mit der Ausprägung der Embolie korreliert. Es werden jedoch selten p_aCO_2-Werte < 25–30 mmHg erreicht.

20.2 Akute Lungenembolie

Tabelle 73 Differentialdiagnose der Lungenembolie nach Leitsymptomen

Symptom	Differentialdiagnose
akute Luftnot	– Pneumothorax – Lungenödem – Pneumonie – Asthma bronchiale – Pleuritis exudativa – Pericarditis exsudativa – Bronchusverschluß
akuter Thoraxschmerz	– Koronarischämie – Pleuritis – Perikarditis – Aortendissektion – akutes Abdomen – Milzinfarkt – Pankreatitis – Gallenkolik – Interkostalneuralgie
Tachykardie	– Paroxysmale supraventrikuläre Tachykardie – Hochdruckkrise – Orthostasesyndrom – vasovagale Reaktion
Synkope	– zerebraler Krampfanfall – Hypoglykämie – zerebrale Embolie – Intoxikation – Bradykardie (AV-Block, Sick Sinus, Karotissinussyndrom) – vasovagale Reaktion
Schock	– Myokardinfarkt – Perikardtamponade – brady-/tachykarde Herzrhythmusstörungen – rupturierendes Aortenaneurysma – Sepsis – Anaphylaxie – Myokarditis, Endokarditis – Vorhofmyxom – Pankreatitis

20.2 Akute Lungenembolie

Tabelle 74 Schweregradeinteilung der akuten Lungenembolie

	I klein	II submassiv	III massiv	IV fulminant
Klinik	unauffällig	Tachykardie, Angst, Hyperventilation	Tachykardie, Ruhedyspnoe	Schock
p_aO_2 (mmHg)	normal	< 80	< 65	< 50
p_aCO_2 (mmHg)	normal	< 35	< 30	< 30
PAm (mmHg)	normal	grenzwertig	> 30	> 30
HMV	normal	normal/erhöht	erniedrigt	stark erniedrigt

HMV = Herzminutenvolumen, p_aO_2/p_aCO_2 = arterieller Sauerstoff/Kohlendioxid-Partialdruck, PAm = mittlerer Pulmonalarteriendruck

➤ **Labor:**
  - *Humorales Entzündungssyndrom* (nach einem Tag): C-reaktives Protein ↑, Fibrinogen ↑, Thrombozyten ↑.
  - *Gerinnung:* PTT ↓, TZ ↓ (durch Gerinnungsaktivierung).
  - *D-Dimer:* Früher und sensitiver Parameter. Nach Ausschluß einer Infektion oder eines Tumors bedeutet ein pathologisch erhöhtes D-Dimer bei entsprechender Klinik eine akute Thrombembolie. Mit Normalisierung des D-Dimers (Ende der Gerinnungsaktivierung) ist ein Therapieerfolg der Thrombolyse eher unwahrscheinlich (abgeschlossene Organisation des Thombembolus).

➤ **Röntgenbefund:**
  - *Wertung:* Änderungen der Röntgenmorphologie haben eine geringe Sensitivität und korrelieren schlecht mit der Ausprägung einer Lungenembolie. Wegen der guten Verfügbarkeit der Röntgendiagnostik können entsprechende Befunde jedoch differentialdiagnostisch verwendet werden.
  - *Typische Röntgenveränderungen bei akuter Embolie:*
    - Einseitiger Zwerchfellhochstand.
    - Deltaförmiges (keilförmiges), sehr dichtes und recht scharf begrenztes Infiltrat mit pleuraständiger Basis.
    - „Hamptons Hump": Pleuraständige, halbkugelige Verdichtung, ebenfalls als Hinweis auf Vorliegen eines Lungeninfarktes.
    - Segmental begrenzte Belüftungsstörungen.
    - Amputation einzelner zentraler Pulmonalarterien.
    - Aufhellungszonen im Sinne einer regionalen Minderdurchblutung.
    - Dilatation des rechten Vorhofs und Ventrikels, Erweiterung der Mediastinalsilhouette durch Dilatation der Vena cava superior.
  - ◯ *Hinweis:* Nur die Gefäßamputation und die regionale Minderperfusion sind Frühzeichen! Die anderen Befunde sind Ausdruck eines eingetretenen Lungeninfarktes oder hämodynamischer Folgen.

20.2 Akute Lungenembolie

- **EKG:**
  - *Wertung:* Veränderungen treten meist nur bei Schweregrad III–IV auf (bei Schweregrad I–II nur sehr unspezifisch), sind diagnostisch wenig sensitiv und bei schwerer Embolie unzuverlässig. Von Bedeutung sind akut oder flüchtig auftretende Veränderungen (s. u.). Sie sind nie beweisend, jedoch v. a. differentialdiagnostisch verwertbar.
  - *Typische EKG-Befunde bei Lungenembolie:*
    - Sinustachykardie, Tachyarrhythmia absoluta.
    - Rechtspräkardiale Brustwandableitungen: ST-/T-Negativierungen, T-Inversion.
    - Pathologisches Q in Ableitung III sowie ein S in Ableitung I mit Anhebung der ST-Strecke in III und terminal negativem T sowie diskreter ST-Senkung in I und II (McGinn-White-Syndrom).
    - Rotation der Herzachse mit Verlagerung des RS-Umschlages nach linkspräkardial.
    - Inkompletter oder kompletter Rechtsschenkelblock.
    - T-dextrokardiale.
    - AV-Blockierung.
- **Lungenszintigraphie:**
  - *Wertung:* Wichtigstes bildgebendes Verfahren bei submassiven Lungenembolien (Perfusionsszintigraphie [s. S. 80], am besten kombiniert mit Ventilationsszintigraphie [s. S. 80]) mit geringer Spezifität, aber hoher Sensitivität. Ein normales Lungenszintigramm schließt eine klinisch relevante Lungenembolie nahezu aus.
  - *Hauptindikationen:* Ausschlußdiagnostik, Nachweis submassiver Embolien.
  - *Befundung:* Sie kann bei schweren Ventilations-/Perfusionsinhomogenitäten (z. B. bei schwerer COPD) schwierig werden. „Nichtgematchte" Perfusionsausfälle einer anatomischen Einheit sind gleichbedeutend mit einer Embolie:
    - Größe < 1 Lungensegment: niedrige Wahrscheinlichkeit einer Lungenembolie von 0–40%.
    - Größe ≥ 1 Lungensegment: hohe Wahrscheinlichkeit einer Lungenembolie von > 80%.
- **Bein-/Beckenphlebographie:** Bei Nachweis einer Lungenembolie mit oder ohne klinische Zeichen der Phlebothrombose v. a. indiziert zur Abschätzung des weiteren Embolierisikos, insbesondere bei Kontraindikationen gegen eine Antikoagulation oder Thrombolysetherapie (die Phlebographie erlaubt Aussagen über Alter und Adhärenz der Thromben).
- **Lungenfunktionsprüfung:**
  - *Wertung:* Akut selten durchführbar; die Befunde sind unspezifisch.
  - *Mögliche Befunde:* Spirometrie, Fluß-Volumen-Kurve und der Atemwegswiderstand sind in vielen Fällen normal. In der Frühphase kann es vorübergehend zu obstruktiven Ventilationsstörungen kommen. Mit Ausbildung eines Lungeninfarktes entwickelt sich eine leichte bis mittelgradige restriktive Ventilationsstörung.
- **Spiral-CT/MRT:** Mit optimalem Kontrastmittelbolus können pulmonale Gefäßverschlüsse bis in den Bereich der Segmentarterien recht gut dargestellt werden. (Der klinische Stellenwert bei der Diagnostik der akuten Lungenembolie ist noch nicht gesichert. CT-Untersuchungen ohne Spiraltechnik sind unzuverlässig; das MRT ist dem CT unterlegen).

20.2 Akute Lungenembolie

- **Pulmonalisangiographie:**
  - *Standardmethode* in der Darstellung von Lungenembolien (am besten in Blattfilmtechnik, bei digitaler Subtraktionsangiographie (DSA) nur mit hochauflösenden Geräten der neuesten Generation mit EKG-Triggerung).
  - *Voraussetzungen* für den Einsatz bei massiven oder fulminanten Embolien zur Therapiesteuerung sind die jederzeitige Verfügbarkeit und ein entsprechendes Management mit optimaler Patientenbetreuung.
  - *Wertung:* Sensitivität und Spezifität des Verfahrens sind unübertroffen. Auch kleinere, subsegmentale Embolien können sicher nachgewiesen werden, ebenso die Unterscheidung zwischen embolischem Gefäßverschluß und Gefäßkompression.
- **Echokardiographie:**
  - Indiziert zur Darstellung zentraler Embolien und zur Evaluation der hämodynamischen Folgen mit zuverlässiger Darstellung der akuten pulmonalen Hypertonie (Dilatation von rechtem Vorhof und Ventrikel, paradoxe Septumbewegung, Trikuspidalinsuffizienz).
  - In der Darstellung zentraler Embolien Konkurrenzmethode zum CT.
  - Gelegentlich Darstellung eines „Passagethrombus" vor Embolie.
- **Pulmonalisdruckmessung:**
  - *Prinzip:* Messung des Pulmonalisdrucks, des Herzminutenvolumens und des pulmonalen Gefäßwiderstandes über einen mehrlumigen Swan-Ganz-Einschwemmkathether.
  - *Befunde:* Der Pulmonalismitteldruck steigt abhängig von der Schwere der Embolie bis maximal 40 mmHg an, das Herzminutenvolumen steigt bei submassiven Lungenembolien an, fällt aber bei massiven oder fulminanten Embolien ab.
  - *Wertung:* Die Pulmonalisdruckmessung ist ein sensitives, aber unspezifisches Verfahren. Ein normaler Pulmonalisdruck schließt eine submassive, massive oder fulminante Embolie aus.

Allgemeine Therapie

1. Bettruhe.
2. Elastischer Kompressionsverband beider Beine (von distal nach proximal abnehmende Kompression).
3. Sauerstoff über Nasensonde (Ziel: S_aO_2 von 90 %).
4. Analgosedierung (zentral wirkendes Analgetikum + Benzodiazepin, z. B. Fentanyl + Dormicum).

Spezielle Therapie: Antikoagulation mit Heparin i. v.

- **Indikation:** Schweregrad I oder II, als Begleittherapie bei Thrombolysetherapie mit Urokinase oder im Anschluß an eine Thrombolysetherapie (s. u.).
- **Kontrolluntersuchungen:** Während der Heparintherapie Kontrolle der Thrombozyten und des AntithrombinIII.

20.2 Akute Lungenembolie

- **Durchführung:** Bolus mit 5000 IE Heparin, danach 1000 (800–1200 je nach KG)IE/h. Thrombinzeit und partielle Thromboplastinzeit sollen auf das 2–3fache der Norm erhöht sein. Therapiedauer 7–12 Tage. Danach überlappend Einleitung einer oralen Dicumarolbehandlung mit einem Ziel-INR 2,5–3,5 (Quick 20–30%), erst dann Beendigung der intravenösen Antikoagulation.
- **Dauer der oralen Antikoagulation:** 6 Monate, bei rezidivierenden Lungenembolien oder hereditären Gerinnungsstörungen (Protein C-Mangel, Protein S-Mangel, APC-Resistenz [s.o.] oder Antithrombin III-Mangel) lebenslange Antikoagulation.

Spezielle Therapie: Thrombolyse

- **Indikation:** *Schweregrad III, IV* zur rascheren Senkung des Pulmonalisdrucks.
- **Substanzen:**
  - *Streptokinase:* Nur indirekt steuerbar. Spezielle Kontraindikationen: Rezente Streptokokkeninfekte, Vortherapie mit Streptokinase.
  - *Urokinase:* Direkte Dosis-Wirkung-Beziehung
  - *Rekombinanter Gewebeplasminogenaktivator (r-TPA):* Direkte Dosis-Wirkung-Beziehung; schnellerer Wirkungseintritt..
- **Absolute Kontraindikationen:** Akute Blutung, frischer zerebraler Insult, Tumorerkrankung, arteriovenöse Mißbildung, hämorrhagische Diathesen, erstes Schwangerschafts-Trimenon, Postpartalphase bis zum 6. Tag, Hypertonie mit RR_{syst} > 200 mmHg und/oder RR_{diast} > 100 mmHg, bakterielle Endokarditis, Retinopathie (diabetischer oder hypertoner Genese) Grad III, akute Pankreatitis, in der Postoperativphase (abhängig vom Blutungsrisiko).
- **Relative Kontraindikationen:** Septische Thrombosen, Leberzirrhose, schwere Niereninsuffizienz, Zustand nach arterieller Injektion, Zustand nach i.m.-Injektion (8–10 Tage), Bronchiektasen, floride Lungentuberkulose, Alter über 70 Jahre.
- **Kontrolluntersuchungen vor Thrombolyse:** Blutbild, Nierenwerte, Leberwerte, Prothrombinzeit, PTT, Thrombinzeit, Fibrinogen, Reptilasezeit, D-Dimer.
- **Durchführung:**
  - *Streptokinase:* 50 mg Prednisolon i.v., 250000 IE Streptokinase in 50 ml NaCl 0,9%/30 min, danach (Erhaltungsphase) 100000 IE/h über 4–6 Tage. 2–3 mal tägliche Kontrolle von Fibrinogen und Thrombinzeit (Ziel: Fibrinogenabfall auf 50–80 mg/dl). Bei Werten > 80 mg/dl Halbierung der Streptokinase-Dosis über mehrere Stunden. Nachbehandlung mit 800–1000 IE Heparin/h und Beginn der Dicumaroltherapie.
  - *Urokinase:* Initialdosis 250000–500000 IE, gefolgt von 100000 IE/h über 2–8 Tage (je nach Klinik, BGA und Pulmonalisdruck). Parallel zum Therapiebeginn Einleitung einer Heparintherapie in therapeutischer Dosis (s.o.). Dosisanpassung nach Fibrinogenspiegel (< 100 mg/dl) und Reptilasezeit (Ziel: Verdreifachung).
  - *rTPA:* Bisher gibt es kein allgemein akzeptiertes Dosierungsschema; als wirksam erwies sich z.B. 10 mg rTPA als Bolus, danach 90 mg/2 h oder 50 mg rTPA/1 h, anschließend 20 mg über weitere 11 Stunden.

20.2 Akute Lungenembolie

Spezielle, interventionelle Therapie

- **Indikation:** *Schweregrad IV* (+ Schweregrad III bei Kontraindikationen gegen eine Thrombolysetherapie).
- **Angiographie:** Mechanischer Rekanalisationsversuch zentraler Pulmonalarterien unter Angiographiebedingungen (dies ist auch unter laufender kardiopulmonaler Reanimation möglich). Bei pulmonalisangiographischem Nachweis zentraler Emboli mechanische Zertrümmerung mit einem Pigtail-Katheter (mit Mandrin-Verstärkung). Alternativ Ballondilatationskatheter oder Absaugen. Im Anschluß an die Fragmentierung der Emboli (Vergrößerung der Oberfläche, Teileröffnung zentraler Pulmonalarterien) lokale Kurzzeitlyse über den Pulmonaliskatheter, z. B. mit Streptokinase.
- **Chirurgische Embolektomie:** Die sogenannte Trendelenburg-Operation hat überwiegend historische Bedeutung. Auch nach Einführung des Extrakorporalkreislaufes während der Embolektomie war die perioperative Sterblichkeit inakzeptabel hoch. Möglicherweise indiziert im Stadium IV und nach Versagen aller oben genannten Maßnahmen.

Prophylaxe

- **Primärprophylaxe** (Prophylaxe von Thrombosen der unteren Extremität):
  - Bei stark erhöhtem Risiko, insbesondere mit Immobilität: Beinhochlagerung, aktive Bewegung der unteren Extremitäten, Kompressionsstrümpfe, elektrische Stimulation der Beinmuskulatur und v. a. Frühmobilisierung.
  - Medikamentöse Prophylaxe während der Immobilität oder vor einem operativen Eingriff, beginnend mit niedrig dosiertem Heparin, z. B. 5000 IE Heparin/8 h s. c. oder mit niedermolekularem Heparin (nach Dosierungsvorschrift).
- **Sekundärprophylaxe:**
  - *Orale Antikoagulation:* Indiziert nach Phlebothrombose der unteren Extremität oder nach Lungenembolie (Vorgehen + Dauer s. o.), bei Kontraindikationen alternativ Langzeitheparinisierung mit z. B. 2–3 × 5000 IE Heparin/12 hs. c. (oder niedermolekularem Heparin).
  - *Cava-Schirm:* Implantation in die untere Hohlvene (nur bei Kontraindikationen gegen eine Antikoagulation oder Thrombolysetherapie) frühestens nach dem ersten Thromboserezidiv.

Prognose

- $> 10\%$ der akuten Embolien verlaufen unmittelbar tödlich, bei chronischen Lungenerkrankungen 20 %.
- Bei Gefäßobstruktion $< 50\%$ beträgt die Mortalität 5 %, bei $> 50\%$ 16 %, bei zusätzlichem Kreislaufschock 32 %.

20.3 Chronische Lungenembolie

Grundlagen

- **Epidemiologie, Vorkommen:**
  - Bei etwa 1% der akuten Lungenembolien erfolgt keine spontane Lyse der Thromboemboli in der Lungenstrombahn. Die jährliche Inzidenz beträgt somit etwa 2/100.000 Einwohner.
  - Meist sind jüngere Menschen im Alter zwischen 20 bis 55 Jahre betroffen ohne abgelaufene bzw. anamnestisch eruierbare embolische Ereignisse oder Phlebothrombosen.
- **Ätiologie und Pathogenese:**
  - Die unvollkommene endogene oder therapeutische Lyse führt zur Integration des Thrombembolus in die Gefäßwand (fibröser Umbau und Vernarbung der Gefäßwand mit Ausbildung membranöser Verschlüsse, Strikturen und intraluminärer Narbenstränge = „Strickleiterphänomen". Nicht selten sekundäre Thrombosierung des Restlumens).
  - Die Verlegung von > 60% der Lungengefäßstrombahn führt zur pulmonalarteriellen Hypertonie. Reparative Veränderungen (reaktive Mediahypertrophie und Sklerosierung) führen zur weiteren Erhöhung des pulmonalarteriellen Widerstandes. Ab einem mittleren Pulmonalisdruck > 30 mmHg ist die Lebenserwartung deutlich eingeschränkt.

Klinik

- Belastungsdyspnoe bis hin zur Ruhedyspnoe, belastungsassoziierte Synkopen, unspezifische thorakale Palpitationen.

Diagnostik

- **Klinischer Befund:** Zyanose bei geringer Belastung oder in Ruhe, selten Zeichen der dekompensierten Rechtsherzinsuffizienz mit oberer und unterer Einflußstauung, positivem hepatojugulärem Reflux oder Ödemen der abhängigen Partien.
- **Labor:** Unauffällige Laborbefunde oder Polyglobulie.
- **Röntgenbefund:** Rechtsventrikuläre Herzdilatation mit Ausfüllung des Retrokardialraums, erweiterte zentrale Pulmonalarterien, Amputation peripherer Pulmonalarterien, oft mit inhomogenen Perfusionsausfällen in unterschiedlichen Lungenregionen.
- **Blutgasanalyse:** Arterielle Hypoxämie mäßiger bis mittlerer Ausprägung, meist mit alveolärer Hyperventilation (Hypokapnie).
- **Lungenfunktionsprüfung:** Allenfalls mäßige restriktive Ventilationsstörung mit leichter Reduktion der statischen Lungenvolumina und erniedrigter pulmonaler Compliance.
- **Rechtsherzkatheter:** Massive Erhöhung des mittleren Pulmonalisdrucks auf im Mittel 55 mmHg. Nicht selten werden systemarterielle Drücke erreicht. Der Herzindex ist pathologisch erniedrigt auf im Mittel 2 l/min×qm. Der pulmonalarterielle Widerstand ist massiv erhöht auf im Mittel 1.000 dyn $\times$ s cm^{-5}.

20.3 Chronische Lungenembolie

- **Andere bildgebende Verfahren:** Die Pulmonalisangiographie in Blattfilmtechnik oder als digitale Subtraktionsangiographie mit EKG-Triggerung ist unverzichtbar. In Einzelfällen können Echokardiographie und Spiral-Computertomographie Zusatzinformationen über die zentralen Pulmonalarterienanteile ergeben.
- **Echokardiographie – Befunde:**
  - Erweiterung des rechten Ventrikels.
  - Paradoxe Septumbewegung.
  - Erweiterung der rechten Pulmonalarterie sowie der Vena Cava inferior.
  - Dicke der Wand des rechten Ventrikels > 5 mm als Zeichen der chronischen Rechtsherzbelastung mit Normo- bis Hyperkinesie.
  - Maximale diastolische Flußgeschwindigkeit des Regurgitations-Jets der Pulmonalinsuffizienz > 1,6 m/s.
  - Maximale systolische Flußgeschwindigkeit des Regurgitations-Jets der Trikuspidalinsuffizienz > 3,8 m/s.
  - *Hinweis:* Die Ventrikelstärke, der Nachweis der Hyperkinesie sowie der Nachweis von Jet-Phänomenen nach den oben genannten Kriterien erlaubt die Diagnose einer chronischen pulmonalen Hypertonie.

Therapie

- **Medikamentös:** Indiziert zur vorübergehenden Senkung des pulmonalarteriellen Drucks. Unter blutiger bzw. unblutiger (echokardiographischer) Messung des Pulmonalisdrucks Therapieversuch mit einem Kalziumantagonisten (z. B. Diltiazem, täglich bis 900 mg in einschleichender Dosierung).
- **Spätlyse:** Indiziert bei Verdacht auf frischere Thromben (eventuell Sekundärthromben) mit z. B. Urokinase (s. o.).
- **Chirurgisch:**
  - *Pulmonale Thrombendarteriektomie:* Indiziert bei Nachweis zentraler Gefäßverlegungen bis maximal zu den pulmonalen Segmentarterien; kontraindiziert bei diffusen peripheren Gefäßverschlüssen. Unter extrakorporaler Zirkulation wird über eine mediane Sternotomie eine Ausschälplastik durchgeführt als „wahre" Endarteriektomie in der Gefäßmedia. Die Gefäßintima wird zirkumferentiell entfernt. Postoperativ lebenslange Antikoagulation.
  - *Lungentransplantation:* Wenn die Indikation zur Thrombendarteriektomie nicht gestellt werden kann.

Prognose

- Die perioperative Mortalität bei Thrombendarteriektomie beträgt bis zu 20 %, bei Lungentransplantation etwa 5 – 10 %. Die Lebenserwartung bei konservativer Therapie und Vorliegen des Vollbildes beträgt wenige Monate bis etwa 2 Jahre.

20.4 Lungenembolie – Sonderformen

Fettembolie

- **Ätiologie und Pathogenese:**
  - Komplikation von Frakturen langer Röhrenknochen (Wahrscheinlichkeit nach Tibia-Schaft-Fraktur beträgt 3%, nach Femur-Schaft-Fraktur 5% und nach kombinierter Femur-/Tibia-Fraktur 28%).
  - Sehr selten bei Hyperlipidämie ohne Trauma und nach chirurgischen Eingriffen im Fettgewebe.
  - Zusätzliche Risikofaktoren: Hypalbuminämie, Anämie, Blutungsschock.
  - Durch posttraumatische Schwellung übersteigt der interstitielle Druck den intravenösen Gefäßdruck und es kommt zum Übertritt fetthaltigen Knochenmarks in das venöse System und damit zunächst zur Obstruktion kleiner Pulmonalarterien mit Anstieg des Pulmonalisdrucks. Später führen freigesetzte Fettsäuren zu einem nichtkardiogenen Lungenödem bis hin zum Vollbild der akuten respiratorischen Insuffizienz (ARDS).
- **Klinik und Diagnostik:**
  - *Klinische Trias:* Dyspnoe, petechiale Blutungen (v. a. am Hals und in der Axillarregion) und zerebraler Verwirrtheitszustand (bis zum Koma); Beginn bis zu 72 h nach dem Trauma. Daneben schon früh Sinustachykardie und subfebrile bis fieberhafte Temperaturen.
  - *BGA:* Oft schwere Hypoxämie mit fehlender Besserung auf nasale O_2-Gabe.
  - *Labor:* Abfall von Hämatokrit und Thrombozytenzahl.
  - *Nachweis der Fetttröpfchen:*
    - In petechial veränderter Haut, seltener in Urin, Sputum, Liquor.
    - BAL: > 50% Makrophagen mit Fetttröpfchen sichern die Diagnose.
  - *Röntgenbefund:* Akut Normalbefund. Später zunächst perihiläre, dann diffuse, interstitielle und schließlich alveoläre Verdichtungen. Ein stadienhafter Ablauf im Sinne eines ARDS ist die Regel (s. S. 495).
- **Therapie:** Symptomatisch mit Korrektur der Hypoxämie und Blutungsfolgen. Meist ist eine Infektionsbehandlung notwendig. Ansonsten gelten die Regeln der Therapie der akuten respiratorischen Insuffizienz (s. S. 495).
- **Prophylaxe:** Bei Hochrisikopatienten posttraumatisch prophylaktische Gabe von Prednisolon in hoher Dosierung. Genaue Dosierungsrichtlinien liegen nicht vor.

Luftembolie

- **Ätiologie und Pathogenese:** Eintritt größerer Luftmengen bei Traumen mit Verletzung größerer Venen oder bei ärztlichen Eingriffen. Als letale Dosis gilt 5 – 7,5 ml/kgKG. Der protrahierte Eintritt über längere Zeit wird besser toleriert. Das Gas sammelt sich im rechten Ventrikel und in den Pulmonalarterien. Es kommt zur Verlegung der Lungenstrombahn, vor allem jedoch zur Reduktion der Herzleistung durch komprimierbares Gas im Ventrikel.
- **Klinik und Diagnostik:**
  - Die Diagnose wird meist klinisch durch den typischen Hergang gestellt.
  - Die Luft läßt sich echokardiographisch und im CT darstellen.
- **Therapie:** Symptomatische Maßnahmen (Schockbehandlung, Sauerstoffzufuhr, Sedierung). Größere Luftansammlungen im rechten Ventrikel können direkt via Punktion abgesaugt werden. Ansonsten hyperbare Therapie in einer Druckkammer (s. S. 524).

20.4 Lungenembolie – Sonderformen

Fruchtwasserembolie

- **Ätiologie und Pathogenese:** Peripartaler Übertritt von Fruchtwasser in das mütterliche iliakale Venensystem führt zur Verlegung der Pulmonalarterien durch Gewebspartikel. Die fibrinolytisch hochaktive Fruchtwasserflüssigkeit induziert ein Hyperfibrinolyse-Syndrom. (Vorkommen sowohl bei der Spontangeburt wie bei Sectio caesarea).
- **Klinik und Diagnostik:** Typische Konstellation einer postpartalen akuten respiratorischen Insuffizienz mit Hyperfibrinolyse (Fibrinogen ↓, Fibrinogen-Spaltprodukte ↑, PTT ↑, Thrombinzeit ↑, zunächst ohne Thrombozytenabfall). In der späteren Phase Vollbild der Verbrauchskoagulopathie mit Thrombozytenabfall.
- **Therapie:**
  - Versuch der Korrektur der Hyperfibrinolyse/Verbrauchskoagulopathie mit niedrig dosiertem Heparin (300–500 IE Heparin/h) mit Substitution von Antithrombin III und menschlichem Frischplasma.
  - Früher Einsatz von Antifibrinolytika wie Aprotinin.
  - Ansonsten gelten die Prinzipien der Therapie der akuten respiratorischen Insuffizienz (s. S. 499).
- **Prognose:** Meist entwickelt sich ein Multiorganversagen – hier führend das Lungenversagen – oft mit letalem Ausgang.

Fremdkörperembolie

- **Ätiologie und Pathogenese:** Einschleusung pulmonalarterieller Fremdkörper (iatrogen oder akzidentell bei i.v.-Drogenabhängigen) mit sekundärer Infektion oder sekundärem Gefäßverschluß mit dem Bild einer Lungenembolie.
- **Klinik und Diagnostik:**
  - Oft handelt es sich um radiologische Zufallsbefunde. Dyspnoe bei respiratorischer Insuffizienz in Abhängigkeit von der Ausdehnung des Befundes.
  - Sonderform: Diffuse periphere pulmonalarterielle Gefäßverschlüsse mit direkter Kontrastierung im Röntgenbild oder unter dem Bild der interstitiellen Lungenerkrankung bei intravenöser Injektion von Tablettenaufschlämmungen.
  - *Hinweis:* Häufigste interstitielle Lungenerkrankung bei i.v.-Drogenabhängigen! In der Frühphase besteht oft eine septische Embolie mit hochfieberhaftem Krankheitsbild.
- **Therapie:**
  - Bei diffus verteiltem peripherem Material symptomatische Therapie; bei Embolisation von Nadelfragmenten, Kathetern oder Sondenfragmenten transvenöse Entfernung über eine Drahtschlinge (unter Durchleuchtung).
  - Antibakterielle Therapie mit staphylokokkenaktiven Medikamenten (z.B. Clindamycin, Vancomycin).

20.5 Venookklusive Lungenerkrankungen

Grundlagen

- **Definition, Epidemiologie:** Sehr seltene postkapilläre Form der chronischen pulmonalen Hypertonie durch Obstruktion kleiner Venen und Venolen infolge Intimafibrose.
- **Ätiologie und Pathogenese:** Meist idiopathisch; in Einzelfällen wurden Zytostatika verantwortlich gemacht (Bleomycin und Carmustin). Zuweilen finden sich autoimmune Merkmale wie ein Raynaud-Phänomen, eine nichtdestruktive Arthritis und Serumautoantikörper.

Klinik

- Dyspnoe, belastungsinduzierte Synkopen und Zyanose.
- *Hinweis:* Aufgrund der postkapillären Gefäßobstruktion sind Hämoptysen bis hin zum diffusen alveolären Hämorrhagiesyndrom ein Leitsymptom!

Diagnostik

- Die Befunde entsprechen denen bei chronisch pulmonaler Hypertonie (s. S. 440 und 445). Ausnahmen:
  - *Röntgenbefund:* Neben Zeichen der pulmonalen Hypertonie KerleyB-Linien, die sich bei der präkapillären pulmonalen Hypertonie nicht finden. Alveoläre Infiltrate mit oder ohne Hämoptysen entsprechen der alveolären Hämorrhagie.
  - *Rechtsherzkatheter:* Erhöhte pulmonalkapilläre Verschlußdrücke.
  - *Echokardiographie:* Linksventrikuläre Funktionsstörung mit erhöhten enddiastolischen Drücken ausschließen! Die Konstellation „postkapilläre pulmonale Hypertonie bei normalem linksatrialem bzw. enddiastolischem linksventrikulärem Druck" beweist die venookklusive Erkrankung.
- **Lungenbiopsie** (thorakoskopisch, videoassistiert gewonnen oder offen): Direkter Nachweis der mikrovenösen Intimaverdickung.

Therapie und Prognose

- **Therapie:**
  - Behandlungsversuch mit Immunsuppressiva (Azathioprin) bei Nachweis von Autoimmunphänomenen. Auch Kortikosteroide sind im Einzelfall wirksam.
  - Vorübergehend orale Antikoagulation mit Dicumarol (INR 2 – 3).
  - Immer Behandlungsversuch mit Vasodilatantien, insbesondere Kalziumantagonisten.
  - Nach Ausschluß einer Systemerkrankung und Persistenz Lungentransplantation diskutieren.
- **Prognose:** Ungünstig mit einer mittleren Lebenserwartung von 4 Jahren; Verlängerung durch eine geeignete Therapie.

20.6 Primäre pulmonale Hypertonie

Grundlagen

- **Definition:** Erkrankung unbekannter Ursache mit progressiver Obliteration kleiner bis mittelgroßer Pulmonalarterien.
- **Epidemiologie, Vorkommen:** Überwiegend bei Frauen (w:m = 1,7:1) im dritten bis vierten Lebensjahrzehnt.
- **Ätiologie und Pathogenese:**
    - Die Ätiologie ist unbekannt; pulmonale Hypertonien mit den entsprechenden morphologischen Kriterien (s. u.) wurden beobachtet:
        - Nach Einnahme von Anorektika.
        - Im Rahmen des Toxic-oil-Syndroms (epidemische Intoxikation in Spanien nach Einnahme verunreinigten Rapsöls),
        - Im Rahmen von Kollagenosen, die mit einem Raynaud-Syndrom einhergehen (v. a. CREST-Syndrom).
    - Ursächlich oder als Folge fand sich jüngst eine Verarmung der Stickoxid (NO)-Synthetase in betroffenen Gefäßen. NO ist der endogene gefäßdilatierende Faktor, ein Mangel führt im Akutversuch zur Gefäßkontraktion, Muskelhypertrophie und Intimahyperplasie.
    - *Morphologische Kriterien:* Veränderungen der kleineren und mittelgroßen Pulmonalarterien mit Intimahyperplasie, Muskelhypertrophie, plexiformen Läsionen und Mikrothromben ohne Gefäßveränderungen in anderen Organen.

Klinik, klinischer Befund

- Zunächst rasche Ermüdbarkeit und Belastungsdyspnoe; objektiv findet sich dann allenfalls eine Betonung des Pulmonalklappentons.
- Später – bei hohen Pulmonalisdrücken – Schwindelattacken, Synkopen unter Belastung oder pektanginöse Beschwerden. Hämoptysen sind selten und nur schwach ausgeprägt mit dann meist ausgeprägter Zyanose. Im Unterschied zur Lungenfibrose fehlen Trommelschlegelfinger.
- Vor allem bei Frauen (ca. 1/3 der Fälle) Raynaud-Syndrom und Arthralgien im Rahmen von Kollagenosen.
- **Bei voller Ausprägung:**
    - Links parasternale ventrikuläre Hebung in der Systole.
    - Palpabler Pulmonalklappenschluß.
    - Lauter Pulmonalklappenton.
    - Fixierte Spaltung des zweiten Herztons, mit oder ohne systolischen Klick.
    - Systolisches Geräusch parasternal (Trikuspidalklappeninsuffizienz).
    - Leises diastolisches Geräusch (Pulmonalinsuffizienz, Graham-Steel-Geräusch).

Diagnostik

- Ausschlußdiagnose mit schwieriger Diagnostik! Im Mittel vergehen zwei Jahre zwischen Symptombeginn und Diagnosestellung.
- **Labor:**
    - Bei zunehmender Hypoxämie allenfalls Polyglobulie, sonst unauffällig.
    - Autoimmunphänomene mit Hypergammaglobulinämie, Nachweis von ANA und Rheumafaktor (Hinweis auf eine pulmonale Hypertonie bei Kollagenose in 15–20%).

20.6 Primäre pulmonale Hypertonie

- **Röntgenbefund:** In den Spätphasen rechtsventrikuläre und rechtsatriale Herzvergrößerung, Dilatation der zentralen Pulmonalarterie und peripher helle Lunge bei Hypovaskularisation.
- **EKG:** Zeichen der rechtsventrikulären Hypertrophie, Drehung der Herzachse in der Horizontalebene nach rechts mit Wanderung des R/S-Umschlags und Rechtsschenkelblock.
- **Echokardiographie:** Vergrößerung und Hypertrophie des rechten Vorhofs und Ventrikels. Paradoxe Septumbewegung, hohe Flußgeschwindigkeit des Regurgitationsjets der Pulmonalinsuffizienz sowie hohe systolische Flußgeschwindigkeit des Regurgitationsjets der Trikuspidalinsuffizienz (s. S. 441).
- **Blutgasanalyse:** Bis zur ausgeprägten Hypertonie oft normaler Befund. Später arterielle Hypoxämie mit Normo- oder Hypokapnie (zunächst unter Belastung, später in Ruhe). (Die Hypoxämie ist Ausdruck einer vergrößerten arteriovenösen Sauerstoffdifferenz bei abnehmender Herzleistung.)
- **Lungenfunktionsprüfung:** Bei fortgeschrittener pulmonaler Hypertonie leichte bis mäßige multifunktionell bedingte restriktive Ventilationsstörungen.
- **Perfusionslungenszintigraphie:** Fleckige subsegmentale Perfusionsdefekte im Gegensatz zum segmentalen, irregulären Muster bei chronischer Lungenembolie.
- **Rechtsherzkatheter (definitive Diagnosestellung):**
  - *Druckmessung:* Normaler pulmonalarterieller Verschlußdruck bei ausgeprägter pulmonaler Hypertonie bis hin zu systarteriellen Drücken.
  - *Pulmonalisangiographie:* Dilatierte zentrale Gefäße mit konzentrischer Lumenreduktion und diffuser Hypoperfusion in der Lungenperipherie ohne Wandunregelmäßigkeiten.
  - *Cave:* Erhöhtes Risiko der Rechtsherzkatheteruntersuchung aufgrund einer hohen Arrythmierate und der Gefahr eines plötzlichen rechtsventrikulären Versagens während der Kontrastmittelinjektion. Kontrastmittelverbrauch möglichst gering halten, nichtionisches Kontrastmittel verwenden!
- **Lungenbiopsie (chirurgisch, seltener transbronchial):** Definitive morphologische Diagnosestellung. Auch hier stark erhöhtes Untersuchungsrisiko. Im Hinblick auf eine spätere Lungentransplantation sollte eine diagnostische Throrakotomie möglichst unterbleiben. Die Indikation ist nur in Zweifelsfällen (Systemerkrankung?) zu stellen.
- *Hinweis:* Im Hinblick auf Nutzen und Risiko ist eine nichtinvasive Diagnostik, komplettiert durch Rechtsherzkatheter mit Angiographie, hinreichend zur Diagnosestellung.

Differentialdiagnose

- **Folgende Erkrankungen müssen ausgeschlossen sein:**
  - Sekundäre pulmonale Hypertonie bei pulmonal parenchymatösen Erkrankungen: Computertomographie.
  - Alveoläre Hypoventilationssyndrome: Blutgasanalyse, Oximetrie, Kapnographie und Polysomnographie.
  - Funktionsstörungen des linken Herzens einschließlich Klappenvitien, Shunt-Vitien, Vorhofmyxom: Ausschluß durch transösophageale Echokardiographie und Rechtsherzkatheter.
  - Pulmonalvenöse Obstruktion und venookklusive Lungenerkrankung: Rechtsherzkatheter, Computertomographie (vgl. S. 444).

20.6 Primäre pulmonale Hypertonie

- Karzinoid-Tumor: Computertomographie, Messung der 5-Hydroxyindolessigsäure.
- Chronische Lungenembolie: Ausschluß durch Rechtsherzkatheter mit Pulmonalisangiogramm (s. S. 440).
- Seltene Ursachen der pulmonalen Hypertonie (s. Tabelle 70 S. 430).

Therapie

- ▶ Es gibt keine dauerhaft wirksame konservative Therapie!
- ▶ **Kortikosteroide und Immunsuppressiva:** Ohne definitiven Nutzen; bei Nachweis von Autoimmunphänomenen trotzdem Versuch einer immunsuppressiven Therapie (Prednison 1 mg/kgKG + Cyclophosphamid oder Azathioprin 2 mg/kgKG initial).
- ▶ **Hochdosierte Kalziumantagonisten (Diltiazem)** zur Senkung des pulmonalarteriellen Drucks: Akutversuch mit Diltiazem 60 mg p.o. *stündlich* mit direkter Pulmonalisdruckmessung. Bei Drucksenkung oder Widerstandssenkung von >20% einschleichende Therapie mit Diltiazem bis zu einer Tagesdosis von 540–900 mg (3–4 Einzeldosen – Halbwertszeit im Serum 2–4,5 h). Bei negativem Akutversuch sollte die Therapie unterbleiben.
- ▶ **Prostacyclin i.v./Prostaglandin E_1 i.v.:** Prostacyclin 2–24 ng/kgKG/min i.v. (oft Toleranzentwicklung), Prostaglandin E_1 5–30 ng/kgKG/min i.v. Die Therapie kann durch die Notwendigkeit einer Dauerinfusion nur überbrückenden Charakter haben (z.B. zur Vorbereitung auf eine Lungentransplantation). Implantierte Katheter ermöglichen eine Langzeitinfusion. Neue Alternative: Inhalative Applikation.
- ▶ **Lungentransplantation** (s. S. 542): Definitive Therapie der primären pulmonalen Hypertonie. Die Einzellungen-, Doppellungen- oder Herz-Lungen-Transplantation muß im Einzelfall diskutiert werden. Entscheidend sind hierbei die rechtsventrikuläre Funktion, die Höhe der pulmonalen Hypertonie, das Patientenalter und weitere Risikofaktoren. Auch die Transplantatverfügbarkeit spielt eine Rolle.

Prognose

- ▶ Die mittlere Überlebenszeit nach Diagnosestellung beträgt drei Jahre. Die Streuung ist breit. Verlängerte Lebenserwartung bei Vorliegen eines persistierenden Foramen ovale und bei Symptombeginn nach dem 40. Lebensjahr.

20.7 Cor pulmonale chronicum

Grundlagen

- **WHO-Definition:** Hypertrophie und/oder Dilatation der rechten Herzkammer aufgrund einer primären Beeinträchtigung der Lungenfunktion oder -struktur. Somit ist das chronische Cor pulmonale jede pulmonale Hypertonie aufgrund einer bronchopulmonalen Erkrankung, einer Erkrankung der Atempumpe, bei chronisch-rezidivierenden alveolären Hypoventilationszuständen, bei chronischer Hypoxieatmung und aufgrund pulmonaler Gefäßerkrankungen (s. Tabelle 75).

Tabelle 75 Ursachen des chronischen Cor pulmonale

Komplex	Diagnosen
bronchopulmonale Erkrankungen	– chronisch obstruktive Lungenerkrankung – Bronchiektasen – zystische Fibrose – Pneumokoniosen – Lungenfibrosen – Z. n. Lungenresektionen – Lungenmißbildungen – postinfektiöse Parenchymdestruktionen
Erkrankungen der Atempumpe	– Thoraxdeformitäten – Z. n. Thorakoplastik – Pleuraschwarten – chronische neuromuskuläre Erkrankungen
alveoläre Hypoventilationszustände	– Schlafapnoesyndrom – Obesitas-Hypoventilationssyndrom
Hypoxie	– Höhenhypoxie („Cerro de Pasco-Syndrom")
pulmonale Gefäßerkrankungen	– Lungenarterienembolie – venookklusive Lungenerkrankung – primäre pulmonale Hypertonie

- **Ätiologie und Pathogenese:**
  - Reduktion des pulmonalen Gesamtquerschnitts (pulmonale Umbauvorgänge, z.B. Lungenemphysem, Lungenfibrose; Lungenresektionen, Gefäßverlegung, z.B. Lungenembolie).
  - Reflektorische, hypoxische Vasokonstriktion (Euler-Liljestrand-Reflex).
  - Bei den wichtigen pulmonalen Ursachen Kombination beider Faktoren (z.B. bei chronisch obstruktiven Atemwegserkrankungen und bei fibrosierenden Lungenerkrankungen).

20.7 Cor pulmonale chronicum

Klinik

- Geringere Belastbarkeit: Dyspnoe, Tachykardie.
- In der Frühphase stehen die Befunde der Grunderkrankung im Vordergrund, später dominiert die Klinik der Rechtsherzinsuffizienz.

Diagnostik

- **Klinischer Befund:**
  - *Auskultation:* Betonter zweiter Herzton, betonter rechtsventrikulärer Impuls, betonter Pulmonalverschlußton, Systolikum bei Trikuspidalinsuffizienz, Diastolikum bei Pulmonalinsuffizienz.
  - *Inspektion, Palpation:* Bei dekompensierter Rechtsherzinsuffizienz positiver hepatojugulärer Reflux, obere und untere Einflußstauung mit prominenten Halsvenen, Fußrücken- und Unterschenkelödemen.
- **Apparative Diagnostik:**
  - Labor, Röntgen-Thorax, EKG, Echokardiographie, Lungenszintigraphie und Rechtsherzkatheter (die Befunde entsprechen denen der chronischen Lungenarterienembolie (s. S. 440) und der primären pulmonalen Hypertonie (s. S. 445).
  - *Lungenfunktionsprüfung:* Die Befunde der Grunderkrankung dominieren, die pulmonale Hypertonie führt zu keiner richtungweisenden Befundänderung. Dies gilt nicht für das Cor pulmonale vasculare (s. S. 448).

Therapie

- Primär Therapie der Grunderkrankung, z.B. bronchospasmolytische Therapie; hierdurch erhebliche Reduktion der pulmonalen Hypertonie.
- **Sauerstofflangzeittherapie:** Indiziert bei $p_aO_2 < 55$ mmHg (trotz optimierter Therapie der Grunderkrankung) zur Drucksenkung durch Ausschalten der hypoxischen Vasokonstriktion. Sauerstoffinsufflation täglich über mehr als 18 h. Ziel ist eine $S_aO_2 \geq 92\%$ auch bei körperlicher Belastung; ein geringer Anstieg des p_aCO_2 ist in Kauf zu nehmen. (Mobile Patienten erhalten ein Flüssigsauerstoffsystem; beschränkt sich der Aktionsradius auf die Wohnung, so sind Sauerstoffkonzentratoren geeignet. Einzelheiten s. S. 517 ff).
- **Aderlaß:** Indiziert bei Polyglobulie; Entnahme von 500 ml Blut mit isovolämischer Gabe einer Elektrolytlösung). Dies verringert das Thrombembolierisiko und verbessert die kardiopulmonale Funktion durch Reduktion der Blutviskosität.
- **Medikamentös** (experimentell Senkung des pulmonalarteriellen Drucks):
  - *Anwendung:* Positive Erfahrungen bei Cor pulmonale vasculare; bei Cor pulmonale infolge chronisch obstruktiver Atemwegserkrankung ist bisher jedoch kein Nutzen belegt.
  - *Substanzen:* Theophyllin, Nitrate, Molsidomin, Kalziumantagonisten, ACE-Hemmer, Prostacyclin. Die Wirkung von Theophyllin, Nitraten und Molsidomin ist klinisch nicht relevant. Bei gleichzeitig bestehender linksventrikulärer Funktionsstörung sind ACE-Hemmer vorzuziehen, ansonsten ist im allgemeinen die Gabe eines Kalziumantagonisten indiziert.

20.7 Cor pulmonale chronicum

- Almitrin: Die beschriebenen positiven Effekte auf den p_aO_2 sind in klinischen Studien umstritten. Bei der Akutapplikation wird der Pulmonalisdruck in der Regel erhöht (daher ist der Einsatz lediglich unter engmaschiger Kontrolle des p_aO_2 und des Pulmonalisdrucks zu erwägen!). Mögliche positive Wirkungen sind eine Verbesserung des Ventilations/Perfusionsverhältnisses, eine periphere Bronchodilatation und eine Chemorezeptorstimulation im Bereich des Aortenbogens und des Glomus caroticum.
- **Dekompensiertes Cor pulmonale chronicum:** Reduktion des vermehrten Gesamtkörperwassers durch Schleifendiuretika (z. B. Furosemid 20–120 mg/d) und Aldosteron-Antagonisten (z. B. Spironolacton 50–200 mg/d).
- **Konsequente Therapie der Herzinsuffizienz** (Vor- und Nachlastsenker, Diuretika). Digitalispräparate sind nur bei gleichzeitig bestehender supraventrikulärer tachykarder Rhythmusstörung indiziert. Sie sind bei pulmonaler Hypertonie niedrig zu dosieren.
- **Lungentransplantation (s. S. 542):** Individuelle Indikationsstellung (Art und Schwere der pulmonalen Grunderkrankung, Komorbidität?).
- **Körperliches Training** ist in adäquatem Umfang möglich und sinnvoll, am besten unter Sauerstoffatmung. (Wichtig zur Osteoporoseprophylaxe unter Dauersteroidtherapie!). Festlegung der Belastbarkeit im Ergometrielabor:
  - *Empfehlenswert* sind Wandern oder Radfahren in mäßigem Tempo in der Ebene und Brust- und Rückenschwimmen in temperiertem Wasser.
  - *Ungünstig* sind starke plötzliche Anstrengungen, langandauernde Belastungen ≥ Dauerbelastungsgrenze, statische Belastungen, Anstrengungen unter Preßatmung, körperliche Aktivität in Höhen > 2000 m, Unterwassersport, Interkontinentalflüge, sportliche Betätigung bei Kälte, Nässe, Zugluft.
- **Ernährung:**
  - Bei Übergewicht Gewichtsreduktion zur Besserung der Blutgaswerte.
  - Bei Emphysempatienten vom Typ „Pink puffer" besteht häufig eine pulmonale Kachexie durch erhöhten Grundumsatz bei vermehrter Atemarbeit. Die Prognose verschlechtert sich mit dem Ausmaß des Untergewichts. Eine hochkalorische Ernährung verbessert die Prognose nicht. Eine Diät mit Verringerung des Kohlenhydratanteils zugunsten des Fettanteils führt zu einem Absinken der metabolischen Kohlensäureproduktion und damit des p_aCO_2.

Prognose

- Abhängig von der Schwere der Grunderkrankung und vom pulmonalarteriellen Druck.
- Bei chronisch obstruktiver Atemwegserkrankung und normalem mittlerem Pulmonalisdruck beträgt die 5-Jahres-Überlebensrate etwa 70%, bei erhöhtem mittlerem Pulmonalisdruck < 50 mmHg ca. 30%, bei > 50 mmHg 0% mit einer 1-Jahres-Überlebensrate von 50%.
- Bei erstmalig dekompensiertem Cor pulmonale beträgt die mittlere Lebenserwartung ca. 18 Monate.

21.1 Pneumothorax

Grundlagen

- **Definition:** Ansammlung von Luft im Pleuraraum.
- **Einteilung:**
  - *Idiopathischer Spontanpneumothorax:* Pneumothorax ohne äußere Ursache bei Patienten *ohne* bronchopulmonale Erkrankung (Sonderform: Katamenialer Pneumothorax= assoziiert mit der Menstruation).
  - *Symptomatischer Spontanpneumothorax:* Pneumothorax ohne äußere Ursache bei Patienten *mit* bronchopulmonalen Erkrankungen.
  - *Traumatischer Pneumothorax:* Pneumothorax durch äußere oder innere Gewalteinwirkung (iatrogen, perforierende Thoraxverletzungen, nicht perforierende, stumpfe Thoraxverletzungen, Atemwegsüberdruck).
- **Epidemiologie, Vorkommen:**
  - *Idiopathischer Spontanpneumothorax:* Inzidenz von ca. 5 Fällen/100 000 Einwohner/Jahr. Selten vererbbar (autosomal-dominant). (m : w = 5 : 1). Katamenialer Pneumothorax: Seltene Beobachtung bei Frauen im Alter ab 25 Jahren innerhalb der ersten zwei Tage der Menstruation.
  - *Symptomatischer Spontanpneumothorax:* Inzidenz s. o. (m : w = 3 : 1).
  - *Traumatischer Pneumothorax:* Starke Zunahme durch die Zunahme interventioneller medizinischer Maßnahmen.
- **Ätiologie des idiopathischen Spontanpneumothorax:**
  - Ruptur apikaler Lungenparenchymzysten, z. T. durch hohen thorakalen Druck (Pressen bei geschlossener Glottis), häufig jedoch bei Ruheatmung. (Katamenialer Pneumothorax: Ungeklärt, evtl. subpleurale Endometriose, vagino-salpyngo-peritoneales Luftleck über Zwerchfell-Lücken).
  - *Risikofaktoren:* Rauchen, leptosomer Habitus, männliches Geschlecht, höhere intrathorakale Druckschwankungen bei größerem Lungenvolumen, positive Familienanamnese (s. o.).
- **Ätiologie des symptomatischen Spontanpneumothorax:**
  - Ruptur der Pleura visceralis durch anatomische Schwäche (Entzündung, Umbauvorgänge) oder höhere mechanische Beanspruchung (mangelhafte exspiratorische Entleerung von peripheren Atemwegen oder Hohlräumen).
  - *Risikofaktoren:* Chronisch obstruktive Atemwegserkrankung (> 50%), Lungenfibrose, Lungenabszeß, obstruierendes Bronchialkarzinom, Tuberkulose, Silikose, subpleurale Lungenmetastasen, Pneumocystis carinii-Pneumonie, zystische Fibrose, Asthma bronchiale, Berryliose, Histiozytosis X, Lungenechinokokkose, idiopathische Lungenhämosiderose, Lymphangioleiomyomatose/tuberöse Sklerose, Marfan-Syndrom, Alveolarproteinose, Lungeninfarkt, pulmonale Kollagenose.
- **Ätiologie des traumatischen Pneumothorax:**
  - Meist durch direkte, iatrogene Perforation bei Pleurapunktion, transthorakaler oder transbronchialer Biopsie bzw. kardiopulmonaler Reanimation. Hohes Risiko auch bei maschineller Überdruckventilation bei kranker Lunge (ARDS, Pneumonie).
  - Stumpfe nicht perforierende Traumen führen durch plötzliche Druckerhöhungen zu Rippenfraktur mit Dislokation, Trachea- oder Bronchusruptur.

21.1 Pneumothorax

➤ **Pathogenese:**
- Außenluft (absoluter Gasdruck etwa 560 mmHg) gelangt in die unter relativem Unterdruck (etwa -5 cmH$_2$O) stehende Pleurahöhle (bis zum Druckausgleich oder bis zum Verschluß des Defektes).
- *Spannungspneumothorax:* Ventileffekt mit inspiratorischer Öffnung (pleuraler Druckabfall) und exspiratorischem Verschluß (Druckanstieg).
- Ein akutes kardiopulmonales Versagen entsteht v. a. durch schwerste Hypoxämie und präterminale Hyperkapnie mit metabolischer Azidose.

➤ **Pathophysiologie:**
- Verminderung der Lungenvolumina, insbesondere der Vitalkapazität.
- Hypoxämie durch regionale Hypoventilation mit erhaltener Perfusion, Hyperkapnie tritt nur beim Spannungspneumothorax und bei vorbestehender Lungenerkrankung mit chronisch überlasteter Atempumpe auf.
- Vergrößerung des Gesamtthoraxvolumens durch Verminderung der elastischen Rückstellkräfte, die an der Thoraxwand angreifen.

Klinik

➤ Plötzlicher Thoraxschmerz auf der betroffenen Seite.
➤ Zunehmende Luftnot mit atemabhängigen thorakalen Palpitationen, seltener Husten.
◘ *Hinweis:* Die Symptomatik ist bei idiopathischem Spontanpneumothorax oft gering ausgeprägt, daher zuweilen lange Latenz bis zur Diagnosestellung.

Diagnostik

➤ **Klinischer Befund:**
- *Allgemein:* Relative Vergrößerung und Nachschleppen der betroffenen Thoraxseite, einseitig aufgehobener Stimmfremitus, einseitig hypersonorer Klopfschall, einseitiger Zwerchfelltiefstand. Abgeschwächte oder aufgehobene Atemgeräusche über der betroffenen Seite.
- *Bei Spannungspneumothorax:* Positiver Schockindex (Puls > 140/min, RR < 90/60 mmHg, Zyanose), final elektromechanische Entkopplung des Herzens.
- *Bei maschineller Beatmung:* Plötzlicher O$_2$-Sättigungsabfall, Anstieg des Inspirationsspitzendrucks und Plateaudrucks, Unruhe, gestaute Halsgefäße.
➤ **Röntgenbefund** (wenn möglich im Stehen und in Exspirationstellung):
- *Zwei Diagnosekriterien:*
  1. Darstellung einer zarten, konvexen Pleuralinie.
  2. Fehlende Lungenfeinstruktur distal dieser Linie.
- *Quantitative Schätzung des Lungenkollaps nach Light:* Kollapsanteil (%) = 100 - horizontaler Lungendurchmesser^3 : horizontaler Hemithoraxdurchmesser^3.
➤ **Blutgasanalyse:** Hypoxämie bei Normo- oder Hypokapnie. Bei schwerer Hypoxämie (p$_a$O$_2$ < 45 mmHg) oder Hyperkapnie Verdacht auf Ventilpneumothorax oder symptomatischen Spontanpneumothorax bei schwerer pulmonaler Grunderkrankung.

Differentialdiagnose

➤ Großzystische Prozesse ohne Pneumothorax: Konkave Pseudopleuralinie.
➤ Schweres Emphysem („Vanishing lung"): Schwierige Beurteilbarkeit, zur sicheren Diagnosestellung Computertomographie.

21.1 Pneumothorax

Therapie

- **Notfalltherapie bei Spannungspneumothorax:**
  - *Sofortentlastung* durch Pleurapunktion (3. ICR in der Medioklavikularlinie der betroffenen Seite) mit großlumiger Kunststoff-Verweilkanüle (s. S. 564).
  - *Sofortdiagnostik* durch Anschluß einer zu 50 % gefüllten 20 ml-Spritze mit entferntem Stempel: Bei Vorliegen eines Spannungspneumothorax Entweichen von Luft über die flüssigkeitsgefüllte Spritze.
- **Konservative Therapie:**
  - *Indikationen:*
    - Erster idiopathischer Spontanpneumothorax mit Pleuraabhebung < 3 cm.
    - Asymptomatischer iatrogener Pneumothorax mit Pleuraabhebung < 3 cm.
  - *Vorgehen:* Abwartend unter engmaschiger Kontrolle (Röntgenbild alle 12 h in den ersten zwei Tagen). Resorptionsbeschleunigung mit nasaler Sauerstoffgabe (Fluß 5–7 l/min).
- **Luftaspiration:**
  - *Indikationen:*
    - Erster idiopathischer Spontanpneumothorax mit Pleuraabhebung > 3 cm ohne Symptomatik.
    - Symptomatischer iatrogener Pneumothorax mit Pleuraabhebung < 3 cm.
  - *Vorgehen:* Punktion mit einer Kunststoff-Verweilkanüle im 3. ICR in der Medioklavikularlinie oder gezielt nach Röntgenbefund. Über einen 3-Wegehahn mit 50 ml-Perfusorspritze Luft absaugen. Danach Kanüle einige Stunden belassen, dann erneut Aspirationsversuch + danach Entfernung.
- **Pleuradrainage:**
  - *Indikationen:*
    - Symptomatischer, rezidivierender oder größerer Spontanpneumothorax.
    - Größerer iatrogener oder sonstiger traumatischer Pneumothorax.
    - Erfolglose konservative oder Aspirationstherapie.
  - *Vorgehen* s. S. 568, dann Wasserschloß oder kontinuierlicher Sog (5 cmH$_2$O) bis Pleura anliegt (Kontrolle mittels Wasserschloß und Sonographie).
  - Nach Reexpansion der Lunge oder Sistieren des Luftlecks weiterer Sog für 24 h. Danach Abklemmen der Drainage für 24 h, bei fehlendem Rezidiv Entfernung.
- **Pleurodese:**
  - *Mögliche Indikationen:*
    - Symptomatischer Pneumothorax bei schwerer pulmonaler Grunderkrankung, insbesondere bei Rezidiv.
    - Zweites Rezidiv eines idiopathischen Spontanpneumothorax.
  - *Vorgehen* s. S. 573. Bei Pneumothorax stets Verwendung von Tetracyclin, Fibrin oder Talkum (auch bei persistierender bronchopleuraler Fistel, jedoch nicht bei persistierendem Pneumothorax möglich).
- **Videoassistierte Thorakoskopie/Thorakotomie:**
  - *Mögliche Indikationen:*
    - Zweites Rezidiv eines idiopathischen Spontanpneumothorax.
    - Idiopathischer Spontanpneumothorax bei Risikopatienten (große apikale Zysten im CT, Berufsrisiko [Pilot, Fallschirmspringer]).
    - Erfolglose Pleurodese.
  - *Vorgehen* (s. S. 575): Rezidivprophylaxe durch Zystenligatur oder Koagulation, evtl. zusätzlich Anrauhen der Pleuraoberflächen oder partielle Pleurektomie.

21.1 Pneumothorax

Prognose

- **Rezidiv:** Die Rezidivrate bei idiopathischem Spontanpneumothorax beträgt etwa 20%, bei symptomatischem Spontanpneumothorax etwa 40%. Die Rezidivwahrscheinlichkeit nimmt mit dem Abstand zum Ereignis ab, das höchste Risiko besteht in den ersten 3 Monaten.
- **Mortalität:** 10–50% bei schwerer Grunderkrankung, z. B. zystische Fibrose, endgradiges Lungenemphysem.
- **Operationsletalität:** 10% bei Thorakotomie und erfolglos vorbehandeltem symptomatischem Spontanpneumothorax.

21.2 Pleuraerguß: Transsudat

Grundlagen

- **Definition:** Pleuraerguß mit niedriger Zell- und Proteinkonzentration bei intakter Pleura.
- **Epidemiologie, Vorkommen:** Häufige Manifestation regionaler und systemischer Erkrankungen.
- **Ätiologie** (bei intaktem Kapillarsystem und Pleuramesothel):
  - Erhöhter hydrostatischer Druck in den Kapillaren der viszeralen oder parietalen Pleura: Herzinsuffizienz, Lungenembolie.
  - Erniedrigter intrapleuraler Druck: Atelektase.
  - Erniedrigter onkotischer Druck in den Blutgefäßen: Leberzirrhose, nephrotisches Syndrom.
  - Erhöhter onkotischer Druck im Pleuraspalt: Vorbestehendes Pleuraexsudat.
  - Erhöhter interstitieller Flüssigkeitsdruck in der Lunge: Herzinsuffizienz.
  - Übertritt aus der Peritonealhöhle: Leberinsuffizienz, Peritonealdialyse, Urinothorax.
- **Pathogenese:**
  - *Pleuraler Flüssigkeitstransport:* Täglich werden 0,24 ml/kgKG Flüssigkeit gebildet bei einer Absorptionskapazität von 4,8 ml/kgKG/d (über Lymphgefäße und elektrolytgekoppelten Flüssigkeitstransport durch das Pleuramesothel).
  - *Bei Herzerkrankungen:* Meist beidseitig und rechtsbetont (selten isoliert links). Die Menge korreliert am besten mit dem pulmonal-venösen Druck (pulmonal-kapillären Verschlußdruck), ist aber auch vom systemischen venösen Druck abhängig.
  - *Bei Erkrankungen der Leber:* Überwiegend rechtsseitig mit individuell stark unterschiedlicher Ausprägung, dem Druckgradienten zum negativen Pleuradruck folgend daher auch bei geringer Aszitesmenge auftretend (unterstützt durch Hypalbuminämie).
- **Pathophysiologie:** Einschränkung der statischen und dynamischen Lungenvolumina, Abfall des p_aO_2.

Klinik

- Belastungsdyspnoe, selten Ruhedyspnoe, thorakales Engegefühl.
- Symptome der Grunderkrankung (Nykturie, Dyspnoe, Aszites, Ödeme).

Diagnostik

- **Klinischer Befund:**
  - Über dem Erguß aufgehobener Stimmfremitus, Klopfschalldämpfung und abgeschwächtes Atemgeräusch; kranial des Ergusses bei größerer Flüssigkeitsmenge Bronchialatmen („Kompressionsatmen").
  - Befunde der Grunderkrankung: Positiver hepatojugulärer Reflux, inspiratorische pulmonale RG, Nykturie, nächtliche Dyspnoe bei biventrikulärer Herzinsuffizienz; Leberhautzeichen, Aszites bei Leberinsuffizienz; generalisierte Ödeme bei Leberinsuffizienz und nephrotischem Syndrom.
- **Sonographie** (s. Abb. 17 S. 85 u. Abb. 53 S. 468): Darstellung auch kleinster Ergüsse unabhängig von der Körperlage mit Feinbeurteilung (Fibrinfäden, fibrotische Organisation, Pleuraverdickung), Volumetrie, Vorbereitung auf diagnostische und therapeutische Punktion. (Zur weitergehenden Klärung Echokardiographie und Abdomen-Sonographie).

21.2 Pleuraerguß: Transsudat

- **Röntgenbefund (Aufnahme im Stehen):**
  - In der Seitaufnahme als frühestes Zeichen Abstumpfung des hinteren kostodiaphragmalen Rezessus.
  - Bei Ergüssen > 300 ml Ausbildung einer Ellis-Demoisseau'schen-Linie (nach unten konvexe Grenzlinie, die nach lateral oben verläuft) = Artefakt bei der p.a.-Aufnahme im Stehen.
  - Subpulmonale Ergüsse sind rechts durch Pseudohochstand des Zwerchfelles, links durch Distanzierung der Magenblase erkennbar.
- **Ergußpunktion** (s. S. 564): 50 ml sind zur Analyse ausreichend.
- **Ergußanalyse (= Transsudat-Kriterien):**
  - *Eiweißgehalt:* Quotient Erguß : Serum ≤ 0,5.
  - *Laktatdehydrogenase (LDH):* ≤ $2/3$ des oberen Serum-Normwertes oder Quotient Erguß : Serum ≤ 0,6.
  - Weitere Analysen (Zellen, Proteine, Kultur) sind bei einem Transsudat nicht notwendig! (Zellzahl < 1000/µl [Lymphozyten und Mesothelien]).
  - *Differentialdiagnostische Besonderheiten:*
    - Urinothorax: Erguß-Kreatinin höher als Serum-Kreatinin.
    - Peritonealdialyse: Sehr hohe Glukosekonzentration.

Differentialdiagnose

- (S. Tab. 76)

Therapie

- **Behandlung der Grunderkrankung** (Pleuratranssudate heilen bei Rekompensation der Grunderkrankung ohne Folgen ab).
- **Entlastungspunktion:** Indiziert bei großen, symptomatischen Pleuraergüssen; Durchführung s. S. 564 (Punktion von 500–1000 ml meist ausreichend, bei größerer Menge simultane Messung des Pleuradrucks – bei Werten < –20 cm H_2O keine Gefahr des Reexpansionslungenödems).
- **Pleuradrainage, Pleurodese:**
  - *Indikation:* Nur bei konservativ nicht beherrschbaren Ergüssen (Gefahr der Verschlechterung der Grunderkrankung [Eiweißverluste]). Bei starker Ergußproduktion (> 500 ml/d, Leberzirrhose) nur geringe Erfolgsaussichten.
  - *Vorgehen:* Meist beidseits, da sonst der Erguß kontralateral auftritt (Durchführung s. S. 568 ff).
- **Thorakotomie** zum Verschluß von Zwerchfellücken bei Leberinsuffizienz (hohes Operationsrisiko, selten erfolgreich).
- **Peritoneo-venöser Shunt:** Indiziert bei nicht beherrschbaren hepatischen Ergüssen, *cave* Gefahr der Induktion einer Verbrauchskoagulopathie. Selten erfolgreich.

Prognose

- Im wesentlichen abhängig von der Grunderkrankung, Pleuratranssudate per se limitieren selten die Lebenserwartung.

21.2 Pleuraerguß: Transsudat

| Tabelle 76 | Differentialdiagnose des Pleuraergusses |

Transsudat
- dekompensierte Herzinsuffizienz
- portal dekompensierte Leberzirrhose
- Peritonealdialyse
- nephrotisches Syndrom
- obere Einflußstauung
- Myxödem
- Atelektase
- Urinothorax
- Infusionsthorax
- Hypalbuminämie
- Lungenembolie (selten)

Exsudat
Tumoren:
- Metastasen
- malignes Pleuramesotheliom
- malignes Lymphom

Infektionen:
- Pneumonie
- Tuberkulose
- Parasitosen

Lungenembolie

Oberbaucherkrankungen:
- akute/chronische Pankreatitis
- intraabdominale Abszesse
- Zustand nach Oberbaucheingriffen
- maligner Aszites
- Ösophagusperforation (nach Ösophagusvarizensklerosierung)
- Zwerchfellhernie
- Chylothorax
- Endometriose

Systemerkrankungen:
- chronische Polyarthritis (5%)
- systemischer Lupus erythematodes (50%)
- Wegener Granulomatose (5%)
- Mischkollagenose (< 6%)
- Churg Strauss Syndrom (30%)
- Morbus Behçet (< 5%)
- familiäres Mittelmeerfieber (> 50%)

Herzerkrankungen:
- Dressler Syndrom/Postkardiotomiesyndrom
- Perikarditis

Sarkoidose
Urämie
Yellow-Nail Syndrom
Meigs Syndrom
ovarielles Hyperstimulationssyndrom
nach Thoraxtrauma
medikamentös induziert (s. Tab. 401)
benigner Asbesterguß
strahleninduziert

Lymphflüssigkeit – Chylothorax
blutig – Hämatothorax
putride – Pleuraempyem

21.3 Pleuraerguß: Exsudat

Grundlagen

- **Definition:** Pleuraerguß infolge entzündlicher oder neoplastischer Störung der Integrität der Pleurawand.
- **Ätiologie und Pathogenese:**
  - *Häufigkeit:* Pneumonie (20% aller Pleuraergüsse) > Pleurametastasen (15%) > Lungenembolie (10%) > Viruserkrankung (6%) > Oberbaucherkrankungen (2%) > entzündliche Systemerkrankung (0,4%) > benigner Asbesterguß, Tuberkulose (je 0,1%).
  - Hyperämie, entzündliche oder entzündlich/neoplastische Leckage aus den viszeralen und parietalen Kapillaren und dem Lungeninterstitium: Einfließen von zell- und proteinreichem Exsudat.
  - Abflußbehinderung durch maligne oder entzündliche Lymphgefäßbeteiligung.
  - Oft zusätzliche Transsudation durch Atelektase (verminderter intrapleuraler Druck), Hypalbuminämie und hohen onkotischen Druck im Pleuraraum.
- **Pathophysiologie:** Siehe S. 455.

Klinik

- Meist dominieren die Symptome der Grunderkrankung.
- Belastungsdyspnoe, atemabhängige Schmerzen (bei Lungenembolie und Infektionen in der Mehrzahl der Fälle, bei malignen Ergüssen nur bei 25% der Patienten).

Diagnostik

- **Klinischer Befund:** Aufgehobener Stimmfremitus, Klopfschalldämpfung, abgeschwächtes bis fehlendes Atemgeräusch, kranial des Ergusses Bronchialatmen.
- **Sonographie** (s. Abb. 17 S. 85, s. S. 468).
- **Pleurapunktion:** Siehe S. 564.
- **Ergußanalyse (Exsudat-Kriterien, 1 Kriterium muß erfüllt sein):**
  - *Eiweißkonzentration:* Quotient Erguß : Serum > 0,5.
  - *Makroskopie:*
    - Erguß ist rötlich → Hämatokrit bestimmen → Hämatokrit < 50% des Bluthämatokrits = sanguinolenter Erguß; Hämatokrit ≥ 50% des Blutwertes = Hämatothorax.
    - Milchig-trüber Erguß → Zentrifugation → Klärung = Zellreichtum; Persistenz der Trübung = Chylothorax oder Pseudochylothorax.
    - Eitriger Erguß: Pleuraempyem.
  - *Glukosekonzentration:* < 60 mg/dl bei parapneumonischem Erguß, malignem Erguß, tuberkulösem Erguß, Erguß bei chronischer Polyarthritis oder bei Churg-Strauss-Syndrom.
  - *Amylase-Spiegel:* Spiegel über Grenzbereich des Serumspiegels – pankreatischer Erguß (Pankreatitis, Pankreaskarzinom, dann auch erhöhte Lipase), Ösophagusperforation oder maligner Erguß (in beiden Fällen ohne Lipase-Erhöhung).

21.3 Pleuraerguß: Exsudat

- *Laktatdehydrogenase (LDH):*
  - Spiegel > 500 U/l bei hoch entzündlichen und malignen Ergüssen, Werte > 1000 U/l beim Empyem (beim malignen Pleuraerguß korreliert der Spiegel mit der pleuralen Tumorlast).
  - Anstieg bei parapneumonischen Ergüssen unter Therapie zeigt Therapieversagen an.
  - Quotient Erguß : Serum > 0,6. Absoluter LDH-Wert im Erguß über $^2/_3$ des oberen Normwertes für die Serum-LDH.
  - **Achtung:** Bei einem Transsudat kann unter diuretischer Therapie die Eiweißkonzentration im Erguß auf über 50% der Serumkonzentration ansteigen, der LDH-Spiegel erhöht sich aber nicht!
- *Leukozytenzahl und Differenzierung:*
  - Leukozytenzahlen > 10000/μl bei parapneumonischen Ergüssen, Pankreatitis, Lungenembolie, entzündlichen Systemerkrankungen, Tuberkulose und malignen Tumoren.
  - Dominanz von Neutrophilen: Pneumonie, Lungenembolie, Pankreatitis, abdominelle Abszesse und Tuberkulose.
  - Dominanz von Monozyten: Chronisch entzündlicher Prozeß, Tumor, abheilende Pneumonie oder Tuberkulose.
  - Dominanz von Lymphozyten: Tuberkulose oder maligner Tumor.
  - Über 10% Eosinophile: Benigner Asbesterguß, medikamentös induzierter Erguß (Eosinophilie besteht auch bei 40% der idiopathischen Pleuraexsudate (20% aller exsudativen Ergüsse).
  - Nachweis der malignen Genese mit einer Trefferquote von etwa 50%; Verbesserung der Treffsicherheit durch Immunzytochemie, Durchflußzytometrie (Chromosomenanomalien), Nachweis der Monoklonalität und Elektronenmikroskopie.
- *Gramfärbung und Kultur:* Abnahme/Aufarbeitung für aerobe und anaerobe bakterielle Kultur, Gramfärbung, mykobakterielle und Pilzkulturen.
- *pH-Wert* (Entnahme und Aufarbeitung wie bei der Blutgasanalyse):
  - pH-Wert < 7,2: Systemische Azidose, Ösophagusruptur, chronische Polyarthritis, Tuberkulose, maligner Erguß bei hoher Tumorlast, parapneumonischer Erguß.
  - pH-Wert < 7,0: Pleuraempyem.
- *Autoantikörper, Autoantigene, Tumormarker:*
  - ANA: Titer ≥ 1 : 160 oder über Serumtiter → Lupuspleuritis sehr wahrscheinlich.
  - RF: Titer ≥ 1 : 320 oder über Serumtiter → chronische Polyarthritis sehr wahrscheinlich.
  - Tumormarkerbestimmungen sind diagnostisch wertlos.

▶ **Transkutane Pleurabiopsie:**
- *Indikation:* Erfolglose Ergußanalyse, falls eine Thorakoskopie als zu riskant erscheint oder nicht möglich ist.
- *Durchführung* wie bei Pleurapunktion (s. S. 564), verschiedene Systeme zur ungezielten oder sonographisch gesteuerten Entnahme kleiner Pleurabiopsien sind verfügbar (Ramel-Nadel, Abrams-Nadel).
- *Wertung:* Trefferquote beim Nachweis tuberkulöser Granulome und von Tumoren etwa 50%.

21.3 Pleuraerguß: Exsudat

- **Thorakoskopie** (Methode der Wahl bei erfolgloser Ergußanalyse):
  - *Durchführung* s. S. 575, wenn möglich als videoassistierte Thorakoskopie wegen der erweiterten Möglichkeiten der Inspektion und Intervention.
  - *Wertung:* Trefferquote > 80%, bei maligner und tuberkulöser Genese > 90%.
- **Bronchoskopie:** Indiziert bei pleuraständiger pulmonaler Verdichtung mit Erguß, Hämoptysen bzw. großem Erguß mit weitgehender Atelektase.

Differentialdiagnose (s. Tab. 76)

- Zusammen mit den klinischen Symptomen und Befunden klärt die eingehende Ergußanalyse in über 70% der Fälle die Diagnose.

Therapie

- **Behandlung der Grunderkrankung** (wenn der Erguß nicht zu Beschwerden führt): Bei parapneumonischen Ergüssen geringer Entzündungsaktivität (s. S. 461), bei entzündlichen Systemerkrankungen, bei Oberbauchprozessen und Lungenembolie.
- **Analgetika:** Indiziert bei stärkeren Schmerzen im Rahmen parapneumonischer Ergüsse, eines malignen Ergusses oder einer Lungenembolie. Meist ist eine Kombination von peripher (z. B. Paracetamol 3×500 mg) und zentral wirksamer Substanz (z. B. Tramadol 2×30 mg retardiert p. o.) notwendig.
- **Entlastungspunktion:** Indiziert bei jedem Erguß, der Dyspnoe hervorruft (Durchführung s. S. 564).
- **Pleurodese:** Indiziert bei persistierendem Erguß trotz adäquater Therapie der Grunderkrankung (Nachlaufen trotz zweimaliger Entlastungspunktion innerhalb von 7 Tagen). Bei malignem Erguß Würdigung der Gesamtsituation (Gesamtprognose, Einschränkung der Lebensqualität, s. S. 469). Durchführung s. S. 573 mit Talkum oder Tetrazyklin, bei malignem Erguß evtl. auch mit Bleomycin.

Prognose

- Abhängig von der Prognose der Grunderkrankung.
- Maligne Ergüsse, die rasch nachlaufen, einen LDH-Spiegel von 500 U/l oder einen pH-Wert von < 7,2 aufweisen, sind mit einer kurzen Lebenserwartung (Wochen bis wenige Monate) verbunden.
- Eine Ösophagusperforation mit Pleuraexsudat verläuft immer letal, wenn nicht notfallmäßig operativ interveniert wird.

21.4 Parapneumonischer Erguß und Pleuraempyem

Grundlagen

- **Definitionen:**
  - *Parapneumonischer Erguß (p. E.):* Pleuraexsudat im Verlauf einer ipsilateralen bakteriellen Pneumonie, eines Lungenabszesses oder bei infizierten Bronchiektasen. (Unkomplizierter p. E. = nicht infizierter Reizerguß; komplizierter p. E. = infizierter Begleiterguß, makroskopisch nicht eitrig).
  - *Pleuraempyem:* Infizierter Erguß, dessen hoher Leukozytengehalt ihm bereits makroskopisch ein eitriges Aussehen verleiht.
  - *Pleuritis:* Jede infektiöse oder nichtinfektiöse Pleuraentzündung.
    - Pleuritis sicca: Mit klinischen und konventionell-radiologischen Mitteln ist kein Erguß nachweisbar.
    - Pleuritis exsudativa: Klinisch und konventionell-radiologisch nachweisbarer Pleuraerguß.
- **Epidemiologie, Vorkommen:** Parapneumonische Ergüsse sind für 20% aller Pleuraergüsse verantwortlich (zweithäufigste Ursache nach Herzinsuffizienz).
- **Ätiologie:**
  - *Parapneumonischer Erguß:* Immer bakterielle pulmonale Infektion (s. o.).
  - *Pleuraempyem:* Folge eines parapneumonischen Ergusses oder thoraxchirurgischen Eingriffs, penetrierenden Thoraxtraumas, Spontanpneumothorax, einer Ösophagusperforationen, Pleurapunktion, fortgeleiteten Oberbauchinfektion oder Sepsis.
- **Stadien/Pathogenese:**
  - *Trockenes Stadium:* Der Entzündungsprozeß erreicht die viszerale Pleura (Schmerzempfindung durch indirekte Reizung der sensorisch innervierten Pleura parietalis; die Pleura viszeralis ist nicht sensorisch innerviert).
  - *Exsudatives Stadium:* Erhöhte Gewebs- und Gefäßpermeabilität mit Ausstrom eiweißreicher Flüssigkeit (klar, steril, normaler pH-Wert, LDH < 1000 U/l, mäßige Leukozytose mit Neutrophilendominanz).
  - *Fibropurulentes Stadium:* Die Infektion erreicht den Pleuraraum (makroskopisch trübe-eitrig mit zahlreichen Neutrophilen und Zelltrümmern; Ausbildung von Fibrinsepten, später segelartigen Membranen, LDH meist > 1000 U/l, Abfall des pH-Wertes).
  - *Organisationsstadium:* Fibroblasteneinwanderung, unelastische Bindegewebssepten führen zur Kompartimentierung des Ergusses und zunehmender Pleurafibrose (Wandverdickung). Mögliche Folgen der Empyempersistenz: Chronisches Empyem, bronchopleurale Fistel mit Lungenabszeß, Empyema necessitans (Spontanperforation in die Thoraxwand). Meist langsame Defektheilung mit Fibrothorax, der sich meist über Monate zurückbildet.
- **Pathophysiologie:**
  - Oft schwere restriktive Ventilationsstörung durch „gefesselte Lunge" mit funktionellem Ausfall der betroffenen Seite.
  - Mäßige bis schwere Hypoxämie durch entzündliche Vasodilatation bei stark reduzierter Ventilation (niedriges Ventilations-/Perfusionsverhältnis).

Klinik, klinischer Befund

- **Zeichen der Pneumonie:** Fieber, schlechtes Allgemeinbefinden, purulenter Auswurf, spätinspiratorische Rasselgeräusche.
- **Pleuritis sicca:** Quälende, atemabhängige Thoraxschmerzen mit auskultatorisch nachweisbarem Pleurareiben.

21.4 Parapneumonischer Erguß und Pleuraempyem

- **Zunehmende Exsudation und Organisation:** Nachlassen des pleuralen Schmerzes und des Pleurareibens, Ruhedyspnoe mit Tachypnoe und zentrale Zyanose, Nachschleppen der betroffenen Seite, zunehmende Klopfschalldämpfung und aufgehobenes Atemgeräusch.
- **Nach Organisation (Fibrothorax):** Schrumpfung des Hemithorax, zuweilen Ausbildung einer Skoliose, aufgehobene Thoraxbeweglichkeit, hochstehendes Zwerchfell, fehlendes Atemgeräusch und Klopfschalldämpfung.

Diagnostik

- **Anamnese:** Häufig Aspiration als Ursache der Pneumonie (schlechte Zahnhygiene, Alkoholismus, Schluckstörungen, neurologische Ausfälle).
- **Röntgenbefund:** Pulmonales Infiltrat mit ipsilateralem Pleuraerguß (der Erguß ist häufig atypisch lokalisiert und bogig verkapselt).
- **Sonographie** (mögliche Befunde):
  - Häufig echoreicher Erguß, bei Empyem körnige Binnenechos mit atemabhängiger Bewegung.
  - Pleuraverdickung, Fibrinsepten (atemabhängige, segelartige Bewegungen), Bindegewebssepten (starr).
- **Computertomographie:**
  - Darstellung der Pleuraverdickungen, aber nicht der inneren Ergußorganisation.
  - Vermehrte Kontrastmittelaufnahme der Pleurawände als Infektionshinweis.
- **Magnetresonanztomographie (T1-gewichtet):**
  - Örtliche Auflösung wie bei Computertomographie.
  - Vermehrte Signaldichte der inneren Thoraxwand als Entzündungshinweis.
- **Pleurapunktion:** Durchführung s. S. 564, bei nicht eitrigem Erguß engmaschige Kontrolle bis zum Nachlassen der Entzündungsaktivität (in den ersten Tagen tägliche Punktion).
- **Ergußanalyse:**
  - Makroskopie:
    - Klar-gelblich bis bräunlich, gering trübe: Parapneumonischer Erguß.
    - Gelb-grünlich eitrig: Empyem.
  - Leukozytenzahl und Differenzierung: s. S. 455.
  - Gramfärbung und Kultur: Bakterien, Mykobakterien und Pilze.
  - pH-Wert (Durchführung wie bei der Blutgasanalyse):
    - pH-Wert $\geq 7{,}2$: Unkomplizierter parapneumonischer Erguß.
    - pH-Wert $< 7{,}2$: Komplizierter parapneumonischer Erguß oder Empyem.
  - Glukosespiegel, LDH-Aktivität als Verlaufsparameter: S. S. 455.

Differentialdiagnose

- Lungenembolie: Erguß häufig sanguinolent.
- Tuberkulose: Nur initial Neutrophilendominanz, nie rahmig-eitrig.
- Autoimmunerkrankungen.
- Medikamenteninduzierte Pleuritis.
- Durchwanderungsreaktion aus Oberbauchprozessen.

21.4 Parapneumonischer Erguß und Pleuraempyem

Therapie

- **Symptomatisch:** Analgetika, Sauerstoff.
- **Antibiotika:**
  - Ambulant erworbene Pneumonie: S. S. 200.
  - Aspirationspneumonie: S. S. 226.
  - Nosokomiale Pneumonie: S. S. 211.
- **Pleuradrainage:**
  - *Indikationen:*
    - Positive Gramfärbung oder Kultur des Ergusses.
    - Makroskopisch Empyem.
    - pH-Wert < 7,0 oder unter Antibiotikatherapie auf < 7,2 fallend.
  - Durchführung (s. S. 568) mit dicklumiger (mindestens 24 Ch) oder doppellumiger (z. B. Van Sonnenberg) Drainage (hier mit kontinuierlicher Spülung mit 1 l 0,9 % NaCl-Lösung/d).
  - ⊙ *Hinweis:* Eine Spülung mit Antibiotika ist obsolet!
- **Intrapleurale Fibrinolytika:**
  - *Indikation:* Frühestmöglich im fibropurulenten Stadium bei inkomplett durchführbarer Saugdrainage (infolge Kompartimentbildung).
  - *Durchführung:* Verdünnung von 250 000 IE Streptokinase oder 100 000 IE Urokinase in 100 ml 0,9 % NaCl-Lösung und Instillation über die liegende Pleuradrainage, Abklemmen über drei Stunden, danach Öffnen der Drainage unter Sog (täglich bis zur Besserung wiederholen).
  - *Komplikationen:* Allergie auf Streptokinase, Blutung (Rarität).
- **Thorakoskopische Adhäsiolyse:** Frühestmöglich nach erfolgloser Fibrinolysetherapie indiziert (Durchführung s. S. 575).
- **Thorakotomie mit Dekortikation:**
  - *Frühdekortikation:* Innerhalb der ersten Wochen, falls keine Infektionskontrolle durch Antibiotika und Drainage erreicht wird.
  - *Spätdekortikation:* Frühestens nach 9 Monaten bei persistierend gefesselter Lunge (selten).
- **Offene Drainage:** Indiziert bei subakutem bis chronischem, teilorganisiertem Empyem (Zuvor Ausschluß eines Pneumothorax bei Öffnen der Drainage). (Alternative zur Dekortikation bei Hochrisikopatienten: Eröffnung der Pleurahöhle nach außen mit persistierender Kommunikation).

Prognose

- Unkomplizierter parapneumonischer Erguß: Keine Verschlechterung der Prognose einer Pneumonie.
- Komplizierter parapneumonischer Erguß oder parapneumonisches Empyem: Mortalität ≥ 20 %.
- Pleuraempyem anderer Ursache: Mortalität ≥ 20 % (vor allem posttraumatisch und iatrogen bei fortgeleiteten Oberbauchinfektionen).

19.5 Chylothorax

Grundlagen

- **Definition:** Ein Chylothorax ist das Auftreten von Chylus im Pleuraraum. (Chylus = milchartiger Inhalt des Ductus thoracicus – protein-, fett- und lymphozytenreiche Lymphe, überwiegend aus dem Gastrointestinaltrakt).
- **Epidemiologie, Vorkommen:** Seltenes Krankheitsbild ohne Alters- oder Geschlechtsspezifität.
- **Physiologie:** Mittlere Tagesproduktion 2 l (stark ernährungsabhängig), mit hohem Triglyceridspiegel, niedrigem Cholesterinspiegel, Chylomikronen. Durch starken Lymphozytenreichtum ist Chylus bakteriostatisch, der Verlust von Chylus führt zu rascher Malnutrition und Immuninkompetenz.
- **Ätiologie:**
  - *Trauma* (Manifestation oft erst Tage nach dem Ereignis):
    - Stumpfes Thoraxtrauma (Dehnung der Brustwand oder der Brustwirbelsäule), starker Husten oder Erbrechen, während der Geburt.
    - Thoraxchirurgie (0,5 %), Halschirurgie, Bestrahlungsfolgen, Sklerosierungstherapie von Ösophagusvarizen.
  - *Erkrankungen der Lymphgefäße:* Lymphom (v. a. Non Hodgkin-Lymphome), andere maligne + benigne Mediastinaltumoren, retrosternale Struma, Sarkoidose, tuberöse Sklerose/Lymphangioleiomyomatose, Yellow-Nail-Syndrom, Hämangiomatose, Tuberkulose, Amyloidose, Filiaria-Infektion, obere Einflußstauung, transdiaphragmaler Einstrom von chylösem Aszites.
  - *Idiopathisch* (häufig später Diagnose eines malignen Lymphoms).
- **Pathogenese:** Zunächst Bildung eines Chyloms (Chylus unterhalb der Pleura parietalis), das sich dann in den Pleuraraum ergießt (v. a. rechts wegen des überwiegend rechtsseitigen Verlaufes im langen kaudalen Anteil).
- **Pathophysiologie:** Restriktive Ventilationsstörung mit Hypoxämie wie bei anderen Pleuraergüssen.

Klinik

- Initial zuweilen einseitiges, plötzliches, thorakales Schmerzereignis wie bei Pneumothorax (Chylom).
- Rasch zunehmende Dyspnoe.

Diagnostik

- **Klinischer Befund:** Meist einseitig (rechts > links) basal aufgehobener Stimmfremitus, Klopfschalldämpfung und aufgehobenes Atemgeräusch.
- **Ergußanalyse:**
  - *Makroskopie:* Trüb-milchige bis rahmig-weißliche Flüssigkeit.
  - *Chemie:* Triglyceride meist > 110 mg/dl (nie < 50 mg/dl); Cholesterin stets < 200 mg/dl), Nachweis von Chylomikronen (der Nachweis von Chylomikronen oder eine Triglyceridkonzentration > 110 mg/dl sichern die Diagnose, ansonsten Diagnosesicherung durch Lipoprotein-Elektrophorese).
- **Röntgenbefund, Sonographie:** Nachweis eines frei auslaufenden Pleuraergusses, nicht selten subpulmonal lokalisiert.

19.5 Chylothorax

- **Computertomographie (Spiral-CT):**
  - Darstellung des gesamten Verlaufes des Ductus thoracicus vom Oberbauch nach kranial bis zur Supraklavikularregion.
  - Suche nach vergrößerten Lymphknoten oder anderen Tumorzeichen im Mediastinum.
  - Ausschluß einer Sarkoidose (s. S. 335) oder Lymphangioleiomyomatose (s. S. 426).
- **Lymphographie:** Zur Lokalisationsdiagnostik der Ductus-Ruptur.

Differentialdiagnose

- **Pseudochylothorax:**
  - *Ätiologie:* Cholesterinreicher, chylös aussehender Erguß bei chronischen, jahrelang bestehenden, mangelhaft organisierenden Pleuraergüssen in einem Fibrothorax (nach Tuberkulose, therapeutischem Pneumothorax oder Thoraxplombe bzw. Thoraxtrauma mit Hämatothorax).
  - *Klinik:* Meist symptomlos, evtl. langsame Vergrößerung.
  - *Diagnostik:* Cholesterin > 200 mg/dl, Cholesterinkristalle.
  - *Therapie:* Bei Symptomfreiheit Beobachtung, ansonsten Entlastungspunktion, keine aggressiven Maßnahmen.
- **Pleuraempyem (s. S. 461):** Klärung der Flüssigkeit nach Zentrifugation, kein Nachweis von Fetten, aber Neutrophilenreichtum.

Therapie

- **Entlastungspunktion, Pleuradrainage:**
  - *Indikation:* Rasches Nachlaufen großer Chylusmengen mit starker Dyspnoe (Versuch der Pleurodese meist erfolglos).
  - *Dauer:* Mehr als 5 Tage sollten vermieden werden.
  - *Komplikationen:* Rascher Stoffwechselkatabolismus, Malnutrition und Immuninkompetenz; geringe Infektionsgefahr auch bei längerer Drainage.
- **Diät:**
  - *Ceres-Diät:* Mittelkettige Triglyceride, die direkt enteral resorbiert werden (→ Nachlassen der Chylusproduktion, Spontanverschluß).
  - *Totale parenterale Ernährung über zentralvenösen Katheter* (bei stärker nachlaufendem Chylus): Maximale Produktionshemmung, hierdurch kann in 50 % der Fälle ein Spontanverschluß des Ductus thoracicus erreicht werden.
- **Videoassistierte Thorakoskopie** (s. S. 575):
  - *Indikation:* Erfolglose konservative Therapie.
  - *Vorgehen:* Exploration des ipsilateralen Mediastinums, Tumor- oder Lymphknotenbiopsie; Ligatur des Ductus thoracicus über dem Zwerchfell.
  - *Wertung:* Definitive Therapie mit einer Erfolgsrate von über 90 %, keine konsekutiven Chylusabflußstörungen aufgrund zahlreicher Anastomosen.
- **Behandlung der Grunderkrankung:** Antineoplastische, antiinflammatorische Therapie (diese hat keinen Einfluß auf den Verlauf des Chylothorax).

Prognose

- Die Gesamtprognose ist abhängig von der Grunderkrankung.
- Schlechte Prognose bei verschleppter oder inadäquater definitiver Therapie.
- Bei Entzug des Chylus über mehrere Wochen Gefahr der Stoffwechselentgleisung und/oder Sepsis.

21.6 Hämatothorax

Grundlagen

- **Definition:** Ein Hämatothorax ist eine Blutansammlung in der Pleurahöhle.
- **Vorkommen:** Meist in der Chirurgie, selten bei fehlendem Trauma.
- **Ätiologie und Pathogenese:**
  - Eintritt von Blut in die Pleurahöhle durch penetrierende oder stumpfe Thoraxtraumen; *traumatisch* (Punktion zentraler Gefäße, Pleurapunktion, Pleurabiopsie, Lungenbiopsie, Ösophagusvarizen-Sklerosierung, Bougierung des Ösophagus); *nichttraumatisch* (Pleurametastasen, Antikoagulation oder Fibrinolyse [Lungenembolie!], Aneurysmen [Aorta, Pulmonalarterie], persist. Ductus arteriosus, Aortenkoarktation, Hämophilie, Thrombozytopenie, Spontanpneumothorax, Lungensequestration, Endometriose).
  - Geronnenes Blut wird durch Bewegung und Defibrinierung sekundär verflüssigt; dennoch rasche Organisation mit Ausbildung eines Fibrothorax.
- **Pathophysiologie:** Meist schwere restriktive Ventilationsstörung mit respiratorischer Insuffizienz.

Klinik und Diagnostik

- **Klinik:** Starke Luftnot, Thoraxschmerz, Anämie oder Zyanose.
- **Anamnese:** Verdacht bei jedem relevanten Thoraxtrauma oder bei rascher Ergußausbildung nach iatrogener Manipulation.
- **Klinischer Befund:** Perkutorisch großflächige Dämpfung und fehlendes Atemgeräusch. Bei Trauma häufig kombiniert mit einem Pneumothorax.
- **Röntgenbefund:**
  - Großflächige Verschattung mit oder ohne Begleitpneumothorax, posttraumatisch sofort oder innerhalb von 24 Stunden.
  - Suche nach Begleitverletzungen (Wirbelsäule, Rippen, Sternum, Clavicula).
- **Pleurapunktion (s. S. 564), Ergußanalyse:**
  - *Makroskopisch* blutig, nur bei frischem Trauma gerinnbar.
  - *Hämatokrit* über 50% des Bluthämatokrits. Bei niedrigerem Hämatokrit liegt kein Hämatothorax vor (dann sanguinolentes Exsudat).

Therapie

- **Pleuradrainage** (> 24 Ch): Sonographisch gesteuert Einlage in den 5. ICR in der mittleren Axillarlinie, möglichst komplette Ergußentfernung zur Prophylaxe einer Infektion oder eines Fibrothorax. Kontrolle der Fördermenge.
- **Thorakotomie:** Indiziert bei Fördermenge > 100–200 ml/h, Herztamponade, Gefäßverletzungen, Bronchialverletzungen, avitalem, verletztem Gewebe, mikrobiell kontaminierter, offener Pleuraverletzung.
- **Antibiotikaprophylaxe:** Indiziert bei penetrierender Verletzung oder Drainagetherapie über mehr als zwei Tage (z. B. Cephazolin 2 g/8 h i. v.).

Prognose

- Bei inadäquater Versorgung schlechte Akutprognose.
- Spätkomplikationen bei nicht ausreichender Drainage: Pleuraempyem (posttraumatisch in bis zu 5%), Fibrothorax.

21.7 Pleurametastasen

Grundlagen

- **Definition:** Wachstum von primär extrapleuralen Tumorzellen auf der Pleuraoberfläche.
- **Epidemiologie, Vorkommen:** Häufige Ursache eines (meist exsudativen) Pleuraergusses. Obwohl prinzipiell jeder Tumor in die Pleura metastasieren kann, sind nur 5 Malignome für 80% der Pleurametastasen verantwortlich.
- **Ätiologie:** Bronchialkarzinom (35%) > Mammakarzinom (25%) > malignes Lymphom (10%, Hodgkin-Lymphome metastasieren selten und spät, Non Hodgkin-Lymphome dagegen häufig und früh) > Ovarialkarzinom (5%) > Magenkarzinom (2%) > seltene Ursachen wie Sarkome, Melanome oder andere (14%) > unbekannter Primärtumor (7%).
- **Pathogenese:**
  - *Viszerale Pleurametastasen:* Mikroembolisation via Pulmonalarterie oder Ausbreitung per continuitatem über das Lungeninterstitium.
  - *Parietale Pleurametastasen:* Meist via Exfoliation durch Befall des viszeralen Blattes.
  - *Direkte Ausbreitung aus dem Primärtumor:* Bronchialkarzinom, malignes Lymphom, Mammakarzinom (Invasion von Lymphgefäßen der Brustwand).
  - *Ausbreitung aus subdiaphragmalen Tumoren* meist hämatogen über etablierte Lebermetastasen.
  - *Begleitender Pleuraerguß – Ursachen:*
    - Entzündlich/destruktive Mechanismen (in 95% Exsudat, in 2% Transsudat), Ergüsse bei Sarkomen dagegen selten.
    - Regionale Stauung des Abflusses aus der parietalen Pleura über befallene mediastinale Lymphknoten als wichtiger Begleitfaktor.
    - Blutiger maligner Erguß: Direkte Gefäßinvasion, Verschluß kleiner Venen, Tumorangiogenese oder erhöhte Gefäßpermeabilität durch Tumormediatoren.
- **Pathophysiologie:** Ausbildung einer restriktiven Ventilationsstörung, Erhöhung der Atemarbeit und Ausbildung einer Gasaustauschstörung (respiratorische Insuffizienz) entsprechend der Ergußmenge.

Klinik

- Belastungsdyspnoe, nur bei sehr großen Ergüssen mit Mediastinalverdrängung Ruhedyspnoe.
- Unproduktiver Reizhusten.
- Pleuraschmerzen eher selten (25%).
- Bei 25% der Patienten Beschwerdefreiheit.
- Als Ausdruck der fortgeschrittenen Tumorerkrankung häufiger Gewichtsverlust und konstitutionelle Symptome (Nachtschweiß, Krankheitsgefühl, geringe Leistungsfähigkeit).

21.7 Pleurametastasen

Diagnostik

- **Klinischer Befund:** Als Ausdruck des meist vorliegenden Pleuraergusses basale Klopfschalldämpfung und abgeschwächtes Atemgeräusch; selten Pleurareiben.
- **Röntgenbefund und Sonographie** (s. Abb. 53, s. auch Abb. 17 S. 85)
  - Ergußvolumen meist 500 – 2000 ml.
  - *Bei fehlender Mediastinalverdrängung in der Röntgenaufnahme:*
    - Begleitende Atelektase bei zentralem Bronchialkarzinom.
    - Rigides Mediastinum bei Lymphknotenbefall.
    - Ausgedehnte Tumorinfiltration der ipsilateralen Lunge mit Schrumpfung.
    - Solide pleurale Tumormassen (meist bei Mesotheliom).
  - Im Ultraschall ist der Erguß echofrei oder echogen, der Erguß frei auslaufend oder mäßig organisiert mit Fibrinsepten.

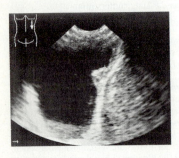

Abb. 53 Metastase eines Kollumkarzinoms auf der rechten Pleura diaphragmatica mit Pleuraerguß

- **Ergußanalyse:**
  - *Erythrozyten:* In der Regel mäßige Hämorrhagie mit 30 000 – 50 000 Ery/µl.
  - *Leukozyten:* 1500 – 4000/µl, überwiegend Lymphozyten (50 – 70 %), Makrophagen und nur wenige Neutrophile.
  - *Tumorzellen:*
    1. Direktfärbung (damit in 50 % der Fälle nachweisbar).
    2. Zweite Punktion einige Tage nach quantitativer erster Punktion.
    3. Einsatz der Immunzytochemie und der Durchflußzytometrie (DNS-Gehalt, Nachweis der Monoklonalität).
  - *Eiweißgehalt:* In der Regel um 4 g/dl (1,5 – 8 g/dl).
  - *Hinweise für eine hohe Tumorlast:* pH-Wert $< 7{,}2$, Glukosekonzentration von < 60 mg/dl oder eine LDH > 1000 U/l.
- **Pleurabiopsie:** Die Ausbeute der transkutanen Biopsie ist nicht höher als die der Ergußzytologie (50 – 60 %), die Thorakoskopie erlaubt in > 90 % der Fälle die definitive Diagnose.

21.7 Pleurametastasen

Differentialdiagnose

- **Paramaligner Pleuraerguß:**
  - *Transsudat:* Lymphabflußstörung durch mediastinalen Lymphknotenbefall, Lungenatelektase, gefesselte Lunge (durch Befall des Lungeninterstitiums oder der viszeralen Pleura), obere Einflußstauung (durch erhöhten systemischen Venendruck), Hypalbuminämie.
  - *Exsudat:* Parapneumonischer Erguß bei Retentionspneumonie, paraneoplastische Lungenembolie, Strahlenpleuritis, toxischer Erguß durch Zytostatika (s. S. 458).
  - *Chylothorax* (vor allem bei malignem Lymphom, s. S. 464).
- *Achtung:* Ein Pleuraerguß bei Bronchialkarzinom ist in 5–10% der Fälle benigne, daher definitive Klärung vor dem Ausschluß von der chirurgischen Therapie!

Therapie

- *Hinweis:* Ein maligner Pleuraerguß zeigt immer einen inkurablen Tumor an!
- **Entlastende Pleurapunktionen:** Als ausschließliche Therapieform bei weit fortgeschrittenem Tumorleiden, Lebenserwartung im Bereich von Wochen und Hinweisen für eine hohe Tumorlast (s. o.).
- **Strahlentherapie:** Nur indiziert bei starker Lymphabflußstörung bei mediastinalem Lymphknotenbefall (in anderen Fällen *nicht* indiziert!).
- **Systemische Chemotherapie:** Indiziert v.a bei malignem Lymphom, kleinzelligem Bronchialkarzinom, Mammakarzinom und Ovarialkarzinom (bei anderen Grunderkrankungen wenig aussichtsreich).
- **Pleurodese** (Prinzip und Durchführung s. S. 573):
  - *Indikation:* Besserer Allgemeinzustand, Lebenserwartung im Bereich von Monaten.
  - *Bevorzugte Chemikalien:* Talkum (Erfolg in 90%), Tetrazyklin (Erfolg in 70%) und Bleomycin (Erfolg in 70%).
- **Pleurale Abrasio oder Pleurektomie** (mittels videoassistierter Thorakoskopie oder in offener Technik): Nur indiziert bei Patienten in sehr gutem Allgemeinzustand und bei Fehlen anderer Metastasenmanifestationen (Erfolgsrate nahezu 100%, Op-Letalität bei Tumorpatienten 1–4%).

Prognose

- Mammakarzinom: Lebenserwartung von einigen Monaten bis zu 10 Jahren nach Pleurodese oder Pleurektomie.
- Bronchialkarzinom und pleurale Metastasen subdiaphragmaler Karzinome: Lebenserwartung lediglich einige Monate.
- Malignes Lymphom: Intermediäre Lebenserwartung.
- Ungünstig: Rasches Ergußrezidiv, hohes Lebensalter, hohe Tumorlast (s. o.).

19.8 Malignes Pleuramesotheliom

Grundlagen

- **Definition:** Tumor durch maligne Entartung des Pleuramesothels.
- **Epidemiologie, Vorkommen:**
  - Insgesamt selten, jedoch starke Zunahme seit den 60er Jahren.
  - Inzidenz (USA): Männer 11,4; Frauen 2,8/1 000 000 Einwohner/pro Jahr.
  - Mittleres Alter bei Diagnosestellung: 6. Lebensjahrzehnt.
  - Epidemiologisch enge Verbindung mit Asbestkontakt.
- **Ätiologie:** In 50–70% der Fälle positive Asbestanamnese (Berg-, Schiffsbau, Isolationsindustrie, Bremsbelagherstellung, Filteranlagen).
- **Pathogenese:**
  - Asbest ist ein hochpotentes (Ko-)Karzinogen: Je länger und dünner die Faser, desto wahrscheinlicher ist die Mesotheliomentstehung (Krokydolith > Chrysotil- und Anthophyllith-Fasern); auch Eryonith (chemisch nicht mit Asbest verwandt) ruft Mesotheliome hervor.
  - Es besteht keine strenge Dosis-Wirkungsbeziehung.
  - Zigarettenrauchen hat *keinen* Einfluß.
  - Die mittlere Latenz zwischen erster Asbestexposition und Diagnose liegt zwischen 30 und 45 Jahren, selten unter 20 Jahren.
  - Überwiegend regionale Ausbreitung entlang der Pleuraoberfläche mit Bildung einer meist irregulären, aber durchgehenden Pleuraverdickung: Subpleurale Lunge, Brustwand, Zwerchfell, Perikard, Peritoneum.
  - Seltener Metastasierung in regionale Lymphknoten, kontralaterale Lunge, Knochen, Leber, Gehirn.
- **Histologische Typen:**
  - Epithelialer Typ (50%).
  - Fibrosarkomatöser Typ (25%).
  - Biphasischer Typ (25%) mit epithelialen und sarkomatösen Merkmalen.
  - Seltene Variante: Undifferenzierter polykonaler Typ.
- **Pathophysiologie:** Langsam progrediente restriktive Ventilationsstörung (Abfall der thorakalen und pulmonalen Compliance, Verdrängung durch Pleuraerguß und Tumormassen); in der Spätphase respiratorische Insuffizienz meist mäßiger bis mittelschwerer Ausprägung.

Klinik

- **Langsam zunehmender Thoraxschmerz**, meist schlecht lokalisierbar (Ausbreitung in den Schulter-Armbereich oder Hals; bei Befall eines Interkostalnervs scharfer, neuritischer Schmerz).
- Trockener Reizhusten, Belastungsdyspnoe mit kaum merklichem Beginn.
- Schwächegefühl, Gewichtsverlust, subfebrile Temperaturen, Nachtschweiß.
- Seltene Erstmanifestationen: Aszites, Perikardtamponade mit subakutem Herzversagen.
- Das Vollbild der Asbestose liegt meist nicht vor (s. S. 391)

19.8 Malignes Pleuramesotheliom

Diagnostik

- **Klinischer Befund:**
  - Nachschleppen der betroffenen Seite, zuweilen Schrumpfung der betroffenen Seite mit Ausbildung einer Skoliose; Klopfschalldämpfung, aufgehobener Stimmfremitus, abgeschwächtes Atemgeräusch.
  - *Spätbefunde:* Palpable Tumormassen in der Brustwand, der Tumor wächst durch Punktionsstellen oder Drainageöffnungen, Rekurrensparese, Horner-Syndrom, obere Einflußstauung, segmentale Schmerzen oder Anästhesie.
- **Sonographie** (s. Abb. 54, siehe auch Abb. 17 S. 85):
  - Inhomogene Pleuraverdickung, Aufhebung der Thoraxwandschichten, Infiltration der umgebenden Strukturen, z. T. monströse Tumorknoten.
  - Meist mäßig großer Pleuraerguß (im Verlauf gefangen), Aszites.

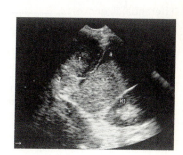

Abb. 54 Pleuramesotheliom im rechten kostodiaphragmalen Sinus
A = Aszites;
Le = Leber;
Ni = rechte Niere;
T = Tumor

- **Röntgenbefund/Computertomogramm:**
  - Einseitiger Pleuraerguß (in 20% fehlend), irreguläre Pleuraverdickung.
  - Fehlende Mediastinalverlagerung trotz Erguß, Schrumpfung des Hemithorax mit Mediastinalverdickung und Rippendestruktion.
  - Diffuser Übergang in die benachbarten Strukturen.
  - Perikarderguß, Aszites.
- **Lungenfunktionsprüfung:** Gleichsinnige Einschränkung der statischen und dynamischen Lungenvolumina, später Hypoxämie.
- **Laborbefund:**
  - Uncharakteristische, meist mäßig ausgeprägte Entzündungszeichen.
  - Typischerweise erhöhte Hyaluronsäure im Serum.
- **Pleurapunktion/Ergußanalyse:**
  - Nachweis eines Pleuraexsudats (zuweilen hämorrhagisch).
  - Zytologisch ist meist keine Differenzierung zwischen aktivierten Pleuramesothelzellen und Mesotheliomzellen möglich.
  - Mit der Tumorlast pH ↓, Glukose ↓, Hyaluronsäure ↑ auf > 0,2 ng/ml.
- **Pleurabiopsie** (gezielte Biopsie mittels videoassistierter Thorakoskopie):
  - *Makroskopisch* alle Formen zwischen diffuser Pleuraverdickung und einzelnen Tumorknoten.
  - *Histologisch* Nachweis von Tumorgewebe, DD Adenokarzinom.

19.8 Malignes Pleuramesotheliom

- *Differenzierung durch Immunhistochemie:*
  - Mesotheliom: CEA und Milchfettprotein negativ, Zytokeratin und Vimentin positiv.
  - Adenokarzinom: CEA und Milchfettprotein positiv, Zytokeratin und Vimentin negativ.
- **Stadieneinteilung (nach Butchart):**
  - *Stadium 1:* Pleura parietalis intakt. Ausbreitung auf viszerale Pleura, Lunge, Perikard, Zwerchfell.
  - *Stadium 2:* Invasion von Brustwand oder Mediastinum, kontralateraler Pleura. Thorakale Lymphknoten befallen.
  - *Stadium 3:* Invasion in das Peritoneum, zur kontralateralen Pleura. Extrathorakale Lymphknoten befallen.
  - *Stadium 4:* Fernmetastasen.

Differentialdiagnose

- **Pleurametastasen:** Sicherer Ausschluß eines Adenokarzinoms nur durch Immunhistochemie (s.o.).
- **Asbestose** (s. S. 391):
  - Sicherer Tumorausschluß nur durch invasive Diagnostik.
  - Bei Pleuraplaques Fehlen des invasiven Wachstums.
  - Der benigne Asbesterguß ist meist klein (< 500 ml) und tritt früher auf.
- **Benignes fibröses Pleuramesotheliom (Pleurafibrom):**
  - Sehr seltener, benigner, umschriebener Pleuratumor mit Kapsel ohne Bezug zur Asbestexposition.
  - Meist Zufallsbefund, z.T. Hypoglykämie oder Trommelschlegelfinger als paraneoplastisches Syndrom.
  - Kein Pleuraerguß, nach chirurgischer Entfernung kein Rezidiv.
- Andere Pleuraexsudate (s. S. 458).
- Rundatelektase.
- Pleuraschwarte.

Therapie

- Bisher ist keine kurative oder lebensverlängernde Therapie bekannt.
- **Operativ:** Als Versuch nur bei umschriebenen Tumoren im Stadium 1 indiziert; bei fortgeschritteneren Tumoren obsolet.
- **Chemotherapie:** Ansprechraten < 15% (Therapie nur in Studienprotokollen).
- **Strahlentherapie** (rein palliativ): „Am Ort der Not" bei Knochendestruktion oder nicht beherrschbaren Schmerzen.
- **Pleurodese** (rein palliativ) mit Talkum, Tetrazyklin, Bleomycin (s. S. 573).
- **Schmerztherapie:** Meist ist eine Kombination von peripher und zentral wirksamen Analgetika notwendig; evtl. Interkostalblockade bei umschriebenen, starken Schmerzen.
- **Sauerstofflangzeittherapie** bei fortgeschrittenem Krankheitsbild (s. S. 517).

Prognose

- Keine Unterschiede in der Lebenserwartung im Vergleich zwischen verschiedenen Therapieverfahren und „Best Supportive Care": Im Mittel 18 Monate, bis zu 30% der Patienten leben nach 2 Jahren, 10% nach 4 Jahren.

22.1 Wirbelsäulenerkrankungen

Grundlagen

- **Definitionen:**
  - *Skoliose:* Seitliche Verkrümmung der Wirbelsäule.
  - *Kyphose:* Nach dorsal konvexe Verkrümmung der Wirbelsäule.
  - *Kyphoskoliose:* (Häufig) Kombination von Kyphose und Skoliose.
  - *Morbus Bechterew (ankylosierende Spondylitis):* Entzündlich-rheumatische Erkrankung mit vorwiegendem Befall des Stammskeletts, insbesondere mit Ankylosierung der kleinen Wirbelgelenke und der Ileosakralgelenke (s. S. 359).

- **Epidemiologie, Vorkommen:**
  - *Kyphoskoliose:* Häufige, mit dem Alter progrediente Erkrankung.
  - *Skoliose:* Nahezu immer mit einer Kyphose verbunden, während die Kyphose auch als alleinige Deformität vorkommt.
  - *Morbus Bechterew:* Überwiegend bei Männern (m : w = 4–8 :1).

- **Ätiologie:**
  - *Kyphoskoliose:* In 80% der Fälle idiopathisch, in 20% sekundäre Kyphose/Kyphoskoliose bedingt durch (in abnehmender Häufigkeit): Poliomyelitis, Syringomyelie, Neurofibromatose, kongenitale Wirbeldefekte, Osteomalazie, Knochentumoren, Tuberkulose, Pleurafibrose, Pneumonektomie, Folgen einer Lungentuberkulose.
  - *Morbus Bechterew:* S. S. 359.

- **Pathogenese (thorakale Skoliose):**
  - *Konvexseite:* Überdehnung der Interkostalräume und Rotation der Wirbelkörper mit Dorsalverlagerung der Rippen, dabei Verschmälerung des Rippenbogens mit erhöhtem Residualvolumen, erhöhter funktioneller Residualkapazität und Fixation in der Inspirationsstellung.
  - *Konkavseite:* Stauchung der Rippen mit Ventralverlagerung, Stauchung der Lunge mit Verkleinerung des Residualvolumens und der inspiratorischen Residualkapazität sowie Einschränkung der Vitalkapazität, Fixation in der Exspirationsstellung.

- **Pathophysiologie:**
  - *Kyphoskoliose:*
    - Restriktive Ventilationsstörung mit starker Erniedrigung der Totalkapazität und der Vitalkapazität bei relativ gut erhaltenem Residualvolumen. Das Verhältnis von Residualvolumen zur Totalkapazität vermehrt sich zunehmend bis auf über 50 %.
    - Zunehmende Einschränkung der Kapazität der Atempumpe mit Abfall des maximalen Mundverschlußdrucks (P_{imax}), parallel dazu Anstieg ihrer Beanspruchung in Ruhe ($P_{0.1}/P_{0.1\,max}$). Ermüdung der Atemmuskulatur bei $P_{0.1}/P_{0.1\,max}$ von über 30% mit konsekutivem Anstieg des p_aCO_2.
    - In der Nacht Entlastung der chronisch ermüdeten Atemmuskulatur durch schlafassoziierte Hypoventilation mit Anstieg des p_aCO_2 und ausgeprägte Hypoxämie als Versuch, die Muskelenergiereserven zu erhalten.

22.1 Wirbelsäulenerkrankungen

- *Morbus Bechterew (mit schwerem Stammskelettbefall):*
  - Meist Ausbildung einer pathologischen, tiefsitzenden Brustkyphose mit Vermehrung des Thoraxtiefendurchmessers; hierdurch Ausbildung einer mäßigen restriktiven Ventilationsstörung mit Erniedrigung der Totalkapazität und Vitalkapazität.
  - Meist keine Atemmuskelermüdung, soweit die Zwerchfellfunktion erhalten ist.
  - In Ruhe meist nur grenzwertige Hypoxämie, dagegen unter körperlicher Belastung mittelgradige Einschränkung der maximalen Sauerstoffaufnahme, in schweren Fällen Belastungshyperkapnie durch Ermüdung der Muskelpumpe.

Klinik

▶ **Abhängig von der Schwere der Thoraxdeformität:**
  - Belastungsdyspnoe, Ruhedyspnoe, Zyanose, Somnolenz bei CO_2-Narkose, selten Zeichen der Rechtsherzinsuffizienz.
  - Aufgrund der eingeschränkten Mobilisierbarkeit von Lungenvolumen starke Tachypnoe unter körperlicher Belastung.
  - Bei interkurrenten Erkrankungen (Asthma, Bronchialinfekt, Pneumonie) starke Zunahme der Luftnot.

Diagnostik

▶ **Röntgenbefund:**
  - *BWS in 2 Ebenen:* Quantifizierung der Skoliose und Kyphose, Nachweis der Wirbelsäulenankylosierung bei M. Bechterew („Bambusstabphänomen").
  - *Thoraxorgane:* Darstellung der pulmonalen Deformation.
▶ **Lungenfunktionsprüfung** (s. Pathophysiologie):
  - Spirometrie (Residualvolumen und thorakales Gasvolumen).
  - Spiroergometrie zur Bestimmung der Belastungstoleranz.
  - Messung der Ventilationspumpe (v.a. $P_{0.1}$ und $P_{0.1\,max}$) zur Bestimmung der Kapazität und Beanspruchung der Ventilationspumpe, insbesondere als Verlaufsparameter.
▶ Blutgasanalyse.
▶ Echokardiographie zur Verlaufskontrolle der Rechtsherzfunktion (technisch häufig nur als transösophageale Untersuchung möglich).
▶ Nächtliche Polygraphie, insbesondere zum Nachweis nächtlicher Hypoxie und Hyperkapnie.
▶ **Labor** (bei Morbus Bechterew): HLA B 27 (in 80% der Fälle positiv), Entzündungszeichen (s. S. 359).

Differentialdiagnose

▶ **Wirbelsäulendeformationen anderer Genese:**
  - Osteoporose: Keine Verknöcherung der kleinen Wirbelgelenke im Sinne des „Bambusstabes".
  - Osteomalazie mit Kyphose.

22.1 Wirbelsäulenerkrankungen

Therapie

- **Operativ:**
  - *Implantation eines „Harrington-Stabes"* zur Stabilisierung bei Kyphoskoliose: Nur bei bei jungen Patienten indiziert mit progredienter Skoliose bei einem Skoliosewinkel von $> 50°$ (keine Verbesserung der pulmonalen Situation, lediglich Progressionsprophylaxe). KI (wegen Op-Risiko: Hyperkapnie, auch unter Belastung).
  - *Externe Korrektur der Thoraxdeformität* bei mäßiger Deformation im Kinder- und Jugendalter.
- **Therapie der Ateminsuffizienz:**
  - *Sauerstofflangzeittherapie* bei Hypoxämie ohne schwere Hyperkapnie (s. S. 517).
  - *Nichtinvasive Heimbeatmung mittels Nasenmaske:* Indiziert bei Hyperkapnie in Ruhe, im Schlaf oder bei geringer Belastung (Prinzip und Durchführung s. S. 517).
- **Begleitende Physiotherapie:** Aufbau der Atemmuskelkraft, Therapie muskulärer Verspannungen, Ergometrie unter O_2 (bei fehlender Hyperkapnie).
- **Medikamentöse Therapie:**
  - Behandlung des Cor pulmonale mittels Diuretika und Vorlastsenker.
  - Schutzimpfungen (Pneumokokken, Influenza).
  - Antibiotikatherapie bei bakteriellen Atemwegsinfekten.
  - Therapie des Morbus Bechterew mit nichtsteroidalen Antiphlogistika (Kortikosteroide und Immunsuppressiva sind nur fraglich wirksam).
- Vermeidung von Sedativa, Zigarettenrauchen, Übergewicht.

Prognose

- Pulmonale Beeinträchtigung abhängig vom Deformitätswinkel:
  - Lungenfunktionsstörungen ab einem Skoliosewinkel von $25°$, klinische Manifestationen regelmäßig ab einem Skoliosewinkel von $> 100°$.
  - Belastungseinschränkung bei einem Kyphosewinkel von $> 20°$.
- Erste manifeste Ateminsuffizienz meist im Rahmen einer Sekundärerkrankung (Pneumonie, Asthmaanfall).
- Mittlere Lebenserwartung nach erster Dekompensation 9 Jahre.
- Bei Morbus Bechterew ist die Lebenserwartung infolge pulmonaler Komplikationen meist nicht eingeschränkt.

20.2 Zwerchfellerkrankungen

Grundlagen

- **Definition:** Erkrankungen, die Funktion und Bau des Zwerchfells beeinträchtigen.
- **Epidemiologie, Vorkommen:**
  - *Angeboren* (Zwerchfellhernien): Bei 0,5‰ aller Neugeborenen.
  - *Erworben:* Bei vielen chronischen Lungenerkrankungen und s. u.
- **Ätiologie und Pathogenese:**
  - *Zwerchfellähmung* (paradoxe Aufwärtsbewegung bei der Inspiration):
    - Einseitig: Schädigung des N. phrenicus durch Bronchialkarzinom, chirurgisches Trauma oder Unfalltrauma, häufig idiopathisch (postentzündliche Neuropathie?).
    - Beidseitig: Rückenmarkstrauma, postentzündliche Neuropathie, Kältetrauma nach herzchirurgischem Eingriff.
  - *Zwerchfellücken (Hernien):* z.T. Übertreten von Abdominalinhalt (Magen, Darm, bei Bochdalek'scher Hernie auch Milz, Leber) in die Thoraxhöhle:
    - Folge einer Entwicklungshemmung des aus mehreren Anlagen verschmelzenden Zwerchfells.
    - Bochdalek'sche Hernie: Meist linksseitige posterolaterale, pleuroperitoneale Hernie bei Neugeborenen.
    - Morgagni-Hernie: Retrosternale (parasternale) Hernie, die in jedem Lebensalter auftreten kann.
    - Hiatus-Gleithernie: Auseinanderweichen des Ösophagus-Hiatus, überwiegend bei Erwachsenen.
  - *Zwerchfelleventration* (fehlende Ausbildung des muskulären Zwerchfellanteils): Je nach Ausprägung bis zum totalen Funktionsausfall; durch mangelnde Muskeltätigkeit passives Höhertreten des Zwerchfells wie bei Paralyse.
  - *Sonderformen – pathologische Zwerchfellkontraktionen:*
    - Singultus: Folge einer Zwerchfellirritation durch Magenüberdehnung, Aerophagie, Mediastinitis, Mediastinaltumoren, Perikarditis, Pleuritis, Gastritis, Peritonitis oder Herzschrittmacher.
    - Respiratorischer Myoklonus (Leeuwenhoek'sche Erkrankung): Anfälle mit klonischen Zwerchfellkontraktionen (Frequenz etwa 100/min.).
- **Pathophysiologie:**
  - Gleichsinnige Erniedrigung der statischen und dynamischen Lungenvolumina (Total-, Vital-, Sekundenkapazität, funktionelle Residualkapazität).
  - Bei einseitiger Zwerchfellhernie sinkt die Totalkapazität und der P_{imax} um 20–25% (verstärkt bei Übergang von sitzender in liegende Position).
  - Bei zunehmender Zwerchfellermüdung Hypoxämie und Hyperkapnie, zunächst im Schlaf, dann bei körperlicher Belastung, im Sitzen und Liegen.

Klinik

- Dyspnoe, stärker ausgeprägt im Liegen als im Stehen; Belastungsdyspnoe.
- Akutes Atemnotsyndrom bei Neugeborenen durch Bochdalek-Hernie.
- Retrosternales Brennen oder rezidivierende Aspirationspneumonien sind Hinweise auf Hernien bei Erwachsenen (jedoch meist asymptomatisch).

20.2 Zwerchfellerkrankungen

Diagnostik

- **Klinischer Befund:**
  - *Perkussion, Auskultation:* Zwerchfellhochstand (einseitig oder beidseitig), mit geringer (Parese) oder fehlender (Paralyse) Atemverschieblichkeit.
  - *Bei beidseitiger Zwerchfellparalyse:* Bei ruhiger Atmung im Liegen „Schaukelatmung" (inspiratorische Einwärtsbewegung der vorderen Abdominalwand) mit vermehrter Beanspruchung der Atemhilfsmuskulatur (die Halsmuskulatur ist der Inspektion am besten zugänglich). Daher Bevorzugung der sitzenden Position mit Aufstützen der Arme.
- **Röntgenbefund:**
  - Ein- oder beidseitiger Hochstand (bei Eventration immer beidseitig).
  - Bei Hernien intrathorakal gelegener Darminhalt (Luft-/Flüssigkeitsspiegel).
- **Sonographie:** Zwerchfellhochstand; Nachweis der Zwerchfellähmung:
  1. Schnupfversuch: Rasche Inspiration bei geschlossenem Mund mit paradoxer Zwerchfellbewegung nach kranial.
  2. Versuch der maximalen Inspiration aus der Atemruhelage bei verschlossenem Atemweg: Paradoxe Aufwärtsbewegung.
- **Lungenfunktionsprüfung:**
  - Spirometrie, Ganzkörperplethysmographie, Mundverschlußdruckmessung.
  - Arterielle Blutgase im Stehen, im Liegen und unter körperlicher Belastung.
  - Fortlaufende Pulsoximetrie und Kapnographie, v. a. auch nachts.
  - Direkte Messungen der Zwerchfellfunktion: Transdiaphragmaler Druck (s. S. 49), Nachweis der Phrenikusfunktion durch Elektromyographie (s. S. 49).

Differentialdiagnose

- Zwerchfellhochstand: Hepato-/Splenomegalie, Aszites, Adipositas, Ileus.
- Zwerchfellähmung:
  - Generalisierte neuromuskuläre Erkrankungen (z. B. Amyotrophe Lateralsklerose, Multiple Sklerose, Syringomyelie, Guillain-Barré-Syndrom).
  - Zerebrale Erkrankungen (z. B. Intoxikation, Hirnödem, Schädel-Hirntrauma, zervikales Rückenmarkstrauma).

Therapie

- **Notfalloperation** bei der Bochdalek'schen Hernie des Neugeborenen.
- **Symptomlose Hernien, einseitige Lähmung:** Abwartendes Verhalten bei Erwachsenen.
- **Zwerchfellermüdung:** Konservative Therapie der pulmonalen Grunderkrankung, Sauerstofflangzeittherapie, intermittierende Selbstbeatmung (s. S. 517).
- **Komplette Lähmung:** Elektronischer Zwerchfellschrittmacher durch chirurgisch implantierte Signalgeber am N. phrenicus (externer Sender; sukzessive Verbesserung der Zwerchfellfunktion bei zunächst bestehender Atrophie).

Prognose

- Postentzündliche oder postoperative Zwerchfellähmungen können sich innerhalb eines halben Jahres zurückbilden.
- Bei kompletter Zwerchfellähmung verkürzte Lebenserwartung, da keine Funktionsreserven bestehen (Dekompensation durch Pneumonie, Herzinsuffizienz, Aspiration).

23.1 Mediastinaltumoren

Grundlagen

- **Definition:** Primär vom Mediastinum ausgehende Tumoren.
- **Topographie des Mediastinums:**
  - *Vorderes Mediastinum:* Im kranialen Anteil nach dorsal von der Trachea, kaudal vom rechten Herzvorhof und Ventrikel begrenzt.
  - *Mittleres Mediastinum:* Raum zwischen dem vorderen Mediastinum und der Ebene der Wirbelvorderkanten.
  - *Hinteres Mediastinum:* Mediastinalraum dorsal der Wirbelvorderkanten.
- **Epidemiologie, Vorkommen:**
  - *Inzidenz:* 1 : 100 000 (alle Altersgruppen sind betroffen ohne geschlechtsspezifische Unterschiede).
  - *Lokalisation:* 50 % im vorderen, je 25 % im mittleren/hinteren Mediastinum.
  - *Tumorspezifische Häufigkeit:* Thymome > neurogene Tumoren > maligne Lymphome > Keimzelltumoren > Organzysten > endokrine und mesenchymale Tumoren (s. Tabelle 77). Primäre Mediastinaltumoren sind viel seltener als sekundäre Raumforderungen (Metastasen, Lymphknotenvergrößerungen).
  - *Malignität:* 25 % der Tumoren bei Erwachsenen, 50 % bei Kindern.
- **Pathophysiologie:** Trotz z. T. erheblichen Wachstums keine relevante Beeinflussung des mobilisierbaren pulmonalen Volumens; bei Verdrängung oder Einwachsen in die Trachea Einschränkung des exspiratorischen Atemflusses.

Pathologisch-anatomische Kriterien der einzelnen Tumoren

- **Thymom:**
  - Epithelialer Tumor mit zahlreichen Lymphozyten (Typisierung nach dominierendem Zelltyp (großzellig/epitheloid, spindelzellig)).
  - Malignitätsbeurteilung mehr nach der Invasivität (weniger Zellbild).
  - Ausschluß von sekundären Thymustumoren durch elektronenmikroskopischen Nachweis von Desmosomen und Bündeln von Tonofilamenten.
- **Maligne Lymphome** ($^2/_3$ Non Hodgkin-, $^1/_3$ Hodgkin-Lymphome): Selten primärmediastinale Lokalisation ohne Nachweis extramediastinaler Lymphome ("primär mediastinales Lymphom"); die Einteilung erfolgt nach der modifizierten Kiel-Klassifikation.
- **Keimzelltumoren:**
  - *Teratome und Dermoidzysten:* Desorganisierte Mischung der drei Keimblätter mit Haut, Zähnen, Haaren, Knorpel, Knochen, neurovaskulärem Gewebe, respiratorischem und interstinalem Epithel.
  - *Seminome:* Hormoninaktiv (Mischtumoren sind jedoch nicht selten).
  - *Nicht seminomatöse maligne Keimzelltumoren* (Embryonalzellkarzinom, Choriokarzinom, Dottersacktumor): CEA-, α_1-Fetoprotein- oder β-Humanes Choriogonadotropin-positive (β-HCG) Tumoren.
  - *Teratokarzinom:* Mischung von Teratom- und Embryonalzellkarzinom.
- **Endokrine, hormonaktive Tumoren:**
  - *Schilddrüsengewebe: a)* retrosternale, primär zervikale Struma (Gefäßversorgung aus Halsgefäßen) oder *b)* dystopes mediastinales Schilddrüsengewebe (Gefäßversorgung aus Thorakalgefäßen).
  - *Dystope Epithelkörperchenhyperplasien* (meist innerhalb des Thymus).
  - *Karzinoide* (ausgehend von Kulschitzky-Zellen des Thymus), Vorkommen im Thymus oder in anderen Teilen des vorderen Mediastinums.

23.1 Mediastinaltumoren

Tabelle 77 A Differentialdiagnose von Mediastinaltumoren: Thymom, Lymphom, Dermoidzyste/Teratom, Seminom

	Thymom	Lymphom	Dermoidzyste/Teratom	Seminom
Häufigkeit	20%	15%	8%	2%
Lokalisation	VM	VM (MM, HM)	VM	VM
Prädilektionsalter	4.–6. Dekade	3.–4. Dekade	2.–3. Dekade	3. Dekade (Männer)
Malignität	- bis ++	++ bis +++	- (80%), ++ (20%)	+++
Lokalsymptome	(60%); Husten, Schmerz, obere Einflußstauung	(80%); Schmerz, Husten, Dyspnoe, obere Einflußstauung, Perikardtamponade	(65%); Husten, Schmerz Trichoptoe, Hämoptoe, Perikardtamponade	(50%); Schmerz, Dyspnoe, Husten, Heiserkeit, Dysphagie, obere Einflußstauung
systemische Symptome	Myasthenie (40%), Hypogammaglobulinämie, Morbus Whipple, aplast. Anämie, Morbus Cushing, Mega-Ösophagus,	B-Symptomatik (Fieber, Gewichtsverlust, Nachtschweiß), Schwäche, extrathorakale Lymphome	Hypoglykämie	Fieber, zervikale u. supraklavikuläre Lymphknotenvergrößerungen
Röntgenbefund	RF zwischen Herz und großen Gefäßen, rund bis lobuliert	einseitige Lymphadenopathie bis zu monströser, irregulärer RF	Teratom: Solide-lobuliert; Dermoidzyste: Rund; Inhalt flüssig-solide, ggf. Zähne	unregelmäßig begrenzte RF
Tumormarker	–	–	CEA, α₁-Fetoprotein, ß-HCG (maligne Form)	α₁-Fetoprotein, ß-HCG (in 80% Mischtumoren)
Therapie	Resektion + Bestrahlung	Typen und stadiengerechte Therapie; Op: primär mediast. Lymphom (10%)	benigne: Resektion, maligne: Op. Debulking + Polychemotherapie	Resektion, Polychemotherapie, Bestrahlung
Prognose (5 Jahre)	nichtinvasiv: 80% Invasiv: 15%	je nach Typ und Stadium	80%	75% nach dem 35. Lebensjahr schlechter

Mediastinalerkrankungen

23.1 Mediastinaltumoren

Tabelle 77 B Differentialdiagnose von Mediastinaltumoren: Nichtseminomatöse Keimzelltumoren, endokrine Tumoren, Zysten, neurogene Tumoren

	nichtseminomatöse Keimzelltumoren	endokrine Tumoren	Zysten	neurogene Tumoren
Häufigkeit	2 %	5 %	15 %	20 %
Lokalisation	VM	VM	MM	HM
Prädilektionsalter	3.–4. Dekade	5.–7. Dekade	3.–5. Dekade	alle Altersstufen
Malignität	+++	–	–	– bis ++ (25 %)
Lokalsymptome	(80 %); Schmerz, Dyspnoe, Husten, Heiserkeit, Dysphagie, obere Einflußstauung	(20 %); Husten, Heiserkeit, Stridor, Dyspnoe, Dysphagie	Husten, Stridor	(30 %); neurogener Schmerz, segmentale Anästhesie
systemische Symptome	Gynäkomastie	Hyperparathyreoidismus	Fieber (bei Superinfektion)	generalisierte Neurofibromatose; Hypoglykämie, Fieber, Gewichtsabnahme, Diarrhoe, Hypertonie (Katecholaminbildung)
Röntgenbefund	unregelmäßig begrenzte RF	kranial: „Tauchkropf" kaudal: Rundlich, isoliert Jod-Szintigramm!	bronchogen: Carinanaher Flüssigkeitsspiegel; Perikard: RF im rechten kardiophren. Winkel	rundliche RF im paravertebr. Sulcus, Osteodestruktion, Sanduhr-Tu im Neuroforamen
Tumormarker	Embryonalzell-Tu: CEA, α-Fetoprotein; Chorio-Ca: ß-HCG	TSH, T_3, T_4, Kalzitonin	–	Phäochromozytom, Ganglioneurom, Paragangliom: Katecholamine
Therapie	Induktionschemotherapie, danach Resektion	Resektion (falls symptomatisch)	Resektion	Resektion
Prognose (5 Jahre)	< 30 %, Dottersack-Tu: 60 %	> 90 %	> 90 %	70–80 %

HM = hinteres Mediastinum; MM = mittleres Mediastinum; RF = Raumforderung; VM = vorderes Mediastinum
Malignität: – = benigne, + = lokal invasiv, ++ = lokal invasiv und metastasierend, +++ = früh metastasierend

23.1 Mediastinaltumoren

- **Organzysten:** Ausgehend vom Bronchus (bronchogene Zysten), Perikard oder ektoper Darmschleimhaut, jeweils ausgekleidet mit dem organtypischen Epithel (z. B. bronchogene Zysten = respiratorisches Epithel).
- **Mesenchymale Tumoren:** Abgeleitet von den mesenchymalen Geweben (Lipome, Fibrome, Mesotheliome, Lymphangiome mit oder ohne sarkomatöse Entartung).
- **Neurogene Tumoren** (sekundäre maligne Entartung kommt vor):
  - Peripherer Nerv (Neurofibrome, Neurilemmome [Schwannome], Neurosarkome), sympathische Ganglien (Ganglioneurome oder paraganglionäres Gewebe [Phäochromozytom], Paragangliome).
  - Manifestation einer Neurofibromatose (s. S. 425).

Klinik und Diagnostik

- **Klinik** (s. Tabelle n A + B): Asymptomatische Mediastinaltumoren (Zufallsbefund) sind in 80 – 90 % der Fälle benigne, symptomatische Tumoren in der Mehrzahl maligne.
- **Röntgenbefund:** Erweiterung des Mediastinalraumes bis zur monströsen Ausweitung mit der Möglichkeit einer groben topographischen Zuordnung.
- **Computertomographie:**
  - *Topographische Zuordnung:*
    - Vorderes Mediastinum: Thymom, Lymphom, Keimzelltumor, endokriner Tumor.
    - Mittleres Mediastinum: Zyste, Lymphom.
    - Hinteres Mediastinum: Neurogener Tumor, Lymphom, ektope Schilddrüse.
  - *Zyste* (Flüssigkeit mit Luft oder soliden Anteilen):
    - Luft/Flüssigkeitsspiegel: Organzyste.
    - Zyste mit Zähnen und anderem solidem Material: Dermoidzyste.
    - Lokalisation im rechten kardiophrenischen Winkel: Perikardzyste.
    - Lokalisation in Umgebung der Hauptcarina: Bronchogene Zyste.
  - *Thymom:* Häufig zwischen Herz und großen Gefäßen lokalisiert.
  - *Neurilemmom:* Wächst durch das Neuroforamen mit interner und externer Raumforderung und möglicher Rückenmarkskompression = *Sanduhr-Tumor*.
  - *Lipom:* Dichte von Fett.
- **Szintigraphie:**
  - *Jod-Szintigraphie:* Bei Struma, ektoper Schilddrüse.
  - *Jodobenzylguanidin-Szintigraphie:* Bei Phäochromozytom, Paragangliom.
- **Tumormarker:** V. a. bei systemischer Symptomatik (s. Tab. 77).
- **Endoskopie:** Verdrängung oder Penetration von Trachea oder Ösophagus.
- **Biopsie:** In jedem Fall indiziert (außer bei Dermoidzyste, Lipom, Organzysten – hier Diagnosestellung durch Computertomographie): Zunächst endoskopischer oder transkutaner Versuch, ansonsten Mediastinoskopie oder Mediastinotomie oder intraoperative Sicherung mittels medianer Sternotomie.

23.1 Mediastinaltumoren

Differentialdiagnose

- Benigne mediastinale Lymphadenopathie: Pneumonie, Tuberkulose, Sarkoidose, Silikose.
- Angiofollikuläre Lymphknotenhyperplasie (Castleman-Lymphom; selten).
- Mediastinale Lymphknotenmetastasen durch Bronchialkarzinom > Ösophaguskarzinom > Mammakarzinom > Nierenzellkarzinom > Magenkarzinom.

Therapie und Prognose

- Siehe Tabelle 77 A + B.

23.2 Mediastinalemphysem

Grundlagen

- **Definitionen:** Ansammlung von Luft im Mediastinalraum (Pneumomediastinum). (Gasansammlung bei Infektion mit gasbildenden Bakterien ist kein Mediastinalemphysem, sondern Mediastinitis!).
- **Epidemiologie, Vorkommen:** Am häufigsten im Rahmen der maschinellen Beatmung, andere Ursachen sind selten.
- **Ätiologie:**
  - Alveolärer Überdruck infolge maschineller Beatmung, stumpfem Thoraxtrauma, Husten, Valsalva-Manöver.
  - Erkrankungen mit pulmonaler Architekturstörung (Emphysem, Fibrose).
  - Ösophagusperforation.
  - Tracheobronchiale Ruptur (iatrogen, stumpfes Thoraxtrauma, Tumoren, Entzündungen).
  - Zahnextraktion.
  - Im Rahmen der Dekompressionserkrankung bei Tauchunfällen (s. S. 412).
- **Pathogenese:** Luft erhält Zugang zum Mediastinum und dehnt sich über das Lungeninterstitium entlang der bronchovaskulären Bündel nach medial aus.
- **Pathophysiologie:** Die pulmonale Funktion bleibt unbeeinflußt (außer bei massiver Gasansammlung).

Klinik

- Meist symptomloser Nebenbefund bei Pneumothorax ± oder Hautemphysem.
- Juguläres Knistern bei der Palpation.
- Bei massiver Gasansammlung scharfer, perikardialer Schmerz oder Halsvenenstauung durch Venenkompression.

Diagnostik

- **Röntgenbefund** (Aufnahme im sagittalen und lateralen Strahlengang): Markierung der mediastinalen Gefäße und der Trachea durch Luftansammlung, Markierung des Perikards durch intraperikardiale Luft, Abhebung des rechten Herzvorhofes vom Zwerchfell. (Die Seitaufnahme ist am aussagekräftigsten).

Differentialdiagnose

- Herzinfarkt, Lungenembolie (bei perikardialem Schmerz).
- Mediastinitis durch gasbildende Bakterien.

Therapie und Prognose

- **Therapie:**
  - Ursachenbeseitigung (Beatmungsmanagement, Verschluß einer Ruptur von Ösophagus oder Trachea); bei Symptomfreiheit keine spezifischen Maßnahmen.
  - Bei starken Schmerzen oder Einflußstauung Inzision kranial des Sternums und Kanülierung zum Entweichen der Luft, ggf. Perikardpunktion.
- **Prognose:** Abhängig von der Ursache.

23.3 Akute Mediastinitis

Grundlagen

- **Definition:** Meist perakute, bakterielle Infektion des Mediastinums.
- **Epidemiologie, Vorkommen:** Seltene Komplikation, Vorkommen in allen Altersstufen.
- **Ätiologie** (stets Folge einer Integritätsverletzung der Mediastinalgrenzen mit Invasion von Bakterien):
  - *Ösophageales Leck:* Perforation durch Endoskopie, Dilatation, Fehlintubation, Fremdkörperbolus, Verletzung, Nahtinsuffizienz; Spontanruptur bei schwerem Erbrechen (Boerhaave-Syndrom); Ösophagus-Karzinom.
  - *Tracheobronchiales Leck:* Spitzes oder stumpfes Thoraxtrauma, (starre) Endoskopie.
  - *Direkt iatrogene Ursachen:* Infektion nach medianer Sternotomie oder Mediastinoskopie.
  - *Fortgeleitete Infektion:* Nach Kieferosteomyelitis, Angina tonsillaris, Pneumonie, Pleuritis (Empyema necessitans), Spondylodiszitis, Wirbelkörperosteomyelitis.
- **Pathogenese:** Rasche Ausbreitung im Mediastinalraum, da keine mechanischen oder immunologischen Barrieren bestehen, danach in aller Regel hämatogene Disseminierung.
- **Pathophysiologie:** Keine unmittelbare Beeinflussung der pulmonalen Funktion; sekundär im Rahmen der Sepsis evtl. akute respiratorische Insuffizienz.

Klinik

- Juguläres Hautemphysem oft als initiales Zeichen der Perforation.
- Innerhalb von 24 h nach Eintritt von Bakterien in das Mediastinum hohes Fieber, Verwirrtheit, Zyanose, septischer Schock, danach Multiorganversagen.
- Initiale kutane Läsion bei Milzbrand (Rarität).
- Schmerzen und Schwellung zervikal und supraklavikulär mit Fieber bei Kopf-Hals-Infektionen (selten: Aktinomykose mit subakutem Auftreten).

Diagnostik

- **Röntgenbefund:**
  - *Nativ:* Pneumoperikard, Pneumomediastinum, Mediastinalverbreiterung, linksseitiger Pleuraerguß (bei Leckage des unteren Ösophagus).
  - *Ösophagus-Breischluck mit wässrigem Kontrastmittel:* Darstellung der Leckage.
- **Computertomographie:**
  - Mediastinale Volumenvermehrung, diffuse Kontrastmittelanreicherung.
  - Mediastinale Luftansammlung (in geringem Ausmaß auch bei Fehlen eines Lecks durch bakterielle Gasbildung).
  - Darstellung der Ursache: Empyem, Pneumonie, Kopf-Hals-Infektion, Sternitis.
- **Bronchoskopie:** Nachweis eines tracheobronchialen Defektes.
- **Venöse Blutkultur:**
  - Meist grampositive/gramnegative Mischkultur, Beteiligung von anaeroben Bakterien.
  - Nach Sternitis: Staphylococcus aureus, Pseudomonas aeruginosa.

23.3 Akute Mediastinitis

Differentialdiagnose

- Inflammatorischer Mediastinaltumor: Malignes Lymphom, Keimzelltumor.
- Mediastinalemphysem.

Therapie

- **Hämodynamische Stabilisierung:** Substitution von Volumen und Katecholaminen, hämodynamische Steuerung mittels Pulmonaliskatheter.
- **Breitspektrumantibiotika:**
  - Clindamycin 600 mg/8 h i.v. + Ceftazidim 2–4 g/8 h i.v.
  - *Oder:* Imipenem oder Meropenem 1 g/8 h.
- **Chirurgische Intervention:**
  - Verschluß der Leckage, Sanierung des verursachenden Herdes.
  - Dekompression und Drainage des Mediastinums.
- *Hinweis:* Bei kleinem tracheobronchialem oder ösophagealem Leck (wenige Millimeter) parenterale Ernährung, Antitussiva, Breitspektrumantibiotika, supportive Maßnahmen und Abwarten über 24–48 h ohne chirurgische Intervention.

Prognose

- Bei definitiver Sanierung innerhalb von 24 h beträgt die Mortalität etwa 10%.
- Bei massiver Mediastinitis und fehlender definitiver Sanierung beträgt die Mortalität 50–80%.

23.4 Mediastinalfibrose

Grundlagen

- **Definition:** Chronische fibrosierende Entzündung des Mediastinums mit Einbeziehung der großen Leitstrukturen.
- **Epidemiologie, Vorkommen:** Komplikationen chronisch granulierender Infektionen (selten idiopathisch).
- **Ätiologie** (chronische Lymphadenitis):
  - *Bekannte Ursachen:* Tuberkulose, Sarkoidose, Aktinomykose, Nokardiose, Aspergillose, Histoplasmose , maligne Infiltration, Medikamente (z. B. Methysergid, s. S. 401).
  - *Unbekannte Ursache:* Idiopathische fibrosierende Mediastinitis.
- **Pathogenese:**
  - *Granulierende Infektionen:*
    - Chronisch-entzündliche mediastinale Lymphadenitis mit Übergriff auf das paranodale Gewebe (Periadenitis), später bindegewebiger Ersatz mit narbiger Schrumpfung und Ausbildung von Konglomerattumoren.
    - Komplikationen: Ösophagus (Motilitätsstörungen, Stenose, Traktionsdivertikel), V. cava superior mit Zuflüssen (Obstruktion mit Gefäßverschluß), Tracheobronchialbaum (Tracheastenose, Bronchialstenose, Mittellappensyndrom, Retentionspneumonie, Obstruktionsemphysem), Epituberkulose (s. S. 256).
  - *Idiopathische fibrosierende Mediastinitis:*
    - Fibrotische Obstruktion von Lymphgefäßen (meist paraaortal) mit Übertritt von proteinreicher Lymphflüssigkeit in das Mediastinum und damit Perpetuierung der fibrosierenden Entzündung (ähnlich retroperitonealer Fibrose= Morbus Ormond).
    - Komplikation: Stenose oder Verschluß der Vena cava superior oder ihrer Zuflüsse.
- **Pathophysiologie:** Bei Beeinträchtigung der zentralen Atemwege Zeichen der intrathorakalen Stenose mit exspiratorischer Flußeinschränkung (Ausbildung eines Plateaus in der Fluß-Volumen-Kurve, seitendifferente Atmung mit Ovalisierung der Resistanceschleife bei einseitiger Bronchusstenose). Bei Ausbildung einer Retentionspneumonie restriktive Ventilationsstörung.

Klinik

- Der Entzündungsprozeß verläuft symptomlos, bei pulmonalen Komplikationen (Retentionspneumonie, Bronchiektasie): Husten, Fieber, Luftnot.
- Obere Einflußstauung mit Anschwellen der Kopf-Hals-Region und der Arme, Ausbildung von Umgehungskreisläufen am Körperstamm, kraniale Zyanose.
- Schluckstörungen, Dysphagie, Regurgitation mit rezidivierender Aspiration.
- Besonderheit: Expektoration eines Broncholiths nach Einbruch eines verkalkten Lymphknotens in das Bronchialsystem.

23.4 Mediastinalfibrose

Diagnostik

- **Röntgenbefund:**
  - Mediastinalerweiterung, pulmonale Atelektasen.
  - Nach Kontrastmittelgabe Unregelmässigkeit und Stenosierung des Ösophagus und/oder der Vena cava superior und ihrer Zuflüsse.
- **Computertomographie:** Darstellung einer diffusen mediastinalen Raumforderung; meist keine Zeichen der Verdrängung, dagegen Schrumpfung und Stenosierung.
- **Biopsie:**
  - Transbronchiale Lungenbiopsie (s. S. 97) bei begleitender Lungenmanifestation (Tuberkulose, Pilzinfektion, Sarkoidose).
  - Mediastinale Biopsie durch Mediastinoskopie.

Differentialdiagnose

- Mediastinaltumoren (s. S. 478).

Therapie

- **Behandlung der Grunderkrankung** (bei Tuberkulose, Aktinomykose, Mykose, Nokardiose und Sarkoidose), Absetzen des verursachenden Medikamentes (z. B. Methysergid).
- **Wiederherstellung der Kontinuität:**
  - Bronchusdilatation + Stent-Implantation.
  - Ösophagusdilatation + Stent-Implantation.
  - Venöse Stent-Implantation, operativer Venenersatz.
- Bei idiopathischer fibrosierender Mediastinitis keine sichere Wirkung von Kortikosteroiden oder Immunsuppressiva.

Prognose

- Meist benigner Verlauf mit stationären Residuen (Ösophagusstenose, Bronchiektasen).
- Notfallsituation bei Verschluß der Vena cava superior (sekundäre Thrombosierung, Hirnblutung).

24 Schlafapnoesyndrom

Definitionen

- **Schlafapnoesyndrom:** Dyssomnie mit einem Apnoe-/Hypopnoe-Index von mindestens 10/h und Tagessymptomatik sowie häufig zusätzliche pulmonale und kardiovaskuläre Folgeerkrankungen.
- **Hypopnoe:** Verminderung des Atemflusses um mindestens 50% mit Abfall der arteriellen Sauerstoffsättigung um mindestens 4% (s. Abb. 55).
- **Apnoe:** Sistieren des Atemflusses an Mund und Nase (s. Abb. 55).
  - *Schlafapnoe:* Atemstillstand im Schlaf von ≥ 10 Sekunden Dauer.
  - *Obstruktive Apnoe:* Sistieren des Atemflusses bei Fortbestehen von thorakalen oder/und abdominellen Atembewegungen (s. Abb. 55).
  - *Zentrale Apnoe:* Sistieren des Atemflusses und der thorako-abdominellen Atembewegungen (s. Abb. 55).
  - *Gemischte Apnoe:* Sistieren des Atemflusses mit initialem Sistieren der thorako-abdominellen Atembewegungen, gefolgt von Atembewegungen, die mit weiter fehlendem Atemfluß einhergehen (s. Abb. 55).
- **Dyssomnien:** Schlafstörungen, die entweder Ein- oder Durchschlafschwierigkeiten oder übermäßige Schläfrigkeit verursachen.
- **Schnarchen:** Meist inspiratorisches akustisches Phänomen, dem eine pharyngeale Stenose durch intermittierende Verlegung mit dem weichen Gaumen zugrundeliegt.
  - *Obstruktives Schnarchen:* Inkomplette Obstruktion der oberen Atemwege mit verstärkter Atemanstrengung und zentral nervösen Weckreaktionen.
  - *Primäres/kontinuierliches Schnarchen:* Obstruktion der oberen Atemwege ohne Beeinträchtigung der Atmung und des Schlafes.
- **„Upper Airway Resistance Syndrome":** Verstärkte Atemanstrengung aufgrund einer Verengung der oberen Atemwege im Schlaf mit kurzen zentral nervösen Weckreaktionen, jedoch ohne erkennbare Atemflußlimitierung oder Schnarchphasen.

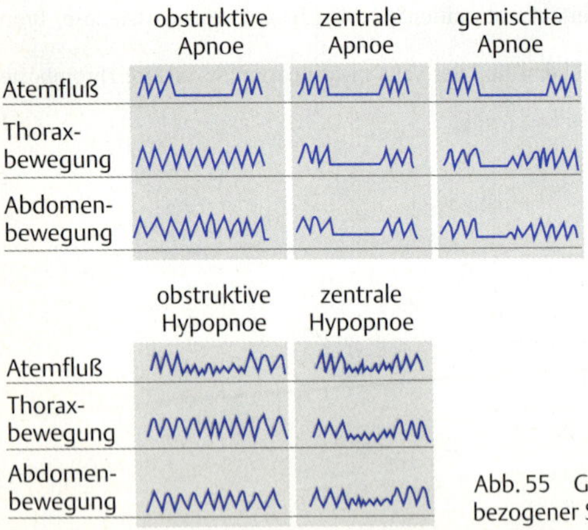

Abb. 55 Grundmuster schlafbezogener Störungen

24 Schlafapnoesyndrom

Epidemiologie, Vorkommen

- Das obstruktive Schlafapnoesyndrom hat die größte epidemiologische Bedeutung, es ist durch gemischte und obstruktive Apnoen gekennzeichnet (s. o.).
- **Gesamtprävalenz (Erwachsene):** 2–3% (vergleichbar mit Asthma oder Diabetes mellitus). In der BRD ca. 800 000 Patienten!
  - *Männer:* 40.–60. Lj. 20%, 65.–70. Lj. bis zu 60%.
  - *Frauen:* Erst nach der Menopause, Prävalenz > 40. Lj. 1–2%.
- **Assoziierte Erkrankungen:** Arterielle Hypertonie, Herzinfarkt, plötzlicher Herztod, Hirninfarkt, pulmonale Hypertonie, Herzrhythmusstörungen.

Physiologie

- Zyklische Abfolge von Tiefschlafphasen und Traumschlafphasen (REM-Schlaf), wobei zum Schlafbeginn Tiefschlaf und zum Ende des Schlafes Traumschlafperioden dominieren (s. Abb. 56).
- **Non-REM-Schlaf:** Im EEG zunehmende Verlangsamung der hirnelektrischen Aktivität bei gleichzeitig hohen Amplituden; Verminderung des Atemantriebes durch Abnahme des Atemzugvolumens bei konstanter Atemfrequenz; Verminderung der Sensitivität der Chemorezeptoren mit Anstieg des p_aCO_2 um 2–8 mmHg und Abfall des p_aO_2 um 5–10 mmHg.
- **REM-Schlaf:** Im EEG hohe Frequenzen und niedrige Amplituden; ausgeprägte Verminderung des Atemantriebes im Vergleich zum NREM-Schlaf; Erschlaffung der Skelettmuskulatur mit Ausnahme des Diaphragma, hierdurch Verminderung der funktionellen Residualkapazität und Erhöhung des Strömungswiderstandes der oberen Atemwege.

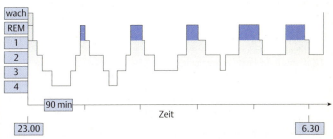

Abb. 56 Stadien des physiologischen Schlafs (aus Sturm, Clarenbach. CL Schlafstörungen. 1. Aufl. Stuttgart: Georg Thieme; 1997)

Ätiologie und Pathogenese

- **Ätiologie** (anatomisch, genetisch, endokrin, exogen):
  - *Lokal:* Retrognathie, Mikrognathie, Makroglossie, Adenoide, Tonsillenhypertrophie, chronische Rhinitis, Choanalatresie, Septumdeviation, Nasenpolypen, Fettinfiltration des Pharynxgewebes bei Adipositas, kurzer Hals, Pharynxtumoren, nasale Fremdkörper.

24 Schlafapnoesyndrom

- *Extrapharyngeal:* Familiäre Disposition, Adipositas, männliches Geschlecht, Alter über 40 Jahre, Postmenopause, Hypothyreose, Akromegalie, Diabetes mellitus, Androgenbehandlung bei Frauen, Marfan-Syndrom, Langzeiteinnahme von Sedativa, Hypnotika, Psychopharmaka oder Alkohol.

⊙ *Hinweis:* Anatomische Veränderungen können Ursachen, aber auch Folgen sein, z. B. Flüssigkeitseinlagerung, Verdickung und Verlängerung des weichen Gaumens durch Vibrationstraumen (Schnarchen) und hohe negative inspiratorische Druckwerte.

➤ **Pathogenese der obstruktiven Schlafapnoe:** Der Tonusverlust der Pharynxmuskulatur im REM-Schlaf (+ leichtem Non-REM-Schlaf) führt zu Unterdruck im extrathorakal gelegenen Oropharynx und zu Instabilität. Die konsekutiven Schwingungen des Gaumensegels und der lateralen Pharynxwand und die intrathorakalen Druckschwankungen sowie die Schwankungen der kardialen Füllungsdrücke begünstigen die weitere Obstruktion des Oropharynx bis zum Verschluß (→ Hypoxämie und Hyperkapnie). Die folgende zentrale Weckreaktion (Arousal) ermöglicht eine vorübergehende Anhebung der Vigilanz, Wiedereröffnung des Pharynx, Hyperventilation und Normalisierung der Blutgase. Rezidivierende (Mikro-) Arousals münden jedoch in eine Zerstörung der physiologischen Schlafstruktur (Schlaffragmentierung).

Pathophysiologie

➤ **Allgemein:** Abhängig von der Dauer führt eine Apnoe/Hypopnoe zu Gewebshypoxämie und Hyperkapnie, rezidivierenden Schlafunterbrechungen, Herzfrequenz- und Blutdruckschwankungen (Bradykardie in der Hypoxie, Tachykardie und RR ↑ im Arousal, Hypoxie-assoziiertem Anstieg des Blutdrucks in der Pulmonalarterie).

➤ **Folgen höhergradiger Apnoesyndrome** (Apnoe-/Hypopnoe-Index > 20/h):
  - Weitgehendes Fehlen von Non-REM-und REM-Schlaf (chronischer Schlafmangel).
  - Begünstigung von Arteriosklerosefolgen bei lokaler Gewebshypoxie (z. B. Myokardinfarkt, pAVK).
  - Hypoxie-bedingte Polyglobulie.
  - Chronische Ventilationsinsuffizienz durch nächtliche Überbelastung der Atempumpe.
  - Fixierte arterielle Hypertonie durch Stimulation vasoaktiver Hormone des Herzvorhofs bei schwankendem kardialem Füllungsdruck und Störung der Blutdruckregulation in der Formatio reticularis.
  - Fixierte pulmonale Hypertonie durch Hypoxie-bedingte Gefäßveränderungen und schwankende kardiale Füllungsdrücke.
  - Herzinsuffizienz durch Apnoe-bedingten Anstieg des linksventrikulären enddiastolischen Füllungsdrucks, Abfall des Herzzeitvolumens und pulmonale Hypertonie (Rechtsherzinsuffizienz).
  - Herzrhythmusstörungen durch abwechselnd erhöhten Vagotonus während der Apnoe bei erhöhtem intrathorakalem Druck und durch erhöhten Sympathikotonus infolge der Hypoxie.
  - Vegetative und psychosomatische Fehlregulationen durch chronischen Schlafentzug und vegetative Entgleisung.

24 Schlafapnoesyndrom

Klinik

- **Leitsymptome:**
  - Lautes und unregelmäßiges Schnarchen mit Atempausen.
  - Gesteigerte Tagesmüdigkeit mit Einschlafneigung und Sekundenschlaf.
- **Zusatzsymptome:**
  - Morgendliche Kopfschmerzen und Abgeschlagenheit.
  - Erinnerung an Alpträume und Erstickungsgefühl.
  - Konzentrations- und Gedächtnisstörungen.
  - Depressive Verstimmung.
  - Libidoverlust und Potenzstörungen.
  - Subjektiver und objektiver Leistungsverlust.
- **Häufige Befunde und Begleiterkrankungen:** Adipositas, arterielle Hypertonie, pulmonale Hypertonie, Herzrhythmusstörungen, Herzinsuffizienz, respiratorische Insuffizienz, Ventilationsinsuffizienz, Polyglobulie, Myokardinfarkt, apoplektischer Insult, zerebrale Blutung, Unfallneigung.

Diagnostik

- **Klinischer Befund:** Abhängig von Begleiterkrankungen (s. o.), ansonsten meist unauffällig; nebenbefundlich häufig Mikrognathie, Retrognathie, enger, unübersichtlicher Pharynxbereich (Malampati Klasse III oder IV).
- **Stufendiagnostik:**
  1. *Anamneseerhebung:* Standardisierte Fragebögen (z. B. Marburger Erhebungsbogen) mit hoher Sensitivität, jedoch niedriger Spezifität.
  2. *Ambulante, nächtliche Polygraphie:*
     - Nächtliche, fortlaufende Registrierung von Atemfluß, thorakalen und abdominellen Effort-Signalen, Schnarchen, Sauerstoffsättigung, Herzfrequenz, Bewegung/Körperlage (optional: EKG); (die fehlende EEG-Registrierung verhindert eine Beurteilung der eigentlichen Schlafstörung, das obstruktive Schnarchen und vor allem des „Upper-Airway-Resistance-Syndrome" entgeht der Diagnostik).
     - Abklärung häufiger assoziierter Störungen: Lungenfunktionsprüfung, Blutgasanalyse, Röntgenuntersuchung der Thoraxorgane, EKG, Hals-Nasen-Ohren-Befund.
  3. *Polysomnographie:*
     - Ermittlung der Schlafstadien: 2 EEG-Ableitungen (C4-A1, C3-A2), 2 Elektrookulogrammableitungen (EOG), Kinn-Elektromyogramm (EMG).
     - Ermittlung von periodischen Extremitätenbewegungen: Bein-EMG, Arm-EMG.
     - Beurteilung der Apnoe/Hypopnoe: Nasaler und oraler Fluß über Termistor-Sonden, Thorax- und Abdomen-Effort-Signal, Pulsoximetrie, Schnarchmikrophon.
     - Monitoring der Körperlage.
     - Langzeit-EKG.

24 Schlafapnoesyndrom

- Zusatzdiagnostik: Multipler Schlaflatenz-Test (4–5 Einzelmessungen am Tag mit EEG, EOG und EMG) zur Objektivierung der Tagesschläfrigkeit; Ösophagusdruckmessung zur Objektivierung des erhöhten Ventilations-Efforts bei obstruktivem Schnarchen und „Upper-Airway-Resistance-Syndrome" (s. o.); optional (bei zentraler Apnoe oder periodischem Atmen) Echokardiogramm und MRT des Gehirns; Laboruntersuchungen (TSH-basal, Schilddrüsenhormone, Blutzucker, Blutbild, Blutfette, bei klinischem Verdacht auf Akromegalie Wachstumshormon).

Differentialdiagnose

➤ Für Schlafstörungen mit und ohne Tagesmüdigkeit s. Tabelle 78, Ausschluß durch eingehende Anamnese, klinische Untersuchung, Polysomnographie und Zusatzuntersuchungen (psychiatrische Exploration, neurologische Diagnostik, Lungenfunktionsprüfung).

Therapie

➤ **Allgemeine Maßnahmen:**
  - *Schlafhygiene:* Optimierung der Schlafumgebung, Regulation der Schlafperiode, Ausschluß störender Einflüsse, Reduktion psychischer Belastungen.
  - *Ausschluß muskelrelaxierender Einflüsse:* Alkohol, Sedativa, Hypnotika, Sedativa, Antihypertensiva.
  - Gewichtsreduktion.

➤ **Medikamentöse Therapie:**
  - *Retardiertes Theophyllin* (5–7 mg/kg KG abends): Im Einzelfall Besserung des leichten obstruktiven Schlafapnoe-Syndroms (bei etwa 50% ohne Wirkung; Wirkungsverlust nach Wochen bis Monaten, daher polygraphische Kontrolle in vierteljährlichen Abständen).
  - *Wirkungslos:* Progesteron, Protriptylin, Acetazolamid, Octreotid, transdermales Nikotin.

➤ **n-CPAP (Nasal Continious Positive Airway Pressure):**
  - *Indikation:* Schweres, obstruktives Schlafapnoesyndrom, v. a. bei deutlicher Beschwerdesymptomatik und/oder Folgeerkrankungen.
  - *Prinzip:* Innere pneumatische Schienung der oberen Atemwege (s. Abb. 57).
  - *Vorgehen:* Ermittlung des effektiven Mindestdrucks im Schlaflabor (meist 7–11 mbar) zur Unterdrückung von Apnoen, Hypopnoen und obstruktivem Schnarchen mit Wiederherstellung des normalen Schlafprofils.
  - *Nebenwirkungen:* Chronische Rhinitis, Schleimhauttrockenheit, Konjunktivalreizung durch Leckage, Epistaxis, Aerophagie.
  - *Wirksamkeit:* Besserung bei ca. 90% der Patienten, Rückbildung von Sekundärsymptomen und Erkrankungen, Rückgang der Letalität, meist unwirksam bei rein zentralem Schlafapnoesyndrom; Langzeitakzeptanz 70–80%.

➤ **BiPAP (Bilevel Positive Airway Pressure):**
  - *Indikation:* Inakzeptabel hoher CPAP-Druck (> 12 mbar) oder zentrales Apnoesyndrom (dann Beatmung im kontrollierten T-Modus).
  - *Prinzip:* Kontrollierte Ventilation bei fehlendem Atemantrieb; der exspiratorische Druck beträgt nur etwa 50–70% des Inspirationsdrucks, daher geringerer Exspirationswiderstand und bessere Akzeptanz.
  - *Wirksamkeit:* Ergebnisevaluation noch nicht ausreichend.

Tabelle 78 Internationale Klassifikation von Schlafstörungen (Auszug) (American Sleep Disorders Association, ASDA)

Dyssomnien	Parasomnien	Schlafstörungen bei organischen/psychiatrischen Erkrankungen	Schlafstörungen unterschiedlicher Genese
intrinsisch: – Narkolepsie – rezidivierende Hypersomnie – idiopathische Hypersomnie – posttraumatische Hypersomnie – obstruktives Schlafapnoesyndrom – zentrales alveoläres Hypoventilationssyndrom *extrinsisch:* – inadäquate Schlafhygiene – umgebungsbedingte Schlafstörung – psychoreaktive Schlafstörung – Schlafmangelsyndrom – Schlafstörung bei Fehlen fester Schlafzeiten – Schlafstörung bei Hypnotikaabhängigkeit – Schlafstörung bei Stimulanzienabhängigkeit – Schlafstörung bei Alkoholkonsum *Störungen des zirkadianen Schlaf-Wachrhythmus:* – Schlafstörung bei Zeitzonenwechsel (Jet Lag) – Schlafstörung bei Schichtarbeit	*Aufwachstörungen:* – Schlafwandeln *REM-Schlaf-abhängige:* – Alpträume – Asystolie im REM-Schlaf *andere:* – Syndrom des ungeklärten nächtlichen Todes bei Asiaten – Primäres Schnarchen – angeborenes zentrales Hypoventilationssyndrom (Undines-Fluch-Syndrom)	*psychiatrisch:* – Schizophrene Psychosen – Affektive Psychosen – Angsterkrankungen – Panikerkrankungen – Alkoholabhängigkeit *neurologisch:* – degenerative Hirnerkrankungen – Demenz – Parkinsonismus – letale familiäre Schlaflosigkeit – schlafbezogene Epilepsie – Status komplex partieller Anfälle im Schlaf (EEG) – schlafgebundene Kopfschmerzen *internistisch:* – afrikanische Schlafkrankheit – nächtliche kardiale Ischämie – chronisch-obstruktive Lungenerkrankung – schlafgebundenes Asthma – schlafgebundener gastroösophagealer Reflux – peptisches Ulkus – Fibrositis-Syndrom	– Kurzschläfer – Langschläfer – Subvigilanzsyndrom – nächtliches Schwitzen – Schlafstörung bei Menses und Menopause – Schlafstörung während und nach der Schwangerschaft – Erstickungsanfälle im Schlaf

24 Schlafapnoesyndrom

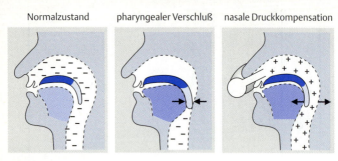

Abb. 57 Wirkprinzip der nasalen CPAP-Therapie

- **Auto-CPAP:**
  - *Indikation:* Stark schwankender CPAP-Bedarfsdruck (z. B. zwischen Rücken- und Seitenlage).
  - *Prinzip:* Anpassung des CPAP-Drucks an den jeweiligen Bedarf (Schwankungen je nach Schlafstadium und Körperlage).
  - *Anwendung, Wirksamkeit:* Die Regulation der Drucksteuerung ist noch nicht völlig ausgereift, daher noch nicht allgemein etabliert.
- **Andere technische Verfahren:**
  - *Zungenhalteverfahren:* Unwirksamer Versuch der Pharynxöffnung durch Vorverlagerung der Zunge.
  - *Unterkieferprotrusionsschienen:* Im Einzelfall wirksame Pharynxöffnung durch Unterkiefervorverlagerung; Langzeitnebenwirkungen sind nicht ausreichend untersucht (Kiefergelenksarthrose); unterschiedliche individuelle Akzeptanz.
- **Operative Verfahren:**
  - *Tracheotomie:* Nur indiziert bei schwerem Krankheitsbild und nicht durchführbarer Überdrucktherapie; definitive Therapie des obstruktiven Schlafapnoesyndroms, jedoch Beeinträchtigung der Lebensqualität mit Sekundärmorbidität (bakterielle tracheobronchiale Besiedlung, chronische Bronchitis, Pneumonie, Weichteilinfektion).
  - *Uvulopalatopharyngoplastik (UPPP):* Verstümmelnder Eingriff, der lediglich in ca. 50% der Fälle zu einer Besserung führt (Resektion von Teilen der Pharynxschleimhaut, der Muskulatur, der Uvula und des Zungengrundes).
  - *Vorverlagerung von Unter- und Oberkiefer durch Osteotomie:* Im Einzelfall guter Erfolg bei obstruktivem Schlafapnoesyndrom bei sehr adipösen Patienten und sehr hohen CPAP-Drücken; (schwerwiegender Eingriff).

Prognose

- Die Letalität bei Patienten mit obstruktivem Schlafapnoesyndrom ist gegenüber gleichaltrigen Gesunden 4fach erhöht – Todesursachen sind meist kardiovaskulärer Natur.
- Tracheotomie und die CPAP-Therapie können die Letalität normalisieren.

25.1 Akute respiratorische Insuffizienz (ARDS)

Grundlagen

- **Definitionen** (amerikanisch-europäische Konsensuskonferenz, 1994):
  - *ARDS:* Akute Hypoxämie, die sich innerhalb von 6–48 Stunden entwickelt + folgende Kriterien erfüllt:
    - Das Verhältnis des arteriellen Sauerstoffpartialdrucks zum inspiratorischen Sauerstoffanteil (p_aO_2/FiO_2) ist < 200 (unabhängig von der Höhe des positiven endexspiratorischen Druckes unter maschineller Beatmung).
    - Beidseitige Lungeninfiltrate im Röntgenbild mit sagittalem Strahlengang.
    - Fehlende Zeichen einer Linksherzinsuffizienz oder pulmonalarterieller Verschlußdruck von < 18 cmH$_2$O.
  - *Akute Lungenschädigung (acute lung injury):* p_aO_2/FiO_2 < 300 unabhängig vom positiven endexspiratorischen Druck bei gleichen radiologischen und hämodynamischen Kriterien wie bei ARDS.
- **Epidemiologie, Vorkommen:** Inzidenz von 5–8 Fällen/100 000 Einwohner/Jahr (das Syndrom wurde zuerst bei Vietnam-Soldaten im Blutungsschock beobachtet [DaNang-Lunge], später bei anderen Schockzuständen [„Schocklunge"], erst in jüngster Zeit bei anderen Schädigungen).

Ätiologie und Pathogenese

- **Ätiologie:**
  - *Direkte Schädigung:* Aspiration von Mageninhalt (30%), Pneumonie (10%), Inhalationstrauma, Beinahe-Ertrinken, Höhenlungenödem, Lungenkontusion, Reexpansionslungenschädigung, Strahlenschaden.
  - *Indirekte (hämatogene) Schädigung:* Sepsis (30%, als pulmonale Manifestation des Multiorganversagens; gleichzeitig Nierenversagen in 40%, Leberversagen in 30%, Herzversagen in 15% der Fälle), extrathorakales Trauma (Polytrauma 20%), disseminierte intravaskuläre Gerinnung (20%), Massentransfusion (20%), Schock, großflächige Verbrennungen, nekrotisierende Pankreatitis, Urämie, diabetische Ketoazidose, Schädelhirntrauma, Subarachnoidalblutung, kardiopulmonaler Bypass, Sauerstofftrauma, venöse Thrombembolie, Fettembolie, Luftembolie, Spätgestosen, HELLP-Syndrom, akute pulmonale Tumormetastasierung.
- **Pathogenese:** Durch den Primärstimulus werden Alveolarmakrophagen zur Mediatorfreisetzung (TNF, IL-1, PAF und andere) angeregt. Hierdurch aktivierte Leukozyten adhärieren an Endothelzellen und wandern damit in die Alveolen ein. Aktivierte neutrophile Granulozyten setzen Sauerstoffradikale, Proteasen, Stickoxid und Arachidonsäuremetaboliten frei mit konsekutiver Schädigung alveolärer Zellen und erhöhter Permeabilität der alveolo-kapillären Membran mit Bildung eines proteinreichen Lungenödems (→ Circulus vitiosus). Nach Überwindung der Akutphase kommt es durch Fibroblastenrekrutierung zu einer reparativen Lungenfibrose.

25.1 Akute respiratorische Insuffizienz (ARDS)

Pathologische Anatomie, zeitlicher Ablauf

- **Exsudative Phase (1. Woche):**
  - Initial interstitielles und alveoläres proteinreiches Ödem.
  - Nekrose des Alveolarepithels mit Freilegung der Basalmembran und Bildung von eosinophilen hyalinen Membranen aus Fibrin und Zelltrümmern.
- **Proliferative Phase (4.–10. Tag):**
  - Abnahme des Ödems, Proliferation von Typ II-Pneumozyten, Abbau hyaliner Membranen.
  - Fibroblastenproliferation, Wachstum kollagenen Bindegewebes im Interstitium, in den Atemwegen, den Bronchioli respiratorii und den kleinen intraazinären Gefäßen mit Architekturstörung und „Remodeling".
- **Chronische Phase (nach dem 8. Tag):**
  - Umbau durch kollagenes Bindegewebe, Obliteration der Alveolarräume.
  - Ausbildung von Narbenfeldern neben zystischen Hohlräumen.
  - Verbreiterung der Alveolarsepten durch Bindegewebe.
  - Ersatz von Typ III-Kollagen durch dauerhafteres Typ I-Kollagen.
  - Langsame Fibroserückbildung über viele Monate.

Hinweis: Verschiedene ARDS-Stadien können nebeneinander auftreten, unterbrochen von weitgehend unauffälligem Parenchym. Die maximale Ausprägung der pathologischen Veränderungen ist meist in den abhängigen Partien (höherer hydrostatischer Druck).

Pathophysiologie

- **Atemmechanik:**
  - Schrumpfung und Versteifung der Lunge: Erniedrigung der funktionellen Residualkapazität und der Vitalkapazität, Abfall der pulmonalen Compliance.
  - Verschiebung des Öffnungsdrucks der Alveolen in höhere Druckbereiche.
  - Nebeneinander von zarten, normalen Alveolareinheiten (durch Beatmungsdruck leicht überdehnbar) und rigiden Alveolareinheiten (schwer rekrutierbar durch Überdruckbeatmung).
- **Gasaustausch:**
  - Ausbildung eines schweren, intrapulmonalen Rechts-Links-Shunts (Ventilation : Perfusion = 0) mit sauerstoffrefraktärer Hypoxämie. Parallel dazu Vergrößerung des physiologischen Totraums (Ventilation : Perfusion = ∞) in anderen Lungenbezirken.
  - Ein ansteigender physiologischer Totraum führt bei gegebenen Atemminutenvolumen zur progressiven arteriellen Hyperkapnie.
  - Bei spontan atmenden Patienten zunächst rascher Abfall des p_aO_2 bei Hyperventilation (→ Hypokapnie) trotz Sauerstoffgabe, später erst Anstieg des p_aCO_2 durch Erschöpfung der Atempumpe.
- **Hämodynamik:**
  - Ausbildung einer mäßigen präkapillären pulmonalen Hypertonie durch hypoxische Vasokonstriktion und Reduktion des Gesamtgefäßquerschnitts.
  - Mäßiger Abfall des rechtskardialen Auswurfvolumens und Verschiebung des interventrikulären Septums nach links mit kompensiertem Abfall des Gesamtherzminutenvolumens.

25.1 Akute respiratorische Insuffizienz (ARDS)

Klinik, klinischer Befund

- **Innerhalb von 6–48 Stunden nach dem ursächlichen Ereignis:**
  - Rasch zunehmende Luftnot und Tachypnoe, meist innerhalb eines Tages Übergang in Zyanose, Nasenflügeln, Unruhe bis zur Verwirrtheit.
  - Meist kein Husten, keine Sputumproduktion (außer nach Aspiration oder im Rahmen einer auslösenden Pneumonie).
  - Keine pathologischen Atemgeräusche oder Atemnebengeräusche, selbst bei bereits ausgeprägten Röntgenveränderungen.
  - Auffällig fehlende Besserung auf nasale O_2-Gabe (auch bei hohem Fluß).
  - Bei Spontanverlauf rasches Atemversagen.
- Im Einzelfall Überlagerung durch die Symptome des auslösenden Ereignisses (z. B. Sepsis, Polytrauma).

Diagnostik

- **Blutgasanalyse:** Ausgeprägte Hypoxämie, meist auch Hypokapnie. Der berechnete Rechts-Links-Shunt beträgt 20–50 %.
- **Röntgenbefund, CT** (s. Abb. 58): Mit einer Latenz von bis zu einem Tag (normaler Röntgenbefund bei schwerer respiratorischer Insuffizienz):
  - *Frühstadium:* Lungenvolumenverkleinerung (Höhertreten des Zwerchfells), durch Ödem zunehmende Unschärfe von Gefäßen und Bronchien.
  - *Später:* Beidseitiges Lungenödem mit symmetrischer oder asymmetrischer Ausprägung mit zunehmendem positivem Bronchopneumogramm und perikardialer ödemfreier Zone bis hin zum Bild der weißen Lunge.
  - *CT:* Ausgeprägte Konsolidierung in abhängigen Lungenpartien bei weitgehend erhaltener Belüftung in ventralen Lungenanteilen.
  - *Ultraschall und CT:* Nahezu immer kleinere bis mittelgroße beidseitige Pleuraergüsse.
  - *Verlauf:*
    - Auflösung des diffusen Ödems mit zunehmender retikulärer Zeichnungsvermehrung.
    - Zeichen des Beatmungstraumas: Pulmonale Zysten; interstitielles, perikardiales oder mediastinales Emphysem, Pneumothorax (zuweilen nur im CT sichtbar), Streifenatelektasen.

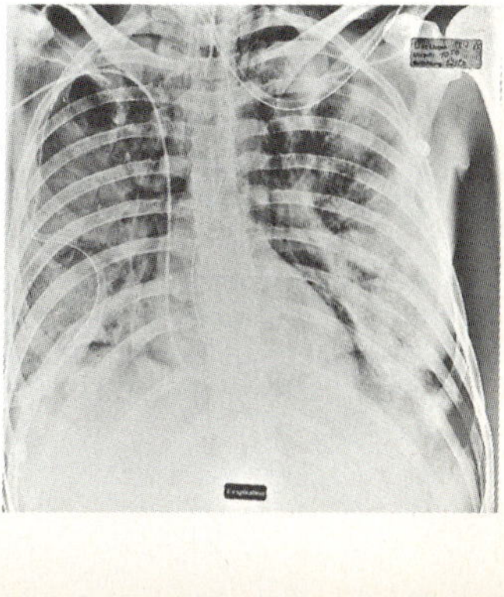

Abb. 58 ARDS nach Rauchgasinhalation, proliferative Phase. Pleuradrainage rechts nach Pneumothorax. Endotrachealtubus, Pulmonaliskatheter und Magensonde in situ, 50jähriger Mann

25.1 Akute respiratorische Insuffizienz (ARDS)

- **Pulmonalarterielle Druckmessung:**
  - Mäßige Erhöhung des pulmonal-arteriellen Mitteldrucks um 5–10 cmH$_2$O bei einem pulmonal-kapillären Verschlußdruck von unter 18 cmH$_2$O.
  - Messung der Sauerstofftransportkapazität zur Optimierung der Beatmungsparameter ($\dot{V}O_2$ = Herzminutenvolumen mal der Differenz zwischen arteriellem und gemischt venösem Sauerstoffgehalt).
  - *Cave:* Beeinflussung der Hämodynamik durch den erhöhten Alveolardruck unter Beatmung (mit abnehmender Lungencompliance geringerer Einfluß).
- **Bronchoskopie:** Zur Kontrolle des Beatmungstubus und der Atemwege sowie zur Diagnostik häufig begleitender Pneumonien.

Differentialdiagnose

- Kardiales Lungenödem, schwere Pneumonie.
- Ventilationsinsuffizienz (s. S. 501).
- Asthma-Exazerbation, Lungenembolie.

Beatmungstherapie

1. **Analgosedierung** bis zur Tolerierung der maschinellen Ventilation, z. B. mit Fentanyl und Midazolam.
2. **Initialsetting:** Assist-Control-Mode (= Spontantriggerung, jedoch garantiertes Minutenvolumen), Atemzugvolumen 10–15 ml/kg KG, FiO$_2$ = 1,0, PEEP = 5 cmH$_2$O.
3. **Verlaufs-Zielgrößen:**
   - Atemzugvolumen 10–15 ml/kg KG, Atemfrequenz dem p$_a$CO$_2$ anpassen (Ziel: 40–45 mmHg), in der Regel etwa 12 Atemzüge pro Minute.
   - Ziel-p$_a$O$_2$: 60 mmHg (arterielle Sättigung = 90%), supranormale Sauerstoffwerte sind unnötig.
   - F$_i$O$_2$ < 0,6 anstreben (zur Prophylaxe der Sauerstofftoxizität). (Volu-/Barotrauma geht vor Sauerstofftoxizität → F$_i$O$_2$ > 0,6 nur dann zulassen, wenn sonst eine traumatisierende Beatmung notwendig wäre).
   - Bei höherem O$_2$-Bedarf:
     - Anhebung des PEEP (s. u.) in Stufen von 2–3 cmH$_2$O.
     - Inspirationszeit : Exspirationszeit > 1 : 1.

Einflußfaktoren der Beatmung auf die Atemmechanik

- **PEEP** (Verbesserung der funktionellen Residualkapazität und pulmonalen Compliance):
  - Bis 15 (max. 20 cmH$_2$O, wenn Atemmechanik und Gasaustausch unbefriedigend). Hoher PEEP nur unter hämodynamischem Monitoring (PA-Katheter)!
  - Ziel-PEEP = PEEP mit optimalem Sauerstofftransport und optimaler Compliance bei möglichst niedrigem pulmonalkapillärem Verschlußdruck und F$_i$O$_2$ (*cave* Reduzierung der Herzleistung unter PEEP). Die Compliance ist optimal im steilen, linearen Teil der Druck-Volumen-Kurve der Lunge. Dann ist die Mehrzahl der Alveolen geöffnet und zugleich nicht überdehnt (meist bei einem PEEP von 12–16 cm H$_2$O).

25.1 Akute respiratorische Insuffizienz (ARDS)

- **Inverse ratio ventilation** (Inspirationszeit : Exspirationszeit > 1 : 1 zur Homogenisierung der Beatmung der unterschiedlichen Lungenkompartimente und zusätzlich zu PEEP zur Rekrutierung kollabierter Alveolen):
  - Erniedrigung des maximalen Beatmungsdrucks, jedoch Erhöhung des mittleren Beatmungsdrucks.
  - Nachteile: Unphysiologische Atmung (→ tiefere Sedierung bzw. Relaxation), evtl. Erniedrigung der Herzleistung, Induktion eines „intrinsic PEEP".
- **Dezelerierender Inspirationsfluß** (druckkonstante statt flußkonstante Beatmung) zur weiteren Homogenisierung der Alveolarfüllung.

Mögliche Maßnahmen zur Prophylaxe des Beatmungstraumas

- Druckbegrenzte Beatmung: Inspiratorischer Plateaudruck max. 35 cmH$_2$O.
- Verkleinerung des Atemzugvolumens auf 6–10 ml/kg KG PEEP anheben (s.o.).
- Hyperkapnie zulassen („permissive Hyperkapnie"):
  - p$_a$CO$_2$ ≤ 100 mmHg, respiratorische Azidose (mit Bikarbonat Korrektur bzw. Anheben des arteriellen pH auf 7,25).
  - Nebenwirkungen: Schwächung der myokardialen Kontraktilität, erhöhter Sympathikotonus, Tendenz zu Hirnödem, pulmonale Vasokonstriktion, Hyperkaliämie.
  - Kontraindikationen: Zerebrale Schädigung, ausgeprägtes Hirnödem, Herzversagen.
- Weitestgehend Spontanatmung (zur Prophylaxe von Mikroatelektasen):
  1. BiPAP (Bilevel Positive Airway Pressure, Spontanatmung auf zwei frei wählbaren Druckniveaus; s. S. 529).
  2. APRV (Airway Pressure Release Ventilation, Spontanatmung auf einem vorgewählten CPAP-Niveau mit kurzen exspiratorischen Unterbrechungen von 1–1,5 Sekunden Dauer zur tiefen Exspiration; s. S. 529).
- Druckkonstante statt flußkonstante Beatmung (dezelerierender Fluß, s.o.).

Volumentherapie

- **Ziel:** Negative Flüssigkeitsbilanz zur maximalen Reduktion des pulmonalarteriellen Verschlußdrucks und des zentralen Venendrucks.
- **Voraussetzungen:** PA-Katheter, engmaschiges Monitoring von Hämodynamik, Elektrolyten, Organfunktionen.
- **Limitierung:** Abfall des Sauerstofftransportes durch Abnahme der Herzleistung.
- **Vorgehen:** Kreislaufunterstützung durch Katecholamine und kontinuierliche venovenöse Hämofiltration bei abnehmendem linksventrikulärem Füllungsdruck und Nierenperfusionsdruck.

Kinetische Therapie

- **Ziel:** Umlagerung des Patienten zur Verbesserung der Atemmechanik und des Gasaustausches durch Mobilisierung des alveolären und interstitiellen Lungenödems.
- **Indikation:** p$_a$O$_2$ < 60 mmHg bei einem FiO$_2$ > 0,6 und adäquater Beatmung mit PEEP.
- **Kontraindikationen:** Manifester Schock, Polytrauma (manchmal).
- **Vorgehen:** Beatmung in Bauchlage für 8–12 Stunden, danach Beatmung in Rückenlage (periodischer Wechsel).

25.1 Akute respiratorische Insuffizienz (ARDS)

Pharmakotherapie

- Herkömmliche Konzepte (Antioxidantien, Steroide) sind wirkungslos!
- **Experimentelle Ansätze** (bisher keine Zulassung dieser Substanzen):
  - Inhalatives Stickoxid (NO), Eicosanoide: Zum Teil dramatische Soforteffekte, eine Beeinflussung der Sterblichkeit ist bisher nicht nachgewiesen; mögliche Gefahr durch NO (= Entzündungsmediator).
  - Antizytokine, Pentoxiphyllin.
  - Surfactant (widersprüchliche Studienergebnisse).

Extrakorporaler Gasaustausch

- Über Membranoxigenierung (ECMO), CO_2-Elimination ($ECCO_2R$). Bisher ist jedoch keine Prognoseverbesserung gegenüber der konventionellen Beatmung nachgewiesen.

Prognose

- Die Letalität des ARDS beträgt heute 30–60%; durch moderne Therapieverfahren konnte die Letalität in den letzten 20 Jahren um 20–30% gesenkt werden.
- Relativ günstige Prognose bei Polytrauma, Fettembolie, anderen chirurgischen Ursachen.
- Ungünstige Prognose bei älteren Patienten, Multiorganversagen, Sepsis, Knochenmarkstransplantation, opportunistischer Pneumonie.

25.2 Akute Ventilationsinsuffizienz

Grundlagen

- **Definition:** Akute Ateminsuffizienz durch alveoläre Hypoventilation mit arterieller Hyperkapnie.
- **Epidemiologie, Vorkommen:** Häufigste Form der Ateminsuffizienz (auch in der Neurologie, Psychiatrie, der Unfallchirurgie und der Endokrinologie); keine Abhängigkeit von Geschlecht oder Lebensalter.
- **Ätiologie:** Versagen der Ventilationspumpe oder pathologische Vergrößerung des physiologischen pulmonalen Totraums (= anatomischer Totraum + nicht perfundierte Lungenareale):
  - *Atemzentrum:* Intoxikationen (Narkotika, Sedativa, Alkohol), Hirnstammstörung (Tumor, Infarkt, Entzündung), metabolische Störung (Hypokaliämie, Hypophosphatämie, Hypomagnesiämie, metabolische Alkalose), Myxödem, Funktionsstörung (Undines-Fluch-Syndrom, Pickwickier-Syndrom).
  - *Neurogen:* Poliomyelitis, amyotrophe Lateralsklerose, Guillain-Barré-Syndrom, multiple Sklerose, Rückenmarksschädigung.
  - *Muskulär:* Progressive Muskeldystrophie, Polymyositis, Muskelatrophie, Lupus erythematodes, Hyperthyreose.
  - *Thoraxwand:* Skoliose, Rippenserienfraktur, Thorakoplastik, Lungenemphysem, Lungenschrumpfung (Fibrose).
  - *Störungen in der Übersetzung des Alveolardrucks in Ventilation:* Asthma, Emphysem, Trachealstenose, obstruktives Schlafapnoesyndrom, beidseitige Rekurrensparese.
  - *Vergrößerter physiologischer Totraum:* Asthma, Bronchitis, Emphysem, ARDS.
- **Pathogenese:** Hyperkapnie, Hypoxämie und respiratorische Azidose führen zum Anstieg des Pulmonalarteriendrucks und Dilatation der Zerebralgefäße mit Versagen der Autoregulation (hohe CO_2-Blutkonzentrationen wirken narkotisch und führen zum Atemstillstand).
- **Pathophysiologie:**
  - Bei hypoventilationsbedingter Hypoxämie: Normaler alveolo-arterieller Sauerstoffgradient ($AaDO_2 = p_AO_2 - p_aO_2$). $AaDO_2 =$
  - Bei zerebraler Ursache: Nur der Atem*antrieb* ist vermindert.
  - Bei bronchopulmonalen Erkrankungen: Ermüdung der Ventilationspumpe bei chronischer Überbeanspruchung ($p_{0,1}/p_{0,1\,max}$ ist hoch).

Klinik

- **Unspezifische Frühsymptome:** Geringe Dyspnoe, Kopfschmerzen, Tagesmüdigkeit, Konzentrationsstörungen, Abnahme der Leistungsfähigkeit.
- **Spätsymptome:** Verwirrtheit, Persönlichkeitsänderungen, Bewußtseinsstörungen bis zum Koma, Papillenödem, Nasenbluten, Zyanose.
- **Pathologische Atemtypen:** Periodische Atmung (Cheyne-Stoke'sche-Atmung, Biot'sche Atmung).

25.2 Akute Ventilationsinsuffizienz

Diagnostik

- Mögliche Grunderkrankung (s. o.) abklären.
- Lungenfunktionsprüfung (s. S. 14 ff), Funktionsuntersuchung der Atempumpe (s. S. 48).
- Blutgasanalyse (s. S. 41).
  - *Kompensierte chronische Ventilationsinsuffizienz:* p_aCO_2 erhöht, p_aO_2 erniedrigt, pH normal, BE stark erhöht.
  - *Akut dekompensierte chronische Ventilationsinsuffizienz:* p_aCO_2 ansteigend, p_aO_2 abfallend, pH abfallend unter 7,30, BE konstant erhöht.

Differentialdiagnose

- Andere Ursachen der Bewußtseinsstörung (metabolische Entgleisung, Stoffwechselentgleisung, Hirnstörung [z. B. Meningoenzephalitis, Hirndruck]).
- Respiratorische Insuffizienz (s. S. 495).

Therapie

- **Sauerstofftherapie:** Nur sinnvoll und wirksam bei einer Mischung aus respiratorischer und Ventilationsinsuffizienz bei chronischen bronchopulmonalen Erkrankungen (*cave:* Verlust des Atemantriebes).
- **Therapie der Grunderkrankung:**
  - Akutbehandlung bei bronchopulmonaler Erkrankung (Bronchospasmolytika, Kortikosteroide).
  - Antagonisierung und Entgiftung bei Medikamentenüberdosierung, Pharmakotherapie der Myasthenia gravis oder eines Myxödems, Immuntherapie des Guillain-Barré-Syndroms (Plasmapherese, Immunglobuline).
- **Atemanaleptika:**
  - *Indikation:* Therapieversuch allenfalls bei primärer Atemantriebsstörung.
  - *Kontraindikation:* Erschöpfte Ventilationspumpe.
  - *Substanzen:* Theophyllin (mäßige Verstärkung der Zwerchfellkontraktibilität), Almitrin (Muskelantriebssteigerung und Verbesserung des Ventilations-/Perfusionsverhältnisses [schwache bis mäßig starke Wirkung]).
- **Maschinelle Atemhilfe:** Entlastung der Atempumpe und Ersatz des Atemantriebes durch nichtinvasive Beatmung (s. S. 527).

Prognose

- Meist ungünstige Spontanprognose mit deutlicher Verbesserung der Langzeitprognose durch intermittierende Selbstbeatmung (s. S. 517).

26 Raucherentwöhnung

Grundlagen

- **Definition:** Maßnahme zur Primärprophylaxe von Folgekrankheiten des Rauchens, die die psychische und physische Abhängigkeit (Nikotinsucht) als Merkmal des Tabakkonsums voraussetzen.
- **Bedeutung, Hintergrund:**
  - *Assoziierte Erkrankungen:* Lungenemphysem, chronische Bronchitis, Bronchialkarzinom, Asthma bronchiale, seltene bronchopulmonale Erkrankungen (z. B. Histiozytosis X).
  - *Prognosefaktor:* Durch das Rauchen einer Zigarette verkürzt sich die Lebensdauer um durchschnittlich 5,5 Minuten.
  - *Pneumologisch relevante Schadstoffe:* Kohlenmonoxid (Verdrängung von Sauerstoff an Hämoglobin), polyzyklische aromatische Kohlenwasserstoffe (Karzinogene), aromatische Amine, Nitrosamine (Karzinogene), Phenole, Aldehyde (epithelschädigend, zilienparalysierend), Arsen, Kadmium, Nickel (Karzinogene), ^{210}Polonium (Karzinogen), Makrophagen-aktivierende Substanzen und Chemotaxine.
- **Nikotinwirkungen** (verantwortlich für die psycho-physischen und hämodynamischen Wirkungen des Rauchens):
  - Freisetzung von Acetylcholin, Noradrenalin, Dopamin, Serotonin, ACTH, Vaopressin und β–Endorphin, Stimulation des Nebennierenmarks.
  - Physische Abhängigkeit, Toleranzentwicklung, endokrine und Stoffwechselwirkungen (z. B. Gewichtsreduktion).
- **Rauchertypen:** Abhängige Raucher (Suchtraucher = Mehrheit der Raucher), Genußraucher, Streßraucher (neurotische Raucher).

Methoden

- **Punkt-Schluß-Methode:** Abrupter Entwöhnungsversuch durch Willensentschluß + Suggestivmethoden (Hypnose, Akupunktur) zur Aufrechterhaltung der Entwöhnung.
- **Medikamentös:** Kann als Suggestivmethode betrachtet werden. Medikamente mit Kreuztoleranz zu Nikotin (Antabuseffekt: Nausea bei gleichzeitigem Rauchen) sind obsolet. Die Effektivität ist nicht höher als bei Plazebo.
- **Nikotinsubstitution:**
  - *Oral (Kaugummis):* Führen zu Schleimhautreizungen (Mund, Magen). Durch Bedarfssteuerung bleibt das suchttypische Verhalten bestehen.
  - *Transdermal (Pflaster) – empfohlene Methode:*
    - Kontinuierliche Nikotinabgabe, keine Überdosierungen, das Suchtverhalten wird entkoppelt. Die Nikotinfreisetzung (10–40 mg/24 h) ist abhängig von der Pflastergröße. Sie wird nach der Stärke des Suchtverhaltens dosiert.
    - Wichtig sind Informationen über den täglichen Pflasterwechsel, die Anwendung (Hautregionen), Aufbewahrung und Entsorgung der Pflaster sowie das Verhalten bei unerwünschten Nebenwirkungen (Gefäßspasmen, Intoxikation bei Überdosierung).
    - Kontraindikationen: Symptomatische koronare Herzkrankheit und pAVK im Stadium II–IV nach Fontaine, symptomatische zerebrale Ischämie.

26 Raucherentwöhnung

- **Aversionstherapie:** Umkehrung der positiven psychotropen Wirkungen durch psychologische Methoden (Sensibilisierung). Das „schnelle exzessive Rauchen" mit Induktion einer akuten, leichten Intoxikation ist wirksam, jedoch medizinisch bedenklich.
- **Verhaltenstherapie** (Bewußtmachung suchttypischer Verhaltenssituationen durch Psychotherapie): Erhöhung der kognitiven Dissonanz (Bewußtmachung der negativen Folgen des Rauchens); Situations- und Verhaltensanalyse (Genaue introjektive Verhaltensbeobachtung), schrittweises Beenden des Rauchens durch Selbstkontrollverfahren (Veränderung der Rauchersituation durch selbst aufgestellte Regeln), kognitive Umstrukturierung (Einstellungsveränderung), Rückfallprophylaxe (Bewußtmachung von Situationen mit Versuchungscharakter und entsprechende Verhaltenstrategien).
- **Eklektisches Vorgehen:** Kombination verschiedener Entwöhnungsmethoden in Abhängigkeit vom Rauchertyp.

Indikationen, Kontraindikationen

- **Indikationen:** Jeder Raucher, v. a. bei vorliegender bronchopulmonaler Erkrankung (relative Indikation bei inkurablem nichtkleinzelligem Bronchialkarzinom; bei operablem nichtkleinzelligem Bronchialkarzinom und bei kleinzelligem Bronchialkarzinom kann die Prognose durch Raucherentwöhnung verbessert werden).
- **Kontraindikationen:**
  - Für Psychotherapie: Akute psychische Krise (z. B. psychotischer Schub).
  - Für Nikotinsubstitution: Koronare oder sonstige schwere arterielle Verschlußerkrankung.

Durchführung

- **Punkt-Schluß-Methode** (bei entsprechender Patientenpersönlichkeit, hoher Motivation und bei Erstversuch):
  - Vor dem Stichtag verhaltenstherapeutische Vorbereitung (s. o.).
  - Am Stichtag Applikation eines transdermalen Nikotinpflasters und abrupte Beendigung des Rauchens.
  - Nach dem Stichtag Festigung des Abstinenzverhaltens durch Verhaltensmodifikation (s. o.). Ausschleichende Nikotinsubstitution.
- **Praxis der schrittweisen Reduktion** (nach erfolglosen Entwöhnungsversuchen):
  1. *Woche:* Systematische Selbstbeobachtung, Erhöhung der kognitiven Dissonanz, Situations- und Verhaltensanalyse.
  2. *Woche:* Reduktion des Nikotinkonsums um 50% mit Beginn der Nikotinsubstitution. Praktizierung von Selbstkontrollregeln, Fortsetzung der kognitiven Dissonanz sowie der Verhaltensanalyse. Beginn der kognitiven Umstrukturierung.
  3. *Woche:* Verfestigung der Selbstkontrollfertigkeiten, öffentliches Bekennen der Bemühungen, weitere Reduktion des Konsums um 50%.
  4. *Woche:* Reduktion des Rauchens auf Null, Fortsetzung der Verhaltenstherapie, Festigung der Rückfallprophylaxe.

26 Raucherentwöhnung

> **Hinweis:** Der Übergang von einer Lernstufe zur nächsten ist nur sinnvoll, wenn die Teilziele des vorhergehenden Programmabschnittes erreicht worden sind. Eventuelle Kontrolle durch Messung des CO-Hb oder von CO in der Ausatemluft. Nach Abschluß der Entwöhnung sind mindestens 4 Wochen lang regelmäßige Kontakte mit dem Therapeuten notwendig.

Komplikationen

- Bei „exzessivem Rauchen" als Aversionstherapie vereinzelt kardiovaskuläre Zwischenfälle (Herzinfarkt, akute periphere Ischämie).
- **Symptome bei rascher Entwöhnung:**
  - Verlangen nach Nikotin.
  - Irritiertheit, Dysphorie, Angst.
  - Konzentrationsstörungen, Ruhelosigkeit, Arbeitsstörungen.
  - Relative Bradykardie.
  - Verstärkter Appetit und Gewichtszunahme (durchschnittlich 6 kg KG) in 60% der Fälle.

Ergebnisse

- Bei freiwilliger Raucherentwöhnung sind 80% der Abstinenzversuche zunächst erfolgreich, die langfristige Spontanremissionsrate beträgt etwa 15%. Effektive Entwöhnungsmethoden sollten höhere Langzeiterfolge haben.
- Die Kombination von Verhaltenstherapie mit transdermaler Nikotinsubstitution weist nach etwa 12 Monaten eine Erfolgsrate von 40% auf.
- Günstige prognostische Merkmale: Männliches Geschlecht, höheres Alter über 40 Jahre, geringer Zigarettenkonsum, geringer Abhängigkeitsgrad, hohe Entwöhnungsmotivation, starke Erfolgserwartung, verheiratete Raucher.

27 Patientenschulung

Grundlagen

> **Definition:** Maßnahmen zur Wissensvermittlung, Verhaltensänderung und Einstellungsänderung bei Patienten mit obstruktiven Atemwegserkrankungen (Asthma bronchiale, chronische Bronchitis, Lungenemphysem).

> **Ziele:**
> - Höhere Patientencompliance.
> - Übernahme von teilweiser Selbstverantwortung in der Langzeittherapie.
> - Verbesserter Umgang mit der Krankheit im Alltag.
> - Höhere Akzeptanz der chronischen Erkrankung.
> - Erleichterte Integration in Familie und Arbeitsfeld.
> - Erlernen von Selbstkontrolle und Selbsthilfe.

> **Wesentliche Komponenten der Informationsvermittlung:**
> - Patienteninformationen (Broschüren, Videos usw.).
> - Vermittlung kognitiven Wissens (eigentliche Schulung).
> - Verhaltenstraining mit kognitiver, emotionaler und motorischer Vermittlungsebene.
> - Arbeit in Kleingruppen oder Einzelschulungen.
> - Aktive Patientenmitarbeit unter Einbeziehung der Lebenspartner.
> - Einübung schematisierter Abläufe in Selbstüberwachung und Therapieanpassung.

Indikationen, Kontraindikationen

> **Indikationen:**
> - Alle obstruktiven Atemwegserkrankungen (auch α_1-Protease-Inhibitor-Mangel und Bronchiektasen).
> - Absehbar chronischer Verlauf mit lebenslanger Therapie.
> - Bestehende Chance, irreversible Störungen zu vermeiden oder eine Progression zu verhindern.

> **Kontraindikationen:**
> - Akut krisenhafte Krankheitsentwicklung.
> - Irreversibles Krankheits-Endstadium.
> - Fehlende Motivation und Freiwilligkeit.
> - Kognitives Unvermögen.

Durchführung

◉ *Hinweis:* Im Rehabilitationsverfahren besteht eine Mitwirkungspflicht des Patienten!

> **Voraussetzungen:**
> - Entscheidung für ein Trainingsprogramm.
> - Erfahrenes Schulungspersonal (Arzt, Psychologe, Pädagoge, Physiotherapeut oder Pflegeperson).
> - Abgeschlossenes Trainer-Training mit Weiterbildung durch einen anerkannten Weiterbildungskurs.
> - Im Schulungsteam ausgewogene Verteilung von medizinischer, physiotherapeutischer, psychologischer und pädagogischer Kompetenz.
> - Räumlich-apparative Ausstattung.

27 Patientenschulung

- **Evaluierte Programme/Schulungsmaterialien:** ABUS-Düsseldorf; Bad Reichenhaller Modell des Patiententrainings Asthma, Bronchitis, Emphysem; Materialien der pharmazeutischen Industrie (z. B. „Lernen, Wissen, Können", Firma Fisons/Köln; „Lebensrhythmus Atmen", Firma Klinge-Pharma/München; „Ingelheimer Modell", Firma Boehringer/Ingelheim).
- **Wesentliche Trainingsinhalte:** Informationen zu Anatomie, Physiologie und Erkrankungen (und deren Ursachen) der Atmungsorgane, möglichen Triggermechanismen (Allergene, Noxen, Infekte, Belastungen, Angst), zur medikamentösen Therapie von Asthma, chronischer Bronchitis, Lungenemphysem mit Medikamentenkunde (Wirkungen, Nebenwirkungen, Prinzipien der Dauertherapie, Therapieängste, Inhalationstechnik, Selbstmedikation), zur nichtmedikamentösen Therapie und Selbsthilfetechniken sowie zur Notfalltherapie.
- **Beispiel für ein strukturiertes Schulungsprogramm:** Empfehlungen der Arbeitsgruppe Patientenschulung der deutschen Gesellschaft für Pneumologie und der Deutschen Atemwegsliga (Pneumologie 49 [1995], 455 – 460).

Ergebnisse

- Rückgang der Notfall-Hospitalisationen, Abnahme der Letalität.
- Rückgang von Arbeitsunfähigkeit und Schulfehltagen.
- Kosteneinsparung in der Therapie, verbesserte Lebensqualität.

28 Hyposensibilisierung

Grundlagen

> **Definition:** Immuntherapie bei IgE-vermittelten allergischen Erkrankungen (= Typ I-Allergie nach Coombs und Gell).
> **Prinzip, Ziel:** Beginn mit sehr geringen Dosen bei subkutaner oder oraler Applikation des verantwortlichen Allergens mit sehr langsamer Dosissteigerung. Ziel ist die Entwicklung einer immunologischen Toleranz gegenüber dem krankmachenden Allergen. Der Wirkmechanismus ist bislang ungeklärt (folgende Mechanismen werden diskutiert):
> – Abfall des allergenspezifischen IgE, Induktion allergenspezifischer IgG-Antikörper (vor allem IgG_4). Diese werden im Serum nachweisbar.
> – Suppression des saisonalen IgE-Anstiegs im Serum.
> – Verminderung der Zellsensitivität basophiler Leukozyten gegenüber Allergenen.
> – Induktion einer lokalen IgG- und IgA-Antwort im Atemwegssekret.
> – Produktion allergen-spezifischer T-Suppressor-Lymphozyten.
> – Verminderung der allergeninduzierten Produktion von Lymphokinen.
> **Verwendbare Substanzen:**
> – *Orale Anwendung:* Wäßrige Lösungen in einer Kapsel (s. Tab. 79).
> – *Zur Injektion* stehen wässrige Extrakte und Depotextrakte (= Standard) mit Adsorption an Formaldehyd oder Tyrosin sowie denaturierte Allergoide (mit Glutaraldehyd oder Formaldehyd vorbehandelt) zur Verfügung. Sie sollten im Kühlschrank bei 4 – 8 °C gelagert werden. Typ und Hersteller sollten während der Therapie nicht gewechselt werden.
> – *Standardisierungseinheiten:*
>   • Noon-Einheit (enspricht Extrakt aus 1µg Allergen).
>   • Gewicht-/Volumen-Einheit (Allergenmenge im Verhältnis zum Volumen der Extraktionsflüssigkeit).
>   • Protein-Stickstoffgehalt (Protein-Nitrogen-Unit = PNU).
>   • Biologische Einheiten (BE), die bei Kontrollallergikern eine identische Hautreaktion hervorrufen.
> Tabelle 79 gibt eine Übersicht über geläufige Allergenextrakte mit Hinweisen auf die Präparatezusammensetzung.

Indikationen, Kontraindikationen

> **Indikationen:**
> – *Gesichert:* Insektengiftallergie.
> – *Relativ:*
>   • Allergische Rhinitis (Pollinosis) mit saisonaler Symptomatik seit mindestens 2 – 3 Jahren über mindestens 3 – 4 Wochen jährlich, mit zunehmender Symptomausprägung, beginnender Asthmasymptomatik oder ungenügender Wirkung der Lokaltherapie.
>   • Allergisches Asthma bronchiale bei nichtausschaltbaren ubiquitären Allergenen, ausnahmsweise auch bei Berufsallergenen (wenn ein Berufswechsel nicht möglich ist).
>   • Andere allergische Erkrankungen vom Soforttyp bei schwerem Krankheitsbild, unmöglicher Allergenkarenz und einer Krankheitsdauer unter 8 Jahren.

28 Hyposensibilisierung

Tabelle 79 Allergenextrakte zur Hyposensibilisierungstherapie

Hersteller	wäßrige Allergene (s. c.)	wäßrige Allergene (p. o.)	Depot-Allergene (s. c.)	Depot-Allergoide (s. c.)
Abello	BU-Pangramin Pangramin	Oral-Pangramin	– BU Pangramin Depot (AL) – Depot Pangramin (AL)	
Allergopharma		– Novo-Helisen oral	Novo-Helisen Depot (AL)	– Heligoid (FA) – Allergovit (FA/AL)
a.m.b. Maser (Diephuis)	Diepset	Dieporal	Diepdepot	
HAL Allergie	Allerset	HAL-oral	Depot-HAL/ De-pot-HAL S (AL)	Purethal (GA/AL)
Scherax (Allergol. Labor Kopenhagen = Alk)	– Alk-wäßrig – Alk-lyophilisiert SQ – Reless Bienen-/Wespengift	Alk-oral N Alk-oral SQ	– Alk-Depot N (AL) – Alk-Depot SQ (Suspension)	
Smith Kline Beecham Pharma (Bencard)	– SDL – Venomil Biene – Venomil Wespe	SDL-oral	– ADL (AL) – Bencard DS (AL) – Tyrosin S (TYR) – Alpare (AL) – Conjuvac (ALG)	– TA Gräserpollen (GA/TYR) – TA Baumpollen (GA/TYR)

AL = Aluminium-adsorbiert, ALG = Alginat, FA = Formaldehyd, GA = Glutaraldehyd, TA = Tyrosinallergoid, TYR = Tyrosin-adsorbiert

> **Kontraindikationen:**
> - Bronchopulmonale Zweiterkrankungen (Emphysem, Bronchiektasen, Tuberkulose, Tumor).
> - Schwere Allgemeinerkrankungen.
> - Autoimmunerkrankungen.
> - Schwangerschaft.
> - Mögliche und zumutbare Antigenkarenz.
> - Aktuelle Infektion oder während einer Impfung (bis 4 Wochen danach).

28 Hyposensibilisierung

Schrittweises Vorgehen

1. **Sichere Diagnosestellung** durch Allergie-Anamnese, Hauttests und Laborbefunde (Gesamt-IgE, allergenspezifisches IgE im Serum).
2. **Ausschöpfung möglicher Antigenkarenzmaßnahmen:**
   - Austausch von Federbetten und Kopfkissen gegen Kunststoff-/Kunstfaserprodukte.
   - Austausch von Matratzen aus Naturmaterial gegen Kunstoffmatratzen.
   - Austausch von Woll- und Felldecken gegen milbenundurchlässige Bezüge.
   - Austausch von Tierhaarbodenbelägen gegen Kunststoff- oder Holzböden.
   - Entfernung aller häuslichen „Staubfänger".
   - Abschaffen von Haustieren.
   - Sanierung von feuchten Stellen in der Wohnung.
   - Entfernung von Zimmerpflanzen.
   - Sanierung feuchter Klimaanlagen.
   - Entfernung von Luftbefeuchtern.
3. **Ausstellen einer Rezeptur in der allergenfreien/-armen Zeit** (z.B. 3 Monate vor Blütebeginn): Maximal 5 (besser 3) Antigene pro Extrakt nach aktueller Relevanz.
4. **Applikation:**
   - *Subkutane Injektion* (bei ausgeprägter Sensibilisierung oder schwerem Krankheitsbild Vorverdünnung, die Auswahl einer wäßrigen Lösung oder Depotform ist willkürlich):
     - Vom Hersteller werden drei oder vier Fläschchen unterschiedlicher Konzentration (numeriert von 1–4) geliefert. Man beginnt üblicherweise mit 0,1 ml s.c. aus Flasche 1.
     - Wässrige Extrakte: Beginn mit 1–10 Noon-Einheiten, Steigerung bis 20000 Noon-Einheiten.
     - Semidepotextrakte: Steigerung von 20 PNU auf 10000 PNU.
     - *Hinweis:* Die Hinweise der Hersteller sind streng zu beachten!
     - Streng subkutane Applikation nach Schema in steigender Dosierung unter Beachtung der Nebenwirkungen, gegebenenfalls Dosisreduktion. Die Höchstdosis soll angestrebt und weiter appliziert werden.
   - *Orale Hyposensibilisierung:* Vorwiegend bei Kindern angewendet mit täglicher Steigerung nach Verträglichkeit und Schema über insgesamt drei Jahre. Die Wirksamkeit ist fraglich.
5. **Exakte Dokumentation** der Behandlung, Kontrolle der Beschriftung (Name, Dosierungsstufe) der jeweiligen Injektionen.
6. **Strenge Einhaltung der Dosierungsintervalle.** Nach Unterbrechungen (Infektion, Impfung) Reduktion der Dosis. Die Behandlung fortsetzen, wenn die Höchstdosis toleriert wird (auch hier auf die entsprechende Dosisanpassung achten!).

28 Hyposensibilisierung

Verlauf einer Hyposensibilisierungssitzung

- **Kurzanamnese** (Verträglichkeit der letzten Allergengabe, interkurrente Erkrankungen?); Kontrolle des Injektionsabstandes zur Vorbehandlung.
- **Streng subkutane Injektion,** jeweils alternierend an den Streckseiten der Oberarme.
- **Nachbeobachtungsphase** von (30 –)60 Minuten + Kontrolle vor Entlassung.
- Körperliche Anstrengungen sollten 24 h nach der Sitzung unterbleiben.

Komplikationen

- **Mögliche Reaktionen:**
  - *Lokalreaktionen:*
    - Leicht: Lokale Rötung/Schwellung am Injektionsort, Durchmesser < 5 cm.
    - Mittelstark: Lokale Rötung/Schwellung Durchmesser > 5 cm.
    - Stark: Gelenkübergreifende Lokalreaktion.
  - *Organreaktionen:*
    - Leicht: Rhinokonjunktivale oder bronchiale Reizung, Hautjucken.
    - Mittelstark: Leichter bis mäßiger Asthmaanfall.
    - Stark: Schwerer Asthmaanfall, Status asthmaticus.
  - *Allgemeinreaktionen:* Urtikaria oder anaphylaktischer Schock (mit potentiell letalem Ausgang!).
- **Mögliche Ursachen:**
  - *Iatrogen (am häufigsten):* Unzureichende Indikationsstellung, zu hohe Initialdosis, intravasale Injektion, keine Dosisreduktion nach Erkrankung oder Pause, zu kurze Beobachtungsdauer, unzureichende Schockbehandlung.
  - *Patientenbedingt:* Verschweigen von Nebenwirkungen, Begleiterkrankungen, körperliche Anstrengungen nach Injektion.
  - *Hersteller:* Fehlerhafte Präparatezusammensetzung, falsche Etikettierung, unzureichende Dosierungsanweisungen (sehr selten).
- **Prophylaxe:**
  - Behandlungsdurchführung streng lege artis.
  - Erfahrung in Notfallmedizin, Notfallbereitschaft mit entsprechender Ausrüstung.
  - Behandlung allergischer Komplikationen bei Hyposensibilisierung: s. Tab. 80.

Ergebnisse

- *Allgemein:* Die Ergebnisse sind um so schlechter, je länger die Anamnese zurückreicht, je älter der Patient ist und je breiter das Allergenspektrum ist.
- **Insektengiftallergie:** Ausheilung bei 90 % der Behandelten. Bei 5 % keine volle Wirksamkeit, bei weiteren 5 % kann die Behandlung wegen schwerwiegender Reaktionen nicht vollständig durchgeführt werden.
- **Pollinosis:** Wirksamkeit 50 – 90 %. Die Prophylaxe eines Etagenwechsels (Entwicklung eines Asthma bronchiale) ist unsicher.
- **Allergisches Asthma:** Wirksamkeit 70 % (bei einer Placebowirkung von 30 %). Die Ergebnisse bei Pollenallergie sind besser als bei Hausstauballergie.

28 Hyposensibilisierung

Tabelle 80 Behandlung allergischer Reaktionen bei Hyposensibilisierung

Schock (Blässe, Unruhe, Schweißausbruch, RR-Abfall)	Schockfragment mit vorwiegendem Asthma	Schockfragment mit vorwiegender Urtikaria
Allgemeintherapie		
0,5 ml Adrenalin (1 mg/ml in 20 ml 0,9 % NaCl verdünnt) langsam i. v. über Verweilkanüle	β_2-Mimetikum (als Dosieraerosol) 2–6 Hub, danach 2 Hub alle 2 Stunden	Antihistaminika i. v.
100–1 000 mg Prednisolon i. v.	Prednisolon i. v.	Prednison i. v.
Ringerlösung (Volumenersatz) 500–1 000 ml langsame Infusion	Theophyllin langsam i. v. (200 mg, danach 800 mg/24 h)	bei Bedarf Suprarenin 0,3–0,5 ml s. c.
Sauerstoff (2–6 l/min) über Nasensonde	bei Bedarf Suprarenin 0,3–0,5 ml s. c.	
Intubation, Beatmung bei Bedarf		
Lokaltherapie		
Abbinden oberhalb Injektionsstelle	bei schwerem Bild wie bei Schock	Antihistaminika oder Steroidsalben
Unter- und Umspritzung mit Adrenalin (1 Amp. in 10 ml 0,9 % NaCl, 3–5 ml)		bei schwerem Bild wie bei Schock

29 Inhalationstherapie

Grundlagen

- **Prinzip:** Die Inhalationstherapie ermöglicht die topische Behandlung bronchopulmonaler Erkrankungen mit folgenden positiven Auswirkungen:
  - Niedrigere Dosierung → Reduktion systemischer Nebenwirkungen.
  - Verbesserte lokale Bioverfügbarkeit → rascher Wirkungseintritt, stärkere Wirkung.
- **Voraussetzungen:**
  - *Erzeugung von bronchien- oder alveolengängigen Partikeln* (bei $\varnothing < 0{,}5\,\mu m$ freie In- und Exhalation, keine Deposition; bei $\varnothing\ 0{,}5 - 3\,\mu m$ Deposition in Alveolarraum + kleinsten Atemwegen; bei $\varnothing\ 3 - 10\,\mu m$ bronchiale Deposition; bei $\varnothing > 10\,\mu m$ Verbleib in den oberen Atemwegen).
  - *Topische Wirksamkeit der applizierten Medikamente:* Bronchoalveolär deponierte Stoffe wirken vorwiegend lokal (Mukosa, respiratorisches Epithel), alveolengängige Partikel erreichen über Makrophagen und Lymphtransport auch das Lungeninterstitium.
  - *Richtige Inhalationstechnik:*
    - Der Gas- und Partikelfluß ist bis zur Glottis turbulent, abhängig von der Atemstromstärke kommt es zu einer zunehmend laminaren Strömung in den peripheren Atemwegen. Forcierte Inspiration und zu geringe Atemstromstärke führen zu zentraler Partikeldeposition, der Partikeltransport in die Lungenperipherie ist optimal bei ruhiger, tiefer Spontanatmung.
    - Auch bei optimalem Partikelgrößenspektrum werden > 70% des Inhalates oropharyngeal deponiert. Hierdurch werden lokale oder systemische pharmakologische Wirkungen erzeugt (z. B. Bronchialerweiterung von β_2-Sympathomimetika nach Resorption, Mundsoor durch Kortikosteroide).
    - Der größte Anteil zentral deponierter Stoffe wird verschluckt. Systemische Nebenwirkungen hängen dann von der Resorption im Magen-Darm-Trakt und dem First-Pass-Effekt ab.

Applikationssysteme

- **Offene Dampfinhalation** (erhitzte wässrige Lösung, eventuell intensiviert durch Ganzkopfmasken oder umgehängte Tücher): Traditionelle Form der Inhalationstherapie in der Hausmedizin.
- **Geschlossene Systeme mit Mundstück** (aktive Mitarbeit gefordert).
- **Masken (Nasen- o. Mund/Nasen-Masken):** Erfordern keine Mitarbeit, Einsatz auch bei schwerkranken Patienten (z. B. während eines Asthmaanfalls). Fixierung am Kopf über flexible Halterungen. Inspiration von Luft im Bypass muß möglich sein.
- **Endotrachealtubus:** Beimischung aerosolisierter Pharmaka beim maschinell beatmeten Patienten.
- **Inhalationshilfen (Spacer):** In Verbindung mit Dosieraerosolen zwischen Mundstück und Mund zwischengeschaltet, die Aerosolfreisetzung erfolgt in den Spacer. Eine Koordination mit dem Sprühstoß ist überflüssig. Große Partikel werden an der Spacerwand deponiert → Optimierung des Partikelspektrums (der Depositionsanteil in den tiefen Atemwegen erhöht sich um etwa 5% auf 18–22%). (Steroid-Dosieraerosole sollten ausschließlich über Spacer inhaliert werden).

29 Inhalationstherapie

Durchführung

- **Inhalationstechnik:**
  - Inhalation beginnend mit dem exspiratorischen Reservevolumen ruhig und tief bis zur Vitalkapazität. Der Sprühstoß sollte kurz nach Inhalationsbeginn ausgelöst werden.
  - Persönliche Demonstration der korrekten Technik bei Therapiebeginn, evtl. Einsatz von Instruktionshilfen (Schautafeln, Videosequenzen).
  - Tief und ruhig während der Inhalation atmen. Bei der Verneblung wäßriger Lösungen Atem nach der Inhalation einige Sekunden anhalten.
  - Inhalation *nur* durch den Mund, da die Nase viele Partikel abfängt.
  - Die Exspiration entspannt mit normalem Fluß oder etwas forciert durchführen. Ein leichter Bronchialkollaps verbessert die Deposition in der Bronchusperipherie.
- **Bei Kleinkindern** Einsatz von Inhalierhilfen, die eine Koordination der Medikamentenfreisetzung unnötig machen. Bei Dosieraerosolen Einsatz von „Spacern" (s. o.) oder Verwendung des „Autohaler-Systems" (inspirationsgetriggerte Medikamentenfreisetzung durch das Mundstück) bei geschlossenem System.
- **Lungenfunktionsprüfungen** zur Objektivierung des Therapieerfolgs (z. B. Bronchospasmolysetest bei Bronchospasmolytika).
- **Bei Unverträglichkeitsreaktionen** (s. u.) Wechsel der Trägersubstanz oder Umsteigen auf äquivalente Systeme.

Spezielle Partikelerzeugungs- und Freisetzungssysteme

- **Pulverinhalation:** Das Pharmakon in Pulverform wird dosiert aus einer Kapsel oder direkt aus einem Vorratsbehälter freigesetzt:
  - Die notwendige inspiratorische Atemstromstärke ist gering ($> 0,5$ l/s), bei schwerem Asthmaanfall eventuell dennoch nicht aufzubringen.
  - Grundsätzlich feuchtigkeitsempfindliche Systeme – Atmen *in* das Applikationssystem muß vermieden werden.
- **Dosieraerosol:** Gemisch aus Treibmittel mit genau dosierter Menge mikronisierter Medikamentenpartikel; zahlreiche Fehlermöglichkeiten:
  - Verschlußkappe nicht entfernt.
  - Fehlende Homogenisation des Aerosols (mehrmaliges Schütteln!).
  - Fehlende Koordination zwischen Atmung und Medikamentenfreisetzung.
  - Keine ausreichende Exspiration vor der Inhalation.
  - Zu kurze Inspiration (< 4 s).
  - Inhalation bei geschlossenem Mund.
  - Kein Atemanhalten nach der Inspiration (bei Glukokortikoidinhalation).
- **Düsenvernebler:** Kontinuierlicher Aerolsolstrom (evtl. Inspirationstriggerung); Aerosolerzeugung durch Aufprall in einem Prallhelm (die Partikelgröße ist abhängig vom durch Druckluft erzeugten Aufpralldruck). Meist ist nur ein kleiner Partikelanteil zur peripheren Deposition geeignet.
- **Ultraschallvernebler**: Aerosolgeneration durch Ultraschallwellen. Die Ergebnisse sind denen bei Düsenverneblern vergleichbar. Die Geräuschentwicklung ist geringer.
- **Überdruckinhalation**: Kombination von Düsenverneblung mit positivem inspiratorischem Druck (ohne Verbesserung der Atemwegsdeposition).

29 Inhalationstherapie

- **Wasserdampf** (Gesichtssaunen, Klimamasken, Klardampfinhalation oder Bronchitiskessel):
  - Mit Zusatz ätherischer Öle bei akuten Erkrankungen der oberen Atemwege (Rhinitits, Sinusitis) zur Symptomlinderung weit verbreitet.
  - Die konsekutive Inhalation destillierten Wassers mit niedrigem Dampfdruck führt zur Sekreteindickung und kann aufgrund der hohen Temperatur Bronchospasmen auslösen.
  - Fehlende Quantifizierbarkeit → Medikamentenapplikation ist obsolet.

Indikationen, Kontraindikationen

- **Indikationen, verwendbare Substanzen:**
  - *Bronchiale Erkrankungen* (Therapie der 1. Wahl bei Asthma bronchiale und chronisch obstruktiver Atemwegserkrankung): Cromoglycinsäure, Nedocromil, β_2-Sympathomimetika, Anticholinergika, Glukokortikoide, Sekretolytika/Mukolytika, Antibiotika (z.B. Aminoglykoside), Antimykotika (z.B. Amphotericin B), Desoxyribonuklease, Solelösungen.
  - *Obere Atemwege:* Solelösungen, Ephedrin, Adrenalin (bei Pseudokrupp), ätherische Öle, Glukokortikoide.
  - *Lungenparenchym:* Antibiotika (z.B. Aminoglykoside), experimentell Antimykotika, α_1-Antitrypsin, Zytokine, Vektoren zur Gentherapie, Antioxidativa.
  - *Hinweis:* Die Inhalationstherapie ist nebenwirkungsarm und in aller Regel bei pharmakodynamischer Gleichwertigkeit einer systemischen Therapie vorzuziehen!
- **Kontraindikationen:**
  - *Unsachgemäße Inhalationstechnik* des Patienten (z.B. Kinder, alte Menschen). Manche Inhalationssysteme benötigen ein hohes Maß von Patientenmitarbeit (z.B. Dosieraerosole ohne Inhalationshilfen).
  - *Bekannte lokale Unverträglichkeitsreaktionen* (Husten, Bronchospasmus): Häufig bei Sekretolytika; Bronchospasmolytika können im Einzelfall zu einer „paradoxen" Bronchospastik führen. Die individuelle Toleranz gegenüber Treibgasen (FCKW) oder den Pulverpartikeln ist sehr unterschiedlich.
  - *Allergische Reaktion auf die Wirksubstanz.*

Komplikationen

- **Insgesamt selten:**
  - Mikrobielle Kolonisation der tiefen Atemwege durch verunreinigte Vernebler.
  - Atemwegsirritation oder Bronchospasmus durch das Medikament (Mukolytika/Sekretolytika!) oder die Trägersubstanz (Kältereiz durch Treibmittel, Irritation durch Pulverpartikel).
  - Mundsoor oder Heiserkeit durch inhalierte Glukokortikosteroide.
  - Schleimhautödem, evtl. mit Glottisödem bei allergischer Reaktion (z.B. Antibiotika).
- **Vorgehen:** Inhalation sofort unterbrechen, systemische Therapie einleiten. Bei schwerem Bronchospasmus oder Glottisödem endotracheale Intubation oder Nottracheotomie.

29 Inhalationstherapie

Hygieneanforderungen

- **Dosieraerosole und Pulverinhalationssysteme** sind hygienisch unbedenklich und wartungsfrei.
- **Vernebler:**
  - Gefahr der Verunreinigung mit Bakterien und Pilzen aus Umwelt und Respirationstrakt.
  - Das Verneblerteil täglich einmal unter fließendem Wasser oder in der Spülmaschine reinigen und anschließend vollständig trocknen, nicht auskochen. Die anderen Teile sollten zerlegbar sein, damit das Trocknen erleichtert wird.
  - Inhalationslösungen immer frisch zubereiten oder aus steril zubereiteten Vorratsflaschen entnehmen.
  - Vor Benutzung oder Reinigung des Inhalationsgerätes sorgfältige Händereinigung.

Ergebnisse

- Basis der Behandlung von obstruktiven Atemwegserkrankungen.
- Die Inhalation von Mukolytika/Sekretolytika, Antibiotika/Antimykotika ist umstritten. Ausnahmen:
  - Amphotericin B bei neutropenischen Patienten zur Prophylaxe pulmonaler Organmykosen.
  - Aminoglykoside zur Sekundärprophylaxe von Pseudomonas aeroginosa-Infektionen bei fortgeschrittener zystischer Fibrose.
- Die Inhalation von Desoxyribonuklease bei zystischer Fibrose ist ein geprüftes, effektives Verfahren zur Herabsetzung der Schleimviskosität.
- **Experimentelle Therapie:** Einsatz von Medikamenten in der Lungenperipherie (α_1-Proteinaseinhibitor (PI) bei α_1-PI-Mangel-Emphysem, Zytokine bei pulmonaler Immuninkompetenz oder pulmonalen Tumoren, virale Vektoren zur pulmonalen Gentherapie).

30.1 Normobare Sauerstofftherapie

Grundlagen

- **Prinzip:** Ziel ist die Verbesserung einer gestörten Gewebsoxigenierung, bei der folgende Mechanismen beteiligt sein können: Ventilation, alveolokapilläre Diffusion, Bildung von Oxihämoglobin, Herzzeitvolumen, Gewebekapillarfluß, Gewebediffusion.
- **Physiologische Parameter** (s. Tab. 81):
  - *Alveoloarterielle Sauerstoff-Partialdruck-Differenz (A_aDO_2):* Maß für den pulmonalkapillären Sauerstoffübertritt; eine Erhöhung zeigt Störungen im Verhältnis von Ventilation/Perfusion oder pulmonale Diffusionsstörungen an.
  - *Sauerstofftransportrate:* Produkt von Herzzeitvolumen (Q) und arteriellem O_2-Gehalt (C_aO_2). Eine Reduktion der Sauerstofftransportrate zeigt einen erniedrigten Sauerstoffpartialdruck, eine reduzierte Sauerstoff-Affinität des arteriellen Blutes oder ein reduziertes Herzzeitvolumen an.
  - *Arterieller Sauerstoffpartialdruck (p_aO_2):* Abhängig vom alveolären Sauerstoffpartialdruck, dem pulmonalen Shuntvolumen, pulmonalen Ventilations-/Perfusionsinhomogenitäten und der alveolokapillären Diffusion (s. S. 41).
  - *Arterielle Sauerstoffsättigung (S_aO_2):* Bestimmt vom p_aO_2 und der Sauerstoff-Affinität des arteriellen Blutes (s. S. 46). Der S_aO_2 kommt eine höhere Bedeutung zu als dem p_aO_2, da sie die Voraussetzungen der Gewebeoxigenierung besser erfaßt. Dabei darf die Hämodynamik nicht vergessen werden, da sie die zweite wichtige Determinante in der Sauerstoffversorgung der arteriellen Endstrecke ist.
  - Sauerstoffgewebeausschöpfung $AVDO_2$ (Differenz zwischen p_aO_2 und dem zentralvenösen Sauerstoffdruck): Mittelbares, jedoch unsicheres Maß für die Gewebeoxigenierung. Die venöse Blutentnahme muß in der Pulmonalarterie erfolgen.
- Tabelle 81 faßt die wichtigsten Kenngrößen der Sauerstoffversorgung zusammen.

Klinische Zielgrößen

- **Meßwerte:** Außer in besonderen Situationen (Schock, Sepsis) ist eine $S_aO_2 = 90\%$ zur suffizienten Gewebsoxigenierung ausreichend. Dies wird im allgemeinen mit einer Anhebung des p_aO_2 auf 60 mmHg erzielt. Eine $S_aO_2 < 90\%$ bei einem $p_aO_2 \geq 60$ mmHg impliziert eine Verlagerung der Sauerstoffbindungskurve, z. B. durch Anämie (Anstieg von 2,3-Diphosphoglycerat im Erythrozyten), Hyperkapnie, erhöhten CO-Hb (Raucher, Intoxikation).
- **Kontrolle der körperlichen Reaktionen bei Hypoxie oder Hyperkapnie:**
  - Tachykardie, Rhythmusstörungen.
  - Verwirrtheit bis zur Somnolenz.
  - Abfall des systemischen Blutdrucks.
  - Anstieg des Pulmonalarteriendrucks (pulmonale Vasokonstriktion).
  - Anstieg des Herzzeitvolumens (Kompensationsmechanismus).
  - Anstieg des Serum-Laktatspiegels (anaerober Zellstoffwechsel).
  - Polyglobulie (später Kompensationsmechanismus).

30.1 Normobare Sauerstofftherapie

Tabelle 81 Kenngrößen der Sauerstoffversorgung (Ruhewerte)

Parameter	Abkürzung (Einheit)	mittlere Normwerte
arterieller Sauerstoffpartialdruck	p_aO_2 (mm Hg)	95 – 75 (altersabhängig)
alveoloarterielle Sauerstoffdifferenz	A_aDO_2 (mm Hg)	< 10, oder 8,8 + Alter (J) × 0,002
arterielle Sauerstoffsättigung	S_aO_2 (%)	98 – 94 (altersabhängig)
Sauerstoffbindung von Hämoglobin (Hüfner-Zahl)	ml O_2/g Hb	1,34
arterielle Sauerstoffkonzentration	C_aO_2 (ml/dl)	90 (Hb-abhängig)
arterielle Sauerstofftransportrate	$C_aO_2 \times Q$ (dl/min)	4500

Sauerstofftoxizität

- Sauerstoff ist auch ein Medikament mit unerwünschten Wirkungen bei hohen Konzentrationen.
- Ein hoher Sauerstoffanteil im Inspirationsgas (FiO_2) von ≥ 60 % über > 24 h führt zur klinisch relevanten Bildung freier Sauerstoffradikale. Die pulmonalen oxidativen Schutzmechanismen (Superoxiddismutase, Katalase und Glutathionperoxidase, VitaminE) werden überfordert und es kommt zur Beeinträchtigung zellulärer Mechanismen bis hin zum Zelltod. Die darüber hinaus aktivierten Alveolarmakrophagen initiieren die pulmonale Fibrogenese.
- **Klinische Folgen:**
  - Akute Tracheobronchitis, akute respiratorische Insuffizienz (ARDS).
  - Bronchopulmonale Dysplasie (v. a. bei Neugeborenen).
  - Resorptionsatelektasen bei FiO_2 = 1,0.
- **Maßnahmen:** Bisher gibt es keine wirksame Strategie gegen die Sauerstofftoxizität. Vitamin C und andere Sauerstoffradikalfänger sind wirkungslos, hochdosiertes Acetylcystein (als Glutathionvorläufer) und Superoxiddismutase als Aerosol werden experimentell als Therapeutika untersucht. Die wirksamste Therapie ist die Reduktion des FiO_2 auf < 0,6 zum frühestmöglichen Zeitpunkt.

Indikationen

- **Vorübergehende Sauerstofftherapie** = alle Formen der akuten und chronischen Gewebshypoxie:
  - Akutes Versagen der Atempumpe, Lungenversagen.
  - Akute oder chronische Herzinsuffizienz.
  - Anämie.

30.1 Normobare Sauerstofftherapie

- CO-Intoxikation.
- Lungenembolie.
- Chronische Ateminsuffizienz bei Atemwegserkrankungen oder Lungenparenchymerkrankungen.
- Pulmonaler Rechts-Links-Shunt (venöser Beimischung) mit geringem Shuntvolumen (bei einem Shuntanteil von > 30 % ist auch mit einem FiO$_2$ = 1,0 ein p$_a$O$_2$ ≥ 60 mmHg nicht zu erreichen).

➤ **Sauerstofflangzeittherapie:**
- p$_a$O$_2$ ≤ 60 mmHg oder S$_a$O$_2$ ≤ 90 % bei Normoventilation in Ruhe im Sitzen.
- Mehrmalige Unterschreitung dieser Grenzwerte innerhalb eines Monats.
- Mehrmalige deutliche Unterschreitung der Grenzwerte im Belastungstest (Fahrradergometrie bei 25 Watt ≥ 6 min oder auf dem Laufband mit einer Gehgeschwindigkeit von 30 m/min mittels Pulsoximetrie.
- Mehrfaches deutliches Unterschreiten der Grenzwerte bei der nächtlichen Oximetrie (Pulsoximetrie oder transkutane Oximetrie) bei Ausschluß von Apnoen/Hypopnoen mittels Polysomnographie.
- Bei Meßwerten im Bereich der Grenzwerte, jedoch Vorliegen einer sekundären Polyglobulie oder eines mittleren Pulmonalisdrucks von ≥ 20 mmHg.
- Die Möglichkeiten der medikamentösen Therapie müssen ausgeschöpft sein.
- Die chronische Erkrankung muß in einer stabilen Situation sein.
- Kooperationsfähigkeit und -wille sowie Nikotinkarenz des Patienten.

Kontraindikationen

➤ **Relativ:**
- *Keine Therapie trotz Unterschreiten der Grenzwerte in folgenden Fällen:*
  - p$_a$O$_2$-Anstieg bleibt aus (Rechts-Links-Shunt alleinige Ursache).
  - Oder: Sauerstoffgabe (auch bei geringer Dosierung) wird mit einer ausgeprägten CO$_2$-Retention (p$_a$CO$_2$-Anstieg um > 10 mmHg) beantwortet.
  - Fortgesetzter Nikotinabusus.
- Persistierender FiO$_2$ > 0,6 über mehr als 1 – 2 Tage unter maschineller Atemhilfe. Dabei ist ein FiO$_2$ ≥ 0,6 prognostisch weniger entscheidend als traumatisierende Beatmungsdrücke (> 35 cm H$_2$O) und hohe Atemzugvolumina.

➤ Keine absoluten Kontraindikationen.

Applikationsformen

➤ **Nasensonde oder Nasenbrille.**
➤ **Maske,** vor allem bei schwer kranken Patienten mit selbsthaltender Maske.
➤ **Transtracheale Sonde:** Einsatz in der Langzeittherapie. Sie minimiert Sauerstoffverluste, erlaubt die Applikation eines FiO$_2$ > 0,3 und ist kosmetisch günstiger. Zugang über eine Minitracheotomie (Teflonkathether) oder subkutane Tunnelung (distaler Hautschnitt).
➤ **Endotrachealtubus:** Zur Sauerstofftherapie bei maschineller Atemhilfe bis zu einem FiO$_2$ = 1,0.

🔵 *Hinweis:* Eine Sauerstoffanfeuchtung ist um so notwendiger, je weiter zentral der Sauerstoff appliziert wird (Trachea > Mund > Nase). Die Anfeuchtung durch destilliertes Wasser führt zur Schleimeindickung.

30.1 Normobare Sauerstofftherapie

Sauerstoffquellen

- **Gasdruckflasche** (Inhalt: klein [sog. Satelliten: 0,8–2,0 l], groß [10–40 l]): Nur sinnvoll bei intermittierender Sauerstofftherapie, vor allem bei Patienten mit kurzer Lebenserwartung (< 1 Jahr) und Immobilität. (Sauerstoffsatelliten ermöglichen dem Patienten Mobilität für 4–8 h (je nach Flußrate; Transport mittels Laufwagen oder Tragetasche).
- **Sauerstoffkonzentrator** (s. Tab. 82):
  - *Prinzip:* Durch katalytische Absorption von Luftstickstoff an Zeolith 7 (metallisches Aluminiumsilikat) wird eine kontinuierliche Konzentration von Sauerstoff aus der Raumluft erzielt. Der abgegebene FiO_2 sinkt mit zunehmender Flußrate. Bis zu einem Fluß von 4 l/min sollte die FiO_2 mehr als 80% betragen. Bei einer Flußrate > 4 l/min fällt die O_2-Konzentration stark ab. Die Geräte sind sicher, wartungsarm und leicht zu handhaben. Sie erlauben eine Bewegungsfreiheit von maximal 15 Metern (innerhalb der Wohnung) über verlängerte Zuleitungsschläuche. Das Betriebsgeräusch wird als störend empfunden. Eine Geräteunterbringung in einem anderem Zimmer während des Schlafes verbessert die Akzeptanz.
  - *Indikationen:* Sauerstofflangzeittherapie bei längerer Lebenserwartung (> 1 Jahr), jedoch auf die Wohnung beschränkte Mobilität.
- **Flüssigsauerstoff** (s. Tab. 82):
  - *Prinzip:* Häuslicher Reservoirtank, aus dem der Patient kleine Satellitentanks nachfüllen kann. Die Anschaffungskosten sind erheblich. Eine intensive Wartung mit 24 h-Dienst sowie eine intensive Patientenaufklärung (Explosionsgefahr!) sind sicherzustellen.
  - *Indikationen:*
    - Langzeittherapie bei mobilen Patienten mit längerer Lebenserwartung, insbesondere bei erhaltener Arbeitsfähigkeit.
    - Alleinige Belastungshypoxie.
- **Sauerstoffsparsysteme:** Bei reiner Nasenatmung können durch ausschließlichen Sauerstoffeinstrom während der Inspirationsphase bis zu 70% des Sauerstoffverbrauchs eingespart werden (bei gleicher Effektivität).

Praktische Durchführung

- **Akute respiratorische Insuffizienz (s. S. 495):**
  - *Respiratorische Insuffizienz (nach BGA):* Beginn der Sauerstofftherapie mit einer Flußrate von 2–12 l/min über eine schaumstoffgepolsterte Nasensonde. Kontrolle im „Steady-state" (nach 30 Minuten) mittels BGA (primär kapillär, bei V.a. auf periphere Minderperfusion arteriell). Dosisanpassung entsprechend dem p_aO_2. Bei fehlendem Ansprechen liegt ein schwerer Rechts-Links-Shunt vor. Bei Flußraten > 6 l/min ist die Sauerstoffmaskeninhalation effektiver.
  - *Ventilationsinsuffizienz (nach BGA):* Hier ist primär eine maschinelle Atemhilfe (Maske oder Endotrachealtubus) indiziert mit zusätzlicher O_2-Zufuhr.

30.1 Normobare Sauerstofftherapie

Tabelle 82 Geräte zur Sauerstofflangzeittherapie

Hersteller, Verteiler[1]	Bezeichnung
Konzentratoren:	
Atmos	Medico 400
Betro GmbH (Briox, USA)[1]	Briox plus
Buderus AG	Med O_2-h
De Vilbiss GmbH	MC 44
Dräger AG	Permox 2
Hauni Elektronik	PrO_2-vital
Heinen & Löwenstein GmbH (Healthdyne, USA)[1]	Healthdyne BX 5000
Carl Heyer GmbH (Mountain Medical, USA)[1]	Spend O_2
Hoyer GmbH (L'Air Liquide, Frankreich)[1]	$VIVO_2$/Zefier
Linde AG (Puritan-Bennett, USA)	Heimox-Ska
Medanz Starnberg GmbH	Pari Oxymobil I
Medicap	MSK 4
Optimed GmbH (Allied Healthcare, USA)[1]	Polaris/Timeter Critirion I
Vital Aire/VTG GmbH (Bunn, USA)[1]	Bunn 2001, Bunn 3001, Bunn 5001
Weinmann GmbH & Co	Oxymat 2
Flüssigsauerstoff:	
Linde AG	Heimox-mobil-S41 und T1,2

[1] Originalhersteller (mit deutscher Verteilerlizenz)

> ▶ **Akute Exazerbation der chronischen Ateminsuffizienz:**
>   – *Respiratorische Insuffizienz:* Siehe Vorgehen bei akuter respiratorischer Partialinsuffizienz.
>   – *Ventilationsinsuffizienz:* Einschleichender Beginn der Sauerstofftherapie über Nasensonde mit einem Fluß von 0,5 l/min. BGA-Kontrolle nach 30–45 Minuten („Steady-state" wird spät erreicht).
> ▶ **Sauerstofflangzeittherapie bei chronischer Ateminsuffizienz:** Testatmung in Ruhe mit schrittweiser Erhöhung der Sauerstoffmenge (Stufen von 0,5 lO_2/min) und jeweiliger Messung von p_aO_2 und S_aO_2 nach 30–60 Minuten („Steady State"). Ziel-Flußrate: O_2-Fluß, bei dem ein p_aO_2 von 65 mmHg (S_aO_2 = 92%) ohne Anstieg des $p_a CO_2 > 10$ mmHg erreicht wird. (Anschließend erfolgt die gleiche Messung mit dem patienteneigenen Gerät).

30.1 Normobare Sauerstofftherapie

- **Langzeittherapie bei belastungsinduzierter Hypoxie:** Testbelastung unter den oben angegebenen definierten Bedingungen unter pulsoximetrischer Kontrolle. Ziel-Flußrate: O_2-Fluß, der eine SaO_2 = 92% unter Belastung ermöglicht.
- **Sauerstofflangzeittherapie bei schlafassoziierter Hypoxämie:** Nach Ausschluß eines Schlafapnoesyndroms (s. S. 488) oder bei nicht ausreichender Besserung der BGA-Werte unter nCPAP- oder BiPAP-Therapie nächtliche Sauerstoffzufuhr unter pulsoximetrischer Kontrolle. Ziel-Flußrate: O_2-Fluß, bei dem eine Mindest-S_aO_2 = 92% erzielt wird. Auch hierbei sollte der $p_aCO_2 \leq 10$ mmHg ansteigen. (Optimal ist hierbei eine kontinuierliche Kapnographie).

Kontrolluntersuchungen

- Bei allen Formen der Sauerstofflangzeittherapie müssen nach spätestens zwei Monaten Therapieakzeptanz, Wirksamkeit und Nebenwirkungen kontrollieren:
  - Anamnese und kompletter klinischer Befund.
  - Kleines Blutbild.
  - Lungenfunktionsprüfung, Blutgase bzw. Pulsoximetrie ohne und mit mindestens 30-minütiger Sauerstoffatmung unter der eingestellten Dosis mit eigenem Gerät.
- Weitere Kontrollen: Im ersten Therapiejahr vierteljährlich, danach halbjährlich oder bei Verschlechterung der Grunderkrankung.

Komplikationen

- **Bei akuter respiratorischer Insuffizienz:**
  - Bis zu einem $FiO_2 < 0{,}6$ ist keine relevante Komplikation zu erwarten. Dies gilt insbesondere für die nasale Insufflation (hier wird maximal ein FiO_2 von 0,35 erreicht).
  - Ab einem $FiO_2 \geq 0{,}6$ ist mit den folgenden Komplikationen zu rechnen (in der Reihenfolge des Auftretens):
    - Akute Tracheobronchitis (nach 6 Stunden).
    - Störung der mukoziliären Clearance (nach 6 Stunden).
    - Resorptionsatelektasen (bei $FiO_2 > 0{,}9$ nach 6–24 Stunden).
    - Akutes Lungenversagen durch oxidativen Schaden (frühestens nach 24 Stunden).
- **Langzeittherapie:** Brand- oder Explosionsunfälle durch Sauerstoffkonzentratoren und besonders Flüssigsauerstoffsysteme (v. a. bei Rauchern).
- **Transtracheale Sauerstofftherapie:** Selten Blutungen, Mediastinalemphysem oder lokoregionären Infektionen.
- **Chronische respiratorische Insuffizienz:** Alveoläre Hypoventilation mit Hyperkapnie und ihren Folgen (Verwirrtheit, Koma, Atemstillstand). Ursache ist vor allem ein Ventilations-/Perfusions-Mismatch durch Aufhebung des Euler-Liljestrand-Mechanismus (hypoxische Vasokonstriktion), in zweiter Linie eine verminderte CO_2-Antwort des zentralen Atemzentrums bei eingeschliffenem „Hypoxic-drive". Daher muß bei chronischer respiratorischer Insuffizienz eine Feineinstellung der Sauerstoffgabe erfolgen.
- **Bei Früh- und Neugeborenen:** Retrolentale Fibroplasie und bronchopulmonale Dysplasie (auch selten bei Erwachsenen) als komplexe Folge der Sauerstofftherapie und/oder Überdruckbeatmung.

30.1 Normobare Sauerstofftherapie

Ergebnisse

- Die Sauerstofflangzeittherapie über täglich 18–24 h bei chronischer Ateminsuffizienz wirkt sich positiv auf Lebensqualität und Lebenserwartung aus (s. Abb. 59). Die Effektivität ist bisher nur bei chronisch obstruktiver Atemwegserkrankung belegt, jedoch auch bei anderen Formen der Ateminsuffizienz zu unterstellen.
  - Rückbildung der reaktiven Polyglobulie (bei der pulmonalarteriellen Hypertonie) ist unterschiedlich.
  - p_aO_2 ↑ auch unter Raumluftatmung („reparativer pulmonaler Effekt").
  - Verbesserung der rechtskardialen Funktionsparameter.
  - Abnahme der Hospitalisierungsfrequenz.
  - Verlängerung der nächtlichen Schlafzeit.
  - Verbesserung der Vigilanz, Merkfähigkeit, anderer kognitiver Funktionen.
  - Zunahme der Mobilität.
- Patienten mit niedrigem mittlerem Pulmonalarteriendruck (< 30 mmHg) oder Abfall des Drucks um > 5 mmHg unter Sauerstofftherapie und Patienten unter 60 Jahren profitieren in besonderer Weise.

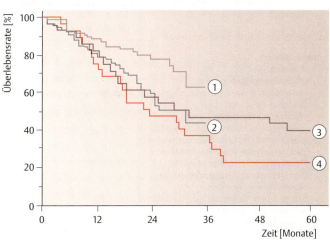

Abb. 59 Änderung der Lebenserwartung durch Sauerstofflangzeittherapie bei chronisch obstruktiver Atemwegserkrankung: Überlebensrate (nach Kaplan-Meier) bei 203 Patienten unter (1) 24 h-O_2-Gabe, (2) 12 h-O_2-Gabe, (3) 15 h-O_2-Gabe und (4) alleiniger medikamentöser Therapie (Nocturnal Oxygen Therapy Trial Group, 1980)

30.2 Hyperbare Sauerstofftherapie

Grundlagen

- **Definition:** Hyperbare Sauerstofftherapie ist die Gabe reinen Sauerstoffs bei superatmosphärischem Luftdruck.
- **Prinzip:** Eine Mehrpersonenkammer wird mit komprimierter Luft gefüllt (max. 3 Atm). Der Patient atmet reinen Sauerstoff über eine Maske oder einen Endotrachealtubus. Ärztliches und Pflegepersonal befinden sich ebenfalls in der Kammer. Bei einem Umgebungsdruck ensprechend einer Meerestiefe von 10 m erreicht der Sauerstoffpartialdruck 1500 mmHg.
- **Ziel:** Hohe Sauerstoffpartialdrücke im erkrankten Gewebe.
- **Mögliche Anwendungen:**
  - Bei Erkrankungen, die zur Progression hypoxische Werte benötigen, kann eine Heilung eingeleitet werden.
  - Hohe O_2-Konzentrationen wirken bakterizid bei anaeroben Infektionen wie Gasbrand und stimulieren die hypoxisch inaktivierten immunkompetenten Zellen.
  - Auf diese Weise wird auch eine beschleunigte Wundheilung eingeleitet.
  - Im Blut verdrängt hochkonzentrierter Sauerstoff Kohlenmonoxid aus der Bindung an Hämoglobin.
  - Dekompressionserkrankung: Der hohe Druck bringt die Gase wieder in Lösung.

Indikationen, Kontraindikationen

- **Indikationen:**
  - Luftembolie.
  - Kohlenmonoxidvergiftung.
  - Ausgedehnte Weichteilverletzungen (nur wenn die chirurgischen Möglichkeiten ausgeschöpft sind).
  - Akute traumatische Ischämie.
  - Dekompressionserkrankung (s. S. 412).
  - Gasgangrän und Chlostridienmyonekrose.
  - Nekrotisierende anaerobe Infektionen.
  - Therapierefraktäre Osteomyelitis.
  - Strahlennekrose, Osteoradionekrose.
  - Kompartment-Syndrom.
  - Ausgedehnte Verbrennungen (kontrovers beurteilt).
  - Manche Formen von Wundheilungsstörungen.
- **Kontraindikationen:**
  - Pneumothorax (s. S. n).
  - Grand-Mal-Anfälle.
  - Otitis media.
  - Lungenzysten (s. S. 421), großbullöses Lungenemphysem (s. S. 195).
  - Akute respiratorische Insuffizienz (relative Kontraindikation).

30.2 Hyperbare Sauerstofftherapie

Durchführung

- Voruntersuchung zur Klärung der Indikation und zum Ausschluß von Kontraindikationen. Einstieg in die Kammer – klaustrophobe Patienten werden vorübergehend sediert.
- Langsamer Druckanstieg (Ziel ist der minimale effektive Überdruck), danach langsamer Druckabfall (Aufenthalt 1 – 3 h).
- Die Therapie erfolgt mehrfach intermittierend je nach Verlauf.
- Tabelle 83 führt einige deutschsprachige Therapiezentren auf.

Tabelle 83 Druckkammeranlagen mit 24 h-Bereitschaft zur hyperbaren Sauerstofftherapie in der BRD und Österreich

Schiffahrtsmedizinisches Institut der Marine, Kopperpahler Allee 120,
24119 Kronshagen; Tel. 03 41/54 09 – 0 oder 54 09 – 17 11 oder 54 09 – 17 15

St. Josefs-Hospital Laar, Ahrstraße 100, 47139 Duisburg
Tel. 02 03/80 01 – 0 oder 80 01 – 6 20

Institut für Hyperbare Medizin und Tauchmedizin an der Orthopädischen Klinik und Poliklinik der Freien Universität Berlin, Clayallee 223, 14195 Berlin;
Tel. 0 30/8 10 04 – 1

HBO Zentrum Rhein-Main, Reifenberger Straße 6, 65719 Hofheim/Taunus;
Tel. 0 61 92/50 62

Bundeswehrkrankenhaus Ulm, Oberer Eselsberg 40, 89081 Ulm
Tel. 07 31/1 71 – 22 85 oder 1 71 – 22 86

Arbeitsgruppe Hyperbarmedizin an der Technischen Universität München, Branddirektion München, Feuerwache 5, Anzinger Straße 41, 81671 München;
Tel. 0 89/40 66 55

Städtisches Krankenhaus Überlingen, Härlenweg 1, 88662 Überlingen;
Tel. 0 75 51 51/87 – 1

Universitätsklinik Mainz, Klinik und Poliklinik für Anästhesiologie, Langenbeckstraße 1, 55131 Mainz;
Tel. 06 13 11/17 – 0 oder 17 – 25 15

Druckkammer Graz, Chirurgische Universitäts-Klinik, Department für Thorax- und Hyperbare Chirurgie, A-8053 Graz
Tel. 03 16/3 85 – 22 05 oder 3 85 – 27 95

Arbeitsmedizinisches Diagnostikum Wien West, Matznergasse 22, A-1140 Wien;
Tel. 02 22/9 14 – 47 00

30.2 Hyperbare Sauerstofftherapie

Komplikationen

▶ Mögliche Risiken beziehen sich auf Druckänderungen und Sauerstofftoxizität. Durch vorsichtige Druckänderung und kurze, intermittierende Behandlungen kann dies weitgehend verhindert werden:
  - Barotrauma: Manifestiert sich vorwiegend an den Nasennebenhöhlen, dem Innenohr sowie durch Pneumothorax.
  - Sauerstoffassoziierte Krampfanfälle (selten).
  - Eine Verschlimmerung oxidativer Parenchymschäden im Rahmen der akuten respiratorischen Insuffizienz kann nicht ausgeschlossen werden (bei richtiger Anwendung kein pulmonaler Sauerstoffschaden!).

Ergebnisse

▶ Verbesserung der Prognose bei Dekompressionserkrankungen, Luftembolie, Gasgangrän, CO-Intoxikation.

31.1 Nichtinvasive Atemhilfe

Grundlagen

- **Definition:** Teilweise oder komplette maschinelle Ventilation ohne endotracheale Intubation zur vorübergehenden Unterstützung auf der Intensivstation oder zur häuslichen Langzeitanwendung (intermittierende Selbstbeatmung = ISB).
- **Wirkprinzipien:**
  - Eröffnung oberer (obstruktives Schlafapnoesyndrom) oder unterer Atemwege.
  - Übernahme der Atemarbeit bei chronisch ermüdeter Atempumpe zur Erholung (Auffüllen der Energiespeicher).
  - Ventilationshilfe bei zentralen Atemantriebsstörungen oder neuromuskulären Erkrankungen.
- **Ziele:**
  - Intervention bei akuter Ateminsuffizienz.
  - Entwöhnung nach invasiver maschineller Atemhilfe (s. S. 539).
  - Häusliche Atemhilfe zur Lebensverlängerung, Verbesserung der Lebensqualität, Prophylaxe von Komplikationen.

Indikationen

- **Intensivmedizinische Indikationen:**
  - Leichte bis mittelschwere akute respiratorische Insuffizienz ($p_aO_2/FiO_2 > 300$ mmHg).
  - Entwöhnung nach Langzeitbeatmung bei insuffizienter Spontanatmung.
- **Indikationen zur intermittierenden Heimbeatmung:**
  - Chronisch hyperkapnische Ventilationsinsuffizienz.
  - Nächtliche Hypoventilation.
  - Nach akuter respiratorischer Insuffizienz bei Risikopatienten.
  - Drohende oder vorliegende Hyperkapnien bei neuromuskulären Erkrankungen, Thoraxdeformitäten, Tuberkulosespätfolgen und zentraler Hypoventilation. Die Indikation wird bei Funktionsverschlechterung (Vitalkapazität, p_aCO_2) innerhalb von Wochen oder nach einer Episode schwerer, akuter Ateminsuffizienz gestellt.
  - Chronisch obstruktive Atemwegserkrankung nur nach Ausschöpfen aller anderen Möglichkeiten (Medikamente, Sauerstofflangzeittherapie).
- Die Differentialindikationen von Atemhilfen bei verschiedenen Formen der chronischen Ateminsuffizienz sind in Abb. 60 angegeben.

Kontraindikationen

- **Intensivmedizinische Kontraindikationen:**
  - Non-Compliance nach intensivem Therapieversuch.
  - Koma.
  - Sepsis, Oberbauch-/Thoraxtrauma oder -Infektion.
  - Aspirationsgefahr.
  - Gesichts-/Schädeltrauma.
  - Anatomische Hindernisse im Gesichtsschädelbereich.
  - Obstruierendes Bronchialsekret.
  - Lungenödem.

31.1 Nichtinvasive Atemhilfe

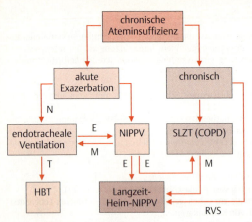

Abb. 60 Algorithmus zur Anwendung maschineller Atemhilfen bei chronischer Ateminsuffizienz (E = Erfolg, M = Mißerfolg, N = akuter Notfall, T = Tracheotomie, HBT = Heimbeatmung mit Tracheotomie, NIPPV = nasale intermittierende Überdruckbeatmung, RVS = restriktive Ventilationsstörung, SLZT = Sauerstofflangzeittherapie

> **Kontraindikationen bei häuslicher Anwendung:**
> - Unfähigkeit oder Unwille des Patienten zur Mitarbeit.
> - Mangelnde soziale und technische Versorgung (24 h-Technik-Service).
> - Fortgesetzter Nikotinkonsum.
> - Andauernde Probleme mit Maske oder Tracheostoma.

Durchführung/Zugang

> **Individuell angepaßte Nasenmaske,** bei oralem Leck Mund-Nasenmaske (Konfektionsmasken führen oft zu Undichtigkeit oder Druckstellen und werden nicht toleriert).
> **Tracheostoma** zur häuslichen invasiven Beatmung (selten) bei:
> - Zunehmender Ateminsuffizienz.
> - Kürzer werdenden Spontanintervallen.
> - Verlust des Hustenstoßes zur Bronchialtoilette.
> - Schluckstörungen mit rezidivierender Aspiration.
> - Persistierenden Maskenprobleme.

31.1 Nichtinvasive Atemhilfe

Beatmungstechniken

> **Kontinuierliche Überdruckatmung (CPAP = Continuous Positive Airway Pressure):**
> - *Prinzip:* Spontanatmung mit wählbarem kontinuierlichem Überdruck, der über einen Kompressor mit Luftstrom von 80 – 120 l/min in die Atemwege geleitet wird. Der effektive Therapiedruck liegt meist zwischen 8 – 12 mbar.
> - *Indikation:* Schweres obstruktives oder gemischtes Schlafapnoesyndrom.
> - *Wirkung:* Rekrutierung nicht oder schlecht belüfteter Alveolarbezirke und Wiedereröffnung kollabierter Atemwege.

> **Biphasisch positive Atemwegsdruckatmung (BIPAP = Biphasic Positive Airway Pressure Ventilation):**
> - *Prinzip:*
>   - Kombination von Spontanatmung und maschineller Beatmung. Die maschinelle Beatmung kann dabei kontrolliert oder assistiert erfolgen.
>   - Der positive Atemwegsdruck wird inspiratorisch und exspiratorisch getrennt reguliert. Dadurch wird ein Ausgleich der physiologischen Druckschwankungen während der Atemphasen erreicht. Der Inspirationsdruck ist dabei 3 – 7 mbar höher als der Druck während der Exspiration. Der Gasfluß wird über einen integrierten Pneumotachographen vom Patienten getriggert.
>   - Mit dem BIPAP/ST-Gerät ist wahlweise eine kontrollierte Beatmung mit vorgegebener Frequenz (T-Modus) oder eine flußgetriggerte assistierte Beatmung möglich, die bei Unterschreiten einer festgelegten Frequenz in eine kontrollierte Beatmung übergeht (S-T-Modus).
> - *Vorteil:* Die Spontanatmung des Patienten bleibt erhalten und ist kombiniert mit einer druckkontrollierten Beatmung.
> - *Indikation:*
>   - Patienten, die die exspiratorische Atemarbeit bei CPAP nicht leisten können.
>   - Hoher CPAP-Druck von > 12 mbar bei gleichzeitiger Herzinsuffizienz.
>   - Chronische Schwäche der Atempumpe (durch BIPAP Atemarbeit ↓).

> **Intermittierend positive Druckbeatmung (IPPV = Intermittent Positive Pressure Ventilation):**
> - *Synonym:* CMV + ZEEP (Zero-PEEP bzw. PEEP = 0).
> - *Prinzip:* Konventionelle, druckbegrenzte, kontrollierte Beatmung. (Bei den Geräten zur Heimbeatmung fehlen meist Alarmsysteme).
> - *Indikation:* Chronische Hypoventilation:
>   - Primäre Hypoventilation („Undines Fluch Syndrom").
>   - Sekundäre Hypoventilationsformen bei Versagen der Ventilationspumpe (s. S. 501).
> - *Ventilatoren:*
>   - Volumengesteuerte Geräte (z. B. PLV 100, Life Care, EV800) sind am weitesten verbreitet, da einfach, zuverlässig und bedienerfreundlich. Das Atemzugvolumen muß in einem weiten Bereich einstellbar sein, O_2-Gabe sollte zusätzlich möglich sein (Flüssig-O_2, Konzentrator).
>   - Typische Einstellung: Atemminutenvolumen 10 – 20 ml/kg KG; I : E = 1 : 2; Atemfrequenz 12 – 18/min.

31.1 Nichtinvasive Atemhilfe

Praktische Durchführung

- Einleitung auf der Intensivstation oder im Schlaflabor.
- Sicherstellung des apparativen und personellen Monitorings: 1 Pflegeperson/Patient (die initial immer anwesend sein muß!), nichtinvasive Online-Kontrolle der O_2-Sättigung + Vitalparameter, engmaschige BGA-Kontrollen.
- Intensive Patientenaufklärung (außer bei akuter Episode einer respiratorischen Insuffizienz).
- Präzise Anpassung der Maske mit Halterung (zur Auswahl s.o.).
- Geräteeinstellung im IPPV- oder BIPAP-Modus; Beginn mit niedrigen Drücken mit Anpassung je nach Patiententoleranz und BGA-Befund.
- Patientenkontakt (Allgemeinbefinden, Luftnot, Maskentoleranz)!
- Intensive Pflege (Mund, Nase, Atemwege)!
- Bei der Entwöhnung intermittierende Spontanatmung bis zur kompletten Entwöhnung.
- Kontrollen: Zunächst individuell in kurzen Abständen. Nach einem halben Jahr stationäre Kontrolluntersuchung, weiterhin wenigstens halbjährlich Routinekontrollen, bei instabilem Zustand individuell häufiger.

Komplikationen

- Aspiration.
- Luftleck oder Hautläsionen durch falsch sitzende Maske.
- Erhöhung der Atemarbeit oder Abfall des Herzzeitvolumens durch inkorrekte Anwendung. Im Extremfall akutes kardiopulmonales Versagen.
- Komplikationen der intermittierenden Selbstbeatmung:
  - Kardiopulmonale Insuffizienz bei fehlerhafter Anwendung (insbesondere bei wechselnder Atemmechanik, COPD!).
  - Mikrobielle Kolonisation und Infektion des Atemtraktes.
  - Schleimhautaustrocknung, Sekretretention.

Ergebnisse

- **Vorteile der nichtinvasiven Beatmung:**
  - Sedierung/Relaxation überflüssig (hämodynamische, zentrale, muskuläre Effekte der Analgosedierung bleiben aus).
  - Verkürzung der Beatmungsphase auf der Intensivstation.
  - Fehlen von Intubationskomplikationen.
  - Erhaltener Hustenreflex.
  - Erhaltene Patientenmitarbeit.
- **30–50% der Patienten** mit akuter Ateminsuffizienz auf der Intensivstation können nichtinvasiv beatmet werden!
- Bei akuter Exazerbation der chronischen Ateminsuffizienz wird die Mortalität und Aufenthaltsdauer auf der Intensivstation reduziert.
- Der lebensverlängernde Effekt der intermittierenden Heimbeatmung ist abhängig von der Indikation (s. Abb. 61).

31.1 Nichtinvasive Atemhilfe

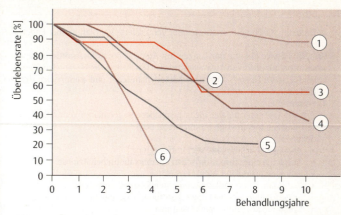

Abb. 61 Lebenserwartung unter Heimbeatmung nach Grunderkrankung (Langzeitheimbeatmung mit Tracheostoma): (1) nach Poliomyelitis, (2) Myopathien, (3) Kyphoskoliose, (4) Tuberkulosefolgen, (5) COPD, (6) Bronchiektasen (nach D. Robert et al., Rev Fr Mal Resp 11 (1983), 923)

31.2 Invasive Atemhilfe

Grundlagen

- **Definition:** Maschinell assistierte oder kontrollierte Ventilation über Endotrachealtubus.
- **Prinzip:** Passive Füllung der Lungen mit Atemgas durch intermittierende Anwendung eines positiven Atemwegsdrucks. (Das Prinzip der Negativdruckventilation [„Eiserne Lunge"] wird trotz hämodynamischer und atemmechanischer Vorteile kaum eingesetzt).
- **Therapieziele:**
  - *Primär:* Verbesserung der nicht ausreichenden alveolären Ventilation (Entfernung von metabolisch produziertem CO_2).
  - *Sekundär:*
    - Anstieg der arteriellen Sauerstoffsättigung.
    - Ausgleich einer respiratorischen oder metabolischen Azidose.
    - Erholung ermüdeter Atemmuskulatur.
    - Reduktion des ventilationsbedingten Sauerstoffverbrauches.
    - Erniedrigung des physiologischen Totraumes, Atelektaseneröffnung.
    - Erhöhung der pulmonalen Compliance.
    - Offenhalten der Atemwege.
    - Aspiratonsprophylaxe.

Indikationen

- **Absolut:** Akuter Atemstillstand.
- **Relativ:**
  - Schwere akute respiratorische Insuffizienz mit $p_aO_2/FiO_2 < 300$ mmHg.
  - Akute Episode einer chronischen Ateminsuffizienz im Notfall oder bei unmöglicher nichtinvasiver Beatmung.
  - Kontrollierte Hyper- oder Hypoventilation aus extrapulmonaler Indikation.
- *Achtung:* Bei relativer Indikation muß stets der Gesamtzustand des Patienten berücksichtigt werden. Keine starre Handhabung nach Meßwerten! Entscheidung in Abhängigkeit von der Grunderkrankung. Trends sind wichtiger als Absolutwerte!
- **Richtwerte zur Indikationsstellung** sind in Tab. 84 dargestellt.

Kontraindikationen

- Irreversibler Endzustand einer unheilbaren Krankheit.
- Erklärter Entzug des Patienteneinverständnisses.

Endotrachealtubus (s. Tab. 85)

- **Material:**
  - Chemisch und mechanisch resistenter, thermolabiler Kunststoff.
  - Der Cuff soll sicher, aber ohne Schleimhautläsion abschließen. (Voraussetzung: Großvolumiger Niedrigdruckcuff mit Druckausgleichsballon, Cuffdruck < 25 mmHg).

31.2 Invasive Atemhilfe

Tabelle 84 Indikationen zur invasiven maschinellen Atemhilfe

	Normalbereich	kritischer Bereich
inspiratorische Vitalkapazität (ml/kg)	60–75	< 15 (< 1 l)
Sekundenkapazität (ml/kg)	50–60	< 10 (< 0,5–0,6 l)
Inspirationsdruck (-cm H_2O)	80–100	< 25
Atemfrequenz (1/min)	12–20	> 35
Atemzugvolumen (ml/kg)	5–8	< 5
Atemminutenvolumen (l/min)	5–8	> 10–15
Atemgrenzwert (l/min)	> 100	< 20
p_aCO_2 (mm Hg)	36–44	< 25, > 55
pH	7,36–7,44	< 7,25
p_aO_2 (mm Hg)	75–95	< 55 bei 6 l O_2/min
S_aO_2 (%)	94–97	< 90 bei 6 l O_2/min
p_aO_2/FiO_2 (mm Hg)	350–450	< 200
$AaDO_2 = p_AO_2 - p_aO_2$ (mm Hg)	8–20	> 150 bei FiO_2 = 1,0

> **Zugangswege:**
>   - *Orotracheal, nasotracheal:* Standardverfahren ist die orotracheale Intubation wegen der niedrigsten Komplikationsrate.
>   - *Tracheotomie:* Hohe Komplikationsrate. Die weniger invasive Dilatationtracheotomie (via Punktion und Führungsdraht unter endoskopischer Kontrolle) ist bei Geübten weniger komplikationsträchtig als die operative.

Ventilatortypen

> **Druckgesteuerter Ventilator:**
>   - Beatmung bis zu einem vorgegebenen Atemwegsdruck, danach passive Exspiration.
>   - Das erreichte Atemzugvolumen (V_T) ist abhängig von der thorako-pulmonalen Compliance und dem Atemwegswiderstand.
>   - Die einfachen Geräte (Typ „Bird") sind heute in der Intensivmedizin obsolet (Mängel in Monitoring und Steuerung). Sie werden nur noch zur intermittierenden Überdruckbeatmung (IPPB) bei der Aerosoltherapie eingesetzt.

31.2 Invasive Atemhilfe

Tabelle 85 Bewertung und Einsatz verschiedener Zugangswege der invasiven Beatmung

orotracheal	nasotracheal	Tracheotomie
Vorteile:		
– technisch einfach – einfachere Nasenpflege	– problemlose Mundpflege – einfache Fixierung	– gute Nasen-/Rachenpflege – einfache Bronchialtoilette – gute Kommunikationsfähigkeit
Nachteile:		
– schlechtere Fixierung – unangenehm für wache Patienten – schwierigere Mundpflege – behinderte Kommunikation	– technisch schwieriger – Sinusitis – nasale Knorpelschädigung – engeres Tubuslumen – Verkeimung bei Intubation – keine Nasenpflege möglich	– Komplikationsrate 25%: – Infektionen – Pneumothorax – Haut/Mediastinalemphysen – Blutungen – Kanülenverlegung – Trachealstenose, Fistel
Anwendung:		
– Standardintubation – Notintubation	– Bei oraler Infektion/Verletzung	– Säureverätzung – Larynxödem/-trauma – schwere Gesichtsverletzung – sekundär: (Beatmungsdauer > 2 Wochen, wacher Patient)

> **Zeitgesteuerter Ventilator:**
> - Der inspiratorische Gasfluß wird nach vorgegebener Zeit abgebrochen.
> - Das V_T wird über die Flußrate und die Inspirationszeit angenähert.
> - Kontraindiziert bei fluktuierender Atemmechanik.
> - Geräte dieser Art sind meist nicht mehr im Einsatz.

> **Volumengesteuerter Ventilator:**
> - Am meisten verwendetes Verfahren für die Langzeitbeatmung.
> - Das V_T (und der maximal zugelassene Spitzendruck) werden vorgewählt. Der Atemwegsdruck paßt sich innerhalb der Grenzen den Volumenbedürfnissen an.

31.2 Invasive Atemhilfe

Konventionelle Beatmungstechniken

- **Kontrollierte mechanische Atmung (CMV = Controlled Mechanical Ventilation):**
  - *Prinzip:* Ein vorgegebenes Atemminutenvolumen (AMV) wird mit starrer Frequenz appliziert. 2 Varianten: Volumenkontrollierte (VC-CMV) versus druckkontrollierte (PC-CMV) Möglichkeit.
  - *Voraussetzung:* Tiefe Analgosedierung (z.B. Fentanyl und Midazolam) mit oder ohne Muskelrelaxation (z.B. Pancuronium). Grund: Spontanatemmanöver unter CMV führen zu erhöhtem Sauerstoffbedarf, Erhöhung des Atemwegsdruckes und zum Abfall des AMV.

- **Assistierte kontrollierte Atmung (ACV = Assist/Control Ventilation):**
  - *Synonyme:* A/C, S-IPPV (synchronized intermittend positive pressure ventilation), S-CMV (synchronized controlled mandatory ventilation).
  - *Prinzip:* Spontanatemmanöver (Druckabfall) induzieren maschinenseitige, kontrollierte Atemmanöver. Innerhalb gewählter Grenzen Anpassung an die Spontanatemfrequenz. Bei Grenzunterschreitungen setzen maschinelle Atemzüge zum Erhalt einer minimalen Atemfrequenz ein.
  - *Voraussetzung, Komplikation:* Mäßig sedierter Patient. Bei nicht optimaler Einstellung Gefahr der Hypo-/Hyperventilation.

- **Intermittierende Bedarfsatmung (IMV = Intermittent Mandatory Ventilation):**
  - *Prinzip:*
    - Kombination von spontaner und maschineller Ventilation. Spontanatemzüge werden ergänzt durch maschinelle Atemzüge a) in fester Frequenz unabhängig von spontanen Atembewegungen, oder b) synchron mit der Spontanatemtätigkeit (synchronized IMV = SIMV).
    - IMV erlaubt bei optimaler Einstellung eine assistierte Beatmung durch intermittierenden Ersatz der Atemmuskelkraft ohne Risiko der Hyperventilation.
  - Anwendbarkeit und Toleranz sind nur bei gut angepaßter Synchronisation von Patient und Maschine gegeben. In der Praxis Herantasten an die individuell beste Einstellung durch sukzessive Reduktion der Atemzüge.
  - Häufige (und umstrittene) Methode zur Respiratorentwöhnung.

- **Druckunterstützte Atmung (PSV = Pressure Support Ventilation):**
  - *Synonyme:* IPS (Inspiratory Pressure Support), PS (Pressure Support), Druckunterstützung.
  - *Prinzip:* Jeder spontane Atemzug wird durch einen vorgegebenen, extrinsischen Inspirationsdruck unterstützt bis zum Ende der spontanen Inspiration.
  - *Voraussetzung:* Spontanatmung. Der Patient bestimmt Atemfrequenz, Flußrate und Inspirationszeit. Wechselnde Atemmechanik wird vom Gerät nicht berücksichtigt. Zunehmender Einsatz als Entwöhnungsmethode.

- Abb. 62 gibt die Druck/Zeit-Kennkurven einiger wichtiger Beatmungstechniken wieder.

31.2 Invasive Atemhilfe

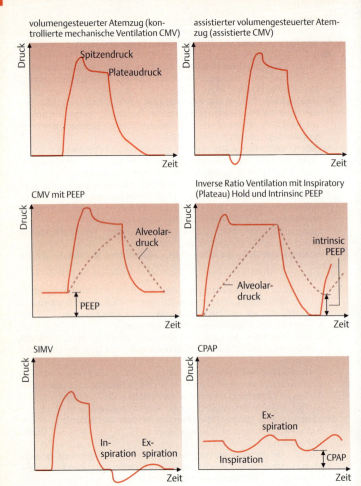

Abb. 62   Beatmungstechniken und zugehörige Druck/Zeit-Kennkurven

Unkonventionelle Beatmungstechniken

- **Hochfrequenzbeatmung (HFV = High Frequency Ventilation):**
  - *Charakteristika:* Maschinelle Beatmung mit AZV ≤ Totraumvolumen mit einer Atemfrequenz von 60–3500/min.

31.2 Invasive Atemhilfe

- *Formen:*
  - Hochfrequenzüberdruckbeatmung (HFPPV = High Frequency Pressure Ventilation): Frequenz 60–100/min mit konventionellen volumengesteuerten Ventilatoren. Das AZV beträgt 200–300 ml.
  - Hochfrequenzoszillationsbeatmung (HFO = High Frequency Oscillation): Frequenz 180–3000/min. Das AZV wird mit einer „Piston Pump" direkt intratracheal appliziert.
  - Hochfrequenzjetbeatmung (HFJV = High Frequency Jet Ventilation): Der Jet wird mit einem intratrachealen Katheter appliziert. Die Frequenz beträgt 60–600/min.
- *Wertung der HFV:* Sie ist der konventionellen Atemhilfe im Hinblick auf Morbidität, Mortalität, Herz-Kreislauf-Funktion und Gasaustausch nicht überlegen. Sie erschwert die Bronchialtoilette. Eine Indikation ergibt sich bei Barotrauma und großem bronchopleuralem Leck (> 30% des AZV).

▶ **Beatmung mit umgekehrtem Atemzeitverhältnis (IRV = Inverse ratio ventilation):**
  - *Prinzip:* Die Gesamtinspirationszeit wird auf Kosten der Exspirationsphase gestreckt (s. Abb. 62). Das Inspirations-/Exspirationsverhältnis ist > 1. Sie kann mit konventionellen volumengesteuerten Ventilatoren durchgeführt werden.
  - *Ziel:*
    - Verlängerung der Mischung der Atemgase und Rekrutierung von minderbelüfteten Alveolarbezirken durch Erhöhung des mittleren Atemwegsdruckes ohne notwendige Erhöhung des Spitzendruckes. Das Inkrement zwischen Atemwegsdruck und Alveolardruck wird aufgehoben. Mit zunehmender Exspirationsverkürzung beginnt der folgende Inspirationszyklus bei superatmosphärischem Druck im Alveolarraum (intrinsic PEEP = $PEEP_i$).
    - Im Einzelfall kann damit eine weitere Verbesserung der Compliance, des Atemwegswiderstandes und des Gasaustausches erreicht werden.
  - *Nachteile:* $PEEP_i$ wird von schwach sedierten Patienten meist nicht toleriert, die Gerätetriggerung bedarf größerer Atemmuskelkraft mit erhöhtem Sauerstoffverbrauch, das Herzzeitvolumen wird wie bei höherem Extrinsic-PEEP reduziert.
  - *Indikationen:* FiO_2 > 0,5, S_aO_2 < 90% trotz PEEP > 5 cmH_2O bei einem Atemwegsspitzendruck > 35 cmH_2O.
  - *Voraussetzungen:* Tiefe Sedierung, evtl. Muskelrelaxation, Pulmonaliskatheter. Kontrolle des AZV, der BGA und des mittleren und Spitzen-Atemwegsdruckes, der Hämodynamik und des $PEEP_i$.

Einstellungsvariablen

▶ **Inspiratorische Sauerstoffkonzentration (FiO_2):**
  - *Grundeinstellung:* Zu Beginn der maschinellen Atemhilfe FiO_2 = 1,0. Danach Reduktion des FiO_2 nach Maßgabe der arteriellen Blutgasanalyse.
  - *Ziel:* Aufrechterhaltung einer arteriellen O_2-Sättigung von 90%. Eine höhere Sättigung bietet keine Vorteile für die Organoxigenierung und birgt die Gefahr der Sauerstofftoxizität (s. S. 518). Ausnahmen: Sepsis, Schock.

31.2 Invasive Atemhilfe

- **Atemzugvolumen (V_T), Atemminutenvolumen ($\dot{V}_E$):**
  - *Grundeinstellungen:*
    - V_T: In der Regel 10–12 mg/kg KG.
    - $\dot{V}_E$ (Atemminutenvolumen) = V_T × Atemfrequenz. Das $\dot{V}_E$ muß den Bedürfnissen der CO_2-Elimination gehorchen und beträgt beim Gesunden 6–9 l/min.
  - *Gefahr durch Atemwegsdruck (Barotrauma) und Gewebescherkräfte (Volutrauma):* Versuch der Reduktion des V_T und Erhöhung der AF, um einen p_aCO_2 von 45–50 mmHg zu erzielen.
  - *„Permissive Hyperkapnie":* Tolerierung einer stärkeren Hyperkapnie (bis 70–100 mmHg) zur Prophylaxe des Baro-/Volutraumas. Durch Gabe von Bikarbonat wird die entstehende respiratorische Azidose auf pH 7,25 begrenzt (s. auch Kap. 25.1, S. 499).
  - *Bei assistierender Atemhilfe, z.B. ACV (s.o.):* Maschinelle Basisventilation mit einer Grundfrequenz von 2–4 AZ/min unter der Spontanfrequenz.
- **Inspirationsflußrate (IFR):**
  - *Grundeinstellung:*
    - IFR: In der Regel 40–60 l/min. Höhere Flüsse führen zur ungleichmäßigen Ventilationsverteilung.
    - Inspirations-/Exspirationsverhältnis: 1:2 mit einer effektiven Inspirationszeit von 1–1,5 Sekunden.
  - *Anwendung:* Bei inhomogener Atemmechanik ist statt konstanter IFR eine druckkonstante Inspiration (dezelerierter Fluß) zur Rekrutierung von Arealen mit schlechter Resistance/Compliance indiziert. Eine höhere IFR bei obstruktiven Atemwegserkrankungen erlaubt eine längere Exspiration, reduziert das „Air Trapping" und damit den mittleren thorakalen Druck.
- **Alarmdruck:**
  - *Prinzip:* Begrenzung des Inspirationsspitzendrucks zur Prophylaxe des pulmonalen Barotraumas bei volumengesteuerten Ventilatoren. Spitzendrücke > 35–40 mmHg gehen regelmäßig mit Traumatisierung einher.
  - *Grundeinstellung:* Üblicherweise 10–20 cmH$_2$O über dem beobachteten Spitzendruck.
  - *Vorgehen bei wiederholtem Alarm:* Manuelle Ventilation und Ursachensuche (Tubusobstruktion, Sekretverlegung der Bronchien, Pneumothorax).
- **Positiver endexspiratorischer Druck (PEEP, s. auch S. 498):**
  - *Prinzip:* Aufrechterhaltung eines überatmosphärischen Drucks durch den Ventilator am Ende der Exspiration (extrinsischer PEEP = PEEP$_e$).
  - *Ziel:* Wiedereröffnung kollabierter Atemwege und Rekrutierung nicht belüfteter Alveolarbezirke, dadurch Abfall des Atemwegswiderstandes und Anstieg der pulmonalen Compliance, Reduktion des Rechts-Links-Shunts und verbesserter Gasaustausch (insbesondere beim ARDS).
  - *Indikation:* Diffuser Lungenparenchymschaden (z.B. ARDS, kardiales Lungenödem, schwere Pneumonie) mit einer S_aO_2 < 90% bei einem $FiO_2 \geq 0,5$. Der atemmechanisch beste PEEP ist etwas oberhalb des Übergangs vom flachen zum linear-steilen Teil der inspiratorischen Druck-Volumen-Kurve („lower inflection point"): Beim ARDS häufig im Bereich von 12–15 cm H$_2$O.
  - *Nachteile:* Bei höherem PEEP (> 5 cmH$_2$O) mögliche Reduktion des Herzzeitvolumens; prinzipielle Verstärkung eines Barotraumas (→ *cave* Hypovolämie, schlechte Herzfunktion, Hypotension, Lungenemphysem, Lungenzysten und bereits vorliegendes Barotrauma).

31.2 Invasive Atemhilfe

Ventilator-Entwöhnung

- **Voraussetzungen:**
  - Stabiler Gesamtzustand, kein Fieber (Sauerstoffbedarf!), $p_aO_2 > 60$ mmHg bei $FiO_2 \leq 0{,}4$, PEEP ≤ 5 cmH$_2$O, normales Atemmuster und ein ausreichend wacher und kooperativer Patient.
  - *Günstige prädiktive Parameter beim Spontanatemversuch:* AMV ≤ 10 l/min bei einem Atemgrenzwert ≥ 2 x AMV, Vitalkapazität > 1 l, Inspirationsdruck ≥ 30 cmH$_2$O, Spontanatemfrequenz < 30/min. (Unsichere Kriterien! 10–20% der Patienten, die sie erfüllen, können nicht entwöhnt werden, während 30% der Patienten, die die Kriterien nicht erfüllen, erfolgreich zu entwöhnen sind). Entscheidend ist der klinische Gesamteindruck.
  - *Experimenteller, neuer Parameter:* Verhältnis Atemfrequenz: V_T bei Spontanatmung über eine Minute. Entwöhnungsindikation bei < 100/min/l.
- **Entwöhnungsmethoden:**
  - *Periodische Diskonnektion* vom Gerät mit zunehmenden Spontanatmungsintervallen (am einfachsten und meist auch erfolgreichsten).
  - (S)IMV, CPAP, BIPAP und PSV (siehe oben). Dadurch im Einzelfall weniger Atemarbeit, sie verlängern aber oft die Entwöhnungsphase.
- *Hinweis:* Das Beachten der Voraussetzungen und die Wahl des richtigen Zeitpunktes sind wichtiger als die gewählte Methode!

Extubation

- Entfernung des Endotrachealtubus nach sichergestellter spontaner Ventilation (Komplikationen s. S. 541).
- Aspirationsprophylaxe (Oberkörperhochlagerung, Unterbrechung der oralen Ernährung für 12 Stunden, Schluckversuche; s. S. 229).
- Zur Vorbereitung 0,5 mg Atropin i. v., 50 mg Prednisolon i. v. (2–4 h vor Extubation).

Komplikationen

- **Tubus:** Fehllage, Obstruktion, Leck.
- **Ventilatorfehlfunktion:** Ausfall von Alarm, Kompressor, Kontrollfunktionen oder Indikatoren, Luftleck, Fehlfunktion der Exhalationsklappe, elektronisches Versagen, Fehlbedienung.
- **Barotrauma/Volutrauma:**
  - *Manifestationen:* Interstitielles Lungenemphysem, Pneumomediastinum, subkutanes Emphysem, Pneumoperitoneum, Pneumoperikard, Pneumothorax und subpleurale Zysten, Zunahme der Totraumventilation und der Shuntperfusion, Abfall der pulmonalen Compliance.
    - Ein (auch kleiner) Pneumothorax ist beim Beatmeten stets potentiell bedrohlich und bedarf der Drainage (ausreichend dicklumige Saugdrainagen > 5 mm], häufig mehrere). Bei relevanter bronchopleuraler Fistel ($> 30\%$ des V_T) Hochfrequenzventilation (s. S. 536) in Erwägung ziehen. In der Liegend-Röntgen-Aufnahme oft schwierige Diagnose.
    - Andere Barotraumafolgen sind radiologische Indikatoren eines drohenden oder vorliegenden Pneumothorax.

31.2 Invasive Atemhilfe

- *Seltene Komplikationen:* Systemische Luftembolie mit zerebralem Insult, akuter Herzinsuffizienz und Livedo reticularis der unteren Extremitäten.
- *Risikofaktoren:* Bestehendes Asthma bronchiale und Lungenemphysem, nekrotisierende Pneumonie, ARDS, hoher Atemwegsspitzen- und Mitteldruck, großes V_T, hoher PEEP, pulmonale Hyperinflation.
- *Prophylaxe:* Adäquate Sedierung oder Muskelrelaxation bei schlechter Koordination zwischen Patient und Ventilator, alternativ Abbruch der kontrollierten Beatmung und Übergang auf assistierte Atemhilfe, Verlängerung der Exspirationsphase bei intrinsic-PEEP, kontrollierte Hypoventilation mit permissiver Hyperkapnie bei kritisch hohem Beatmungsdruck.

▶ **Flüssigkeitsretention mit Hyponatriämie und Oligurie.** Ursachen: Vermehrte Freisetzung von ADH und atrialem natriuretischem Faktor sowie kardiale Dysfunktion.
- Die hämodynamischen Auswirkungen der Beatmung sind in Abb. 63 dargestellt.
- Maßnahmen: Flüssigkeitsrestriktion, Diuretika, Infusion von niedrig dosiertem Dopamin, Reduktion der Atemwegsdrücke, Spontanatmung soweit möglich erhalten.

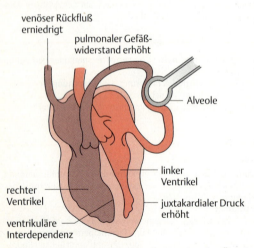

Abb. 63 Hämodynamische Folgen der maschinellen Überdruckventilation

▶ **Pneumonie:**
- *Ursachen:* Fehlender Glottisverschluß, Kontamination des Ventilatorkreislaufes von außen – insbesondere Kondensatflüssigkeit, bronchiale Manipulationen durch Personal, Aspiration bei inkomplettem Cuff-Verschluß, unvermeidliche Mikroaspirationen, Kontamination des Mageninhaltes durch pH-Anhebung.

31.2 Invasive Atemhilfe

- *Prophylaxe:*
  - Penible Pflegehygiene (!), Wechsel des Schlauchsystems nur alle 48–72 h, Verzicht auf Antazida, H_2-Antagonisten und Protonenpumpenhemmer bei der Blutungsprophylaxe. Grundlage ist stringente Hygiene und ausreichendes bakteriologisches Monitoring des Trachealsekretes.
  - Die oropharyngeale Dekolonisation mit Antibiotika oder Desinfizienzien, die selektive Darmdekontamination und die prophylaktische Antibiotikainstillation in den Tubus haben sich *nicht* bewährt.
  - In Prüfung: Kontinuierliche Sekretabsaugung oberhalb des Cuffs.
- *Therapie* der nosokomialen Pneumonie s. S. 211.

▶ **Komplikationen der Extubation:**
  - *Larynxödem mit Stridor (1%).* Prophylaxe: Gabe von Prednison (50 mg i.v. 2–4 Stunden vor Extubation), Verneblung mit β_2-Agonisten. Bei schwerem Glottisödem oder vorangegangener Larynxverletzung Tracheotomie vor Tubusentfernung.
  - *Laryngospasmen* (sehr selten und vorübergehend).
  - *Heiserkeit* nach naso-/orotrachealer Langzeitintubation in 80% der Fälle. Sie löst sich meist nach einigen Tagen auf. Ansonsten HNO-ärztliche Spiegeluntersuchung.
  - *Trachealstenose durch Cuff:* Langsame Entwicklung über Wochen. Bei leichter Trachealstenose keine Maßnahmen, bei relevantem Atemstromhindernis Resektion, Stent-Implantation (s. S. 556), bei membranösen Stenosen Lasertherapie (s. S. 549).
  - *Aspirationsgefahr* (v. a. bei frisch extubierten Patienten): Daher zuvor Oberkörperhochlagerung, Unterbrechung der oralen Ernährung für 12 h, erste Schluckversuche unter direkter Beobachtung.

Ergebnisse

- ▶ Maschinelle Atemhilfe ist eine lebensrettende Maßnahme bei Respirations- oder Ventilationsversagen.
- ▶ Die Überlebensrate streut abhängig von der Indikationsstellung von > 99% (postoperativ) bis 30% (akute respiratorische Insuffizienz – ARDS – aus internistischer Ursache).
- ▶ Die Mortalität bei Langzeitbeatmung (> 24 h) beträgt im Mittel 10–20%.
- ▶ Haupttodesursachen:
  - Fortschreiten der Grunderkrankung.
  - Beatmungskomplikationen (s. u.).

32 Lungentransplantation

Grundlagen

- **Definition:** Organersatz durch Verpflanzung einer humanen Spenderlunge.
- **Voraussetzungen:**
  - Richtige Empfängerauswahl, ABO-Blutgruppenkompatibilität.
  - Optimales Spenderorgan (1 geeigneter Lungenspender auf etwa 20 Nierenspender).
  - Geeignete Organkonservierung.
  - Optimale Operationstechnik.
  - Standardisierte, konsequente Immunsuppression.
  - Standardisiertes Management von Abstoßung und Infektion.
- **Zeitpunkt** der Empfängerdiagnostik/Aufnahme in die aktive Transplantationsliste:
  - Geschätzte Lebenserwartung < 18 Monate.
  - Rapide Verschlechterung der Lungenfunktion (Verlauf wichtiger als Absolutdaten).
  - Notwendigkeit einer Sauerstofflangzeittherapie.

Indikationen

- **Unilaterale Lungentransplantation:**
  - Idiopathische Lungenfibrose.
  - Lungenfibrose bei Systemerkrankung mit dominanter Lungenmanifestation (Sarkoidose, Kollagenosen, Vaskulitis).
  - Lungenemphysem (bei Patienten ab 50 Jahren).
  - *Hinweis:* Befürchtungen, daß nach einseitiger Transplantation bei Emphysem die native Lunge die Spenderlunge verdrängt und eine Ventilations-Perfusions-Fehlverteilung bedingt, haben sich nicht bestätigt. Die funktionellen Reserven sind jedoch bei bilateraler Transplantation größer. Sie sollte daher bei jungen Patienten bevorzugt werden.
  - Primäre pulmonale Hypertonie.
  - Sekundäre pulmonale Hypertonie.
  - Eisenmenger-Syndrom.
- **Bilaterale Lungentransplantation:**
  - Zystische Fibrose.
  - Bronchiektasen.
  - Schwerer α_1-PI-Mangel mit progredientem Lungenemphysem.
  - Lungenemphysem (Alter < 50 Jahre).
  - Pulmonale Hypertonie (nach Risikoabschätzung, bei Verfügbarkeit zweier Spenderlungen).
  - Bronchiolitis obliterans.
  - Eosinophile Granulomatose Churg-Strauss.
  - *Hinweis:* Bilaterale Transplantation immer bei chronisch bakterieller oder mykotischer Kolonisation (zystische Fibrose, Bronchiektasen, z. T. bei Emphysem oder Lungenfibrose).

32 Lungentransplantation

> **Herz-Lungen-Transplantation:**
> - Fortgeschrittene bronchopulmonale Erkrankungen mit irreversibler Rechtsherzschädigung (anamnestisch mehrfache Dekompensationen, Ejektionsfraktion < 25%).
> - *Hinweis:* Eine weit fortgeschrittene, sekundäre rechtsventrikuläre Insuffizienz ist auch bei alleiniger Lungentransplantation in aller Regel rückbildungsfähig. Eine linksventrikuläre Ejektionsfraktion < 25% weist dagegen auf ein nicht erholungsfähiges Herz hin. In diesem Fall kommt nur die Herz-Lungen-Transplantation in Frage.
> - Cor pulmonale chronicum.
> - Chronische Lungenembolie.
> - Primäre pulmonale Hypertonie.
> - Eisenmenger-Syndrom bei komplexem Herzvitium.
> - Unabhängige kardiale Zweiterkrankung (fortgeschrittene koronare Herzkrankheit).

Kontraindikationen

> **Speziell:**
> - Unilaterale Transplantation: Biologisches Alter > 60 Jahre.
> - Bilaterale Transplantation: Biologisches Alter > 50 Jahre.
>
> **Allgemein:**
> - *Schwerwiegende Begleiterkrankungen:*
>   - Maligne Tumoren (auch in der Anamnese).
>   - Leber-, Niereninsuffizienz.
>   - Psychiatrische Erkrankungen.
>   - Jegliche Erkrankung, die die mittelfristige Prognose beeinträchtigt (z. B. manifester Diabetes melllitus).
> - Zigarettenkonsum (Mindestabstinenz 3 Monate mit guter Langzeitprognose).
> - Fehlende Motivation oder Fähigkeit der Teilnahme an einem präoperativen Rehabilitationsprogramm.
> - Instabile soziale oder psychosoziale Verhältnisse.
> - Emotionale oder intellektuelle Unfähigkeit zur intensiven Mitarbeit.
> - Steroidtherapie (bei einer Dosis $\geq 0{,}5$ mg $\times$ kgKG).

Empfängerdiagnostik, -vorbereitung

> **Allgemein:**
> - Komplette Anamnese.
> - Gründliche klinische Untersuchung (Voroperationen, anatomische Varianten im Bereich des Thorax).
> - Körpergewicht, Größe, Brustumfang in Mammillenhöhe.
> - Neurologische Untersuchung.
> - Psychiatrisches Konsil mit psychologischer Diagnostik.
> - Rücksprache mit der Krankenkasse zur Frage der Kostenübernahme.
> - Nach Ausschluß von Kontraindikationen intensive mündliche und schriftliche, mehrstündige Aufklärung unter Einschluß der Angehörigen. Einholung der schriftlichen Zustimmung des Patienten.
> - Versorgung mit Funkempfänger (muß jederzeit erreichbar sein!).

32 Lungentransplantation

- **Labor:**
  - Umfassendes Routinelabor.
  - Autoantikörper (bei Lungenfibrosen).
  - Blutgruppenbestimmung, HLA-Status.
  - Tuberkulintest.
- **Bildgebung:**
  - Röntgenaufnahme der Thoraxorgane in zwei Ebenen.
  - Ultraschall der Abdominalorgane.
  - Computertomographie des Thorax.
  - Lungenventilations-/Perfusionszintigramm (quantitativ).
  - Osteodensitometrie bei Steroidlangzeittherapie.
- **Funktiondiagnostik:**
  - Lungenfunktionsprüfung.
  - Blutgase unter Belastung.
  - Messung der Atemmuskelfunktion ($P_{0.1\,max}$).
  - Rechtsherzkatheter mit hämodynamischer Messung.
  - Linksherzkatheter mit Koronarangiographie (indiziert bei *a)* Alter > 45 Jahre, *b)* Verdacht auf koronare Herzkrankheit).
- **Mikrobiologische Diagnostik/Serologie:**
  - Bronchoskopie mit Sekretgewinnung.
  - Serologie inkl. Viren der Herpes-Gruppe, CMV, Varicella zoster Virus, Toxoplasmose, respiratorische Viren, Legionellen, Chlamydien, Antropozoonosen.

Spenderdiagnostik

- **Allgemein:**
  - Alter kein unabhängiges Kriterium! Biologisches Alter möglichst < 60 Jahre.
  - Anamnestischer Ausschluß einer bronchopulmonalen Erkrankung.
  - Möglichst Nichtraucher.
  - *Anthropometrisch passende Lungengröße auswählen:*
    - Bei Lungenfibrose eher kleinere Lunge.
    - Bei Emphysem eher größere Lunge im Vergleich zum Empfänger.
  - Einverständnis und Hirntoddiagnostik nach der Gesetzesvorlage.
- **Labor:**
  - ABO-Blutgruppenkompatibilität mit dem präsumptiven Empfänger?
  - CMV-Serologie (Antikörper?).
- **Beatmungsparameter:** Dauer möglichst < 5 Tage; $p_aO_2/FiO_2 > 300$ mmHg bei kontrollierter Beatmung mit PEEP von 5 cmH$_2$O.
- **Bildgebung:** Unauffällige Röntgenaufnahme der Thoraxorgane im Liegen.
- **Bronchoskopischer Normalbefund** (auch kein eitriges Bronchialsekret!).

Spenderoperation und Lungenkonservierung

- Im Rahmen des Eurotransplantprogrammes, oder durch Mitglieder des Transplantationsteams.
- Transport des lege artis entnommenen Lungenblocks im Inspirationszustand auf Eis in 4°C kalter Konservierungslösung (z.B. Euro-Collins-Lösung) in einem sterilen Plastikbeutel.
- Ischämiezeit (Abklemmung bis zur fertigen Anastomose im Empfänger < 8, besser < 6 h).

32 Lungentransplantation

Empfängeroperation: Unilaterale Transplantation

- **Wahl der Pneumonektomie:**
  - *Generell Entfernung der funktionell schlechteren Seite* (entsprechend der Lungenperfusions-/Ventilationsszintigraphie).
  - *Vermeidung eines voroperierten Hemithorax.*
  - *Bevorzugung der linken Seite* bei restriktiven Lungenerkrankungen (mobileres Zwerchfell bei geschrumpftem Hemithorax).
  - *Bevorzugung der rechten Seite:*
    - Bei obstruktiven Lungenerkrankungen (Ausweichen der Nativlunge nach kaudal).
    - Bei pulmonaler Hypertonie (einfachere Kanülierung der Aorta descendens und des rechten Vorhofes).
- Einsatz der Herz-Lungen-Maschine bei ventilatorischer oder hämodynamischer Insuffizienz unter Einlungenbeatmung.
- Zugang in Seitenlagerung durch posterolaterale Thorakotomie im 5. ICR unter peinlicher Schonung des N. phrenicus.
- Maximal mögliche Kürzung von Spender- und Empfängerhauptbronchus.
- Teleskopförmige Bronchusanastomose. Die früher übliche, gestielte Omentumummantelung ist nicht notwendig.

Empfängeroperation: Bilaterale Transplantation

- Bilateral-sequentielle unilaterale Transplantation über beidseitige anterolaterale Thorakotomie mit Sternumquerdurchtrennung und Hauptbronchusanastomosen.
- **Obsolet:** En bloc-Transplantation mit Trachea-Anastomose (wegen schwerer Anastomosenkomplikationen).

Postoperative Therapie

- **Immunsuppression:**
  - *Methylprednisolon:* Beginn intraoperativ mit 500 mg i.v. nach Eröffnung der Klemmen, jeweils 2×125 mg i.v. an den drei folgenden Tagen.
  - *Cyclosporin A:* Am ersten postoperativen Tag 100–150 mg i.v., die weitere Dosis nach Serumspiegel anpassen (300–350 ng/ml).
  - *Azathioprin:* Ab erstem postoperativen Tag (2 mg/kg/d über Magensonde), alternativ Mycophenolat 1000 mg/12 h über Sonde.
- **Infektionsprophylaxe:**
  - *Routinemäßig Breitspektrumantibiotika,* z.B. Imipenem $4 \times 0,5$ g in den ersten 5–7 Tagen.
  - *Routinemäßige CMV-Erstprophylaxe* (außer bei negativer Serologie bei Spender + Empfänger):
    - CMV-Hyperimmunglobulin: 5 g an Tag 1, 2, 3, 9 und 16.
    - Ganciclovir: 5 mg/kg KG/12 h an Tag 1–14, danach halbierte Dosis für 2 Wochen mit Aussparen der Wochenenden.
  - *Orale Dauerprophylaxe:* Am ersten postoperativen Tag Beginn mit Cotrimoxazol und Aciclovir.

32 Lungentransplantation

- **Maschinelle Beatmung:**
  - Volumenkontrollierte, drucklimitierte maschinelle Ventilation mit P_{max} = 30 mbar.
  - PEEP = 10 cm H_2O (stufenweise Reduktion).
  - Ziel: $S_aO_2 > 92\%$.
  - Frühestmögliche Extubation.
- **Konsequent negative Bilanzierung** mit Einsatz von Schleifendiuretika, Therapie eines Reperfusions-Lungenödems (bei präexistenter pulmonaler Hypertonie).
- **Bronchoskopie:** Mehrfach in der Postoperativphase zur Erregerdiagnostik und Anastomosenbeurteilung.
- **Therapie sekundärer Infektionen:**
  - *Bakterielle Pneumonien* (meist innerhalb der ersten 4 Wochen): Gezielt nach Bronchoskopieergebnissen.
  - *Opportunistische Infektionen* (CMV!, in der Regel ab der dritten postoperativen Woche): Hyperimmunglobulin und Ganciclovir (s.o.).
- **Vorgehen bei früher Abstoßungsreaktion** (meist im ersten Monat): Methylprednisolon 500 mg i.v. an drei aufeinanderfolgenden Tagen.
- *Hinweis:* Opportunistische Infektionen und akute Abstoßung sind meist nicht unterscheidbar (diffuse Infiltrate, Gasaustauschverschlechterung). Eine kombinierte antivirale und Steroidtherapie ist dann in der Regel notwendig.

Nachsorge

- **Untersuchungsintervalle:** In den ersten sechs Monaten wöchentlich, im zweiten Halbjahr zweiwöchentlich, danach alle 4 Wochen.
- **Untersuchungsprogramm:**
  - Anamnese und komplette klinische Untersuchung.
  - Blutbild, Dtifferentialblutbild, CRP, Leber- und Nierenwerte.
  - Cyclosporin A-Serumspiegel (zunächst 300–350 ng/ml, dann 200–250 ng/ml bis zum Ende des ersten Jahres, dann 150–200 ng/ml).
  - Gegebenenfalls CMV-EA (Early-Antigen) im Serum.
  - Röntgenbild der Thoraxorgane in zwei Ebenen.
  - Lungenfunktionsprüfung mit $T_{L,CO}$ und kapillärer BGA.
  - Bronchoskopie (Anastomose, Infektion, Abstoßung) mit bronchoalveolärer Lavage und gegebenenfalls transbronchialer Biopsie (nur im Verdachtsfall).

Komplikationen

- **In den ersten Stunden:**
  - *Primäres Transplantatversagen (Primary Graft Failure):*
    - Ursache: Massive immunologische Inkompatibilität, mangelnde Konservierung, lange Ischämiedauer.
    - Diagnostik: Beatmungsparameter.
    - Therapie: Maschineller Lungenersatz, Re-Transplantation.
  - *Multiorganversagen:*
    - Ursache: Sepsis, systemische Perpetuierung von Entzündungskaskaden.
    - Diagnostik: Beatmungsparameter, Nieren-, Leberfunktion, Hämodynamik.
    - Therapie: Beatmungstherapie, Kreislaufunterstützung, Antibiotika, Organersatztherapie.

32 Lungentransplantation

- **In den ersten Tagen:**
  - *Bakterielle Pneumonie/Pleuritis:*
    - Ursache: Exazerbation einer subklinischen Spender-/Empfängerinfektion, iatrogen.
    - Diagnostik: Bronchoskopie, Pleurapunktion.
    - Therapie: Breitspektrumantibiotikum mit gramnegativem Keimspektrum und Staphylokokkenwirksamkeit.
  - *Akute Abstoßung:*
    - Ursache: Immunologische Inkompatibilität.
    - Diagnostik: Röntgenbild, Gasaustausch (BGA).
    - Therapie: Methylprednisolon 500 mg i.v. an drei aufeinanderfolgenden Tagen, bei Nichtansprechen Antilymphozytenglobulin oder OKT3 (*cave* Immunkompetenz!).
- **Dritte Woche bis 12. Monat:**
  - *Akute Abstoßung* (s.o.).
  - *Opportunistische Infektion* (CMV, Pneumocystis carinii, Herpesvirus, Pilze):
    - Ursache: Immunsuppression.
    - Diagnostik: BAL, TBB, Antigennachweis.
    - Therapie: Empirisch Ganciclovir und CMV-Hyperimmunglobulin (s.o.), ansonsten gezielt (s. S. 214 ff).
- **Ab dem zweiten Jahr:**
  - *Chronische Abstoßung* (Bronchiolitis obliterans, s. S. 175):
    - Ursache: unbekannt.
    - Diagnostik: TBB, Lungenfunktionsprüfung.
    - Therapie: Keine bekannt.
  - *Hinweis:* Die sensitivsten Parameter zur Diagnostik bei opportunistischer Infektion und Abstoßung sind Klinik („grippiges Gefühl", Kurzatmigkeit), CO-Diffusionskapazität, statische Lungencompliance.

Ergebnisse

- Bis Ende 1997 wurden weltweit > 3500 Lungentransplantationen durchgeführt.
- **Periopertive Mortalität:** < 10% (für bilateral sequentielle Transplantationen nur wenig ungünstiger als für unilaterale Transplantationen).
- **Langzeitlebenserwartung** (abhängig vom Eingriff und von der Grunderkrankung): Nach einem Jahr überleben im Mittel 75–80% (Todesfälle v. a. durch Anastomosenprobleme, bakterielle und opportunistische Infektionen und akute Abstoßungen), nach 2 Jahren 70–75%, nach 3 Jahren 65–70%, nach 5 Jahren etwa 60–70% der Patienten (s. Abb. 64).
- **Spätprognose:**
  - Vor allem begrenzt durch chronische Abstoßung (Bronchiolitis obliterans, „Vanishing bronchus").
  - *Günstig:*
    - Verfahren: Bilateral sequentielle und unilaterale Transplantation.
    - Vorerkrankungen: Lungenfibrose und Lungenemphysem.
  - *Ungünstig:*
    - Verfahren: Bilaterale En bloc-Resektion und Herz-Lungentransplantation.
    - Vorerkrankungen: Pulmonale Hypertonie, Bronchiektasen und zystische Fibrose.

32 Lungentransplantation

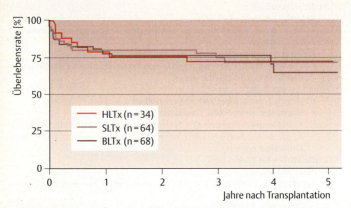

Abb. 64   Kumulative Überlebenswahrscheinlichkeit in den ersten 5 Jahren nach Herz-Lungen-Transplantation (HLTx), einseitiger (SLTx) und beidseitiger (BLTx) Lungentransplantation (Ergebnisse der Arbeitsgruppe Lungentransplantation Hannover)

33.1 Endobronchiale Lasertherapie

Grundlagen

- **Definition:** Phototherapeutische Beseitigung von intraluminalem Fremdgewebe.
- **Verwendeter Laser:**
  - Neodym-YAG-Laser: Neodym-Yttrium-Aluminium-Granat als laseraktives Medium.
  - Es resultiert eine Wellenlänge im Infrarotbereich (1064 nm).
  - Kennzeichnend ist ein niedriger Absorptions- und hoher Streuungskoeffizient im Gewebe.
- **Biologischer Effekt abhängig von der Dosisleistung** (Bereich: 10–100 Watt):
  - *Niedrige Leistung (10–30 Watt):* Gewebetemperatur 40–60 °C, Koagulation, Gefäßverschluß bis zu 6 mm Eindringtiefe.
  - *Mittlere Leistung (30–50 Watt):* Gewebetemperatur 60–120 °C; Karbonisation, Eindringtiefe bis 3 mm.
  - *Hohe Leistung (60–100 Watt):* Gewebetemperatur > 120 °C, Karbonisation, Vaporisation, Eindringtiefe < 2 mm.
- **Vorgehen:**
  - *Applikation* über den Arbeitskanal eines Endoskops mittels flexiblem Quarzfaserlichtleiter.
  - *Zieleinstellung* über einen koaxial geführten Pilotlaser im sichtbaren (roten) Wellenbereich.
  - *Laser-Betrieb* im berührungsfreien Verfahren.

Indikationen

- Stenosierend wachsende, exophytische zentrale, inoperable Bronchialtumoren (Lokalisation: Trachea, Carina, Hauptbronchien, Bronchus intermedius).
- Bedrohliche Erkrankung:
  - Retentionspneumonie.
  - Atelektase.
  - Asphyxie.
  - Ventilüberblähung der Lunge.
- Bronchiale Blutung im einsehbaren Bereich (alternativ oberflächliche Lichttherapie durch Argon-Beamer).
- Blutung oder Retentionspneumonie bei zentralem, exophytisch wachsendem operablem Bronchialkarzinom vor dem chirurgischen Eingriff.
- Zentral gelegene Chondrome, Lipome und Leiomyome (kurative Indikation).
- Inoperable, multilokuläre semimaligne Neoplasien (tracheobronchiale Papillomatose).
- Bronchiale Amyloidose.
- Entzündlich/narbig bedingte Stenosen (meist fremdkörperbedingt) bei kurzstreckigen, exophytischen oder pseudomembranösen Befunden.

Kontraindikationen

- Moribunder Patient.
- Beatmeter Patient bei einem $FiO_2 > 0,5$.
- Fehlende Perfusion im zu eröffnenden Lungenabschnitt (z. B. durch Tumorinfiltration der Pulmonalarterie).

33.1 Endobronchiale Lasertherapie

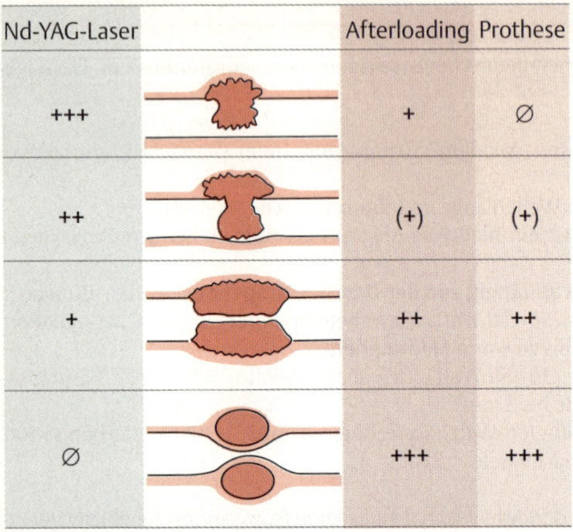

Nd-YAG-Laser		Afterloading	Prothese
+++		+	∅
++		(+)	(+)
+		++	++
∅		+++	+++

Abb. 65 Wahl des Interventionsverfahrens nach Stenosetyp

- Bronchusstenose mit erhaltener Bronchialschleimhaut (s. Abb. 65).
- Unübersichtliche Anatomie (auch nach unterstützender bronchialer Ballondilatation).
- Schwere hämorrhagische Diathesen (Thrombozyten < 50.000/µl, PTT > 50 s).
- Endgradige Sekundärerkrankung (Herzinsuffizienz, Leberinsuffizienz).

Voruntersuchungen

- **Allgemein:**
  - Anamnese und klinischer Befund.
  - Intensive Patientenaufklärung (außer in Notfallsituationen).
  - Thoraxchirurg in erreichbarer Nähe.
- **Labor:** Blutbild, Gerinnung, Leberwerte, Nierenretentionswerte.
- **Eingehende Fiberbronchoskopie** durch den Operator.
- **Bildgebung:**
  - Röntgenaufnahme der Thoraxorgane in zwei Ebenen.
  - Bei unübersichtlicher Anatomie Thorax-CT.
  - Bei Atelektase Lungenperfusionszintigramm oder besser Pulmonalisangiographie in DSA-Technik.
- **Funktionsdiagnostik:** Lungenfunktionprüfung (falls möglich), BGA.

Durchführung

- **Narkoseeinleitung** im Endoskopieraum (Durchleuchtungsmöglichkeit!): Intravenöse Narkose (z. B. mit Propofol) und Relaxation; Intubation und Beatmung mit dem starren Rohr.
- Sorgfältige Tamponade des Rachens.
- Reduktion des FiO_2 auf < 0,5 (Laserapplikationen ≤ 3 s) oder < 0,4 (Laserapplikationen > 3 s).

33.1 Endobronchiale Lasertherapie

- **Laserapplikation** über das starre Bronchoskop oder in kombinierter Technik über den Arbeitskanal eines flexiblen Bronchoskopes:
  - Zunächst großflächige Koagulation mit niedriger Dosisleistung zur tiefen Gefäßkoagulation.
  - Anschließend Entfernung des avitalen Tumors mit großmäuligen Zangen oder Karbonisation mit mittlerer Leistung (s. o.).
  - *Hinweis:* Hohe Dosisleistungen nur selten einsetzen (Komplikationsgefahr!).
  - Schrittweise Abtragung des Fremdgewebes mit wiederholten Koagulationen.
  - Bei umfangreichem Befund zunächst Wiedereröffnung der am meisten ventilationsrelevanten Bronchusanteile.
  - Laserresektion bis maximal in Schleimhautniveau.
- **Extubation** in Bluttrockenheit und sorgfältigem Absaugen der Lungenperipherie beidseits mittels Fiberendoskop.
- **Überwachung, Kontrolluntersuchungen:**
  - Nachbeobachtung für 24 h auf der Intensivüberwachungsstation.
  - Rebronchoskopie (flexibel) 3–7 Tage post interventionem.

Komplikationen

- Letal (bei 0,2–1,6%, im Mittel bei 1% der Interventionen): Meist aufgrund schwerer kardiopulmonaler Kompromittierung, seltener durch direkte verfahrensbedingte Komplikationen.
- Blutungen (wichtigste Komplikation, vor allem bei Anwendung mittlerer bis höherer Dosisleistungen): Tamponade, erneute Koagulation (s. S. 132).
- Perforation, Mediastinitis (s. S. 484).
- Wiedereröffnungslungenödem (selten): Beatmung mit PEEP.
- Asthmaanfall (durch Schmauch; s. S. 152).
- Entflammung oder Verpuffung durch zu lange Einzelapplikation und/oder zu hohen FiO_2: Raumluftventilation.
- Stenosierende Fibrinmembranen auf der endobronchialen Wundfläche (innerhalb der ersten 3 Tage): Endoskopische Abtragung mittels Zange.
- Zerstörung des Lichtleiters (kein berührungsfreies Arbeiten).
- Zerstörung des Applikationsbronchoskopes.
- Schädigung des Untersuchers (Augen) oder der umstehenden Personen durch falsche Anwendung des Laserlichtes.

Ergebnisse

- Verbesserung der Lebensqualität bei 70% der Patienten (Anstieg des Aktivitätsindex nach Karnofsky um 10–40%).
- Wiedereröffnungsraten tracheal > 90%, in Hauptbronchien 70%, Bronchus intermedius 60%, Lappen- oder Segmentbronchien < 50%.
- Wiedereröffnungsdauer im Mittel 8–16 Wochen.
- Lebensverlängerung im Mittel 3–6 Monate bei inoperablen Malignomen.

33.2 Photodynamische Therapie

Grundlagen

- **Definition:** Diagnostische und therapeutische Anwendung eines Argonlasers (Wellenlänge 630 nm) 1–2 Tage nach systemischer Gabe eines Photosensibilisators (Chromophore wie Protoporphyrinderivat, Dihämatoporphyrinester).
- **Therapeutische Anwendung:** Hierdurch tumorselektive und zuverlässig zytotoxische Zellschädigung bis zu einer Tiefe von 1–2 mm.
- **Diagnostische Anwendung:** In der Früh-Diagnostik präneosplatischer oder neoplastischer Schleimhautareale (farboptische Darstellung bei exzitatorischer Wellenlänge im Violettbereich nach Gabe des Photosensibilisators).

Indikationen

- Diagnose präneoplastischer und frühneoplastischer Schleimhautläsionen im fiberoptisch einsehbaren Bereich (s. o.).
- Therapie inoperabler Frühneoplasien (bei funktioneller Inoperabilität, Zweit-Frühkarzinome, multilokuläre Frühkarzinome).
- Kombinierte Anwendung mit anderen Verfahren.

Kontraindikationen

- Operable Frühkarzinome.
- Tiefergehende, invasive Karzinome.
- Periphere Karzinome.

Durchführung

- **Abschirmung des Patienten** gegenüber Sonnenlicht für mindestens zwei Wochen, stationäre Behandlung.
- **Systemische Gabe des Photosensibilisators,** am zweiten Tag danach im Rahmen einer Bronchoskopie Bestrahlung der Läsion mittels Argon-Laser.
- **Kontrolluntersuchungen:** Bronchoskopie nach zwei Wochen, danach $^1/_4$jährlich.
- Bei Lokalrezidiv wiederholte Anwendung.

Komplikationen

- **Phototoxizität** bei Exposition des Patienten gegenüber Sonnenlicht in den ersten Wochen bis hin zu bullösen Hautveränderungen.
- **Unverträglichkeit** gegenüber Photosensibilisatoren (Allergie).
- Risiken der Bronchoskopie (s. S. 87).

Ergebnisse

- Komplette Elimination zentraler bronchialer Frühneoplasien in 80–100% der Fälle.
- Trotz positiver Berichte keine Alternative zur radikalen Resektion. Die photodynamische Therapie operabler Neoplasien gilt als Kunstfehler.

33.3 Endobronchiale Kleinraumbestrahlung

Grundlagen

- **Prinzip:** Die Verwendung des γ-Strahlers ^{192}Iridium (maximale Aktivität 740 GBq, $T_{1/2}$ = 74 Tage) erlaubt die Minimierung von Strahlenquellen auf einen Durchmesser von 0,8 mm und damit die Applikation therapeutischer ionisierender Strahlen im Nahfeld bis zu 4 cm Abstand vom Strahler. Je nach Bewegung der Strahlenquelle im Applikator werden kugelförmige, ellipsenförmige oder birnenförmige Strahlenfelder mit scharfem Isodosenabfall erzeugt.
- **Dosis, Bestrahlungsdauer:** Typische Herddosen sind 15 Gy in 5 mm und 6 Gy in 10 mm Abstand von der Quellenachse (maximale Verweilzeit der Strahlenquelle: 4 Minuten).
- **Voraussetzung:** Fiberendoskopische Positionierung des nasobronchialen oder orobronchialen tubulären Strahlenapplikators.

Indikationen

- Inoperable, kleinvolumige Tracheobronchialmalignome, zentral gelegen bis hin zum Lappenbronchus.
- Laserchirurgisch oder mittels endobronchialer Prothese vorbehandelte zentrale bronchiale Malignome zur Konsolidierung des Behandlungsergebnisses.
- Mäßig stenosierende Tumoren der Trachea oder der großen Bronchien können allein durch Kleinraumbestrahlung therapiert werden.
- Transkutan vorbestrahlte, sekundär zentral stenosierend wachsende Malignome.
- Kombinierte Anwendung mit perkutaner Bestrahlung bei zentralen, stenosierenden Tumoren mit einem Volumen ≥ 5 cm.
- Die Differentialindikationen sind in Abb. 65 (s. S. 550) skizziert.

Kontraindikationen

- Tracheobronchial stenosierende, benigne Prozesse.
- Exophytisch wachsende, zentrale Malignome mit geringem extramuralem Anteil (relative Kontraindikation).
- Operable Bronchialtumoren.
- Weiter peripher gelegene Tumoren (Grenze: Lappenbronchus).

Durchführung

- Zur Indikationsstellung Darstellung des Tumorbefundes mittels Fiberbronchoskopie und Computertomographie.
- **Mindestvoraussetzungen:**
  - Geschätzte Lebenserwartung > 3 Monate nach interventioneller Therapie.
  - p_aO_2 > 50 mmHg, p_aCO_2 < 50 mmHg.
  - Thrombozyten > 50.000 µl, PTT < 50 s.
- **Vorbehandlung:**
  - *Lasertherapie* bei stark stenosierenden, exophytischen Tumoren.
  - *Implantation eines bronchialen Stents* bei stark stenosierenden Tumoren mit intakter Schleimhaut oder infiltrativen Befunden.

33.3 Endobronchiale Kleinraumbestrahlung

- **Eigentliche Bestrahlung:**
  - *Fiberoptische Einlage der Applikatorsonde* (in Lokalanästhesie), am besten nasobronchial mit sicherer Fixierung der Sonde am Nasenausgang. Bei carinanahem Befund Einlage von zwei Applikatoren in beide Hauptbronchien.
  - *Sichere Kontrolle der genauen Position* mittels Fiberbronchoskop und/oder Bildverstärker mit Photodokumentation mit Hilfe eines eingelegten Kalibrators mit röntgendichter Zentimeterangabe.
  - *Ankopplung der Strahlenquelle.*
  - *Einführung der stahldrahtgeführten Strahlenquelle* in den tracheobronchialen Applikator (geschützt im getrennten Bedienungsraum).
  - Die gewünschte Dosisverteilung wird mittels computerberechneter Bewegung der Strahlenquelle im Applikator je nach Aufenthaltsdauer, Ausgangsaktivität und Quellenbewegung erreicht.
  - *Angestrebte Gesamtdosis:* 45 Gy, fraktioniert auf 3–4 Einzelsitzungen im Abstand von 7–14 Tagen.
  - *Entfernung des Applikators* nach Rückzug der Strahlenquelle in den Aufbewahrungsbehälter.
- **Kontrolluntersuchungen:** Bronchoskopie anläßlich der folgenden Sitzung sowie 4 Wochen nach Bestrahlungsende, danach vierteljährlich.

Komplikationen

- Mechanische Tumorblutung oder Tumorfistel durch Verletzung mit dem Applikator (selten).
- Tumorarrosionsblutungen in etwa 10% der Fälle, meist nach Bestrahlungsende.
- Tracheoösophageale oder bronchiale (z. B. bronchoperikardiale) Fisteln bei etwa 5% der Patienten.

Ergebnisse

- Bei nichtkleinzelligem Bronchialkarzinom (Hauptindikation, s. S. 297):
  - Lokale Vollremission in 0–20%.
  - Lokale Teilremission (Verkleinerung des Tumorvolumens von >50, $<100\%$) in 40–60%.
  - Kein Ansprechen oder Tumorprogression in 20–40%.

33.4 Bronchusdilatation

Grundlagen

- **Definition:** Aufdehnung benigner oder maligner tracheobronchialer Stenosen mittels Ballonkatheter.

Indikationen

- Komplette Bronchusstenose bei Bronchialtumoren, Lungenabszess, Tuberkulose (Epituberkulose), Narbenschrumpfung.
- Im Rahmen der endobronchialen Lasertherapie (s. S. 549) zur Steuerung der Intervention.
- Im Rahmen der Plazierung endobronchialer Prothesen zur Vorbereitung der Stenteinlage oder zur Optimierung inkomplett eröffneter Stents.

Durchführung

- Am besten im Rahmen der starren Bronchoskopie zur Beherrschung eventuell dabei auftretender Blutungen.
- Markierung der Stenose (proximales, distales Ende) auf der Hautoberfläche (röntgendichter Stift).
- Überwindung der Bronchusstenose mit Führungsdraht (optimal sind unterschiedlich steife/biegsame Führungsdrähte durch Verwendung einer „Seele").
- Plazierung des Führungsdrahtes mindestens 30 mm distal der Bronchusstenose und anschließend Einführung des Dilatationskatheters über den Draht.
- Einlage des Dilatationsballons in die Bronchusstenose, Kontrolle des Dilatationsvorgangs via Fiberbronchoskop und Bildverstärker-Fernsehkette.
- Aufdehnung des Dilatationsballons am besten über Schraubmanometer mit Druckangabe nach Füllung der Vorratsspritze mit 1:1-verdünntem wasserlöslichem Kontrastmittel bis zum Erreichen der Sollform bzw. des Solldruckes.
- Mehrmalige Aufdehnung über jeweils 1 Minute bis zum Erreichen des gewünschten Ergebnisses.
- Entfernung des Katheterballons, Belassen des Führungsdrahtes zur eventuell nachfolgenden Plazierung einer Prothese.

Komplikationen (5–15 %)

- Druckmechanische Blutungen.
- Schleimhauteinrisse.
- Eröffnung bronchialer Fisteln.
- Schmerzhaftigkeit bei Anwendung in Lokalanästhesie.

Ergebnisse

- Außer bei karnifizierenden, verkalkenden Stenosen (alte tuberkulöse Narben, Osteosarkom) gelingt regelmäßig zumindest die teilweise Eröffnung des Bronchuslumens über Stunden bis Tage.
- In der Regel kein dauernder Dilatationserfolg; das Ergebnis muß durch Prothese oder andere Maßnahmen stabilisiert werden.

33.5 Bronchusprothesen (Stents)

Grundlagen

- **Definition:** Endobronchiale Aufdehnung von Bronchusstenosen durch elastische (aktive) oder plastische (passive) tubulär geformte Bronchusprothesen.
- **Prothesentypen:**
  - *Aktive Stents:* Elastische Metallegierungen, z. B. Nitinol (Metall, das unter Körpertemperatur den Solldurchmesser erreicht), Silikon.
  - *Passive Stents:* Dilatierbarer Metall-Stent mit Gitterdesign nach Palmaz-Schatz.
  - *Für tracheale Applikation geeignete Stents:* Dumon-Stent, Gianturco-Stent, Montgomery-Stent (nur bei Tracheostoma), Dynamic-Stent.
  - *Geschlossene Stents* (Hindurchwachsen von Tumorgewebe unmöglich): Dumon-Stent, Montgomery-Stent, Dynamic-Stent.
- **Auswahlkriterien:**
  - Je nach Lage, Ausdehnung, Dignität und mechanischen Eigenschaften der tracheobronchialen Stenose.
  - Es müssen stets unterschiedliche Stent-Typen vorrätig sein.
  - Tabelle 86 gibt eine Übersicht über die Stent-Typen als Entscheidungshilfe zur Auswahl.
- **Art der Plazierung:**
  - *Nur mit starrem Instrumentarium:* Dynamic-Stent, Dumon-Stent.
  - *Flexibel:* Alle anderen Stents.

Indikationen

- Zentrale extraluminale Atemwegsstenosen (Trachea, Carina, Hauptbronchus, Bronchus intermedius), bedingt durch komprimierend oder infiltrierend wachsende nichtkleinzellige Bronchialkarzinome (palliativ).
- Tracheomalazie.
- Dynamischer, atemabhängiger Kollaps zentraler Atemwege.
- Tracheobronchiale Strikturen benigner Genese.
- Vorbereitung der bronchialen Kleinraumbestrahlung.
- Die Differentialindikationen sind in Abb. 65 (s. S. 550) skizziert.

Kontraindikationen

- Operable Atemwegsstenosen.
- Moribunder Patient.
- Schwere Ateminsuffizienz (p_aO_2 < 50 mm Hg, p_aCO_2 >50 mm Hg) unabhängig von der Bronchusstenose, drohende Beatmungspflicht bei maligner Grunderkrankung.
- Exophytisch wachsender Bronchialtumor ohne vorbereitende Lasertherapie (Blutungsgefahr!).
- Periphere Bronchusstenose ab Lappenebene (kein Funktionsgewinn).
- Geringgradige Bronchusstenosen.
- Hämorrhagische Diathese (PTT > 50 s, Thrombozyten < 50000/µl).

33.5 Bronchusprothesen (Stents)

Tabelle 86 Typen bronchialer Stents

Bezeichnung/ Hersteller	Material	Expansionskraft	Plazierung	Besonderheiten
Dumon-Stent (Fa. Medisyst)	Silikon, geschlossen	++	Spezialapplikator, starr	selbstexpansiv, dickwandig, behindert Expektoration
Wall-Stent (Fa. Schneider)	Metall-Gitter, offen	+	Applikationshülse über Führungsdraht	selbstexpansiv, nicht vor Dislokation sicher
Palmaz-Stent (Fa. Johnson & Johnson)	Metall-Gitter, offen	++	Ballondilatation über Führungsdraht	starr, möglicher Stentkollaps, behindert Expektoration erheblich
Gianturco-Stent (Fa. Cook)	Metall-Gitter, offen	+++	Applikationshülse über Führungsdraht	selbstexpansiv, Stentbruch beobachtet
Strecker-Stent (Fa. Boston Scientific)	Metall (Nitinol)-Maschen, offen	++	über Führungsdraht	selbstexpansiv
Montgomery Stent (Fa. Rüsch)	Silikon, geschlossen	++	manuell	T-förmig, zur Tracheaschienung bei Tracheotomie
Dynamic-Stent (Fa. Rüsch)	Metall/Kunststoff, geschlossen	– Trachea +++ – Bronchus +	Spezialzange starr	selbstexpansiv, behindert Expektoration gering

Durchführung

➤ Indikationsstellung mittels Fiberbronchoskopie, im Einzelfall auch mit zusätzlicher Computertomographie.
➤ **Vorgehen:**
 – Vorgehen unter Durchleuchtungsbedingungen.
 – Bei Risikopatienten, blutungsfährdetem Lokalbefund, inkooperativen Patienten in Narkose, am besten mit starrer Bronchoskopie.
 – Genaue Markierung der Atemwegsstenose auf der Körperoberfläche mit Metall via Fiberbronchoskop.

33.5 Bronchusprothesen (Stents)

- Spezielle Einlagetechnik – abhängig vom Stenttyp – beachten.
- Nach Plazierung fiberbronchoskopische Kontrolle der Stentlage und -öffnung.
- Gegebenenfalls Verbesserung des Ergebnisses durch Ballondilatation.

➤ **Überwachung, Kontrolluntersuchungen:**
- Bei Risikopatienten Intensivüberwachung für 24 h postinterventionell.
- Bronchoskopische Kontrolle des Ergebnisses am 4.–7. Tag.

Komplikationen (gesamt ca. 25%, bedrohlich 2–5%)

➤ **Schleimverlegung:** Sehr häufig bei passiven, starren Stents und funktionell schlechter Lunge peripher des Stents (geringe Effektivität des Hustenstoßes). Alle Stents beeinträchtigen die mukoziliare Clearance.

➤ **Dislokation:** Vor allem bei mangelnder Größenanpassung und geringer Expansionskraft sowie bei Tracheomalzie oder Bronchusinstabilität als Grunderkrankung.

➤ **Atelektase:** Bei Schleimverlegung oder erfolgloser Wiedereröffnung.

➤ **Bronchialwandulzeration:** Bei starrem Stent und/oder schlechter Schleimhautdurchblutung.

➤ **Stentbruch:** Materialermüdung durch starken Husten (*cave:* Stents, die nicht zur bronchialen Applikation zugelassen sind!).

➤ **Mediastinitis:** Sekundärkomplikation nach Bruch.

➤ **Tracheobronchiale und/oder Stimmlippenverletzungen** bei Stenteinlage.

➤ **Schleimhautreizung:** Bei trachealen Stents innerhalb der ersten Tage.

Ergebnisse

➤ Die primäre Wiedereröffnung von Bronchien gelingt in 80–90% der Fälle.
➤ Die Wiedereröffnungsdauer ist stark abhängig von der Grunderkrankung und dem Stenttyp:
  - Bei benigner Stenose meist dauerhaftes Ergebnis.
  - Bei maligner Stenose im Mittel Wiedereröffnung für 2–10 Monate.
➤ Das Ergebnis wird durch kombinierte Behandlung (z. B. Kleinraumbestrahlung) verbessert.

33.6 Bronchusokklusion

Grundlagen

- **Definition, Prinzip:** Gezielte Verlegung eines Bronchiallumens zur Therapie bronchialer Blutungen und Fisteln.
- **Techniken:**
  - *Prinzip des Fogarty-Katheters:* Lumenverschließender, kugelförmiger Katheterballon.
  - *Univent-Tubus:* 2 lumiger Endotrachealtubus mit mobilem, bronchoskopisch führbarem Okklusionsballonkatheter im Zweitlumen.

Indikationen, Kontraindikationen

- **Indikationen:**
  - Hämoptoe, Blutungsquelle im nicht einsehbaren Bereich des Bronchialsystems.
  - Bronchiale (meist bronchopleurale), periphere Fistel.
- **Kontraindikationen:**
  - Bronchiale Blutungen im bronchoskopisch einsehbaren Bereich (dann Laserbehandlung – Neodym-YAG-Laser, Argon-Beamer).
  - Diffuse alveoläre Hämorrhagie.
  - Chirurgisch behandelbare tracheobronchiale Fisteln (außer zur Überbrückung vor operativer Sanierung).

Durchführung

- **Allgemeine Voraussetzungen:**
  - Endotracheale Intubation oder starre Bronchoskopie mit Blutungstamponade.
  - Sedierende und antitussive Therapie, in aller Regel Analgosedierung mit maschineller Ventilation.
- **Lokalisationsdiagnostik:**
  - *Blutung:* Fiberbronchoskopie, Computertomographie.
  - *Fistel:* Fiberbronchoskopie, Bronchographie.
- **Möglichkeiten für das Einbringen des Okklusionsballons:**
  1. Über einen durch den Arbeitskanal des Bronchoskopes eingebrachten Führungsdraht unter bronchoskopischer Sicht in das vorgewählte Segment/Subsegment.
  2. Umintubation mit Univent-Tubus; die Plazierung des integrierten Ballonkatheters im betroffenen Segment mittels Biopsiezange kann *a)* direkt fiberbronchoskopisch mit der Biopsiezange oder *b)* über einen Führungsdraht erfolgen (im Lumen des integrierten Ballonkatheters).
  - ◉ *Achtung:* Auf eine sichere externe Fixierung des Univenttubus oder Ballonkatheters achten!
- **Füllen des Okklusionsballons:**
  - *Füllung:* 1 : 1 verdünntes wässriges Kontrastmittel (zur Röntgenkontrolle).
  - *Druckbegrenzung* durch angeschlossenes Manometer (Ballondruck bis 25 mmHg).
- **Liegedauer:** Maximal 24 Stunden, danach Entblocken des Ballons unter direkter endoskopischer Sicht (Kontrolle der Hämostase oder der bronchialen Fistel durch Inspektion).

33.6 Bronchusokklusion

- **Bronchoskopie:**
  - Kontrolle der Bronchialschleimhaut im Ballonbereich (Nekrosezeichen?).
  - Bei Blutungsrezidiven, persistierendem Luftleck und fehlender Schleimhautnekrose erneute Ballonokklusion für weitere 24 Stunden.
- **Entfernung des Okklusionsballons** ebenfalls unter direkter fiberendoskopischer Sicht.
- **Begleitmedikation:** Antibiotikaprophylaxe (Retentionspneumonie!), z. B. mit Clindamycin 600 mg/8 h i. v. + Ceftriaxon 2 g/24 h i. v.
- **Weiteres Vorgehen:**
  - Tägliche endoskopische Kontrolle der Blutungsaktivität oder des Luftlecks.
  - Kleinere periphere Blutungen sistieren nach Tamponade oft spontan.
  - *Indikationen zur chirurgischen Therapie nach Notfallokklusion:*
    - Einmalige große Blutung (> 50 ml/h).
    - Blutungsrezidiv nach 24 h Okklusion.
    - Tumorblutung.
    - Kavernenblutung.
    - Große bronchiale Fistel (Luftleck > 20% des Atemzeitvolumens).
  - *Indikationen zur definitiven Behandlung durch Fibrinklebung:*
    - Inoperabler Patient.
    - Rezidivierendes kleines, peripheres Luftleck.

Komplikationen

- Verletzungen und Blutungen bei der Implantation.
- Rezidivierende Blutung oder rezidivierendes Luftleck bei nicht komplett geblocktem Ballon.
- Schleimhautnekrose mit Pneumonie, Atelektase oder Fistel durch zu lange Liegedauer oder zu hohen Ballondruck.
- Retentionspneumonie.

Ergebnisse

- Lokalisierte Blutungen oder Luftlecks jenseits der Lappenbronchusebene lassen sich zuverlässig überbrückend kontrollieren.
- Prospektive, kontrollierte Untersuchungen liegen dazu nicht vor.

33.7 Fremdkörperentfernung

Grundlagen

- **Definition:** Entfernung solider Aspirate mittels Bronchoskop.
- **Prinzipien bei der Entfernung:**
  - Komplette Bergung des Fremdkörpers.
  - Schonung der Bronchialschleimhaut bei der Fremdkörpermobilisation.
  - Schonung der Stimmbänder bei der Extraktion.
- **Häufige Fremdkörper:**
  - *Kinder:* Spielzeugteile, Erdnüsse, Murmeln, Milchzähne.
  - *Erwachsene:* Zahnersatzbestandteile, Nahrungsbestandteile.

Indikationen

- *Hinweis:* Jeder aspirierte Fremdkörper ist frühestmöglich zu entfernen!
- **Notfallindikation:** Akute Fremdkörperaspiration mit Hustenanfall, plötzlicher Luftnot bis hin zur Asphyxie.
- **Elektive Indikationen:**
  - *Subakute Fremdkörperaspiration:* Atelektase, Retentionspneumonie oder Obstruktionsemphysem (selten) einige Tage nach Fremdkörperaspiration.
  - *Chronische Aspiration:* Entzündlich/granulomatöse Reaktion auf sessilen Fremdkörper mit sekundärer, entzündlicher Stenose (tumoröser Aspekt).

Kontraindikationen

Chronische, granulomatös ummauerte Aspirate ohne Chance der Mobilisierung (dann Indikation zur Thorakotomie).

Faktoren zur Therapieplanung

- *Art der Gefährdung:* Bei akut vitaler Bedrohung (Stridor, Zyanose, Ruhedyspnoe, „Silent-Chest") nach erfolglosem Heimlich-Griff unmittelbare Notfallintubation mit starrem Rohr.
- *Fremdkörpergröße:* Auswahl des Intubationsrohrs und der Endoskopiemethode (starr/flexibel) nach dem minimalen Außendurchmesser.
- *Fremdkörperbeschaffenheit:* Instabiles Material (z. B. Erdnuß) starr und am besten mittels Fangkorb entfernen.
- *Fremdkörperoberfläche:* Spitze Fremdkörper mit der spitzen Seite nach kaudal entfernen.
- *Ausmaß der Schleimhautreaktion:* Vorsichtige Präparation mit blutstillenden Maßnahmen bei chronischer Aspiration.

Methoden

- **Starre Methode:**
  - *Indikation:* Methode der Wahl im Notfall, bei Kindern, bei großen Fremdkörpern (> 3 mm), bei chronischer Aspiration, bei instabilen Fremdkörpern, bei spitzen Fremdkörpern.

33.7 Fremdkörperentfernung

- *Vorgehen:*
  - Intubation mit dem starren Rohr.
  - Inspektion mit dem Fiber- oder starren Bronchoskop.
  - Bergung mit Fremdkörperfaßzange, Korb, Schlinge über das starre Rohr.
  - Nur ausnahmsweise bei großen Fremdkörpern Bergung am Rohrende während der Extubation (Gefahr der Stimmlippenverletzung).
- **Flexible Methode:**
  - Nur ausnahmsweise direkte Entfernung mittels Fiberbronchoskop (kleiner, gut faßbarer, stabiler, aber nicht spitzer Fremdkörper).
  - Ansonsten endotracheale Intubation mit flexiblem Tubus in tiefer Sedierung oder Allgemeinanästhesie.
  - Fremdkörperextration mit miniaturisierten Faßzangen oder nach Ansaugen über den Instrumentierkanal durch den Endotrachealtubus.

Vorgehen bei Notfallindikation

- Intravenöse Narkoseeinleitung und Relaxation und sofortige starre Intubation in halbsitzender Position („Crush-Intubation").
- Sicherstellung einer Minimalventilation mit dem starren Rohr durch Dislokation, Wendung, Sofortextration oder Zertrümmerung des Fremdkörpers.
- Prophylaxe einer Rezidivaspiration durch Plazierung einer Endogastralsonde (Heber-Drainage).
- Fremdkörperentfernung mit starrem Instrumentarium durch das starre Rohr.
- Versorgung der verletzten Bronchialschleimhaut, Blutstillung, Ausschluß eines Schleimhautdefektes.
- In der Regel flexible Umintubation und Nachbeatmung für einige Stunden.

Vorgehen bei elektiver Indikation

- Zunächst flexible Bronchoskopie zur Planung der Extraktion.
- Elektive Allgemeinanästhesie in Relaxation, Extraktion mit geeignetem Instrumentarium.
- *Bei chronischer Aspiration:* Sorgfältige Blutungsprophylaxe (Instillation und Injektion von Noradrenalin oder Einsatz des Argon-Beamers um das Aspirat), vorsichtiges Präparieren mittels Zange und schonende Extraktion bei bereitliegender Bronchustamponade. Bei starker Blutung evtl. einseitige Intubation.
- *Nachbehandlung:*
  - Blutstillung mit Noradrenalin, Verschorfung mittels Argon-Beamer oder Nd-YAG-Laser.
  - Therapeutische Lavage der atelektatischen oder pneumonisch infiltrierten Lunge.
- **Überwachung, Kontrolluntersuchung:** Die primäre Extubation ist meist möglich; danach eintägige Intensivüberwachung, nach 3–7 Tagen fiberbronchoskopische Kontrolle.

33.7 Fremdkörperentfernung

Medikamentöse Infektionsprophylaxe

- **Indikation, Dauer:** Routinemäßig für drei Tage bei fehlenden Pneumoniezeichen, 10–20 Tage bei vorliegender Retentionspneumonie.
- **Wirkstoffe:**
  - Aminopenicillin + Betalaktamaseinhibitor (z.B. Ampicillin/Sulbactam 1,5 g/8 h i.v.).
  - *Oder:* Clindamycin (600 mg/8 h i.v.) + Cephalosporin der 2. Generation (z.B. Cefuroxim 1,5 g/8 h i.v.).

Komplikationen (selten)

- Intubationstrauma, Bronchusperforation, Mediastinitis, Blutung.
- Stimmlippen-/Larynxverletzungen bei Extraktion ohne Schutz durch das starre Rohr.
- Entzündliche Bronchusstenose nach verzögerter Extraktion.
- Bronchiektasen nach Retentionspneumonie.

Ergebnisse

- Die Fremdkörperextraktion nach akuter oder subakuter Aspiration gelingt fast immer.
- Bei chronischer Aspiration Fehlversuche in etwa 5% (durch Einwachsen). Eine Thorakotomie ist dann unvermeidlich.

34.1 Pleurapunktion

Grundlagen

- **Definition:** Entfernung von Flüssigkeit oder Luft aus dem Pleuraraum durch Anlegen eines Soges an eine transthorakal eingeführte Nadel oder einen Katheter (manueller Zug am Spritzenkolben oder kontinuierlicher Sog).
- **Pleurapunktion + Pneumothoraxgefahr:** Pleurale Flüssigkeitsansammlungen führen zu einem intrapleuralen Druckanstieg von im Mittel -5 cmH_2O auf bis zu $+20$ cmH_2O. Das Risiko eines Pneumothorax durch die Punktion reduziert sich mit zunehmendem Ergußvolumen. (Aber auch bei größeren Ergüssen besteht keine absolute Sicherheit, v. a. bei forcierter Inspiration).
- **Mögliche Folgen bei Entfernung größerer Ergußmengen:**
  - Rascher Abfall des intrapleuralen Druckes.
  - Abfall des intrapulmonalen Druckes.
  - Anstieg des bronchialen Volumens.
  - Anstieg der Gasaustauschfläche.
  - Abfall des pulmonalarteriellen Druckes.
  - Abnahme der Atemarbeit.
  - Anstieg des p_aO_2.
  - Verlust intravasaler Flüssigkeit bei nachlaufendem Erguß.
- **Risikofaktoren:**
  - Unerfahrener Untersucher.
  - Koagulopathie.
  - Mangelnde Patientenkooperation.
  - Thoraxwandinfektion.
  - Hypoxämie.
  - Aspiration großer Flüssigkeitsmengen ($>$ 1 – 1,5 l).
  - Chronisch obstruktive Atemwegserkrankung.

Indikationen

- **Zur Diagnostik:**
  - Analyse des Pleuraergusses.
  - Beurteilung der durch Erguß zuvor komprimierten Lunge.
- **Zur Therapie:**
  - Verbesserung von Ventilation und Gasaustausch bei symptomatischem Erguß.
  - Wiederausdehnung der Lunge bei Pneumothorax.

Kontraindikationen

- Mangelnde Patientenkooperation.
- Blutungsdiathese (Quick $<$ 50 %, PTT $>$ 60 s, Fibrinogen $<$ 100 mg/dl, Thrombozyten $<$ 50 000/µl).
- Ergußvolumen $<$ 300 ml (kein therapeutischer Nutzen).
- Absolute Kontraindikation besteht lediglich unter Thrombolysetherapie.

34.1 Pleurapunktion

Notwendige Voruntersuchungen

- **Klinischer Befund:** Thorakale Perkussion und Auskultation.
- **Bildgebung:**
    - Röntgenbild der Thoraxorgane p.a. und seitlich (besser liegend-seitlich).
    - *Oder:* Thorax-Sonographie (Optimales bildgebendes Verfahren, s. S. 83).
    - *Oder:* Thorax-Computertomographie (s. S. 75).
    - *Oder:* Thorax-Magnetresonanztomographie (s. S. 78).
- **Labor:** Blutbild mit Thrombozytenzahl, Prothrombinzeit oder partielle Thromboplastinzeit.

Technische Voraussetzungen

- Ruhiger, gut beleuchteter, verdunkelbarer Untersuchungsraum.
- Wünschenswert: Ultraschallgerät, B-Bild (Frequenz 3,0 – 7,5 MHz).
- Lokalanästhetikum (Lidocain 1 oder 2 %, 10 ml).
- Serummonovette, Blutbildröhrchen, Zytologie-Behälter mit Fixationslösung.
- Atropin 1 mg.
- Tupfer, Kompressen, Pflaster, Hautdesinfektionslösung.
- Steriles Lochtuch (selbstklebend).
- Jeweils 2 Kanülen (Größe 14, 21, 22, 25), 2 10 ml-Spritzen, 2 50 ml-Spritzen.
- 2 Kulturgefäße.
- Einmal-Punktionssystem mit Auffangbehälter (Glas oder besser Beutel) mit Auffangvolumen bis zu 1,5 l.

Patientenvorbereitung

- **Position:**
    - *Mobile Patienten:* Gerade, aufrecht sitzend, mit dem Rücken zum Untersucher, Unterstützung des Unterams (z. B. auf einem Hocker vor der Untersuchungsliege sitzend). Durch aufrechte Position sammelt sich der Erguß im dorsalen kostophrenischen Rezessus.
    - *Bettlägerige, beatmete Patienten:* Liegend auf der Seite des Ergusses mit dem Rücken am Bettrand. Der Erguß sammelt sich am tiefsten Punkt im Bereich der Axillarlinien.
- **Monitoring:** Anwesenheit einer Hilfsperson; bei Risikopatienten (s. o.) Pulsoximeter mit Sauerstoffsättigung und Pulsfrequenz, Blutdruckmessung, EKG-Monitor.
- **Prophylaktische Maßnahmen bei Risikopatienten (s. o.):**
    - Bei zu erwartender vagaler Reaktion 0,5 – 1 mg Atropin.
    - Bei $p_aO_2 < 55$ mmHg Sauerstoff über Nasensonde (0,5 – 12 l/min).

Punktionsort

- **Klinisch:**
    - *Palpation:* Lokaler Verlust des Stimmfremitus.
    - *Perkussion:* Absolute Dämpfung.
    - *Auskultation:* Aufgehobenes Atemgeräusch.
- **B-Bild-Sonographie** (wenn immer möglich zur Kontrolle): Markierung des Punktionsortes (obligat bei kleinen Ergußvolumina < 500 ml).

34.1 Pleurapunktion

Technik

- **Allgemein:**
  - Kontrolle der diagnostischen Voraussetzungen.
  - Patientenaufklärung über Ziel, Alternativmethoden und Risiko; Einverständniserklärung.
- **Vorbereitung der Punktionsstelle:**
  - Säuberung der Hautoberfläche, gegebenenfalls Rasur.
  - Markierung (im Sitzen zwischen hinterer Axillarlinie und Paravertebrallinie, im Liegen zwischen hinterer und vorderer Axillarlinie oder nach sonographischer Markierung), Beibehalten der Patientenposition.
  - Kontrolle des vorbereiteten, sterilen Instrumententisches mit dem Punktionsset.
  - Hautdesinfektion.
  - Abdecken mit selbstklebendem Lochtuch.
- **Lokalanästhesie:**
  - Mit dünner Nadel am Rippenoberrand einstechen (zum Schutz von unter der Rippe liegenden A. und N. intercostalis).
  - Infiltrationsanästhesie der Thoraxwand, Probeaspiration zum Ausschluß einer Blutung und zum Nachweis der intrapleuralen Lage.
  - Vermeiden einer weiteren Lokalanästhesie bei Rückzug der Nadel (Gefahr der Streuung von eventuell vorhandenen Tumorzellen).
- **Eigentliche Punktion:**
  - *Einführen der Nadel/des Katheters* durch den Punktionskanal bei unveränderter Patientenposition.
  - *Aspiration des Ergusses*, dabei Rückzug der Nadel bis unmittelbar vor die Pleura parietalis (Versiegen des Flusses), Katheter können weiter im Pleuraraum belassen werden.
  - Optimal ist das simultane Monitoring des Restergusses durch Ultraschall. (bei Nadelpunktion Belassen eines Restergusses [sonographisch Lamelle von > 2cm], bei Verwendung eines Katheters komplette Ergußentfernung).
  - *Punktionsvolumen:*
    - In der Regel maximal 1,5 l, Stop bei Hustenreiz, Blutigwerden der Flüssigkeit, Entwicklung von Luftnot, vasovagaler Reaktion.
    - Volumina > 1,5 l sind nur bei simultaner Messung des Pleuradrucks (Abfall < 20 cmH$_2$O) möglich.
  - *Entfernung der Nadel/des Katheters.*
  - *Kompression der Punktionsstelle* mit sterilem Tupfer, Abdeckung mit zwei Kompressen, Fixierung mit Pflaster.
- Abschließende klinische und sonographische Untersuchung des Thorax, Kontrolle der Vitalparameter.
- **Postinterventionelle Röntgenuntersuchung** (Thorax p.a. in maximaler Exspiration): Bei symptomatischen Patienten sofort, ansonsten 6–24 h später.

34.2 Pleura- und Abszeßdrainagen

Notwendige Voruntersuchungen, technische Voraussetzungen

- ➤ Siehe unter Pleurapunktion S. 564.
- ➤ Vorangehende Pleurapunktion zur Beurteilung der Beschaffenheit von Erguß-/Abszeßinhalt.
- ➤ Bei symptomatischem Pneumothorax kann auf eine Probepunktion verzichtet werden.
- ➤ Möglichkeit zur mehrdimensionalen Durchleuchtung mit Fluoroskopie (C-Bogen), alternativ Computertomographie.

Empfehlungen zum Drainagetyp (s. Abb. 66)

- ➤ **Pneumothorax, Pleuratranssudat/-exsudat, Chylothorax:**
    - Trokardrainage, Durchmesser 14–20 Charriere (Ch).
    - Dünnlumige Katheter („Matthys-Katheter") bei absehbarer Verweildauer von < 24 h.
- ➤ **Empyem, Hämotothorax:**
    - 2 Trokardrainagen, Durchmesser > 20 Ch.
    - *Oder* (bei niedrig visköser Empyemflüssigkeit) doppelläufige Drainage vom Typ „Van Sonnenberg" (Durchmesser 14 Ch).
- ➤ **Lungenabszeß:** Van Sonnenberg-Drainage.

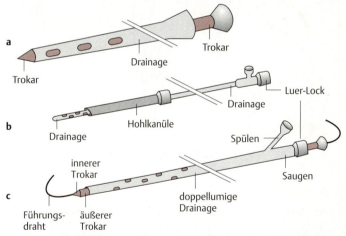

Abb. 66 Typen von Pleuradrainagen. a) Trokardrainage; b) dünnlumige Drainage mit hohler Einführungskanüle nach Matthys; c) doppellumige Spüldrainage mit Einführungstrokar oder wahlweise Einführungsdraht nach Van Sonnenberg

34.2 Pleura- und Abszeßdrainagen

Wahl des Zugangsweges (s. Abb. 67)

➤ Am besten unter Thorakoskopie-/Thorakotomie-Bedingungen.
➤ **Alternative Zugangswege:**
  1. *Bei großen Ergüssen, Pneumothorax:* Tief lateraler Zugang (5. – 7. ICR zwischen vorderer und hinterer Axillarlinie).
  2. *Bei Pneumothorax:* 2. ICR Medioklavikularlinie.
  3. *Bei großem Erguß oder Pneumothorax:* 1. oder 2. ICR apikodorsal.
  4. *Bei Lungenabszeß:* Mit Hilfe der Thoraxsonographie (beweist den Pleurakontakt, erlaubt Markierung des Eingangsortes) und mit C-Bogen (simultane Kontrolle der Drainagelage bei der Intervention).

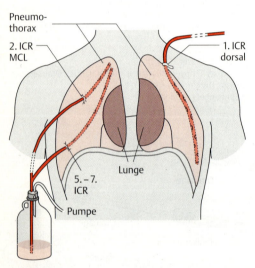

Abb. 67 Zugangswege für Pleuradrainagen (nach Loddenkemper)

Patientenlagerung

➤ Bei Standardvorgehen Rückenlagerung, C-Bogen mit dorsoventralem Strahlengang.
➤ Großer Pneumothorax: Sitzende Lagerung, ohne Röntgenkontrolle.
➤ Bei gezieltem Vorgehen: Der Patient liegt und wird so gelagert, daß der Befund lateral im dorsoventralen Strahlengang randbildend wird.
➤ Patientenmonitoring wie bei der Pleurapunktion (s. S. 565).

34.2 Pleura- und Abszeßdrainagen

Technik

- **Vorbereitung der Punktionsstelle:**
  - Überprüfung des sterilen Instrumententisches mit Drainageset.
  - Lagerung des Patienten, Markierung des Einführungsortes auf der Hautoberfläche.
  - Abschließende Durchleuchtungskontrolle mit Markierung durch Metallgegenstand.
  - Hautdesinfektion, steriles Abdecken mit Lochtuch.
- **Lokalanästhesie:** Großzügig mit 10–20 ml (Haut, Subkutanraum, Thoraxwand und Pleura).
- **Eigentliche Punktion:**
  - *Großzügige Stichinzision* mit spitzem Skalpell im Bereich des Rippenoberrandes.
  - *Einführen der Drainage:*
    - Eine Hand übt sanften Druck aus, die andere Hand kontrolliert hautnah die Drainage.
    - C-Bogen-Kontrolle des Einführungsvorgangs.
    - Nach Passieren der Thoraxwand/Abszeßmembran Nachlassen des Widerstandes. Danach den Trokar/die Hohlnadel nicht weiter einführen, sondern die flexible Drainage vorschieben und den Trokar zurückziehen.
    - Lagekontrolle, gegebenenfalls Korrektur (Spitze am tiefsten Punkt, bei Pneumothorax ventroapikal, Drainagelöcher komplett im Hohlraum).
    - Bei korrekter Position Fixation der Drainage durch dickes, geflochtenes Nahtmaterial über Luftknoten.
    - Abschließende Hautdesinfektion.
    - Abdecken mit mehreren Lagen Schlitzkompressen, selbstklebender Hautverband.
- Röntgenbild der Thoarxorgane p.a. und seitlich zur abschließenden Lagekontrolle.
- Manuell absaugen oder an (Spül-)Saugvorrichtung anschließen.

Einstellung des Soges

- **Pneumothorax:** Sog -5 bis -10 cmH$_2$O bei normaler pulmonaler Compliance, bei reduzierter Compliance (Infiltrat, Karzinom, Fibrose) -10 bis -25 cmH$_2$O.
- **Pleuraerguß:** Sog 0 bis -10 cmH$_2$O (je nach pulmonaler Compliance).

Spülung von Empyem oder Abszeß

- **Patientenlagerung:** Der Prozeß sollte sich am tiefsten Punkt befinden.
- **Bei fehlendem Bronchusanschluß:** Spülung mit isotoner, steriler NaCl-Lösung (1000 ml täglich mit passivem Abfluß, z.B. in sterilen Urinbeutel).
- **Bei Bronchusanschluß:** Keine kontinuierliche Spülung, allenfalls diskontinuierliche Spülung (2mal täglich) mit geringem Volumen.
- **Medikamenteninstillation (Spülung unterbrechen!):** Instillation von Neomycin/Bacitracin 1–2 mal täglich, bei Kammerung Instillation von Uro-/Streptokinase 1 × tgl. für bis zu 14 Tage. (Dosierungen s. Tab. 87).
- **Dauer:** Je nach klinischem Verlauf zwischen 1 Woche und 3 Monaten nach Reinigung und beginnender Fibrosierung der Höhle.

34.2 Pleura- und Abszeßdrainagen

Tabelle 87 Medikamente zur intrapleuralen Applikation

Medikament	Dosis	Besonderheiten
Pleurodese		
Tetracyclin	500 – 1 000 mg/30 ml	Schmerzprophylaxe (Prämedikation mit Morphinderivat, Auflösung in Lidocain 1%)
Fibrinkleber	10 ml Konzentrat + 10 ml Thrombin/Aprotinin (5000 IE/30 000 IE)	schmerzlos, hohe Kosten
Bleomycin	60 mg/100 ml	nur bei malignem Erguß, keine Wiederholung, hohe Kosten
Talkum	2 – 5 g	meist im Rahmen einer Thorakoskopie/-tomie
Pleuraempyem		
Neomycin/Bacitracin	10 – 30 ml/12 h (10 ml: 32 500/ 2 500 IE)	*cave* Allergie!
Urokinase	100 000 IE/50 ml 0,9 % NaCl	
Streptokinase	250 000 IE/ 50 ml 0,9 % NaCl	*cave* Allergie!

Komplikationen

- Komplikationen der Pleurapunktion (s. S. 567).
- Schmerzen bei Wiederentfaltung der Lunge (vor allem bei Pneumothorax, bei ansonsten gesunder Lunge).
- Weichteilemphysem.
- Verletzungen von Lunge, Herz und anderen benachbarten Organen (selten).
- Infektionen (häufiger als bei der Pleurapunktion).

Ergebnisse

- Ein frei auslaufender Pleuraerguß kann vollständig entfernt werden.
- Die komplette Evakuierung des Pleuraraums bei Pneumothorax gelingt, wenn *a)* keine bronchopleurale Fistel und *b)* keine schwere pulmonale Compliance-Störung besteht (Infiltration, Atelektase).
- Drainagebehandlung des Pleuraempyems: Erfolgsraten von 60 – 70 %.
- Drainagebehandlung von Lungenabszessen: Erfolgreiche Verödung bei 3 von 4 konservativ erfolglos behandelten Abszessen (der Rest muß chirurgisch behandelt werden).

34.3 Pleurodese

Grundlagen

- **Definition:** Verödung des Pleuraspaltes auf chemischem oder chirurgischem Weg:
  - *Chemische Pleurodese:* Verklebung beider Pleurablätter durch Entzündungsreiz (niedriger pH, Zytostatika, Fremdkörper).
  - *Chirurgische Pleurodese:* Partielle oder komplette Pleurektomie der parietalen Pleura.
- **Ziel:**
  - Prophylaxe bei rezidivierendem Pneumothorax.
  - Rezidivprophylaxe bei Pleuraerguß.

Indikationen

- Pneumothorax nach dem zweiten Rezidiv.
- Nach erstem Pneumothorax bei Risikopatienten (z.B. Pilot, Fallschirmspringer).
- Protrahierter Pleuraerguß (Rezidiv nach therapeutischer Punktion, falls keine andere Behandlungsmöglichkeit verfügbar, z.B. bei Herzinsuffizienz).
- Häufigste Indikation: Maligner Pleuraerguß.

Kontraindikationen

- Geplante Lungentransplantation.
- Erster bis dritter Pneumothorax bei Nichtrisikopatienten.
- Therapiealternativen, z.B. chemosensibler Tumor mit Pleurakarzinose, Herzinsuffizienz, Leberzirrhose.
- Starke Ergußproduktion (> 500 ml/d), geringe Erfolgsaussichten.

Durchführung

- Einbringen einer Pleuradrainage (s. S. 568).
- Komplette Entleerung der Pleurahöhle, Kontrolle durch Röntgenaufnahme in Exspiration, besser noch durch Sonographie.
- **Fibrinkleber:**
  - Verwendung eines doppelläufigen Spezialkatheters.
  - Herstellung des Instillats, Auflösung in 30 bis maximal 100 ml Volumen.
- **Tetracyclin:** Kostengünstige Alternative, Prämedikation mit z.B. Piritramid 7,5 – 22,5 mg i.v.
- Instillation, danach Abklemmen.
- Lageänderung des Patienten („Rollkur") in 15minütigen Intervallen für 2 h.
- Danach erneut Anschluß der Saugdrainage.
- Bei einer Ergußproduktion > 100 ml/d tägliche Wiederholung der Pleurodese (nur bei Tetrazyklin möglich), bei Sistieren der Ergußproduktion (Nettoausfuhr < 50 ml/d) Abschluß der Pleurodese.
- Entfernung des Drainageschlauches, Röntgenkontrolle.
- Kontrolle des Therapieerfolges in 4wöchentlichen Abständen durch Röntgen oder Sonographie.
- Chirurgische Pleurodese s. S. 575.

34.3 Pleurodese

Komplikationen

- Parapleurale Instillation (kritisch, vor allem bei Zytostatika).
- Entwicklung einer Pleuraschwarte (häufig).
- Periinterventionelle Schmerzen (Talkum > Tetrazyklin > Zytostatika > Fibrinkleber).
- Resorption von Zytostatika mit Leukopenie, Übelkeit, Durchfall.
- Pleuraempyem (durch Verunreinigung).

Ergebnisse

- Vollremissionsrate (keine weitere Ergußpunktion notwendig, kein Pneumothoraxrezidiv) der chemischen Pleurodese 70–90% (Tetrazyklin 68–98%, Fibrinogen 77%, Bleomycin 67–90%, Talkum [ohne Pleurektomie] 76–100%). Bei Tetrazyklin-Pleurodese sistiert die Exsudation im Mittel nach 7 Tagen.
- Die chirurgische Pleurodese hat eine Erfolgsrate (Vollremission, s.o.) von 95–100% (Pleurektomie ± Talkum).
- Teilremission: Reduzierung der Punktionsfrequenz um mindestens 50%.

35 Videoassistierte Thorakoskopie

Grundlagen

- **Definition:** Minimal invasives, chirurgisches Verfahren zur erweiterten Diagnostik oder interventionellen Behandlung im Bereich der inneren Thoraxwand, der pleuralen Mediastinaloberfläche und der Lunge. Mit ihr sind kleinere Resektionen ohne das Trauma der Thorakotomie möglich.
- Voraussetzung zur Entwicklung der videoassistierten Thorakoskopie war die Entwicklung hochauflösender Chip-Kameras und Kaltlichtquellen mit hohem Farbechtheitsgrad und verbessertes Instrumentarium.
- **Voraussetzungen zur Durchführung:**
  - Erfahrungen in der offenen Thoraxchirurgie.
  - Jederzeitige Möglichkeit zum „Umsteigen" zur offenen Chirurgie.
  - Seitengetrennte Beatmung (Doppellumentubus).
  - Erfahrungen im Umgang mit dem zweidimensionalen Bild und dem methodenbedingt fehlenden Tastsinn.
  - Anlage eines Pneumothorax.
  - Über Trokare Zugang im 4. ICR für die Videokamera und meist zwei Arbeitskanälen (5 – 10 mm dick), eingebracht am Ort des Interesses.
- Gebogene oder bayonettförmige Instrumente und Winkeloptiken ermöglichen Interventionen an der inneren Thoraxwand.
- Parenchymresektionen erfolgen mit dem automatischen Klammernahtgerät (Endogia) luftdicht.

Indikationen (s. Tab. 88)

- **Lungengerüsterkrankungen:** Die videoassistierte Thorakoskopie hat hier die Minithorakotomie in der Diagnostik abgelöst.
- **Tumoren:**
  - *Mediastinal und pleural* (meist gut erreichbar).
  - *Pulmonal:* Mit dem Tastinstrument bis zu einer maximalen Tiefe ≤ 1 cm unter der Pleura visceralis erfaßbar. Pleuraständige Lungentumoren können instrumentell mittels Teilresektion entfernt werden. Auch Lobektomien und Pneumonektomien sind möglich.

Kontraindikationen

- Hämorrhagische Diathese.
- Stark eingeschränkte Lungenfunktion (FEV_1 < 1,2 l, Ventilationsinsuffizienz mit Hyperkapnie).
- Schweres Lungenemphysem bei geplanter Lungenresektion.
- Herzinfarkt, der weniger als 3 Monate zurückliegt.
- Manifeste Herzinsuffizienz, maligne Rhythmusstörungen.
- Zuvor gesicherte maligne Tumoren (= Indikation zum offenen Vorgehen).
- Lobektomie und Pneumonektomie (noch experimentelle Indikationen).

35 Videoassistierte Thorakoskopie

Tabelle 88 Indikationen zur videoassistierten Thorakoskopie

Indikation	Diagnostik	Therapie
Lungengerüsterkrankung	Keilresektion	
pulmonaler Tumor (pleuranah)	Keilresektion	Keilresektion, Lobektomie, Pneumonektomie
mediastinaler Tumor	Biopsie	Exstirpation
Pleuratumor	Biopsie	Exstirpation
Brustwandtumor	Biopsie	Exstirpation
rezidivierender Pneumothorax	Pleuroskopie	Bullektomie, Adhäsiolyse, Lungenspitzenresektion, Pleurektomie
gekammerter Pleuraerguß	Pleuroskopie	Adhäsiolyse, Schwartenabtragung, Pleurektomie
rezidivierender Pleuraerguß	Pleuroskopie	Pleurektomie, Talkumpleurodese
Pleuraempyem		Dekortikation
Hämatothorax		Blutstillung, Ausräumung
pleuraler Fremdkörper		Fremdkörperentfernung
rezidivierender Perikarderguß		Perikardfensterung
Hyperhidrosis		Sympathektomie
Ösophaguserkrankungen	Ösophagusbiopsie	Divertikelabtragung, Myotomie, Verschluß bei Perforation
Zwerchfellriß		Verschluß
Chylothorax		Ductus thoracicus-Verschluß
bronchopleurale Fistel		Fistelverschluß

Durchführung

- ➤ **Voraussetzungen:**
  - Computertomogramm des Thorax.
  - Übliche präoperative Risikountersuchung (klinische Untersuchung, Lungenfunktionsprüfung, Labor, EKG).
  - Operationssaal in Thorakotomiebereitschaft.
  - Intubation mit Doppellumentubus.

35 Videoassistierte Thorakoskopie

> **Vorgehen** (Operationssitus s. Abb. 68):
> - Nach Hautschnitt Präparation mit dem 10 mm Trokar (stumpf) bis zum Erreichen der Pleurahöhle (5.–7. ICR).
> - Anlegen eines Pneumothorax mit Luft oder CO_2.
> - Ventilation der kontralateralen Lunge, Entlüftung der ipsilateralen Lunge.
> - Einführung von zwei weiteren Arbeitstrokaren (5–10 mm Durchmesser), so daß zwischen der Kamera und den Arbeitsinstrumenten ein Dreieck entsteht.
> - Kameraführung durch die Assistenz mit direkter Sicht auf das Arbeitsfeld.
> - Bei tangentialem Arbeiten müssen Winkeloptiken sowie halbflexible oder gebogene Arbeitsinstrumente verwendet werden.
> - Biopsie, Resektion oder maschinelle Naht dürfen nur unter direkter Sicht erfolgen.
> - Bergung von Befunden im „Laparobag" zur Prophylaxe einer Kontamination der Pleurahöhle und der Thoraxwand.
> - Bei Nachweis eines malignen Tumors im Schnellschnitt kann ein „Umsteigen" auf eine offene Thorakotomie mit Lymphknotendissektion und radikaler Resektion erfolgen.
> - Entfernung von Blutkoageln und Spülung der Thoraxhöhle mit isotoner NaCl-Lösung.
> - Einbringen einer großlumigen Thoraxdrainage für 24 h.
> - Bei langer Op-Dauer (> 120 min) oder Intervention bei vorliegender Infektion Antibiotikaprophylaxe (z.B. Cefuroxim 1,5 g/8 h i.v.).

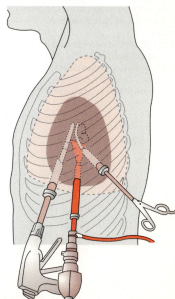

Abb. 68 Operationssitus bei videoassistierter Thorakoskopie. Plazierung der 3 Operationstrokare im Interkostalraum. Die Kamera in der Mitte, daneben Faßzange und Klammerstapler (nach Medical Tribune 13 [1996] S. 24)

35 Videoassistierte Thorakoskopie

Komplikationen (6–9%)

- Husten, Fieber, postoperative Schmerzen (gegenüber der Thorakotomie geringer).
- Pneumothorax.
- Tumoraussaat in die Pleurahöhle.
- Ösophagusperforation.
- Horner-Syndrom.
- Lungenparenchymverletzungen.
- Luftembolie.
- Pleuraempyem.
- Pneumonie.
- Thorakale Hyp- und Dysästhesie.
- Respiratorische Insuffizienz.
- Herzrhythmusstörungen.
- Hämatothorax.
- Mediastinalemphysem.

Ergebnisse

- Die Reduktion des Operationstraumas und die geringere frühpostoperative pulmonale Funktionseinschränkung führen zur Senkung der periinterventionellen Morbidität und Mortalität.
- Die postoperative Liegedauer wird verkürzt.
- Die diagnostische Trefferquote pleuraler Erkrankungen und pleuranaher Mediastinalerkrankungen sowie Lungenerkrankungen beträgt > 90%.
- Bullektomie, Pleurodese und Adhäsiolyse haben eine nahezu 100%ige Erfolgsrate.
- Bei Sympathektomie beträgt die Erfolgsrate 60–90%.
- Durchschnittliche Op-Dauer 60 min (30–160 min).
- Postoperative Verweildauer im Krankenhaus 1–7 Tage.
- 30-Tage Letalität bei maligner Grunderkrankung 1–9%.
- Befriedigendes kosmetisches Ergebnis.

Sachverzeichnis

Anthophyllith

A

A$_a$DO$_2$ = Alveoloarterielle Sauerstoff-Partialdruck-Differenz 517
AaDO$_2$ = alveolo-arterieller Sauerstoffgradient 501
Abhängigkeit 503
ABM-AK = Antibasalmembran-AK 104
Abrams-Nadel 459
Abrasio, pleurale 469
Abstoßungsreaktion
– akute 547
– chronische 547
– frühe 546
Abszeßdrainage 568
Abt-Letterer-Siwe, Morbus 346
ACE = Angiotensin converting enzyme 107
Acebutolol, pulmonale Nebenwirkungen 402
ACE-Hemmer
– bei Cor pulmonale chronicum 449
– pulmonale Nebenwirkungen 402
Acetazolamid 415
Acetylcystein 187, 518
Acetylsalicylsäure = ASS, pulmonale Nebenwirkungen 402
Aciclovir 209
Acrylat, pulmonale Nebenwirkungen 155, 405
ACTH 109
ACV = Assist/Control Ventilation 535
ADA = Adenosindesaminase 107
Adenokarzinom 299
– bronchiales 328
– muzinöses 328
– polymorphes niedrigmalignes 328
Adenom, pleomorphes 328
Adenoma sebaceum 426
Adenosindesaminase = ADA 107
Aderlaß 449
ADH = antidiuretisches Hormon 109, 540
Adhäsine 239
Adhäsiolyse 463
ADH-Sekretion, inadäquate 301

Ägophonie 12
Aerodur 161
Aerophagie 476
Aerosoltherapie 533
Agammaglobulinämie 180
AIDS s. HIV-Infektion 219
AIDS-Vollbild 219
Air Trapping 538
Akanthosis nigricans 301
Aktin 427
Aktinomykose 424, 486
Akupunktur 503
Akutes Abdomen 434
Alarmdruck 538
Albendazol 209
Aldehyde 503
Aldosteron-Antagonist 450
Alkalireserve 41
Alkalose, respiratorische 41
Alkoholabhängigkeit 493
Allergene
– Depotform 509
– Extrakte 508
– hochmolekulare 155
– niedermolekulare 155
– wäßrige 509
Allergenextrakte 508
Allergie, Präzipitin-vermittelte 113
Allergoide 509
Almitrin **450**, 502
Alpha1-Fetoprotein = α_1-Fetoprotein 479
Alpha-Methyldopa, pulmonale Nebenwirkungen 404
Alpträume 493
Alternaria tenuis 344
Altersemphysem 189
Alttuberkulin 254
Aluminium 394
Aluminiumsilikat 394
Aluminose 394
Alveolardruck 34
Alveolarfilm 94
Alveolarproteinose **376**, 381
Alveolitis
– akute 342
– Bacillus subtilis 344
– chronische 342
– chronisch fibrosierende 352
– diffuse fibrosierende 348
– eosinophile 373
– exogen allergische **342**, 404
– funktionsanalytische DD 64
– histiozytäre 373
– idiopathische fibrosierende 339

– lymphozytäre 350
– proliferative 360
Alveolo-arterieller Sauerstoffgradient = AaDO$_2$ 501
Ambroxol 187
Amikazin 269
Amilorid 187
Aminorex 404, 430
Amiodaron, pulmonale Nebenwirkungen 344, 402
Ammoniak 399
Amöbiasis 372
Amosit 391
Amphorisches Atmen 12
Amphotericin B **209**, 516
Ampicillin 207
Amylase-Konzentration 458
Amyloidose, bronchiale 180, 549
Amyotrophe Lateralsklerose 477, 501
ANA = antinukleäre Antikörper **104**, 349, 353
Anämie, aplastische 479
Anaerobe Schwelle = anaerobic treshould, AT 55
Anaerobier-Infektionen 524
Analgetika 123
Analgosedierung 437, 535
Anamnese, pneumologische 1
Anaphylaxie 434, **511**
ANCA = antizytoplasmatische Antikörper 104
Angina pectoris 121
Angina tonsillaris 484
Angiofibrom 426
Angiographie, A. pulmonalis 437
Angioimmunoplastische Lymphadenopathie 326
Angiomyolipom 426
Angiotensin converting enzyme = ACE 107
Angsterkrankungen 493
Anomalien
– Malformation, arteriovenöse 423
– Sequester 420
– Tracheobronchomegalie 416
– Williams-Campbell-Syndrom 417
– Zilien, immotile 418
– Zysten 421
Anorektika 430, 445
Anstrengungsasthma 154
Antabuseffekt 503
Anthophyllith 470

Halbfette Seitenzahlen = Haupttextstelle. *Kursive* Seitenzahlen = Abbildungshinweise.

Antibasalmembran-AK — Sachverzeichnis

Antibasalmembran-AK 363
Antibiotika, Therapie bei Pneumonien 207
Anticholinergika, inhalative 162
Antidiuretisches Hormon = ADH 540
Antifibrinolytika 443
Antigenkarenzmaßnahmen 510
Anti-Jo-1-Antikörper 356
Antikoagulation **437**, 439
Antikörper 104
- Antibasalmembran = ABM-AK **104**, 363
- Anti-Jo-1 356
- antineutrophile = ANCA 360
- antinukleäre = ANA **104**, 349, 353
- antizytoplasmatische = ANCA 104
- Differentialdiagnostik 106
- Rheumafaktor = RF 104
- Anti-Scl-70-AK 358
- Anti-Zentromer-AK 358
Antikörpermangel 215
Antilymphozytenglobulin 547
Antimon 394
Antinukleäre Antikörper = ANA **104**, 349, 353
Antiphospholipid-Antikörper 352
Antithrombin III-Mangel 432
Antitrypsin s. α_1-Proteaseinhibitor 114
Antizytokine 500
Antophyllit 391
Aortenaneurysma 434
Aortendissektion 122, 434
APC-Resistenz 432
Apnoe
- gemischte 488
- obstruktive 488
- Schlafapnoe 488
- zentrale 488
Apnoe-/Hypopnoe-Index 490
Appetitzügler 401, 430, 445
Applikationssysteme 513
Applikator 553
Aprotinin 443
APRV = Airway pressure release ventilation 499
Arbeitskapazität, W_{170} 55
Arbeitsplatzkonzentration, maximale = MAK 395

ARDS = Acute respiratory distress syndrome 495
- zeitlicher Verlauf 496
- Beatmung 498
- kinetische Therapie 499
- Pharmakotherapie 500
- Röntgenbefund *497*
- Stadien 496
- Volumentherapie 499
Argon-Laser 549, **552**, 562
Argyrosis 126
Arousal 490
Arrosionsblutung **320**, 554
Arsen 126, **396**, 503
Arteriovenöse Malformation 423
Arthritis 335
Arzneimittelreaktion, pulmonale 401
Asbestfaserjahre 392
Asbestose 391
Ascariasis 282, **288**, 372
Aspergillose *247*, 390, 486
- allergische 344
- bronchopulmonale 372
- Therapie 209
Aspergillus
- clavatus 344
- fumigatus 344, 372
Asphyktisches Asthma 154
Aspiration
- chronische 561
- Salzwasser 410
- Süßwasser 410
- toxische 227
Aspirationspneumonie 226
Assist/Control Ventilation = ACV 498, **535**
Assistierte, kontrollierte Atmung 535
Assmann-Frühinfiltrat 256
Asteroid Bodies 335
Asthma bronchiale 13, **152**, 371, 434
- Ätiologie 152, *153*
- akute Ventilationsinsuffizienz 501
- Anfall 154, 429
- Anstrengungsasthma 154
- asphyktisches 154
- Berufsasthma 154
- Hyperreagibilität, bronchiale 152, 158
- chronisches 154
- Dauerasthma 154
- Dauerbehandlung 164

- Diagnostik 156, *157*
- Differentialdiagnose 158
- funktionsanalytische DD 64
- Ganzkörperplethysmographie 30
- gastroösophagealer Reflux 154
- Hyposensibilisierung **508**, 511
- Inhalationstherapie 515
- klinische DD 14
- Patientenschulung 506
- Pneumotachographie 24
- und Schwangerschaft 167
- Schweregradeinteilung 156
- Spätreaktion 153
- Status asthmaticus 154
- Therapie 159
Asthmaanfall **154**, 429, 511
- Therapie 166
Ataxia Teleangiectatica 180
Atelektase
- klinische DD 14
- Sonographie 86
Atemanaleptika **450**, 502
Atemarbeit 35
Atemgrenzwert = MVV 16, 56
Atemhilfe
- invasive 532
- maschinelle 527, *528*
- nichtinvasive 527, *531*
Ateminsuffizienz 43, **501**
Atemminutenvolumen = V_E 52
Atemnebengeräusche 10
Atemnot 116
Atemnotsyndrom, akutes s. ARDS 495
Atemtypen, pathologische *5*
Atemvolumina, statische 15
Atemwege, zentrale 146
Atemwegsdruck 538
Atemwegsirritation 515
Atemwegsleitfähigkeit = G 16
Atemwegsstenose 146, **556**
Atemwegswiderstand
- allgemein = RAW 16, *28*, 34
- exspiratorischer 29
- Gesamtströmungswiderstand 29
- inspiratorischer 29
- spezifischer = Rspez 16
Atemzugvolumen = V_T **15**, 20
Atrialer natriuretischer Faktor 540
Aufnahmetechniken, besondere röntgenologische 67
Ausatembremse 5

Sachverzeichnis

Auskultation **10**, 14
- Atemnebengeräusche 10
- Lungengeräusche 10
- Stethoskop 10

Auswurf 127
Autoantikörper 104
Auto-CPAP = Auto-Continious positive airway pressure 494
AV-Block 434
$AVDO_2$ = Sauerstoffgewebeausschöpfung 517
Aversionstherapie 504
Azathioprin 339, 355, 402
Azidose, respiratorische 41

B

Babesiose 286
Bacillus-subtilis-Alveolitis 344
Bacitracin 572
Bagassose 344
BAL = bronchoalveoläre Lavage 93
Ballonkatheter 555, **559**
Ballonokklusion 559
BALT = Bronchus associated lymphoid tissue 325
BALT-Lymphom 325, 369
Bambusstab 359, 474
Barotrauma 526, **539**
Basalzelladenokarzinom 328
Base Excess = BE **41**, 52
Baumwolle 397
BCG = Bacille Calmette Guerin
- Impfung 274
- pulmonale Nebenwirkungen 402

BE = Base Excess **41**, 52
Beatmung, invasive 532
Beatmungsgeräte 533
Beatmungsregime 535
Beatmungstechniken 529
- konventionelle 535, *536*
- unkonventionelle 536

Beatmungstrauma, Prophylaxe 499
Bechterew, Morbus **359**, 473
Beckenvenenthrombose 432
Beclomethason 159
Befeuchterlunge 342, **344**
Begleiterguß 467
Beinaheertrinken 410
Beinvenenthrombose 432
Belastungsgrenze 55

Belastungshypertonie, pulmonale 429
Benignitätskriterien 141
Berliner-Blau-Reaktion 94
Berodual 161
Berotec 161
Berufsallergene 508
Berufsasthma 154
Berylliose 394 ff
- bronchoalveoläre Lavage 95

Beryllium 394
Besnier-Boeck-Schaumann, Morbus s. Sarkoidose 335
Bestrahlungsfolgen 407
Bestrahlungsvolumen 407
Beta-2-Sympathomimetika 161
Betablocker 401
Beta-Humanes Choriogonadotropin = β-HCG 478 f
BGA = Blutgasanalyse 41
Bierbeck-Granula 346
Bilevel positive airway pressure = BiPAP 492
Bilharziose **293**, 430
Biologische Einheiten 508
Biopsie
- Saugbiopsie 90
- transbronchiale = TBB 97

Biot-Atmung 5
BIPAP = Bilevel (Biphasic) Positive Airway Pressure Ventilation 529
Biphasic Positive Airway Pressure Ventilation = BIPAP 529
Blastom, pulmonales 329
Blastomykose 248
Blattfilmtechnik 441
Blauasbest 391
Bleomycin
- pulmonale Nebenwirkungen 401
- Pleurodese 572

Blue bloater 190
Blutdruck, pulmonalarterieller 429
Blutgasanalyse 44, 52, 62
Blutgasanalyse = BGA 41
Bluthusten 132
- Differentialdiagnose 134

Bochdalek-Hernie 476
Boeck, Morbus s. Sarkoidose 335
Boerhaave-Syndrom 484
Bolus-Syndrom 147

BOOP = Bronchiolitis obliterans mit organisierender Pneumonie **175**, 351, 404
- bronchoalveoläre Lavage 95

Bourneville-Pringle, Morbus 426
Boyle-Mariotte-Gesetz 27
Bradykardie 434
Braunasbest 391
Braunstein 394
Bricanyl 161
Bromocriptin, pulmonale Nebenwirkungen 403
Bronchialadenom 294
Bronchialatmen 11
Bronchiale Hyperreagibilität 150
Bronchiale Tests s. Provokationstests 58
Bronchialkarzinom 13, **297**, *304*, 351
- Chemotherapie 312
- chirurgische Therapie 310
- Diagnostik 302
- Grading 300
- kleinzelliges 299
- Komplikationen 320
- Metastasierung 301
- nichtkleinzelliges 298
- Paraneoplasien 301
- Operation 310
- präoperative Funktionsdiagnostik *309*
- Radiotherapie 311
- Stadieneinteilung 308
- stadiengerechte Therapie 316
- Staging 306
- TNM-Klassifikation 307
- Typen 298
- Überlebenswahrscheinlichkeit *321*
- VALG-Klassifikation 308

Bronchiallavage 93
Bronchialstenose 486
Bronchiektasen **180**, *183*, 418
Bronchiolitis obliterans **175**, 348, 404
- mit organisierender Pneumonie = BOOP 95, **175**, 404

Bronchioloalveoläres Karzinom 299
Bronchitis
- akute 150
- Bronchoskopie 90
- chronisch obstruktive 169

Sachverzeichnis

B (Fortsetzung)

Bronchitis, chronische **169**, 418
- - Patientenschulung 506
Bronchitiskessel 515
Bronchitiszeichen, bronchoskopische 90
Bronchodilatatoren 161
Bronchographie 99
Bronchomegalie 395
Bronchophonie 11
Bronchopulmonale Dysplasie 518, **522**
Bronchoskopie **87 f**
Bronchospasmin 161
Bronchospasmolysetest **58**, 62
Bronchospasmolytika 161
Bronchospasmus **91**, 515
Broncho-Spray 161
Bronchusanastomose 545
Bronchusdilatation 555
Bronchuskarzinoid 322
Bronchusokklusion 559
Bronchusprothesen 556
Bronchusstenose 408, **555**
Bronchusverschluß 434
Bronchuszysten 180
Brugia malayi 372
Brummen 12
Brustwandschmerz 120
BTPS-Bedingungen **18**, 27
Bubonenpest 239
Budesonid 159
Bulky Tumor 324
Bullektomie, chirurgische 196
Busulfan, pulmonale Nebenwirkungen 402
Byssinose 397

C

Cadmium **396**, 399, 503
Café-au-lait-Flecken 425
Caisson-Krankheit 412
Candida spp. 372
Candidiasis 225
C_aO_2 = arterielle Sauerstoffkonzentration, Sauerstofftransportrate 517
Caplan-Syndrom **348**, 381
Carbamazepin, pulmonale Nebenwirkungen 344, **402**
Cardiolipin-Antikörper 432
Carina-Syndrom 12, **300**, 320
Carmustin, pulmonale Nebenwirkungen 402
Cartagener-Syndrom 180, **418**

Casoni-Hautreaktion 292
Castleman-Lymphom 482
Cava-Schirm 439
CEA = karzinoembryonales Antigen **109**, 303
Ceelen, Morbus 365
Cefazedon 207
Ceftazidim 208
Ceftriaxon 207
Cefuroxim 207
Ceratoconjunctivitis sicca 350
Ceres-Diät 465
Cerro de Pasco-Syndrom 448
CF = zystische Fibrose 185
CFTR-Gen 185
Charcot-Leyden-Kristalle 288
Chemikalien, Schäden durch 399
Chemoresistenz 313
Chemotaxine 503
Chemotherapie 312
- Chemoresistenz 313
- prolongierte Toxizität 313
- Therapieprotokolle 314
Cheyne-Stokes-Atmung 5
Chinindihydrochlorid 285
Chininsulfat 285
Chlamydien
- bronchiale Hyperreagibilität 151
- Ornithose/Psittakose 243
Chlamydienpneumonie 243
Chlorambuzil, pulmonale Nebenwirkungen 402
Chloramin 155
Chlorgas 399
Chlorid-Konzentration 186
Chlostridienmyonekrose 524
Chondrom 294
Choriokarzinom 478
Christobalit 381
Chrom 394
Chromophore 552
Chronic obstructive pulmonary disease = COPD **169**, 189, 430
Chronische Bronchitis 13, **169**
Chrysiasis 126
Chrysotil **391**, 470
Churg-Strauss-Syndrom **371**, 374
Chylom 464
Chylomikronen 464
Chylothorax 426, 458, **464**
Chylurie 426
Chylus 464
Ciprofloxacin 207 f

Clarithromycin 269
Clearance, mukoziliäre 418
Clindamycin 208
Clomiphen, pulmonale Nebenwirkungen 402
Cloroquin 285
CMV = controlled mechanical ventilation 535
Cytomegalievirus
- Erstprophylaxe 545
- Hyperimmunglobulin 545
Codein, pulmonale Nebenwirkungen 403
Coils 424
Compliance 35
Computertomographie = CT 72, **75**
Continuous Positive Airway Pressure = CPAP 529
Controlled Mechanical Ventilation = CMV 535
COPD = chronic obstructive pulmonary disease **169**, 189, 430
- Diagnostik 171
- Therapie 172, *173*
Cor pulmonale chronicum 448
Cotrimoxazol
- bei Pneumonien 209
- pulmonale Nebenwirkungen 402
CPAP = Continuous Positive Airway Pressure 529
Crepitatio 12 f
CREST-Syndrom **357**, 430, 445
Croup-Syndrom 147
Crush-Intubation 562
Cuff 532
Curare, pulmonale Nebenwirkungen 403
Curschmann-Spiralen 127
Cushing, Morbus 479
Cyclophosphamid, pulmonale Nebenwirkungen 402
Cyclosporin A 545
- Serumspiegel 546
Cyfra 21 – 1 303
Cytarabin, pulmonale Nebenwirkungen 403

D

DAH = diffuse alveoläre Hämorrhagie 132
- Differentialdiagnose 136
Dampfinhalation 513

Sachverzeichnis

Eosinophile Lungeninfiltrate, chronische eosinophile

DaNang-Lunge 495
Darmbilharziose 293
Darmdekontamination, selektive **213**, 541
Dauerasthma 154
Dauerbelastungsgrenze 55
D-Dimer 433
Dekompressionssyndrom 412
– Therapie, Druckkammer 524
Dekortikation 463
Demenz 493
De Pasco-Syndrom 448
Dermatomyositis 351, **355**
Dermoidzyste 478
Desferroxamin 402
Desmin 427
Desoxyribonuklease 516
– rekombinante humane = rhDNase 187
Desquamative interstitielle Pneumonie = DIP 339
Dexamethason
– bei Atemwegsobstruktion 149
– pulmonale Nebenwirkungen 402
Dexfenfluramin, pulmonale Nebenwirkungen 402
Diäthylcarbamazin 289
Diclofenac, pulmonale Nebenwirkungen 403
Dicumarol 438
Diffusionskapazität = D_L s. Transferfaktor 38
Diffusionsstörung **39**, 44
Dihämatoporphyrinester 552
Dihydralazin, pulmonale Nebenwirkungen 401
Dilatation, Bronchus 555
Dilatationskatheter 555
Diltiazem 441, **447**
Dinatriumcromoglicinsäure = DNCG 160
DIP = Desquamative interstitielle Pneumonie 339
Diphosphoglycerat 47, 517
Dislokation, Stent 558
Dissonanz, kognitive 504
DLR = digitale Luminiszenzradiographie 67
DNCG = Dinatriumcromoglicinsäure 160
Doppellumentubus 100, 575
Dosieraerosol 514
Dosisleistung 549
Dottersack-Tumor 480

Doxycyclin 208
D-Penicillamin 401
Drainage
– Abszeß 568, *570*
– Pleura 568, *570*
– Typen 569
Druck
– pulmonalarterieller **429**, 437
– transpulmonaler **35**, 37
– Druckkammer 442, **524**
Druckmessung
– A. pulmonalis 437
– transdiaphragmale 49
– – Normwerte 50
Druckunterstützung 535
Ductus arteriosus Botalli, persistierender 430
Düsenvernebler 514
Dumon-Stent 556
Durchflußzytometrie 94
Dynamic-Stent 556
Dysphagie 355
Dysplasie, bronchopulmonale 518, **522**
Dyspnoe 116
– Dyspnoeskala 116
Dyssomnie 488, **493**

E

Ebstein-Anomalie 126
$ECCO_2R$ = extrakorporale CO_2-Elimination 500
Echinokokkose 282, **291**
Echokardiographie 437
ECMO = Extrakorporale Membranoxigienierung 500
Edelgasverdünnung 80
Eicosanoide 708
Eindringtiefe, Lasertherapie 549
Einflußstauung, obere 301
Einheiten, biologische 508
Einsekundenkapazität = FEV_1 15
Einsekundenkapazität, relative = FEV_1/VC **16**, 20
Einstellungsänderung 506
Eisen 394
Eisenmenger-Syndrom 126, 542
Eiserne Lunge 532
Eiweißgehalt
– Exsudat 458
– Transsudat 456

Eiweißverluste 456
Ejektionsfraktion 543
Elastance (Elastizität) 35
Elektromyographie = EMG 49
Ellis-Demoisseau-Linie 456
EMB = Ethambutol 268
Embolektomie, chirurgische 439
Embolie
– akute s. Lungenembolie, akute 432
– chronische s. Lungenembolie, chronische 440
– Fett 442
– Fremdkörper 443
– Fruchtwasser 443
– septische 443
Embolisation 424
Embryonalzell-Tumor 480
Empfängeroperation 545
Emphysem, großbullöses 195
Emphysemknick 25, 170, **190**
Empyem 461
Empyema necessitans 484
Endarteriektomie 441
Endobronchiale Interventionen 549, *550*
Endogia 575
Endokarditis 434
Endomembran 292
Endometriose
– pulmonale 294
– subpleurale 451
Endorphin 503
Endoskopie 87
Endosonographie 304
Endotoxin 397
Endotrachealtubus 513, 519, **532**
Entamoeba histolytica 372
Enterobakterienpneumonie 239
Entfaltungsknistern 12
Entlastungslungenödem 149
Entwöhnung, Beatmung 539
Entwöhnungsbehandlung, Raucher 503
Eosinophile Lungeninfiltrate **372**, 402
– Aspergillose 372
– bronchoalveoläre Lavage 95
– chemisch induziert 372
– Löffler-Syndrom 372
– Pneumonie, akute eosinophile 372
– – chronische eosinophile 372

Sachverzeichnis

Eosinophile Lungeninfiltrate, tropische

Eosinophile Lungeninfiltrate, tropische 372
- Weingarten-Syndrom 372

Eosinophiles Granulom 346

Eosinophilie 371
- tropische 372

Eosinophilie-Myalgie-Syndrom **369**, 430

Epaq 161

Epiglottitis 147, **149**

Epilepsie, schlafbezogene 493

Epithelkörperchenhyperplasie 478

Epituberkulose 486

Ergometrie 52
- s. Spiroergometrie 52
- Abbruchkriterien 54

Ergotamin, pulmonale Nebenwirkungen 402

Erguß
- maligner 467
- paramaligner 469
- parapneumonischer 461
- sanguinolenter 458
- toxischer 469
- s. Pleuraerguß 455

Ergußpunktion 456

Erkrankungen, kongenitale 416

Ernährung 450

Erregerspektrum bei Immundefizienz 215

Erstprophylaxe (Cytomegalievirus) 545

Ertrinken 410

ERV = exspiratorisches Reservevolumen 15

Eryonith 470

Erythema exsudativum multiforme 241

Erythema nodosum 241, 255, 324, 335

Erythromycin 207 f

Ethambutol = EMB 268

Euler-Liljestrand Reflex **199**, 448

Euro-Collins-Lösung 544

Eurotransplant-Programm 544

Exsudat 458
- Amylase-Konzentration 458
- Eiweißkonzentration 458
- Glukose-Konzentration 458
- Gramfärbung 459
- LDH-Konzentration 459
- pH-Wert 459
- sanguinolentes 466

- Zellzahl 459

Extubation 539
- Komplikationen 541

F

Faktor V-Defekt 432
Fallot-Tetralogie 126
Fanconi-Syndrom 424
Farmerlunge 342, **344**
Fasciola hepatica 372
Faserjahre 392
Fauci-Protokoll **361**, 368, 371
Febris uveoparotidea 335
FEF_x = maximaler exspiratorischer Fluß 16
Fenfluramin, pulmonale Nebenwirkungen 402
Fenoterol 161
Fettembolie **442**, 495
FEV_1/VC = relative Einsekundenkapazität 16
FEV_1 = Einsekundenkapazität 15
Fiberglasoptik 87
Fiberglasoptiken 87
Fibrinkleber 572, 573
Fibrinklebung 560
Fibrinmembranen, stenosierende 551
Fibrinolytika, intrapleurale 463
Fibroplasie, retrolentale 522
Fibrose
- Mediastinum 486
- retroperitoneale 486
- interstitielle 351
Fibrositis-Syndrom 493
Fibrothorax 462
FiO_2 = inspiratorische Sauerstoffkonzentration 537
Fistel
- arteriovenöse 423
- bronchoperikardiale 554
- tracheoösophageale 180, 408, 554
Flachs 397
Floxuridin, pulmonale Nebenwirkungen 402
Fluconazol 209
Flüssigkeitsretention 540
Flüssigsauerstoff 520
Flunisolid 159
Fluor 396
Fluorchinolone 269

Fluoxetin, pulmonale Nebenwirkungen 402
Fluß, maximaler exspiratorischer 16
Fluß-Volumen-Kurve **19**, 64
Fluticason 159
Fogarty-Katheter 559
Folsäure 284
Foradil 161
Formaldehyd 155
Formoterol 161
FRC = funktionelle Residualkapazität 15
Fremdgasverdünnungsmethode 18
Fremdkörperaspiration 147, 561
Fremdkörperembolie 443
Fremdkörperentfernung 561
Friedländer-Pneumonie 239
Fruchtwasserembolie 443
Frühdekortikation 463
Frühmobilisierung 439
Frühneoplasien 552
Funktionsdiagnostik, präoperative 309
Furosemid 450
FVC = forcierte Vitalkapazität 15, 23

G

G = Atemwegsleitfähigkeit 16
G(M)-CSF = Granulozyten (Makrophagen)-Koloniestimulierender Faktor
- bei Bronchialkarzinom 316
- pulmonale Nebenwirkungen 402
Gallenkolik 434
Gammastrahlen 407
Gamma-Strahler 553
Ganciclovir 209, 545
Ganglioneurom 480
Gangrän 524
Ganzkörperplethysmographie **27** f, 62
Gasaustausch, extrakorporaler 500
Gasaustauschgrößen 17
Gasbrand 524
Gasdruckflasche 520
Gasgangrän 524
Gastransfer 40
Gastritis 476
Gasverdünnungsmethode 18

Sachverzeichnis

Hyperkalzämie, Therapie

Gasvolumen, thorakales = TGV 15, 27, *28*
Gaucher, Morbus 428
Gaucherzelle 428
Genußraucher 503
Gerinnung, disseminierte intravasale 495
Gesamtströmungswiderstand 29
Gesichtssauna 515
Getreide 155
Gewebeplasminogenaktivator, rekombinanter = r-TPA 438
Gewebescherkräfte 538
Gewöhnliche interstitielle Pneumonie = UIP 339
Gianturco-Stent 556
Giemen 12
Globalinsuffizienz, respiratorische **43**, 48
Glockenspirometer 18
Glomerulonephritis 357, 360, 362
Glottisödem 515, **541**
Glukocerebrosid 428
Glukosekonzentration, Exsudat 458
Glutaraldehyd 155
Glutathionperoxidase 518
Goldsalze
– bei rheumatoider Arthritis 349
– pulmonale Nebenwirkungen 401
Goodpasture-Syndrom 362
Grading, Bronchialkarzinom 300
Graft Versus Host-Reaktion 176
Graham-Steel-Geräusch 445
Gramfärbung, Exsudat 459
Granulom, eosinophiles 346
Granulomatose 335, 342, 346, 360
– sarkoide 370
– chronische 180
– lymphomatoide 325, 369
Granulozyten(Makrophagen)-Kolonie-stimulierender Faktor = G(M)-CSF 316
Granulozytendefekt 215
Großbullöses Emphysem 195
Großzelliges Karzinom 299
Guillain-Barré-Syndrom 477, 501
Gynäkomastie 480

H

Hämangiom 294
Hämatokrit 466
Hämatothorax 466
Hämaturie 362
Hämoglobinopathien **125**, 430
Haemophilus influenzae-Pneumonie 236
Hämoptoe 132
Hämoptyse 132
Hämorrhagie, diffuse alveoläre = DAH 95, **132**, 404, 444
– Differentialdiagnose 136
Hamartome 294, 426
Hamman-Rich-Syndrom 341
Hamptoms Hump 435
Hand-Schüller-Christian, Morbus 346
Hantaviruspneumonie 245
Harrington-Stab 475
Hartmetall 396
Hauptbronchusstenose 64
Hausstauballergie 511
Hautjucken 511
Hautsarkoidose 335
HCG = humanes Chorion-Gonadotropin 109
Heber-Drainage 562
Heerfordt-Syndrom 335
Heimbeatmung 527, *531*
Heimlich-Griff 561
Heiserkeit 515, 541
HELLP-Syndrom 495
Helminthosen 282
Hepatisation 86
Herdbiopsie 98
Hereditäre Erkrankungen 416
Hernien 476
Herpes-Infektion 225
Herz-Lungen-Transplantation 543
Herzrhythmusstörungen 434
Herzschrittmacher 476
HFJV = high frequency jet ventilation 537
HFO = high frequency oscillation ventilation 537
HFPPV = high frequency pressure ventilation 537
HFV = high frequency ventilation 536
Hiatus-Gleithernie 476
High resolution-Computertomographie 72, 75
Hirnerkrankungen 493
Hirnnervenausfälle 335

Hirnödem 414
Hirnödemprophylaxe 312, 411
Histiozytose X 147
Histiozytosis X, pulmonale 346
Histoplasmose 248, 486
HIV-Infektion 430
– Krankheitsverlauf 219, *220*
– pulmonale Manifestationen 219, 221
– Sekundärprophylaxen 224
Hochdruckkrise 434
Hochfrequenzbeatmung = HFV 536
Hochfrequenzjetbeatmung = HFJV 537
Hochfrequenzoszillationsbeatmung = HFO 537
Hochfrequenzüberdruckbeatmung = HFPPV 537
Hodgkin, Morbus 324
Höhenhirnödem 414
Höhenkrankheit 414
Höhenlungenödem 414
Holzarbeiterlunge 344
Holzstaub 155
Hopkins-Optik 87
Hormontherapie 427
Horner-Syndrom **121**, 300, 471
Hounsfield-Einheiten = HE 75
Hüfner-Zahl 518
Hundebandwurm 291
Husten 127
– akuter 128
– chronischer 128
– produktiver 127
– unproduktiver 127
Hyaluronsäure 471
Hydralazin, pulmonale Nebenwirkungen 402
Hydrochlorothiazid, pulmonale Nebenwirkungen 344, 402
Hydroxyharnstoff, pulmonale Nebenwirkungen 402
Hydroxylapatit 380
Hyperbare Sauerstofftherapie 442
Hypereosinophiles Syndrom 372
Hyperfibrinolyse-Syndrom 443
Hyperhidrosis 576
Hyperimmunglobulin (Zytomegalievirus) 545
Hyperkalzämie 301
– Therapie 338

Sachverzeichnis

Hyperkapnie 41
- permissive **499**, 538

Hyperkoagulabilität 432

Hyperlipidämie 442

Hyperparathyreoidismus 480

Hyperreagibilität, bronchiale 150 ff, 158, 335

Hypersensitivitätsangiitis 367

Hypersomnie 493

Hypertonie, pulmonale 348, 351, 404, **429**
- kardiale Diagnostik 86
- primäre 430, **445**, 448
- Pulmonalarteriendruck, mittlerer 429
- Schweregrade 431
- Ursachen 430

Hyperventilation
- alveoläre 44
- psychogene 5

Hypnose 503

Hypnotikaabhängigkeit 493

Hypogammaglobulinämie 479

Hypoglykämie 434, 479

Hypokapnie 41

Hyponatriämie 540

Hypopnoe 488

Hyposensibilisierung 508

Hypoventilation 44
- alveoläre 493, 501
- zentral 493

Hypoxämie, schlafassoziierte 522

Hypoxic drive 522

Hypoxieadaptation 414

I

IFR = Inspirationsflußrate 538

ILO = International Labour Organisation 383

ILO-Röntgenklassifikation s. Silikose 383

Imipramin, pulmonale Nebenwirkungen 402

Immunglobulin E = IgE 111

Immunglobuline, pulmonale Nebenwirkungen 403

Immunperoxidase-Reaktion 94

Immunsuppression 545

Immuntherapie 508

Impedanz 83

Impfanamnese 2

Impfung, Influenza 246

IMV = intermittent mandatory ventilation 535

Inadäquate ADH-Sekretion = SIADH 301

Index, Apnoe/Hypopnoe 490

Infertilität, männliche 418

Inflammationsantwortsyndrom, systemisches = SIRS 245

Inflationsdruck 412

INH = Isoniazid 265

Inhalationshilfen 513

Inhalationstechnik 514

Inhalationstherapie 513

Initialfieber 255

Initialrheumatoid 255

Inoperabilität 552

Insektengiftallergie 511

Inspektion **4**, 14

Inspirations-/Exspirationsverhältnis 538

Inspirationsdruck, maximaler = Pi_{max} 16

Inspirationsfluß, dezelerierender 499

Inspirationsflußrate = IFR 538

Interferon-α, pulmonale Nebenwirkungen 402

Interkontinentalflüge 450

Interkostalneuralgie 434

Interleukin-2, pulmonale Nebenwirkungen 403

Interleukin-2-Rezeptor = sIL-2-R 107

Intermittent Positive Pressure Ventilation = IPPV 529

Intermittierende Bedarfsatmung 535

Intermittierende Selbstbeatmung = ISB 527

Intimafibrose 444

Intoxikation 434
- Sedativa 147
- Relaxantien 147
- Kohlenmonoxid 524

Intrakutanprobe 259

intrinsic PEEP = $PEEP_i$ 537

Intubation 533 f

Inverse ratio ventilation 499

Iontophorese 186

IPPV = intermittent positive pressure ventilation 529

Ipratropiumbromid 162

IPS = inspiratory pressure support 535

IRC = inspiratorische Reservekapazität 15

Iridium 553

Iridozyklitis 335

IRV = inspiratorisches Reservevolumen 15

IRV = inverse ratio ventilation 537

ISB = intermittierende Selbstbeatmung 527

Ischämie, nächtliche kardiale 493

Ischämiezeit 544

Isocyanate 155, 342

Isoniazid = INH
- Tuberkulosetherapie 265
- pulmonale Nebenwirkungen 401

Isotretinoin, pulmonale Nebenwirkungen 402

Itraconazol 209

J

Jet Lag 493

Jod 401

K

Kachektin 255

Kachexie, pulmonale 171

Kadmium **396**, 399, 503

Kälteagglutinine 241, 349, 367

Käsewäscherlunge 344

Kaltlichtquelle 575

Kalzifikationen, pulmonale 405

Kalzinosis 357

Kalzitonin **109**, 480

Kalziumantagonist 441, 449

Kalziumsalze, pulmonale Nebenwirkungen 405

Kalziumstoffwechsel 380

Kaolin 394

Kapillaritis 360

Kapnographie 522

Karbonisation 549

Karenzmaßnahmen 510

Karotissinussyndrom 434

Kartagener-Syndrom 180, **418**

Karzinoembryonales Antigen = CEA **109**, 303

Karzinoid **322**, 478

Karzinoid-Syndrom 322

Karzinom
- adenoid-zystisches 328

Sachverzeichnis

- Adenokarzinom, muzinöses 328
- Basalzelladenokarzinom 328
- bronchioloalveoläres 299, *299*
- epitheliales/myoepitheliales 328
- großzelliges 299
- kleinzelliges 299
- mukoepidermoides 328
- nichtkleinzelliges 298
- onkozytisches 328
- polymorphes niedrigmalignes 328
- Zystadenokarzinom, papilläres 328

Karzinosarkom 329
Katalase 518
Katameniater Pneumothorax 451
Katayama-Fieber 293
Katheterembolisation 424
Kavernen 13, 230, *261*
Kehlkopfödem 149, 541
Kehlkopfspasmus 92, 410, 541
Kehlkopfstenose 149
Kehlkopftumor 147
Keimzelltumoren 478
Kerley-B-Linien 444
Kernspintomographie 78
Ketoazidose 495
Ketotifen 160
Klammernahtgerät 575
Klappenvitien 430
Klardampfinhalation 515
Kleinraumbestrahlung, endobronchiale 553
Kleinzelliges Bronchialkarzinom = SCLC 299
Klimamaske 515
Klopfschall 8
- Klopfschalldämpfung 9
Knistern 12
Knochenfenster, bei CT 75
Knochenmarkstransplantation 176
Knochennekrosen 412
Koagulation 549
Kognitive Dissonanz 504
Kohlendioxidpartialdruck = p_aCO_2 17, **41**
Kohlenmonoxidvergiftung 524
Kokain 430
Kokzidioidomykose 147, 248
Kollagenosen 445, **348**

- klinische Differentialdiagnose 351

Kompartment-Syndrom 524
Komplementdefekt 215
Komplementfaktoren 349
Kompressionsatmen 11, 455
Kompressionsstrümpfe 439
Kongenitale Erkrankungen 416
Konglomerattumoren 382
Konservierungslösung 544
Kontrastmittel (jodhaltiges), pulmonale Nebenwirkungen 401
Kontrollierte mechanische Atmung 535
Kopfschmerzen, schlafgebundene 493
Korkarbeiterlunge 344
Koronarischämie 434
Krampfanfall 434
Krokodilzange 97
Krokydolith 391, 470
Kryoglobulinämie, essentielle gemischte 367
Kryptokokkose 147
Kryptosporidiose 287
Kuhmilchunverträglichkeit 365
Kulschitzky-Zelle 322, 330
Kumarole 401
Kurzbelastungsgrenze 55
Kurzzeitlyse 439
Kußmaul-Atmung 5
Kveim-Siltzbach-Test 337
Kyphose 473
Kyphoskoliose 6, **473**

L

Laktatdehydrogenase = LDH
- Exsudat 459
- Transsudat 456
Laktoseintoleranz 365
Lambert-Eaton-Syndrom 301
Lamellarkörperchen 376
Landouzy-Sepsis 275
Langzeitintubation 541
Langzeittherapie, Sauerstoff 519, *523*
Laparobag 577
Larva migrans visceralis 289
Laryngospasmus 92, 410, 541
Larynxödem 149, 541
Larynxstenose 149
Larynxtumor 147
Lasertherapie 553

Lungenembolie, akute, Diagnostik

- endobronchiale 549
Lavage, bronchoalveoläre = BAL 93
- Differentialzytologie 94f
- Komplikationen 95
- Lymphozytensubpopulationen 94
- Normalbefund 94
LDH = Laktatdehydrogenase
- Exsudat 459
- Transsudat 456
Leberzirrhose, biliäre 186
Leck
- ösophageales 484
- tracheobronchiales 484
- vagino-salpyngo-peritoneales 451
LED = Lupus erythematodes disseminatus 351, **352**, 501
Leeuwenhoek, Morbus 476
Legionellose, Legionellenpneumonie 212, **237**
Leiomyom 294
Leiomyomatose 426
Leiomyosarkom *333*
Liegendaufnahme 73
Lipidpneumonie 378
- exogene 226
Lipom 294
Lipoprotein-Elektrophorese 464
Lobärpneumonie 13
Löffler-Syndrom **288**, 372
Löfgren-Syndrom 335
Löwenstein-Jensen-Nährboden 262
Lomustin, pulmonale Nebenwirkungen 402
Lordoseaufnahme 73
Lower inflection point 538
Luftembolie **442**, 495, 540
Luftleck bei Maskenbeatmung 530
Luftnot 434
Luminiszenzradiographie, digitale = DLR 67
Lungenabszeß **230**, 555
- Drainage 568, *570*
- Spülung 571
Lungenaskariasis 288
Lungencompliance
- dynamische 16
- statische 16
Lungendehnbarkeit *35*
Lungenembolie 351, 448
- akute 432
- - Diagnostik 433

Lungenembolie, akute, Differentialdiagnose 434
- – Schweregrade 433, **435**
- – Stufendiagnostik 433
- chronische 440
- funktionsanalytische DD 64
- Sonderformen 442
- Szintigraphie 81
Lungenemphysem **189**, 430, 501
- Diagnostik 190
- funktionsanalytische DD 64
- Ganzkörperplethysmographie 30
- großbullöses 195
- interstitielles 539
- klinische DD 14
- Patientenschulung 506
- Therapie 192, *193*
Lungenfehlbildung, Zysten 421
Lungenfenster, bei CT 75
Lungenfibrose
- Auskultation 13
- bronchoalveoläre Lavage 95
- CT-Befund 77
- fibrosierende Alveolitis 339
- Fluß-Volumen-Kurve 25
- Medikamentenschäden 402
- radiologische Nachweisverfahren 72
- Röntgenbefunde 67
- Spirometrie 21
Lungenfunktionsprüfung 15, **62**
Lungengangrän 230
Lungengeräusche 13
Lungenhämosiderose, idiopathische 365
Lungeninfarkt 231
Lungeninfiltrate, eosinophile **372**, 402
Lungenkaverne 13, 230, *261*
Lungenkollaps, quantitative Schätzung 452
Lungenkonservierung 544
Lungenmetastasen 139, **331**, *333*
Lungenmykosen 248
Lungenödem 13, 403
- neurogenes 414
Lungenpest 239
Lungenrundherde 139
- diagnostisches Vorgehen 141
- Differentialdiagnose 140
Lungenruptur 412

Lungenschädigung, akute 495
Lungensegmente 68
Lungensequestration 180, **420**
Lungentransplantation 176, 441, **542, 548**
Lungenvolumina
- dynamische 20
- statische 20
Lungenwaben 421
Lungenzyste 196, 421
Lupus erythematodes = LED 351, **352**, 501
Lupus pernio 335
Lupus-Antikoagulans **352**, 432
Lymphadenopathie, angioimmunoplastische 326
Lymphangioleiomyomatose 426
Lymphangiosis carcinomatosa **332**, 408
Lymphknotenhyperplasie, angiofollikuläre 482
Lymphographie 465
Lymphokine 508
Lymphom **324**, 351, 479
- angioimmunoplastische Lymphadenopathie 326
- BALT-Lymphom 325
- Castleman-Lymphom 482
- Hodgkin-Lymphom 324
- lymphomatoide Granulomatose 325
- Morbus Waldenström 327
- Non Hodgkin-Lymphom 324
Lymphomatoide Granulomatose 325, **369**
Lymphozytenalveolitis 343
Lymphozytentransformationstest 395
Lysetherapie **438**, 441
Lysozym 107

M

Magnesiumsilikat 394
Magnetresonanztomographie = MRT 78
MAK = maximale Arbeitsplatzkonzentration 395
Makroglobulinämie 327
Makrolide 179, **208**
Malaria 282, **285**
Malformationen
- arteriovenöse 423
- Sequester 420

- Tracheobronchomegalie 416
- Williams-Campbell-Syndrom 417
- Zilien, immotile 418
- Zysten 421
Malignitätskriterien 141
Malnutrition 186
Malzarbeiterlunge 344
Mangan 394, 396
Massentransfusion 495
Matthys-Katheter 569
McGinn-White-Syndrom 436
McLeod-Syndrom 71, **175**, 177
Mebendazol 209, 288 ff
Mediastinalemphysem 483
Mediastinalfibrose 430, **486**
- sklerosierende 404
Mediastinaltumoren 478
Mediastinalverbreiterung 484
Mediastinitis 476, 483, **484**
Mediastinoskopie 102
Mediastinum- Sonographie 86
Medikamentenalveolitis 344
Medikamentenreaktionen 401
Medroxyprogesteron 427
Mega-Ösophagus 479
Meigs-Syndrom 457
Mekoniumileus 186
Melanogenese 427
Melanom, primäres pulmonales 330
Melphalan, pulmonale Nebenwirkungen 402
Membranoxigenierung, extrakorporale = ECMO 500
Membrantransfer 40
Mendel-Mantoux-Test 259
Mendelson-Syndrom 226
Meningitis tuberculosa **255**, 275
Meningoenzephalitis 241
Meniskuszeichen 292
Mesalamin, pulmonale Nebenwirkungen 402
Mesotheliom 393
- der Pleura, malignes s. Pleuramesotheliom 470
Metastasen 331
- Pleura 467, *468*
Metastasierung 332
- akute pulmonale 495
Methicillinresistenz 235
Methotrexat, pulmonale Nebenwirkungen 402
Methysergid
- Mediastinalfibrose 486

Sachverzeichnis

- pulmonale Nebenwirkungen 402
- Metronidazol 209
- Micropolyspora faeni 344
- Midline-Granulom 361
- Mikrofilarien 373
- Mikrolithiasis, alveoläre 380
- Milchfettprotein 472
- Miliartuberkulose 255, *261*, **275**
- Millipore-Filterpräparat 94
- Milzinfarkt 434
- Mineralölaspiration 393
- Minocyclin, pulmonale Nebenwirkungen 402
- Mischkollagenose 353
- Mischtumor 328
- Mitomycin C, pulmonale Nebenwirkungen 402
- Mitteldruck, pulmonalarterieller = PAm 429
- Mittellappensyndrom **143**, 486
  - Differentialdiagnose 145
- Mitwirkungspflicht 506
- Molybdän 394
- Monday disease 397
- Mondor-Syndrom 7, **121**
- Montgomery-Stent 556
- Morgagni-Hernie 476
- Morphinsulfat, pulmonale Nebenwirkungen 403
- Mounier-Kuhn-Syndrom 180, **416**
- MRSA = methicillinresistente Staphylokokken 235
- Münzenlunge 141
- Mukoepidermoides Karzinom 328
- Mukoviszidose s. zystische Fibrose 185
- Multiorganversagen 546
- Multiple Sklerose 477, 501
- Multiples Myelom 327
- Mundsoor 515
- Mundverschlußdruckmessung 49
- Muskelatrophie 501
- Muskelbiopsie 356
- Muskeldystrophie, progressive 501
- Muskelschwäche 355
- MVV = Atemgrenzwert 16
- Myasthenie 479
- Mycophenolat 545
- Myelom, multiples 327

- Mykobakteriosen s. Tuberkulose 250
  - nichttuberkulöse 279
  - tuberkulöse 250
- Mykoplasmenpneumonie 241, *242*
- Mykosen 247
- Mykotische Nekrose 231
- Myoepitheliom, malignes 328
- Myokardinfarkt **121**, 434
- Myokarditis 434
- Myoklonus, respiratorischer 476
- Myopathie 301
- Myositis 355
- Myxödem 501

N

- Nalbuphin, pulmonale Nebenwirkungen 403
- Narbenemphysem 189
- Narbenkarzinom 390
- Narbenschrumpfung 555
- Narkolepsie 493
- Nasal continious positive airway pressure = n-CPAP 492, *494*
- Nasenbrille 519
- Nasenmaske 528
- Nasensonde 519
- Natrium-Kanal-Antagonist 187
- n-CPAP = Nasal continious positive airway pressure 492; *494*
- Necator americanus 372
- Nedocromil 160
- Nematoden 282
- Neodym-YAG-Laser 549
- Neomycin 572
- Neopterin 107
- Neugebauer-Kammer 94
- Neurilemmom 481
- Neurofibrom *295*
- Neurofibromatose 425, 480
- Neuronspezifische Enolase = NSE **109**, 303
- Neuropathie, postentzündliche 476
- Neurosarkom 481
- Nichtkleinzelliges Bronchialkarzinom = NSCLC 298
- Nichtsteroidale Antirheumatika = NSAR **123**, 401
- Nickel 503

- Nickelcarbonyl 394, 400
- Niedrigdruckcuff 532
- Niemann-Pick, Morbus 428
- Niereninsuffizienz 362
- Nierenkolik 335
- Nifedipin 415
- Nikotinfreisetzung aus Pflastern 503
- Nikotinkaugummis 503
- Nikotinpflaster 503
- Nikotinsubstitution 503
- Nikotrinsucht 503
- Nikotinwirkungen 503
- Nilutamid, pulmonale Nebenwirkungen 402
- NIPPV = nasale intermittierende Überdruckbeatmung 528
- Nitinol 556
- Nitrate 123
- Nitrofurantoin, pulmonale Nebenwirkungen 344, 364, 402
- Nitrosamine 503
- Nitrosoharnstoff, pulmonale Nebenwirkungen 402
- Nokardiose 486
- Nomifensin 344
- Non Hodgkin-Lymphom 324
- Non-REM-Schlaf 489
- Noon-Einheit 508
- Normobare Sauerstofftherapie 517
- Nosokomiale Pneumonie 211
- NSAR = nichtsteroidale Antirheumatika, pulmonale Nebenwirkungen 401
- NSCLC = Non Small Cell Lung Cancer 298
- NSE = neuronspezifische Enolase 109, 303

O

- Obesitas-Hypoventilationssyndrom 448
- Obstlagerlunge 344
- Obstruktion, zentrale Atemwege 146f
- Obstruktionsemphysem 486
- Obstruktivinfiltrat 256
- Ödem, angioneurotisches 147
- Ölaspiration 393
- Ösophagus-Breischluck 484
- Ösophagusmotilitätsstörungen 357
- Ösophagusschmerz 121

Sachverzeichnis

Ösophagusstenose 320
Okklusion, Bronchus 559
Okklusionsballon 559
OKT3 547
OKT6 346
Oligurie 540
Omentumummantelung 545
Opiate
- bei Thoraxschmerzen 123
- pulmonale Nebenwirkungen 403
Organzysten 481
Ormond, Morbus 486
Ornithose 243
Orthostasesyndrom 434
Osteomalazie 474
Osteomyelitis 524
- Kiefer 484
- Wirbelkörper 484
Osteonekrose 408, 412, 480, 524
Osteoporoseprophylaxe 450
Ostitis-Multiplex-Cystoides-Jüngling 335
Oszillationsmessung 32
Ouchterlony-Test 113
Ovarektomie 427
Overlap-Syndrom 353
Oxacillin 207
Oxis 161
Oxitropiumbromid 162
Oxymetrie 424
Ozon 399

P

Pack years 1
Paclitaxel, pulmonale Nebenwirkungen 402
Päckchenjahre 1
Palmaz-Schatz-Stent 556
Palpation **7**, **14**
PAm = pulmonalarterieller Mitteldruck 429
Panbronchiolitis, diffuse **178**, 180
Pancoast-Tumor 121, **300**
Panikerkrankung 493
Pankreatitis 434, 495
p_aO_2 = arterieller Sauerstoffpartialdruck 517
Papillom 294
Papillomatose
- tracheale 180
- tracheobronchiale 549

Paraaminosalicylsäure = PAS **269**, 405
Paracetamol 460
Paraganglion 480
Parakokzidioidomykose 248
Paraneoplasien **301**, 355
Paraquat 399
Parasitosen 282
Parasomnien 493
Parkinsonismus 493
Paromomycin 287
Parotisschwellung 335
Partialinsuffizienz, respiratorische 43
Partikeldeposition 513
PAS = Paraaminosalicylsäure
- Tuberkulosetherapie 269
- pulmonale Nebenwirkungen 405
Passagethrombus 437
Pathologische Atemtypen 5
Patientencompliance 506
Patientenschulung 506
PCR = Polymerase-(Chain)Kettenreaktion 262
Peak-flow 24
PEEP = positive endexpiratory pressure 498, **538**
PEEP$_e$ = extrinsischer PEEP 538
PEEP$_i$ = intrinsic PEEP 537
PEF = exspiratorischer Spitzenfluß 16
Penicillamin
- bei progressiver systemischer Sklerose 358
- pulmonale Nebenwirkungen 402
Penicillin G
- bei Pneumonien 207, **233**
- pulmonale Nebenwirkungen 402
Penicillium
- brevicompactum 344
- casei 344
- frequentans 344
- glaucum 344
Pentamidin 209, 224
Pentoxiphyllin 1
Perfusionsszintigraphie s. Szintigraphie 80
Periadenitis 486
Pericarditis exsudativa 434
Perikarditis 434, 476
Perikardmesotheliom 393
Perikardschmerz 121
Perikardtamponade **320**, 434

Perikardzyste 481
Peritonealdialyse 456
Peritonealmesotheliom 393
Peritoneo-venöser Shunt 456
Peritonitis 476
Peritonsillarabszeß 147
Perkussion **8**, **14**
Permissive Hyperkapnie 499, **538**
Persulfate 155
Pest 239
Pfeifen 12
Phäochromozytom 480
Pharmakologische Tests s. Provokationstests 58
Pharynxstenose 149
Phenole 503
Phenytoin, pulmonale Nebenwirkungen 402
Phlebographie 436
Phosgen 400
Photodynamische Therapie 552
Photosensibilisator 552
Phototoxizität 552
pH-Metrie 128
pH-Wert 41
- Exsudat 459
Physiotherapie
- bei Bronchiektasen 184
- bei immotilen Zilien 418
- bei Morbus Bechterew 359
- bei Wirbelsäulenerkrankungen
- bei zystischer Fibrose 187
Pickwickier-Syndrom 5, 501
Pierre-Marie-Bamberger-Syndrom 301
Pigtail-Katheter 439
Pilotlaser 549
Pilzpneumonie 247
Pilzzüchterlunge 344
Pi$_{max}$ = maximaler Inspirationsdruck 16
Pink puffer 190, 450
Piperacillin 208
α_1-PI = α_1-Proteaseinhibitor 114
Pirbuterol 161
Piritramid 573
Plasmapherese 364
Plasmodien 285
Platin 155
Plattenepithelkarzinom 298, *304*
Platypnoe 423
Plethysmographie **27**, 62, 64

Sachverzeichnis

Pleurapunktion 456
Pleuradrainage 453, 456, **568, 570**
- Hämatothorax 466

Pleuraempyem 458, **461**, 572, 576
- Drainage 568
- Spülung 571

Pleuraerguß 455
- Differentialdiagnose 457
- Exsudat 458
- gekammerter 576
- klinische DD 14
- paramaligner 469
- rezidivierender 576
- Sonographie 84, *85*
- – Ergußvolumen *85*
- toxischer 469
- Transsudat 455

Pleurafibrom 472
Pleuramesotheliom 393
- benignes fibröses 472
- malignes 470, *471*
- – histologische Typen 470
- – Immunhistochemie 472
- – Stadieneinteilung 472

Pleurametastasen *467 f*
Pleurapunktion 564
Pleurareiben 7
Pleuraschwarte 351, 448
- Sonographie 85

Pleurektomie 469, **573**
Pleuritis 352, 434, **461**
- exsudativa 461
- Schmerzqualität 120
- – tuberculosa 277
- sicca 461

Pleurodese 453, 456, **573**
Plexus brachialis-Syndrom 300
Pneumatozele 235
Pneumocystis carinii-Pneumonie *224*
- Diagnostik 223
- Prophylaxe 224
- Röntgenbefund 223

Pneumokokkenimpfung 233
Pneumokokkenpneumonie 232
Pneumokoniose
- anorganische 381 f
- Bildsymbole 383, *386*
- ILO-Klassifikation *386*
- Lungenschatten 388
- Pleuraveränderungen *389*

Pneumomediastinum 483 f, 539

Pneumonektomie 545
Pneumonie
- akute eosinophile 372
- allgemeine Einteilung 199
- – Therapie 203
- ambulante 200
- Aspirationspneumonie **226**, 355
- atypische 202
- bei Beatmung 540
- Bronchopneumonie 199, *202*
- Chemotherapie, allgemeine Übersicht **207**
- Chlamydien 243
- chronische eosinophile 372
- Enterobakterien 239
- Friedländer 239
- Haemophilus influenzae, parainfluenzae 236
- bei HIV-Infektion **219**, 224
- bei Immundefizienz 214
- interstitielle **199**, 339
- käsige *257*
- klassische bakterielle 202
- klinische DD 14
- Legionellenpneumonie 237
- Lobärpneumonie 199
- Mykoplasmen 241
- nosokomiale 199, **211**
- Pilzpneumonie 247
- Pneumocystis carinii
  s. Pneumocystis carinii-Pneumonie *224*
- Pneumokokken 232
- primäre 199
- radiologische Differentialdiagnosen 203
- sekundäre 199
- Staphylokokken 234
- virale Pneumonie 245

Pneumonieprophylaxe, bei Immundefizienz 217
Pneumoperikard 484, 539
Pneumoperitoneum 539
Pneumotachographie 18, **23 ff**
Pneumothorax 451
- klinische DD 14
- Sonographie 85

PNU = Protein-Nitrogen-Unit 508
Poliomyelitis 501
Pollinosis 508, 511
Polonium 503
Popcornmuster *71*, 141
Polyarthritis 335
Polygraphie, nächtliche 491

Psittakose

Polymerase-Kettenreaktion = PCR 262
Polymyositis 351, **355**, 501
Polyneuropathie 301
Polysomnographie 63, 491
Präoperative Funktionsdiagnostik 309
Präzipitinnachweis 113
Prallhelm 514
Praziquantel 293
Prednison 160
Primäre pulmonale Hypertonie 445
Primärinfekt 253
Primärinfiltrat *253*
Primärkomplex 254
Primary graft failure 546
Prinzmetal-Angina 121
Procainamid, pulmonale Nebenwirkungen 402
Prooptosis 360
Propanolol, pulmonale Nebenwirkungen 402
Propylthiouracil, pulmonale Nebenwirkungen 402
Prostacyclin 447
Prostaglandin 447
Protamin, pulmonale Nebenwirkungen 403
α_1-Proteaseinhibitor **114**
- Mangel 197
- Substitution 198

Protein C-Mangel 432
Proteindenaturierung 399
Proteinnitrogen-Unit = PNU 508
Protein S-Mangel 432
Protionamid 268
Protoporphyrinderivat 552
Protozoonosen 282
Provokationsdosis 59
Provokationstest **58**, 62
- spezifischer 58, **60**
- unspezifischer 58
- – Bronchospasmolysetest 58
- – unspezifische bronchiale Provokation 59

PS = pressure support 535
Pseudochylothorax 458, **465**
Pseudolymphom 350
Pseudomonas aeroginosa-Infektion, Sekundärprophylaxe 516
Pseudozyanose 124
Psittakose 243

Sachverzeichnis

PSV = pressure support ventilation 535
Psychose 241
Psychosen 493
PTH = Parathormon 109
Pulmonalarteriendruck, mittlerer *429*
Pulmonale Hypertonie
s. Hypertonie, pulmonale
86, 429
Pulmonalinsuffizienz 445
Pulmonalisangiographie 437
Pulmonalisdruckmessung 437
Pulmo-renales Syndrom 362
Pulsoximetrie 46
Pulsus paradoxus 156
Pulverinhalation 514
Punktionsvolumen 566
Punkt-Schluß-Methode 503
Purpura Schönlein-Henoch 367
Purpura, anaphylaktoide 367
Pyrazinamid = PZA 268
Pyrimethamin 209
PZA = Pyrazinamid 268

Q

Quarz 381
Quecksilber 400
Quitters-nails 4

R

RA = rheumatoide Arthritis 348
Radiospirometrie 80
Radiotherapie, Bronchialkarzinom 311
Ramel-Nadel 459
Rasseln 12
Rattenbißnekrosen 357
Rauchen 503
Raucherentwöhnung 503
Rauchertypen 503
Rauchgas 399
RAW = Atemwegswiderstand, allgemein 16
Raynaud-Phänomen 444
Raynaud-Syndrom 356f, 445
Reaktivierung, Tuberkulose 258
Recall-Antigen 335
Rechts-Links-Shunt 44

von Recklinghausen, Morbus 425
Reflexbronchokonstriktion 154
Reflux, gastroösophagealer 493
Rehabilitationsverfahren 506
Reinfektion, Tuberkulose 258
Reiseanamnese 2
Reizgase 399
Rekanalisation 439
Rekurrensparese 332, 471, 501
Relapsing Polychondritis 147, 180
REM-Schlaf 489
Rendu-Osler-Weber, Morbus 423
Reproterol 161
Reservekapazität, inspiratorische = IRC 15
Reservevolumen
– exspiratorisches = ERV 15, *21*
– inspiratorisches = IRV 15, 20, *21*
Residualkapazität, funktionelle = FRC 15, 19
Residualvolumen 19, **27**
Residualvolumen = RV 15
Resistance-Schleife *30*
Resonanzfrequenz, Thorax 8
Resonanzphänomene 8
Resorptionsatelektase 518
Respiratorische Insuffizienz, akute s. ARDS 495
Respiratortypen 533
Retentionspneumonie 226, 320, 486
Retinolsäure, pulmonale Nebenwirkungen 402
Retrolentale Fibroplasie 522
Retropharyngealabszeß 147
RF = Rheumafaktor 104
Rhabdomyome 426
rhDNase = Desoxiribonuklease, rekombinante humane 187
Rheumafaktor 349, 360
Rheumaknoten, pulmonale 348
Rheumatoide Arthritis 147
Rheumatoide Arthritis = RA 348
Rhinitis, allergische 508
Riesenzellen, Langhans-Typ 251, 335
Rifampicin = RMP 265

Rippenserienfraktur 501
Ritodrin 403
RMP = Rifampicin 265
Röntgen-Thorax
– besondere Aufnahmetechniken 67
– Differentialdiagnostik 67
– Lungensegmente *68*
– Spezialtechniken 73
– Alveolarproteinose 69, **376**
– Alveolitis 353
– – exogen allergische 69, *343*
– – fibrosierende 69, **340**
– – lymphozytäre 350
– Amyloidose 69
– ARDS 69f, **497**
– Asbestose 69, 71, **392**
– Askariasis 288
– Aspergillose, allergische bronchopulmonale 71, **373**
– Aspiration 228
– Atelektase 67
– Babesiose 286
– BALT-Lymphom 325
– Bilharziose 293
– BOOP 69, **176**
– Bourneville-Pringle, Morbus 427
– Bronchialkarzinom 70, **303**, *304*
– Bronchiektasen 70, *182*
– Bronchiolitis obliterans 69, **176**
– Bronchioloalveoläres Karzinom 69
– Bronchitis, chronische 171
– Bronchopneumonie 68, **201**, *202*
– Caplan-Syndrom 382
– Ceelen, Morbus 69, **365**
– Chlamydienpneumonie 69
– chemisch induzierte Schädigungen 400
– Churg-Strauss-Syndrom 69, **371**
– Dermatomyositis 69, **355**
– Echinokokkose 71, **292**
– Emphysemblase 70
– Empyem 67, **462**
– Enterobakterienpneumonie 240
– eosinophile Infiltrate, chemisch induzierte 69, **373**
– Eosinophilie, tropische 373
– Erguß, parapneumonischer 67, **462**

Sachverzeichnis

Salbutamol, pulmonale Nebenwirkungen

- Fettembolie 442
- Fluorose 71
- Goodpasture-Syndrom 69, **363**
- Granulomatose, lymphomatoide 369
- – sarkoide 370
- Hartmetallstaublunge 69
- Hämatothorax 466
- Hämorrhagie, alveoläre 69, **353**
- Histiozytosis X 69, **346**
- HIV-Infektion 69, **223**
- Höhenlungenödem 415
- Hodgkin, Morbus 69, **324**
- Hyperhydratation 69
- hypereosinophiles Syndrom 374
- Hypersensitivitätsangiitis 367
- Hypertonie, pulmonale primäre 446
- Kartagener-Syndrom 418
- Klebsiellenpneumonie 69
- Kryptosporidiose 287
- Kyphoskoliose 474
- Larva migrans visceralis 289
- Legionellenpneumonie 67, **237**
- Lipidpneumonie 378
- Lobärpneumonie 67, **201**
- lobuläre Infiltrate 67, 201
- Löffler-Syndrom 70, **373**
- Lungenabszeß 67, **231**
- Lungenembolie, akute 67, **435**
- – chronische 440
- Lungenemphysem *191*
- Lungenhämosiderose, idiopathische 69, **365**
- Lungenfibrose 69
- Lungeninfarkt 67
- Lungenmetastasen 139, **332**, *333*
- Lungenödem, kardiogenes 69
- Lupus erythematodes disseminatus 69, **353**
- Lymphadenopathie, angioimmunoplastische 326
- Lymphangioleiomyomatose 69, **427**
- Lymphangiosis carcinomatosa 71
- Lymphom 69
- Malaria 285

- Malformation, arteriovenöse 423
- Mediastinalemphysem 483
- Mediastinalfibrose 487
- Mediastinaltumoren 481
- Mediastinitis 484
- Mikrolithiasis, alveoläre 71, **380**
- Miliartuberkulose *261*, 275
- Mukoviszidose 186
- Mykobakteriosen, nichttuberkulöse 280
- Mykoplasmenpneumonie 70, **242**, *242*
- Mykose 70
- Myzetom 70
- Neurofibrom 295
- Neurofibromatose 69, **425**
- Obstruktion, zentrale Atemwege 148
- Panbronchiolitis 178
- Pleuraempyem 70, **462**
- Pleuraerguß 67, **456**
- Pleuramesotheliom *471*
- Pleurametastasen 468
- Pleuritis exsudativa tuberculosa 277
- Pneumocystis carinii-Pneumonie 69, **224**
- Pneumokokkenpneumonie 67, **232**
- Pneumokoniose, anorganische 69, **395**
- Pneumonie, akute eosinophile 374
- – chronische eosinophile 374
- Pneumothorax 71, **452**
- Polyarteriitis nodosa 69
- Polymyositis 69, **355**
- Pseudolymphom 350
- Purpura Schönlein-Henoch 367
- Recklinghausen, Morbus 69, **425**
- Rendu-Osler-Weber, Morbus 423
- rheumatoide Arthritis 69, **349**
- Sarkoidose 69, *336*
- Sarkom 329
- Sequester 67
- Schistosomiasis 293
- Silikose 69, **382**
- Silkotuberkulose 382
- Sjögren, Morbus 350

- Sklerose, progressive systemische 357
- Skoliose 474
- Speicherkrankheiten 70
- Staphylokokkenpneumonie 70, **234**
- Strahlenfibrose 408
- Strahlenpneumonie 71, *408*
- Swyer-James (Macleod)-Syndrom 71, **175**, 177
- Talkose 71
- Toxoplasmose 71, **283**
- Tracheobronchomegalie 416
- Trichinose 71, **290**
- Tuberkulose 260
- Tuberöse Sklerose 69, **427**
- Venookklusion 444
- Viruspneumonie 69, **246**
- Waldenström, Morbus 327
- Wegener-Granulomatose 69, **360**
- Weingarten-Syndrom 373
- Williams-Campbell-Syndrom 417
- Zilien, immotile 418
- Zwerchfellhernie 70, **477**
- Zwerchfelllähmung 477
- Zwerchfellparese 353
- Mukoviszidose 186
- Zyste 70

Röntgentypen, bei Sarkoidose 336
Rollkur 573
Roxithromycin 207
Rspez = spezifischer Atemwegswiderstand 16
r-TPA = Gewebeplasminogenaktivator, rekombinanter 438
Rückenmarkstrauma 477
Rückfallprophylaxe 504
Rundherde s. Lungenrundherde 139
RV = Residualvolumen 15
RVS = restriktive Ventilationsstörung 528

S

S-100-Protein 346
Säure-Basen-Haushalt 44f
Sahlische Gefäßgirlande 301
Salbutamol
- bei Asthma bronchiale 161
- pulmonale Nebenwirkungen 403

Sachverzeichnis

Salbutamol, Perfusordosierung 166
Satelliten, Sauerstoff 520
Salmeterol 161
Salzsäure 399
Salzwasseraspiration 410
Sanduhr-Tumor 480
Sandwich-Therapie 317
S_aO_2 = arterielle Sauerstoffsättigung 517
Sarkoide Granulomatose 370
Sarkoidose 147, **335f**, 370, 486
– bronchoalveoläre 95
– Labormarker 107
Sarkom **329, 333**
Sauerstoff-Affinität 517
Sauerstoffanfeuchtung 519
Sauerstoffaufnahme, maximale = $VO_{2\,max}$ 55
Sauerstoffbindung von Hämoglobin 518
Sauerstoffbindungskurve 47
Sauerstoffgewebeausschöpfung = $AVDO_2$ 517
Sauerstoffkonzentration, arterielle = C_aO_2 517
Sauerstoffkonzentrator 520
Sauerstofflangzeittherapie 519, 523
Sauerstoffpartialdruck = p_aO_2 17, **41**, 43, 52
Sauerstoffquellen 520
Sauerstoffradikale 399
– freie 518
Sauerstoffsättigung 46
Sauerstoffsatelliten 520
Sauerstoffsparsysteme 520
Sauerstofftherapie
– hyperbare 524
– normobare 517
Sauerstofftoxizität 518
Sauerstofftransportrate, arterielle 517
Sauerstofftrauma 495
Saugbiopsie 90
Saugdrainage 571
Saugwurm 293
SCC = Squamous Cell Carcinoma-Antigen **109**, 303
Schädelhirntrauma 495
Schallfrequenzen 83f
Schaukelatmung 477
Schaumann-Körper 335
Schichtarbeit 493
Schilddrüsentumor 147
Schistosomiasis 282, **293**

Schlafapnoesyndrom 430, 448, **488**
– kardiale Diagnostik 86
Schlaffragmentierung 490
Schlafhygiene 492
Schlafkrankheit, afrikanische 493
Schlaflabor 491
Schlaflatenz-Test 492
Schlaflosigkeit, letale familiäre 493
Schlafmangel, chronischer 490
Schlafmangelsyndrom 493
Schlafstadien **489**
Schlafstörungen, Klassifikation 493
Schlafwandeln 493
Schleimhautödem 515
Schleimverlegung 558
Schmerz
– Brustwand 120
– myokardial 121
– neural-radikulär 121
– ösophageal 121
– Perikard 121
– pleural 120
– projiziert 121
– psychosomatisch 122
– pulmonal-vaskulär 121
– Schulter-Arm 121
– tracheobronchial 121
Schmerztherapie 123
Schnarchen 488
Schnupfversuch 477
Schock 434
– anaphylaktischer 511
Schockindex 452
Schocklunge 495
Schönlein-Henoch-Syndrom 367
Schulungsprogramm 507
Schwannom 481
Schwartz-Bartter-Syndrom 301
Schwefeldioxid 399
Schwefelsäure 399
Schweißtest 19
Schwerspat 394
Schwimmprobe 97
Scl-70-Antikörper 105, **358**
SCLC = Kleinzelliges Bronchialkarzinom 299
S-CMV = synchronized controlled mandatory ventilation 535
Screening-Methoden 62

Selbstbeatmung, intermittierende = ISB 527
Selbsthilfe 506
Selbstkontrolle 506
Selbstkontrollverfahren 504
Selbstverantwortung 506
Seminom 479
Sensibilisierung 504
Sepsis 434
Sepsis gravissima Landouzy 275
Sequester 420
Serevent 161
Serotonin 397
Serotoninrezeptor-Agonisten 397
Serumphosphatase, saure 428
Seufzer-Atmung 5
Sharp-Syndrom 353
Shunt, peritoneo-venöser 456
Shuntberechnung 424
SIADH = Syndrom der inadäquaten ADH-Sekretion 301
Sicca-Syndrom 350
Sick Sinus-Syndrom 434
Silent Chest 561
Silikon 556
Silikose 348, **381**
– ILO-Röntgenklassifikation 383
Silikotuberkulose 381
Siliziumdioxid = SiO_2 381
Silofüller-Krankheit 400
Simon-Spitzenherde 256
SIMV = synchronized intermittent mandatory ventilation 535
Singultus 300, **476**
Single-Breath-Meßmethode 38
Sinubronchiales Syndrom 178
Sinusitis, chronische 178, 185
S-IPPV = synchronized intermittent positive pressure ventilation 535
SIRS = systemisches Inflammationsantwortsyndrom 245
Sisal 397
Situationsanalyse 504
Situs inversus 418
Sjögren, Morbus 350
Sklerodaktylie 357
Sklerose
– tuberöse 426
– progressive systemische 357
Sklerosiphonie 12

Sachverzeichnis

Skoliose 425, **473**, 501
Skoliosewinkel 475
SLZT = Sauerstofflangzeittherapie 528
SM = Streptomycin 268
Small airways disease 23, 25
Sog, bei Pleuradrainagen 571
Sonde, transtracheale 519
Sonographie 83
Soor 515
Spacer 513
Spätdekortikation 463
Spätgestose 495
Spätlyse 441
Spannungspneumothorax 452
Spasmolysetest 58
Spenderoperation, bei Lungentransplantation 544
Spezialtechniken, röntgenologische 73
Sphingomyelin 428
Spiral-Computertomographie 72, **75**
Spiroergometrie **55**, 62
Spirogramm 20, 24
Spirographie 18
Spirometer-Asthma 19, 23
Spirometrie **18**, 21, 49, 64
Spironolacton 450
Spitzendruck 538
Spitzenfluß, exspiratorischer = PEF 16
Splenomegalie 335
Spondylitis, ankylosierende **359**, 473
Spondylodiszitis 484
Spontanpneumothorax 408, **451**
Sprue, einheimische 365
Spüldrainage 569
Spülung 571
Squamous-Cell-Carcinoma-Antigen = SCC **109**, 303
Stablinsenoptik 87
Stadieneinteilung, Bronchialkarzinom 308
Staging, Bronchialkarzinom 306
Standardbikarbonat **41**, 52
Staphylokokkenpneumonie 234
Status asthmaticus **154**, 511
Steady-State-Meßmethode 38
Steatit 394
Stempeltest (Tuberkulosediagnostik) 259
Stentbruch 558

Stentdislokation 558
Stenteinlage 555
Stentimplantation 553
Stent-Arten 556
Sternitis 484
Steroide
– inhalative 159
– systemische 160
Stethoskop 10
Stevens-Johnson-Syndrom 241
Stickoxid 399, 445, 500
Stimmbandparese 147
Stimmfremitus **7**, 14
Stimmlippenverletzungen 127, 558
Stimulanzienabhängigkeit 493
Strahlenfeld 553
Strahlenfibrose 407
Strahlennekrose 524
Strahlenpleuritis 469
Strahlenpneumonie 407
Strahlenschaden 407
Strahlenschäden 407
Strecker-Stent 557
Streptokinase
– intrapleurale Finbrinolyse 463
– Lysetherapie bei akuter Lungenembolie 438
– Pleurodese 572
– pulmonale Nebenwirkungen 403
Streptomycin = SM
– Tuberkulosetherapie 268
– pulmonale Nebenwirkungen 402
Streßraucher 503
Strickleiterphänomen 440
Stridor **12**, 148, 541
Strikturen, tracheobronchiale 556
Strömungswiderstand 29
Strongyloidis stercoralis 372
Subarachnoidalblutung 495
Suberose 344
Subvigilanzsyndrom 493
Suchtraucher 503
Süßwasseraspiration 410
Sulfadiazin 209
Sulfasalazin, pulmonale Nebenwirkungen 402
Sulfonamide, pulmonale Nebenwirkungen 402
Sultanol 161

Superinfektion (Tuberkulose) 257
Superoxiddismutase 518
Surfactant 93, **376**
Swan-Ganz-Einschwemmkathether 437
Swyer-James (Macleod)-Syndrom 71, **175**, 177
Sympathomimetika 161
Synkope 434
Syphilis 147
Syringomyelie 477
Systemische Sklerose 351, **357**
Szintigraphie 63, 80
– Aktivitäts-Zeit-Kurve 81
– funktionelles Operationsrisiko 81
– Jod 481
– Jodobenzylguanidin 481
– Perfusionsszintigraphie 80
– Ventilationsszintigraphie 80

T

Tabakkonsum, Entwöhnung 503
Tachykardie 434
– paroxysmale supraventrikuläre 434
Taenia echinococcus 291
Talkum 394, **572**
Tantal 394
TBB = transbronchiale Biopsie 97
TCO = Transferkapazität für CO 17
Teleangiektasie
– CREST-Syndrom 357
– Morbus Osler 423
Teratokarzinom 478
Teratom **294**, 479
Terbutalin
– bei Asthma bronchiale 161
– pulmonale Nebenwirkungen 403
Terizidon 269
Tests, bronchiale pharmakologische s. Provokationstests 58
Tetracyclin, zur Pleurodese 572
TGV = thorakales Gasvolumen 15
Thalassämie 124
Theophyllin **163**, 492

Sachverzeichnis

Therapie, Sauerstoff
- hyperbare 524
- normobare 517

Thermoactinomyces
- candidus 344
- sacchari 344
- vulgaris 344

Thiopental, pulmonale Nebenwirkungen 403
Thomasschlacke 394, 396
Thorakoplastik 448, 501
Thorakoskopie
- diagnostische 100
- videoassistierte 453, **575**, 577

Thorakotomie 453, 456
Thoraxdeformitäten 6, 430, **448**
Thoraxschmerz **120**, 434, 470
- Differentialdiagnose 122

Thrombembolie 495
- pulmonale 405

Thrombendarteriektomie, pulmonale 441
Thrombolyse **438**, 441
Thymom 479
Tietze-Syndrom 7, **120**
Tiffeneau-Manöver 23
Timidazol 209
Tinnitus 423
Tissue Polypeptide-Antigene = TPA **109**, 303
Titan 394
TLC = Totalkapazität 15, 20
TNF-α = Tumornekrosefaktor α, pulmonale Nebenwirkungen 403
TNM-Klassifikation, Bronchialkarzinom 307
Tomatenzüchterlunge 344
Tomographie 73
Tonsillarhypertrophie 147
Totalkapazität = TLC 15, 20
Totraum, pulmonaler 501
Totraumventilation 539
Toxacara 289
Toxic-oil-Syndrom 430, **445**
Toxizität, prolongierte 313
Toxoplasmose 225, **283**
TPA = Tissue Polypeptide-Antigene **109**, 303
Tracheachirurgie 149
Trachealatmen 11
Tracheaistenose 13, 25, 64, **146**
Trachealtumor 147
Trachealverlagerung 7

Tracheobronchitis
- akute 150
- chronische 350

Tracheobronchomegalie 416
Tracheomalazie 12, **146**, 556
Tracheostoma 528
Tracheotomie 149, 399, 488, 533
Trainer-Training 506
Trainingsprogramm 506
Tramadol 460
Transdiaphragmale Druckmessung siehe Druckmessung, transdiaphragmale 49
Transferfaktor = T_L 38
- Single-breath-Verfahren 38
- Steady-state-Verfahren 38

Transferkapazität = T_{LCO} 17
Transformationstest 95
Transplantation
- Herz-Lunge 543
- Knochenmark 176
- Lunge 176, 542, **548**

Transplantatversagen, primäres 546
Transsudat 455
- Eiweißkonzentration 456
- LDH-Konzentration 456
- Zellzahl 456

Trapped Air 27
Trendelenburg-Operation 439
Trichinose 282, **290**
Tridymit 381
Triglyceride 464
Trikuspidalinsuffizienz 445
Trimethoprim, pulmonale Nebenwirkungen 402
Trimipramin, pulmonale Nebenwirkungen 402
Trisulfapyramidin 284
Trockenspirometer 18
Trokardrainage 559, 569
Trypan-Blau-Methode 94
Tryptophan
- Eosinophilie-Myalgie-Syndrom 369
- pulmonale Nebenwirkungen 402

Tuberkulin 254, **259**
Tuberkulose 250
- Ätiologie, Pathogenese 251
- Assmann-Frühinfiltrat 256
- BCG-Impfung 274
- Chemoprophylaxe 274
- Chemotherapie, präventive 274
- Diagnostik 259

- Differentialdiagnose 264
- Epidemiologie 250
- Erkrankungswahrscheinlichkeit 252
- Impfung 274
- Infektiosität 252
- Kavernen *261*
- Krankheitsaktivität 256
- Laborbefunde 263
- mediastinale LK-Tuberkulose 256
- Mediastinalfibrose 486
- Mendel-Mantoux-Test 259
- Meningitis tuberculosa 255, **275**
- Miliartuberkulose 255, *261*, **275**
- Multiresistenz 270
- postprimäre 255
- praktisches Vorgehen 270
- Primärinfekt 253, *254*
- Primärinfiltrat 253, *253*
- Primärkomplex 254, *254*
- Prophylaxe 274
- Reaktivierung 258
- Reinfektion 258
- Risikofaktoren 250
- bei Silikose 381
- Simon-Spitzenherde 256
- Stempeltest 259
- Superinfektion 257
- Therapie 265
- Tuberkulin 254, **259**
- Übertragungsmodus 252
- Verlauf *253*
- Vorgehen, praktisches 270

Tuberkulum 251
Tuberöse Sklerose 426
Tubocurarin, pulmonale Nebenwirkungen 403
Tumorblutung 320
Tumoren
- benigne 294
- endokrine 480
- Mediastinum 478
- neurogene 480

Tumorlets, pulmonale **330**
Tumormarker **109**, 303
Tumornabel 141
Tumornekrosefaktor α 403
Tumorpromotion 298
Tumorzeichen, bronchoskopische 91
T-Zell Defekt 215

Sachverzeichnis

U

Überdruckatmung, kontinuierliche 529
Überdruckinhalation 514
Überdruckventilation *540*
UIP = gewöhnliche interstitielle Pneumonie 339
Ulkus
- Bronchialwand 558
- peptisches 493

Ultraschall 83
Ultraschallvernebler 514
Umkehrisolation 217
Umstrukturierung, kognitive 504
Umwelterkrankungen 381
Undines-Fluch-Syndrom 493, 501, **529**
Univent-Tubus 559
Unterbrechermethode 34
Unterkieferprotrusionsschienen 494
Upper Airway Resistance Syndrome 488
UPPP = Uvulopalatopharyngeoplastik 494
Urämie 364, 495
Uridintriphosphat = UTP 187
Urinothorax 456
Urokinase **438**, 463, 572
Urtikaria 511
Usuren, gelenksnahe 348
UTP = Uridintriphosphat 187
Uvulopalatopharyngeoplastik = UPPP 494

V

VALG-Klassifikation, Bronchialkarzinom 308
Van Sonnenberg-Drainage 463, **569**
Vanadium 155, 394, **396**, 399
Vanishing Bronchus 547
Vanishing lung 452
Vaporisation 549
Variant-Angina 121
Vaskulitis **360**, 405, 430
- allergische granulomatöse 371
- granulomatöse 360, 374
- leukozytoklastische 367
- minimal-nekrotisierende 370
- nekrotisierende 364, 374
- viszerale systemische 367
Vasovagale Reaktion 434, 567
VC = Vitalkapazität 15
Vena cava superior-Syndrom **301**, 320, 332
Venenthrombose 432
Venookklusion 430, **444**, 448
Ventilation, forcierte 15
Ventilationsinsuffizienz **43**, 48
- akute 501
Ventilationsstörung 63
Ventilationsszintigraphie s. Szintigraphie 80
Ventilator
- druckgesteuerter 533
- volumengesteuerter 534
- zeitgesteuerter 534
Ventilator-Entwöhnung 539
Ventrikelseptumdefekt 430
Verdünnungsmethode 18
Verhaltensänderung 506
Verhaltensanalyse 504
Verhaltenstherapie 504
Verkalkungen, pulmonale 405
Verneblung 514
Verschlußdruckmessung 49
Verteilungsanalyse 40
Verteilungsstörungen 44
Veskulärämen 11
Videoassistierte Thorakoskopie 575, 577
Vimentin 472
Vinblastin, pulmonale Nebenwirkungen 402
Vindesin, pulmonale Nebenwirkungen 402
Virchow-Trias 432
Viruspneumonie 245
Vitalkapazität
- allgemein = VC **15**, 20
- forcierte = FVC **15**, 20
Vitamin E 518
Vogelhalterlunge 342, 344
Vogt-Trias 426
Volumenreduktionsplastik 193
Volumenverdopplungszeit 141
Volutrauma 538, **539**
Vorhofmyxom 434
Vorhofseptumdefekt 430
V_T = Atemzugvolumen 15

W

Wabenlunge **70**, 339, 421
Waldenström, Morbus 327
Wall-Stent 557
Wasseraspiration 410
Wasserdampf 515
Wasserintoxikation 301
Wasserlinien-Phänomen 292
Weaning 539
Weckreaktion 490
Wegener-Granulomatose 360
- Fauci-Therapieprotokoll 361
Weichteilfenster, bei CT 75
Weingarten-Syndrom 372
Weißasbest 391
Werres-Nadel 100
Whipple, Morbus 479
Wiedereröffnungslungenödem 551
Williams-Campbell-Syndrom 180, **417**
Winkeloptik 575
Winzerlunge 344
Wirbelgelenke 359
Wissensvermittlung 506
Wolfram 394
Wuchereria bancrofti 372
Wurmerkrankungen 282

X

Xenon 80
Xenonfalle 81
Xerostomie 350
Xerotrachea 350

Y

Yellow Nail-Syndrom 180

Z

Zafirlukast 161
Zangenbiopsie 90
ZEEP = Zero-PEEP 529
Zeisin 161
Zeitzonenwechsel 493
Zentromer-Antikörper 358
Zeolith 520
Zerkarien 293
Zerreißdruck 412
Zielaufnahme 73
Zilien, immotile 418

Sachverzeichnis

Ziliendyskinesie 418
Zink 399
Zinn 394
Zöliakie 365
Zungenhalteverfahren 494
Zwerchfell Sonographie 85
Zwerchfellähmung 476
Zwerchfellerkrankungen 476
Zwerchfelleventration 476
Zwerchfellhernien 476
Zwerchfellhochstand 477
Zwerchfellirritation 476
Zwerchfellkontraktionen, klonische 476
Zwerchfell-Lücken 451
Zwerchfellparese 354
Zwerchfellriß 576
Zwerchfellschrittmacher, elektronischer 477
Zyanose 124
– Differentialdiagnose 125
– periphere 124
– zentrale 124
Zylindrom 328
Zystadenokarzinom, papilläres 328
Zyste bronchogene 481
Zysten
– Dermoidzyste 478
– pulmonale 196, **421**
Zystische Fibrose = CF **185, 448**
Zytokeratin 472
Zytomegalie-Erstprophylaxe 545
Zytomegalie-Hyperimmunglobulin 545

Checklisten
griffig, kompakt, bestechend übersichtlich

Checkliste Innere Medizin
Hahn

Kompakt, komplett, bestechend, übesichtlich!
• Differentialdiagnose und Therapie • Alle Notfälle in **einem** Teil komplett abgehandelt
• **Leitsymptomteil** • Unverzichtbar: Farbtafeln für die Blickdiagnose • Super-übersichtliche Tabellen: **Ein Blick genügt! Jetzt** mit detaillierten Infos zu Impfungen, Prophylaxen bei Fernreisen, Arzneimitteltherapie bei geriatrischen Patienten • Fallstricke und Merksätze wurden besonders markiert • Verweise auf Internet-Adressen wurden eingefügt

2. A. 1998. 823 S.,
142 Abb., 12 Farbtafeln,
247 Tab., DM 49,80
ISBN 3 13 107242 3

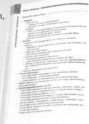

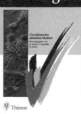

Checkliste Onkologie
Senn/Drings/Glaus/Jungi/Pralle/Sauer/Schlag

Diagnose – Betreuung – Nachsorge
• Vollständige Onkologie: Solide Tumoren, Hämatologie, ZNS • Staging-Techniken
• Konkrete Vorschläge zur Therapieplanung (inkl. wichtiger Adressen) • Supportive Behandlungsmaßnahmen • Psychische Betreuung onkologischer Patienten • Notfallsituationen (z. B. Nierenversagen, Sepsis ...)
Das Kitteltaschenbuch zur Onkologie!

1998. 592 S., 65 Abb., DM 68,–
ISBN 3 13 685504 3

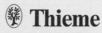

Preisänderungen vorbehalten

Glossar häufig verwendeter Begriffe der Atemphysiologie

Begriff	Symbol (Einheit)	Definition
statische Atemvolumina		
Atemzugvolumen	V_T (l)	Gasvolumen, das bei Ruheatmung in- oder exspiriert wird
Vitalkapazität	VC (l)	Atemvolumen zwischen maximaler In- und Exspirationsstellung (in- oder exspiratorisch gemessen)
exspiratorisches Reservevolumen	ERV (l)	Gasvolumen, das aus der Atemruhelage noch ausgeatmet werden kann (bei Atemruhelage sind elastische Lungenkräfte – zentripetal – und Thoraxkräfte – zentrifugal – im Gleichgewicht)
inspiratorisches Reservevolumen	IRV (l)	Gasvolumen, das nach einem Atemzugvolumen zusätzlich eingeatmet werden kann
Residualvolumen	RV (l)	Gasvolumen, das nach maximaler Ausatmung in der Lunge verbleibt
funktionelle Residualkapazität	FRC (l)	durch Fremdgasmethode gemessenes Luftvolumen, das bei Atemruhelage in der Lunge verbleibt
thorakales Gasvolumen	TGV (l)	durch Bodyplethysmographie gemessenes Luftvolumen, das bei Atemruhelage in der Lunge verbleibt
inspiratorische Reservekapazität	IRC (l)	Gasvolumen, das aus der Atemruhelage noch maximal eingeatmet werden kann
Totalkapazität	TLC (l)	Gesamtlungenvolumen bei maximaler Inspiration
Deskriptoren forcierter Ventilation		
forcierte Vitalkapazität	FVC (l)	Gasvolumen, das nach maximaler Inspiration durch forcierte Exspiration ausgeatmet werden kann
Einsekundenkapazität	FEV_1 (l)	Gasvolumen, das innnerhalb der ersten Sekunde einer maximal willkürlichen Exspiration ausgeatmet wird
relative Einsekundenkapazität	FEV_1/VC (%)	Gasvolumen, das innerhalb der ersten Sekunde einer maximal willkürlichen Exspiration ausgeatmet wird in Prozent der inspiratorischen Vitalkapazität